精选自 Tietz Textbook

of Clinical Chemistry and Molecular Diagnostics, 6th Edition

CLINICAL
MICROBIOLOGY

临床微生物学
诊断方法与应用

主编

Nader Rifai · Carey-Ann Burnham

Andrea Rita Horvath · Carl T. Wittwer

主译

汤一苇　潘柏申

上海科学技术出版社

图书在版编目（CIP）数据

临床微生物学诊断方法与应用 / （美）纳德·里法伊
（Nader Rifai）等主编；汤一苇，潘柏申主译. -- 上海：
上海科学技术出版社，2022.1
书名原文：Clinical Microbiology
ISBN 978-7-5478-3839-6

Ⅰ. ①临… Ⅱ. ①纳… ②汤… ③潘… Ⅲ. ①病原微
生物－实验室诊断 Ⅳ. ①R446.5

中国版本图书馆CIP数据核字（2021）第178949号

Clinical Microbiology, 1st Edition by Nader Rifai, Andrea Rita Horvath, Carl T.
Wittwer and Carey-Ann Burnham

上海市版权局著作权合同登记号　图字：09-2019-524 号

临床微生物学诊断方法与应用

主编　Nader Rifai　Carey-Ann Burnham
　　　Andrea Rita Horvath　Carl T. Wittwer
主译　汤一苇　潘柏申

上海世纪出版（集团）有限公司
上 海 科 学 技 术 出 版 社 　出版、发行
（上海市闵行区号景路159弄A座9F-10F）
邮政编码201101　www.sstp.cn
上海中华商务联合印刷有限公司印刷
开本 787×1092　1/16　印张 30
字数 850千字
2022年1月第1版　2022年1月第1次印刷
ISBN 978-7-5478-3839-6/R·2371
定价：278.00元

Elsevier (Singapore) Pte Ltd.

3 Killiney Road,

#08-01 Winsland House I,

Singapore 239519

Tel: (65) 6349-0200; Fax: (65) 6733-1817

This translation of Clinical Microbiology, 1st Edition by Nader Rifai，Carey-Ann Burnham，Andrea Rita Horvath and Carl T. Wittwer was undertaken by Shanghai Scientific & Technical Publishers and is published by arrangement with Elsevier (Singapore) Pte Ltd.

Clinical Microbiology, 1st Edition by Nader Rifai，Carey-Ann Burnham，Andrea Rita Horvath and Carl T. Wittwer 由上海科学技术出版社有限公司进行翻译，并根据上海科学技术出版社有限公司与爱思唯尔（新加坡）私人有限公司的协议约定出版。

《临床微生物学诊断方法与应用》（汤一苇　潘柏申　主译）

ISBN: 978－7－5478－3839－6

内容提要

本书精选自国际临床检验领域经典著作 *Tietz Textbook of Clinical Chemistry and Molecular Diagnostics, 6th Edition*，系统介绍了临床微生物学的检测技术、实验室诊断方法及临床应用，体现国际最新研究进展和未来发展方向。

本书共 10 章，涵盖微生物学的基本主题，包括细菌学、抗菌药物敏感性试验、分枝杆菌学、真菌学、寄生虫学、病毒学、分子微生物学及质谱在感染性疾病和病原体鉴定中的应用等。特色在于：以临床综合征和各器官或系统感染而非致病菌为切入点，阐述感染情况下定植菌群特点、感染类型、病原学与流行病学、实验室诊断（包括各种检测手段）及标本采集和运输，强化整合和以患者为中心，反映了个性化医疗的重心从实验室向患者和一线医师转变。此外，本书还提供了两个独特而实用的资源——Bobbi Pritt 寄生虫图集及 Bobbi Pritt 寄生虫学难题，收录了 300 余张珍贵的寄生虫图片及近 100 个简短的临床案例问答与解析。

本书内容严谨、翔实，贴近临床应用实际，指导作用突出，辅以大量图片和表格，方便读者理解和掌握，可为临床检验专业人员提供重要参考和指导。

译者名单

主译

汤一苇 · 丹纳赫中国诊断平台

潘柏申 · 复旦大学附属中山医院

译者（按姓氏笔画排序）

马　艳 · 复旦大学附属中山医院

牛司强 · 重庆医科大学附属第一医院

田瑞卿 · 保定市第一医院

白　露 · 空军军医大学第一附属医院

宁永忠 · 清华大学附属垂杨柳医院

吕晶南 · 苏州大学附属第二医院

刘宝明 · 美国约翰斯·霍普金斯大学医学院

许星星 · 浙江大学医学院附属妇产科医院

苏　逸 · 复旦大学附属中山医院

李　刚 · 宁夏医科大学总医院

李　娜 · 复旦大学附属中山医院

李　彬 · 福建医科大学附属协和医院

时黎明 · 山东省菏泽市立医院

吴　华 · 海南省人民医院

吴丽娟 · 暨南大学附属宝安妇幼保健院

何　宁·黑龙江省齐齐哈尔市中医医院

宋营改·北京大学第一医院

张　尧·复旦大学附属中山医院

张　欣·四川省人民医院

张　磊·广州金域医学检验中心有限公司

范菲楠·中山大学附属第八医院（深圳福田）

罗　芸·澳大利亚新南威尔士大学

金文婷·复旦大学附属中山医院

周　柯·空军军医大学第一附属医院

单玉璋·复旦大学附属中山医院

孟帅磊·郑州金域临床检验中心有限公司

侯　欣·中国医学科学院北京协和医院

姚雨濛·复旦大学附属中山医院

聂署萍·中山大学附属第八医院（深圳福田）

晏　群·中南大学湘雅医院

徐绣宇·重庆医科大学附属第一医院

凌利芬·中山大学附属第八医院（深圳福田）

黄　尔·福建医科大学附属第一医院

鲍　容·复旦大学附属中山医院

中文版前言

Tietz Textbook of Clinical Chemistry and Molecular Diagnostics 是临床生物化学领域被广泛使用的"圣经"级参考书。该书由美国著名临床生物化学家 Norbert W. Tietz 博士（1926 年 11 月 13 日—2018 年 5 月 23 日）于 1986 年领衔编著，其宗旨为填补实验医学与临床医学之间的鸿沟，指导、选择并评估新建或已建检验方法的结果。30 多年以来，其基本宗旨一直未变。

该书第四版于 2006 年出版，这也是 Tietz 博士本人最后一次参加该书的编写工作。Tietz 博士系第二次世界大战后移民美国的德国人，靠其自身努力，成为当代杰出的临床生物化学家。他生前到过包括中国在内的 70 多个国家和地区交流讲学。为表彰他对临床生物化学学科的杰出贡献，该书继续以他的名字冠名，并分别在 2012 年和 2018 年出版第五版和第六版。

该书第六版由美国哈佛大学附属波士顿儿童医院临床生物化学科主任及美国《临床化学》杂志主编 Nader Rifai 博士担任主编。他致力于进一步扩展该书的内容，首次增加了血液学、临床质谱、分子诊断及临床微生物学等篇章，并高瞻远瞩地和另外三位专家 Andrea Rita Horvath、Carl T. Wittwer 及 Carey-Ann Burnham 合作，将临床微生物学方面的 10 章内容单独出版成书，书名为 *Clinical Microbiology*（《临床微生物学诊断方法与应用》）。

经 Nader Rifai 博士波士顿儿童医院同事、临床微生物学科主任及美国《临床微生物学杂志》主编 Alexander McAdam 博士的强烈推荐，汤一苇教授被委托进行 *Clinical Microbiology* 中文版的翻译工作。在复旦大学附属中山医院潘柏申教授和胡必杰教授的大力支持下，全国各地共有来自感染和检验学科的 34 位同行参与了本书的翻译工作。在书稿即将完稿之际赶上全球史无前例的新冠病毒感染暴发流行，因此整个翻译团队更加努力工作，以期该书能够尽快与广大读者见面。

衷心希望各位读者和同仁在阅读和使用本书的过程中及时提出宝贵反馈，争取在重印或再版时使翻译质量更上一层楼。

汤一苇　潘柏申

2021 年 10 月于上海

英文版前言

现代实验医学实践正在变得越来越一体化和以患者为中心。为了应对这些变化，我们扩大了 *Tietz Textbook of Clinical Chemistry and Molecular Diagnostics, 6th Edition* 的范围，纳入实验医学的其他学科，如微生物学。

传统上，*Tietz Textbook of Clinical Chemistry and Molecular Diagnostics* 被公认为临床化学领域"圣经"级参考书，增加的微生物学部分使本书更具独特性。为增强其内容的实用性，我们决定将微生物学章节单独作为一本电子书出版，供微生物学界使用。我们已经与美国微生物学会合作创造了这一宝贵资源，并将其作为数字图书展示，以确保可搜索性和便携性。临床微生物学领域正在迅速发展、不断变化，本书将为此领域工作人员提供最新的、完整而又易于理解的资源。

本书涵盖了微生物学的基本主题，包括细菌学、抗菌药物敏感性、分枝杆菌学、真菌学、寄生虫学、病毒学、分子微生物学和质谱。许多章节以临床综合征而非病原体为切入点，以变化的视角反映出个性化的医学革命，使检验医学离开中央实验室，面向患者和一线医师。此外，我们提供了两个独特而有用的资源——Bobbi Pritt 寄生虫图集及 Bobbi Pritt 寄生虫学难题。前者收录了 300 余张珍贵图片，后者包含近 100 个简短的临床案例。

本书所有章节均由三个人审阅：审稿人、副编辑和高级编辑。我们相信这些努力的结果是高质量的产品。我们感谢整个项目中所有章节的作者和审稿人，感谢 Elsevier 出版公司，尤其是 Kellie White 和她的团队成员 Karen Turner、Melanie Cole 的大力支持。

我们衷心希望这本书对临床微生物学界有所助益。

Nader Rifai

Carey-Ann Burnham

Andrea Rita Horvath

Carl T. Wittwer

（汤一苇　译）

目 录

本书购买者扫码
可查看参考文献

第1章 · 质谱在感染性疾病及病原体鉴定中的应用

Phillip Heaton, Robin Patel*

背景

基质辅助激光解吸电离飞行时间质谱（matrix-assisted laser desorption ionization time-of-flight mass spectrometry，MALDI-TOF-MS）是临床微生物实验室的强大工具，能准确地鉴定细菌、真菌及分枝杆菌。最早被应用在欧洲的微生物实验室，因其操作简单、准确、快速及成本低廉，现已在全世界微生物实验室里广泛应用。聚合酶链式反应串联电喷雾电离质谱（PCR-ESI-MS）是临床微生物实验室的一项新兴技术，有潜力直接对标本进行检测，数小时即可获得检测结果。

内容

本章前半部分简要概述了 MALDI-TOF-MS 的商业化发展历程及其在临床微生物实验室的应用，讨论了 MALDI-TOF-MS 对需氧菌、厌氧菌、分枝杆菌及真菌的鉴定能力，评估了其直接从血液、尿液中鉴定细菌及在抗菌药物敏感性试验等其他方面的应用。此外，还讨论了将 MALDI-TOF-MS 加入实验室日常工作流程。本章后半部分讨论了 PCR-ESI-MS 技术及现行状态下其在临床微生物实验室的潜在应用。

基质辅助激光解吸电离飞行时间质谱

细菌和其他微生物都有大量自身独特的蛋白质成分，利用这些特有蛋白质的指纹图谱能对其进行分类学鉴定。在 MALDI-TOF-MS 检测前需要进行样品制备。这个处理过程可以是在有或无甲酸的情况下简单地将一个菌落涂抹到 MALDI-TOF-MS 靶板上或通过传统的方法先利用甲酸来破坏细胞，再用乙腈来抽提蛋白质。前者适用于日常工作中细菌及酵母菌的鉴定，后者适用于鉴定难以裂解的微生物。直接涂抹法比甲酸抽提法简单、方便、成本低。

直接涂抹法是从培养板上挑取单个菌落，涂抹在 MALDI-TOF-MS 靶板的特定位置上（图 1.1）。靶板可以采用 MALDI Biotyper（Bruker Daltonics）生产的具有特殊构造、可重复使用的不锈钢板，也可以像 VITEK MS（bioMérieux）使用一次性的 48

孔塑料靶板，将其装载在一块能同时容纳 4 块塑料板的不锈钢板上进行检测。甲酸能提高生成的图谱质量。甲酸干燥后，立即将基质液（具备代表性的有 α-氰基-4-羟基肉桂酸溶解在酸性混合有机溶剂和水中）覆盖在靶点上。基质辅助激光解吸电离（MALDI）是一种软电离技术，激光轰击样品时，基质酸在蛋白质离子化的过程中不会将其打成碎片。基质液干燥后，将靶板装载入机器进行检测。

靶板装载进电离室后，脉冲激光直接轰击靶点上的基质/分析物共结晶薄膜，导致微生物蛋白质离子化标本中其他分子及基质液分子的解吸附和电离。基质吸收了激光的大部分能量，形成电离状态，在随机的分子碰撞过程中将电荷传递给蛋白质和其他分子。电离后的微生物蛋白质在电磁场中进行加速，进入一个维持在真空状态的飞行时间（time-of-

* 本章内容经允许改编自：Patel R. Chin Chem, 2015; 61: 100-111.

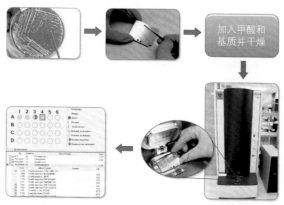

图1.1　MALDI-TOF-MS技术的工作流程。用一个塑料或木质环或移液枪头从培养板上挑取菌落，涂布在MALDI-TOF-MS靶板上（一块含有多个点样点的一次性或可重复使用的靶板）。一次能同时检测单株或多株细菌。如图所示，用甲酸处理靶板上的细胞，然后干燥。滴加基质液覆盖菌点，干燥。将靶板插入质谱仪的电离室（图1.2）。用软件将生成的图谱与数据库进行比对，得到鉴定结果（图中A4为近平滑假丝酵母）。（版权归Mayo Foundation for Medical Education and Research 所有，转载需获得许可）

flight，TOF）质量分析器，在其中蛋白质按飞行速度不同被分开，而速度与蛋白质的质荷比（m/z）成反比。在MALDI中，电荷通常为+1。最后在飞行管的末端，离子撞击离子检测器，小离子先撞击在离子检测器上，随后是大离子。时间-分辨的光谱最终将转化为经已知大小肽段校准的质谱图谱，将TOF与m/z相关联。将待测样品获得的质谱图谱与已知微生物的参考图谱进行比较，获得鉴定结果。

商业化系统的发展史

　　1975年第一次提出采用质谱技术来进行细菌鉴定，但当时采取的电离技术会使蛋白质断裂成碎片，影响分析的有效性[1]。直到20世纪80年代，

才发明出能分析完整蛋白质的质谱技术，当时两个团队采用相似的想法来检测完整的大分子物质。田中耕一及其同事发现采用一种超细的金属粉末混合甘油来检测大分子物质，能避免其断裂，并因此获得诺贝尔化学奖（与John Fenn及Kurt Wüthrich一起）[2]。在田中耕一发表其研究的同时，Franz Hillenkamp和Michael Karas也发表了他们在软解析/电离技术上的成果，有机化合物基质烟酸也能用来分析生物大分子[3]。基质辅助激光解析电离这个术语就起源于该研究。在过去的几十年中，计算机科学、信息技术、大量特征性参考图谱的聚合使MALDI-TOF-MS作为一种强大的工具应用于临床微生物实验室。最近，两种商业化系统通过美国食品药品监督管理局（FDA）批准，应用于临床微生物实验室进行细菌和真菌的常规鉴定。当前，VITEK MS（bioMérieux）和MALDI Biotyper CA系统（Bruker Daltonics）被FDA批准用于固体培养基上生长的细菌及酵母菌的鉴定。2015年4月18日批准通过的可鉴定微生物目录参见表1.1。每种系统均包含一个质谱仪、软件及一个数据库；但两种系统间不仅这三个组件有不同之处，经FDA批准用来进行微生物鉴定的范围也略有不同。此外，仪器的尺寸也不相同，Bruker质谱仪是一个台式设备，而bioMérieux的仪器是落地式。

　　Bruker和bioMérieux都具有经FDA批准用于临床的系统和仅用于研究（research use only，RUO）的系统，但关于Bruker的医学文献报道相对更多。Bruker的系统始于2005年，最终发展为

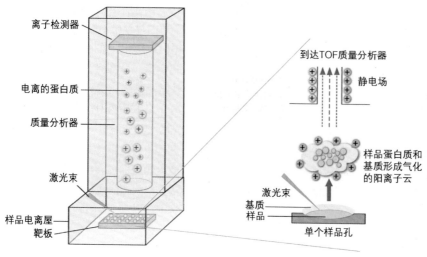

图1.2　MALDI-TOF-MS。将靶板插入质谱仪的舱中。激光轰击靶点，靶板上微生物和基质分子解析、电离。一大群电离的分子加速进入TOF质量分析仪，再进入检测器。质量轻的分子飞行速度快，重的速度慢。生成的图谱代表随着时间推移碰撞检测器的离子数目。根据质荷比进行分离，由于电荷都是单价的，因此分离主要依靠分子质量。（版权归Mayo Foundation for Medical Education and Research 所有，转载需获得许可）

表 1.1 美国 FDA 批准 Vitek MS 及 Biotyper CA 系统可报告的微生物目录

需氧革兰阳性细菌	表皮葡萄球菌	美洲尤因菌[V]	食酸丛毛单胞菌群[B]
缺陷乏养菌[V]	马葡萄球菌[B]	蜂房哈夫尼亚菌	脑膜败血伊丽莎白菌[V]
尿道气球菌[V]	猫葡萄球菌[B]	产酸克雷伯菌[V]	脑膜败血伊丽莎白菌群[B]
草绿色气球菌[V]	溶血葡萄球菌	产酸克雷伯菌/解鸟氨酸拉乌尔菌[B]	拟气味类香菌[B]
乳酪短杆菌[B]	人葡萄球菌	肺炎克雷伯菌	气味类香菌[B]
无枝菌酸棒杆菌[B]	人葡萄球菌人亚种[V]	非脱羧勒克菌[V]	人苍白杆菌[B]
牛棒杆菌[B]	路邓葡萄球菌	摩氏摩根菌	多杀巴斯德菌
白喉棒杆菌[B]	巴斯德葡萄球菌[B]	成团泛菌	铜绿假单胞菌
解葡萄糖苷棒杆菌[B]	佩滕科夫葡萄球菌[B]	类志贺邻单胞菌[B]	荧光假单胞菌
杰氏棒杆菌[V]	假中间葡萄球菌[B]	奇异变形杆菌	荧光假单胞菌群[B]
克氏棒杆菌[B]	解糖葡萄球菌[B]	潘氏变形杆菌[V]	栖稻假单胞菌[B]
麦金利棒杆菌[B]	腐生葡萄球菌	普通变形杆菌	恶臭假单胞菌[B]
极小棒杆菌[B]	施氏葡萄球菌[V]	普通变形杆菌群[B]	恶臭假单胞菌群[B]
接近棒杆菌[B]	松鼠葡萄球菌	雷极普罗维登斯菌	斯氏假单胞菌
假白喉棒杆菌[B]	模仿葡萄球菌[B]	司徒普罗维登斯菌	皮氏罗尔斯顿菌[V]
芮氏棒杆菌[B]	小牛葡萄球菌[B]	植生拉乌尔菌[V]	放射根瘤菌
结核硬脂酸棒杆菌[B]	沃氏葡萄球菌[B]	沙门菌群[V]	多食鞘氨醇杆菌[V]
溃疡棒杆菌[B]	无乳链球菌	沙门菌某种[B]	食醇鞘氨醇杆菌[B]
解脲棒杆菌[B]	咽峡炎链球菌	居泉沙雷菌[V]	少动鞘氨醇单胞菌[B]
干燥棒杆菌[B]	星座链球菌	液化沙雷菌	嗜麦芽窄食单胞菌
黏金色棒杆菌群[B]	停乳链球菌	黏质沙雷菌	霍乱弧菌[V]
纹带棒杆菌群[B]	解没食子酸链球菌解没食子酸亚种[V]	气味沙雷菌[B]	副溶血弧菌
西宫皮生球菌[B]	解没食子酸链球菌[B]	普城沙雷菌[B]	创伤弧菌
鸟肠球菌	戈登链球菌[B]	深红沙雷菌[V]	
鸟肠球菌群[B]	小儿链球菌大肠亚种[V]	小肠结肠炎耶尔森菌	**苛养革兰阴性菌**
铅黄肠球菌	小儿链球菌小儿亚种[V]	弗氏耶尔森菌[V]	伴放线团聚杆菌[V]
耐久肠球菌[V]	中间链球菌	中间耶尔森菌[V]	嗜泡团聚杆菌[B]
粪肠球菌	路透链球菌[B]	克氏耶尔森菌[V]	缓慢团聚杆菌[B]
屎肠球菌	缓症链球菌/口腔链球菌[V]	假结核耶尔森菌	大肠弯曲菌
鹑鸡肠球菌	缓症链球菌/口腔链球菌群[B]		空肠弯曲菌
海氏肠球菌[B]	变异链球菌	**革兰阴性细菌，非肠杆菌科**	解脲弯曲菌[B]
阴道加德纳菌	肺炎链球菌	反硝无色杆菌[V]	侵蚀艾肯菌
溶血孪生球菌	化脓性链球菌	木糖氧化无色杆菌[B]	溶血嗜血杆菌[B]
麻疹孪生球菌[V]	唾液链球菌[B]	鲍曼不动杆菌复合群	流感嗜血杆菌
血孪生球菌[B]	唾液链球菌唾液亚种[V]	溶血不动杆菌	副溶血嗜血杆菌[B]
毗邻颗粒链（短链小球）菌	血链球菌[B]	约氏不动杆菌[B]	副溶血嗜血杆菌群[B]
克氏库克菌[B]		琼氏不动杆菌	副流感嗜血杆菌
久坐皮肤球菌[B]	**革兰阴性细菌，肠杆菌科**	洛菲不动杆菌	反硝化金氏菌[B]
格氏乳球菌[B]	无丙二酸盐柠檬酸杆菌[V]	耐放射线（抗辐射）不动杆菌[B]	金氏金氏菌
乳酸乳球菌乳酸亚种	无丙二酸盐柠檬酸杆菌复合群[B]	乌尔新不动杆菌[B]	嗜肺军团菌[V]
肠膜明串菌	布拉克柠檬酸杆菌[V]	嗜水气单胞菌/豚鼠气单胞菌[V]	卡他莫拉菌
假肠膜明串珠菌	弗劳地柠檬酸杆菌[V]	温和气单胞菌[V]	非液化莫拉菌[B]
产单核细胞李斯特菌[V]	弗劳地柠檬酸杆菌复合群[B]	气单胞菌属[B]	奥斯陆莫拉菌
解酪巨型球菌[B]	科斯柠檬酸杆菌	粪产碱杆菌[B]	灰色奈瑟菌
藤黄微球菌[B]	杨氏柠檬酸杆菌[V]	粪产碱杆菌粪亚种[B]	淋病奈瑟菌
藤黄微球菌/里拉微球菌[V]	阪崎克罗诺杆菌[V]	博德特菌属[B]	脑膜炎奈瑟菌
乳酸片球菌[V]	阪崎克罗诺杆菌群[B]	欣茨博德特菌[B]	黏液奈瑟菌
戊糖片球菌[B]	保科爱德华菌	副百日咳博德特菌[V]	解脲寡源杆菌
空气罗氏菌[B]	迟钝爱德华菌	百日咳博德特菌[B]	尿道寡源杆菌
龋齿罗氏菌[B]	产气肠杆菌	缺陷短波单胞菌[V]	
黏滑罗氏菌	河生肠杆菌	缺陷短波单胞菌群[B]	**厌氧菌**
金黄色葡萄球菌	阿氏肠杆菌	洋葱伯克霍尔德菌群[B]	麦尔放线菌
耳葡萄球菌[B]	生癌肠杆菌	唐菖蒲伯克霍尔德菌[B]	诺伊放线菌
头葡萄球菌[B]	阴沟肠杆菌	多食伯克霍尔德菌	龋齿放线菌
山羊葡萄球菌[B]	阴沟肠杆菌复合群[B]	黄褐二氧化碳嗜纤维菌[B]	口腔放线菌
肉葡萄球菌[B]	日沟维肠杆菌[B]	生痰二氧化碳嗜纤维菌[B]	阴道厌氧球菌[B]
孔氏葡萄球菌[B]	大肠埃希菌	黏金黄杆菌[B]	粪拟杆菌[V]
孔氏葡萄球菌孔氏亚种[V]	弗格森埃希菌[V]	产吲哚金黄杆菌[B]	脆弱拟杆菌
孔氏葡萄球菌孔氏亚种	赫氏埃希菌[V]	少见贪铜菌群[B]	卵形拟杆菌[V]

卵形拟杆菌群[B]	海氏嗜胨菌[B]	希木龙念珠菌	涎沫念珠菌[V]
多形拟杆菌[V]	厌氧消化链球菌	平常念珠菌	格特隐球菌[B]
多形拟杆菌群[B]	牙龈卟啉单胞菌[B]	中间念珠菌[V]	新型隐球菌[V]
单形拟杆菌[V]	双路普雷沃菌	乳酒念珠菌	新型隐球菌格特亚种[B]
普通拟杆菌	颊普雷沃菌	克柔念珠菌	新型隐球菌新生亚种[B]
普通拟杆菌群[B]	栖牙普雷沃菌	郎比克念珠菌	白地霉
梭状梭菌[V]	中间普雷沃菌	解脂假丝酵母	头地霉
艰难梭菌	产黑色素普雷沃菌	葡萄牙假丝酵母	柠檬形克勒克酵母
产气荚膜梭菌	痤疮丙酸杆菌	似平滑念珠菌[B]	奥默柯达菌[V]
多枝梭菌		挪威念珠菌	糠秕马拉色菌[V]
大芬戈尔德菌	酵母菌	拟平滑念珠菌[B]	厚皮马拉色菌[V]
猫狗梭杆菌[B]	白念珠菌	近平滑念珠菌	奥默毕赤酵母[V]
坏死梭杆菌	博伊丁念珠菌[B]	近皱褶念珠菌	胶红酵母[V]
具核梭杆菌	都柏林念珠菌[B]	菌膜念珠菌	酿酒酵母
柯氏动弯杆菌[V]	双希木龙念珠菌[B]	皱褶念珠菌[B]	阿萨希丝孢酵母
迪氏副拟杆菌[B]	无名丝酵母	热带念珠菌	皮瘤丝孢酵母[V]
微小微单胞菌[V]	光滑念珠菌	产朊念珠菌[V]	黏性丝孢酵母[V]
不解糖嗜胨菌[V]	季也蒙念珠菌	粗状假丝酵母[B]	

注：[B] 为 MALDI Biotyper CA 系统获批可报告；[V] 为 Vitek MS 系统获批可报告。获批的微生物鉴定目录来自 http://www.vitekms.com/knowledgebase.html 和 https://www.bruker.com/products/mass-spectrometry-and-separations/maldi-biotyper-ca-system/overview.html。

现在经 FDA 批准的 MALDI Biotyper CA 系统，然而 MALDI Biotyper RUO 系统则运用得更早。2008 年，Mellman 及其同事[4]发表一篇研究表明，通过自建的参考图谱数据库，他们能准确地鉴定非发酵革兰阴性杆菌。Seng 等[5]做了一个前瞻性的研究来评价 Bruker 商业质谱数据库。利用该数据库对他们实验室日常分离的 1 660 株细菌进行鉴定，结果 95% 的细菌能正确鉴定到属水平，84% 的细菌能正确鉴定到种水平，平均每株细菌的鉴定时间为 6 min。随着分析软件的升级及数据库的更好拓展，最近 Bruker MALDI Biotyper CA 系统通过了 FDA 510（k）认证，最新的数据库中添加了 170 个种和种群，包括革兰阳性细菌、苛氧革兰阴性细菌、厌氧菌、肠杆菌科细菌、酵母菌等。在这次升级认证前，该系统仅限于鉴定革兰阴性杆菌。另外，RUO 数据库还能用于真菌和分枝杆菌的鉴定。

VITEK MS 系统由 bioMérieux 于 2008 年开始开发，2010 年 AnagosTec 公司及其微生物质量图谱鉴定系统 SARAMIS 的收购加速了其进程[6]。VITEK MS v2.0 系统通过 FDA 批准用来鉴定革兰阴性和阳性细菌、厌氧菌、苛养菌及酵母菌。VITEK MS 的配置能实现在同一台质谱仪上同时使用 FDA 批准的数据库和 VITEK MS RUO 数据库。

随着系统组分的不断改进，MALDI-TOF-MS 进行微生物鉴定的性能也更加优化，此外，各种样品制备方法也能持续改善它的性能。数据库、软件及质谱仪的持续升级让人们很难通过文献对其性能进行描述或进行比较研究，因为这些测试组分都对系统的性能有影响。在评估文献时，除了上述系统组分，还要注意所采用的可接受标准的诊断切点值（cutoff 值）、样品制备方法，比较参数及微生物类型等。Bruker 能采用用户自定义的低 cutoff 值作为可接受标准来进行某些种或属的鉴定，这可能会导致该系统对某些微生物的鉴定能力提高，但该方法不能应用于 FDA 批准的 Bruker Biotyper CA 或者 VITEK MS 系统。

最初 MALDI-TOF-MS 系统主要用来鉴定日常分离的革兰阳性和革兰阴性细菌，数据库鉴定厌氧菌、分枝杆菌和真菌的能力相对较弱。但是现在关于这些细菌的鉴定问题已经逐步改善[7]。虽然数据库在不断升级，越来越完善，至少能准确地对上述物种进行鉴定，但仍需持续通过新物种的补充、分类修订来对数据库进行升级。

利用 RUO 系统，实验室能够选择加入一些当地重要的菌株或商业化数据库里代表性不足的菌株图谱来建立自己的参考数据库。这些数据库可与商业化数据库一起运用。很多学术研究型实验室已经在通过建立自己的数据库来提高现有商业化系统的性能。在将新图谱导入数据库之前，用户必须谨慎，确保这些图谱经过仔细的检查。否则将会导致错误的鉴定结果，从而给患者康复带来潜在影响。例如，梅奥诊所的 MALDI-TOF-MS 客户数据库里目前添加了 2 096 条质谱图谱用来解决目前商业化数据库菌种代表性不足的问题。

MALDI-TOF-MS 数据分析

质谱仪主要检测完整微生物细胞中的核糖体及其他高丰度的管家基因蛋白。其他分子也能电离但通常会被忽略，因为它落在仪器监测的 m/z 范围外。与包括其他质谱在内的传统蛋白质组学研究方法不同，MALDI-TOF-MS 不会对个体蛋白质进行鉴定，而是将它们的质量和丰度以指纹图的形式展示出来。细菌中大部分成分为蛋白质，占干重的 70%～80%，质量在 2～20 kDa，绝大部分质量在 4～15 kDa[8]。一般来说，不同类型的微生物都有其独特的蛋白质指纹图谱，其生成的峰有属、种以及菌株特异性。测试菌株的质谱图通过与 MALDI Biotyper 数据库中的特征主谱峰（main spectra，MSP），SARAMIS 中的人造超级图谱或 VITEK MS 的高级图谱分类器中峰的权重矩阵进行比较，来确定样本图谱与数据库中图谱的关系。

MALDI Biotyper 系统利用模式匹配，将测试菌株与数据库中各species已知微生物的特征主谱峰进行比对，根据各种峰的存在和缺乏来产生一个 0～3.000 的分值。制造商为 RUO 制定的判断标准为：分值 ≥ 2.000 为种水平的鉴定，1.700～1.999 为属水平的鉴定，≤ 1.700 为没有可信的鉴定结果。该系统的用户发现对于鉴定某些类型的微生物来说，分值稍低一点的 cutoff 值也能被接受。在应用低分值的 cutoff 值之前，需要由终端用户对其进行大量的验证。对于 FDA 批准的 MALDI Biotyper CA 系统来说，分值 ≥ 2.000 为高可信度的鉴定（分值在 2.300～3.000 代表极好的种水平鉴定，分值在 2.000～2.299 代表一个绝对可靠的属水平鉴定和可信的种水平鉴定），当分值在 1.999 或以下至 1.700 时则报告为低可信度的鉴定（属水平可信），这种情况下，菌株应该用传统的提取方法或扩展的直接涂抹法（extended direct transfer，eDT），直接在涂有细菌的靶板上加 70% 甲酸，进行样品处理后再重新检测。这种提取方法在最近被 510（k）批准前通常被称为原位甲酸提取法。如果使用了 eDT 方法后，仍然不能得到高可信度的鉴定，那就需要使用传统的提取方法。分值低于 1.700 代表没有可信的鉴定结果。VITEK MS RUO 系统的主要鉴定策略是将微生物图谱与由大量已知菌种参考图谱合成的超级图谱进行比较。在每一个超级图谱中，峰值根据目标微生物分类单位的特异性进行加权，通常是种水平，但超级图谱也能用于属、亚种或科水平鉴定。鉴定结果是一个置信度，≥ 80% 被认为是有意义的。如果与代表多个菌种的超级图谱比较都获得 ≥ 80% 的置信度，如混合标本或噪声图谱，结果将用红色突出显示来提醒用户。假如与超级图谱比较得到的是一个模糊不清的鉴定，那么细菌图谱将与数据库中所有的参考图谱进行比较。但制造商没有为这种情况提供特殊的解释标准。

VITEK MS 系统首先采集每个菌种（或其他分类单位）中大量的代表性菌株图谱来构建小格权重矩阵，然后将样品图谱进行权重矩阵分析获得鉴定结果。把所有建库菌种的图谱分成 1 300 个区间，然后分析区间内所有的蛋白峰。在权重矩阵分析中，每个菌种的每一个小格的权重，都是根据现有数据库中目标菌种与非目标菌种的图谱在此小格中特征峰的有无来确定的。例如，菌种特异性强的小格获得的权重分值会高于特异性中度的小格。VITEK MS 的权重矩阵分析可有效帮助区分具有相似蛋白质图谱、亲缘关系很近的菌种，如肺炎链球菌和缓症链球菌群，虽然也不完美但比其他平台有优势[9,10]。样品的图谱与小格权重矩阵进行比较，匹配结果通过高级专家图谱分类器进行标准化，最后输出可信等级。

虽然这些方法对一般细菌的菌种鉴定能力强大，但对于某些亲缘关系特别接近的菌种（如大肠埃希菌和志贺菌），目前还没有哪种算法能给临床日常检测提供可靠的结果。这是目前质谱技术在临床微生物应用中所面临的挑战，因为大肠埃希菌在临床微生物实验室最为常见，MALDI-TOF-MS 用户需要选择其他方法来区分大肠埃希菌和志贺菌（如乳糖发酵、吲哚试验等）。MALDI-TOF-MS 不能准确鉴定到种的微生物还包括阴沟肠杆菌复合群、洋葱伯克霍尔德菌复合群、牛链球菌群中的某些种。但随着数据库的完善，区分上述复合群中的某些菌种已成为可能[11-13]。同样地，MALDI-TOF-MS鉴定鲍曼不动杆菌复合群中所有菌种也面临挑战。使用MALDI Biotyper系统，多糖奈瑟菌可能被错误鉴定为脑膜炎奈瑟菌[14]。如果在数据分析中忽视了这些细节，将会给出错误的鉴定结果，从而导致错误的结果报告。由于具有很高的亲缘性，炭疽芽孢杆菌可能被错误地鉴定为蜡状芽孢杆菌。虽然Bruker安全相关数据库目前已经用于鉴定临床分离的炭疽芽孢杆菌[15]，但制造商并不推荐，因为它可能导致蜡状芽孢杆菌的鉴定错误[15]。其他潜在的与生物恐怖相关的病原体没有包括在Bruker和VITEK日常使用的数据库中，因此会导致这些病原体无法鉴定或鉴定错误。除了上述局限性，大部分的微生物都能被正确鉴定，少数可能由于低分值或低置信度不能获得可信的鉴定结果，或由于匹配到多个菌种而超出了可接受的cutoff值范围。最后，必须指出，样品制备不佳会导致低质量的图谱，即使数据库中已经包含有代表性菌种也会鉴定失败。

■ 性能

需氧菌鉴定

MALDI-TOF-MS鉴定常见细菌和酵母菌的能力不亚于甚至优于生化鉴定仪。在我们实验室，我们比较了MALDI Biotyper系统（v2.0版软件及数据库）与BD Phoenix全自动微生物鉴定系统（Beckton Dickinson，Franklin Lakes，New Jersey）对440种普通和不常见革兰阴性杆菌的鉴定能力。结果发现MALDI-TOF-MS的属水平和种水平鉴定正确率分别为93%和82%，生化鉴定仪的正确率分别为83%和75%[16]。我们进一步用217株临床分离的葡萄球菌、链球菌以及肠球菌来评估MALDI Biotyper系统（v2.0版软件及数据库）的检测性能，发现98%的细菌能正确鉴定到属水平[17]。

McElvania Tekippe及其同事[18]评估了MALDI Biotyper对239株需氧革兰阳性细菌的鉴定能力，采用原位甲酸提取法进行样品制备。将cutoff值设定为≥2.000，其属和种水平鉴定的正确率分别为77%和59%。如采用分值≥1.700作为cutoff值，革兰阳性球菌属和种水平鉴定的正确率分别为92%和70%[18]。Lau及其同事[19]评估了MALDI Biotyper系统（v3.0版软件及v.3.1.2.0数据库）对67株疑难菌种的鉴定能力，其中75%和45%的细菌分别正确鉴定到属和种的水平，6%（4/67）的细菌鉴定错误。Hsueh及其同事[20]评估了MALDI Biotyper对需氧生长革兰阳性细菌包括诺卡菌属、产单核细胞李斯特菌、红球菌属、戈登菌属及冢村菌属等的鉴定性能。15株库克菌的最佳匹配结果均比对到正确的种，无论是克氏库克菌还是海生库克菌。但27%的库克菌由于分值较低，不能报道种水平鉴定结果。同样地，39株产单核细胞李斯特菌的最佳匹配结果均比对到正确的种，但由于分值较低，只有90%的分离株鉴定到了种水平。除新星诺卡菌和豚鼠耳炎诺卡菌外，其他诺卡菌都没有获得鉴定结果，此外，戈登菌属及冢村菌属的细菌也没有鉴定到种。

Schulthess等[21]评估了MALDI Biotyper系统（数据库v3.1.2.0）在革兰阳性杆菌中的应用。参照制造商的解释标准，分别采用原位甲酸提取法和乙醇-甲酸抽提法对收集的190株细菌进行处理，结果分别有85%和87%的细菌正确鉴定到属水平，而不加甲酸直接将菌落涂布在靶板上进行检测，在属水平鉴定的正确率仅为72%。其他分离株中，一株细菌能获得2个或3个分值超过2.000的种水平鉴定，如黏金色棒状杆菌、极小棒状杆菌、模拟棒状杆菌和纹带棒状杆菌，加氏乳杆菌和约氏乳杆菌，产单核细胞李斯特菌、伊氏李斯特菌和无害李斯特菌。将菌种鉴定的cutoff值降低至1.700能提高鉴定百分率。这些研究者同样评估了用MALDI-TOF-MS对原位甲酸提取法处理后的215株临床分离的革兰阳性杆菌的鉴定能力，以分值≥1.700为种水平鉴定的cutoff值，87%和79%的革兰阳性杆菌分别正确鉴定到属和种的水平。研究者提出一种结合MALDI-TOF-MS与核酸序列分析的算法来鉴定革兰阳性杆菌，包括将cutoff值降低到制造商推荐的分值以下来覆盖更多常见的细菌属和种。我们发现以1.700为种水平鉴定的cutoff值，92株非白喉棒状杆菌中，87%的菌株能鉴定到种水平，虽然将黏金色棒杆菌错误鉴定为极小棒状杆菌[22]。最新批准的MALDI Biotyper CA系统数据库中包括了极小棒状杆菌。Barberis等[23]将Bruker Biotyper RUO与传统的表型鉴定方法比较来鉴定333株临床分离的革兰阳性杆菌。使用 1.500 和 1.700 作为属和种水平的 cutoff 值，MALDI-TOF-MS 能分别将 97% 和 92% 的分离株鉴定到属和种的水平。降低了 cutoff 值后，7 株细菌鉴定错误包括非发酵棒状杆菌嗜脂亚种被鉴定为杰氏棒状杆菌。传统方法能将 95% 和 86% 的细菌分别正确鉴定到属和种的水平。对于需氧放线菌的鉴定，MALDI Biotyper 比传统方法更优。MALDI-TOF-MS 能分别将 8 株分离株中 88% 和 75% 的细菌鉴定到属和种的水平，而传统方法仅获得 75% 的属水平，2% 的种水平。16 株产色素的革兰阳性棒状杆菌，传统的方法均不能鉴定到菌种水平，而 MALDI-TOF-MS 能将 75% 的细菌鉴定到菌种水平。

目前已经发表了很多评价 VITEK MS 系统（数据库版本 v2.0）的文章，Richter 等[24] 用 VITEK MS 检测了临床分离的 965 株肠杆菌科细菌，结果表明 97% 和 84% 的细菌分别鉴定到属和种的水平。Manji 等[25] 用 VITEK MS 检测 558 株非肠杆菌科革兰阴性细菌，发现 97% 的细菌能鉴定到属水平，84% 的细菌鉴定到了种水平。Branda 等[26] 用 VITEK MS 鉴定 226 株革兰阴性苛养菌，发现其能将 97% 和 96% 的细菌分别正确鉴定到属和种水平。Rychert 等[27] 评估 VITEK MS 对 1 146 株需氧革兰阳性细菌的鉴定能力，结果发现 93% 的细菌能正确鉴定到种水平，另外，还有 3% 的细菌在种水平出现 2 种或以上低分辨率的鉴定结果，而判断为仅正确鉴定到了属水平（包括产单核细胞李斯特菌、伊氏李斯特菌和威尔李斯特菌）。Kärpänoja 及其同事[28] 比较了 MALDI Biotyper 和 VITEK MS 两种系统对 151 株草绿色链球菌的鉴定能力，其中 54 株为模式菌株，97 株分离自血培养。MALDI Biotyper 和 VITEK MS 能分别将 54 株模式菌株中 94% 和 69% 的细菌正确鉴定至种水平，而这两种系统对分离自血培养的细菌种水平鉴定的正确率分别为 89% 和 93%。

虽然 MALDI-TOF-MS 能准确鉴定土拉弗朗西斯菌和布鲁菌，但 MALDI Biotyper 普通菌库中不含这些菌种，因此不能鉴定，只有使用 Bruker 安全相关数据库才能鉴定这些菌种。目前 VITEK MS 数据库不能完全鉴定这些菌种。在开放的实验室台面上操作这些细菌对实验室工作人员来说有很大风险，需要在生物安全柜进行操作。幸运的是，细菌

一旦覆盖甲酸或基质液就会立即失活，剩下的操作可以在生物安全柜外进行[29]。

厌氧菌的鉴定

MALDI-TOF-MS 已取代 16S rRNA 基因测序和气液色谱法，成为鉴定厌氧菌的首选方法，同时很多临床微生物实验室还不具备基因测序和色谱技术。因此，MALDI-TOF-MS 提高了实验室厌氧菌的常规鉴定能力。

关于 MALDI-TOF-MS 鉴定厌氧菌的研究已有一些报道。Jamal 及其同事[30] 利用 MALDI Biotyper 系统（数据库 v.3.3）（直接涂抹法）和 VITEK MS v1 系统 /v1.1 数据库对 274 例日常分离的厌氧菌（脆弱拟杆菌占很高比例）进行鉴定，结果表明这两种方法在菌种水平鉴定的正确率分别为 89% 和 100%。Hsu 及其同事[31] 采用 MALDI Biotyper 系统（v3.0 软件）鉴定了 101 种厌氧菌，证实使用原位甲酸提取法进行样本制备及采用分值 ≥ 1.700 为 cutoff 值比不使用甲酸、将菌落直接涂抹后进行检测及采用制造商推荐的 cutoff 值，具有更准确的鉴定能力。Schmitt 及其同事[32] 使用 MALDI Biotyper 系统（v3.0 软件和数据库 v3.3.1.0）和用户补充数据库，采用原位甲酸提取法对临床分离的 253 株厌氧菌进行鉴定，92% 和 71% 的细菌被正确鉴定到了属和种的水平。Barreau 及其同事[33] 使用 MALDI Biotyper 系统（v3.0 软件）检测了 1 325 株厌氧菌，样品制备采用直接涂抹法，cutoff 值采用分值 ≥ 1.900，结果显示 100% 和 93% 的分离株分别被正确鉴定到属和种水平。最后，Garner 及其同事[34] 报道了在一个多中心研究中采用 VITEK MS 系统（数据库 v2.0）对 651 株厌氧菌进行鉴定的评估结果，细菌属和种水平鉴定的正确率分别为 93% 和 91%。

分枝杆菌的鉴定

与厌氧菌的鉴定一样，分枝杆菌的鉴定一直是临床微生物实验室面临的一项挑战。生化鉴定、DNA 探针、高效液相或气液色谱和（或）基因测序等技术都曾用于分枝杆菌的鉴定。MALDI-TOF-MS 是鉴定分枝杆菌的一个有用工具，虽然具有一些局限性，例如，无法区分结核分枝杆菌复合群和一些亲缘关系比较近的菌种，如奇美拉分枝杆菌和胞内分枝杆菌或产黏液分枝杆菌和富西亚分枝杆菌。尽管区分脓肿分枝杆菌和马

赛分枝杆菌仍具有挑战性，但 Teng 和同事[35] 使用 MALDI Biotyper 系统和 ClinPro Tools 3.0.22 版（Bruker Daltonics）的遗传算法对这两种分枝杆菌生成的图谱进行聚类分析，最终成功区分了这两种分枝杆菌，在本章后面将进行具体的讨论。该方法能够找到 6 个独特的峰来区分脓肿分枝杆菌（3 个峰）和马赛分枝杆菌（3 个峰）。与传统的分枝杆菌鉴定方法相比，MALDI-TOF-MS 更简单、便宜、快速，且更容易进入常规微生物实验室。在不久的将来，MALDI-TOF-MS 可能成为鉴定分枝杆菌的首选方法，尽管目前无论是 VITEK MS 还是 MALDI Biotyper 的数据库均未获得 FDA 批准。

MALDI-TOF-MS 检测分枝杆菌需要特殊的操作处理流程来灭活可疑的菌株，还要分散聚集的细胞，破坏细胞外膜。由于感染剂量低，处理结核分枝杆菌复合群的培养物时，应采用 3 级生物安全（BSL-3）防护程序。对于非结核分枝杆菌，可以采用 BSL-2 级防护性操作，由于结核分枝杆菌与许多生长缓慢的非结核分枝杆菌类似，应该首先使用 BSL-3 安全防护直到排除结核分枝杆菌复合群。分枝杆菌菌落的选取及在 MALDI-TOF-MS 靶板上涂抹菌落的操作均应在生物安全柜中进行。有许多方法能用来灭活分枝杆菌，大多数采用加热灭活或机械破坏方法。加热灭活包括将分离株用液体（水或 70% 乙醇）配置成悬浮菌液，然后 95℃孵育 30 min 或更长时间，造成细胞裂解。加热灭活可能还需要使用超声或其他破坏方法使蛋白质从细胞内游离出来，因此比机械破碎法需要更长的时间。机械破碎将分离株悬浮在 70% 的乙醇和二氧化硅微球中，涡旋振荡，通过机械力破坏，灭活分枝杆菌。这两种方法均有效，但是后者比前者快[36,37]。Balada-Llasat 及其同事[38] 根据 Bruker 推荐，对固体和（或）肉汤培养基上生长的 178 株分枝杆菌进行加热灭活，乙醇处理和机械破碎处理后使用 MALDI Biotyper 系统（分枝杆菌数据库 v1 和软件 v3.0）进行检测，结果表明这些分枝杆菌在属和种水平鉴定的正确率分别高达 98% 和 94%。Mather 等[39] 采用了两种蛋白质提取方法处理细菌，一种为实验室开发的方法，包括加热灭活，然后在颗粒化和点样前用乙醇灭活和用硅胶微粒涡旋振荡；另一种为单独的 bioMérieux 提取方法，然后分别使用 MALDI

Biotyper 和 VITEK MS RUO 平台进行检测。MALDI Biotyper 数据库扩展了 123 株临床分离的分枝杆菌的质谱图谱。被检测的 198 株临床分离株中，MALDI Biotyper 系统和扩展数据库能将 95% 的细菌鉴定到菌种水平，而 Bruker 分枝杆菌 2.0 数据库仅能将 79% 的细菌鉴定到种水平，VITEK MS RUO 系统在菌种水平鉴定的准确率为 94%。

真菌的鉴定

除了细菌和分枝杆菌的鉴定，MALDI-TOF-MS 还可以鉴定酵母菌和其他真菌。虽然较早的研究使用复杂的蛋白质提取程序来处理酵母菌，但许多实验室使用的是与细菌鉴定相同的样品制备方法，菌落直接涂布，使用或不使用甲酸处理（图 1.1）[40]。对于丝状真菌，则需要在提取过程中将菌体灭活后（通常为 70% 乙醇）再安全地进行下一步的处理和鉴定。Dhiman 及其同事[41] 采用分值 ≥ 1.800 作为 cutoff 值，使用 MALDI Biotyper 系统（数据库 v3.0）鉴定了 138 株常见和 103 株少见的酵母菌，样品经蛋白质提取后，96% 和 85% 的酵母菌能正确鉴定到属和种的水平。Lacroix 及其同事[42] 发现，在进行蛋白质提取后，采用制造商推荐的 cutoff 值，使用 MALDI Biotyper 系统鉴定 1 383 株实验室日常分离的念珠菌，其菌种水平鉴定率准确为 97%。Westblade 及其同事[43] 在一个多中心的临床试验中评估了 VITEK MS 系统（数据库 v2.0）对 852 株酵母菌的鉴定能力，发现其在属和种水平的鉴定率分别为 97% 和 96%。Pence 和其同事[44] 比较了利用原位甲酸提取法进行样品处理后，VITEK MS（数据库 v.2.0）和 MALDI Biotyper（软件 v3.1）系统对 117 株酵母菌的鉴定能力，VITEK MS 系统正确鉴定了 95% 的分离株，而使用分值 ≥ 1.700 作为 cutoff 值的 Biotyper 系统正确鉴定了 83% 的分离株。Hamprecht 及其同事[45] 比较了使用原位甲酸提取法进行样品处理后，MALDI Biotyper（软件 v3.0，数据库 v3.0.10.0，以分值 ≥ 2.000 作为 cutoff 值）和 VITEK MS（v2.0 知识库）系统，鉴定 210 株酵母菌的性能。VITEK MS 系统正确鉴定了 96% 的分离株，而 MALDI Biotyper 系统鉴定了 91%。De Carolis 等[46] 利用 156 株参考菌株和临床分离的酵母菌株的图谱构建了一个内部文库，并开发了一个快速样品制备程序，包括用 50 μL 10% 甲酸将单个酵母菌落配置成菌悬液，涡旋混合，取 1 μL 产物用于分析。使用他们的数据库和操作程序，以分值 ≥ 2.000 作为菌种鉴定的 cutoff 值，MALDI Biotyper 系统（软件 v3.0）能对日常分离的 4 232 株酵母菌中 96% 的菌株进行鉴定。Rosenvinge 等[47] 研究发现，使用原位甲酸提取法对样品进行处理后，采用分值 ≥ 1.700 为菌种鉴定的 cutoff 值，MALDI Biotyper 系统对 200 株酵母菌种水平鉴定的准确率为 88%。Mancini 等[48] 将 Biotyper 系统（数据库 v3.0）结合蛋白质提取方法和 VITEK MS 系统（v1.2.0）结合原位甲酸提取试验进行比较，鉴定了 197 株酵母菌，两种商业化数据库在种水平鉴定的正确率分别为 90% 和 84%，但使用 MALDI Biotyper 系统和内部开发的数据库能将其鉴定水平提高到 100%。

Schulthess 及其同事[49] 评估了 Bruker 丝状真菌库 1.0，将霉菌在肉汤培养基中培养 24～48 h，然后进行蛋白质提取。首先，他们研究了 83 种临床分离的非皮肤癣菌、非暗色真菌的霉菌，结果表明 78% 和 54% 的菌株分别被鉴定到了属和菌种的水平。以分值 ≥ 1.700 为菌种鉴定的 cutoff 值，种水平鉴定的正确率可提高至 71%。他们前瞻性检测了 200 株临床连续分离的霉菌，以分值 ≥ 1.700 为菌种鉴定的 cutoff 值，这些霉菌在属和种水平的鉴定率分别为 84% 和 79%。Lau 及其同事[50] 开发了一种霉菌提取替代程序，并构建了自己的数据库，包含了 294 株非重复菌株，代表 76 个属和 152 个种。挑取一小块霉菌菌丝，添加氧化锆二氧化硅微粒进行搅拌，来提取蛋白质。然后，他们用 421 株临床分离株来验证他们的数据库，使用 MALDI Biotyper 软件，菌株属和种水平鉴定的正确率分别达 94% 和 90%，而且没有错误鉴定。

Theel 等[51] 开发了一个皮肤癣菌库，将蛋白质提取与 MALDI Biotyper 数据库 v3.0 结合使用，以表型方法作为参考方法，当两者有差异时采用测序方法进行确认。在对 171 株分离株的鉴定中，属和种水平的鉴定率分别为 93% 和 60%。虽然这个研究中种水平的鉴定率较低，但由于针对种特异性治疗的文献很少，因此可能不会对患者的治疗产生影响。De Respinis 等[52] 开发了一个自建数据库，使用 VITEK MS RUO 系统来鉴定皮肤癣菌；在 141 个临床分离株中，96% 的菌株被正确鉴定。在最近的一

项研究中，De Respinis 及其同事收集了更多数据，这些数据被整合到下一版本的 VITEK MS（v3.0；目前正处于临床试验阶段）中，并使用 131 个分离株来验证扩展数据库，其中 95% 的鉴定为唯一选择或低分辨率结果，错误鉴定率为 5%[53]，主要是将苏丹毛癣菌错误鉴定为紫色毛癣菌。

■ **实验室工作流程和成本**

过去，细菌和真菌的鉴定一直都具有挑战性，操作步骤繁多，对不同类型的微生物有不同的程序。临床微生物学专业的学生经过精心培训，可以根据固体培养基上生长的细菌菌落形态、革兰染色来选择合适的后续检测方法，如快速生化试验（如过氧化氢酶和氧化酶活性、手工生化试验、自动化生化试验、基因片断的测序）。使用 MALDI-TOF-MS，可以在几分钟内准确鉴定菌落或菌丝，而无须事先了解微生物的类型。并且不需要关注要检测的是细菌还是真菌，除了有生物危害的微生物需要在实验室进行安全处理，其他微生物不需要围绕固体培养基上生长的细菌和真菌的鉴定程序进行复杂的思考。该实验只需要少量的菌体，因此，可以选择原始培养板上的单菌落进行检测，从而减少实验室中培养基的使用。肠道病原菌的一些筛查试验也可以被淘汰。菌落的革兰染色将很大可能被淘汰，因为检测前不再需要这些信息。对于某些细菌（如金黄色葡萄球菌），实验室进行的快速检测是首选方法或至少是一种选择。DNA 测序仅限于罕见的或非典型微生物，废物处理也会减少。重要的是，取消了质量控制的试剂和程序，并节约了进行过时技术培训的人员成本。

Seng 等[54] 报道了他们在临床细菌分离株的日常鉴定方面 10 多年的经验，其中 40 个月使用 MALDI-TOF-MS 进行鉴定，91 个月使用表型进行鉴定。MALDI-TOF-MS 和表型鉴定在 10 000 株分离株中分别鉴定出了 36 个和 19 个菌种。在 10 000 个分离株中使用 MALDI-TOF-MS 和主要表型鉴定后，4.5% 和 35.2% 的细菌需要进行额外的表型鉴定。此外，与表型鉴定和测序方法相比，MALDI-TOF-MS 将鉴定时间缩短了 55 倍和 169 倍，降低了 5 倍和 96 倍成本。

在 MALDI-TOF-MS 应用到我们实验室进行细菌鉴定后，我们已经取消了微生物自动化生化

鉴定,并且每年将生化鉴定管的数量从 4 668 个减少到 987 个。迄今为止,我们已将需要进行 16S rRNA 基因测序的分离株数量减少了一半;随着数据库不断更新,这个数量将继续减少。在使用 MALDI-TOF-MS 进行酵母菌鉴定后,逐步取消了芽管试验和快速海藻糖同化试验以及分析检索表试验(未发表),相关鉴定成本从每年 30 525 美元降至每年 5 400 美元。不同的菌种,实验室鉴定的周转时间可减少 1~5 天。MALDI-TOF-MS 的应用减少了我们的员工手工试验的次数,减轻了每年相应能力评估的负担。在将 MALDI-TOF-MS 应用于皮肤癣菌鉴定后,总检测成本从每年 20 020 美元降至每年 2 340 美元,且节省了 1.5 天的周转时间。最近我们在分枝杆菌实验室中使用 MALDI-TOF-MS 进行鉴定后,每年可节省约 160 000 美元,主要是因为减少了测序的成本。随着 MALDI-TOF-MS 的应用,分枝杆菌鉴定的实验室周转时间(在培养出阳性结果之后)已从 24 h 降低至 2 h。

■ 抗菌药物敏感性试验

如前所述的策略不能直接用于微生物药敏试验。快速的微生物鉴定,能帮助识别特定菌种的固有耐药性(或基于当地抗菌谱的某些菌种的高度敏感性)从而指导临床治疗。一些抗性因子(如 β-内酰胺酶)本质是蛋白质,而 MALDI-TOF-MS 检测的就是蛋白质,因此理论上它可以直接检测抗菌药物耐药性相关蛋白质。遗憾的是,截至目前,这仍然是一个挑战。例如,尽管 β-内酰胺酶具有高活性,但它们表达浓度却很低;此外,它们的分子量与细菌其他蛋白质的分子量相似,并且有超过 1 000 种 β-内酰胺酶,部分 β-内酰胺酶彼此间具有相似的分子量。由于 MALDI-TOF-MS 可能具有对菌株进行分型的能力,而某些菌株对特定抗菌药物可能会更加敏感或耐药,因此根据菌株分型可以推断出其与抗菌药物耐药的关联性。MALDI-TOF-MS 能用来检测 β-内酰胺酶对 β-内酰胺抗生素的水解功能。这时,它测量的不是蛋白质,而是抗生素和它们的化学反应产物[55]。该方法需要特定的系统配置,孵育使抗生素水解,并且仅适用于与抗生素降解相关的耐药机制检测[56-58]。另一种检测抗生素耐药性的方法是将微生物在同时含抗生素和同位素标记的氨基酸的培养基中进行短时间培养(如 ≤ 3 h)[59]。

如果微生物对抗菌药物具有耐药性,同位素标记的氨基酸将掺入其蛋白质中,增加蛋白质量从而导致其在图谱中相应的峰出现一个质量偏移[60]。使用 MALDI-TOF-MS 检测耐药性的更多细节可参考 Hrabák 及其同事的综述[61]。

■ 直接检测临床样本

MALDI-TOF-MS 通常不能直接用于临床样本的检测,因为检测需要大量微生物(估计是 1×10^5 个细菌形成的菌落[62])。但由于临床感染的尿液标本中存在大量的细菌,因此可以直接对尿液标本进行检测[63]。尿液流式细胞仪可用于筛选阴性尿液样本,阳性标本可用 MALDI-TOF-MS 进行检测[64,65]。尿液样本在 MALDI-TOF-MS 检测前必须进行处理。其局限性包括无法可靠地鉴别多种微生物造成的混合感染[64] 以及尿蛋白可能影响数据库的匹配,如 α 防御素[66]。Demarco 和 Burnham[67] 介绍了一种在 MALDI-TOF-MS 分析前使用脱盐、分馏和浓缩法来处理尿液样品的方法。将 15 mL 尿液在一个 Amicon 离心过滤管(EMD Millipore,Billerica,Massachusetts)中离心进行脱盐、分馏,通过向浓缩物中加入 Milli-Q 水并再次离心进行脱盐。将得到的浓缩物转移到微量离心管中,以 14 000 × g 离心 3 min,将沉淀物进一步脱盐,并再次通过水洗和离心步骤进行浓缩。最后将颗粒物用于 MALDI-TOF-MS 检测。其他样本类型,如脑脊液(CSF)[68,69],也可以直接进行检测。但需要对这些样品进行处理,以去除可能干扰电离的潜在物质,蛋白质和其他杂质都可能干扰电离,通过阻断电离过程来干扰分析物的电离[70]。这些干扰物能降低 MALDI-TOF-MS 检测的置信度分值,影响直接从上述标本(以及后面提到的血培养瓶中)进行微生物鉴定。此外,如果干扰物质是蛋白质,它产生的峰可能会影响微生物的正确鉴定。

■ 阳性血培养瓶的鉴定

MALDI-TOF-MS 可用血培养瓶中微生物的快速鉴定。阳性培养瓶可转种在固体培养基上,经过短时间的孵育(如 2~4 h[71,72])后,用 MALDI-TOF-MS 进行检测。Fothergill 及其同事使用裂解过滤方法结合 VITEK MS RUO 系统,对 259 个阳性血培养瓶中的微生物进行鉴定,其中 189 个阳性瓶(73%)被正确鉴定到种水平,51 个

（19.7%）无鉴定，错误鉴定的有 6 个（2.3%）[73]。剩余 5% 为无生长或无鉴定，以及仅正确鉴定到属水平的阳性瓶。

此外，血培养瓶也可以直接进行检测。因为血培养瓶中含有来自血液和培养基的大分子，因此需要采用预处理程序。使用差速离心和润洗，选择性溶解血细胞、血清分离管或过滤法来对样品进行预处理，也可采用商品化的预处理程序 Sepsityper（Bruker Daltonics）[74-79]。虽然可以获得有效的结果，但通常不如直接菌落检测好；MALDI-TOF-MS 直接检测血培养瓶时，革兰阴性菌的检出比例高于革兰阳性菌[80]。与直接检测尿液一样，不是任何情况下都能鉴定混合感染中的每一种细菌[81]。Biotyper 和 VITEK MS 系统都已应用于阳性血培养瓶的检测。Chen 及其同事使用 Sepsityper 评估了 VITEK MS IVD 和 Biotyper 系统对 181 个含单一微生物的血培养瓶的检测性能。Biotyper 分别对 98% 和 82% 的标本提供了属和种水平的鉴定，VITEK MS 系统分别对 93% 和 81% 的标本进行了属和种水平的鉴定。21 个血培养瓶含有两种细菌，VITEK MS IVD 系统只能识别优势菌种，而 Biotyper 系统能将 5 个混合培养中的两种细菌都鉴定出来，获得的分值均大于 1.600，且皆为前 10 佳匹配[82]。

MALDI-TOF-MS 可快速鉴定阳性血培养瓶中的污染菌或者为病原体的检测提供辅助诊断试验的建议[83]。MALDI-TOF-MS 检测阳性血培养瓶非常快速（估计仅 30～45 min）[84,85]，尽管没有直接检测菌落那么快；这种检测通常是批量进行，并且在一天中能进行多次检测。使用 MALDI-TOF-MS 检测阳性血培养瓶，可以将微生物鉴定时间缩短 1 天或更长[86]。不足之处是不能提供药敏结果。为了克服这一局限性，可以将 MALDI-TOF-MS 与阳性血培养瓶的直接抗菌药物敏感试验相结合[87]，以改善最佳治疗时间[88]。

■ **分型**

由于 MALDI-TOF-MS 可以提供准确的菌种鉴定，因此也被建议用于亚种水平鉴定以及菌株分型。例如，Mencacci 及其同事[89]使用 MALDI-TOF-MS 对鲍曼不动杆菌进行分型，Josten 等[90]用它来对金黄色葡萄球菌进行分型。Kuhns 等使用 MALDI-TOF-MS 来区分来自加纳 3 个不同地区的肠炎沙

门菌伤寒血清型和非伤寒血清型[91]。该研究使用 Biotyper 3.0 系统和 6 个生物标记峰对分离菌株进行分型。生物信息学和数据挖掘技术的出现催生了可能有助于分型的软件。ClinPro Tools（Bruker Daltonics）是一套集成工具，可用于寻找特定微生物的生物标记。ClinPro Tools 执行查找独特生物标记峰所需的所有步骤，包括数据预处理、可视化、统计、模式确定和评估及图谱分类[92]。这项技术已用于区分大肠埃希菌和志贺菌[93]，产超广谱 β-内酰胺酶和非产超广谱 β-内酰胺酶的革兰阴性菌[94]，以及肺炎支原体菌株的分型[95]。

■ **局限性**

MALDI-TOF-MS 有一定的局限性。与 GenBank 等开放的序列数据库不同，MALDI-TOF-MS 数据库是有所有权的。某些微生物可能是建库菌种代表性不足，导致鉴定的百分比较低，可以通过添加质谱条目（覆盖种内差异）来提高其鉴定百分比，但是这可能超出了一些实验室的能力范围。鉴定分值或概率较低时，可能需要进行重复检测。一些微生物生长的培养基可能和低的鉴定分值或概率有关。微小或黏液性菌落可能会鉴定失败；利用 16S rRNA 基因测序技术可能比 MALDI-TOF-MS 更快地鉴定微小菌落。需要完善近缘物种的识别和区分标准。对于某些细菌，要设定合适的属或种特异性（包括较低的）cutoff 值。与 MALDI-TOF-MS 比较，新的 MS 方法可能可以将微生物鉴定到更深的分类层次上[96]。在错误靶点上涂抹菌落、检测不纯菌落、在靶点之间涂抹菌落、清洁靶板失败或把错误的数据输入实验室信息系统等都可能会导致实验室结果报告错误。在靶点上，涂布理想的菌落量是一个学习摸索的过程。必须考虑仪器成本，激光、软件、硬件或质谱仪可能出现故障，因此需要制订适当的使用计划。

虽然 MALDI-TOF-MS 的结果一般是可重复的，但也有可变性因素。包括质谱仪（不同类型、不同仪器、仪器使用年限、仪器配置）、基质和溶剂的组成、制备方法、技术人员的培训和能力、培养条件（如培养基、菌龄和温度）以及生物多样性等[18,31,44,97,98]；正在制订相关质量控制策略。MALDI-TOF-MS 必须检测纯分良好的菌落。如果菌落没有很好的纯分，可能包含不止一种微生物，那数量少的细菌可能检测不出。临床和实验室标准

化协会（Clinical and Laboratory Standards Institute, CLSI）关于 MALDI-TOF-MS 的指南正在编制中。

由于这项技术的便捷性，技术人员可以尝试去研究一切，包括临床上无意义的分离株，从而导致部分临床医师收到此类报告后感到困扰，有可能导致不恰当的患者治疗。同时，由于 MALDI-TOF-MS 使用的便捷性，技术人员可能会失去肉眼观察菌落形态的技能。尽管技术人员也可能通过 MALDI-TOF-MS 提供的即时反馈，在现有技能的基础上，学习到不同细菌相关的各种形态学知识。MALDI-TOF-MS 可能产生与当前系统不同的鉴定结果（通常更准确），从而给临床医师提供他们不熟悉的微生物的报告，这可能会使他们忽视潜在的有临床意义的结果或过度治疗。尽管后一种担忧值得注意，也完全有可能发生，而且普遍认为 MALDI-TOF-MS 可能会对患者的临床处理产生影响。在一项回顾性队列研究中，Peel 及其同事[99]研究了 MALDI-TOF-MS 在诊断人工关节感染（prosthetic joint infection，PJI）方面的潜在作用，他们证明，从 PJI 位置分离出的菌株的鉴定可以解释其临床意义[99]。大量研究表明，该技术对实验室大有益处，但很少有研究指出它对患者预后的影响。Perez 及其同事[100]在他们之前的工作基础上证明了 MALDI-TOF-MS 联合抗菌药物管理可以降低医院成本，并进行了一项干预性研究，观察 MALDI-TOF-MS、快速抗菌药物敏感性测试和抗菌药物管理干预措施对耐药革兰阴性菌菌血症患者预后的影响。研究发现，与使用常规技术对阳性血培养瓶进行检测和药物敏感性试验的干预前期相比，在干预期间，重症监护病房住院时间和总住院时间、30 天及 60 天全因死亡率和医院成本均有所下降。

■ 展望

MALDI-TOF-MS 将使临床微生物实验室实现全自动化。全自动化实验室的特点是自动化样本处理、上样、孵育、数码成像系统读板和 MALDI-TOF-MS 靶板自动点样。和传统技术相比，数码成像与 MALDI-TOF-MS 相结合的技术可以检测生长初期的微生物，因此能提供更快的鉴定[101]。实验室主任和技术人员可以提前实施 MALDI-TOF-MS 的新应用，如使用抗体捕获感兴趣的分析物[102]。最后，MALDI-TOF-MS 将对医学技术人员、临床微生物实验室主任以及其他管理人员、医学生、住院医师和研究员的微生物教育产生深远影响。对于不在实验室工作的医学生、住院医师和研究员，是时候不再强调传统的基于生物化学的微生物鉴定，而把重点放在基于 MALDI-TOF-MS 鉴定结果的解释以及相应抗菌药物耐药模式知识的学习（同时选择快速生化反应，特别是那些对微生物致病机制很重要的反应）。

记忆要点 MALDI-TOF-MS

- 结合适当的数据库，MALDI-TOF-MS 能够鉴定细菌、分枝杆菌、酵母菌和真菌。
- MALDI-TOF-MS 在鉴定常见细菌和酵母菌方面的表现与自动化生化平台一样好，甚至更好。
- MALDI-TOF 分析的蛋白质大多为 4～15 kDa。
- 终端用户生成的数据库可以鉴定罕见的分离株或菌株。
- MALDI-TOF-MS 成本更低，周转时间比大多数标准鉴定方法更短。

电喷雾电离质谱

自 1984 年 Masamichi Yamashita 和 John Bennett Fenn[103]介绍了电喷雾电离（electrospray ionization，ESI）技术后，电喷雾电离质谱（ESI-MS）一直应用于大分子研究。1989 年，这项技术被应用于生物大分子，Fenn 因此获得了 2002 年诺贝尔化学奖[104]。ESI 像 MALDI 一样，是一种软电离技术；然而，它的不同之处在于，它能产生大量带不同电荷的离子，并且需要扩展分析仪器的质量分析范围[105]。

随着平台的改进，以获得最佳性能，聚合酶链式反应串联电喷雾电离质谱（PCR-ESI-MS）已经经历了多次更替。该平台的最新版本，称为 IRIDICA（Abbott Laboratories, Chicago, Illinois）。它在以前的平台上进行了技术改进，包括 PLEX-ID（雅培）和原来的 IBIS T-5000（雅培）。

PCR-ESI-MS 以 T-5000 的形式用于病原体鉴定，最初是由 IBIS 生物科学公司（Carlsbad, California）开发，用于生物防御、公共卫生和安全，以便在临床和环境样本中快速检测和鉴定病原体[106-109]。2009 年，雅培分子公司（Des Plaines, Illinois）收购了 IBIS 技术，并将平台更名为 PLEX-ID。PLEX-ID 一直是大多数临床微生物配置研究的焦点[110-115]。目前该技术的最新版本 IRIDICA，已在欧洲和中东用于临床诊断（CE-IVD）。在美国正在进行临床试验还未上市。该平台的最新版本已用于血液、无菌体液、软组织、支气管肺泡灌洗液（BALF）和气管内吸入物（ETA）中的细菌检测。检测 BALF 和 ETA 的 BAC LRT 方法是半定量方法。其他检测方法包括真菌检测，能够直接从 BAL 样本或培养的分离株中检测 200 多种真菌，病毒抗原抗体复合体的检测方法能够检测血浆中 130 多种病毒。PCR-ESI-MS 一个潜在的优势是，它能够直接从标本中检测细菌、真菌、病毒和其他微生物。与使用目前的技术方法进行鉴定和抗菌药物敏感性试验所需的数天或数周时间相比，它在收集样本后数小时内就可以得出检测结果。从核酸提取到最终报告生成大约需要 6 h。在接下来的章节中，将对 PCR-ESI-MS 的工作原理进行概述，并讨论在临床微生物学设置中对该技术进行评估的研究。

■ 聚合酶链式反应和电喷雾电离质谱

ESI-MS 也是一种类似 MALDI-TOF-MS 的软电离技术，尽管它不是固体基质，ESI-MS 要求分析物必须存在于能在高压下产生气溶胶的水溶液中。该工作流程需要从患者样本或分离培养物中提取核酸，然后用多对引物进行 PCR 扩增，能提供宽广的扩增范围以及检测特定物种和（或）特征（如

抗菌药物耐药性基因）[116]。这些广谱引物与大部分微生物的保守区域是同源的。保守区域引物之间设计包含了一个可变的区域，允许质谱对 DNA 扩增产物进行区分。PCR 扩增后，将扩增的 DNA 脱盐，以防止对质谱仪的干扰，然后再进行 ESI-MS 检测。此时，扩增后的 DNA 通过加热的毛细管，在高压激光轰击下产生大量离子，并使扩增的双链 DNA 核酸分子电离成单链，通过 TOF 和离子碰撞检测器进行分析，分子量小的扩增 DNA 片段比分子量大的片段更快到达检测器（图 1.3）。质谱仪和相关软件能精确检测分子质量，软件对数据进行去卷积分析，能确定扩增 DNA 的碱基组成（即 As、Gs、Ts 和 Cs 的数量），但不确定单个核酸的顺序。一旦建立了质谱图，就会提供一个独特的指纹图谱，并将其与参考数据库进行比较，以便在适用的情况下辅助进行微生物或耐药基因鉴定。通过对 PCR 扩增的多位点进行三角信息分析来提高该方法的特异性。最终的结果是一份关于原始样本中病原菌鉴定的报告（在某些情况下，抗菌药物敏感性信息有限），并带有 2 个不同指标，Q-分值和水平。Q-分值是介于 0～1 的数值，表示检测结果的可信度高低，0 为低可信度，1 为高可信度。水平反映了与一套已知输入量的标准竞争性 PCR 比较的相对信号丰度，从而可以间接估计所扩增的特异性模板量。这是参照内部校准物结构（扩增控制）计算的。有关临床微生物学中 PCR-ESI-MS 更完整的综述，请参见 Wolk 及其同事的综述[117]。

■ 细菌诊断

PCR-ESI-MS 可直接从血培养瓶或患者标本中扩增样本；相关的研究已有报道。我们证实了通过检测骨科植入假体超声液中的细菌来诊断假

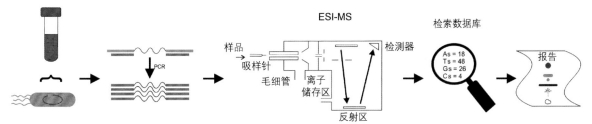

图1.3　PCR-ESI-MS 的样本工作流程。直接从患者样本（或患者分离株）中分离 DNA，用多重 PCR 方法进行扩增，然后脱盐。当扩增后的 DNA 不含盐等杂质时，对新纯化的 DNA 产物进行电喷雾电离飞行时间质谱分析。计算机软件利用每一段扩增 DNA 的精确计算质量，生成一个与每个碱基的数量相对应的指纹。生成的数据，包括生成产物的 PCR 分析以及扩增 DNA 的碱基组成，然后对参考微生物和抗性基因数据库进行搜索。生成一份确定患者样本（如果有的话）中存在的微生物报告，再查询与其相关的抗菌药物敏感性

体感染（PJI）时，PCR-ESI-MS比细菌培养更敏感，但特异性稍差，两种方法敏感性和特异性分别为78%和70%，94%和99%[118]。利用PCR检测的一个优势是不需要活的微生物；在对术前14天曾接受过抗生素治疗的患者进行细菌感染检测时，PCR-ESI-MS敏感性比细菌培养高，两者敏感性分别为86%和66%。对术前28天接受过抗生素治疗的PJI患者进行检测时，PCR-ESI-MS和细菌培养的敏感性分别为86%和74%。在一项类似的研究中发现，使用滑膜液替代超声液检测103例膝关节置换失败（21例PJI，82例无菌性）患者时，PCR-ESI-MS和细菌培养的敏感性和特异性分别为81%和86%，95%和100%[119]。两种方法在检测抗菌药物耐药基因和敏感性表型时具有很高的一致性，在11例分离出耐苯唑西林葡萄球菌的滑膜液中，10例标本经PCR-ESI-MS检测到mecA阳性。

败血症是死亡的主要病因，患者能否存活与开始进行特定的、有针对性的抗菌治疗所需时间长短直接相关。为了检验PCR-ESI-MS在菌血症患者快速诊断方面的作用，Kaleta等[116]评估了RUO IBIS T5000 BAC方法检测阳性血培养瓶中细菌的能力，并与临床参考标准进行比较。在细菌属和种水平，两种方法的一致性分别为99%和97%。文章还强调指出，在45个阴性血液培养瓶中，有39个瓶检测到了酿酒酵母，这一发现被认为是由培养瓶肉汤中含有酵母提取物而造成的污染。

同样值得注意的是，PCR-ESI-MS在29个含有多种微生物的培养瓶中，有7个培养瓶仅检测出一种微生物。此方法未能检测出第二种微生物，可能是由于优势菌的高浓度核酸水平已使引物饱和，有效抑制第二种细菌核酸的扩增。同一研究团队，以标准的血培养程序为参考方法，将该平台与MALDI-TOF-MS进行比较，发现这两种方法是等效的[115]。

Bacconi及其同事[120]最近的一项研究评估了目前IRIDICA平台检测血液中细菌和酵母菌的能力。相对于PLEX-ID，为提高检测灵敏度，IRIDICA采用5 mL全血代替原来的1 mL。新方法采用的新提取技术是锆钇磁珠高强度冲击敲打法，然后自动提取、纯化总核酸。此研究的目的是通过和细菌培养相比较来评估IRIDICA平台检测的敏感

性和特异性。新方法（BAC）优化后的PCR步骤使其在检测高浓度人类DNA（高达12 μg/PCR）时运行良好。为了测试新系统鉴定的准确性，前瞻性地收集了331份去识别的血液样本，并与标准的临床微生物培养结果进行了比较。在331例样本中，PCR-ESI-MS阳性35例（11%），细菌培养阳性18例（5%），两种方法均阳性的有15例。有趣的是，一个标本感染了不止一种细菌，通过培养法检测到2种细菌，通过PCR-ESI-MS检测到3种细菌。与16例经培养鉴定为一种细菌的病例的符合率为94%（16例中有15例）。唯一的不匹配样本是培养方法第一次鉴定失败，随后再次抽血进行培养才分离出细菌（大肠埃希菌）。以培养法为对照，PCR-ESI-MS的敏感性为83%，特异性为94%。将PCR-ESI-MS两次检测均为阳性、培养法仍为阴性的标本定义为真阳性，其敏感性和特异性分别提高到91%和99%。与之前版本的技术相比，这种方法提高了检测的灵敏度，之前版本的技术遗漏了多达一半的培养阳性病例，这使得PCR-ESI-MS在疑为培养阴性的感染病例中非常有用。

心内膜炎是一种严重的感染性疾病。虽然微生物学是诊断的一个重要组成部分，但在高达31%的病例中，培养结果呈阴性[121]，这意味着诊断必须依赖血清学和（或）组织病理学发现，但这些方法均不能获得感染性病原体的抗菌药物敏感性信息。正是在这些心内膜炎患者群体中，PCR-ESI-MS可用于检测切除的心瓣膜赘生物。我们使用BAC 2.0方法检测了83例经福尔马林固定和石蜡包埋（FFPE）的心脏瓣膜，均来自瓣膜或血培养阳性的心内膜炎病例。其中55%的样本，PCR-ESI-MS和细菌培养都检测出了细菌，11%的样本，PCR-ESI-MS和细菌培养结果不一致，还有34%的样本没有检测到任何细菌[122]。PCR-ESI-MS检测耐药基因与细菌药敏表型试验结果100%一致。举个实例，在一个单瓶的阳性血培养中，检测出惠普尔养障体，当时里昂葡萄球菌被认为是感染菌。惠普尔养障体的检出通过组织病理学检查和惠普尔养障体特异性PCR得到证实，随后里昂葡萄球菌被认为是一种污染菌。这样的发现表明PCR-ESI-MS平台是有用的，尽管要注意该检测可能产生假阳性结果。例如，热带念珠菌在同时检测的来自多个不同患者的标本中均

被发现，说明是受到了污染。这项特别的研究评估了非无菌 FFPE 组织的使用；使用敏感的分子技术进行此类标本测试时，其结果需要进行额外审查，要考虑到 FFPE 块的处理和存储方式。组织块的使用也可以解释 PCR-ESI-MS 系统遗漏的感染性心内膜炎病例，因为 PCR 的敏感性在福尔马林固定的组织中，可能会因为核酸降解和与组蛋白的交联而有所受损[123,124]。另一项研究是 Wallet 及其同事[125]通过 PCR-ESI-MS 使用 BAC Spectrum SF 方法对12 名患者的 13 个新鲜冷冻心脏瓣膜进行检测，和传统的手术时采集瓣膜和血液进行培养的方法进行对比[125]。手术时采集的血培养在 13 个瓣膜中只有 2 例呈阳性，而瓣膜培养在 13 个瓣膜中有 4 例呈阳性。值得注意的是，12 例患者中有 10 例在血培养和瓣膜摘除时接受了抗菌药物治疗。13 个瓣膜中有10 个是 PCR-ESI-MS 阳性。对 PCR-ESI-MS 阳性而培养为阴性的病例，使用杜克心内膜炎标准、C反应蛋白、白细胞计数和手术前采集的血液培养结果进行评估。基于这些信息资料，PCR-ESI-MS 的敏感性和特异性分别为 91% 和 100%。两项研究敏感性的差异可能是由于在我们的研究中使用了 FFPE组织，而新鲜冷冻组织几乎是在采集后立即处理的。虽然组织类型的差异可以解释敏感性的差异，但试剂以及核酸纯化方法的影响也不能忽视。

■ 真菌鉴定

培养基上真菌的鉴定通常依赖于通过肉眼和显微镜来观察菌落特征，以及 MALDI-TOF-MS。当这些方法无效时，可以对真菌分离株进行测序，但这会使结果报告延迟 1 天或更长时间。广谱真菌试剂盒是一种单组分分析方法，包含 9 对广谱引物、6 对特异性引物和 1 对对照引物。Simner 及其同事[126]评估了 PLEX-ID 系统的广谱真菌鉴定性能，鉴定出 91 株真菌分离株，其中 64 株为制造商认证的分离株，27 例为未经认证的分离株。他们发现，PLEX-ID 能够分别在属和种水平正确鉴定出 96% 和 81% 的真菌分离株。对于已认证的种，PLEX-ID 广谱真菌检测方法在属和种水平上分别有 100%（64/64）和 92% 的一致性。对于在种水平上错误鉴定的 4% 的真菌分离株，D2 测序证实了PLEX-ID 的错误鉴定。未经认证的菌株鉴定率最差，在属和种水平分别仅有 85% 和 56% 鉴定率。

PCR-ESI-MS 可以直接检测患者样本，能提供快速、准确、可行的结果。Simner 等[126]通过检测 395 份呼吸道标本，来评估 PLEX-ID 结果和培养法之间的一致性。在检测的 395 份样本中，经PLEX-ID 检测的样本中只有 223 份有真菌生长。PLEX-ID 直接分析标本，在属和种水平上和培养法的一致性分别为 68%（267/395）和 67%（263/395）。有 64 份（16%）样本，PLEX-ID 直接检测的结果与培养结果不一致，而另外 64 份（16%）样本，PLEX-ID 未能检测到真菌。95% 以上的 PLEX-ID检测阴性的样本最终培养出真菌。检测培养阴性的标本（172 例培养阴性的标本中，有 35 例为 PLEX-ID阳性）能明显提高该方法的灵敏度。其中 4 份标本是不能培养的肺孢子菌，显示了 PLEX-ID 具有检测无法培养的真菌的能力。在其余不一致的结果样本中，PLEX-ID 检测到一种真菌，而培养法没有检测到任何真菌，因此无法确定这些发现是由于 DNA 污染、定植作用，还是检测到实际感染的真菌。

在真菌和支原体的培养中，特别重要的是防止可能污染及阻止真菌或支原体培养的细菌过度生长。通常是通过使用含有抗生素的选择性培养基来防止细菌的过度生长。Shin 和同事利用 PCR-ESI-MS对 691 份在 -80℃冷冻超过 6 年以上的 BAL 标本进行广谱真菌检测，并与常规真菌培养进行比较，评估 PCR-ESI-MS 检测真菌的能力[127]。培养阳性164 例（24%），PCR-ESI-MS 阳性 377 例（55%）。两种方法均为阳性的样品在属和种水平上的一致性分别为 63% 和 81%。和 Simner 及其同事的研究类似，PLEX-ID 能检测出肺孢子菌。与真菌培养相比，PLEX-ID 的另一个主要优点是不需要纯分真菌菌株。在 53 份有细菌生长的标本中，PLEX-ID鉴定出 26 份真菌。154 份样本检测出真菌阳性，但没有进行鉴定。这可能是由于 BAL 的稀释、定植或真菌 DNA 无活性。因为作者没有提及临床病史，因此不能判断检测结果是否与临床相关，PLEX-ID在 BAL 中检测出一种和多种真菌的检出率比真菌培养更高。Huttner 等[128]还研究了与标准方法相比，PCR-ESI-MS 在 BAL 检测中的应用，发现其一致性较差，为 45%。如果排除共生菌群的不一致性，其一致性将提高到 66%，这也凸显了在复杂的非无菌来源的标本中对 PCR-ESI-MS 进行更多研究的必要性。

■ 分枝杆菌检测的应用

与真菌培养类似，分枝杆菌的生长可能需要相当长的时间。除了结核分枝杆菌确实存在分子诊断方法，其他分枝杆菌的检测依赖于培养基中微生物的生长，以及随后使用 MALDI-TOF-MS 或传统方法进行鉴定。

Simner 和同事[129]评估了 PLEX-ID 多重耐药（multidrug-resistant，MDR）结核菌（TB）检测方法鉴别结核分枝杆菌和非结核分枝杆菌的能力。MDR TB 方法主要用来检测痰、培养物、鼻咽拭子、组织和细胞以及体液中的结核分枝杆菌复合群和非结核分枝杆菌，以及结核分枝杆菌复合群的耐药基因。除结核分枝杆菌（$n=68$）和非结核分枝杆菌（$n=97$）分离株外，采用 PLEX-ID 还检测了 57个阳性和 50 个阴性分枝杆菌生长指示管（MGIT）。PLEX-ID 正确地识别了所有结核分枝杆菌复合群菌株。PLEX-ID 鉴定了 98% 的来自琼脂培养的非结核分枝杆菌和 96% 来自 MGIT 肉汤培养的非结核分枝杆菌。其中一个错误鉴定是将罗德西亚分枝杆菌鉴定为爱知分枝杆菌。其他 3 例鉴定不一致的样本是，PLEX-ID 将分离株鉴定出正确的菌种以及第二种非结核分枝杆菌，其中包括南非分枝杆菌被鉴定为南非分枝杆菌/范巴伦分枝杆菌，壁分枝杆菌和东海分枝杆菌均被鉴定为壁分枝杆菌/东海分枝杆菌。因为实验方法无法区分这两个种，这些结果均被认为是正确的。与 AccuProbe（Hologic，Marlborough，Massachusetts）鉴定相比，PLEX ID MDR-TB 方法从 MGIT 肉汤培养基中正确地检测出了 100% 的结核分枝杆菌复合群。VersaTREK 系统（Thermo Fisher Scientific，Waltham，Massachusetts）和 PLEX-ID 均表明这些结核分枝杆菌复合群对所有抗结核的一线药物都是敏感的，两者在药物敏感性测试方面的一致性为 100%。PLEX-ID 对 MGIT 阳性的非结核分枝杆菌检测性能与结核分枝杆菌相似，在属和种水平上的正确率分别为 100% 和 96%。被 PLEX-ID 鉴定为鸟分枝杆菌和戈登分枝杆菌的 2 株戈登分枝杆菌分别被 AccuProbe 鉴定为分枝杆菌属和鸟分枝杆菌。对于阴性管，除了一例从培养阴性标本中鉴定出戈登分枝杆菌，PLEX-ID 对其他样本的检测均为阴性。MGIT 裂解液测序结果为阴性，确认了阴性的培养结

果。PLEX-ID 检测了 48 株耐药表型明确的结核杆菌复合群分离株（异烟肼耐药 16 株，利福平耐药 9 株，乙胺丁醇耐药 12 株，氟喹诺酮耐药 2 株），异烟肼耐药的敏感性和特异性分别为 100% 和 94%。一株细菌 PLEX-ID 检测到 katG（S315T）突变，而琼脂比例法检测为敏感株。MDR-TB 方法检测结核分枝杆菌复合群中利福平耐药的敏感性和特异性分别为 100% 和 92%。3 株检测结果不一致的样本为 PLEX-ID 检测出分离株 rpoB 基因存在 L511P、D516G 和 D516F 突变，但琼脂比例法检测结果为敏感株。检测结核分枝杆菌复合群中乙胺丁醇耐药的敏感性和特异性分别为 92% 和 94%。此外，还有一个分离株检测结果为琼脂比例法耐药，但 PLEX-ID 未检出任何耐药基因。PLEX-ID 对氟喹诺酮类药物敏感性测试的敏感性和特异性均为 100%。

■ 病毒诊断检测性能

虽然临床微生物实验室在所有诊断检测领域都存在特定的挑战，但病毒诊断一直是最复杂和劳动强度最密集的。正因为如此，分子方法在很大程度上取代了培养成为临床实验室中病毒诊断的主要方法。病毒细胞病变效应（cytopathic effect，CPE）通常是不明确的，如果它真的能形成的话，也可能需要数周的时间。随着套片小管的出现，这些问题得到了一定程度的解决；然而，套片小管的一个局限是，必须对疑似病毒有一定的了解，以便选择合适的抗体进行直接荧光抗体（direct fluorescent antibody，DFA）检测。第二个问题是，DFA 检测方法依赖于要有疑似病毒的抗体。尽管培养法和套片小管已被新的、更敏感的多重 PCR 方法取代，但这些检测方法在病毒检测的应用中仍受到限制，因为它们往往是根据患者症状或受累及的系统来进行分类的。PCR-ESI-MS 方法不受检测病毒种类的限制，能在同一时间检测大量的靶病毒。现有 IRIDICA 平台利用病毒 IC（免疫缺陷）检测试剂盒能够检测 132 种病毒，分成 13 个报告组，但试剂盒目前仅限于检测血浆。

LeGoff 等[130]将标准方法与 PCR-ESI-MS 进行比较，以确定后者对造血干细胞移植受者感染的腺病毒和疱疹病毒的检测能力。共检测粪便 100 份，血浆 92 份。报道指出，在样本血浆病毒载量为 4.47 $\log_{10}$ 拷贝/mL 的患者中，97% 能被

PCR-ESI-MS 检测到。PCR-ESI-MS 阴性样本的病毒载量中值为 3.1 $\log_{10}$ 拷贝 /mL。单一感染的阳性样本中 PCR-ESI-MS 在种水平上与参考方法有 100% 的一致性。PCR-ESI-MS 对粪便样本的敏感性较低，只有 78% 为阳性，其病毒载量中位数为 5.25 $\log_{10}$ 拷贝 /mL，PCR-ESI-MS 阴性样本的病毒载量中位数为 3.42 $\log_{10}$ 拷贝 /mL。所有阴性样本 PCR-ESI-MS 检测结果均为阴性，在 92 例血浆阳性样本中，67% 样本发现有 BK 病毒（$n=41$）、巨细胞病毒（CMV）（$n=36$）、EB 病毒（EBV）（$n=26$）、JC 病毒（$n=9$）和单纯疱疹病毒（$n=6$）合并感染。在 60 个样本对应的全血样本中检测 CMV 和 EBV，其中有 27 例 CMV 阳性和 28 例 EBV 阳性。PLEX-ID 检测其对应的血浆样本，CMV 阳性 23 例（85%），EBV 阳性 17 例（61%）。PCR-ESI-MS 检测 CMV 和 EBV 的特异性分别为 100% 和 94%。在 3 例感染了 2 种腺病毒患者的 11 份血浆（$n=5$）和粪便（$n=6$）样本中，PLEX-ID 只在一份样本中检测到共感染，其余 10 份仅检测到主要的腺病毒。

尽管使用 PCR-ESI-MS 进行流感检测的实用性受到了质疑，为了获得检测速度更快、价格更低廉的流感检测方法，已有研究正在调研 PCR-ESI-MS 流感检测试剂盒在 PLEX-ID 上的运用性能。Mengelle 及其同事[111]检测了 293 份呼吸道样本，发现 93% 的样本与 RespiFinder 试剂盒（PathoFinder，Maastricht，the Netherlands）检测结果一致。PCR-ESI-MS 系统的敏感性为 87%，特异性为 97%，阳性预测值为 92%，阴性预测值为 94%。PCR-ESI-MS 与美国疾病控制和预防中心的 RT-PCR 进行比较，结果显示 75 个鼻咽样本的总符合率为 89%[131]。

◢ 局限性和前景

PCR-ESI-MS 仍然是临床微生物实验室的一项新兴技术，尽管通过 CE 认证，在欧洲能用于体外诊断，但该技术目前在美国还未运用。该平台可用于血液、无菌体液、BAL、ETA、软组织中的细菌检测，以及 BAL 和分离物中的真菌检测，还可用于检测血浆中的病毒。本章提到的这些研究证明了该平台的潜在价值，因为它可以直接对样本进行检测，得出结果，比培养后再进行 MALDI-TOF-MS 检测有更短的周转时间。然而，该平台的改进能否克服在以前的技术版本中所观察到的存在易用性和通量方面的问题仍有待确定。PLEX-ID 可以容纳 15 个板，限制了患者标本批处理的数量。尽管 PCR-ESI-MS 可以检测多种微生物感染，但这仍然是一个需要改进的方面。此外，尽管该平台的敏感性是一个优势，但它仍然是一个开放的系统，因此严格遵守单向工作流程是防止扩增 DNA 污染的必要手段。最后，尽管最新重新设计的平台可能会降低成本，但试剂和仪器仍然有很高的成本，使得这项技术很可能仅限于大型实验室。采用这项技术的实验室必须决定哪些患者将从这项检测中获得最大利益。PCR-ESI-MS 可通过缩短住院时间和（或）开始靶向治疗的时间来影响患者处置，从而改善抗菌药物的管理；然而，需要预后研究的支持。

记忆要点 PCR-ESI-MS

- PCR-ESI-MS 偶联 PCR 到 TOF-MS 检测多种病原体和一些耐药基因。
- PCR-ESI-MS 可以直接检测患者样本。
- PCR-ESI-MS 能够提供半定量数据。
- PCR-ESI-MS 并不依赖于活的微生物。
- PCR-ESI-MS 是一个开放性的系统，要求严格遵守单向工作流程。

结　论

临床微生物实验室在诊断过程和服务方面正经历着数次变革，而 MS 处于变革的前沿和中心。MALDI-TOF-MS 的便捷操作和广泛应用降低了微生物培养鉴定的成本和周转时间。PCR-ESI-MS 在快速诊断或传统方法无法提供诊断时很有帮助，它能在同一天内直接从患者样本中检测出细菌、真菌和病毒。

（聂署萍　凌利芬　范菲楠　译）

第2章 · 分子微生物学

Frederick S. Nolte*

背景

核酸（nucleic acid，NA）扩增技术目前常用于感染性疾病的临床诊疗工作。美国FDA批准的检测试剂盒和分析物特异性试剂种类越来越多，这些试剂和方法极大地促进了分子生物学技术在临床实验室中的应用。核酸扩增技术、自动化检测技术、核酸测序技术和多重检测技术的发展，拓展了分子生物学技术在临床实验室中的应用范围和使用前景。目前很多临床实验室和医疗机构都使用一些操作简单的、一体化的（sample-in，answer-out）分子生物学检测系统。就检测数量和检测结果的临床应用两个方面而言，分子微生物学的发展在分子病理学领域一直处于领先地位。基于核酸检测的方法降低了临床微生物实验室对于传统细菌检验技术的依赖，如抗原检测、细菌培养等；同时也使得临床实验室有可能为患者提供更好的医疗服务。

内容

本章综述了核酸检测技术在临床感染诊断中的应用，内容包括特异性病原体的检测和依赖核酸检测技术诊断的感染性疾病综合征。我们同时也将阐述这些方法在临床实验室应用时可能遇到的挑战和机遇。

前 言

自本书第五版发行以来，诊断分子微生物学的应用发生了一些重大的变化。如今，核酸扩增技术已广泛应用于感染性疾病的临床诊断和患者的管理。美国FDA批准的检测试剂盒和分析物特异性试剂（analyte-specific reagents，ASR）种类越来越多，这些试剂和方法极大地促进了分子生物学技术在临床实验室中的应用。核酸扩增技术、自动化检测技术、核酸测序技术和多重检测技术的发展，拓展了分子生物学技术在临床实验室中的应用范围和使用前景。目前很多临床实验室和医疗机构都使用一些操作简单的一体化的分子生物学检测系统。

就检测数量和检测结果的临床应用两个方面而言，分子微生物学的发展在分子病理学领域一直处于领先地位。基于核酸检测的方法降低了临床微生物实验室对于传统细菌检验技术的依赖，如抗原检测、细菌培养等；同时也使得临床实验室有可能为患者提供更好的医疗服务。本章综述了核酸检测技术在临床感染诊断中的应用，内容包括特异性病原体的检测和依赖核酸检测技术诊断的感染性疾病综合征。我们同时也将阐述这些方法在临床实验室应用时可能遇到的挑战和机遇。美国FDA许可和批准的微生物核酸检测技术详细清单可以通过相关网站查询。读者如需要全面和深入地了解分子微生物学，可参考 *Molecular Microbiology: Diagnostic Principles and Pratice, 3rd edition*。

* 感谢 Aaron D. Bossler 和 Angela M. Caliendo 在本章先前版本编写中做出的贡献。

病毒综合征

人类免疫缺陷病毒 1 型

人类免疫缺陷病毒 1 型（HIV-1）是获得性免疫缺陷综合征（aquired immunodeficiency syndrome，AIDS）的病原体。HIV-1 是一种 RNA 病毒，属于反转录病毒科慢病毒属。HIV-1 复制是一个复杂的过程，包括其基因组 RNA 经反转录产生双链 DNA 分子，并整合至宿主基因组 DNA 上形成前病毒。HIV-1 通过与靶细胞表明受体 CD4 及其辅助受体 CXCR4 或 CCR5 发生交互作用而进入靶细胞。一般认为，CCR5 表达于巨噬细胞，而 CXCR4 表达于 T 细胞。由于辅助受体 CCR5 是抗反转录病毒药物作用的靶位点，因此确定 HIV-1 嗜细胞性变得很重要。HIV-1 的反转录酶没有校正功能，导致该病毒具有很高的基因多样性。HIV-1 可分为多种不同的亚型或进化分支，并且可归类于三个组：M 组（main，主要组）、O 组（outlier，外围组）和 N 组（non-M，non-O，非 M 非 O 组）。最新研究发现，HIV-1 中还存在一个新变种，被归属于 P 组，该组与猿猴免疫缺陷病毒同源性很高[2]。根据编码包膜蛋白的 env 基因序列和编码外壳蛋白的 gag 基因序列的多样性，M 组 HIV-1 又可分为 9 个亚型（A～K）和多个流行重组型（CRF）[3]。M 组 HIV-1 在全世界范围内流行；其中 B 亚型主要分布于欧洲和北美洲，C 亚型主要分布于非洲和印度，而 E 亚型主要分布于大部分东南亚地区。HIV-1 分子检测技术的研发和应用受到该病毒复杂的复制过程和基因组多样性的影响。

HIV-1 感染者管理模式的选择将会参考其血液中病毒 RNA 浓度和病毒耐药性检测结果。在实验室的帮助下，感染者将会获得更有效的个体化抗反转录病毒治疗（ART）。

1996 年，美国 FDA 首次批准使用 HIV-1 病毒载量检测方法。随后，该方法迅速用于感染者抗反转录病毒治疗应答的疗效监控。早期研究发现，病毒载量高的感染者发展至 AIDS 甚至死亡的速度远高于那些病毒载量低的感染者[4-6]。

病毒载量检测是目前常见的 ART 应答监控指标之一。由于对 CD4 细胞数高的 HIV 感染者疾病进展情况了解程度的加深，ART 启动时机的选择不再依赖于病毒载量检测。随着更新、更有效且毒性更低的药物出现，ART 已被推荐用于所有 HIV 感染者的治疗，而不再受感染者 CD4 细胞数量或病毒载量高低的限制（DHHS 抗反转录病毒治疗小组）。在治疗开始后，病毒载量检测是监控治疗方案效果的一个重要手段。所有 HIV 感染者，在抗病毒治疗开始时，都应进行病毒载量检测，并且在治疗期间进行定期监测（通常为每 3～4 个月监测一次）。标准治疗方案采用联合使用抗反转录病毒药物和 CCR5 抑制剂。目前抗反转录病毒药物根据病毒靶位点的不同可分为以下几种：核苷类反转录酶抑制剂（NRTI）、非核苷类反转录酶抑制剂（NNRTI）、蛋白酶抑制剂（PI）、融合抑制剂、整合酶抑制剂（也称整合酶链转移抑制剂，INSTI）和 CCR5 抑制剂。目前，美国卫生与公众服务部在抗反转录病毒治疗指南中推荐的起始治疗药物有以下几类：两种 NRTI、一种 NNRTI、一种 PI 或一种 INSTI。由于有些药物对高病毒载量的感染者治疗效果不佳，因此治疗前病毒载量会影响到治疗药物的选择。在采取正确的治疗措施后 2～3 个月内，感染者体内病毒载量会发生 2 $\log_{10}$ 拷贝 /mL 或更大幅度的下降。对于感染者来说，治疗目标是将其血液中病毒载量降低到大部分高灵敏度病毒载量检测方法的检测下限（20～50 拷贝 /mL）。研究发现，感染者血液中病毒载量绝对值越低，临床治疗的效果和预后越好[7,8]。抗反转录病毒治疗指南中推荐在起始治疗前和治疗 2～8 周后立即定量检测感染者血浆 HIV-1 RNA 水平，以期达到在治疗 16～24 周后将病毒载量降到最低检测限以下。在疗程的早期，对抗病毒疗效的评估很重要。若病毒载量抑制没有达到预期效果，需要评估感染者的治疗依从性，同时也需要考虑是否更换其他治疗药物。对感染者抗病毒治疗初始应答情况进行评估后，为确保获得持续抗病毒治疗应答，临床应定期进行病毒载量监测，通常为每 3～4 个月监测一次。

所谓"病毒小窜升"（viral blips）指的是病毒量短暂性升高，通常此时的病毒量高于检出水平，但是低于 400 拷贝 /mL。值得注意的是，抗病毒治疗成功的感染者也偶尔会发生"病毒小串升"现象。因此这种现象的出现不意味着抗病毒治疗会失败[9]。据此，抗病毒治疗失败应定义为病毒载量持续高于 200 拷贝 /mL。

HIV 感染后会出现一个检测窗口期，即从病毒感染到人体产生抗体的这一段时间检测不到 HIV 抗体。病毒载量检测有助于急性 HIV-1 感染的诊断（窗口期感染诊断），但是这些方法目前还未获得 FDA 批准。窗口感染者血液中病毒量可高达 $10^5 \sim 10^7$ 拷贝 /mL[10]。对于使用第四代免疫分析法检测阳性，但 HIV-1/HIV-2 抗体检测结果为阴性的感染者，2014 年更新的美国 HIV 检测指南中推荐使用 HIV RNA 检测法，该方法也是检测 HIV-1 急性感染的最好方法[11]。目前仅有一种 HIV RNA 检测法获得美国 FDA 批准可用于临床诊断，即 APTIMA HIV-1 定性分析法（Hologic）。但是该方法在临床实验室中应用较少。在美国 FDA 对 HIV 感染诊断要求中病毒载量检测不是必选项。这条规定对基层医疗机构实验室是有益的，毕竟开展病毒载量检测会增加他们的工作负担。

AMPLICOR HIV-1 DNA PCR 试剂盒（罗氏公司）可以检测前病毒 DNA，但仅限用于科研。当 HIV-1 阳性的母亲接受抗反转录病毒治疗时，该方法可以筛查新生儿是否发生感染。抗反转录病毒药物和母体抗体都可以透过胎盘进入胎儿体内。抗反转录病毒药物可以抑制新生儿体内病毒的复制，因此在出生早期，HIV-1 RNA 检测会出现假阴性结果。出生后，新生儿体内的母体 HIV-1 抗体可持续存在长达 2 年，因此抗体检测不适用于新生儿 HIV 感染的诊断。

目前，FDA 批准使用的商品化 HIV-1 病毒载量检测试剂盒有 3 种。其中 2 种采用的是实时 PCR 技术：Cobas AmpliPrep/Cobas TaqMan HIV-1 version 2.0（罗氏公司）和 m2000 RealTime 系统（雅培公司）。第 3 种是 Versant HIV-1 RNA 3.0（西门子公司），该方法采用的是分支链 DNA 信号扩增技术（branched DNA signal amplication）。表 2.1 所示的是各种方法采用的分析技术、靶基因和检测范围。未来，核酸扩增检测（NAAT）新技术和平台发展将可以实现真正意义上的 HIV RNA 即时检测[12]，有些商业公司已开始着手这方面技术的研发，如 Alere、BioHelix、Cepheid 和 Iquum/Roche 等公司。基层医疗机构将会使用这些即时检测技术进行急性感染的诊断、筛查结果的验证和病毒载量的检测。

大部分临床实验室目前都会采用实时 PCR 技术来检测 HIV 感染，因为相对以往的方法，实时 PCR 技术具有以下几方面优点：① 检出限更低；② 可以进行定量分析；③ 检测范围更广。由于选择的靶基因保守性不高，无法区分 HIV-1 亚型，早期的病毒载量检测方法会存在基因型偏倚的缺陷。但是，这个

表 2.1　FDA 批准的商品化病毒载量分析技术

病毒	检测技术（制造商）	方　　法	靶基因	检　测　范　围
HIV-1	Versant 3.0（西门子公司）	分支链 DNA 信号扩增技术	*pol*	$75 \sim 500\,000$ 拷贝 /mL
	Cobas Ampliprep/cobas TaqMan 2.0（罗氏公司）	实时荧光定量反转录 PCR	*gag, LTR*	$20 \sim 10\,000\,000$ 拷贝 /mL
	RealTime（雅培公司）	实时荧光定量反转录 PCR	*int*	$40 \sim 10\,000\,000$ 拷贝 /mL
HCV	Versant 3.0（西门子公司）	分支链 DNA 信号扩增技术	*5'UTR*	$615 \sim 7\,700\,000$ U/mL
	Cobas Ampliprep/cobas TaqMan Test 2.0（罗氏公司）	实时荧光定量反转录 PCR	*5'UTR*	$43 \sim 69\,000\,000$ U/mL
	RealTime（雅培公司）	实时荧光定量反转录 PCR	*5'UTR*	$12 \sim 10\,000\,000$ U/mL
HBV	Cobas Ampliprep/cobas TaqMan Test 2.0（罗氏公司）	实时定量 PCR	*Precore/core*	$20 \sim 170\,000\,000$ U/mL
	RealTime（雅培公司）	实时定量 PCR	*Surface*	$10 \sim 1\,000\,000\,000$ U/mL
CMV	Cobas Ampliprep/cobas TaqMan Test 2.0（罗氏公司）	实时定量 PCR	*UL54*	$137 \sim 9\,100\,000$ U/mL
	Artus RGQ MDx（天根公司）	实时定量 PCR	*MIE*	$119 \sim 79\,400\,000$ U/mL

注：CMV，巨细胞病毒；HIV，人类免疫缺陷病毒；HBV，乙型肝炎病毒；HCV，丙型肝炎病毒；PCR：聚合酶链式反应

问题现已得到解决。罗氏公司和雅培公司研发的最新实时 PCR 检测试剂盒都能准确区分 HIV-1 中的 M 组、O 组和多种流行重组型（CRF）亚型[13]。这些试剂盒的批间不准确度为 $0.12 \sim 0.2$ $\log_{10}$ 拷贝 /mL。在未经治疗的感染者中，病毒载量生物学变异约为 0.3 $\log_{10}$ 拷贝 /mL[14]。当病毒载量变化超过 0.5 $\log_{10}$ 拷贝 /mL（即 3 倍）时提示病毒复制。

病毒载量检测通常使用的标本是 EDTA 抗凝血浆，枸橼酸盐抗凝标本亦可，但是大部分情况下不能使用肝素抗凝的标本。在标本收集和运送过程中应采取正确方式处理，以防止病毒 RNA 的降解。血液标本在收集后 6 h 内必须进行血浆分离。尽管病毒 RNA 在 4℃ 可以稳定保存几天，但仍建议将分离出的血浆置于 -20℃ 保存。因此，为保证检测结果准确，若在偏远地区收集标本，应格外注意标本的前期处理。一些特殊的血标本收集管或容器里面加有凝胶，可以将离心后的血浆和血细胞分隔开。这些容器可以直接用于标本运输，且无须先将其中的血浆转移至新的试管中，这极大地简化了操作流程。标本收集管中的血浆应先吸出后单独进行低温保存，否则易导致病毒载量假性升高[15, 16]。

现共有 6 种抗反转录病毒药物用于临床治疗，分别是 NRTI、NNRTI、PI、融合抑制剂、INSTI 和 CCR5 抑制剂。病毒可对所有这些药物产生耐药性，特别是在治疗期间病毒的复制没有被有效地抑制时，容易发生耐药。在临床治疗中，为了防止病毒出现耐药性，常用的策略是联合使用多种抗病毒药物，因为病毒很少会同时对多种药物耐药。

HIV-1 病毒耐药性检测现已被很好地应用于临床诊疗，并且其使用规范会定期更新，读者可查阅以下网站获得相关信息（ http://AIDSinfo.nih.gov）。目前美国卫生部抗反转录病毒治疗指南推荐病毒耐药性检测可以在以下情况时开展：① 初治感染者在抗反转录病毒治疗开始前；② 在更换治疗方案寻找可能有效的抗病毒药物时；③ 治疗期间病毒载量下降未达到预期效果时；④ 孕妇在抗反转录病毒治疗开始前。

HIV-1 病毒耐药性检测方法分为基因型和表型两种。基因型耐药检测可以检测到病毒基因组特异性基因突变或核苷酸改变，这些变化与抗病毒药物敏感性下降有关。表型耐药检测较为复杂，大致过程如下：先构建假病毒，检测构建的假病毒在有不同浓度药物存在情况下的复制能力，与野生株的比较，来判断感染者体内的病毒对药物敏感或耐受程度。这两种方法在临床上都较为常用，其中表型耐药检测常用于曾经使用过药物治疗且已产生多重耐药性的感染者。

基因型耐药检测一般是采用基因测序技术来检测病毒基因是否发生突变，检测结果将会影响到抗病毒治疗方案的选择。因此，本文所述内容仅限于此类基于自动化基因测序技术的基因型耐药检测法。目前 FDA 认证的方法可以检测出 HIV-1 的反转录酶和蛋白酶编码基因是否发生基因突变。但这些方法不能检测与其他药物耐药相关的基因突变，如整合酶和融合抑制剂等抗病毒药物。

基因型耐药检测大致操作如下。首先从感染者血浆中分离出 HIV-1 RNA，然后用 RT-PCR 及基因测序技术检测反转录酶和蛋白酶编码基因。后续结果的分析包括：① 基因序列的拼接和编辑；② 与野生株基因序列进行比对以分析是否发生碱基突变；③ 对检出的基因突变是否具有临床意义进行评估。大多数临床实验室依赖商品化试剂盒来进行基因型耐药检测。这些试剂盒提供检测试剂和结果分析与解读软件。目前 FDA 批准使用的商品化试剂盒有两种：Trugene HIV-1 基因分析试剂盒及其配套 OpenGene DNA 测序分析系统（西门子公司），和 ViroSeq HIV-1 基因分析系统（雅培公司）。

对基因型耐药检测结果的解读比较复杂。通常使用基于规则（"rules-based"）的软件来分析，并综合考虑到交叉耐药性和各种基因突变之间的相互作用。商品化分析系统会提供一个汇总的结果报告，内容为病毒反转录酶和蛋白酶编码基因突变的清单。在报告中抗病毒药物是否耐药将以多种形式进行呈现：耐药、可能耐药、无耐药证据和耐药证据不足。对于每种抗反转录病毒药物耐药相关的特异性基因突变和突变之间相互作用的解读涉及面很广，本章所述内容可能有限，读者可参阅其他材料（如 http://www.iasusa.org，http://hivdb.stanford.edu/. ）。

目前 HIV-1 耐药检测方法存在一个缺陷，即只有当病毒突变株占病毒群体 20% 以上时才能被检测出。因此，根据耐药性检测结果更换治疗药物时常常临床疗效不佳，其原因就是病毒群体中的那部分未能被检出的耐药病毒株，在抗病毒药物存在的情况下，很快就形成优势种群，导致治疗失败。对于某些耐药突变株来说，药物选择性压力是保持其在可检出水平的外在因素；当不再使用该药物后，野生病毒株将会很快成为优势种群。因此，如需检测病毒耐药性，应在抗病毒治疗期间采集感染者标本。当感染者血液中最低病毒载量约为 1 000 拷贝 /mL 时，才能获得可靠的耐药性检测结果。基因型耐药检测的敏感度易受病毒 RNA 降解的影响，因此在标本收集后应格外注意前期处理，防止病毒 RNA 降解。

记忆要点 人类免疫缺陷病毒

- HIV 是一类 RNA 病毒，具有高度基因多样性。
- HIV RNA 是最早出现的感染标志物。
- 病毒载量检测广泛应用于抗病毒治疗效果的监测；抗病毒治疗目标是达到完全抑制病毒复制，即病毒载量低于检测下限。
- 样本处理不恰当时，可造成 HIV 病毒载量假性增高。
- 初治感染者在抗反转录病毒治疗开始前，在更换治疗方案寻找可能有效的抗病毒药物时，都应进行基因型耐药检测。

■ 肝炎

丙型肝炎病毒

在美国，大约有 320 万活动性丙型肝炎病毒（hepatitis C virus，HCV）感染的患者，HCV 感染是引起慢性肝脏疾病的一个重要诱因。在发生急性 HCV 感染后，80%～85% 感染者会演变为慢性感染。在这些慢性感染者中，2%～4% 最终会发展为肝硬化和终末期肝脏疾病。目前，继发于 HCV 感染的终末期肝脏疾病是美国肝移植最常见的适应证。HCV 感染诊断和管理指南中推荐的检测标准是分子生物学检法，包括 HCV 定性、定量和基因分型检测。

HCV 是一种单股正链 RNA 病毒，基因组大小约为 9 500 核苷酸，可编码一个长约 3 000 个氨基酸的多聚蛋白前体。病毒 RNA 5′ 和 3′ 端都含有一个短的非翻译区（UTR），UTR 之间是一个长的开放阅读框架（ORF）。HCV 基因组结构与黄病毒科病毒相似，如节肢动物媒介病毒等。与其他黄病毒科病毒蛋白结构类似，HCV 有三种 N 末端蛋白（核心蛋白、包膜蛋白 1 和包膜蛋白 2）和四种 C 末端蛋白（非结构性蛋白 2、3、4 和 5）。N 末端蛋白可能是病毒的结构蛋白，而 C 末端蛋白可能参与病毒的复制过程。HCV 属于黄病毒科中的肝炎病毒属。

HCV 5′ UTR 区域核苷酸序列高度保守，长度为 341 核苷酸，该区域含有一个复杂的二级结构。5′ UTR 中有一个内部核糖体进入位点，该位点对于开放阅读框的翻译至关重要。HCV 3′ UTR 位于病毒基因组的 3′ 末端，由 3 个部分组成：一个短的多变区（长度和核苷酸序列可变）、长度可变的多聚嘧啶区域和一段高度保守的长度为 98 个核苷酸的碱基区。HCV 3′ UTR 的功能目前未明，但可能对病毒的翻译复制十分重要。

无论是在核苷酸水平还是氨基酸水平，HCV 包膜蛋白 E1 和 E2 编码基因都是其基因组上变异最大的部分。其中，包膜蛋白 E2 编码基因有 2 个高度变异区，称为 HVR1 和 HVR2。这些区域可能是由抗病毒抗体的压力所致。此外，E2 编码基因区还有一个细胞因子 CD81 结合位点。CD81 可能是 HCV 进入细胞的受体或共受体。

非编码区 2（NS2）和 3（NS3）内包含一个锌离子依赖的自体蛋白酶，其功能是剪切 NS2 和 NS3 交接处的多聚蛋白。NS3 的氨基端部分是一种丝氨酸蛋白酶，其功能是在多个位点剪切多聚蛋白。NS3 的羧基端部分具有螺旋酶活性，在 HCV 复制过程中起重要作用。NS4A 蛋白是 NS3 丝氨酸酶的辅助因子。NS5B 编码 RNA 依赖的 RNA 聚合酶，参与病毒基因组的复制。NS5A 中的一个区域可能与 α 干扰素（IFN-α）治疗应答有关，被称为 IFN-α 敏感性决定区。

1991 年，Choo 等首次报道了 HCV 全基因组序列[17]。随后全球各地都相继对 HCV 进行了全基因组测序。通过对这些全基因组序列的比对分析发现，HCV 存在很多不同的基因型，其核苷酸差异最高可达 35%[18]。由于研究人员使用不同的分类方法，早期关于 HCV 基因分型的研究比较混乱。于是，研究人员在 1994 年制定了统一的命名系统。根据新命名规则，HCV 基因型依据发现的先后顺序以阿拉伯数字对其进行编号；同一型中基因序列相近的病毒株命名为亚型，并按其发现的先后顺序以小写英文字母对其进行标记。在感染者体内 HCV 可同时存在多种变异株群体，称为准种（quasispecies）。准种可能是病毒在宿主体内复制过程中发生基因突变累积所致。

HCV 基因型和亚型分类及命名规则最近已有更新[19]。目前，HCV 可以分为 7 种主要基因型、67 种亚型和 20 种临时亚型。不同基因型之间的核苷酸序列差异可达 30%～35%。当全基因组核苷酸序列差异小于 15% 时定义为亚型。

HCV 基因型 1、2 和 3 在全球分布，且具有明显的地区分布差异[20]。HCV 1a、1b、2a、2b、2c 和 3a 亚型主要分布于北美洲、南美洲、欧洲和亚洲的日本，占所有 HCV 感染的 90% 以上。在美国，大约 70% HCV 感染是由 1 型引起，其中 1a 和 1b 亚型所占比例相同。HCV 基因型与肝脏疾病进展之间没有关联性[21, 22]。

用核酸扩增法从感染者血清或血浆标本中检测出 HCV RNA 具有很重要的临床意义，可用于确诊 HCV 感染、区分活动性感染和恢复期感染、评估治疗的病毒学应答和血源筛查。根据美国疾病控制与预防中心（CDC）、美国肝病研究协会和美国临床生物化学学会推荐，HCV RNA 检测法已纳入乙型肝炎感染诊断程序[23-25]。

HCV RNA 是患者感染后血浆或血清中最早出现的标志物，在感染发生后 1～2 周时即可出现，早于肝脏酶类的升高和各种 HCV 抗体的出现。大约有 80% HCV 感染者会发展为慢性感染。在 HCV 抗体阳性的感染者中，HCV RNA 的检测可以从恢复期感染者中区分出活动性感染者。对于高度疑似感染者，当血清筛查实验结果为阳性时，通常选择检测 HCV RNA 来进行确认试验，其效果优于重组免疫印迹试验（RIBA）。相对 RIBA 而言，HCV RNA 检测费用更低、效果更佳[26]。自 2012 年以来，试剂公司不再生产 HCV RIBA 试剂盒，所有 HCV 抗体筛查阳性的标本都应使用美国 FDA 认证的 HCV RNA 方法来做确认试验[27]。

由于母体抗体可以在婴幼儿体内持续存在一段时间，因此对于 HCV 阳性孕妇所产的婴幼儿，若

需诊断是否发生感染，HCV RNA 的检测是非常有价值的。对于免疫系统受损伤或身体衰弱的患者，HCV RNA 检测对感染的诊断也很有价值，因为这些患者的血清学反应能力很弱。此外，HCV RNA 检测也常用于疑似急性感染或不明原因感染的肝炎患者。

HCV RNA 检测是鉴别 HCV 活动性感染的最可靠方法。当感染者血清学检测阳性时，若 HCV RNA 阴性，预示该感染者处于感染的恢复期，或者发生了间歇性病毒血症。由于约有 15% 的 HCV 慢性感染者会发生间歇性病毒血症，因此，对于高度怀疑 HCV 感染者，一次 RNA 检测阴性的结果不能排除活动性感染[28]。此时，应再次采集患者的标本，重新检测。

在发达国家，对献血者进行 HCV 抗体筛查显著降低了输血相关性 HCV 感染的风险。在美国，当 HCV 抗体筛查阴性时，输血感染发生概率低于 1∶103 000 输注单位[29]。为更有效地预防输血相关性感染，目前已对献血员开展 HCV RNA 检测[30]。HCV 抗体检测的窗口期长达 70 天，且目前尚无 HCV 抗原检测方法。HCV RNA 检测可将窗口期缩短至 25 天，将输注感染单位从每年 112 例降低至 32 例[31]。

近年来，出现了一些商品化的可对血清 HCV 核心抗原进行定性和定量检测的试剂盒，但 FDA 未批准其用于临床诊断[32-36]。对献血员进行筛查时，采用血清转化盘，这些检测方法可以显著缩短窗口期，并且结果与病毒 RNA 检测有很好的一致性。但是分析灵敏度比大多数 RNA 检测法低，大约为 10 000 IU/mL。针对病毒核心抗原检测的方法灵敏度太高，故不适用于治疗期间或治疗后疾病转归状况的监测。在资源贫乏的基层医疗机构中，HCV 抗原检测法可以替代 RNA 检测法，且检测费用低，可从恢复期患者中有效地鉴别出活动性感染者。

HCV 感染者在进行抗病毒治疗前都有必要进行病毒载量检测。病毒载量低于 600 000 IU/mL 是治疗能获得持续病毒学应答（sustained virologic response，SVR）的预测指标之一[37, 38]。此外，与能获得持续病毒学应答有关的因素还包括：未进展为肝硬化、年龄低于 40 岁、女性、白种人、病毒基因型 2 和 3，以及 IFN-λ3 附近基因（*IFNL3*、

IL28B）rs12979860 位点 CC 型 HCV 感染者[39,40]。

HCV 病毒载量无法预测疾病的进展状况，与肝脏疾病的严重程度也没有相关性[41]。这与 HIV-1 感染时截然相反，后者病毒载量是决定疾病进展的首要指标。对未接受抗病毒治疗的感染者，HCV 病毒载量监控的临床意义不明确，因此不推荐使用。截至目前，HCV 慢性感染的标准治疗方案仍为聚乙二醇缓释 IFN-α 联合应用利巴韦林。对于 HCV 基因型 1、4、5 和 6 感染者，疗程为 48 周；对于 HCV 基因型 2 和 3 感染者，疗程为 24 周。经治疗后，基因型 1 感染者获得 SVR 比例为 40%～50%；基因型 2 和 3 感染者可获得的 SVR 超过 80%。此处 SVR 指的是采用检测限低于 50 IU/mL 的方法无法从患者血浆或血清中检测出 HCV RNA，并且据此可认为病毒学治愈。

FDA 在 2011 年首次批准直接抗病毒药物（DAA）用于治疗乙型肝炎。该类药物属于 NS3/4A 丝氨酸蛋白酶抑制剂，目前有两种：博赛泼维（BOC，默克公司）和特拉泼维（TVR，Vertex 制药公司）。DAA 通常与聚乙二醇缓释 IFN-α 和利巴韦林联合使用。与前述标准治疗方案相比，这种三药联合治疗方案对于 HCV 基因型 1 感染者 SVR 的提升幅度约为 30%。TVR 对 HCV 基因型 2 有抗病毒活性，但是对基因型 3 无效。BOC 对 HCV 基因型 2 和 3 都具有抗病毒活性。但这两种药物都不推荐单独用于抗病毒治疗，因为与聚乙二醇缓释 IFN-α 和利巴韦林联合使用时将会获得更高的 SVR[42]。

应答指导治疗（response guided therapy）策略中存在几个重要的时间节点，用 BOC 治疗的第 8 周、12 周和 24 周和用 TVR 治疗的第 4 周、12 周和 24 周。在以下情况时应停止使用丝氨酸蛋白酶抑制剂、聚乙二醇缓释 IFN-α 和利巴韦林进行的三药联合抗病毒治疗：① 治疗开始后第 12 周，HCV RNA 载量超过 100 IU/mL；② 若为使用 BOC 的三药联合治疗方案，当治疗开始后第 24 周，可以检出 HCV RNA；③ 若为使用 TVR 的三药联合治疗方案，当治疗开始后第 4 周或 12 周时，HCV RNA 载量超过 1 000 IU/mL；④ 若为使用 TVR 的三药联合治疗方案，当治疗开始后第 24 周时，可以检出 HCV RNA。

抗病毒治疗的目标是获得 SVR，指的是在抗病毒治疗结束后 6 个月，采用高灵敏度的方法（检测限为 ≤ 10～15 IU/mL）无法从患者血浆或血清中检测出 HCV RNA。获得 SVR 的患者很少会发生病毒学复发。

2013 年，FDA 又批准了两种 DAA：① 索非布韦（Gilead 公司），一种核苷酸类似物 NS5B 聚合酶抑制剂[43]；② 西咪匹韦（Johnson & Johnson 公司），一种二代蛋白酶抑制剂[44]。FDA 批准索非布韦与聚乙二醇缓释 IFN-α 和利巴韦林进行三药联合，用于治疗 HCV 基因型 1 和 4 感染者，或者单独与利巴韦林联合，用于治疗 HCV 基因型 2 和 3 感染者。FDA 批准西咪匹韦与聚乙二醇缓释 IFN-α 和利巴韦林进行三药联合，用于治疗 HCV 基因型 1 感染者。但是这种治疗方案仅限于那些使用一代蛋白酶抑制剂治疗有效的 HCV 基因型 1 感染者。

若感染者接受的是基于索非布韦的抗病毒治疗方案，治疗期间的病毒载量监测结果不会对治疗方案产生影响，因为很少会发生因病毒学复发引起的治疗失败[43]。但是，考虑到这些抗病毒药物的价格和不恰当使用造成的病毒耐药性，在治疗的第 4 周和治疗结束时应进行病毒载量检测。一般情况下，病毒载量检测时间节点的选择依据药物的种类而定，但通常为治疗期间的第 12 周或 24 周。

当感染者接受西美瑞韦、聚乙二醇缓释 IFN-α 和利巴韦林进行三药联合抗病毒治疗时，应在治疗期间的第 4 周、12 周和 24 周时进行病毒载量监测，以评估治疗反应性及考虑是否应暂停治疗。治疗期间，若患者无法获得持续病毒学应答，则应停止该治疗方案。在治疗的第 4 周，若 HCV RNA 载量超过 25 IU/mL，治疗方案中所有药物都应停止使用。若在西美瑞韦给药后的第 12 周和 24 周时 HCV RNA 载量超过 25 IU/mL，则应停用聚乙二醇缓释 IFN-α 和利巴韦林[44]。

目前还研发出了很多其他种类 DAA，但都处于临床试验阶段。主要有 NS3/4A 蛋白酶抑制剂、NS5B 聚合酶抑制剂和 HCV 复制所需的宿主细胞蛋白抑制剂。大部分现有 HCV 抗病毒治疗推荐方案可从以下网站查询获得：http://www.hcvguidelines.org。

FDA 目前批准的商品化 HCV 病毒载量检测法主要有 3 种，其中两种采用的都是实时 PCR 技术：Cobas AmpliPrep/Cobas TaqMan 2.0 版（罗氏公司）

和 m2000 RealTime System（雅培公司）。第三种使用的是分支链 DNA 信号扩增技术为 Versant 3.0（西门子公司）。表 2.1 所示的是各种方法采用的分析技术、靶基因和检测范围。商品化病毒载量检测法使用 WHO 国际校准标准，结果以 IU/mL 为单位。第一代 Cobas TaqMan HCV 检测技术存在基因型偏倚，尤其是在分析 HCV 基因型 4 时。经过改进后的第二代检测技术基本已可对所有 HCV 主要基因型进行准确定量分析[45, 46]。

WHO 于近年建立了第一代国际 HCV RNA 定量检测标准，并已被试剂生产厂家接受为定量校准标准，这极大地推动了 HCV RNA 定量检测技术的发展[47]。尽管统一使用国际标准，但不同 HCV RNA 检测法之间并不是等效的[48, 49]。因此，感染者在治疗期间进行病毒载量检测时最好使用同一种方法，以减少病情误判[50]。

尽管很多基线因素可以预测慢性 HCV 感染者的治疗反应性，但是 HCV 基因型是其中效果最好的预测因素之一。当感染者接受聚乙二醇缓释 IFN-α 和利巴韦林联合抗病毒治疗时，该因素可以预测感染者能否获得 SVR。在一些大型的临床试验中，采用聚乙二醇缓释 IFN-α 和利巴韦林联合治疗，只有 30% HCV 基因型 1 感染者可获得 SVR，而基因 2 或 3 型感染者中获得 SVR 的比例高达 65%[37, 38]。

使用聚乙二醇缓释 IFN-α 和利巴韦林联合抗病毒治疗时，HCV 亚型检测的临床意义不大。但是不同 HCV 亚型感染者治疗时，应根据其病毒动力学调整疗程长短。然而，采用基于 TVR 的三药联合治疗方案时，HCV 基因亚型 1a 感染者比 1b 感染者更易发生病毒耐药性和病毒学突破[51]。对 HCV 进行基因亚型分型，有助于抗病毒药物的选择和预测是否发生 DAA 耐药性。此外，基于蛋白酶抑制剂的三药联合治疗方案不推荐用于治疗 HCV 基因型 2 和 3 感染者。

使用蛋白酶抑制剂进行抗病毒治疗常会引起耐药基因突变。突变聚集于 NS3/4A 丝氨酸蛋白酶的催化位点周围，与抗病毒治疗失败和病毒学复发有关[42]。类似的耐药基因突变可发生在使用 BOC 和 TVR 治疗的感染者，这提示在不同蛋白酶抑制剂间会出现交叉耐药现象。约 5% 的感染者在治疗前就可以检出耐药变异株，但是这种耐药毒株不影响蛋白酶抑制剂的治疗效果。因此，目前无须对采用蛋白酶抑制剂治疗的感染者进行抗病毒耐药基因检测[52]。

有些位于 NS3/4A 丝氨酸蛋白酶位点上的基因突变与西美瑞韦敏感性下降有关。Q80K 氨基酸替换是其中一个最为常见且具有临床意义的突变。在 HCV 基因型 1a 感染者中这种突变发生的基线概率大约是 30%，并且与低 SVR 密切相关。因此，对于 HCV 基因型 1a 感染者，推荐进行 Q80K 突变检测。当检测结果阳性时，应更换其他药物进行抗病毒治疗[53]。

HCV 基因分型的方法有很多种，有些是实验室自己研发的，有些是商品化的。这些方法包括核酸测序技术、反向杂交法、亚型特异性 PCR 法、DNA 片段长度多态性分析法、异源双链泳动分析法、熔解曲线技术和血清学分析方法。目前，FDA 批准使用的方法只有一种，即雅培公司的 RealTime HCV Genotype Ⅱ 试剂盒[54]。该试剂盒结合了实时 PCR 和多重水解探针技术，可以扩增和区分 1～6 基因型，也可以鉴别 1a 与 1b 基因亚型。该方法以 HCV 5′UTR 区域为鉴别基因型的靶位点，同时以 NS5B 部位为靶位点区分基因 1 型两种不同亚型。此方法和直接测序技术具有良好的总体一致性，但也存在缺陷，如不确定结果的发生率高，不能区分基因 1 型中的所有亚型。

在美国病理学家协会组织进行的实验室能力比对验证试验时，反向杂交线性探针法是临床实验室中最常用的一种 HCV 基因分型方法。该方法由 Innogenetics 公司（Fujirebio Europe）研发，现在市场上出售的西门子公司产品"Versant HCV Genotype 2.0 分析技术"即为本方法。本方法的过程大致如下：先用 PCR 技术对 HCV 基因组的 5′UTR 和核心区域进行扩增，然后将 PCR 产物用生物素进行标记；在严格的条件下，再将这些标记好的 PCR 产物在硝化纤维素条上与寡核苷酸探针进行杂交反应，最后用链霉亲和素-碱性磷酸酶检测杂交后的 PCR 产物。寡核苷酸探针分为两组，其中一组包括 19 种型和亚型特异性探针，与基因组 5′ UTR 区结合；另外一组含有 3 种探针，与 HCV 基因组核心区结合。核心区探针的作用是可以更好地辨别 1a 和 1b 基因亚型及基因型 6[55]。依靠硝化纤维素条上的反应线组合模式来判读 HCV 基因型和一些亚型。本方法可以鉴别出的基因型有 1a、1b、2a/c、2b、3a、3b、3c、3k、4a/c/d、4b、4e、4h、5a 和 6a/b。与基因测序法相比，Versant HCV Genotype 2.0 分析技术目前只能用于检测 HCV 基因型和鉴别 1a 与 1b 基因亚型[56]。混合基因型 HCV 感染时，杂交结果呈现异常信号型。但是，线性探针检测技术对病毒载量有一定要求，当病毒载量低于 10^4 拷贝 /mL 时，常出现假阴性结果。

亚基因组序列（subgenomic sequences）分析是 HCV 基因分型的一种最有效方式。通过对病毒基因组上不同基因进行测序分析，如 E1、核心基因和 NS5B 基因等，可以鉴别出病毒的不同基因型和亚型[57,58]。HCV 5′ UTR 序列非常保守，不适用于分型。此外，靶位点基因序列变异度越大，也越不适用于分型，因为此时更易发生引物错配和 PCR 扩增失败。PCR 扩增产物可以直接用于基因测序，或者扩增产物克隆至载体质粒后再行测序。混合基因型 HCV 感染时，基因测序法常会发生漏检。这种情况下，需用 PCR 产物去构建很多不同的克隆子，然后再分别将其进行测序分析。但是，克隆试验总会有一些人为意外状况的发生，比如使用 DNA 聚合酶进行扩增时可能会发生核苷酸替代，或者克隆试验过程中可能造成核苷酸替代等。由于存在这些意外因素，基因克隆技术在临床实验室中的实用性较差。

西门子公司研发的 Trugene HCV 5′ NC 基因分型系统是一种商品化 HCV 基因分型的标准化直接测序系统。该系统针对 HCV 5′ UTR 区域（位于氨基酸残基 96～282 处），并采用特有的单管测序法进行检测[59]。Roche Amplicor HCV 或 Amplicor HCV Monitor tests 系统获得的 PCR 产物长度约为 244 bp，该产物经纯化后也可用于本方法[60]。后续步骤包括正反双向测序。Trugene HCV 5′ NC 基因分型系统含有序列分析软件，可对测序序列片段进行拼接，并获得最终完整的序列。Trugene HCV 5′ NC 基因分型系统中有一参考基因序列库，其中大概含有 200 种序列，分别来自 6 种 HCV 主要型别和 24 种亚型。分型系统会自动将测得的序列与参考序列进行比对分析，从而获得相应的基因型、亚型或最相似型。Trugene HCV 5′ NC 基因分型系统是一种可靠的 HCV 基因分型方法，但是跟其他基于基因组 5′ NC 区域设计的方法一样，该方法不能准确区分

所有的 HCV 基因亚型[60,61]。

不同基因型 HCV 间可以发生基因重组，因此以 HCV 基因组上某特定区域为靶位点进行基因分型的技术可能无法满足临床需求[62-65]。近年来，有多个国家先后出现关于 HCV 基因重组的报道，如俄罗斯发现基因型 2k 和 1b 重组毒株，越南发现基因型 2 和 6 重组毒株和法国发现基因型 2 和 5 重组毒株。此外，在体外感染黑猩猩的实验中也有发现基因型 1a 和 1b 重组毒株。

GenMark 公司研发出一种新型 HCV 基因分型技术，该技术采用的是固相电化学分析方法。该分型技术是一种序列特异性捕获技术，先用 PCR 对 HCV 5′ UTR 区进行扩增，然后将 PCR 产物加入预先制备的表面结合了寡核苷酸捕获探针的薄膜，再加入二茂铁标记的寡核苷酸信号探针，最后用电化学检测方法进行检测。这种新型 HCV 基因分型法与线性探针杂交法基因分型结果具有很高的一致性。但是若鉴别基因型 1 的亚型时，两种方法之间会存在小的偏差，因为它们使用了不同的靶位点[66]。

记忆要点 丙型肝炎病毒

· 在美国，HCV 活动性感染者约有 320 万人；HCV 是慢性肝脏疾病的常见病因之一。

· HCV 病毒载量不能预测肝脏疾病的进展状况或严重性，但是可用于鉴别活动性和恢复期感染；该指标已被广泛应用于抗病毒治疗效果评估的标志物。

· HCV 分为 7 种主要型别和多种不同亚型，呈地理区域性分布；基因型 1 感染主要发生于发达国家，且用 IFN-α 和利巴韦林治疗时很难治愈。

· FDA 批准了一些 DAA 用于 HCV 感染的治疗，其靶位点是 HCV 蛋白酶和聚合酶。基因型 1 HCV 感染者接受这些 DAA 治疗时可获得良好的病毒反应率。

· 目前，HCV 耐药基因型分析还未用于指导临床抗病毒治疗，但是随着越来越多 DAA 的出现，HCV 耐药基因型分析将来可能会发挥一定的指导作用。

HCV 基因分型方法目前应用十分广泛，但是这些方法均未获得 FDA 认证。临床实验室在使用这些方法前需进行方法学的性能验证，这极大地加重了实验室的工作负担。在性能验证过程时，实验室应查阅已发表的评估文献作为性能验证的初级证据，再使用商品化基因分型系统对拟使用分型方法进行性能验证分析。

美国病理学家协会已建立一套完善的能力验证方案，用于 HCV RNA 的定性、定量和动态监测的方法学评估。这些能力验证计划结果显示，无论是在方法学上还是在临床实用性上，HCV RNA 检测技术都较以往方法有一个明显的提高。

乙型肝炎病毒

乙型肝炎病毒（hepatitis B virus，HBV）是一种小型、有包膜的 DNA 病毒，属嗜肝 DNA 病毒科，可引起一过性或持续性（慢性）的肝脏感染。嗜肝 DNA 病毒科下设两个属：正嗜肝 DNA 病毒属和禽嗜肝 DNA 病毒属，分别引起哺乳动物和禽类感染，并以它们为自然宿主[67]。根据病毒黏附和穿入时的特性，这类病毒宿主范围很窄。血清学证据显示全球约有 20 亿人曾感染过 HBV，其中 3.5 亿人为慢性感染者[68]。感染 HBV 后，由于受病毒和宿主因素两方面的影响，感染者会出现不同的临床结局，或病毒清除后发生轻微感染，或严重的慢性肝炎（CHB）致肝硬化或肝细胞癌（HCC）[69, 70]。HBV DNA 定性和定量检测技术越来越灵敏、准确，这也使得分子生物学技术在感染者常规检测中的地位越来越重要。基因测序技术和基因突变检测方法的进步，已使得临床可以检测病毒基因组上特定突变位点（译者按：这些突变已得到研究证实具有重要的临床意义，如与抗病毒药物耐药性有关等）。目前，核酸检测技术在 HBV 感染者的治疗过程中发挥重要的作用。

HBV 基因组呈疏松的、不完全闭合的双链环状 DNA 形式，长约有 3 200 个碱基对。HBV 基因组中含 4 个开放读码框（ORF），分别编码为病毒外壳蛋白（前 S 和 S 区基因）、核衣壳（前 C 区和 C 区基因）、聚合酶和 X 蛋白。这四个 ORF 之间存在部分基因重叠。当病毒黏附到肝细胞上后，病毒体通过胞吞的方式进入肝细胞中，并脱衣壳。最后，在宿主细胞核内，病毒基因组形成共价闭合环状 DNA（cccDNA），再以此 cccDNA 作为转录模板合成前基因组 RNA（pgRNA）和信使 RNA。pgRNA 进入宿主细胞质，作为 HBV 复制的模板，在反转录酶活性作用下，经翻译生成核心蛋白。与此同时，HBV 反转录酶将 pgRNA 反转录成一种新的循环 DNA 分子。在病毒复制的早期，一些新合成的病毒基因组也可再次进入肝细胞核，形成新的复制循环，增加肝细胞核内病毒 cccDNA 存储[71]。

尽管 HBV 属于 DNA 病毒，但其复制过程需要反转录酶的参与。由于 HBV 反转录酶缺乏校正功能，因此在反转录过程中容易发生错配。HBV 开放读码框之间存在部分基因重叠，当基因发生突变时，对编码蛋白质的结构和功能将会产生影响。HBV 基因组上所有区域基因都可发生变异，这种结果导致了 HBV 以准种的形式存在，感染者可能同时感染多种不同的基因型毒株。

根据系统发育分型分类，HBV 可分为 7 种基因型（A～H 型），呈地理区域性分布。各型之间全基因组核苷酸序列的差异超过 8% 时被定义为一个基因型。这 7 种已知基因型在美国都有发现，检出率分别为 A 型 35%、B 型 22%、C 型 31%、D 型 10%、E 型 2%、F 型 2% 和 G 型 2%[72]。最新研究发现，HBV 基因型与肝脏疾病的进展存在相关性，同时也与 IFN-α 和聚乙二醇缓释 IFN-α 的治疗反应性相关。但是，在日常临床工作中，无须进行 HBV 基因分型[73]。

现已研发出很多灵敏度高、特异性强和重复性好的血清学方法用于检测 HBV 抗原和抗体。这些方法可检测多种 HBV 感染血清学标志物，用于感染的诊断、病程的确认、传染性大小、预后和患者免疫状态的评估。血清中检出 HBV DNA，表明病毒在肝脏内复制；该指标比乙肝 e 抗原（HBeAg）更灵敏。HBeAg 是病毒核心蛋白的胞外存在形式。用分子生物学方法定量检测血液中 HBV DNA，有助于病毒感染的初步评估、慢性感染者的监控和抗病毒治疗效果的评价[71, 73]。此外，在美国 HBV DNA 定性检测是献血员筛查的常规项目，该方法可以排除早期 HBV 感染者[74]。分子生物学方法还用于检测已知与抗病毒药物耐药性相关的基因突变。

对于血清乙肝表面抗原（HBsAg）阳性感染者应进行以下一些检查：肝功能和肝炎病毒标志物检

查（包括 HBV DNA 检测）[73]。慢性 HBV 感染是一个复杂的病程。在诊断感染时，实验室基线数据的建立对追踪疾病的进展和肝活检候选者的评估非常重要。对于 HBeAg 阳性的慢性 HBV 感染者，监控其病情活动性的最好办法是定期检测丙氨酸氨基转氨酶（ALT）。但是 HBeAg 阴性的慢性感染者病情监控，则推荐检测其 HBV DNA。慢性感染者，血清 HBV DNA 检测（病毒载量）对抗病毒治疗前的评估和治疗反应性的监测非常重要[73]。目前，对慢性 HBV 感染的治疗无法从感染者体内完全清除病毒，且长期疗效有限。是否进行抗病毒治疗与以下几个因素相关：ALT 水平升高；HBeAg 或 HBV DNA 两项指标同时阳性，或其中某一项为阳性；病毒载量超过 2 000 IU/mL；肝脏活检时发现疾病活动度中级和肝脏纤维化；以及病毒学检测排除了丁型肝炎病毒（HDV）、HCV 或 HIV 重叠感染。慢性乙型肝炎的治疗目标是获得对 HBV 复制的持续抑制和延缓肝病的进展。用于评估治疗应答的参数包括血清 ALT 的复常、血清 HBV DNA 水平下降以及伴有或不伴有抗 HBe 出现的 HBeAg 转阴。目前 FDA 批准用于治疗慢性 HBV 感染的药物有 8 种：IFN-α、聚乙二醇 IFN-α2a、4 种核苷类似物（拉米夫定、替比夫定、依替卡韦和恩曲他滨）和 2 种核苷酸类似物（阿德福韦酯和替诺福韦）。预测患者对 IFN-α 治疗应答的指标有很多种，其中最重要的有 2 项：ALT 升高和血清 HBV DNA 病毒载量降低，这两项指标也是患者处于免疫清除期的间接标志物。

抗病毒治疗通常不能有效清除 HBV，可能出于以下两个原因：① HBV 共价闭合环状 DNA（cccDNA）难以清除；② HBV 可隐匿于肝细胞外的其他组织。通常抗病毒治疗的终点是 HBeAg 阳性感染者达到停药后 HBeAg 转阴、抗 HBe 抗体变为阳性和不能用杂交技术从血清中检出 HBV DNA。此处杂交检测法用的是一种灵敏度不高的检测技术，其检测最低限约为 10^6 拷贝/mL。获得治疗终点通常意味着肝病的康复，具体体现在感染者 ALT 水平恢复正常和肝活检结果提示炎症症状缓解。抗病毒治疗后的感染者需要接受长期随访。尽管如此，若采用灵敏度高的核酸检测法，很多治疗后感染者还是可以检出 HBV DNA。慢性乙肝抗病毒治疗应答

可分为生化应答（BR）、病毒学应答（VR）或组织学应答（HR），以及治疗中或治疗结束后持续[73]。

一些 HBV 核苷酸变异对病毒感染的临床结局产生重要影响。HBV 表面抗原（HBsAg）由其 S 基因编码，该区域会发生一种变异：α 决定簇氨基酸 145 位点的变异，即 145 位氨基酸由甘氨酸突变为精氨酸（G145R）。该位点变异可导致 HBsAg 与抗 HBs 的结合力下降，从而降低了乙肝表面抗体的保护作用[75]。G145R 突变常可引起母婴阻断失败、抗 HBs 阳性的 HBV 感染和肝移植后 HBV 再感染[76,77]。这些 HBV 免疫逃避突变毒株的出现，使得人们更加关注疫苗的效力和血清沉默期感染者。G145R 突变株在许多国家和地区都有发现，有 2%～40% 的疫苗免疫失败是由该突变引起的。尽管 G145R 突变株表达的 HBsAg 与抗 HBs 抗体的结合力下降，但是该类型突变易于被目前大多数常规诊断试剂所检出。因此，我们暂时无须关注这种因使用 HBV 免疫球蛋白和疫苗后所产生的免疫逃逸株。

基本核心启动子区和前 C 区基因突变会影响到 HBeAg 的合成，这些突变常常由免疫压力所致[78]。最常见的基本核心启动子区突变是 A1762T/G1764A 双位点联合突变，这种类型的突变可降低 mRNA 的产量，从而降低 HBeAg 的合成[79]。前 C 区突变最主要的是 G1896A，其在前 C 蛋白编码区第 28 位密码子形成提前终止密码子，导致不能形成成熟的前 C 蛋白，最终造成 HBeAg 合成障碍[80]。G1896A 突变主要见于 HBV 基因型 B、C、D 和 E 毒株。该类型突变在北美和西欧很少发生，但是分布却非常广泛。这种地域性差异与病毒基因型分布存在地区差异有关。

G1896A 突变最早在慢性活动性肝炎和暴发性肝炎患者中发现。但是，该突变也可在无症状携带者中检出。G1896A 突变毒株的复制效率与野生株类似。因此，该突变的病理生理学意义尚不明确[81]。然而，有两个情况值得关注：① 越来越多的 HBeAg 阴性感染者发生 HBV 持续性复制和活动性肝病；② 在某些地区 G1896A 突变株流行率甚至比野生株更高。

用核苷酸类似物治疗慢性乙型肝炎的疗程较长。治疗期间需密切关注因基因突变引起的抗病毒药物耐药性。此类基因突变通常发生于 HBV 聚合

酶编码基因位点。耐药突变率的高低与感染者治疗前血清 HBV DNA 载量、病毒抑制速率、治疗持续时间长短和治疗前有无抗病毒药物暴露有关。耐药基因突变的检出率也受到具体检测方法和待测感染者群体的不同而存在差异。

HBV 病毒学突破指的是持续治疗时感染者获得病毒学反应后血清中病毒 DNA 水平比最低值升高幅度超过 1 $\log_{10}$ 拷贝 /mL。当感染者在治疗期间发生了这种病毒学突破时，应进行耐药基因突变的检测。位于 HBV 聚合酶编码区基因突变的标准命名见表 2.2[71,82,83]。迄今为止，未发现与 IFN-α 或聚乙二醇 IFN-α 相关的 HBV 基因突变。

商品化血清和血浆 HBV DNA 定量检测试剂盒有很多，但在美国只有两种属于体外诊断试剂（United States-in vitro diagnostics，US-IVD），分别是 Cobas AmpliPrep/Cobas TaqMan HBV 检测试剂盒（罗氏公司）和 Real-time HBV 检测试剂盒（雅培公司），这些试剂盒都采用了实时 PCR 技术（表 2.1）。其他由 Cepheid 公司、天根公司和西门子公司研发的检测试剂盒，或是只获得欧盟的认证，或是在美国仅属于 ASR 和 RUO 类试剂。

世界卫生组织在 2001 年制定了一条关于 HBV 检测的国际标准来规范 HBV DNA 定量检测[84]。尽管如此，众多定量检测法测得的病毒拷贝数结果与国际标准单位 IU/mL 之间的转化方式依然存在差异，这也体现出这些方法采用的是不同的病毒基因扩增和计数技术。实验室在报告 HBV 病毒载量结果时应采用国际标准单位 IU/mL，且结果将同时以对数转换值（$\log_{10}$）和算数绝对值两种形式呈现。HBV 已被纳入美国病理学家协会肝炎病毒载量检测能力验证调查范围。

现有两种科研用的商品化 HBV 基因分型系统。Innogenetics（Fujirebio Europe）公司研发出三种不同的线性探针检测技术，分别用于检测：① HBV 系统发育分型；② 前 C 区基因突变检测；③ 检测所有与拉米夫定、恩曲他滨、替比夫定、阿德福韦和恩替卡韦耐药相关的基因突变或已知的补偿突变[85,86]。这三种方法都采用 PCR 技术对耐药基因进行扩增，PCR 产物用生物素标记。然后将生物素化 PCR 产物进行变性，与固化在硝纤维素条上的一系列基因探针进行杂交。加入碱性磷酸酶标记

链霉亲和素和显色基质后即可以观察到杂交体。通过杂交膜条斑点显色特点确定基因突变类型。与 Sanger 直接测序法相比，线性探针杂交技术在检测基因序列突变时具有更高的灵敏度。

Trugene HBV 基因分型试剂盒（西门子公司）使用荧光标记 PCR 引物扩增 HBsAg 编码基因和该基因与聚合酶编码基因重叠部分。将 PCR 产物进行双向测序，用含有序列库的软件对获得的序列进行比对分析，最终获得病毒遗传发育分型（A～H 型）和与核苷酸类似物耐药相关的基因突变结果[87]。各种基因序列按梯度形式存在于聚丙烯酰胺凝胶上。该技术检测总耗时约为 8 h，包括 DNA 提取和纯化所需时间。

HBV 耐药基因检测报告时应使用标准的分类系统（表 2.2）。在 HBV 群体中可能会有一个非优势亚群，当这种亚群存在基因突变时，用现有检测技术无法检出，这也是目前 HBV 耐药基因突变检测领域的一个重要的技术瓶颈。总之，直接测序法检测灵敏度比较低，只有当突变病毒数占总病毒数的 20% 以上时才可检出。

表 2.2　抗病毒药物和与耐药相关的各种 HBV 聚合酶突变

药物名称	分 类	耐药基因突变
拉米夫定	核苷类似物（胞苷）	L180M+M204V/I/S 双变，A181V/T，S202G/I
替比夫定	核苷类似物（dTTP）	M204I，A181T/V
恩替卡韦	核苷类似物（2'-脱氧鸟苷）	T184S/C/G/A/I/L/F/M，S202G/C/I，M250V/I/L
恩曲他滨	核苷类似物（胞苷）	M204V/I
阿德福韦	核苷类似物（dATP）	A181V/T，N236T
替诺福韦	核苷类似物（dATP）	A194T，N2263T，A181V/T

注：dTTP，脱氧胸苷三磷酸；dATP，脱氧腺苷三磷酸

移植受者

巨细胞病毒

巨细胞病毒（cytomegalovirus，CMV）是一种有包膜的双股 DNA 病毒，属于疱疹病毒科。CMV 基因组很大（240 kb），基因序列比较保守，各型毒株间 DNA 序列相似度约为 95%。CMV 常引起免疫功能正常个体无症状或轻微感染，但是对于免疫受损人群来说，它是一种重要的致病因子，这个群体

包括 AIDS 患者、移植受者和接受免疫抑制治疗的个体。免疫功能正常个体发生 CMV 原发性感染时通常是无症状的，但是偶尔也会出现类似单核细胞增多症的症状。原发性感染后，CMV 将会在人体内转为潜伏感染，感染者将会终身携带病毒，但不出现临床症状。当感染者免疫功能降低时，体内潜伏的病毒可被激活，引起各种临床症状。

严重的 CMV 感染常见于免疫受损个体原发性感染。当 AIDS 患者的 CD4$^+$ 淋巴细胞计数高于 0.1×10^9/L 时很少出现 CMV 病。CMV 病常见的临床症状有视网膜炎、食管炎和大肠炎。移植受者 CMV 病的发生率及其严重程度常与器官受 / 供者 CMV 血清学状态、移植器官的类别、免疫功能总体受损程度有关，如肺移植受者比肾移植受者更容易发生严重的 CMV 病。在所有的实体器官移植受者中，供者 CMV 血清学阳性而受者血清学阴性的移植受者最容易发生严重的 CMV 病，并且 CMV 原发性感染常发生于受体处于免疫抑制期。相反，供者 CMV 血清学阴性而受者血清学阳性的造血干细胞移植受者在接受移植后最容易发生 CMV 病。无论供者血清学阳性还是阴性，血清学阳性受者都会发生 CMV 病。移植受者发生 CMV 病的临床表现多种多样，包括间质性肺炎、食管炎、结肠炎、发热、白细胞减少症、视网膜炎和脑炎。

CMV 病的诊断可能很困难，因为该病毒常发生隐形感染。免疫受损个体可以发生无症状，或症状轻微的，或低水平，或持续性的感染。临床诊断时应将这些类型感染与其他重要的活动性 CMV 病区分开。但是临床鉴别诊断时常很困难，特别是当实验室使用灵敏度高的分子生物学方法从临床标本中检测出少量 CMV DNA 的时候，临床很难作出准确的判断。

通常利用人二倍体成纤维细胞进行细胞培养以分离临床标本中 CMV 来诊断是否发生感染。尽管细胞培养法被认为是诊断的"金标准"，但是这种方法需要耗费大量的人力；同时标本周转时间（turnaround time，TAT）也较长，为 1～3 周。此外，检测血液标本时，这种方法的灵敏度也不够。壳瓶快速培养法（rapid shell-vial culture method）是一种 CMV 快速培养技术，检测只需 1～2 天时间。该方法适用于组织、呼吸道和尿液标本的检测。但是，这种方法在处理血液标本时可能会出现假阴性。长期以来，CMV 抗原血症检测是实验室的主要方法。该方法检测外周血多形核白细胞中的 CMV 基质蛋白 pp65，是一种半定量的检测方法，比病毒培养法需时短。此外，该方法测出的 CMV 抗原阳性细胞数与 CMV 病的相关性高。但该方法也存在一些缺点，如费力、主观性太强和缺乏客观判断标准，因此实验室现已很少使用。

由于病毒的培养方法实用性较差，实验室在血液 CMV DNA 定性和定量检测时越来越青睐于选择核酸检测技术。分子生物学检测法在 CMV 感染的临床诊疗中的应用很广泛，包括：① 抢先治疗的启动；② 活动性 CMV 病的诊断；③ 抗病毒治疗应答的监控。若进行抢先治疗，需要先区分出 CMV 病高危患者。例如，对所有感染者血液或血浆标本进行 CMV DNA 筛查，当筛查阳性时，启动抢先治疗。抢先治疗是指对已有病毒感染迹象但尚无临床表现的高危患者进行抗病毒治疗，目的是预防活动性感染的发生。与之相对应的是预防性治疗，这种模式无须对患者 CMV 感染进行危险度分级而直接进行治疗，因此涉及的患者基数很大。目前，对于干细胞移植受者，抢先治疗已成为 CMV 病的标准预防方法。

分子生物学方法有助于诊断活动性 CMV 感染，因为与无症状感染者相比，活动性 CMV 病患者体内可以检出 CMV DNA 浓度更高[88-91]。临床上常用定量 PCR 法检测血浆或全血中病毒载量来诊断 CMV 病和监控抗病毒治疗应答。到目前为止，FDA 仍未批准任何 CMV 病毒载量检测方法用于临床检测。各实验室在进行 CMV DNA 定性和定量检测时使用的基本上是自主研发的方法。因此，CMV 感染的诊断阈值和抢先治疗的时机选择，都会因实验室和移植人群的不同而存在差异。由于目前还没有一个通用病毒载量阈值可用于判断 CMV 病，在诊断和管理患者时，医疗机构应当参考不同时间病毒载量的动态变化情况而不是某一个时间点的载量。

活动性 CMV 病确诊后，分子生物学方法在监控抗病毒治疗应答中非常有价值。患者接受正确的抗病毒治疗后，病毒载量将会快速下降，并且在治疗开始后的几周内患者血浆中 CMV DNA 将会被清除[92-94]。如果病毒载量没有迅速下降，临床需要注意抗病毒治疗可能失败，因为治疗期间 CMV DNA 浓度持续升高意味着病毒产生了耐药性。分子生物学方法还可以鉴别诊断复发性 CMV 感染的高危患者。CMV 感染的实体器官移植受者，若在接受更昔洛韦治疗结束 14 天后，体内病毒载量仍处在可检出水平，则提示此类患者属于复发性 CMV 感染的高危患者。此外，在治疗开始后 CMV DNA 下降速率也可以预测感染是否可以复发[94]。

对于 AIDS 患者，CMV DNA 浓度可用来评估 CMV 疾病发生的风险程度。在患者血浆中检出病毒 DNA 与 CMV 病发生概率增高和感染死亡率增高具有相关性。此外，病毒载量变化每超过 1 $\log_{10}$ 拷贝 /mL（即病毒浓度每增加 10 倍）意味着 CMV 病发生概率增高 3 倍[95]。

目前，FDA 批准使用的 CMV 病毒载量检测试剂盒有两种（表 2.1）：CAP/CTM CMV 病毒载量检测试剂盒（罗氏公司）和 Artus CMV RGQ MDx 病毒载量检测试剂盒（Qiagen 公司）。这两种试剂盒都采用了实时 PCR 技术，并使用 WHO CMV 标准进行校正，检测结果都采用国际标准单位 IU/mL。罗氏公司试剂盒扩增的靶基因为 CMV *UL54*，而 Qiagen 公司的产品扩增靶基因为 CMV *MIE*。这两种方法的最低定量限相差无几，但 Qiagen 公司试剂盒检测的动态范围是罗氏公司试剂盒的 10 倍。尽管有国际统一标准和 FDA 的认证，CMV 实验室检测能力验证调查结果显示不同实验室检测 CMV 的能力仍然存在显著性差异[96]。

EB 病毒

EB 病毒（Epstein-Barr virus，EBV）是属于疱疹病毒科的双链 DNA 病毒。EBV 的血清阳性率在 40 岁以上的成年人中大于 95%，并且初次感染后终身潜伏，在宿主免疫受损时感染可再激活。在移植受者中，EBV 感染可能引起乏力、发热、头痛及咽喉痛，它也与移植后淋巴组织增生性疾病（post transplantation lymphoproliferative disease，PTLD）有关，PTLD 是发生在移植后的一类淋巴细胞异常增殖性疾病，疾病谱涵盖良性淋巴细胞增生至可能致命的肿瘤性病变，是导致发病及死亡的重要原因。其发生过程通常涉及全身多个器官或系统：中枢神经系统（CNS）、眼睛、胃肠道（GI）（出血和穿孔）、肝脏、脾脏、淋巴结、肺、同种异体移

植物、口咽和其他器官。临床表现各不相同，包括但不限于淋巴结肿大、发热（包括"不明原因发热"）、腹痛、厌食、黄疸、肠穿孔、胃肠道出血、肾功能不全、肝功能障碍、气胸、肺浸润或结节以及体重减轻。

EBV 感染后，在 B 细胞中指数增殖，失去控制，是导致 PTLD 的发病机制之一。其风险因素包括供体和受体血清学不匹配（如供体阳性 / 受体阴性），高度免疫抑制（特别是使用抗淋巴细胞疗法应对排斥反应）和高 EBV 病毒载量[97]。大多数 PTLD 病例发生在移植后第一年，造血干细胞移植（HSCT）和肝移植受者的累积发生率为 1%～2%，肠道或多器官移植受者的累积发生率为 11%～33%[98]。

EBV 相关淋巴组织增生疾病的治疗具有挑战性。在淋巴组织增生性疾病已确立后，抗病毒治疗无效，必须减少免疫抑制。人鼠嵌合性抗 CD20 单克隆抗体（利妥昔单抗）对某些病例有效；部分病例需要采用化疗或放射治疗及联合使用。过继免疫疗法使用供体来源的 EBV 特异性细胞毒性 T 细胞克隆，可用于预防和治疗同种异体 HSCT 和实体器官移植受体中的淋巴组织增生性疾病。

EBV 病毒载量可以在患者发生 EBV 相关的 PTLD 之前检测到增加[99-102]；病毒载量通常随着有效治疗而降低。虽然高 EBV DNA 病毒载量是 PTLD 的强有力预测因子，但更多低 EBV 病毒载量可以在没有干预的情况下转阴[103, 104]。儿科肝脏和心脏移植受者可能表现出慢性高 EBV 病毒载量使问题更复杂[105, 106]，目前可用的 EBV 检测方法缺乏标准化，最佳检测技术，样本类型（即全血、淋巴细胞、血浆）和采样计划均未详细定义。尽管如此，EBV 病毒载量检测通常在很宽的动态范围内敏感、特异、精确、线性、快速、价格合理且可用于患者管理[107]。虽然没有明确的"阈值"预测 PTLD（PCR 不同检测程序之间的阈值不同），但结合胸部、腹部和骨盆 CT 结果，持续存在可测 EBV DNA 浓度可更全面评估 PTLD。

EBV 病毒载量测试也适用于移植受者出现淋巴结病，发热或其他提示淋巴组织增生性疾病的体征和症状时，高 EBV 载量提示应启动活组织检查寻找大块病变或器官功能障碍，以确定潜在的疾病部位。

目前，尚无 FDA 批准的 EBV 病毒载量测试。已有各种商业试剂厂家提供不同基因靶标的引物和探针可供临床实验室使用[108]。目前尚无最优靶基因或采用的标本类型（全血、白细胞或血浆）的检测共识；WHO 已建立第一个 EBV DNA 国际标准，以解决由定标导致的分析结果之间的差异问题。

明确 PTLD 的诊断需要活组织检查。来自 EBV 相关淋巴组织增生性疾病患者的组织可表现为单克隆、寡克隆或多克隆的病变并需要在活组织中证实有 EBV DNA、RNA 或蛋白质。针对 EBER1、EBER2 或两者均有的原位杂交是用于确定淋巴组织增生过程是否与 EBV 相关的金标准方法。已有 Ventana、Leica、Dako、Invitrogen 和 Biogenex 等商业系统可进行 EBER 原位杂交测试。

BK 病毒

BK 病毒（BK virus，BKV）与 JC 病毒（JCV）、猿猴病毒 40（SV40）均是多瘤病毒科家族的成员，BKV 是有包膜的双链 DNA 病毒，与 JCV 和 SV40 具有约 70% 的序列同源性。儿童早期血清阳性率接近 100%，通常在无症状初次感染后出现（尽管可能出现发热和非特异性上呼吸道症状）[109]。成年期血清阳性率下降至 60%～80%。在初次感染后，病毒可以在许多部位保持潜伏，尤其是泌尿道上皮和淋巴样细胞，直至免疫抑制状态允许病毒的再活化和复制，此时 BKV 的复制可能是无症状的或可引起肾、膀胱或输尿管等器官功能障碍，泌尿系统中的 BKV 疾病表现为出血性或非出血性膀胱炎以及骨髓和实体器官移植受者的输尿管狭窄[110]，它还在肾移植受者中引起多瘤病毒相关性肾病（polymavirus-associated nephropathy，PVAN）[111]。

出血性膀胱炎（hemorrhagic cystitis，HC）是接受骨髓移植患者发病和偶尔致死的因素之一[112]，临床表现从显微镜血尿到严重的膀胱出血导致凝块滞留和肾功能衰竭均可出现，骨髓移植受者发病率为 7%～68%。轻度 HC 通常可以采用支持治疗，严重的 HC 则需要膀胱冲洗、膀胱镜和烧灼治疗[113]。早期研究中观察到 BKV 与骨髓移植过程中 HC 的发展有关；后来使用更敏感的 PCR 检测表明，患有或不患有 HC 的患者的血液和尿液中均可检测到 BKV DNA[114-116]；最近，尿液中 BKV DNA 的定量检测表明 HC 患者的 BKV 病毒尿症峰值较高，与无症状

患者相比，HC 患者骨髓移植期间排出的 BKV 总量更高[117,118]。

BKV 最早于 1971 年从肾移植受者的尿液中分离[119]，直到 1995 年肾脏移植受者中肾病与 BKV 的关系才被报道[120]。同种异体肾脏移植物中 BKV 复制可以导致进行性移植物功能障碍，并可致移植失败。尽管肾移植受者中出现 PVAN 的与使用新型免疫抑制药物如他克莫司、西罗莫司和霉酚酸酯有一致关联，但 PVAN 的发展风险因素尚未阐明[121]。肾移植受者中 PVAN 的患病率为 1%～10%，其中 1/3～1/2 患者出现移植物功能丧失，与供体移植物中 BKV 感染的再激活有关。

PVAN 的症状和体征是轻微且非特异性的，由于移植物失去功能，通常仅在数周内血清肌酐逐渐升高[122]。肾脏活检的组织病理学可确诊 PVAN，PVAN 特征性模式包括上皮细胞中的病毒致细胞变、间质炎症和纤维化等非特异性改变，使用免疫组织化学染色与多瘤病毒蛋白特异性抗体或原位杂交可确认诊断[121]。由于肾病的局灶性和存在抽样误差的可能，阴性活组织检查不排除 PVAN。由于肾脏活组织检查是一种侵入性手术，对于 PVAN 患者的连续监测，早期诊断和临床管理是不切实际的，其他可用于 PVAN 的微创诊断方法尚有：尿细胞学发现肾上皮细胞与核内病毒包涵体，称为"诱饵细胞"（decoy 细胞）[123]，decoy 细胞诊断 PVAN 的敏感性和特异性分别为 99% 和 95%，但阳性预测值差异较大：27%～90%。通过核酸扩增方法对尿液中的 BKV DNA 或 mRNA 进行定量可作为监测 BKV 复制变化的方法之一[124-127]，然而，尿液成分的生理变化和不同尿液组分可导致病毒载量变化差异较大，使诊断阈值和定量鉴定复杂化[111]，由于几乎所有病例均在肾病的发展之前发生病毒血症[128-131]，当前，用于检测和 BKV 病毒血症定量的 PCR 方法已成为诊断和管理 PVAN 的临床有用工具。

2005 年，一个多学科专家小组推荐使用尿细胞学和核酸扩增试验，每 3 个月筛查肾移植受者 BK 病毒尿症，直至移植后 2 年或出现移植物功能障碍时需进行活检时[121]，筛查试验阳性患者进一步使用尿液或血浆进行核酸扩增定量试验，尿液 DNA 载量超过 10^7 拷贝 /mL 或血浆 DNA 载量超过 10^4 拷贝 /mL 持续超过 3 周的患者进行肾活检以确诊排除 PVAN。

PVAN 患者的主要干预措施是降低免疫抑制剂的强度。没有有效的抗 BKV 病毒药物，仅低剂量西多福韦已被用于治疗不适合或难以实施降低免疫抑制剂强度的病例[121]，每 2～4 周监测尿液或血浆中的病毒载量，以评估其有效性。

目前，实时 PCR 简单且动态范围宽至 6～7 $\log_{10}$ 拷贝 /mL，是 BKV DNA 定量的首选方法。血浆中罕见但仍可出现超过 10^{12} 拷贝 /mL 的高浓度。虽然 BK 病毒载量测试已成为 PVAN 患者诊断和监测的标准治疗方法，但 PCR 实验方案和标准参考物质均没有共识标准，因此，不同实验室的检测结果可能明显不同，需要各实验室建立并验证自己的临床阈值。

由于不同人多瘤病毒基因组之间的高度同源性导致 PCR 实验设计较为复杂，其中 VP1、大 T 抗原和未知蛋白的编码序列在人多瘤病毒中具有足够的可变性[130]，被作为 BKV 特异性测定的基因靶标。

基于全基因组序列的系统发育分析，BKV 可分为 Ⅰa、Ⅰc、Ⅱ、Ⅲ、Ⅳ、Ⅴ 和 Ⅵ 共 7 个亚型[132]。Hoffman 等[133] 比较了 7 种 TaqMan 实时 PCR 引物-探针组和两种不同的参考标准，以量化尿样中的 BKV DNA，发现引物探针设计以及选择不同参考物质均可导致检测结果的显著差异。在 7 种 PCR 测试中，最重要的错误来源是由 BKV 亚型多态性引起的引物和探针错配，主要存在于 Ⅲ 和 Ⅳ 亚型分离株中，而常见的亚型 Ⅰa、Ⅴ 和 Ⅵ 较少出现检测偏倚，引物和探针设计包括 VP1 和大 T 抗原序列靶标的 PCR 检测所有亚型最可靠。

性传播感染

沙眼衣原体和淋病奈瑟菌

由于多种可用的核酸扩增方法（NAAT）均是多重检测，沙眼衣原体（CT）和淋病奈瑟菌（NG）一起论述，CT 和 NG 均可引起各种临床感染，这里着重于生殖器感染。

CT 检测是一个具有挑战性和重要的公共卫生问题。CT 是性传播感染（STI）的主要原因，估计每年在美国性行为活跃的青少年和年轻人中有 100 万例病例[134]，50% 以上的感染是无症状的[135]，即使有症状，由于临床表现多变也可出现误诊。在男性中，CT 感染可能表现为尿道炎、附睾炎、前列腺炎或直肠炎[136,137]，女性表现为宫颈炎、子宫内膜炎和尿道炎，如未经治疗，女性感染中 10%～40% 会发展为盆腔炎（PID）[138,139]，相关并发症包括慢性盆腔疼痛、异位妊娠和不孕症，在美国，CT 感染可能是大多数女性继发性不孕的原因，如孕妇感染 CT，在产程和分娩过程中存在将感染传染给新生儿的风险，导致新生儿出现肺炎或结膜炎。

NG 感染也表现为多种方式，并且可与 CT 临床表现相似，男性可出现急性尿道炎伴有流脓、附睾炎、前列腺炎和尿道狭窄；女性 NG 感染可导致宫颈炎，如果不及时治疗，可致 PID、脓肿或输卵管炎。

诊断 CT 感染的传统方法包括细胞培养、通过免疫荧光的抗原检测、酶免疫测定（EIA）和非扩增的核酸探针，这些传统方法已经在大多数实验室中被 NAAT 取代，NAAT 检测生殖器标本的 CT 具有更高的灵敏度。传统的 NG 感染诊断基于选择性培养基的 NG 方法，NG 非常容易受到极端温度和干燥的影响，特别是在培养前需要进行标本转运时[140]，均可能导致培养检测灵敏度降低，但当培养条件适当时，NAAT 并不比培养方法显著提高灵敏度，相比培养方法，NAAT 检测 NG 也是灵敏可靠的，相比培养方法需要保证 NG 的生物活性，核酸样本更易保存。

除了检测和诊断的灵敏度和特异性高，核酸（NA）检测还具有超越常规培养和抗原检测方法诊断 CT 和 NG 的几个优点：对于某些多重检测方法，测试可在一个反应中进行，因此一个样品可以完成两种病原体的测试；与传染性生物本身不同，NG 和 CT 的 DNA 和 RNA 在商业运输装置中非常稳定，因此与培养相比，可部分增加诊断灵敏度；NA 的稳定性使样品可以在运输之前冷藏或在室温下储存，避免了立即运输到实验室的必要性，运输和存储要求可参考不同运输试剂包装说明书以获取具体细节需要；NA 测试可使用尿液样本，对于女性，可以不做盆腔检查直接做尿检，在男性中，尿检可作为方便且诊断敏感的替代尿道拭子的方案，并增加无症状男性同意接受检测的可能性。

用于临床检测 CT 和 NG 的 NAAT 可涵盖各种标本：宫颈和阴道拭子、尿道拭子及来自无症状和有症状患者的尿液。在美国，并非所有检测方法都被 FDA 批准用于所有条件和年龄范围，目前的检测方法虽未经 FDA 批准用于口咽、直肠和眼结膜标本，但已经有很多方法用于诊断男性、女性和儿童的多个生殖器解剖部位以外的感染被评估，目前美国 CDC 指南推荐口咽和直肠标本实验室检测 CT 和 NG 的 NAAT 可用于评估成人和儿童性虐待案例[141]。但是，在 FDA 批准的适应证之外使用这些测试需要实验室建立根据临床实验室改进修正案（CLIA）规定的性能特征规范，性能特征因测定而异（详细信息可在包装说明书中找到），可以列出一些一般性共性，根据样本类型以及患者是无症状还是有症状，测试的诊断灵敏度会有所不同。对 CT 的 NA 检测结果解释可能具有挑战性，因为许多研究表明这些检测方法比培养更具诊断敏感性，而培养方法是之前临床试验的金标准。对于男性，测试尿液样本的诊断灵敏度几乎与测试尿道拭子相当，推荐 20～50 mL 范围内的初段尿液，因为较大的体积量会导致样品中 NG/CT 浓度降低，从而降低诊断灵敏度。通过适当的标本采集，男性尿道拭子和尿液标本对 NG 或 CT 感染的检测灵敏度接近 100%，对于女性，阴道和宫颈拭子标本对 NG 和 CT 感染的检测具有最高的灵敏度，许多研究表明灵敏度达 90%～95%，由于更容易收集，阴道拭子是首选标本；可以使用尿液标本，但它们通常比宫颈拭子诊断灵敏度低，为 75%～85%；女性自采样的阴道拭子可替代尿液检测，在一些研究中已经证明其具有与宫颈拭子相同的诊断灵敏度；一些商业测试已被批准用于阴道拭子。

选择用于检测 CT 和 NG 的特定扩增试验不应仅基于试剂的成本，其他需要考虑的关键因素包括测试性能特征，如诊断敏感性和特异性，以及有症状和无症状个体尿液和拭子标本的适用性，在理想情况下，测试应包括内部质控，特别是如果在测定中使用粗裂解物，其他需要考虑的因素包括自动化程度、易用性、工作流程问题以及空间和设备需求。

曾有几种 NG 测试特异性降低是由于检测靶基因中包括非淋球菌奈瑟菌属[142,143]，目前，只有 ProbeTec 测试（Becton Dickinson）在检测样本中包括乳糖奈瑟菌、浅黄色奈瑟菌和灰色奈瑟菌三种共生菌时可出现假阳性结果（表 2.3）。CT 的 NAAT 均无其他生物种的基因靶标干扰的假阳性现象，因此，假阳性结果主要来源扩增产物的残留污染和样品采集、运输或加工过程中的交叉污染。由于假阳性结果可能具有社会心理学和法医学影响，结合前述干扰因素的存在，已在考虑对所有 CT 或 NG 阳性标本补充另一种靶标检测方法[144]。但是，除非包装说明书中说明存在其他共生奈瑟菌属的交叉反应[141]，否则当前仍不建议对所有 NAAT 阳性结果进行再次确认，在低流行人群中的假阳性结果可显著降低阳性结果的预测价值。

由于治疗结束后 DNA 可以在尿样中持续长达

表2.3　FDA 批准用于检测 CT 和 NG 的核酸扩增试验的扩增方法和靶区域

检测（厂家）	方　法	CT 靶标	NG 靶标
Abbott 实时 CT/NG	实时 PCR	隐蔽质粒中的两个独特区域	*Opa* 基因区域
Aptima COMBO2（Hologic/Gen-Probe）	转录介导的扩增	23S rRNA 区域	16S rRNA 区域
Aptima CT		16S rRNA 区域	
Aptima GC			独特的 16S rRNA 区域
BD ProbeTec Qx CT	链置换扩增技术	隐蔽质粒中的一个区域	
BD ProbeTec Qx GC			染色体菌毛基因反转蛋白同源物*
Xpert CT/NG（Cepheid）	实时 PCR	一个独特的染色体区域	两个独特的染色体区域
cobas CT/NG（Roche）	实时 PCR	一个隐蔽质粒和一个染色体区域	DR-9A 和 DR-9B 区域

注：* 一些共生的奈瑟菌属可能导致假阳性检测结果。CT，沙眼衣原体；NG，淋病奈瑟菌；PCR，聚合酶链式反应

3 周，所以不推荐使用 NA 测试进行治疗效果评估，如果必须这样做，那么在治疗完成后应该将测试延迟至少 3 周，以预留清除病原体的 DNA 时间。

NG 和 CT 检测时需考虑抑制扩增的假阴性结果，宫颈拭子和尿液样本检测均可以出现扩增抑制，根据所用的扩增和 NA 提取方法，抑制率可以有显著变化，对于使用粗裂解物（如 ProbeTec）的测试，抑制率倾向于高于采用靶捕获纯化方法的 APTIMA 组合测试。因此，对于使用粗裂解物的测试，用一个另外的 NA 序列扩增作为内部质控（或"扩增对照"）以评估对扩增的抑制作用，当内部质控有扩增记录时，结果可报告为 NG 或 CT 阴性。

已发现超过 99% 的 CT 菌株具有保守的隐蔽质粒，并含有几种 NAAT 的基因靶标。然而，2006 年在瑞典出现了一种新的变异（nv）CT 株，其隐蔽质粒中有 377 个碱基对的缺失，也具有几个 CT 测试的靶标，该缺失曾导致了某些但并非所有以隐蔽质粒为靶标的测试出现假阴性结果[145]，当前所有用于 CT 的 NAAT 检测已修改为包括 CT 的 nv 株，显然，针对隐蔽质粒上的序列的测试不能检测缺乏质粒的罕见 CT 菌株。

在液体细胞学培养基中检测 CT 和 NG 是一个值得关注的问题，因为单个标本可用于宫颈癌筛查［巴氏试验（PAP）、人乳头瘤病毒（HPV）检测］和 CT 或 NG 检测[146]，完成 PAP 和 HPV 测试后剩余的液体样本可用于 CT 和 NG 检测。但是，必须考虑这种方法的几个缺点：用于 PAP 的仪器并非设计用于控制处理过程中的交叉污染，这可能导致假阳性结果；PAP 和 HPV 完成后再进行 CT 和 NG 测试，延迟了 CT 或 NG 感染的诊断和治疗；此外，剩余的样本量可能不足以完成 CT 和 NG 测试，因此需要患者回访以收集额外的样本。在进行巴氏试验（"预先等分"）之前，取出用于 CT 和 NG 测试的等分试样可能有助于解决其中一些问题，前提是有足够量的样品用于 PAP 和 HPV 测试，该方法不能完全消除交叉污染的风险，因此仍必须以分子实验室中一致使用的程序方式处理样品。此外，并非所有针对 CT 和 NG 的 NAAT 都已获得 FDA 批准用于液体细胞学培养基，尚有未被批准用于两种类型培养基（Hologic PreservCyt 和 BD SurePath）的 NAAT。

记忆要点 沙眼衣原体和淋病奈瑟菌

· NAAT 是检测生殖道、口咽和直肠感染 CT 和 NG 的推荐测试方法，但 FDA 尚未批准用于后两种部位的感染诊断。

· 不建议对 NAAT 阳性标本进行常规重复检测，因为并未改善检测的阳性预测值。

· 一些 NAAT 存在与非淋球菌奈瑟菌属的阳性反应，因此可能需要使用另一种靶标的 NAAT 来避免 NG 的假阳性结果。

· CT 和 NG DNA 可以在治疗成功的患者样本中持续存在长达 3 周，因此，不推荐使用 NAAT 进行疗效检测。

▓ 阴道毛滴虫

滴虫是由原虫阴道毛滴虫（*Trichomonas vaginalis*）引起的 STI。尽管在美国阴道毛滴虫感染不是一种需上报的疾病，但它是美国最普遍的非病毒性 STI[147]，女性阴道毛滴虫感染可以表现为阴道炎，男性感染可以表现为尿道炎，通常也可以无症状。阴道毛滴虫感染也可导致其他不良结果，包括女性 PID，女性、男性 HIV 传播增加和不育。目前关于阴道毛滴虫诊断和治疗的建议在 CDC 相关网站上有更新，可用的诊断测试从简单的显微镜到 NAAT 均有涵盖。

在门诊中采用阴道液或尿道分泌物对阴道毛滴虫的显微镜检查（湿片）是最常用的测试，其灵敏度较低（51%～65%），但阅片经验丰富者的报告具有高度特异性[148]，培养方法一直作为金标准测试，但它需要特殊的培养基和 5 天才能完成。然而，最近的研究表明，培养的敏感性可能低至 75%～96%[148]，巴氏试验由于灵敏度低而不适合常规筛查或诊断[149]，对阴道毛滴虫进行单一快速抗原检测（OSOM，Sekisui 诊断）的灵敏度为 82%～95%，特异性达 97%～100%[150]，被 FDA 批准用作女性患者的即时检验。

Affirm VP Ⅲ 微生物鉴定试验已经 FDA 批准，使用非扩增 NA 探针检测与阴道炎相关的三种微生物：阴道毛滴虫、阴道加德纳菌和白念珠菌，其检测阴道毛滴虫的灵敏度和特异性分别为 63% 和

99.9%[151]。NAAT 是检测阴道毛滴虫最灵敏的检测方法，已有多种 LDT NAAT 比之前的金标准培养测试更敏感，且分析时间更快。目前，有两种 FDA 批准的 NAAT 仅用于检测女性患者的阴道毛滴虫：APTIMA 阴道毛滴虫试验（Hologic/Gen-Probe）通过转录介导的扩增方法检测阴道毛滴虫 RNA，其敏感性和特异性均为 95%～100%[148,151,152]，APTIMA 组合 2 测试平台包括检测 CT、NG 和阴道毛滴虫，可使用一份样品完成 3 项检测；BD 探针 Tec TV Qˣ 扩增 DNA 检测使用 Viper 系统上的链置换扩增方法检测阴道毛滴虫，其性能特征与 APTIMA 检测相似[153]，也可同时检测 CT 和 NG。

阴道毛滴虫病的实验室诊断仍然具有挑战性，尤其是男性，选择诊断方法应考虑测试地点、测试性能特征及分析时间和执行测试的成本。

■ 单纯疱疹病毒

单纯疱疹病毒（herpes simplex virus，HSV）是一种被脂质糖蛋白包膜包围的双链 DNA 病毒。尽管存在宿主免疫反应，HSV 仍在特定靶细胞中持续存在潜伏感染，通常导致疾病复发。生殖器疱疹是一种慢性病毒感染，已鉴定出两种 HSV 血清型，HSV-1 和 HSV-2，在美国，大多数复发性生殖器疱疹病例是由 HSV-2 引起的，HSV-1 通常与口腔病变有关，然而，一些人群中肛门生殖器疱疹感染 HSV-1 的比例越来越高，据 CDC 估计，美国每年发生 776 000 例新的 HSV-2 感染。大多数生殖器疱疹感染由并不清楚自己的 HSV 感染状态的人传播，高达 90% 的 HSV-2 抗体血清反应阳性者未被诊断为生殖器疱疹，然而，许多人患有轻度或未被识别的疾病，并且大多数（甚至全部）可能间歇性地从生殖器区域排出病毒。

许多 HSV 感染者没有生殖器疱疹典型的多个水疱或溃疡病变经历，临床诊断 HSV 不敏感且无特异性，因此，生殖器疱疹的临床诊断应通过实验室检测确认，病毒学和特定类型的血清学试验均可用于确诊[154]。

细胞培养和 NAAT 是诊断和治疗生殖器溃疡或其他皮肤黏膜病变的首选病毒学检查，病毒培养的敏感性低，特别对于复发性病变更低，且随着病变开始愈合敏感性迅速下降。HSV DNA 的 NAAT 越来越多地用于许多实验室，FDA 现已批准多项检测

可用于肛门生殖器标本[155,156]，NAAT 是检测脑脊液中 HSV 以诊断 CNS HSV 感染的首选检测方法，本章后将对此进行讨论。由于 HSV-1 的复发和无症状排毒的频率远低于 HSV-2 生殖器感染[157]，采用培养和 NAAT 方法可确定感染是否是由 HSV-1 或 HSV-2 引起，由于病毒排出是间歇性的，通过培养或 NAAT 未检测出 HSV 不能排除 HSV 感染。使用 Tzanck 制剂或巴氏试验检测 HSV 发生的细胞学变化是不敏感和非特异性的，不应用于生殖器 HSV 感染诊断。

血清学试验可检测 HSV 的型特异性及非特异性抗体，这些抗体在感染后的几周至几个月内产生并持续存在。已有商品试剂针对 HSV-1（gG1）和 HSV-2（gG2）特异性抗原的型特异性血清学试验。几乎所有 HSV-2 感染都是性传播获得的，因此，型特异性 HSV-2 抗体出现表明肛门生殖器感染，然而，出现 HSV-1 抗体不能区分肛门生殖器与口腔感染。以下情况检测型特异性 HSV 血清学有益：① 复发性生殖器症状或非典型症状且 HSV PCR 或培养阴性；② 未经实验室确认的临床诊断生殖器疱疹；③ 患者的伴侣有生殖器疱疹。应考虑对以下人群进行 HSV 血清学检测[157]：接受性传播感染评估的人（特别是那些有多个性伴侣的人），艾滋病毒感染者，男男性接触具有艾滋病毒感染高危者。

■ 人乳头瘤病毒

人乳头瘤病毒（human papillomaviruses，HPV）是一种小的双链 DNA 病毒，感染鳞状上皮后破坏正常细胞生长，并可能导致鳞状细胞癌（SCC）。HPV 不是一种单一病毒，而是超过 150 种基因型的相关病毒组成的家族，基于病毒基因组的 L1 区域的序列分析可区分基因型。肛门生殖器 HPV 感染在男性和女性中均很常见，据估计，目前美国有超过 2 400 万男性和女性感染 HPV，HPV 是 STI，最常见于 15～25 岁性活跃年轻女性，在一项研究中，3 年期间，多达 43% 的性活跃女大学生宫颈阴道中发现 HPV。然而，感染通常是暂时的，并且癌症的发展需要持续几年的病毒感染，性接触传播的 HPV 有多种类型，根据进展为恶性肿瘤的可能性高低，被分为低风险型或高风险型，低风险型 HPV 感染如 6 型和 11 型感染可导

致良性生殖器疣或尖锐湿疣，其进展为恶性肿瘤的可能性较低，相反，诸如 16 型、18 型和 45 型的高风险型与肛门生殖器区域和口咽的 SCC 的发展相关，目前，已识别 14 种高风险型 HPV，子宫颈受累最重，世界范围内，宫颈 SCC 的发病率和死亡率均占显著位置（占 5% 的癌症死亡）。

增殖性感染通常导致细胞学和组织学变化，包括细胞和核增大、核色素过度增生和核周晕（koilocytosis）。可以从子宫颈收集的细胞的巴氏涂片（"Pap 涂片"，由 George Papanicolaou 博士在 20 世纪 40 年代开发）上鉴定这些变化，或在阴道镜检查或宫颈电环切除术中进行活组织检查。巴氏涂片已经非常成功地用于鉴定患有宫颈癌的女性，更重要的是可用于检测癌前/前驱病变，因此可以在转移发生之前进行活组织检查或切除以在疾病过程的早期去除病变。随着液体细胞学培养基和自动细胞学处理器的引入，"涂片"不再使用，因此该流程更适合称为巴氏试验。

鳞状前驱病变的组织学类型可分三种：轻度不典型增生或宫颈上皮内瘤变（CIN1），中度不典型增生（CIN2），严重不典型增生或原位癌（CIN3）。在用于细胞学分类的贝塞斯达系统中，鳞状前驱病变分为低级和高级鳞状上皮内病变（LSIL 和 HSIL）。LSIL 对应于 CIN1，HSIL 对应于 CIN2 和 CIN3。通常，细胞学评估显示不符合，这些标准的轻度非典型细胞，被称为意义不明的非典型鳞状细胞（ASCUS）；这些细胞可能对应于早期 HPV 感染，在巴氏试验中，ASCUS 的患病为 5%～10%，性活跃女性的患病率高达 20%。

多年来，每年一次巴氏试验筛查宫颈癌，对减少美国宫颈癌非常有效。2000 年，用于检测 HR HPV 类型的 Hybrid Capture 2（HC2）测试（Qiagen/Digene）是唯一被 FDA 批准用于巴氏试验结果为 ASCUS 的女性，以确定是否需要阴道镜检查。2003 年，FDA 批准扩大该测试的使用范围，包括联合巴氏试验为 30 岁以上的女性进行筛查，称为"联合测试"，联合测试允许女性延长测试间隔，如果两项检测结果均为阴性，则间隔为 5 年[160]。2014 年，FDA 批准使用 HR HPV 检测（Cobas HPV 检测，Roche）对 25 岁以上女性进行原发性

宫颈癌筛查，无须同时采用巴氏试验，当使用 HR HPV 作为主要筛查测试时，仅在检测到特定 HR HPV 类型时才进行巴氏试验（除外 HPV-16 和 HPV-18），对 HPV-16 和 HPV-18 阳性的女性进行阴道镜检查，无须巴氏试验介入。该流程主要基于针对 Cobas HPV 检测的单一大型 FDA 注册研究的结果[161]。HR HPV 检测为主筛查宫颈癌可用于临时临床指南[162]，关于宫颈癌筛查的最佳方法是否共同检测或 HR HPV 作为主要筛查试验仍存在较大争议[163]。

FDA 已批准四项 HR HPV 的测试用于美国：HC2 测试，Cervista HPV HR（Hologic/Gen-Probe），Cobas HPV 测试（Roche）和 Aptima HPV 测试（Hologic/Gen-Probe 公司）。此外，还有两种 FDA 批准的测试，仅鉴定 HPV-16 型、HPV-18 型（Cervista）和 HPV-16 型、HPV-18/45 型（Aptima）。表 2.4 比较了这些测试的特征。这些测试均被 FDA 批准用于 ThinPrep PreservCyt 液基细胞学培养基（Hologic），但其他常用的 SurePath 培养基（Becton-Dickinson）未在其列。

HC2 测试采用 RNA 探针与 HPV DNA 杂交，使用抗体捕获双链杂交体（RNA-DNA），然后用化学发光信号放大检测。测试使用的 RNA 探针库通过与整个基因组进行比对，筛选出 13 种探针分别针对 HR HPV 特异性类型，测试结果不鉴定至具体类型。该测试使用 96 孔微量滴定板模式，可以手动或使用半自动快速捕获系统（Qiagen）处理试剂和滴定板，被批准用于 Digene 标本转运培养基（STM），HC2 检测已用于多项大型研究，并且可重复地显示出 93%～96% 的高灵敏度，但由于与低风险 HPV 类型的交叉反应而可出现假阳性结果[164]。

Cervista HPV HR 检测采用基于裂解酶/Invader 技术的信号放大方法，检测与 HC2 测试相同的 13 种高风险型及 66 型，DNA 探针及 Invader 寡核苷酸组合以 L1、E6、E7 序列为靶标，与后续的荧光标记探针分为三个相关反应，在 96 孔微量滴定板上完成，与 HC2 不同，该测试每个反应均有内部对照，两种测试均具有每毫升 3 000～5 000 个基因组拷贝的检测限，Cervista HPV HR 测试较少与低风险型出现交叉反应性，比较这两种检测方法的研究表明，一

表2.4 FDA 批准的高风险人乳头瘤病毒检测测试

特 征	HC2	Cervista	Cobas	Aptima
技术	杂交捕获	裂解酶 /Invader	实时 PCR	转录介导的扩增
靶标	多基因	L1，E6，E7	L1	E6，E7 mRNA
LOD 和临床阈值	5 000 拷贝 / 反应	1 250～7 500 拷贝 / 反应	300～2 400 拷贝 / 反应	20～240 拷贝 / 反应
与低危型交叉反应	6，11，40，42，53，66，67，70，82/82v	67，70	未见报道	26，67，70，82
内部质控	无	人组蛋白 2 基因	人 β 珠蛋白基因	有
HPV-16/-18 基因型	无	有（单独的测试）	有（已整合）	有（单独的测试包括 45 型）
自动化	半自动 / 全自动	半自动 / 全自动	全自动（Cobas 4800）	全自动（Tigris and Panther）
样本类型（量）	ThinPrep（4 mL），样本转运培养基	ThinPrep（2 mL）	ThinPrep（1 mL）	ThinPrep（1 mL）
需要预先等分	不需要	不需要	需要	需要
其他 STI 菜单	CT/NG	没有	CT/NG，HSV1/2	CT/NG，TV
初步筛查指征	没有	没有	有	没有

注：CT，沙眼衣原体；HSV，单纯疱疹病毒；LOD，检测限；NG，淋病奈瑟菌；PCR，聚合酶链式反应；STI，性传播感染；TV，阴道毛滴虫

致性为 82%～88%[165]。然而，与其他 HR HPV 检测相比，Cervista 检测可能特异性较差[166,167]。Cervista HPV-16 和 HPV-18 基因分型测试采用相同的裂解酶/Invader 技术。

Cobas HPV 测试是 FDA 批准用于宫颈癌筛查的第一个实时 PCR 方法[161]。它使用多重引物和水解探针同时检测 HPV-16 型和 HPV-18 型，并采用不同荧光标记探针检测其他 12 种 HR HPV 型，该测试包括检测人 β 珠蛋白基因作为提取和扩增充分性的内部对照，Cobas 4800 系统使用自动珠基 NA 提取和 PCR 组装，灵敏度和特异性与 HC2 和 Cervista HR HPV 测定相似，这是目前 FDA 批准的唯一指引初步筛查的检测方法。

HR HPV 型的 E6 和 E7 基因是已知的癌基因，由 E6-E7 多顺反子 mRNA 表达的蛋白质改变细胞 p53 和视网膜母细胞瘤蛋白质功能，导致细胞周期检查点破坏和基因组不稳定性，靶向检测这些癌基因的 mRNA 可能是比检测 HPV 基因组 DNA 更有效的检测宫颈疾病的方法[168]，Aptima HPV 测试以 HPV 病毒的 14 种 HR HPV 型的 E6/E7 基因的 mRNA 为靶标，该测试在单管中包括三个主要步骤：靶标捕获，通过转录介导的靶标扩增，通过杂交保护测定法检测扩增子，该测定已包含内部控制，以监测 NA 捕获、扩增和检测过程以及操作或仪器错误，与 Cervista 和 Roche 测定中使用的内部控制不同，它不评估采样充分性（细胞性）。Hologic 公司 /Gen-Probe 公司也提供基于上述相同原理检测和区分 HPV-16 型和 HPV-18/45型的辅助测试。

记忆要点 人乳头瘤病毒

· 女性大多数 HPV 感染是暂时的，宫颈癌的发展需要持续感染 14 种 HR 致癌类型中的一种，其中 16 型、18 型和 45 型是最常见的。

· 建议将 HR HPV 检测结合巴氏试验用于 30 岁以上女性的宫颈癌筛查（联合检测）。

· 如果两项检测结果均为阴性，则联合检测允许女性将检测间隔延长至 5 年，因为 HPV DNA 比巴氏试验更敏感，可用于检测有明显宫颈病变的女性。

· 目前，有 4 种经 FDA 批准的 HR HPV 型测试，每种测试都基于不同的扩增方法：杂交捕获、裂解酶 /Invader、实时 PCR 和转录介导的扩增。

呼吸道感染

病毒

感染呼吸道的病毒由可致人类发病的大量不同种群组成，并不断发现新病毒，常见病毒包括：甲型和乙型流感、1~4型副流感病毒（PIV）、呼吸道合胞病毒（RSV）、偏肺病毒、腺病毒（>50种不同类型）、鼻病毒（>100种不同类型）和冠状病毒（4种）。疾病谱范围从普通感冒到严重危及生命的肺炎。仅基于体征和症状区分病毒来源较困难，根据不同病毒病因，治疗会不同。感染这些病毒已经构成全球流行病和大流行病的公共卫生威胁：1918年，甲型流感大流行；1997年，人类因甲型禽流感H5N1感染而死亡[169]；2003年，严重急性呼吸综合征（severe acute respiratory syndrome，SARS）冠状病毒暴发；2009年，新型多次重排（猪样）甲型H1N1流感引起的大流行；2012年，在阿拉伯半岛出现中东呼吸综合征（Middle East respiratory syndrome，MERS）冠状病毒，这些都提醒人们新型呼吸道病毒可能对人类健康构成威胁[170]。新出现的呼吸道病毒检测需要多种方式，但分子方法对于它们的发现和表征以及诊断工具的开发至关重要。

急性呼吸道病毒感染：① 是婴幼儿住院和死亡的主要原因；② 导致哮喘急性发作、中耳炎和下呼吸道感染的问题；③ 导致免疫功能低下者和老年患者的急性疾病。快速诊断有助于有效治疗（如使用抗病毒药物，用于甲型流感病毒感染的奥司他韦）和管理（如减少用于病毒感染和感染控制的抗生素的不适当处方）。

基于抗原的快速 EIA 检测 TAT 短（以 min 计），但与培养方法或分子检测相比诊断敏感性差，且阳性预测值低，尤其是当患病率较低时，阻碍其应用。对鼻咽拭子、鼻咽抽吸物或冲洗样品进行离心后，采用直接荧光抗体（DFA）检测离心细胞上的病毒抗原的试验比快速抗原检测具有更高的检出率，并且在相对短的 2~4 h 内提供结果，然而，抗原检测方法的检出率均低于 NAAT。

细胞培养方法虽然比抗原检测方法慢，但被认为是检测多种病毒病原体的金标准，近年来培养方法已经优化，更适于检测：组合多种细胞系，并使

用壳瓶自旋放大培养方法将 TAT 从数周改善至数天，现在，将患者的浓缩样本加至生长于盖玻片上的细胞中，孵育 16~24 h 后进行荧光抗体检测，而不再等待发展至细胞病变效应，虽然已加快了可检测时间，但仍然需要 1~2 天时间以及重要的技术人员，并且不像分子检测方法那样灵敏。

与传统的病毒学培养或抗原检测相比，呼吸道病毒的分子检测具有几个优点：最重要的是，使用 PCR 或实时 PCR 分子检测的分析灵敏度始终优于传统方法[171-174]；分子检测结果更准确，因此患者可从最恰当的治疗决策中获益；感染控制工作者可更有效地实施预防或减少医院内传播的策略；可以设计多种分子检测方法以覆盖多种病毒病原体，包括难以培养的病毒。

尽管 NAAT 用于呼吸道病毒检测具有优势，但由于实时 PCR 检测多种病毒谱的能力有限，临床实验室最初应用速度较慢。有许多 LDT 和 FDA 批准的实时 PCR 检测能够在单一反应中检测 1~3 种不同的病毒，但如需全面覆盖呼吸道病毒谱，则需要建立一套涵盖多种检测的 PCR 组合，对大多数实验室并不实用。

目前，有几种 FDA 批准的多重呼吸道病毒组合能够检测多达 20 种不同的病毒靶标，从而为呼吸道病毒的综合诊断提供了简化的方法[175]，有关这些呼吸道病毒组合的重要参数的概述参见表 2.5。这些组合测试对于实验室真正具有变革性，可以显著提高诊断力，因为它们可以取代传统用于临床实验室检测呼吸道病毒的方法：有限的多重 NAAT 组合，抗原检测和基于培养的方法。

xTAG 呼吸病毒组合（RVP）v1 检测是一种基于多重 RT-PCR 的检测方法，采用多色荧光标记的微球（珠）杂交，可同时检测和鉴定 12 种呼吸道病毒和亚型[175]：首先多重 RT-PCR 引物扩增病毒的保守区域，然后在靶向特异性引物延伸反应中，用含有生物素的脱氧核苷酸标记病毒产物，扩增产物具有专有标签序列，用于与颜色编码微球上的病毒特异性探针杂交，杂交后，藻红蛋白标记的链霉抗生物素蛋白与生物素标记的引物延伸产物结合，荧

表 2.5　不同 FDA 批准的呼吸道病毒组合参数

参　数	Luminex xTAG RVPv1	Luminex xTAG RVP-Fast	FilmArray	eSensor
扩增子检测方法	荧光标记珠	荧光标记珠	熔解曲线分析	伏安法
实验室样本处理	不需要	不需要	需要	不需要
PCR 后处理	需要	需要	不需要	需要
手工操作时间（min）	70	45	3	55
通量	高	高	低	中等
分析时间（h）	7	4	1	6
总出报告时间（h）*	9	6	1.1	8
复杂程度	高	高	低	中等
可检测病原体	ADV INF A（H1，H3） INF B MPV RSV（A，B） RV/EV PIV（1，2，3）	ADV INF A（H1，H3） INF B MPV RSV RV/EV	ADV INFA（H1，H3，09H1） INF B MPV RSV RV/EV PIV（1，2，3，4） COV（HKU1，NL63，229E，OC43） 百日咳鲍特菌 肺炎衣原体 肺炎支原体	ADV INFA（H1，H3，09H1） INF B MPV RSV（A，B） RV PIV（1，2，3）

注：* 包括核酸提取所需的时间。ADV，腺病毒；COV，冠状病毒；EV，肠道病毒；INFA，甲型流感病毒；INFB，乙型流感病毒；MPV，偏肺病毒；PCR，聚合酶链式反应；PIV，副流感病毒；RSV，呼吸道合胞病毒；RV，鼻病毒

光信号在 Luminex xMAP 仪器上定量。该仪器包含两个激光器：一个用于识别颜色编码微球以鉴定微生物，另一个用于检测附着在引物延伸产物上的藻红蛋白信号，数据记录为平均荧光强度，软件分析数据并报告阳性结果。该测试包括单独的 λ 噬菌体扩增对照和用于提取和扩增的 MS-2 噬菌体内部对照。现已更新了初始版本以减少步骤和分析时间（RVP-Fast），RVP-Fast 不包括副流感病毒，不如 RVP 敏感。由于在两个版本的测试中都有较多 PCR 后处理步骤，因此必须注意避免扩增子交叉污染和假阳性结果。

BioFire Diagnostics 开发了一种称为 FilmArray 的 PCR 仪器及相关的试剂袋，可同时检测单份样品中的多种微生物。FilmArray 试剂袋含有冷冻干燥试剂，可进行 NA 纯化、反转录和巢式 PCR、多重 PCR，然后进行高分辨率熔解曲线分析。FilmArray 呼吸道检测组合（RP）设计用于同时检测和鉴定 17 种病毒和 3 种细菌呼吸道病原体（表 2.5）。测试开始前在 FilmArray RP 试剂袋加入水，加入未处理的含溶解缓冲液的患者鼻咽拭子样本，然后将试剂袋放入 FilmArray 仪器即可启动。该软件具有简单的界面，仅需要识别样本和袋条形码即可启动运行。使用多重两步 RT-PCR，然后对靶扩增子进行高分辨率熔解曲线分析，以检测每种组合中的分析物[176]，1 h 内报告结果；目前，该仪器设计用于每次运行仅测试单个样品，可以连接多个仪器，由于是完全封闭的系统，因此不会出现扩增子交叉污染导致的假阳性结果。

eSensor 系统（GenMark Dx）采用基于电化学检测的 DNA 微阵列技术[177]，这些微阵列由印刷电路板组成，电路板包含 76 个镀金电极，每个电极采用多组分自组装修饰，包含单层预合成的寡核苷酸捕获探针。NA 检测基于夹心测定原理：将靶 DNA 序列上的紧邻区域互补的序列设计为信号探针和捕获探针，基于序列特异性杂交，在捕获探针、靶序列和信号探针之间形成三元复合物，该过程使含有电化学活性的二茂铁标记的信号探针的 5′ 端紧邻电极表面，每个二茂铁基团中的亚铁离子经历循环

氧化和还原，导致电子的损失或增加，使用交流伏安法可测量电极表面处的电流，高次谐波信号分析可有助于区分二茂铁依赖的法拉第电流与背景电容电流。

eSensor 检测盒由印刷电路板、盖子和微流体组件组成，微流体部件包括隔膜泵和与蛇形通道对齐的止回阀，该蛇形通道在电极阵列上方形成杂交通道。eSensor 仪器包括 1 个基本模块和最多 3 个检测盒处理塔，每个塔有 8 个检测盒插槽，盒式插槽彼此独立地操作，一个包括三塔的系统通量在 8 h 内可达到 300 次测试，用于检测 14 种不同类型和亚型的呼吸道病毒的 eSensor 系统的呼吸道病原体组（表 2.5）已获得 FDA 批准[178]，由于该检测需要对样品进行 PCR 后处理，因此必须注意避免由扩增子交叉污染引起的假阳性结果。

Verigene 系统（Nanosphere）使用 PCR 扩增和纳米金颗粒标记的探针检测与排列在载玻片上的捕获寡核苷酸杂交的靶 NA：纳米金颗粒探针与所捕获的目标 DNA 靶标杂交后，对纳米金颗粒探针进行银信号放大，Verigene 读取器以光学方式扫描载玻片上的银信号，处理数据并产生定性结果。Verigene 系统检测甲型流感病毒，甲型流感病毒 H3 亚型，甲型流感病毒 2009 H1N1 亚型，乙型流感病毒和 RSV A 和 B 亚型的检测已被 FDA 批准[179]。该系统已开发出用于检测 13 种病毒和 3 种细菌靶标的多重呼吸道检测组合，并还能够扩大通量，在美国可作为 RUO 产品。

呼吸道病毒的分子检测将会继续包括旨在检测数量有限但特别重要的病毒（如甲型和乙型流感病毒和 RSV）的测试，以及检测更广泛的多种病毒的测试，因为对于这两种类型的测试临床均有需求。使用全面的呼吸道病毒组合大大提高了诊断通量和检测混合病毒感染的能力，然而，混合感染的临床意义尚未得到充分记录甚至了解。此外，测试选项较多，从简单的一体化的分子生物学检测系统到需要多个手动步骤的复杂测试，可满足各种临床实验室设置的不同需求。最近开发了针对甲型和乙型流感病毒的 CLIA 豁免测试（Alere），事实上，现在可以对呼吸道病毒进行即时分子检测，它在 15 min 内提供结果，可由非实验室人员执行操作，其性能特征与实验室中的 NAAT 类似[180]。

结核分枝杆菌

结核分枝杆菌（*Mycobacterium tuberculosis*）引起广泛的临床感染，包括肺部疾病、粟粒性结核、脑膜炎、胸膜炎、心包炎和腹膜炎、胃肠疾病、泌尿生殖系统疾病和淋巴结炎。美国结核分枝杆菌感染率在 20 世纪 90 年代后期呈现出历史最低水平，之后报道病例的数量开始增加[181]。这种复苏与艾滋病流行、无家可归者和结核防控项目关注度降低有关，由于移民，来自结核分枝杆菌感染率高的国家出生人口感染率持续上升，由于结核分枝杆菌感染的增加，已有较多注意力集中在对其快速诊断的测试的开发，其中分子方法是核心。

实验室确认结核的常规检测包括抗酸杆菌（AFB）显微镜涂片，可以在 24 h 内出结果，以及培养，需要 2～6 周出结果[182,183]。虽然 AFB 涂片镜检快速且廉价，但受限于敏感性较差（45%～80% 经培养证实的肺结核病例阳性），当非结核分枝杆菌常见时，其对结核病的阳性预测值（50%～80%）较差[183-185]。

与 AFB 显微镜涂片相比，NAAT 的意义还包括：① 当非结核分枝杆菌常见时，比 AFB 涂片阳性标本具有更高的阳性预测值（> 95%）；② 能够快速确认 60%～70% 涂片阴性，培养阳性的样本存在结核分枝杆菌[183-187]。与培养相比，NAAT 可以提前几周在 80%～90% 的疑似有肺结核最终通过培养得到证实的患者标本中检测到存在结核分枝杆菌[184,186,187]。这些优势可以影响患者护理和结核控制工作，如避免对 AFB 涂片阳性但不含结核分枝杆菌的患者进行不必要的接触调查或呼吸道隔离。

美国 CDC 建议对每名疑似肺结核患者的至少一个（最好是第一个）呼吸道标本进行 NAAT 检测，这些疑似患者包括：正处于怀疑但尚未明确结核病诊断的患者和根据检测结果会改变被管理模式及结核病防控力度的患者[188]。NAAT 也可用于指示在卫生保健机构中停止空气传播感染隔离预防措施的决定[189,190]。NAAT 不能取代培养需求；所有怀疑结核病的患者均应收集用于分枝杆菌培养的标本[188]。

目前，两种 FDA 批准的 NAAT 可用于直接检测临床标本中的结核分枝杆菌：结核分枝杆菌扩增直接检测（MTD 检测，Hologic/Gen-Probe）和

Xpert MTB/RIF 测定（Cepheid）。MTD 测试基于转录介导的核糖体 RNA 扩增，可用于检测 AFB 涂片阳性和涂片阴性呼吸道标本。Xpert MTB/RIF 测试使用实时 PCR 检测痰标本中的结核分枝杆菌的 DNA 以及与利福平耐药性相关的 *rpoB* 基因突变。利福平耐药性通常与异烟肼耐药性共存，因此，利福平耐药性的检测可作为潜在的多药耐药性结核分枝杆菌菌株的标志物。与 Cepheid 开发的其他分析类似，Xpert MTB/RIF 分析使用一次性检测盒，GeneXpert 仪器系统可自动进行 NA 提取，靶扩增和扩增子检测。用于检测结核分枝杆菌的 Xpert MTB/RIF 测试的灵敏度和特异性与 FDA 批准的其他结核分枝杆菌 NAAT 相似。多中心研究显示：怀疑患有结核病的受试者的存档和前瞻标本的利福平耐药性检测灵敏度为 95%，特异性为 99%。

由于美国利福平耐药率较低，因此应通过快速 DNA 测序确认 *rpoB* 基因突变的阳性结果，以便及时重新评估治疗方案，然后进行基于生长的药物敏感性测试[190]。美国 CDC 免费提供这些服务。

■ 百日咳鲍特菌

鲍特菌属由 8 个种组成，其中 4 种可引起人类呼吸道疾病：支气管败血鲍特菌、霍氏鲍特菌、副百日咳鲍特菌和百日咳鲍特菌（*Bordetella pertussis*）。百日咳是由百日咳鲍特菌引起的高度传染性呼吸道疾病，尽管儿童接种了大量疫苗，但 2014 年美国报道的病例超过 28 660 例。报道的病例仅代表"冰山一角"，估计每年在美国发生 80 万～330 万例病例。尽管百日咳最常发生在 1 岁以下的儿童中，但近年来大龄儿童的发病率大幅增加，感染或接种疫苗几年后免疫力下降的青少年和成人将细菌传播给易感婴儿。大龄儿童和成人的百日咳通常以长时间咳嗽为特征而没有通常在婴儿中观察到的吸入性哮鸣音或咳后呕吐现象。

副百日咳鲍特菌可能导致高达 20% 的百日咳样疾病，更常见于幼儿[192]。病情通常比百日咳鲍特菌温和。支气管败血鲍特菌不常导致人类感染，通常发生在免疫受损的个体中，病例通常有农场动物或宠物暴露史，因为它们是支气管败血性鲍特菌的天然宿主[193]。霍氏鲍特菌是最近发现的与人类百日咳样疾病相关的微生物[194]。鲍特菌属 4 个种都在人类呼吸道疾病中发挥重要作用，对于百日咳样患者的 NAAT 设计应该考虑包括它们 4 种[195]。

在过去的 20 年中，百日咳的实验室诊断已经发生了根本性的变化。在临床实验室中，鼻咽分泌物的培养和 DFA 染色现在很大程度上被 NAAT 取代。虽然培养对诊断具有特异性，但它相对不敏感，百日咳鲍特菌的苛养性质和缓慢生长使其难以分离。尽管 DFA 染色可以提供快速结果，但它既不敏感也不特异。当菌体无法通过培养或 NAAT 检测以及在疾病暴发的调查中时，血清学检测在疾病后期可能有用，但是测试没有标准化，因此结果可能难以解释。

与培养相比，NAAT 是诊断百日咳的重要工具，具有不断增强的敏感性和快速报告周转时间，现在被认为是标准诊治手段，但可以出现假阳性和假阴性结果，如后面所述。具有不同性能特征的主要基于实时 PCR 的各种 LDT 均有在临床实验室中应用。目前，百日咳鲍特菌仅有两种经 FDA 批准的 NAAT：一种是基于环介导扩增的独立测试（meridian biosciences），另一种是呼吸道组合检测的一部分（BioFire 诊断）。

NAAT 可有效用于鲍特菌属间的鉴别，同时也可鉴别与鲍特菌属具有同源性的其他菌属[195]。大部分的 NAAT 通过检测多拷贝插入序列（IS）来提高敏感度。IS481 是百日咳鲍特菌最有效的多拷贝靶点，也可见于霍氏鲍特菌及支气管脓毒鲍特菌。因此，以 IS481 作为唯一靶位来检测百日咳鲍特菌存在一定的局限性，特别是在暴发流行中，会出现假暴发。IS1001 见于副百日咳鲍特菌和支气管脓毒鲍特菌中，但霍氏鲍特菌中未发现该靶基因。IS1002 见于百日咳鲍特菌和副百日咳和副百日咳鲍特菌，而霍氏鲍特菌或支气管脓毒鲍特菌中不存在 IS1002。针对上述 3 种 IS 多拷贝靶点的组合应用可检测鉴别与临床感染相关的鲍特菌属，如百日咳鲍特菌、副百日咳鲍特菌和霍氏鲍特菌。

基于单拷贝基因的检测也有相关的报道[195]。百日咳毒素启动子区域（pertussis toxin operon，PT）常用于检测百日咳鲍特菌。该靶点同时见于副百日咳鲍特菌和支气管脓毒鲍特菌中，但在这两种菌中由于启动子区域存在突变，该蛋白不表达。霍氏鲍特菌中未发现 PT 启动子。应用 RT-PCR 通过分析不同的溶解温度来检测鲍特菌 PT 启动子区域中的突变位点，从而鉴别副百日咳鲍特菌与支气管脓毒鲍特菌。编码百日咳杆菌黏附素、丝状血凝素、腺苷酸环化酶、REC A、鞭毛蛋白和 BP3385 蛋白的基因序列可存在于不同的菌种间。有研究表明，BP283 和 BP485 可作为检测百日咳鲍特菌的特异性基因靶点[196]。目前，仅有百日咳毒素应用于临床分子诊断，其他上述单拷贝基因靶点均未得到临床证实。

NAAT 结果阳性预测值仍然是检测中所面临的挑战。临床流行病学研究表明，利用 IS481 检测百日咳鲍特菌时，若咽拭子被霍氏鲍特菌及支气管脓毒鲍特菌污染，其结果应考虑假阳性。有报道表明，临床物体表面存在的百日咳鲍特菌 DNA 可导致住院患者该菌的假暴发[197]。因此，可以通过增加特异性扩增靶点（如采用双重或三重 PCR 方法）来提高 NAAT 检测百日咳鲍特菌的准确度。与此同时，临床分子实验室应对洁净区和污染区进行有效的物理隔离。对患者进行检测时，仅检测有症状者[195]。NAAT 检测百日咳鲍特菌的注意事项及对结果解释的相关指南可见 CDC 网站。

血流感染

血培养鉴定

血流感染的实验室检测是临床微生物实验室最重要的作用之一。使用传统培养方法，大多数病原体经 12～72 h 孵育，血培养系统可发出阳性报警，随后对报警阳性的培养液进行革兰染色，同时立即转种固体培养基。当菌落在培养基上生长时，进行鉴定和药敏试验。当血培养发出阳性报警后，通常需要 24～48 h 才能完成相关的试验。通过直接使用报阳的血培养液进行鉴定和药敏试验虽然可以减少传代培养所需的时间，但是这种操作作用于自动鉴定和药敏试验系统未经 FDA 批准。

目前已有多种基于核酸扩增的方法，可有效缩短鉴定血培养中病原菌所需的时间。其中 FDA 批准的检测方法包括肽核酸荧光原位杂交（PNA FISH）、RT-PCR，以及基于巢式 PCR 和金纳米颗粒微阵列的血培养鉴定板[198]。基质辅助激光解吸电离飞行时间质谱（MALDI-TOF-MS）通过使用蛋白质组学对病原体进行鉴定。阳性血培养瓶中的病原体可直接应用该方法进行鉴定[199]。这些方法的主要特点见表 2.6。

PNA FISH 探针是一种 DNA 探针，其中带负电荷的糖磷酸骨架被带中性电荷的肽骨架取代。这种中性电荷结构使探针与靶核酸的结合时不存在静电排斥作用，因此杂交更加紧密、快速[200]。PNA FISH 技术可用于快速鉴定金黄色葡萄球菌和凝固酶阴性葡萄球菌、粪肠球菌和其他肠球菌、大肠埃希菌、肺炎克雷伯菌、铜绿假单胞菌、白念珠菌、近平滑念珠菌、热带假丝酵母和光滑念珠菌和（或）克柔念珠菌（AdvanDx 商品）。操作简便，仅需 5 min，30 min 后通过荧光显微镜观察结果。

目前有许多实验室已经开发了一些核酸扩增技术，这些技术可从报阳的血培养中直接鉴定病原

表2.6　几种快速血培养鉴定方法的比较

特　　点	巢氏多重 PCR (FilmArray)	金纳米颗粒微阵列	PNA FISH	MALDI-TOF-MS
包容性*	+++	+++	+	++++
手工操作时长	2 min	5 min	5 min	30 min
结果等待时间	1 h	2.5 h	30 min	35 min
技术复杂性	+	++	++	+++
抗生素耐药基因	是（3）	是（9）	否	否
试剂成本	$$$$	$$$	$$	$

注：* 检测常见血液感染病原体的能力。PCR，聚合酶链式反应；PNA FISH，肽核酸荧光原位杂交。

微生物，但是这些方法尚未在临床实验室中得到广泛应用。与此同时，可用于商品化的检测试剂较少。金黄色葡萄球菌引起的菌血症需要及时的病原学诊断以及正确的抗生素治疗。对于疑似金黄色葡萄球菌感染的菌血症来说，使用万古霉素是标准治疗方案。因为在大多数临床微生物实验室，50% 或更多分离的菌株是耐甲氧西林金黄色葡萄球菌（MRSA）；然而，万古霉素对甲氧西林敏感的金黄色葡萄球菌（MSSA）菌株的效果不如甲氧西林。因此，快速鉴别 MSSA 和 MRSA 在血流感染中十分重要。BD GeneOhm StaphSR（BD Diagnostics）和 Xpert MRSA/SA BC（Cepheid）是 FDA 批准的两种实时 PCR 试剂盒，可直接用于鉴别阳性血培养中的 MRSA 和 MSSA[201, 202]。由于鉴定板的设计和基因靶点选择的不同，每种方法在准确鉴别 MRSA 和 MSSA 都具有一定的局限性。相关详细信息，请参阅本章有关抗菌药物耐药性部分。

FDA 批准的高阶位（high-order）两项成熟的多重检测体系，可直接检测血培养中病原微生物。包括 Verigene 革兰阳性和革兰阴性细菌鉴定板（Nanosphere）及 FilmArray 血培养鉴定（BCID）系统（BioFire Diagnostics）[203-205]。两种方法检测的耐药基因见专栏 2.1。

专栏 2.1 　FilmArray 和 Verigene 血培养鉴定板检测的病原体种类及抗生素耐药基因比较

FilmArray 系统		Verigene 系统	
革兰阳性		革兰阳性	革兰阴性
肠球菌属		葡萄球菌属	大肠埃希菌 / 志贺菌
单核细胞增生		李斯特菌	肺炎克雷伯菌
葡萄球菌属		表皮葡萄球菌	克雷伯菌
金黄色葡萄球菌		里昂葡萄球菌	铜绿假单胞菌
链球菌		链球菌属	不动杆菌属
无乳链球菌		咽峡炎链球菌	变形杆菌
肺炎链球菌		无乳链球菌	柠檬酸杆菌属
化脓性链球菌		肺炎链球菌	肠杆菌属
		化脓性链球菌	
革兰阳性		粪肠球菌	抗生素耐药基因
鲍曼不动杆菌		屎肠球菌	bla_{KPC}
嗜血杆菌流感		李斯特菌属	bla_{NDM}
脑膜炎奈瑟菌			bla_{CTx-M}
铜绿假单胞菌		抗生素耐药基因	bla_{VIM}
肠杆菌科		$mecA$	bla_{IMP}
阴沟肠杆菌复合体		$vanA$	bla_{OxA}
大肠埃希菌		$vanB$	
肺炎克雷伯菌			
克雷伯菌			
变形杆菌			
黏质沙雷菌			
真菌			
白念珠菌			
光滑念珠菌			
克鲁斯念珠菌			
近平滑念珠菌			
热带假丝酵母			
抗生素耐药基因			
$mecA$			
$vanA/B$			
bla_{KPC}			

FilmArray BCID 使用的技术和之前提到的技术相同，可同时在一块板上联合检测包括革兰阳性细菌、革兰阴性细菌及多种酵母菌在内的 24 种病原菌和 3 种抗菌药物耐药基因[205]。该鉴定板可以鉴定出阳性血培养物中 80%～90% 病原微生物，并检测对甲氧西林耐药葡萄球菌，对万古霉素耐药肠球菌及产碳青霉烯酶的革兰阴性肠杆菌科细菌。

Verigene BCID 系统采用纳米金基因芯片法可直接从阳性培养瓶中鉴定病原微生物，不需要进行核酸扩增。当血培养瓶出现阳性报警时，根据革兰染色结果选择不同的血培养鉴定板（或全部选择）。Verigene 革兰阳性菌血培养鉴定板已被批准测定 12 个属或种的细菌以及 3 种耐药基因。Verigene 革兰阴性菌血培养鉴定板可以在 2.5 h 内检测 8 个属或种和 9 个耐药基因。革兰阳性菌血培养鉴定板可以检测 *mecA*、*vanA* 和 *vanB* 基因，革兰阴性菌血培养鉴定板可以检测 6 种不同的 β-内酰胺酶基因。检测真菌的 Verigene 鉴定板正在开发中，该鉴定板可以检测白念珠菌、杜氏假丝酵母、光滑念珠菌、克鲁斯念珠菌、近平滑念珠菌、热带假丝酵母、隐球菌和新型隐球菌。

血流感染大部分的病原体都可通过 FilmArray 和 Verigene 鉴定板进行快速鉴定，与此同时可给临床提供相关病原体的耐药信息。临床可及时结合相关的检测信息，进行有效的抗菌药物干预，改善败血症患者的预后[206]。

直接病原体检测

前面部分主要讨论如何对血培养阳性的病原体进行快速鉴定，这代表着病原微生物检测技术的快速发展。然而，血培养出现阳性报警之前还需花费 1～5 天，检测的时间和临床对败血症患者采取治疗的时间需求不一致。在不需要培养的情况下直接检测血液中的病原体是最理想的，但仍存在挑战。样本制备、病原体 DNA 的富集、前期样本制备与后期分子分析，这些分析几乎可以识别所有病原体，由于操作的复杂，因此很难得到广泛应用。此外，鉴于细菌培养方法的敏感性（金标准）的限制，用于直接检测血液中微生物 DNA 的高灵敏度分子方法对重复性提出了重大挑战。

与其他直接检测血液中微生物的方法相比，罗氏 SeptiFast 系统应用的时间更长[207]。该方法采用 LightCycler 系统，基于实时定量 PCR 方法，靶位点针对核糖体内部转录间隔区。可直接从血液中检测 10 种革兰阳性球菌、10 革兰阴性杆菌和 5 种真菌。通过分析熔解曲线进行菌种鉴别。该检测技术复杂，需要大量时间进行操作，并且需要约 6 h 的分析时间。临床评估的数据表明，与血培养相比，该技术在临床应用中的敏感性和特异性均较低[208-211]。

另一种直接检测血源性和其他体液源性病原体的分子方法是将 PCR 扩增与电喷雾电离质谱相结合（PCR-ESI-MS）的技术，该方法的前身是由 Ibis Biosciences 研发。现属于 Abbott Molecular。该技术已在其他地方有相关的详细描述[212]，简而言之，该技术将来自不同微生物的共有基因经过 PCR 扩增，随后 ESI-MS 进行全自动电喷雾离子化质谱分析。PCR 扩增子的重量具有特异性，其可以与数据库中的已知特征进行比对。PCR 扩增后，对扩增子混合物进行 ESI-MS 分析，从而分析每个扩增子的 A、G、C 和 T 碱基组成，随后将该基本构成与来源已知微生物碱基序列的碱基构成数据库进行比对。该技术可准确识别血液及其他体液、组织中的各种病原微生物[213]。在 331 名疑似血流感染患者的血液中，使用 PCR-ESI-MS 系统直接检测病原微生物，通过与普通培养相比，发现 PCR-ESI-MS 系统的敏感性和特异性分别为 83% 和 94%[214]。对已经确认血培养阳性的标本，使用 PCR-ESI-MS 方法进行重复检测，其灵敏度和特异性分别提高到 91% 和 99%。Ibis/Abbott 研发了一个自动化的集成平台，该平台可用于临床样品的 PCR-ESI-MS 分析，称为 IRIDICA。该平台的血流感染检测系统可识别多达 500 种不同的病原体和 4 种耐药基因，目前正处于临床试验阶段。

另一种有望直接检测血液中病原体的新技术是基于 T2 磁共振（T2MR）[215]。T2 Biosystems 公司开发了一种可以在疑似念珠菌菌血症患者的血液中，直接检测出念珠菌的产品。该产品通过裂解念珠菌细胞，PCR 扩增 DNA，并通过扩增子诱导的超磁纳米颗粒聚集，直接在全血中检测扩增产物。这样的聚集改变磁共振信号，也就是 T2 弛豫信号，使其可通过磁共振检测。T2MR 采用小型化磁共振技术，它是为在 T2 磁共振（T2MR）平台 T2Dx 上使用而设计的。T2Dx 仪器可自动完成测定中的所有步骤，手动操作时间约为 5 min，结果可在 3～5 h 内完成。T2 Candida 系统获得 FDA 批准，其临床试验数据显示总体敏感性和特异性分别为 91.1% 和 99.4%[216]。T2 Biosystems 公司正在开发一个用于直接检测血液中细菌的系统。

中枢神经系统感染

单纯疱疹病毒

1 型和 2 型单纯疱疹病毒（HSV）可引起各种临床综合征，包括皮肤黏膜、眼睛、中枢神经系统以及生殖系统的感染。尽管核酸扩增技术已经用于所有表现单纯疱疹的患者之中，本部分仅讨论通过 PCR 检测中枢神经系统（CNS）的 HSV 疾病。PCR 扩增技术作为诊断标准，现已成为许多实验选择的方法。

单纯疱疹病毒可引起脑炎和脑膜炎。在成人中，HSV 脑炎通常由 HSV 1 型感染，HSV 脑膜炎最常由 HSV 2 型引起。HSV 脑炎具有高发病率和高死亡率。未经治疗的患者死亡率超过 70%。阿昔洛韦治疗能将死亡率降低至 19%～28%。幸存者中神经系统损害很常见（≈50%）[217]。HSV 脑炎可分为原发感染和复发感染。HSV 脑膜炎通常是一种自限性疾病，无须治疗即可在数天内恢复。在一些患者中，该疾病可在数年内复发，表现为淋巴细胞性脑膜炎[218]。

在美国，新生儿 HSV 感染率在 1:（3 500～5 000）。感染常发生在阴道分娩时，此时胎儿暴露于含 HSV 的母体分泌物中。主要属于 HSV2 型。感染的新生儿中约 45% 可出现皮肤、眼部和口唇黏膜的疾病；脑炎占 35%；播散性疾病占 20%。由于播散性疾病通常与神经系统疾病有关，因此在 HSV 感染的新生儿中约有 50% 发生中枢神经系统疾病。

单纯疱疹病毒引起的脑炎临床症状与其他病毒引起的脑炎临床症状比较相似，不易区分，如西尼罗病毒、圣路易斯脑炎病毒和东部马脑炎病毒引起的脑炎。诊断 HSV 脑炎的金标准是细胞培养或免疫组织化学染色。这种方法具有高灵敏度（99%）和高特异性（100%），但它是一种侵入性操作，且耗时较长。脑脊液（CSF）培养对成人 HSV 脑炎的诊断敏感性低于 10%。检测 CSF 中 HSV 抗原或抗体的敏感度和特异度为 75%～85% 和 60%～90%[217]。由于传统方法的局限性，高敏感度检测脑炎患者脑脊液中 HSV DNA 的方法已得到广泛关注。有研究表明，对疑似 HSV 脑炎患者的 CSF 标本分别进行 HSV PCR 和脑活检[219, 220]，PCR 的灵敏度和特异性均大于 95%，治疗后的 5～7 天，PCR 的敏感度并未显著降低。在疾病的早期，通常指在出现症状前的 24 h 内，PCR 呈阳性，经过治疗后，HSV DNA 仍可持续存在于 CSF 中数周。

目前已有用于临床检测新生儿 HSV 感染的 HSV PCR 试验。有研究表明，在患有 CNS 婴儿的 CSF 中有 76%（26/34）能检测到 HSV DNA；播散性感染者有 94%（13/14）检测到 HSV DNA；患有皮肤、眼睛或口腔疾病的婴儿中有 24%（7/29）检测到 HSV DNA[221]。新生儿脑脊液中 HSV DNA 持续时间与预后密切相关。若治疗开始，HSV DNA 持续 1 周阳性，即预后不佳[222]。通过 PCR 检测脑脊液中的 HSV DNA 已成为诊断 HSV 脑炎和新生儿 HSV 感染的标准方法。在患有播散性疾病的新生儿中，可以在血清或血浆样本中检测 HSV DNA，该方法在不能进行腰椎穿刺的新生儿中同样适用。尽管 HSV PCR 的灵敏度很高，并未达到 100%。因此，PCR 阴性不能排除由 HSV 引起的神经系统疾病，若高度怀疑 HSV 感染，应重复检测。

虽然复发常见于 HSV 脑膜炎，但是与 HSV 脑炎一样，临床鉴别其他病毒引起的脑膜炎并非易事。与 HSV 脑炎不同，PCR 诊断 HSV 脑膜炎的方法未得到相关的临床评估。尽管如此，由于 CSF 标本病毒培养的敏感度仅为 50%，因此，HSV PCR 是检测 HSV 脑膜炎常用的方法[223]。

FDA 已经批准了几种用于检测生殖器标本中 HSV DNA 的商品化试剂，但对于脑脊液样本 FDA 仅批准了一种，即 Simplexa HSV 1 和 2 Direct Kit（Focus Diagnostics）。公司提供作为 ASR 的引物和探针，使用 LDT 检测系统进行检测。

该方法设计相同的灵敏度检测 1 型和 2 型 HSV。两种不同分型的 HSV 感染，其临床治疗是类似的，因此区分 1 型和 2 型 HSV 是不必要的。检测 HSV DNA 的靶点包括编码聚合酶、糖蛋白 B、糖蛋白 D 或胸苷激酶的基因。这些靶点应具有特异性，即引物不能扩增与神经系统疾病相关的其他疱疹病毒的 DNA，如巨细胞病毒、水痘 - 带状疱疹病毒、6 型人疱疹病毒和 EB 病毒。

单纯疱疹病毒 PCR 检测需要低检测限（每毫升标本数百拷贝）才能用于评估神经系统疾病。对于脑膜炎的诊断尤其如此，因为脑膜炎 CSF 中的 DNA 浓度往往低于脑炎。HSV 神经系统疾病常伴随 CSF 白细胞计数或蛋白质含量的升高。但是对于免疫功能低下的患者需谨慎，因为这类患者 HSV 感染可能不会产生典型的炎症反应。虽然 CSF 标本的 HSV PCR 是诊断神经系统疾病的黄金标准，但其敏感度和特异度并非 100%。由于少数已确诊 HSV 脑炎的患者中感染初期 PCR 结果可为阴性，所以应结合患者临床表现解释检测结果；若结果与临床表现不符，则应在 3～7 天后进行重复检测。

肠道病毒

肠道病毒（enterovirus，EV）是一组属于微核糖核酸科的单链 RNA 病毒。目前，人类肠道病毒分为 7 个种类：肠道病毒 A～D 和鼻病毒（rhinoviruses，RV）A～C。EV A～D 包含以前称为柯萨奇病毒、EV、脊髓灰质炎病毒和埃可病毒的病毒。副肠孤病毒属（PeV）包含 16 种不同的血清型，最初被认为是埃可病毒。尽管基因组构成与 EV 相似，但 PeV 的起源尚不确定。EV 和 PeV 感染有许多临床表现，包括新生儿急性无菌性脑膜炎、脑炎、皮疹、结膜炎、急性呼吸道疾病、胃肠道疾病、心包炎和脓毒症样综合征。EV 感染的诊断通常基于临床表现和 NAAT。

病毒培养方法有几个缺点，包括要求接种多种细胞系，因为没有一个细胞系是适合所有 EV 类型的；某些 EV 类型无法通过细胞培养获得；细胞培养的诊断灵敏度有限（65%～75%），以及 EV 在细胞培养中长达 3～8 天的周期[224]。传统的培养周期较长，临床治疗期间很难快速获得结果。与前者相比，核酸扩增检测具有几个重要优势，即灵敏度高和检测周期短。因此，核酸检测被认为是诊断由 EV 和 PeV 感染引起的无菌性脑膜炎和新生儿败血症的新金标准。

临床标本肠道病毒 RNA 的检测方法有 RT-PCR 和核酸序列扩增两种。临床试验中通常使基因组中高度保守的 5′ URT 靶位点来检测脊髓灰质炎病毒和 EV[225]。尽管这些病毒都可引起无菌性脑膜炎，但不能通过该特异性靶位点对副肠孤病毒（parechoviruses）进行检测。通常，分子检测灵敏度高，感染剂量（TCID50）在 0.1～50 即可检出。该检测非常特异，但同源性高的序列可引起假阳性[226, 227]。目前，有两款脑脊液 EV 检测试剂盒通过了 FDA 的认证，分别是 NucliSENS EasyQ（bioMérieux）和 Xpert EV（Cepheid）。但是，NucliSENS EasyQ EV 试剂盒不能通过商业渠道获得。Xpert EV 敏感性为 97%，特异性达到 100%[228]。Xpert 操作简单：将样品和试剂放入检测匣。经过自动化的核酸的提取、扩增和检测，2.5 h 内即可出检测结果，并可随时进行检测。

临床治疗评估研究表明，肠道病毒感染的核酸检测其敏感性和特异性都高于细胞培养，同时缩短了检测周期。有研究表明，通过分子方法诊断婴儿和儿童的肠道感染，其抗生素使用会减少，辅助检查也会减少，同时费用会降低[229-231]。为了最大限度地提高患者治疗效果并节省成本，推荐每天进行检测。

如前所述，许多 EV 检测试剂盒针对鼻病毒以及脊髓灰质炎病毒。若检测呼吸道或粪便样本时，会引起假阳性。EV 脑膜炎的诊断试剂盒检测样本应是脑脊液，新生儿败血症综合征时检测的样本最好选用血清、血浆或脑脊液。

胃肠炎

艰难梭菌

艰难梭菌（*Clostridium difficile*）是一种革兰阳性产芽孢厌氧杆菌，常见于健康婴儿的粪便中，而在健康成人和 12 个月以上儿童的粪便中少见。艰难梭菌能够以芽孢的形式通过胃酸屏障并在结肠中重新萌发生长，艰难梭菌定植后可能会出现腹泻或结肠炎等症状，抗菌药物的使用导致肠道菌群紊乱，将有助于该菌在肠道中的定植。大多数艰难梭菌可以产生两种毒素：毒素 A 和毒素 B，其编码基因 *tcdA* 和 *tcdB* 的表达受到调节蛋白 TcdR 和 TcdC 的调控。毒素 A 和毒素 B 的产生是引发临床症状的主要原因，缺乏毒素基因的菌株不会引起腹泻或结肠炎，毒素 B 在疾病发生中起主要作用[232]。检测这些毒素或其活性对艰难梭菌感染的诊断是必不可少的。此外，在一些艰难梭菌中还发现了另一种毒素即二元毒素。近期有报道表明，编码二元毒素的菌株负向调节基因 *tcdC* 部分碱基对缺失，导致毒素 A 与毒素 B 过表达（如核糖体型 027 菌株），引起高毒力菌株暴发流行[233]。

艰难梭菌感染是引起医院和社区获得性腹泻和结肠炎的常见原因。艰难梭菌感染的风险随着住院时间的延长而增加，抗菌药物的治疗显著增加了艰难梭菌感染的概率。艰难梭菌感染的患者可从无症状的带菌状态到暴发性、复发性和致死性结肠炎；从轻微的腹泻至严重的腹泻等。其中伪膜性结肠炎是典型的临床表现，有时可见中毒性巨结肠。通常认为克林霉素、青霉素和头孢菌素的使用与感染的发生密切相关，但其实几乎所有接受过抗菌药物治疗的患者都可引起该类疾病。

还有许多非核酸扩增的方法也可用于诊断艰难梭菌的感染，但由于艰难梭菌感染性疾病的诊断需要确定感染菌株是否产生毒素，因此，只是单纯地进行细菌培养是远远不够的。目前，已经出现了多种可用于诊断艰难梭菌感染的非 NA 检测方法。其中，细胞毒性中和试验（CCNA），即检测毒素 B 的细胞病变效应能否被抗毒素中和的方法被认为是临床上诊断艰难梭菌感染的金标准。该检测方法具有极高的灵敏度和特异度，但操作复杂，技术要求高，且检测周期为 1～3 天，因而限制了其在临床中的应用[234]。目前，最常用的检测毒素 A 和（或）毒素 B 的方法是酶联免疫法（EIA）和侧向液流装置。但总的来说，这些检测方法的灵敏度（45%～95%）和特异度（75%～100%）均低于细胞毒性检测。由于部分艰难梭菌可能不产生毒素 A，因此能够同时检测毒素 A 和 B 的 EIA 成为临床首选诊断方法。另外，还可以检测艰难梭菌的常见抗原谷氨酸脱氢酶（GDH），但该试验不能区分产毒和非产毒菌株，因

而不能单独用于诊断艰难梭菌感染性疾病，需要进一步联合细胞毒性试验、检测毒素的 EIA 或检测毒素 B 基因的 NAAT 来确诊阳性结果。由于 GDH 检测具有较高的阴性预测值，因而可以作为一种有效的筛查试验。一项研究对 GDH 检测联合 CCNA 的两步诊断法进行了评估，该研究使用 GDH 检测进行初筛，并进一步通过 CCNA 来检测抗原阳性标本中的毒素产生情况。结果显示，抗原检测阴性的菌株中 CCNA 同时也为阴性的达到 99% 以上[235]。但该方法的局限性在于 CCNA 具有较长的检测周期，因而会导致诊断延迟。近期以来，GDH 检测联合毒素 EIA 和 NAAT 的多步骤诊断法已经开始应用于临床实验室[236]。

鉴于传统方法的局限性，分子检测成为诊断艰难梭菌感染的良好替代方法。第一种用于检测粪便中艰难梭菌的 NAAT 方法于 2009 年获得批准。在撰写本文时，已经有 15 种不同的检测平台获得了 FDA 批准，可通过包括实时 PCR、环介导扩增、解旋酶依赖性扩增和基因芯片技术等在内的多种不同方法进行检测。其中，有部分平台是专为小规格和按需检测的实验室所设计，而另一部分则更适用于大规格、大批量的检测。这些试验可以检测多种靶基因，包括 *tcdA*、*tcdB*、*cdtA* 和 *tcdC*，其中后两者可以用于鉴定核糖体型 027 菌株。

尽管 NAAT 具有很高的阴性预测值和临床分析的灵敏度，并且已经取代了实验室中其他诊断艰难梭菌感染的方法，但该方法在诊断细菌感染的同时也会检测到定植细菌，因而其特异度和阳性预测

记忆要点 艰难梭菌

- 相关疾病临床症状从轻度细菌性腹泻到危及生命的中毒性巨结肠，医院获得性和社区获得性都可见。

- 用于检测艰难梭菌毒素 B 基因的核酸扩增技术与传统诊断方法相比具有几个优点，包括提高灵敏度、高阴性预测值和缩短检测时间。

- 对核酸扩增技术的特异性和阳性预测值的担忧，一些实验室采用多步骤检测的方法来解决无症状艰难梭菌菌株携带者定植的问题。

值令人担忧[236]。正如之前所提到的，一些实验室已经开始使用 GDH 检测联合毒素 EIA 和 NAAT 的多步骤诊断法，但这些方法仍然存在操作复杂和诊断延迟等不足，并且最终的成本效益低于单独使用 NAAT。总之，无论实验室如何选择检测方法，该试验都应仅限于对腹泻患者的诊断，以提高疾病发生的预测率，从而缓解由定植产毒素菌株引起的无症状感染的困扰。

胃肠道病原体组

传染性胃肠炎（infectious gastroenteritis，IGE）是全球发病率和死亡率的主要原因。腹泻病对发展中国家的影响不尽相同，但 IGE 仍然是工业化国家的一个重大问题。在美国，每年大约发生 1.788 亿例 IGE，其中有 474 000 例患者接受住院治疗及 5 000 例患者死亡[237]。IGE 的发生与多种病原体相关，包括细菌、病毒和寄生虫。因为无论病因如何，腹泻均是 IGE 的主要症状，所以其临床表现对 IGE 特定病因的诊断几乎没有帮助。因此，IGE 病因学的准确识别能为患者个体管理、感染控制和公共卫生干预提供重要信息。

在美国，常见的 IGE 诊断为患者提供了各种检测方法，包括抗原检测、培养、虫卵和寄生虫的显微镜检查，以及单靶位点的 NAAT，这些方法都用来检测与 IGE 有关的病原体或毒素。此外，诊断方法的选择需要根据患者的年龄、疾病严重程度、免疫功能低下状态、腹泻的持续时间和类型、旅行史和患病季节时间来决定[238]。通常来说，由于临床医师对每种诊断方法的适用范围不够了解，因此可能会漏检。在实验室中，检测所有可能的病原体不但耗时费力，而且仪器维护费用昂贵，对技术人员

专业知识要求较高。此外，传统的微生物学检测方法对 IGE 的许多主要病原体敏感性有限。

核酸序列扩增的应用可提高 IGE 的流行病学诊断、治疗[239]。FDA 已经批准了 5 个用于检测肠道病原体组的试剂盒。表 2.7 对这些试剂盒的主要特征进行了比较。该系统应用不同的技术，同时测定的靶基因和类型等方面均有不同。Prodesse ProGastro SSCS 分析（Hologic/Gen-Probe）使用实时荧光定量 PCR 技术检测鉴定沙门菌属、志贺菌属和弯曲杆菌属，同时可以在不同大肠埃希菌的混合物中鉴别产志贺毒素 1（stx1）和志贺毒素 2（stx2）两种大肠埃希菌[240]。这项分析诊断需要 NA 提取和 PCR 设置。BD MAX EBP（BD 诊断）使用单个实时荧光定量 PCR 来检测病原体和毒素：沙门菌属、志贺菌属或者肠道侵袭性大肠埃希菌、弯曲杆菌属和 stx1/stx2。与 Prodesse ProGrastro SSCS 分析不同的是，BD MAX 可以自动完成从样品制备到靶基因扩增和检测的所有步骤[241]。

目前已经开发了其他系统用于扩展检测到的细菌组，这其中包括病毒和原虫。Luminex xTAG GPP 使用多重 PCR 技术和液珠阵列检测和区分 8 种细

表 2.7　FAD 批准的肠道病原体平台的比较

特　点	ProGastro SSCS	BD MAX EBP	Verigene EP	xTAG GPP	FilmArray GI
技术	实时 PCR	实时 PCR	PCR 和金纳米颗粒微阵列	PCR 和微珠阵列技术	巢式 PCR 和熔解曲线分析
自动化程度	样本提取，手动设置 PCR	全自动	全自动	样本提取，手动设置 PCR，PCR 后扩增产物转移	全自动
通量	分批处理（16/ 温度循环仪）	分批处理（24）	1/run	分批处理（受核酸萃取仪限制）	1/run
分析时间（h）	3	1.5	2	4	1
靶位点	5（3 种细菌，2 种毒素）	4（3 种细菌，1 种毒素）	9（3 种细菌，1 种毒素，2 种病毒）	14（8 种细菌，3 种病毒，3 种原虫）	21（12 种细菌，5 种病毒，4 种原虫）
花费	$$	$	$$$	$$$	$$$

注：PCR，聚合酶链式反应

菌、3 种病毒和 3 种原虫（protozoa），包括弯曲杆菌属、艰难梭菌（毒素 A 和毒素 B）、大肠埃希菌 O157、产肠毒素大肠埃希菌、产志贺样毒素大肠埃希菌、沙门菌属、志贺菌属、霍乱弧菌、腺病毒 40/41、诺如病毒 G I/G II、轮状病毒 A、隐孢子虫属、溶组织内阿米巴和贾第鞭毛虫[242]。虽然该系统检测通量高，但仍需手工进行核酸提取和 PCR 设置，这可增加交叉污染，从而引起假阳性。另外，Luminex xTAG GPP 在这些可用的分析系统里耗时最长。

Verigene 使用多重 PCR 技术和金纳米颗粒微阵列来检测 5 种细菌、2 种毒素和 2 种病毒，包括弯曲杆菌属、沙门菌属、志贺菌属、弧菌属、小肠结肠炎耶尔森菌、stx1、stx2、诺如病毒和轮状病毒[243]。这是一个简单易用的一体化检测系统，但因为每个仪器一次只能运行一个样本，所以它的输入输出量有限。

FilmArray 通过多重 PCR 技术和熔解曲线可同时检测 12 种细菌、5 种病毒和 4 种原虫，包括弯曲杆菌属、艰难梭菌毒素 A/B、类志贺邻单胞菌属、沙门菌属、弧菌属、霍乱弧菌、小肠结肠炎耶尔森菌、肠道聚集大肠埃希菌、肠致病性大肠埃希菌、产肠毒素大肠埃希菌、产志贺样毒素大肠埃希菌、大肠埃希菌 O157、腺病毒 F 40/41、星状病毒、诺

如病毒 G I/G II、轮状病毒 A、沙波病毒、隐孢子虫属、环孢子虫、溶组织内阿米巴和蓝氏贾第鞭毛虫[244]。这是目前检测病原体最全面的方法。与所有 FilmArray 产品类似，使用简单，可在约 1 h 内提供检测结果。主要的缺点是输出量低和成本高。

实验室可以根据是否需要更精细或更广泛的 IGE 病原体检测方法，从各种检测平台中进行检测技术的选择。此外，技术复杂性和所需的输入输出量是可能成为影响选择方法的重要条件。目前的常规粪便检测中，通常要求临床医师考虑哪些病原体可能与疾病相关，并在各种检测中进行选择以确保所有可能的病原体都被覆盖。这种推测性的检测方法往往无法得到阳性结果。使用综合病原体组进行检测的方法极大地提高了诊断准确度，随之而来的挑战将是如何解释从患者体内同时检测出多种病原体。在 FilmArray GI 的 FDA 临床试验中发现，在 53.5% 的标本中至少检测到一种潜在的病原体，其中 32.9% 检测到多种潜在的病原体[244]。艰难梭菌、隐孢子虫属和兰姆菌的引起的无症状感染并不少见，此外还有一些其他 IGE 的病原体如沙门菌属和诺如病毒在患者症状消失后的数周内，仍可检测出该病原菌。分子检测，虽然大大减少对病原体培养的需求，但仍然不能完全替代培养，因为流行病学监测需要分离株，偶尔也需要对分离株进行抗菌药物药敏试验。

抗菌药物耐药性

抗菌药物耐药性的检测是临床微生物实验室的重要作用之一。传统上是通过检测表型来确定细菌对抗菌药物的耐药性。然而，表型检测周期长，可能错过最佳治疗时间。分子检测更加快速，将会代替传统的表型检测法。尽管如此，由于抗菌药物耐药的复杂性，分子检测也存在一定的缺陷。如耐药基因低水平表达或基因沉默造成的假阴性结果。随着技术的进步，基因检测技术以其自身独特的优点，将会在抗菌药物耐药性的检测中得到广泛的应用。本节的重点介绍常见的耐药检测细菌，包括耐甲氧西林金黄色葡萄球菌、耐万古霉素的肠球菌（VRE）和产 β-内酰胺酶的革兰阴性细菌。

由于金黄色葡萄球菌是发达国家细菌感染最常见的原因之一，因此快速鉴别 MRSA 和 MSSA，可

有效控制感染。通过单个靶位点检测 mec 基因盒（SCC*mec*）与 *orfX* 基因的侧翼区域的整合位点来检测 MRSA，SCC*mec* 携带 *mecA* 抗性基因以及其他耐药基因[245]。该方法具一定的局限性，由于 SCC*mec* 突变导致假阴性，携带缺乏 *mecA* 基因的 SCC*mec* 残基（有时称为空盒）的 MSSA 菌株导致的假阳性结果[245-247]。耐甲氧西林金黄色葡萄球菌的另一种分子检测方法将 *mecA* 靶标和其他基因靶标相结合，如 *sa442*、*nuc*、*femA-femB*、*spa* 或 *Idh1*[248]。目前，已有 5 种商品化试剂通过 FDA 认可（BD Diagnostics、Cepheid、Elitech、Roche 和 bioMérieux），这些试剂可以有效鉴别 MRSA 和 MSSA。基于 PCR 技术检测 *mecA* 基因的方法也可应用于血培养来源的标本。这些检测旨在用于监测感染和提高诊断。根据标本来

源的不同，可选择不同的试剂。有研究表明，分子方法的快速鉴定对 MRSA 定植的患者的治疗有一定的积极作用[249, 250]。

肠球菌是胃肠道和女性生殖道的寄生菌，约占医院获得性感染的 10%。绝大多数肠球菌感染是由粪肠球菌和屎肠球菌引起的，主要感染的对象为长期住院患者。由于万古霉素常被用于经验性治疗多种感染，因此在医院出现 VRE 令人担忧。因为 VRE 倾向于感染已经处于高风险的患者，因此 VRE 感染与发病率和死亡率增加有关[251]。

在美国，约 30% 的肠球菌对万古霉素耐药。肠球菌对万古霉素的高水平耐药是通过获得携带 *vanA* 或 *vanB* 基因的移动元件。屎肠球菌对万古霉素的耐药率高于粪肠球菌，并且在耐药菌株中，*vanA* 比 *vanB* 更常见。与 MRSA 一样，临床推荐使用分子检测技术对定植 VRE 进行快速检测[252]，且具有良好的检测效果[253, 254]。目前，已有 3 种肛周拭子进行快速检测方法得到 FDA 批准，BD GeneOhm 和 IMDx 通过实时 PCR 检测 *vanA* 和 *vanB*，而 Cepheid 仅检测 *vanA*。*vanA* 的检测对 VRE 具有高度特异性。仅有少量报道表明金黄色葡萄球菌和链球菌属携带 *vanA*。因此，*vanA* 的检测对 VRE 特异性较高。然而，*vanB* 可以在多种共生的非肠球菌中发现，因此 *vanB* 的检测需要通过培养来确定 VRE。与 *mecA* 一样，用于检测 *vanA* 和 *vanB* 的分子检测方法也可应用于血培养来源的标本。

产超广谱 β- 内酰胺酶的革兰阴性菌引起的临床感染越来越严重，包括超广谱 β- 内酰胺酶（ESBL）、AmpC 和碳青霉烯酶，对临床治疗提出了巨大挑战。这些酶可以水解青霉素、头孢菌素和碳青霉烯类的抗菌药物。准确检测这些酶对于治疗和感染控制都有一定的积极作用。通过表型方法检测这些产广谱 β- 内酰胺酶的细菌存在一定局限性[255, 256]。临床通过使用快速、廉价的多重 PCR 法检测编码这些酶的基因，但还有漏检。因为分子检测面临的最大挑战之一是 β- 内酰胺酶的多样性，已有超过 200 种 ESBL 和不同分组的碳青霉烯酶被报道，包括肺炎克雷伯菌碳青霉烯酶（KPC）、新德里金属 β- 内酰胺酶（NDM）、维罗纳整合素编码的金属 -β- 内酰胺酶（VIM）、金属 -β- 内酰胺酶（IMP）和苯唑西林酶（OXA）。另一个挑战是基因检测不提供拷贝数和表达信息，这些信息对于研究耐 β- 内酰胺类及碳青霉烯类抗生素的革兰阴性菌的表型很重要。

目前，已经开发了许多 LDT 和 RUO 试剂盒用于广谱 β- 内酰胺酶基因的分子检测，包括单一的靶位点检测，如 KPC；多重 PCR 检测多种 ESBL 相关的基因，检测多种 AMPC、KPC、NDM、VIM、IMP 和 OXA-48[257-262]。Biofire FilmArray 和 Verigene BCID 的反应板都包括 KPC 的检测，Verigene 板还检测编码其他广谱 β- 内酰胺酶、CTX-M、NDM、VIM、IMP 和 OXA。

人类微生物组学与宏基因组学

人体内的细菌总数至少是人类细胞数的 10 倍，其基因含量是人类基因组的 100 倍。在过去十年里，随着新技术的出现，人们对阐明宿主生物在人类健康和疾病中的作用的兴趣日益高涨。微生物组（microbiome）是微生物以及遗传信息和它们相互作用的环境的总体[263]。它包括细菌、真菌、病毒和噬菌体以及寄生虫，迄今为止，微生物组的细菌分布仍是研究重点。同时，人类病毒组学在复杂的微生物群落中所起的作用方面取得了一定程度的进展[264]。

宏基因组学是指用基因组学的研究策略研究环境样品所包含的全部微生物的遗传组成及其群落功能。这得益于核酸测序技术的进步，该技术可直接研究自然环境中的微生物群落，无须进行体外培养。目前已知人体内绝大多数微生物都不能够在体外进行培养，大多数宏基因组研究针对检测细菌高度保守的 16S rRNA 基因，该方法长期以来一直是细菌鉴定的金标准，并且有序列数据库和分析工具[265]。然而，16S rRNA 基因测序不能为综合微生物组研究提供足够的信息。为了克服基于单基因的扩增测序的局限性，研究人员使用鸟枪测序法。全基因组方法可识别和注释多种微生物基因，这些基因编码许多不同的与生化或代谢功能相关的蛋白，从而提供功能性宏基因组信息。

2007 年，人类微生物组计划由美国国立卫生研究院（NIH）发起，其首要目标是提供工具和资源用以帮助鉴定人类微生物群和探索这种微生物群与人类健康和疾病之间的关系[266-268]。初步分析了来自 18 个身体部位的标本，明确了与高度个体间下差异有关的 4 种菌群，包括放线菌门、拟杆菌门、厚壁菌门和变形菌门[269]。此外，肠道微生物组的组成特点中重要微生物的动态曲线未光滑，丰富，主体不一定呈离散型线性[268]。然而在其他身体部位，如阴道中的微生物群落，发现也可以显示出这种聚集（clustering）[266]。不同受试者中微生物群落是不同的，但这些生物编码的代谢途径及它们可与人类共生的一致性始终存在，促使微生物组在身体所有部位形成了一个功能"核心"[268, 270, 271]。尽管这一核心的代谢途径和代谢过程是一致的，但与这些代谢途径相关联的特异性基因却不同。

在许多不同疾病状态下，微生物群落都有不同程度的改变[263]，具体参见表 2.8。建立微生物群体的变化与特定疾病之间的因果关系通常具有挑战性，因为大多数研究都是观察性的，与疾病本身可能没有太明确的定义，且发病机制可能是多因素的。

未来医学微生物学的方法在某种程度上将由发展宏基因组学和人类微生物组研究来塑造。对单一微生物感染的鉴定将用探索各种感染和其他疾病状态下的微生物菌群的技术来补充。最近的研究表明，复发的艰难梭菌感染可以通过移植正常粪便重建患者的正常结肠微生物群来治疗，这说明更好地了解微生物菌群变化与疾病之间的关系，可以选择有效的治疗方案[272]。非感染性疾病中组成的差异，为临床微生物实验室影响其他医学领域提供新的机会。最后，宏基因组学研究将加强发掘病原体的研究，并增加我们对可能导致感染性疾病的理解。

表2.8 人类疾病与微生物菌群变化的关系

疾　　病	相　关　变　化
银屑病	厚壁菌门与放线菌的比例增加[280]
反流性食管炎	食管微生物群以革兰阴性厌氧菌为主；胃内微生物幽门螺杆菌低或缺乏[281, 282]
肥胖	降低拟杆菌与厚壁菌门的比例[283, 284]
儿童哮喘	缺乏胃幽门螺杆菌（特别是细胞毒素相关基因基因型）[285, 286]
炎症性肠病（结肠炎）	增加肠杆菌科细菌[287]
功能性肠病	增加韦荣球菌属和乳酸杆菌属[288]
结直肠癌	增加梭杆菌属[289, 290]
心血管疾病	肠道依赖的磷脂酰胆碱代谢[291]

注：修改自 Cho I, Blaser MJ. The human microbiome: at the interface of health and disease. Nat Rev Genet, 2012, 13: 260-270.

未来发展方向

分子微生物学将成为实验室医学的主要发展领域之一。这项技术在临床微生物学方面的应用数量将持续增加，由于技术复杂性降低，因而更容易掌握，这项技术将越来越多地应用于临床实验室。然而，在报销减少以及成本意识增加的时代，通过权衡临床效果与治疗花费来证明使用这种昂贵的技术是合理的。

现在已有感染性疾病分子检测的临床应用，FDA 通过并批准的检测方法与临床需求之间的差距正在改善。然而，FDA 正在加强对 LDT 的监督，

并限制使用 RUO 和 IUO 试剂和系统，这可能会限制实验室开发检测的能力，以满足 IVD 产品不能满足的临床需求。

尽管近年来取得了相当大的进展，但其他重要的需求仍然没有得到满足，包括国际标准的可用性以及用于分析和验证的可跟踪和具有溯源性的校验仪。当这些校验仪得到广泛使用时，可提高不同检测方法之间的一致性，并协助建立它们的临床效用。另外，需继续发展有效的检测项目，确保分子检测

的准确性和可重复性。

数字 PCR 是在定量 PCR 的基础上发展的另一种技术。数字 PCR 有许多临床应用，包括少量病原体序列的检测和定量。与实时 PCR 方法相比，该方法在极低浓度下具有较低的检测下限和较高的检测精度。数字 PCR 不需要参考标准就能够提供绝对定量。目前，数字 PCR 是一种研究工具，随着价格的降低，它可能在临床实验室中得到应用，以解决 RT-PCR 得出的相对定量结果。

分子微生物学的未来在很大程度上依赖于自动化。许多目前正在应用的检测项目基于人工操作，大部分的工作用于烦琐的样品处理。目前已经有公司开发出一些完全自动化的分子诊断系统，可以满足大规模微生物实验室和中等规模微生物实验室。为了使分子检测应需，经济，全自动，快速，使应用更加广泛，研发适用于不同实验室的检测平台显得格外重要。该检测平台可以满足中小规模的微生物实验室。目前，已有的全自动化分子诊断系统已应用于大规模和中等规模的实验室，但大部分检测方法并未广泛应用，仅限于实验室诊断。在发达国家和发展中家，通过核酸扩增技术检测感染性疾病已经在临床得到应用，该方法可以有效地缩短检测周期同时对操作平台要求低[275]。

分子微生物学检测仍然是使用多种基于核酸扩增的检测方法来筛选可能的病原体。但由于受到某些技术的限制，迄今为止，只有几种检测方法在临床上可以使用。简单、应需是分子检测应用中的关键，其应具有与常规培养以及其他常规检测方法相同的准确度。

宏基因组学的研究为人类微生物组提供了新思路，微生物群落的改变与许多疾病状态有关。随着核酸扩增测序成本的降低及生物信息学工具使用的增加，通过对人类微生物组的分析有助于临床感染性疾病的防治。此外，已经启用的宏基因组学大规模测序平台将越来越多地用于流行病学调查和新的病原体的发现[276-279]。

（李彬 吴丽娟 吕晶南 译）

第3章 · 细菌学

Christopher D. Doern, Betty A. Forbes

背景

细菌感染诊断是临床微生物实验室为临床所提供的最重要的辅助诊断之一。过去的 10 年见证了临床微生物学在细菌鉴定上的重要转变。随着基质辅助激光解吸电离飞行时间质谱（MALDI–TOF–MS）和分子研究方法如 16S rDNA 测序的广泛应用，临床微生物学家对传统的、以体外培养为基础的生化和代谢性诊断方法的依赖性逐步降低。

内容

本章对细菌学的描述更侧重于其将来的应用发展方向，而非对传统应用的总结、回顾。作为介绍的方式，首先介绍的是标本采集运送到临床微生物实验室的过程。然后会讨论细菌鉴定，包括关键的生物化学的鉴定。值得注意的是，微生物分类会在现代诊断方法（如飞行时间质谱和基于测序的鉴定内容）中叙述。此外，本章还包括一个全面的针对细菌感染的讨论，重点关注实验室的诊断方法。

本章将阐述从送检到临床微生物实验室的临床标本中检测和鉴定细菌。微生物学科有一个很长且丰富的历史[1]。尽管"微生物"这个名词已经出现有多个世纪了，但微生物学科是随着显微镜的发明和 17 世纪 van Leeuwenhoek 的观察发现而发展起来。在此关键性工作之后，在多位科学家的贡献之下，这个学科进一步发展繁荣，包括 Robert Hook（17 世纪），Lazarro Spallanzani（18 世纪），Louis Pasteur、Ferdinand Cohn、Ilya Metchnikoff、Paul Ehrlich、Robert Koch（均为 19 世纪），Alexander Fleming、Kary Mullis、Francis Crick、James Watson、Oswald Avery、Maclyn McCarty（均为 20 世纪）等。在 21 世纪的今天，临床微生物的实践模式是被这些提及的和其他著名的巨人们在历经多个世纪塑造的。他们的努力形成了这个领域的基础，证明了细菌不仅仅存在，而且可以被培养，特征可以被描述，还可以引起人类疾病。

在过去的 5～10 年中，临床微生物学家见证了细菌检测和鉴定方法的重要变化。特别是从传统的以表型特征去鉴定细菌（如应用各种不同的糖类、氨基酸、酶的生成）到非表型的方法去鉴定细菌（如 DNA 测序和质谱），这一转换正在持续进行。不断加速的技术发展改变了临床微生物学，不管有没有达到实验室全自动化，非表型的鉴定方法已经成为临床微生物实验室的主流方法，因为这些方法已经被证明比许多的传统方法更准确、更快速。

临床微生物实验室一个首要的任务就是分离和鉴定病原细菌，或者是在机会性感染中起作用的有致病潜能的细菌。实验室能够从直接涂片染色、培养，以及其他信息如抗菌药物敏感试验结果（在第 4 章中讨论）和血清学试验给临床医师提供信息。本章中，我们会复习检测和鉴定细菌的关键实验室方法，描述细菌鉴定的方法，讨论主要器官和系统中的细菌感染。我们也将关注每种感染类型一般要考虑的问题，包括正常菌群、解剖特性、流行病学数据、重要的细菌致病性、感染类型和实验室诊断方法。与其讨论从临床标本中鉴定细菌的传统方法的基本原理，我们更会聚焦于关键的表型试验，这些试验有可能继续在细菌感染的实验室诊断中发挥作用。

实验室在诊断细菌感染中的作用

诊断的流程从寻求医疗帮助的患者开始，因为他们表现出细菌感染的症状和体征。根据可能指示细菌感染的患者病史、体格检查的发现、放射图像结果、实验室结果及可能提示细菌感染的流行病学信息（如旅行史、既往感染史），临床医师会采集患者标本用于诊断感染。可能会采集多份标本，因为某个特定的感染可能会累及多个器官或组织。成功地将细菌从临床标本中分离出来有赖于保存标本中细菌的活性直到实验室接收和处理标本，必须使用适当的采集方式和运送装置或容器及条件。这些分析前因素对从临床标本中成功分离出细菌是非常重要的。细菌有多种生长需求使之能从临床标本中成功地被分离出来。因此，临床医师要知晓特殊的细菌不能用常规的培养方法培养出来，需要特殊的或是其他适当的医嘱。

一旦实验室收到标本，标本就被登记到信息系统中。根据医师的医嘱和标本的类型，可进行直接湿片镜检和涂片染色镜检。显微镜检查的结果可立即报告。及时的实验室信息通常被用于进行假定性的诊断和启动经验性的治疗。而且，特别是直接革兰染色，可以帮助判断标本的质量及为解释其后的培养结果进行指导。关键的微生物染色概括见表3.1。

同时，标本接种到合适的初代培养平板上。初代培养基是营养性培养基，用于初次分离标本中可能存在的任何细菌。这些培养基可为营养性[如绵羊血琼脂平板（BAP）或巧克力琼脂平板（CHOC）]，这些能够支持多种细菌生长；或为选择性[如麦康凯（MAC）琼脂]，这些能通过在抗生素、染料或乙醇存在的情况下，将不同的细菌区分出来。使用的初代接种培养基是根据医师的医嘱，

表 3.1 临床微生物中的关键染色

染 色	流程和试剂*	原 理	用 途	代表性图片
革兰染色	① 固定标本（加热或甲醇） ② 结晶紫染色 ③ 碘液 ④ 丙酮乙醇脱色 ⑤ 沙黄复染 ⑥ 光学显微镜观察	碘交联结晶紫与细胞壁中的肽聚糖。革兰阳性细菌细胞壁比革兰阴性细菌的细胞壁中包含更多的肽聚糖，保留结晶紫呈现紫色	根据细菌是否保留结晶紫进行分类，染色（紫色＝革兰阳性）vs.因为没有保留结晶紫而被沙黄复染的细菌（红色＝革兰阴性）。可用于辨识标本中的微生物或是培养物中的微生物	革兰染色
抗酸染色：姜-尼法	① 固定标本（加热） ② 石炭酸品红 ③ 缓慢加热直到蒸发再冷却 ④ 用酸-乙醇脱色 ⑤ 亚甲蓝复染 ⑥ 光学显微镜观察	抗酸细菌有长链脂肪酸（分枝菌酸），可保存石炭酸品红染料并能抵抗酸-乙醇的脱色	可用于辨识分枝杆菌	姜-尼法
抗酸染色：金永法	① 固定标本（加热） ② 石炭酸品红（石炭酸的浓度比姜-尼染色法中要高） ③ 没有姜-尼染色法中的加热步骤 ④ 用酸-乙醇脱色 ⑤ 亚甲蓝复染 ⑥ 光学显微镜观察	抗酸细菌有长链脂肪酸（分枝菌酸），可保存石炭酸品红染料并能抵抗酸-乙醇的脱色	可用于辨识分枝杆菌。与姜-尼染色法的步骤相同，但由于免除了加热步骤，更容易操作	金永法
改良抗酸染色	① 固定标本（加热） ② 石炭酸品红 ③ 用 0.5%～1% 的硫酸脱色 ④ 用亚甲蓝复染 ⑤ 光学显微镜观察	这种染色法用了较弱的脱色剂，可用于区分抗酸和部分抗酸或弱抗酸的微生物	可用于辨识诺卡菌、红球菌、戈登菌、冢村菌及其他微生物	改良抗酸染色

（续表）

染 色	流程和试剂 *	原 理	用 途	代表性图片
吖啶橙染色	① 覆盖吖啶橙溶液 ② 用荧光显微镜检测	用插入的荧光染料染核酸	这个染色用荧光显微镜观察，可用于辨识低浓度的细菌。此外，这个染色可用于阳性血培养和其他有疑问的标本	吖啶橙染色
芽孢染色	① 覆盖孔雀绿（45 min） ② 用沙黄复染 ③ 用光学显微镜观察	芽孢染成绿色，细胞其他成分成粉红色	用于检测芽孢杆菌属和梭杆菌属细菌的芽孢。有空泡的革兰阴性菌用此染色可能会被假性地认为生成芽孢	芽孢染色

注：* 所有的染色均需要冲洗和干燥的基本元素。为节约空间，这些步骤不包括在这个表格中，而且因为在大多情况下这些步骤未标准化，在不同的实验室中有差别。在大多数情况下，省略了试剂的浓度因为不同的厂商的试剂浓度稍有差别。在此表中包括的浓度是对染色起关键作用的

结合标本来源的解剖部位确定的。特定的样本接种前也许需要额外的处理。例如，脑脊液和其他体液需要离心或其他方式浓缩，因为其标本中的细菌含量可能很低。此外，从含有正常菌群部位采集的标本进行结核杆菌培养，可能需要去除正常菌群的污染。一旦接种后，平板放置在相应解剖部位可能的病原菌需要的生长条件下进行培养。

一旦平板被接种和孵育，通常是 $18 \sim 24$ h，初代培养被临床微生物学家评估。在需要广泛的培训和经验的初步评估过程中，微生物学家根据标本来源和特定部位可能的病原菌，检查菌落的生长和确定是否需要鉴定。初步评估中的特性列于第一个记忆要点中。

记忆要点 将细菌归为几个大类进行鉴定的初始评估特性

· 菌落特征：大小、色素、形状、溶血性。
· 革兰染色性：阳性、阴性或阴阳不定，成对排列，成串，长链状等。
· 生长特性：生长速度、生长的培养基和气体环境要求、营养要求。

如果决定要进行细菌鉴定，一些初步的表型试验常用于将细菌分为主要的类别进行鉴定。一些表型试验列在表 3.2 中。根据微生物和感染的部位，这些初步的发现可以报告给临床医师，用于在最后

表3.2 初步鉴定细菌的重要表型和代谢性试验

试 验	原 理	鉴定中的主要作用
触酶	介导过氧化氢（H_2O_2）分解为水和氧气的酶。将菌落涂抹在玻片的表面，加入 1 滴 15% H_2O_2，观察是否有气泡产生。有气泡产生的为触酶阳性	区分葡萄球菌属（阳性）和链球菌属（阴性）
凝固酶	玻片法（凝固因子）：将可疑的菌落在一滴兔血浆中研磨均匀。在 2 min 内出现细菌的凝集，指示有结合型的凝固酶 试管法（游离型）：取几个可疑的菌落在 0.5 mL 的无菌 EDTA 抗凝的兔血浆中研磨均匀，在 35℃ 孵育。4 h 和 24 h 看结果，如果有凝块形成，为金黄色葡萄球菌	区分金黄色葡萄球菌和凝固酶阴性的葡萄球菌 商品化的乳胶凝集试剂盒也可以用
胆汁溶菌试验	滴 1～2 滴 10% 的过氧胆酸钠在可疑的菌落上，35℃ 孵育 30 min，观察菌落是否溶解	帮助区分 α 溶血性链球菌（不溶解）和肺炎链球菌（溶解）
吡咯烷酰基芳酰胺酶	将可疑球菌接种较多菌量至吡咯烷基底物（L-吡咯烷酮基-β-萘酰胺），孵育 4 h。加入对二甲氨基肉桂醛，如果呈现红色为阳性	对 >1 mm 的菌落，在血琼脂平板上不溶血，触酶阴性的革兰阳性球菌，如出现阳性为肠球菌属细菌

（续表）

试　验	原　理	鉴定中的主要作用
奥普托新（乙基氢化叩卜林纸片）	接种 2～3 个可疑的菌落在半个血琼脂平板上。将一张 6 mm 的奥普托新纸片置于中央。轻轻按压让纸片与琼脂表面完全接触。置 35℃孵育 18～24 h。测量抑菌圈的大小，如≥ 14 mm，则微生物为肺炎链球菌	帮助区分草绿色链球菌和肺炎链球菌
乳糖发酵试验	麦康凯琼脂含有蛋白胨基质加糖类、乳糖、结晶紫和胆盐抑制革兰阳性细菌生长，以及 pH 指示剂，中性红。利用乳糖的细菌使 pH 指示剂变粉红，那些不利用乳糖的维持无色	根据发酵和不发酵乳糖可以将非苛养的革兰阴性菌初步分为两大类
细胞色素氧化酶	细菌细胞素氧化酶氧化四甲基-1，4-苯二胺二盐酸盐基质为靛酚。将部分菌落涂抹到试纸条，立即或 10 s 之内变蓝色的为阳性	排除肠杆菌科菌属，也可以帮助鉴定革兰阴性的杆菌如巴斯德菌属、艾肯菌、心杆菌属、假单胞菌属、弧菌科细菌等
斑点吲哚试验（尿中乳糖发酵细菌）	色氨酸酶将色氨酸分解为吲哚。将一张滤纸湿润，将 5% 的对二甲氨基肉桂醛和一部分菌落黏在纸上混匀。在 20 s 内快速变蓝色的为阳性	这个足以鉴定尿路来源的大肠埃希菌，结合适当的菌落特征（如 β 溶血的发酵乳糖细菌）
快速生长和非结核分枝杆菌	快速生长分枝杆菌转种后在 7 天内出现生长	帮助初步鉴定快速生长与其他非结核分枝杆菌，如果决定鉴定快速生长分枝杆菌，选择合适的目标（如 *rpoB* 基因）用于测序，对测序鉴定帮助

的鉴定结果和药敏结果出来之前指导经验治疗，一旦细菌进行了表型评估，特定的微生物可以用最合适的方法来进行评估。这整个过程概述在图 3.1 中。

一旦归为适当的微生物类型，一个鉴定细菌的方法就可以规划出来，这个方法在细菌鉴定路径部分进行详细叙述。

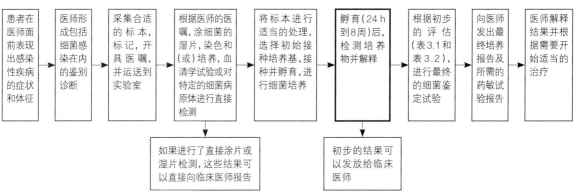

图3.1　细菌感染的实验室诊断概述（从患者开始）

细菌鉴定路径

在实验室检测开始之前，临床医师通常根据患者的感染性疾病症状形成一个鉴别诊断。鉴别诊断引导微生物的检测。在形成可能的感染原因时，一个临床医师依靠患者的病史、体格检查、影像学和实验室的检查结果及临床信息如旅行史。一些细菌可以被培养出，但需要特殊的培养基和（或）生长条件，而有些细菌根本就不能被培养。因此，检测难以生长的微生物依靠临床医师对特定细菌或细菌类别的先验知识。也就是说，有的细菌不能用常规

的初代分离平板［如 BAP、CHOC、黏菌素 / 萘定酸琼脂（CAN）和 MAC 琼脂］培养；他们只能用特殊的选择性培养基培养，血清学方法或直接分子检测方法。这些微生物在图 3.2 中阐述。

有多种方法用于鉴定来自临床标本中能用常规培养基培养的细菌。如前所述，常规用于分离大多数临床标本中的常规细菌培养有 BAP、CNA、CHOC 和 MAC。此外，大量的初代平板培养基在临床微生物室用于特定人群、特定标本类型分离可能的感染病原

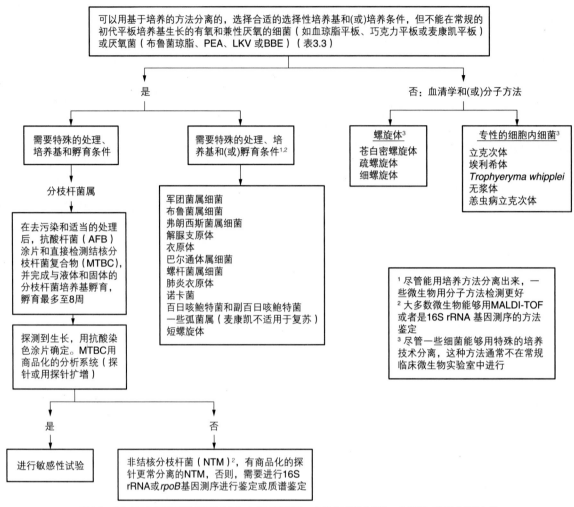

图3.2 从临床标本中可以用特殊的培养基和（或）孵育条件，或者不容易被培养的，或者根本不能被培养的细菌

菌。例如，洋葱伯克霍尔德菌选择性平板（BCSA）可用于多发性硬化患者的呼吸道标本。另一个例子是应用木糖赖氨酸脱氧胆盐（XLD）、Hektoen肠道致病菌培养基（HE）或沙门-志贺（SS）琼脂平板分离粪便中的沙门菌或志贺菌。表3.3包括了营养的和鉴别的初代培养基平板。可能的病原菌和它们的细菌培养分离分别在本章的临床表现中讨论。

随着新技术已成为许多临床微生物实验室的主流，细菌鉴定的方法已经发生了巨大的变化。尽管这些技术已经变得非常普通，一些实验室仍然在使用传统的微生物方法作为他们主要的细菌鉴定系统。详细的对传统方法的讨论不在本章的范围。已经有从传统的表型和代谢方法逐步转变到非表型的方法如质谱鉴定细菌（会在后面详细介绍）。然而，一些

表型和代谢试验对细菌的鉴定至关重要；它们列于表3.2中。这些试验仍然在细菌鉴定中很重要，且基于以下原因：① 它们是确证进行质谱和测序最终细菌鉴定的初步试验方法，以确保这些分离株被正确地进行鉴定；② 有些试验比新技术更快，花费更低，且与新技术一样准确；③ 这些试验对鉴定一些不能用新技术进行鉴定的细菌是有需要的。这个描述的细菌鉴定的方法是将微生物场景从主要应用表型方法转换到主要应用非表型的方法（质谱或测序）加上很少的表型方法。对更多传统方法进行细菌鉴定的讨论，有兴趣的读者可以参考本章参考文献中一些优秀的当代教材和综述[2-4]。

接下来的讨论和流程会提供一个概述，如何将在常规普通平板琼脂上生长的细菌归为几个主要的

表3.3　主要平板培养基

培养基类型	主 要 成 分*	使 用 描 述	值得关注的微生物†
血琼脂平板（BAP）	• 牛肉提取物 • 蛋白胨 • 血：典型的是用绵羊血琼脂，尽管在某些情况下兔血和马血被用于特定微生物的溶血特征（如嗜血杆菌）	用于初次分离苛养和非苛养微生物，用于评估 α 和 β 溶血生长特征	β 溶血：化脓性链球菌、无乳链球菌、金黄色葡萄球菌、铜绿假单胞菌 α 溶血：肺炎链球菌、草绿色链球菌 在 BAP 上不生长：嗜血杆菌属，乏养菌属，颗粒链球菌属细菌
巧克力琼脂平板（CAP）	• 牛心消化液 • 蛋白胨 • 淀粉 • 绵羊血	这个培养基用于苛养菌和非苛养菌的初代分离；可用于评估 α 溶血、非 β 溶血	α 溶血：肺炎链球菌、草绿色链球菌 生长：嗜血杆菌属、乏养菌属、颗粒链球菌属细菌
麦康凯琼脂（MAC）	• 乳糖 • 胆盐 • 中性红 • 结晶紫 • 酪蛋白和动物组织消化物	选择性和鉴别培养基用于分离非苛养革兰阴性杆菌；发酵乳糖产酸，形成粉红色菌落	快速发酵乳糖（24 h）——大肠埃希菌，克雷伯菌属，肠杆菌属细菌
哥伦比亚黏菌素萘啶酸（CNA）琼脂	• 淀粉 • 蛋白胨 • 绵羊血 • 硫酸黏菌素 • 萘啶酸	用于选择性生长革兰阳性微生物	
脑心浸液（BHI）琼脂	• 明胶消化液 • 动物组织消化液 • 脑心浸液 • 葡萄糖	加强营养的琼脂用于分离苛养和非苛养微生物	
缓冲炭酵母提取物（BCYE）琼脂	• 活性炭 • 酵母提取物 • L 半胱氨酸 • 一些配方含有抗生素如茴香霉素、黏菌素、万古霉素、头孢噻吩或其他	加强营养的培养基用于培养和初次分离军团菌属，它们为苛养的微生物，需要加强营养（特别是 L–半胱氨酸），并对可被活性炭吸附、利于其生长的毒性物质敏感。抗生素用于抑制正常菌群的生长	军团菌属 注意：BCYE 是富含营养的培养基，能支持弗朗西斯菌属和诺卡菌属细菌生长
洋葱伯克霍尔德菌选择性琼脂	• 酪蛋白 • 乳糖 • 结晶紫和酚红（BCSA） • 溴百里酚蓝（OFPBL） • 多种抗生素包括多黏菌素 B、庆大霉素、万古霉素	一种营养丰富的培养基，用于选择性生长来自囊性纤维化患者呼吸道的洋葱伯克霍尔德菌	伯克霍尔德菌属和黏菌素耐药的微生物能偶尔从这个培养基中分离出来（如黏泥异地菌、产吲哚金黄杆菌）
布鲁菌琼脂	• 肉蛋白胨 • 右旋糖 • 酵母提取物 • 5% 马血	最初设计用于分离苛养的布鲁菌，但更常用于可培养的苛养和非苛养微生物	
头孢磺啶三氯生新生霉素（CIN）琼脂	• 蛋白胨 • 牛肉提取物 • 酵母提取物 • 结晶紫 • 甘露醇 • 中性红 • 多种抗生素包括头孢磺啶、三氯生、新生霉素	设计为选择和鉴别耶尔森菌属。大多数肠道菌群被抑制，耶尔森菌为中心红色的透明的菌落（公牛眼睛外观）	耶尔森菌属和气单胞菌属细菌在这个培养基上形成相似的菌落
伊红-亚甲蓝（EMB）琼脂	• 胰酶消化 • 伊红 • 亚甲蓝 • 乳糖	用于选择和鉴别肠道微生物，乳糖发酵的微生物会与染料结合，形成蓝黑色有金属光泽的菌落，乳糖不发酵的细菌形成透明的菌落	

（续表）

培养基类型	主要成分*	使用描述	值得关注的微生物†
Hektoen 肠道致病菌（HE）琼脂	· 酵母提取物 · 动物蛋白胨 · 溴百里酚蓝 · 胆盐 · 乳糖 · 蔗糖 · 水杨苷 · 柠檬酸铁铵	一种选择和鉴别培养基用于分离沙门菌和志贺菌，形成绿色或无色菌落。沙门菌产生硫化氢会形成黑色中心菌落	沙门菌属和志贺菌属
含卡那霉素和万古霉素的溶血绵羊血琼脂（LKV）	· 维生素 K · 血红素 · 溶血的绵羊血 · 抗生素包括卡那霉素和万古霉素	加强营养的培养基用于选择性生长苛养的厌氧革兰阴性杆菌，如拟杆菌属和普雷沃菌属。根据所用的抗生素浓度，卟啉单胞菌属对万古霉素敏感可能不生长	厌氧的革兰阴性杆菌
山梨醇麦康凯平板（SMAC）	· D 山梨醇 · 结晶紫 · 胆盐	选择和鉴定培养基用于分离山梨醇阴性的大肠埃希菌（如 O157：H7 大肠埃希菌）	大肠埃希菌 O157：H7
MH 琼脂（选择添加绵羊血或氯化钠）	· 牛肉提取物 · 酪蛋白提取物 · 选择性的 5% 绵羊血 · 选择性的氯化钠	CLSI 推荐的进行非苛养菌的抗菌药物敏感性试验的培养基	绵羊血添加剂用于检测肺炎链球菌。氯化钠添加剂用于检测葡萄球菌
苯基乙醇平板（PEA）	· 胰蛋白胨大豆琼脂 · 酵母提取物 · 维生素 K · 胱氨酸 · 血红素 · 苯基乙醇 · 绵羊血	加强营养和选择性的培养基培养厌氧革兰阳性和革兰阴性细菌	
沙门志贺（SS）琼脂	· 酪蛋白胨 · 牛肉提取物 · 胆盐 · 柠檬酸盐 · 煌绿染料 · 乳糖 · 柠檬酸铁铵	选择鉴别沙门菌和志贺菌，可呈现无色或褐色，由于有产硫化氢而中心呈黑色	注意：这是强选择性培养基，一些志贺菌被抑制，包括痢疾志贺菌
塞耶－马丁琼脂	· 巧克力琼脂基质 · 酪蛋白 · 肉蛋白胨 · 玉米淀粉 · 右旋糖 · pH 缓冲剂 · 抗生素包括万古霉素、黏菌素、萘啶酸	加强营养的培养基，用于从临床标本中选择致病的瑟氏菌属细菌。注意：有一种与此不同的改良塞耶－马丁琼脂，包括较少的琼脂和右旋糖，可以提高奈瑟菌的生长，同样包括甲氧苄啶可用于抑制变形杆菌的蔓延	致病的奈瑟菌属细菌
硫代硫酸盐柠檬酸胆盐蔗糖（TCBS）	· 胆盐 · 胆酸钠 · 酪蛋白消化液 · 蔗糖 · 硫代硫酸盐 · 柠檬酸 · 溴百里酚蓝 · 碱性的 pH	选择和鉴别培养基用于培养弧菌属细菌，蔗糖发酵的菌属（霍乱弧菌、溶藻弧菌）生成黄色菌落，而非发酵的菌种（副溶血霍乱弧菌、创伤弧菌）生成绿色菌落	除霍乱弧菌和辛辛那提弧菌外的弧菌属细菌
木糖赖氨酸脱氧胆盐（XLD）琼脂	· 木糖 · 赖氨酸 · 酵母提取物 · 脱氧胆酸盐 · 酚红 · 硫代硫酸钠	沙门菌和志贺菌的选择鉴别培养基。志贺菌呈现透明或无色的菌落，沙门菌呈现类似的透明菌落但中心为产硫化氢的黑色	沙门菌和志贺菌

注：* 每种培养基的试剂清单不是全面的，只包括了那些对培养基的性能最关键的试剂。在每种类别中的培养基由于厂家的不同而稍有不同。为获得特定的试剂和浓度的清单，请咨询厂商说明书。† 这些清单不是最全面的，只是意味着每种培养基鉴定的代表和关键菌种

类别。有许多途径可以达到这个目的，这里我们讨论利用革兰染色性，形态学和接下来在初代分离培养基包括 BAP、CNA 和 MAC 上的生长情况。如果送检的标本中厌氧细菌可能在疾病进程中起到重要作用，厌氧的初代平板培养基也要接种，并置于厌氧的环境中培养。这些培养基包括卡那霉素和万古霉素的布鲁菌溶血绵羊血琼脂平板，拟杆菌胆汁七叶苷琼脂基础和苯基乙醇琼脂（表 3.3）。除了生长特性和染色性，菌落特征、其他显著的特性如溶血性、有无色素和关键生化试验（如氧化酶、触酶和吲哚试验）同样在应用特定的细菌鉴定方法如质谱或基因测序之前的初步细菌鉴定中有帮助。这个最

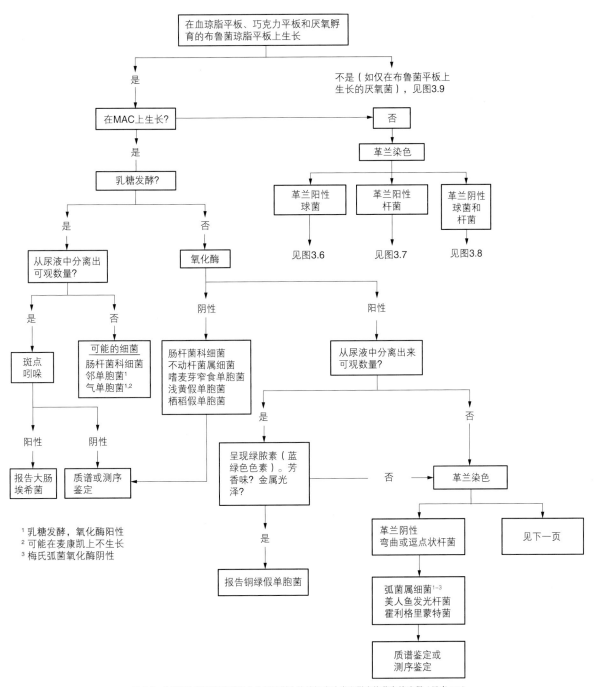

图 3.3　在常规初代平板培养基上生长的微生物的初步分类和微生物鉴定的流程（见表 3.3）

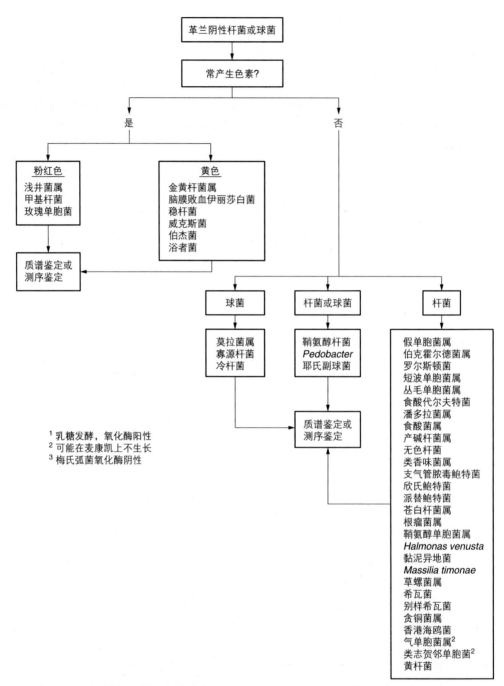

图3.3（续） 在常规初代平板培养基上生长的微生物的初步分类和微生物鉴定的流程（见表3.3）

初将细菌分为不同的类别非常重要，因为它不仅仅提供了细菌的初步鉴定，同样为临床医师提供了初步的信息：从临床标本中分离出主要微生物的数目和种类，因此可以开始抗生素的经验治疗。培养工作的程度是由标本的来源和疾病表现而定的[5]。将细菌归为主要的类别（图3.3）是通过评估在初代平板培养基上的需氧菌或兼性厌氧菌（BAP、CHOC和MAC）和在初代培养基上厌氧菌的生长情况。

测 序

很遗憾，基于传统微生物表型试验的细菌鉴定不能总是保证准确和明确的细菌鉴定。在测序方法被应用之前，临床微生物学家的一个主要问题是如何鉴定生化特性和其他表型特征不符合任何已知的属和菌种的细菌或是生长非常缓慢导致用表型鉴定富有挑战。

记忆要点 常规细菌培养的初步评估

目视观察细菌的生长，注意其总的特性和每种类型菌落在不同的培养基上的相对数量，包括：

· 大小：针尖样、大、散开状。

· 形态：形状、高度和边缘。

· 色素：如铜绿假单胞菌的绿色色素。

· 表面：闪亮、无光泽、干燥等。

· 在血琼脂平板上的溶血性。α 溶血：菌落周围的红细胞部分清亮（如培养基成草绿色）。β 溶血：由于红细胞完全溶解形成菌落周围的红细胞完全清亮。γ 溶血：无溶血。

· 每种类型菌落的革兰染色性和菌落形态。

在过去的大约 10 年中，基因测序，特别是小亚基（16S）rDNA 测序已经成为被接受的工具广泛地用于细菌分离株的鉴定，大多是 PCR 和改进的DNA 测序的结果。随着 DNA 提取和扩增的流程标准化、容易使用、商品化的试剂和自动测序仪的发展，这些分子鉴定方法已经整合到了参考实验室和医院诊断实验室的常规流程中。测序在感染性疾病中的影响不容忽视，这个方法不仅提高了实验室准确鉴定描述不足和很少分离的或非野生型菌株的能力，而且现在被常规地用于鉴定分枝杆菌，因此新的病原体可能被认识。随着鉴定和发现新的病原体，测序也已经涉及引起感染性疾病的因素，包括它们的病理属性，并已经提供了可能更有效的抗生素治疗方案。

自从 PCR 和 DNA 测序的发明以来，细菌菌种间的基因序列比较发现，16S rDNA 的部分区域高度保守，部分的序列高度可变，可用于鉴定细菌[6]。一个微生物的序列可以被称为分子时钟，可以用于估计细菌之间的关系（种系关系），因此对细菌重新归类到新的种或属起到重要的作用。此外，最近 16S rDNA 测序已经成为微生物鉴定的一个重要工具。

测序基本原理

细菌鉴定的基本基因结构和靶基因测序

尽管许多不同的基因目标可以用于细菌鉴定，16S rDNA（用于编码 30S 核糖体的部分）仍然是主要的靶基因。这个基因比起其他的靶标有一些重要的优势（参见"记忆要点：16S rDNA 测序用于细菌鉴定的优势"）。16S rDNA 序列大约为 1 550 bp 长。

除了高度保守引物的区域，16S rDNA 的序列包括高度可变区，可提供种类特异的序列用于细菌鉴定[7]。值得注意的是，部分 16S rDNA 测序（大约 500 bp）已经成为一个准确、快速鉴定需氧菌和厌氧菌的方法，已被成功地用于临床实验室。

16S rDNA 测序的一个主要局限是不能够在某些细菌群中进行鉴别，如蜡样芽孢杆菌和炭疽芽孢杆菌有相同的 16S rDNA 序列，因此，必须选择替代的靶基因[8]。同样，有一些细菌的种类，如肺炎链球菌、缓症链球菌和口腔链球菌及一些快速生长分枝杆菌有相似的 16S rDNA 序列，因此，基于 16S rDNA 测序的鉴定方法不能区分它们[9]。因此，大量的替代靶基因被用于去更好地区分特定的菌种（如 rpoB、tuf、gyrA 或 gyrB 和 sodA 基因），还有热休克蛋白[10,11]。用于细菌测序的引物是选择针对细菌的通用和保守基因以便用于更广范围的细菌。

链终止测序法概述

这个很多实验室都用的测序方法，是 20 年前发展起来的 Sanger 链终止技术的变异方法。简而言之，首先从细菌分离物中提取 DNA 作为模板，特定的、短的、互补的核苷酸片段（如对应 16S rDNA 的通用引物）退火并开始 DNA 合成，新合成的片段与模板 DNA 互补。测序概述见图 3.4。在以下的循环测序反应中，纯的 PCR 产物作为模板，正向和反向的引物加入包括脱氧核糖核苷三磷酸（dNTP）和4种不同的荧光标记的二脱氧核糖核苷三磷酸（ddNTP；染料终止剂）、Taq 聚合酶和缓冲液。在这个循环反应中，DNA 变性，正向和反向的引物退火和延伸，因此有足够的荧光标记的 DNA 生成用于后续的测序，在延伸的步骤中，链终止产生。在反应混合物中，dNTP 和 ddNTP 的浓度应使一些荧光标记的 ddNTP 代替 dNTP 整合到每一个段新生成的核苷酸位置中。这些形成了不同长度的终止产物。

因为每一个片段的长度和终止碱基是已知的，碱基的序列可以用毛细管电泳来决定。这些 DNA 的两条链被分别测序，生成正向和反向的互补序列，因此可以发现任何碱基不明确和其他的错误。一个生成的 DNA 序列（如一致的序列）是通过组装正向和反向的序列。然后用分析软件将这个一致的序列与数据文库中的序列进行比较。有许多知名的16S rDNA 序列数据库[6]，包括了高质量的、当前的、优化后组织的序列数据。16S rDNA 序列数据库作为一个工具在微生物鉴定的用途依靠两个关键因素：存储完全的、无异议的核苷酸序列到公共和私立的数据库中以及正确地鉴定和标记每一段序列。数据库查询后，确定鉴定未知的细菌。这整个过程的概述见图3.4。

核苷酸序列通常用鉴定的百分比来表示。这个名词表示所查询的和参考序列中相同的核苷酸碱基除以所测序的碱基序列数。2008年美国临床和实验室标准化协会（CLSI）发表了解释标准[8]，其他的CLSI 文件强调了基于毛细管测序的诊断测序和其他主题，如分离和提取核苷酸，模板制备，序列生成、比对和组装，确认和验证，持续的质量保证和报告结果[9]。

最后，提供一些候选引物用于广义的扩增，涉及16S rDNA 的 V1 到 V3 区域，这些与人类的 DNA 没有重要的交叉反应。通过应用这些引物和其他进展，如双引物寡核苷酸，现在可以直接从患者的临床标本中检测细菌的16S rDNA 序列[10-12]。

基于测序的鉴定方法可能的缺陷

尽管基于16S rDNA 测序的鉴定细菌方法在临床实验室发挥了重要的作用，但这并不是万无一失的或是能应用到每种场景[12]。有报道，应用16S rDNA 测序错误地鉴定肺炎链球菌、大肠埃希菌和炭疽芽孢杆菌[13]。因此，将基于测序的发现和微生物的表型特征相结合是很重要的。此外，不同的软件包能给出不同的结果[14]。"记忆要点"中显示了这些潜在的缺点。最后，因为不常见的菌种通过基因测序被发现和报道，因此实验室提供额外的信息帮助临床医师将新菌种归到熟悉的背景中是很重要的。

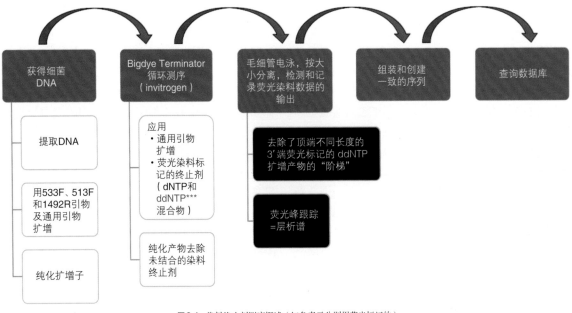

图3.4 染料终止剂测序概述（红色表示分别用荧光标记的）

记忆要点 16S rDNA 测序用于细菌鉴定的优势

· 16S rDNA 包括高度保守和高度可变的区域。

· 通用引物扩增所有的细菌,但内部的序列用于细菌鉴定。

· 大量的菌种已经被测序。GenBank 这个最大的核酸库,包括超过 90 000 个存储的 16S rDNA 序列[10]。

记忆要点 16S rDNA 测序用于细菌鉴定的局限

· 尽管有多种具有法定地位的原核生物名称目录(LPSN),许多研究描述的新菌种仅仅基于少量的亚基序列或有限的表型和基因组数据。

· 对某些菌属、菌种水平的系统发生能力低和鉴别能力有限。

· 测序数据不能为最近分支出的菌种提供一个确切的答案。

· 公共的数据库中存储的序列数据,特别是核酸序列,存在质量差异。

MALDI-TOF-MS 细菌鉴定

近几十年来,微生物的实验室鉴定依赖于一系列表型观察,如革兰染色、溶血类型、菌落形态和生化反应。一般来讲,这些方法对于常见的非苛养微生物的鉴定效果较好,但常常未能准确鉴定苛养菌或由抗生素治疗、生物膜生长、慢性感染等因素导致生长特性有所改变的微生物。最近,临床微生物学领域开始采用质谱检测作为菌种鉴定的首选技术。质谱检测有许多不同的形式,但是 MALDI-TOF-MS 是广泛用于菌株鉴定的质谱技术;下文就该技术进行详细讨论。

由于 MALDI-TOF-MS 已被广泛应用并正在取代生化鉴定,因此本章将重点关注细菌鉴定在 MALDI-TOF-MS 时代的流程,而不是传统鉴定流程。生化鉴定将在章节后面讨论——生化鉴定可用于确认由 MALDI-TOF-MS 技术或测序技术给出的鉴定结果。

■ MALDI-TOF-MS 鉴定细菌基本原理

MALDI-TOF-MS 如此广泛应用的原因之一是该技术可以缩短人工操作时间,而且不需要特别多的质谱知识便可以应用。这些都是重要因素,因为传统临床微生物学并不需要 MS 相关专业知识,而 MS 相关专业知识恰恰是大多数微生物医学技术人员所不熟悉的。另外,通过整合自动化整合生化鉴定和 MS 系统的工作流程虽慢,但仍然是相对简单且能够缩短手动操作时间的。

MALDI-TOF-MS 鉴定菌种的第一步是从一个纯的培养菌落(单个分离、生长良好的菌落)中获取至少 10^5 菌落形成单位菌体(CFU)[15]。用牙签或塑料接种环从固体培养基上挑取单个生长的菌落涂抹到靶板上(图 3.5)。用移液器吸取 α-氰基-4-羟基肉桂酸基质(通常为 1 μL)直接添加到涂在靶板上的菌落,放置晾干。基质是 MALDI-TOF-MS 鉴定的关键试剂,因为它能吸收激光能量并促进蛋白质的电离并带上电荷,这样带有电荷的蛋白质就能够借助电场作用在飞行管移动。另外,也可以在加入 α-氰基-4-氢化肉桂酸之前将 70%~100% 的甲酸加入菌落中作用,这已经被证明可以提高某些细菌的鉴别率,最常见的是革兰阳性菌[16]。对于 Bruker 平台,上述常规操作流程无法给出鉴定结果时可以尝试"试管萃取法"[17]。在"试管萃取法"中,首先用约 75% 乙醇制备菌悬液,离心取沉淀,将沉

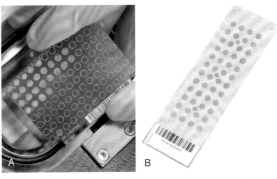

图3.5 A. Bruker Biotyper 可重复使用抛光钢靶板;B. Vitek MS 一次性靶板。(A 图致谢 Bruker Daltonics;B 图致谢 bioMérieux)

淀物用 70% 甲酸和等体积的乙腈重新制备成菌悬液。将该菌悬液离心后，菌体蛋白质便留在上层液体中。然后便可以通过 MALDI-TOF-MS 分析该上层液体获取细菌鉴定结果。

将菌体或含有蛋白质的上层液体加到靶板上后，将靶板放入质谱仪并进行分析。MALDI-TOF-MS 的基本原理是用激光激发混合有菌体蛋白质和基质的样本。在激光照射激发过程中，基质吸收激光并将其转换为热能；部分基质与菌体蛋白质一起汽化。汽化的同时蛋白质被电离，电离的蛋白质通过真空管中进行迁移。测量它们迁移的速度（飞行时间），这个速度与电离蛋白质的质量和电荷（即 *m/z*）相关。在 MALDI-TOF-MS 飞行管末端有一个探测器，这个探测器可以测量电离蛋白质并生成一个光谱分布图谱或蛋白质指纹图谱。这个蛋白质指纹图谱对于在测的细菌是特异的且可以同先前定义的已知菌种蛋白质指纹图谱数据库进行对比匹配。用于匹配未知菌图谱和数据库图谱的匹配算法因制造商不同而有所不同。质谱系统进行对比匹配后，便可以报告出细菌的菌名。

与基于细菌生长的鉴定方法相比，MALDI-TOF-MS 通过分析 2 000～20 000 Da 蛋白质鉴定菌种。通过 MALDI-TOF-MS 获取的蛋白质谱不易受环境条件的影响，而这些环境条件可以干扰生化鉴定结果[18]。此外，为了使生化鉴定反应呈现出用于准确鉴定结果的可靠表型，就必须让微生物生长在一种可复制和良好的培养条件，而这对于苛养菌和厌氧菌来说尤其成问题。相反，MALDI-TOF-MS 却不需要以特定的方法培养细菌才能产生可靠的鉴定结果。研究表明，MALDI-TOF-MS 可以可靠地鉴定生长在各种培养基上的微生物[18]。相对于生化鉴定，MALDI-TOF-MS 还有许多其他优势。

记忆要点 MALDI-TOF-MS 用于细菌鉴定的优势

· 对于有杂菌生长的平板只要能挑取单个菌落便可以进行鉴定。

· 常规鉴定只需要一个单独的菌落便可以完成。

· 1 天之内便可以给出鉴定结果。

· 比生化鉴定的结果更准确。

■ **MALDI-TOF-MS 鉴定细菌**

本节讨论几个细菌亚群的 MALDI-TOF-MS 鉴定。不过，不易培养的微生物如支原体属、脲原体属和衣原体属不包括在内。

MALDI-TOF-MS 性能概述

MALDI-TOF-MS 的优势之一是，当它提供高可信度的结果时，这些结果通常是可靠的，当然也有一些已知的例外情况。这一特点对于少见菌和苛养菌的鉴定特别有用。相反，生化鉴定系统经常给出看似可信实则错误的结果，使得实验室人员很难判断什么时候去相信生化鉴定结果。同任何方法一样，MALDI-TOF-MS 无法可靠地将一些微生物鉴定到种的水平（参见后面的讨论）。实验室必须了解这些局限性并进行确认实验以确保获取准确的鉴定结果。最后，目前美国有两家主要的制造商生产 MALDI-TOF-MS 仪器。尽管仪器性能十分重要，但大多数人都认为高质量的数据库是准确鉴定微生物的最关键因素。

革兰阳性球菌

临床标本中遇到的大多数革兰阳性球菌是链球菌、肠球菌和葡萄球菌（图 3.6）。MALDI-TOF-MS 是一种非常可靠的鉴定葡萄球菌和肠球菌的方法。MALDI-TOF-MS 鉴定革兰阳性菌的性能已经得到了全面的评价；大多数研究表明，MALDI-TOF-MS 可准确鉴定超过 90% 的肠球菌和葡萄球菌。对于这两个属，不正确的鉴定结果是罕见的。

对于 MALDI-TOF-MS 来说，链球菌的鉴定更具挑战性。对于 Bruker 质谱鉴定系统，一个众所周知的局限性是无法鉴别肺炎链球菌和缓症链球菌/口腔链球菌群[16]。因此，使用无法区分这些菌种的 MALDI-TOF-MS 系统的实验室必须依靠生化鉴定进行补充实验。当一个分离株通过 MALDI-TOF-MS 鉴定为这两种菌中的任一种时需要用 Optochin 和（或）胆汁溶菌试验进行补充实验。β 溶血性链球菌的鉴定对于 MALDI-TOF-MS 也是个难题。Rychert 和他的同事[19]发现用质谱鉴定无法区分化脓性链球菌和停乳链球菌——只有 51% 的停乳链球菌被正确鉴定。

革兰阳性杆菌

在 MALDI-TOF-MS 技术出现之前，临床微生物实验室没有可靠而有效的方法来鉴定大多

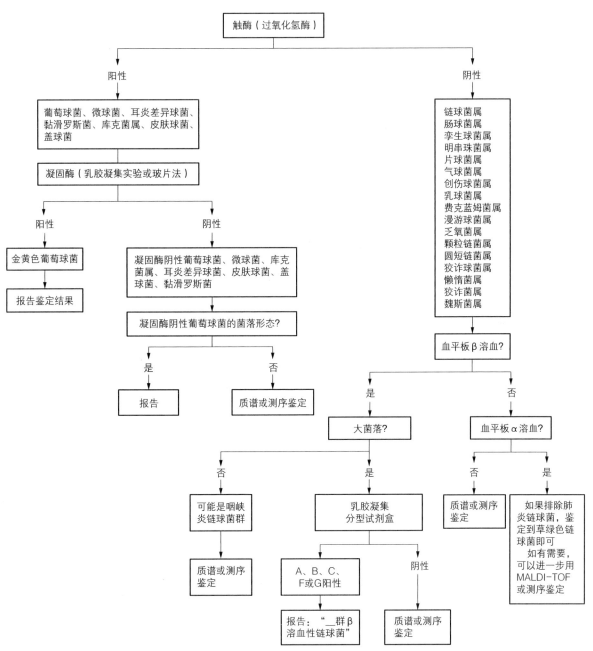

图3.6　革兰阳性球菌（兼性厌氧菌和专性需氧菌）的鉴定思路。MALDI-TOF 和测序鉴定在鉴别肺炎链球菌和缓症链球菌方面有局限性，必须使用表型试验（在表 3.2 中有所描述）

数革兰阳性杆菌。对于棒杆菌属的鉴定尤其是个难题，芽孢杆菌属的鉴定也存在一定程度的问题。这些细菌越来越多地被认为是导致免疫功能低下患者机会性感染的原因。目前已有大量的研究表明 MALDI-TOF-MS 更有能力将革兰阳性杆菌鉴定到属和种的水平，这使得临床微生物工作人员诊断革兰阳性杆菌所致疾病的能力获得了显著提

升（图 3.7）。有以下几种 MALDI-TOF-MS 技术方案可用于鉴定这些革兰阳性杆菌，包括基于甲酸的试管萃取法、靶板直接萃取鉴定、只用基质处理后鉴定。

关于 MALDI-TOF-MS 鉴定其他革兰阳性杆菌能力的信息较少。Barberis 等[20]发表了一项研究，其中包括溶血隐秘杆菌、伯纳德储珀菌、乳

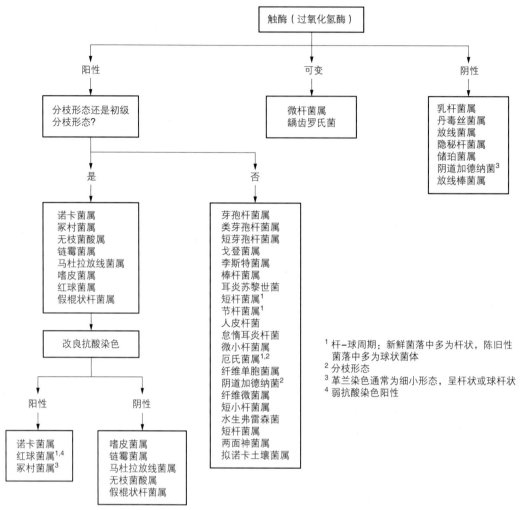

图3.7 兼性厌氧菌、需氧革兰性杆菌的鉴别思路。这个鉴别思路并不包含所有阳性杆菌在内。所有这些菌种都可以由 MALDI 或测序鉴定以获取准确的鉴定结果

酪短杆菌、微杆菌属、节杆菌属、罗氏菌属、人皮杆菌、马红球菌和产单核细胞李斯特菌的菌株，他们发现以上大多数菌株都被鉴定到种的水平，且没有一株被错误鉴定[20]。Vila 等发表了类似的研究结果[21]。

芽孢杆菌属是一组密切相关的菌种，目前几乎没有证据表明 MALDI-TOF-MS 能够准确鉴定芽孢杆菌属。对于任何实验室而言，具有鉴定炭疽芽孢杆菌的能力是十分重要的，炭疽芽孢杆菌是蜡状芽孢杆菌组的菌种之一。最常用的 MALDI-TOF-MS 系统的数据库中不包括炭疽杆菌的数据，因此这些 MS 系统无法鉴定此种细菌。数据库中包括炭疽杆菌数据的 MALDI-TOF-MS 系统可以准确地鉴定

出这种细菌[22]。

革兰阴性杆菌和球杆菌

MALDI-TOF-MS 准确鉴定革兰阴性杆菌和球杆菌的能力在同行评审的文献中得到了充分的证明。MALDI-TOF-MS 对肠杆菌科细菌、非发酵菌、革兰阴性杆菌苛养菌的鉴定能力讨论如下。

肠杆菌科细菌·肠杆菌科细菌是临床微生物学实验室中最常见的病原体。传统的生化鉴定方法对于肠杆菌科细菌鉴定而言相对较好，因此，许多实验室可以继续使用这些生化鉴定方法代替 MALDI-TOF-MS。特别是，许多实验室对大肠埃希菌使用"有限识别"策略进行鉴定。这一策略用于细菌和念珠菌的简单，在 CLSI 文件中有该

策略的描述。根据 CLSI 文件描述，吲哚（阳性）、氧化酶（阴性）、乳糖发酵和 β 溶血生长的革兰阴性杆菌可以鉴定为大肠埃希菌。不幸的是，大约 5% 的大肠埃希菌不发酵乳糖或不溶血。对于非溶血性菌落，吡咯烷酮芳基酰胺酶（PYR）试验阴性可鉴定为大肠埃希菌。可以将非溶血性和不发酵乳糖同时 MUG 快速实验阳性的菌株鉴定为大肠埃希菌。

大肠埃希菌的鉴定之所以在本节中特别提及，是因为 MALDI-TOF-MS 无法鉴别源自志贺菌的大肠埃希菌可能是它最大的缺陷。在大多数鉴定系统中，志贺菌不存在于数据库中，因为蛋白质图谱与大肠埃希菌的蛋白质图谱无法鉴别。结果，志贺菌菌株会被 MALDI-TOF-MS 默认鉴定为大肠埃希菌。有趣的是，在许多实验室中，志贺菌是血培养中极为罕见的分离物，因此，大多数 MALDI-TOF-MS 用户会用质谱系统来鉴别来自阳性血培养标本中的大肠埃希菌。相反，志贺菌是粪便培养中常见的一种菌，因此，一些实验室将直接用能够可靠鉴定志贺菌的生化鉴定系统进行鉴定。对于尿液培养中分离到的疑似大肠埃希菌菌株，实验室通常依赖于上文所述用于大肠埃希菌的"有限鉴别"策略进行鉴别，而其他一切菌种默认均可以用 MALDI-TOF-MS 进行鉴定。

对于其他常见的肠杆菌科临床分离株而言，大多数 MALDI-TOF 系统表现可靠——错误鉴定率低于 1%[24, 25]。

总的来讲，MALDI-TOF-MS 是鉴定除大肠埃希菌和除志贺菌以外其他所有肠杆菌科细菌的可靠方法。鼠疫耶尔森菌也可能对 MALDI-TOF-MS 鉴定构成挑战，但这方面的数据好坏参半[22, 26]。但重要的是，MALDI-TOF-MS 能够可靠地从所有非志贺菌属的肠杆菌科细菌中鉴别出大肠埃希菌，因此，它可用于鉴别分离自罕见志贺菌属样本的菌株。

非发酵菌群·也许 MALDI-TOF-MS 鉴定最大的好处是能够可靠地鉴定非发酵菌群。

特别地，使用 MALDI-TOF-MS 能够显著提升培养自囊性纤维化（cystic fibrosis，CF）患者呼吸道标本的分离株的鉴定效果。这些生物膜相关

菌株在许多病例中都经过长期的抗生素治疗，这给传统的生化鉴定系统带来了严重的问题。由于 MALDI-TOF-MS 鉴定系统比传统的鉴定系统更不易受细菌生长条件的影响，因此 MS 鉴定系统可以可靠地鉴别出生长特性有所改变的细菌，如分离自囊性纤维化患者的菌株。MALDI-TOF-MS 准确鉴定铜绿假单胞菌这一临床上最重要的非发酵菌。然而，洋葱伯克霍尔德菌复合群是囊性纤维化患者的重要致病菌，该菌的准确鉴定对患者的正确管理是至关重要的。为研究 MALDI-TOF-MS 在鉴定复合菌群中的准确性，Alby 及其同事纳入了洋葱伯克霍尔德菌复合群的亚分析；研究表明，所有 MS 系统都能够鉴别出洋葱伯克霍尔德菌复合群的菌种。这些发现也被其他研究团队复现[27]。重要的是，MALDI-TOF-MS 可以准确鉴别其他非发酵菌、耐黏菌素菌种（*Pandorea* 和 *Ralstonia*），历史上这些菌种很难从洋葱伯克霍尔德菌群中鉴别出来。需要补充说明的是，MALDI-TOF-MS 系统难以鉴别鼻疽伯克霍尔德菌和类鼻疽伯克霍尔德菌[22]。

苛养革兰阴性杆菌·这类细菌具有显著的多样性，在此章不会详细讨论 MALDI-TOF-MS 在所有苛养革兰阴性杆菌鉴定方面的性能。相反，本章讨论的重点是较为常见的苛养革兰阴性杆菌菌种，特别关注能够引起生物恐怖的菌种。

MALDI-TOF-MS 在苛养革兰阴性杆菌的鉴定中具有很好的准确性[28]。已经测试的 HACEK 菌群中，副流感嗜血杆菌、伴放线凝聚杆菌、嗜沫凝聚杆菌（原嗜沫嗜血杆菌）、副嗜沫凝聚杆菌（原副嗜沫嗜血杆菌）、侵蚀艾肯菌均能够被准确地鉴定到种的水平。

实际上，对于许多苛养革兰阴性杆菌鉴定到属的水平鉴定就足够了，如可能没有必要鉴别类二氧化碳噬纤维微生长单胞菌和莫氏微生长单胞菌。相反，嗜血杆菌属或博德特菌属中的细菌鉴定到种的水平却有重要的临床意义。

幸运的是，MALDI-TOF-MS 基本能够很好地将这些菌属鉴定到种的水平。流感嗜血杆菌与溶血性嗜血杆菌的鉴别则是一个例外[29]。在传统鉴定方案中，实验室依据 X 因子（氯化血红素）和 V 因子（烟酰胺腺嘌呤二核苷酸）生长试验和

马血平板溶血试验进行嗜血杆菌菌属的鉴定。然而，这些方法经常错误地将溶血性嗜血杆菌鉴定为流感嗜血杆菌。一些早期的 MALDI-TOF-MS 数据库由于溶血性嗜血杆菌的生长不良菌株表型的影响从而给出相同的错误结果（个人观察）。然而，随着数据库中包括溶血性嗜血杆菌图谱在内的更新，MALDI-TOF-MS 便变得更易于鉴别出这些菌种[29]。

革兰阴性双球菌

相对而言，MALDI-TOF-MS 在鉴定革兰阴性双球菌（奈瑟球菌和卡他莫拉菌）准确度方面的同行评价数据较少（图 3.8）。部分研究发现，MALDI-TOF-MS 难以鉴别致病的脑膜炎奈瑟菌与非致病性奈瑟菌菌株。Cunningham 及其同事与 Deak 及其同事证明，他们的 MALDI-TOF-MS 系统错误地将非致病性多糖奈瑟菌鉴定为脑膜炎奈瑟菌[30,31]。此外，MALDI-TOF-MS 可能无法准确区分非致病性奈瑟菌属，如微黄奈瑟菌、干燥奈瑟菌和灰色奈瑟菌[32]。

在大多数情况下，非致病性奈瑟菌属是否鉴定到种没有太大的临床意义。不过，实验室能够准确鉴定淋病奈瑟菌和脑膜炎奈瑟菌是非常重要的，这不仅是为了使实验室能够正确指导患者治疗，更是为了实验室人员保护自己以避免暴露于可能危及生命的脑膜炎奈瑟菌感染。虽然实验室内脑膜炎奈瑟菌感染非常罕见，但一旦发生就会导致很高的发病率和约 50% 的死亡率。鉴于 MALDI-TOF-MS 无法可靠地鉴别奈瑟球菌分离株，实验室必须保持可用于确认鉴定结果的备用方案。在大多数方案中，鉴定结果的确认可以通过 16S rDNA 测序鉴定或配备一些生化反应试剂来完成，如 γ 谷氨酰转移酶试验、蔗糖产酸试验或从半胱氨酸培养基上的葡萄糖和麦芽糖产酸试验[31]。卡他莫拉菌很容易用 MALDI-TOF-MS 鉴定[33]。

厌氧菌

厌氧感染通常是多微生物的，因为它们来自共生菌群的内源性传播或来自创伤性渗透（能将环境厌氧菌引入通常无菌的身体部位）。厌氧菌感染通常是混合感染，厌氧菌通常来自自身菌群的内源性播散或环境当中的厌氧菌通过创伤进入无菌部位。在 MALDI-TOF-MS 应用之前，实验室鉴定方案不能可靠鉴别许多厌氧菌。MALDI-TOF-MS 可以快速准确地鉴定许多重要的厌氧菌，包括梭菌属、副拟杆菌属、丙酸杆菌属、消化链球菌属和相关菌种、梭杆菌属、放线菌属和乳杆菌属[34,35]。同其他细菌一样，MALDI-TOF-MS 可能无法鉴别所有厌氧菌，但 MALDI-TOF-MS 很少给出错误的鉴定结果[35]。

MALDI-TOF-MS 在厌氧菌鉴定方面十分高效，以至于许多实验室已经改进了原有的实验方案，甚至不再需要常规进行耐氧试验（对比菌株在需氧和厌氧环境下的生长特性以判断待测菌是不是专性厌氧菌）。在 MALDI-TOF-MS 应用之前，实验室会常规地将疑似厌氧菌的菌株同时转种到需氧和厌氧的环境中进行培养并对比不同氧环境下可疑菌的生长速度。厌氧条件下生长而需氧条件下不生长的细菌是专性厌氧菌。培养的过程会因必须在培养箱中过夜培养而导致报告单发布速度较慢。尽管 MALDI-TOF-MS 能够简单准确地鉴定出专性厌氧菌，实验室也必须储备一些关于厌氧菌基本特征的工作知识，以便对 MALDI-TOF-MS 的鉴定结果进行评价和验证。厌氧菌有以下重要的鉴定特征：革兰染色、镜下形态、菌落颜色、抗生素耐药谱、荧光特性等。具有重要临床意义的厌氧菌及其典型特征概述，请参见图 3.9。

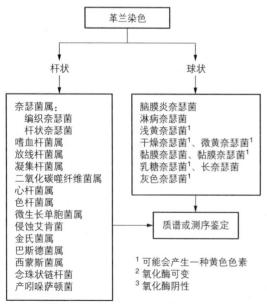

图3.8 苛养革兰阴性细菌。[MAC 平板上不生长，BAP 和（或）CHOC 上生长]

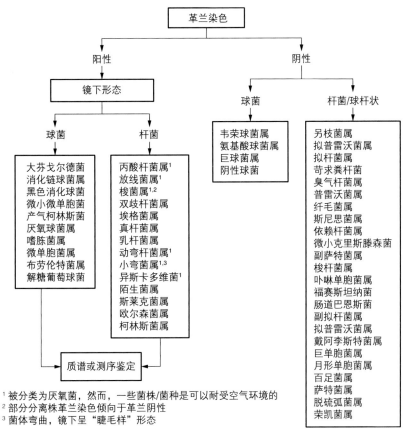

图3.9 厌氧菌鉴定流程。厌氧菌鉴定可通过 MALDI 或测序鉴定准确完成的

[1] 被分类为厌氧菌，然而，一些菌株/菌种是可以耐受空气环境的
[2] 部分分离株革兰染色倾向于革兰阴性
[3] 菌体弯曲，镜下呈"睫毛样"形态

临床综合征

尿路感染

概述 · 尿路感染（urinary tract infection，UTI）是最常见的感染性疾病之一，在美国，每年有超过 400 万人次因尿路感染前去门诊就诊。UTI 可发生在泌尿系统内的两个常见解剖部位。膀胱炎和尿道炎是下尿路感染，下尿路包括尿道和膀胱（图3.10）。尿道炎和膀胱炎感染在女性中尤为常见，因为女性的尿道较短，这使得肛门-生殖道菌群更容易进入膀胱。相比之下，男性尿道较长，因此男性 UTI 在 60 岁以下的人群中很少见。上尿路感染（如肾盂肾炎）是发生在输尿管和肾实质部位的感染。

定植菌群 · 尿道是无菌的这一长期观念现在正受到基于高通量测序的微生态研究的挑战。尿道内定植有以下常见的微生物：乳酸杆菌、草绿色链球菌、棒杆菌属、凝固酶阴性葡萄球菌、非致病性奈

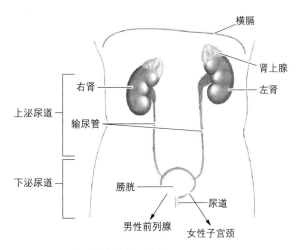

图3.10 泌尿道基本解剖结构。（引自：Tille P, editor. Bailey and Scott's Diagnostic Microbiology. 13th ed. St. Louis: Elsevier, 2014）

瑟菌属，以及许多革兰阴性和革兰阳性厌氧菌。尿路定植的一个问题是，许多引起尿路感染的微生物（如肠杆菌科细菌）常常在没有病理表现的个体中发现。此时，需要通过尿液半定量来进行解读，这一情况会在下文中非常详细地讨论。

感染类型·UTI 不仅可以根据其在上尿路或下尿路的位置进行细分，还可以通过感染的原因（社区获得性或医院获得性）进行细分。一个重要的风险因素是患者是否有导尿管插入，导尿管治疗会导致导管相关性尿路感染。此外，一些患者无法自主排尿并且必须自行插入导尿管排尿（如患有神经源性膀胱的患者），这些患者也面临更高的尿路感染风险。

偶尔，患者会有复杂的泌尿生殖系统异常或并发症需要实施肾造口术或输尿管吻合术。这些患者有一个腹部造口通过输尿管或塑料管连接到肾脏。无论以上任何一种情况，这些患者都有很大的感染风险。

病原学和流行病学·尿路感染最好分为社区获得性感染和医院获得性感染，这两种不同的感染通常由不同的病原菌引起。社区获得性感染最常见的原因是肠杆菌科细菌，大肠埃希菌引起绝大多数社区获得性 UTI。基本上肠杆菌的所有成员都能够引起 UTI，但在大肠埃希菌后，最常见的病原体包括克雷伯菌属、变形杆菌属和肠杆菌属。导致社区获得性 UTI 的非肠杆菌科细菌有铜绿假单胞菌、腐生葡萄球菌（主要是年轻成年女性）和解脲棒杆菌。

医院获得性 UTI 是经常发生的，尤其是那些留置尿路导尿管的患者。这些导管相关性尿路感染（CAUTI）可能是由社区获得性感染中讨论的所有细菌引起的，但也常由肠球菌、金黄色葡萄球菌、不动杆菌属、凝固酶阴性葡萄球菌和念珠菌属引起[36,37]。

实验室诊断·因为许多引起 UTI 的细菌通常是泌尿道的定植菌，实验室可采用半定量培养来区分定植和感染。大多数实验室将尿液样本接种到 BAP 和 MAC 琼脂平板上，并在 37℃下孵育培养物 24～48 h。传统培养都是将这些培养物在普通空气中培养。近年来发现，添加 CO_2 后培养可以让那些同 UTI 相关的苛养菌得到更好的生长，这一现象已导致许多实验室在 5% CO_2 环境中进行尿液培养[38]。

有大量的文献讨论了尿培养的"正确"阈值。在成人 UTI 中，通常使用的阈值是 100 000 CFU/mL。这个阈值最初是由 Edward Kass 提出的，Edward Kass 研究了一系列无症状的老年妇女[39]。然而，有些人质疑这个阈值是否过高，并且建议菌落计数低至 100 CFU/mL，这样在某些情况下有指导意义[40]。在儿科学中，关于什么是"正确的"临床适用阈值也存在类似的争论[41]。

尿液分析是尿培养诊断 UTI 的重要辅助手段。有多种方法可用于尿液分析，包括尿液试纸、全自动尿液分析法和显微镜检查。提示 UTI 的关键尿液分析结果是尿液中存在白细胞酯酶。这是尿液中白细胞存在的标志，尿液中存在白细胞是感染反应的一个标志。总的来说，这是 UTI 的敏感但非特异性标记。对于中性粒细胞减少患者这个标志的灵敏度会降低。此外，亚硝酸盐测试阳性表明存在革兰阴性细菌，当尿液中革兰阴性杆菌大量存在时，革兰阴性菌能够将硝酸盐转化为亚硝酸盐。最后，显微镜检查可用于尿液中白细胞和细菌的鉴别和计数。

标本采集和运输·有几种尿样可以采集以用于 UTI 诊断。最方便的标本是清洁尿或中段尿，患者可先排出初段尿液后在排出所谓的中段尿液时自行收集。该过程可以消除尿道中存在的污染菌群。对于带有导尿管的患者，可以通过导尿管直接收集尿液。这是一种更高质量的标本，因为它代表直接从膀胱收集的尿液。毫无疑问，通过耻骨上膀胱穿刺（SPA）获取的尿液是最高质量的标本。耻骨上膀胱穿刺是一种无菌操作——穿刺针直接穿过腹壁插入膀胱，通过此方法取出的尿液没有污染风险。尽管穿刺获取的尿液样本质量很高，但很少获得，这是因为大多数医疗机构缺乏这一技术能力。相比较于 SPA，多数患者选择通过直接导尿来收集尿液。对于无法提供清洁中段尿的儿童，常用穿刺法获取尿液标本[42]。

最后，可以在幼儿中收集尿袋尿作为样本。这些标本质量很低，大多数实验室都不将尿袋尿用于培养，因为它们很可能产生假阳性结果[42]。虽然不能进行培养，但这些标本可用于进行尿液分析。

必须将尿液样本第一时间运送到实验室，以便在细菌繁殖前进行样本处理，避免半定量结果无法判读。如果不能第一时间送到实验室，可以将尿液样本置于冷藏环境中以抑制细菌生长，或者将尿放入含有硼酸的防腐剂管中。虽然硼酸保存是一种常用的方法，但目前尚缺乏支持保存效果的证据[42]。

血流感染

概述·菌血症的诊断是临床微生物学实验室最重要的功能之一。菌血症的发病率和死亡率是极其重要的。并且有强有力的证据表明，适用的抗生素治疗启动得越早，患者的预后越好[43]。并非所有的菌血症都是相同的，但患有脓毒症的患者患重大疾病甚至死亡的风险很大；已经证明，可以决定生死的时间只有几个小时[43]。实验室提供的病原菌鉴定和药敏结果在血流感染（BSI）的诊疗中发挥着核心作用。

定植菌群·通常情况下血流是不存在细菌的。然而，一过性菌血症是每天会经常发生的现象，如刷牙的时候就会产生一过性菌血症（短暂菌血症）。一般来讲，短暂的菌血症不会导致感染，因为免疫系统能够清除进入血液的细菌。然而，这些事件可能导致免疫系统受损、个体或心脏异常，致使易患心内膜炎的人感染。患有解剖学心脏异常（如人工瓣膜）的患者的短暂性菌血症可能伤及心脏并导致心内膜炎的发展。

感染类型·血流感染会由来自血管内和血管外的多种因素引起。血管内源性感染包括感染性心内膜炎和静脉导管相关感染。血管外源性感染是由细菌通过淋巴系统进入血流引起的。

当有微生物在身体某部位繁殖，被淋巴系统排出并进入血液时，血管外源性BSI就会出现[3]。导致BSI的常见血管外原发灶是脓肿、伤口、手术伤口、呼吸道和泌尿生殖道，但是很大比例的BSI发生时并没有明确的原发灶[3]。

病原学和流行病学·BSI有很多病原菌，导致感染的病原菌类型很大程度上取决于导致感染的潜在病症。只有一小部分病原菌会引起免疫功能正常的机体发生BSI，即便是健康的人群。相反，具有易感性或免疫功能低下的人群对许多细菌都是敏感的。

一般而言，最常从BSI分离的细菌是大肠埃希菌及其他革兰阴性菌和革兰阳性球菌。革兰阳性包括金黄色葡萄球菌、凝固酶阴性葡萄球菌（同时是污染菌和真菌血症的病原菌）、肠球菌属和链球菌。化脓性链球菌（A组链球菌）、肺炎链球菌和无乳链球菌［B组链球菌（GBS）］是最具致病性的细菌，并且可导致危及生命的感染。特别指出的是，GBS主要通过携带GBS的母亲进行母婴传播，从而导致新生儿感染。此外，老年人也易患GBS感染[44]。草绿色链球菌（VGS）也常引起BSI，与上文讨论过的细菌不同，VGS感染通常发生在免疫功能低下的患者，如患有黏膜炎的血液系统恶性肿瘤患者。VGS也常见于受污染的血培养物中。值得一提的是牛链球菌（Streptococcus bovis）组。由牛链球菌引起的BSI与结直肠癌有关，一旦发现该细菌的存在，应当提高检查评估范围。值得注意的是，牛分枝杆菌组与结直肠癌的关联已经通过新的分类学关联进行了改进，现在看来，溶血假丝酵母亚种与结直肠癌的关系比其他亚种具有更强的相关性[45]。

与链球菌一样，葡萄球菌是一大群能够导致许多患者感染的细菌。金黄色葡萄球菌是该属的主要病原体，无论免疫状况正常与否，金黄色葡萄球菌均能导致患者发生感染。住院患者发生金黄色葡萄球菌BSI的风险特别高。凝固酶阴性葡萄球菌（CONS）是携带留置导管的患者和体内具有其他植入物患者发生BSI的重要原因。这些侵入性装置"介导"CONS等皮肤菌群进入机体内部，从而导致相关感染。这些植入物通常是由塑料制成的，而CONS很容易以生物膜的方式在这些植入物上进行定植、增殖[46]。

该因素使得这些感染非常难以治疗，成功的治疗通常需要去除导致感染的高危因素。在凝固酶阴性葡萄球菌中，路登葡萄球菌已被证实具有特别的致病性，该菌能在心内膜炎中发挥积极作用[47]。凝固酶阴性葡萄球菌也是最常见的血培养污染菌，因此难以解释其临床意义[48]。

在许多肠球菌中，粪肠球菌和屎肠球菌是绝大多数BSI的病原菌。对这两种细菌具有免疫抵抗力的机体通常不会发生感染，多数感染发生在免疫系统受损的患者。这两种细菌通常引起医院获得性感染。特别在屎肠球菌引起的感染中，万古霉素耐药比较常见；根据不同机构的研究，超过50%的屎肠球菌分离株对万古霉素耐药。

许多其他革兰阳性菌也能引起感染，包括革兰阳性球菌和革兰阳性杆菌。通常情况下，这些细菌是血培养的污染菌，而不是真正感染的原因。篇幅所限，本章不详细讨论所有可能导致血流感染的细菌，下面只选择一些细菌进行讨论。

棒杆菌属是存在于皮肤表面的定植菌，棒杆菌属的细菌可能是血培养的污染菌也可能是病原菌。当它们作为菌血症的病原菌存在时，通常在有植入物患者中被分离[49]。棒杆菌属中有几种棒状杆菌是有意义的致病菌。杰氏棒状杆菌常从患者标本中分离，并且经常对多种抗生素具有耐药性。麦氏棒杆菌同来自眼部的临床标本有关，是眼病感染的病原菌，也是眼部的定植菌。纹带棒状杆菌是皮肤的正常菌群，但也同免疫功能受损患者医院感染和免疫功能正常的个体感染有关[50]。

产单核细胞李斯特菌是 BSI 中少见但严重的病原菌。它最常见于婴幼儿（新生儿）或老年患者的感染[51]。感染也发生在免疫受损的宿主，尤其是孕妇和免疫功能低下人群。产单核细胞李斯特菌在环境中普遍存在，通常存在于土壤、水及哺乳动物的粪便中。因此，乳制品、肉类（尤其是熟肉）和蔬菜等食物可能会受到该菌的污染，并可能导致食源性疾病。

与棒杆菌属一样，芽孢杆菌属的细菌也是皮肤的正常菌群，血培养发现的芽孢杆菌可能污染菌也可能是病原菌。需要特别注意该属中的炭疽芽孢杆菌，它是一高致病性病原菌，可导致高死亡率的BSI[52]。由炭疽杆菌引起的 BSI 很少见，但一旦出现就要特别注意是不是生物恐怖事件。自然状况下也可以发生炭疽芽孢杆菌感染，特别是在动物密接人群（曾经打猎或接触过动物皮毛）及静脉注射吸毒人群[52]。

革兰阴性菌导致的 BSI 不像革兰阳性菌感染那么常见但有一些规律。肠杆菌科细菌是 BSI 的重要原因，包括大肠埃希菌、肺炎克雷伯菌、肠杆菌属和许多其他肠杆菌科细菌。此外，沙门菌属是 BSI 的常见病原菌，其中，肠炎沙门菌血清型伤寒（肠热）特别倾向于血流播散。与其他更常导致胃肠道疾病的沙门菌相比，伤寒沙门菌主要表现为 BSI，通常在美国国外旅行或生活的人中分离出来[53]。免疫功能低下的患者和镰刀型红细胞病患者可能会由

非伤寒沙门菌引起的伤寒样感染[54]。

非发酵菌是指无法发酵利用葡萄糖的革兰阴性杆菌。非发酵菌有多种细菌可以引起 BSI，尤其在免疫功能受损的患者中。铜绿假单胞菌、鲍曼不动杆菌复合群、嗜麦芽窄食单胞菌是 BSI 常见的三种病原菌，能够导致危及生命的感染。这三种细菌及许多其他非发酵菌由于对多种抗生素耐药而致使感染复杂化。有关抗生素敏感性测试的详细讨论，请参见第 4 章。

HACEK 菌群是苛养革兰阴性杆菌，这类细菌可通过隐匿的临床过程引起亚急性心内膜炎。首字母缩略词分别代指副流感嗜血杆菌、凝聚杆菌属（伴放线凝聚杆菌、嗜沫凝聚杆菌、副嗜沫凝聚杆菌、惰性凝聚杆菌）、心杆菌属（人心杆菌、瓣膜心杆菌）、侵蚀艾肯菌和金氏菌属（金氏金氏杆菌、脱氮金氏菌）。这些细菌是口腔的正常菌群，但可以引起心脏病患者或假体心脏瓣膜患者的心内膜炎[55]。

脑膜炎奈瑟菌是一种高致病性病原菌，可引起脑膜炎和快速致命的感染性休克，即便是健康人群。该菌具有高度传染性，易于在密集人群中传播，如集体住宿的大学生和生活在军营中的军人。幸运的是，针对该菌多种血清型的疫苗已将疾病减少至相对罕见的水平；一旦发生脑膜炎奈瑟菌感染便是需要紧急诊疗，迅速启动抗菌治疗是至关重要的。实验室暴露是脑膜炎奈瑟菌感染的高危因素；此类感染很少发生，不过此类感染所致的死亡率预计可高达 50%；其他情况下的死亡率因患者人数不同而有所差异[56]。

厌氧细菌偶尔会引起 BSI，但通常会在有诱发条件的个体中发生，胃肠道疾病的患者和存在免疫功能低下患者有厌氧菌 BSI 的风险[57, 58]。挤压伤或贯穿伤的创伤患者也有发生厌氧菌 BSI 的风险[57, 58]。引起 BSI 的常见厌氧菌有：拟杆菌属、痤疮丙酸杆菌（尽管该菌也常被视为污染菌）和梭菌属。在梭菌属引起的感染中，感染败血症梭菌、产气荚膜梭菌、产气荚膜梭菌 BSI 患者的预后特别差[59]。血液中一旦发现败毒梭菌意味着危及生命的事件；败毒梭菌也与结直肠癌等胃肠道异常密切相关[60]。一种典型但罕见的表现是坏死梭杆菌菌血症，坏死梭杆菌菌血症提示患者可能有 Lemierre 病。Lemierre 病多发于年轻的健康

成年人。该病最初表现为咽炎，然后发热，并进展为颈内静脉化脓性血栓性静脉炎。脓肿栓塞是 Lemierre 病的常见并发症[61]。

实验室诊断·BSI 的实验室诊断涉及连续监测的血液培养系统中的血培养。血培养系统通过几种不同的机制连续监测细菌的生长，这些机制包括监测气体的消耗或产生，通常是 CO_2、O_2 或两者同时监测。一旦监测到有细菌生长，仪器将发出警报提醒实验室人员血培养阳性。然后，技术人员取出血培养瓶进行革兰染色，并向报告批准人员提交结果。这些都是关键结果，实验室需要制定政策来管理这些结果的处理方式。

除革兰染色外，技术人员还将培养液转种到几个琼脂平板上并进行培养和后续处理。这种方法构成了传统的工作流程，血培养已经以这种工作流程进行了数十年。随着实时 PCR 和 MALDI-TOF-MS 等快速处理技术的广泛应用，在今天的临床微生物学实验室中，这一工作流程发生了许多变化。例如，许多实验室直接对阳性血培养液中进行分子检测。这些检测技术能够鉴别许多潜在的病原体，同时还可以检测一些关键的耐药分子标志物，如 *mecA*（葡萄球菌中的甲氧西林耐药基因）、*vanA/B*（肠球菌中的万古霉素耐药基因）和 bla_{KPC}、bla_{NDM} 和 bla_{CTX-M} 等编码某些革兰阴性菌 β-内酰胺酶的基因。

一些实验室已经开发并采用了直接用血液培养液进行 MALDI-TOF-MS 进行鉴定的检测方案[62]。这些方案需要在质谱分析前进行多次洗涤和蛋白质提取操作。直接对血培养瓶中培养液进行 MALDI-TOF-MS 的好处是这是一种无偏差的分析，且在理论上可以鉴定数据库中的任何细菌。不过，这一检测技术的相关工作流程非常烦琐，人员数量和专业能力有限的实验室可能难以实施。此外，这些系统可能难以鉴别混合感染情况下的病原菌[63]。

标本采集和运输·血培养需要采集静脉血并直接接种到血培养瓶中。现代化的血培养基是非常敏感的，即便只接种了少量的菌落，经过培养也能够报阳[64,65]。虽然高灵敏度有助于诊断含菌量较低的菌血症患者，但同时也使血培养容易受到正常菌群的污染。因此，血培养的一个关键操作是对皮肤的消毒（抽取外周血部位）和端口/针座/导管尖端的消毒。美国 CDC 推荐使用 70% 的乙醇对穿刺

点部位进行消毒，再用聚维酮碘消毒[66]。用于穿刺点消毒的替代方法与聚维酮碘方法相比可以降低污染率。这些方法包括氯己定消毒法和过氧化氯消毒法[67]。这些替代方法成为许多单位的首选方法是由于这些消毒方法比 CDC 推荐方法的消毒效果更好、操作更快。由经过培训的专职采血人员进行血培养标本采集操作也能大幅降低血培养污染率。一些研究表明，专职采血人员采血的污染率明显低于住院医师和护士采血的污染率[68]。

影响血培养检测 BSI 敏感性的最关键因素是采血量[69]。大多数单位推荐两套血培养，每套各有一瓶需氧和一瓶厌氧。血培养从两个不同的部位采集（即从右臂和左臂的中心静脉，或一个从中心静脉，另一个从外周静脉采集）。对于成人患者，许多研究评估了可使灵敏度最大化所需的采血量，并发现血培养理想的总采血量为 40～60 mL。每次抽吸应为 20 mL，将 10 mL 注入需氧瓶中、10 mL 注入厌氧瓶中。成对的血培养有助于区分污染和真正的感染。发生真正的菌血症时通常会使多个血培养瓶培养阳性，而只有皮肤或呼吸道菌群的单一瓶阳性培养结果则表明存在血培养污染。

儿童血培养标本的采集比成人更复杂，因为儿童的总血量较低。因此，从较小的儿童采集大量的血液是不安全的。目前有许多指南有助于根据体重优化儿童血培养，依据这些指南可以根据儿童的体重计算出总血量，从而评估出采集多少血量是安全的。儿童血培养最大的采血量是其总血量的 4%～5%。然而，一些供体对推荐采血量会感到不舒服，因此实际用于培养的血量低得多。儿童血培养的一个常见问题是年龄较大和体重较大儿童的采血量不足，这些儿童的血容量与成人相似。有足够多的证据表明，这种做法大大降低了血培养的敏感性[70]。

■ 上呼吸道感染

概述·呼吸道分为两个部分，即上呼吸道和下呼吸道，上呼吸道包括鼻咽、口咽、喉咽（图 3.11），下呼吸道将在下一节中讨论。上呼吸道感染有多种形式，本章不对所有上呼吸道感染形式进行详细讨论。我们将讨论最常见的细菌感染，同时讨论一些不太常见的感染。许多上呼吸道感染相对轻微；然而，这些感染可以播散，从而导致严重和危

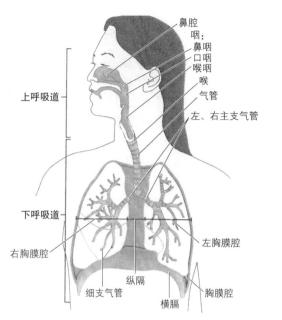

图3.11 呼吸道基本解剖结构，包括上呼吸道和下呼吸道。（引自：Tille P, editor. Bailey and Scott's Diagnostic Microbiology. 13th ed. St. Louis: Elsevier; 2014）

表3.4　健康人群鼻咽和咽喉中存在的细菌

可引起呼吸道感染的病原菌	很少引起呼吸道感染的病原菌
不动杆菌属	草绿色链球菌
β溶血性链球菌	非溶血性链球菌
肺炎链球菌	棒杆菌属
支原体属	奈瑟菌属（除外淋病奈瑟菌）
流感嗜血杆菌	微球菌
卡他莫拉菌	凝固酶阴性葡萄球菌
肠杆菌科细菌	副流感嗜血杆菌
假单胞菌属	侵蚀艾肯菌
洋葱伯克霍尔德菌复合群（囊性纤维化）	拟杆菌属
金黄色葡萄球菌	消化链球菌属
	放线菌属
	二氧化碳噬纤维菌属
	伴放线凝聚杆菌
	罗氏菌属

引自：Tille P, ed. Bailey and Scott's Diagnostic Microbiology. 13th ed. St. Louis: Elsevier; 2014

及生命的疾病，如脑膜炎、脑脓肿和菌血症。

定植菌群・上呼吸道中定植有大量的各种需氧和厌氧共生菌群。表3.4列出了鼻咽和口咽中最常见的菌种清单。清单中的许多细菌都可以作为正常菌群或病原菌存在，这使得培养结果的解读颇具挑战性。

尽管表3.4中列出了很多病原体，但上呼吸道标本需氧培养出的细菌多数是草绿色链球菌、非致病性奈瑟菌属和凝固酶阴性葡萄球菌。上呼吸道常见的厌氧定植菌有梭杆菌属、普氏菌属、卟啉单胞菌属和消化链球菌属。引起严重疾病的细菌也可以是上呼吸道的正常菌群，如A群链球菌、流感嗜血杆菌、肺炎链球菌和脑膜炎奈瑟菌。高达10%的成人无症状携带脑膜炎奈瑟菌[71]。

感染类型・本章不对所有上呼吸道感染形式进行详细讨论。我们将讨论最常见的细菌感染，同时简单讨论一些重要但不太常见的感染。咽炎（咽喉痛）和扁桃体炎可由细菌或病毒引起，并导致严重的咽喉疼痛，疼痛促使许多人寻求医学治疗。这些感染组织出现红斑和肿胀化脓并伴有淋巴结病。扁桃体周围脓肿是扁桃体炎的并发症，通常发生在5岁以上的儿童中[3]。喉炎和喉气管支气管炎几乎完全是病毒性感染，在此不深入讨论。

会厌炎是声带附近的软组织感染，会厌炎导致水肿和可能危及生命的气道阻塞。在广泛使用流感嗜血杆菌B型（HIB）疫苗之前，会厌炎在2～6岁的儿童中很常见[72]。幸运的是，这种疫苗几乎消除了HIB感染，还会大大降低了会厌炎的发病率。微生物实验室在口腔感染诊断中的作用微乎其微，因此，在此只简述一下这些感染。口腔感染包括口腔炎、鹅口疮、牙周感染、唾液腺感染。口腔炎和鹅口疮主要由单纯疱疹病毒（HSV）和念珠菌属引起。牙周感染可以通过多种症状，其中包括可能发展为骨髓炎和颌下间隙感染的牙源性感染。由于口腔含有高密度的共生菌群，所以这些感染往往是混合感染，也因此，细菌培养几乎没有用。

病原学和流行病学・咽炎可由病毒或细菌引起，并且发病率大致相等[3]。导致咽炎的细菌中最常见是A组链球菌（GAS）（又称化脓性链球菌）。GAS咽炎可发生在任何年龄组，但在幼儿和青少年中更常见。治疗GAS咽炎很重要，因为这种细菌可导致链球菌感染后遗症，如肾小球肾炎和急性风湿热。大菌落β溶血性链球菌（C组和G组链球菌或停乳链球菌）能导致一种临床上与GAS难以区分的咽炎[73]。然而，同 GAS 相比，这些细菌与感染后风湿病无关。能导致咽炎的其他重要细菌还包括 F.necrophorum（可以扩散到颈静脉并引起 Lemierre 病）和 A.haemolyticum。

两种可通过疫苗预防的细菌（百日咳博德特菌和白喉棒状杆菌）可引起上呼吸道感染。百日咳博德特菌是百日咳的病原菌，百日咳是一种长期疾病，其特征是长期阵发性咳嗽（6～8周）。白喉杆菌可引起咽炎或扁桃体炎，其典型特征是在扁桃体上形成灰白色膜。与导致咽炎的其他细菌不同，白喉通常并发癫痫、昏迷或失明[3]。最后，淋病奈瑟菌和沙眼衣原体可引起口交相关性咽炎。

实验室诊断 · 咽炎的常规诊断通常依据这样的实验室诊断思路：先用咽拭子筛查 GAS 抗原，如果快速抗原检测（RAT）为阴性则用培养的方法进行确认试验。GAS RAT 测试具有相当高的特异性，但灵敏度较低，因此建议进行培养以确认阴性结果。随着分子检测技术的新进展，美国 FDA 已经批准了几种用于检测 GAS 的产品。

用细菌培养方法筛查咽炎病原菌的标准操作是：将咽拭子标本接种于绵羊血 BAP 上，而后在 37℃的 CO_2 或厌氧条件下进行培养。GAS、溶血隐秘杆菌和停乳链球菌都是 β 溶血，很容易在常常污染咽拭子的呼吸道菌群中鉴别出来。目前，实验室不对 F.necrophorum 进行常规培养分离，因为它是一种需要厌氧培养条件的专性厌氧菌。尽管 F.necrophorum 定植发生率可能存在争议，但是还存在许多其他口腔厌氧菌，包括其他梭杆菌属细菌，这些情况使得培养结果的解读变得困难。

淋病奈瑟菌和生殖道沙眼衣原体感染的诊断最常用核酸扩增试验进行。这些方法未经 FDA 批准用于外生殖器标本。可以在抑制呼吸道菌群生长的特殊选择性培养基对咽拭子标本进行分离培养来检测淋病奈瑟菌（即改良的 Thayer Martin；表3.3）。在琼脂培养基上不能培养沙眼衣原体。沙眼衣原体的鉴别需要进行细胞培养和荧光抗原测试。

标本采集和运输 · 用于诊断上呼吸道感染的主要标本是拭子。现在许多实验室已经转向使用液体培养基拭子采样装置，如植绒拭子。与"棉裹拭子"相比，植绒拭子的设计可以更好地捕获和释放样本中的细菌。用植绒拭子采集样本，然后将其置于带

有 1 mL 液体 Amies 培养基的螺旋盖小瓶中。这些采集装置具有保持需氧菌、厌氧菌和苛养菌的存活力。一些单位仍然使用更传统的"棉裹拭子"并放入可以放入液体的 Amies 或 Stuart 培养基中。

虽然这些拭子可用于细菌培养，但它们不适用于沙眼衣原体检测，沙眼衣原体需要特殊的运输培养基（通用转运培养基）来抑制共生菌的生长。

下呼吸道感染

概述 · 下呼吸道是指喉部以下的所有呼吸道解剖部位，包括气管、支气管、细支气管和肺泡腔（图3.11）。呼吸道的重要目的是通过引入氧气和血流二氧化碳进行交换来给身体补充氧气。基于此，呼吸道必须暴露于外部环境并且不断地与外部环境相互作用，这为外源性病原体的侵入创造了机会。

下呼吸道的感染可以大致再分为社区获得性感染和医院获得性感染。社区获得性感染和医院获得性感染呈现出多种不同的感染表现。感染发生在具有不同风险因素的人群，也因此，导致感染的病原菌类型也存在差异。例如，同住院患者和（或）其他健康患者相比，囊性纤维化或慢性阻塞性肺疾病（COPD）患者更容易被不同的病原体导致下呼吸道感染。

定植菌群 · 上呼吸道定植有大量的正常菌群。当解剖学从气管转变为支气管到细支气管时，正常菌群的含量逐步显著减少到无菌的程度，下呼吸道已经基本上无菌。也就是说，从下呼吸道采集来的标本（支气管肺泡灌洗液、痰液、支气管刷和清洗液）常含有正常菌群，这些正常菌群之所以混入标本，是因为下呼吸道的标本需要通过上呼吸道。

感染类型 · 社区获得性感染可包括肺炎、支气管炎和细支气管炎。毛细支气管炎主要由病毒引起，这里不再进一步讨论。肺炎是指肺部的炎症，可以是双侧肺炎或单侧肺炎。肺炎患者可能有咳嗽（可能有痰或无痰）、发热、发冷和呼吸短促。肺炎可能是轻微的或危及生命的，且在所有年龄组均可发生。感染肺部的生物有时可形成瘘管，使生物体进入胸膜腔并引起脓胸。囊性纤维化和 COPD 患者具有严重的病理基础导致他们易患下呼吸道疾病。这些患者长期被病原体定植，这可能导致恶化和肺功能下降。

无论是急性还是慢性支气管炎，都可以导致气

管支气管树炎症。症状通常包括咳嗽（典型的犬吠样咳）、发热和咳痰。慢性支气管炎的特征是有大量的黏液产生且患者持续咳痰至少3个月或超过2年。

机械通气的住院患者存在发生呼吸机相关性肺炎（VAP）的风险。事实上，肺炎是重症患者中第二常见的院内感染，并且影响了重症监护病房（ICU）中近30%的患者[74]。在美国，每年有多达300 000位患者，有着平均每1 000例住院患者中发生10例的发生率[74]。VAP的临床和实验室诊断都非常困难，这是由各种原因导致的（如上呼吸道分泌物污染）。患者胸部X线片上有新浸润影、白细胞增多和化脓性气管和支气管分泌物增多时，应该考虑为VAP。然而，这些标准并不专用于机械通气患者的VAP诊断。

病原学和流行病学·社区获得性肺炎是由许多细菌引起的；最常见的是肺炎链球菌、金黄色葡萄球菌、流感嗜血杆菌和卡他莫拉菌[75]。吸入性肺炎定义为继发于吸入口咽或胃内容物后导致的肺炎，因此性质上通常是多微生物感染。吸入性肺炎可由口腔菌群引起，包括厌氧菌或源自肠道的革兰阴性杆菌[76]。

肺炎支原体、肺炎衣原体和嗜肺军团菌常被认为是肺炎的非典型病原菌。在学龄儿童和年轻成人中，肺炎支原体和肺炎衣原体是肺炎的最常见原因。嗜肺军团菌和其他物种在幼儿中比在成年人中少见，这可能是因为它们的播散是通过来自受污染的水处理系统中的可吸入的气溶胶，如酒店、办公楼和其他大型建筑物[77]。社区获得性肺炎的另一个典型原因是鹦鹉热衣原体（鹦鹉热），它是一种从被感染的鸟类（通常是鹦鹉）传播给人类的病原体。一种重要的社区获得性肺炎继发于之前原有病毒感染。继发性肺炎在流感季节尤为常见，通常由金黄色葡萄球菌或肺炎链球菌引起，可导致高发病率和死亡率[78]。

囊性纤维化患者易受到那些通常不会引起其他患者群感染病原菌的感染。细菌在囊性纤维化患者中定植和感染有一个时间表。年轻患者首先被流感嗜血杆菌和金黄色葡萄球菌感染并定植。后来，它们被肠杆菌科感染，接着是铜绿假单胞菌和其他非发酵菌，如嗜麦芽窄食单胞菌和木糖氧化无色杆菌。最后，一些患者将被洋葱伯克霍尔德菌复合群感染，

该菌与囊性纤维化患者的预后不良有关[79]。COPD患者出现的急性加重期是由几种病原体引起的，包括流感嗜血杆菌、卡他莫拉菌、肺炎链球菌、副流感嗜血杆菌、金黄色葡萄球菌、铜绿假单胞菌（非黏液和黏液菌株），以及肠杆菌科成员，但相比而言不太常见[80]。

VAP通常由金黄色葡萄球菌、铜绿假单胞菌和鲍曼不动杆菌复合群引起。此外，肠杆菌科细菌也可引起VAP。由于这些细菌与医院相关且感染的是重度抗生素暴露的患者，因此它们可能具有多重耐药性，非常难以治疗。重症患者的多重耐药性导致VAP死亡率接近30%[3]。

实验室诊断·社区获得性肺炎的实验室诊断是基于培养出肺炎的大多数"典型"病原菌，如肺炎链球菌和金黄色葡萄球菌。然而，诊断肺炎的非典型病原体更具挑战性。分子技术（如果可获取的话）和血清学组合检测可用于诊断肺炎支原体、肺炎衣原体和鹦鹉热衣原体（不易获取的分子方法）。军团菌感染的典型诊断方法是尿抗原检测和培养方法的组合检测。尿液抗原检测是一个不错的方法，因为它对血清型为1群的嗜肺军团菌具有高度的灵敏度，但不幸的是，它不能检测非1型血清群菌株及非嗜肺军团菌株。幸运的是，培养法也是一种选择，而且建议在考虑军团菌感染的时候一定要做军团菌培养。由于军团菌是一种苛养菌，军团菌培养需要使用缓冲炭酵母浸膏培养基和湿润空气（表3.3）。这种培养基提供培养军团菌所需的合适的pH环境和营养，活性炭有助于吸收可能抑制军团菌生长的有毒物质。

对于来自囊性纤维化患者的标本，实验室通常会采用特殊的检测方案。这些方案将包括增加专门的选择性培养基，这些培养基能够促进洋葱伯克霍尔德菌和金黄色葡萄球菌等细菌的分离。VAP的诊断通常需要对气管内抽吸物培养结果的评估。这些样本可以按照非定量（翻译为定性更为合适）或者定量的方式进行培养和结果解读。通常对支气管肺泡灌洗（BAL）标本进行定量培养[81]。气管内吸出物可以说是极具挑战性的标本，因为这些培养物可以经常培养出大量生长的杂菌，这些"杂菌"可能是定植菌群或也可能是真正的病原体。此外，气管导管还通常定植有铜绿假单胞菌、金黄色葡萄球

菌或多重耐药的肠杆菌科细菌。这些细菌的存在并不一定指示感染，因此这些细菌分离株的意义难以解释。

气管内吸出物是可以获取方便的标本，但BAL、支气管刷和支气管冲洗标本通常由于较少的污染菌群而具有更高的质量。BAL、支气管刷和支气管冲洗液这些标本是从更深的肺部采集的，不太可能被气管插管中存在的正常菌群污染。由于这些标本仍然可以混有共生菌群，因此它们通常以定量方式进行处理，这样，微生物检测人员可以应用客观的规则，这些规则有助于区分定植和感染。

标本采集和运输 对于无法咳出或自主咳痰的患者，可以通过化痰或诱导咳痰的方式获得。痰标本中常被口腔正常菌群污染，因此大多数实验室用革兰染色镜检评估痰标本的质量，以避免给出误导性结果。如果革兰染色显示丰富的混合形态（不同细菌）和大量的呼吸道上皮细胞，痰标本将因质量低而被拒收。

侵袭性获取的标本包括通过抽吸气管分泌物获得的气管内抽吸物。这类标本通常质量有限，因为它们只代表塑料管上生长的细菌，而不是下气道中真正存在的细菌。BAL、支气管刷和支气管灌洗是在进行支气管镜检查时，通过图像引导，可以从更可能被感染的部位获取标本。受保护的支气管刷样本可能是最高质量的样本，因为刷子一直处于防护状态，直到它通过上呼吸道的污染区域。一旦到达所需采集的部位，就将刷子从其保护套管中推出以采集样品，然后在检查部位变化之前取出刷子；如果运输符合要求，这些刷子可用于厌氧培养。

一旦完成标本采集，上面讨论的任何样本应立即在室温下运送到实验室，因为数小时的延迟送检可能导致细菌活度丧失。这对于肺炎链球菌尤其重要，因为肺炎链球菌是一种在患者标本中不能长时间存活的苛养菌。

▪ 中枢神经系统感染

概述 中枢神经系统感染是危及生命的感染，成功有效的治疗管理有赖于快速准确的实验室诊断。中枢神经系统包括大脑和脊柱，两者都受到骨骼和脑膜的保护。脑脊液（CSF）通过提供缓冲和浮力也可帮助保护大脑（图3.12）。此外，大脑在血脑屏障的保护下，有利于维持大脑的平衡。病原体要感染中枢神经系统就必须要透过大脑屏障。细菌穿透

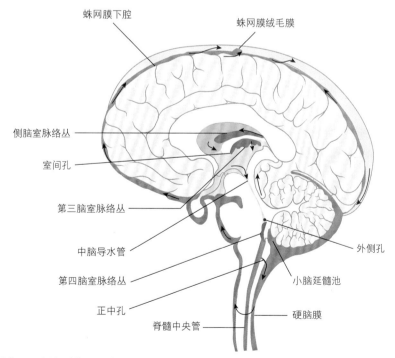

图3.12　CSF 在大脑的流向。CSF 起源于脉络丛，流经脑室和蛛网膜下腔后进入血流。（引自：Tille P, editor. Bailey and Scott's Diagnostic Microbidogy. 13th ed. St. Louis: Elsevier; 2014）

血脑屏障可通过多种途径实现，包括血行播散、直接从附近感染部位播散，以及由中枢神经系统解剖结构畸形来实现，这些畸形可能是先天性的，也可能是由某种创伤引起的，如外科手术或脑室腹腔分流术。

定植菌群·中枢神经系统被认为是无菌的，发现的任何细菌都极可能提示感染。然而，在采集标本的过程中，有可能把凝固酶阴性葡萄球菌等皮肤污染菌带入培养中。这种情况下的结果解释可能具有挑战性，必须结合临床背景来考虑。

感染类型·中枢神经系统感染有几种不同的类型，包括脑炎、脑膜脑炎、脑膜炎、导管感染和脑脓肿。脑炎和脑膜脑炎通常是由病毒引起的，在此不做进一步讨论。细菌常导致脑膜炎、导管感染（可导致脑膜炎）和脑脓肿。

脑膜炎通常产生急性炎性脑脊液，其中包含大量的多形核细胞（PMN），因此称为化脓性脑膜炎。这些感染是由病原体侵入了蛛网膜下腔和软脑膜引起的。分流术引起感染的严重程度可能低于化脓性脑膜炎，因为它们常由皮肤共生菌群引起。这些共生菌群一般不会引起感染，除非人为因素使它们进入了无菌部位，如 VP 分流的患者。

脑脓肿是脑的局部感染，可能不会导致脑脊液发生大体改变，见不到像细菌性脑膜炎那种改变。脑脓肿的发生有多种原因（血源性播散，从邻近的解剖部位如耳、鼻窦、乳突和穿透性创伤部位毗邻播散），免疫系统功能完全正常的患者也可能发生[3]。

病原学和流行病学·疫苗接种显著地改变了细菌性脑膜炎的流行病学。历史上，最常见的三种细菌病原体是流感嗜血杆菌 B 型（HIB）、肺炎链球菌和脑膜炎奈瑟菌。新生儿是中枢神经系统感染的易感人群，最常见的病原菌是大肠埃希菌和 B 群链球菌（GBS）。产单核细胞李斯特菌也是一个众所周知的脑膜炎病原体，但其发生率相对较低。值得注意的是，GBS 和产单核细胞李斯特菌都与老年人细菌性脑膜炎有关。

总之，疫苗后时代见证了细菌性脑膜炎流行病学所发生的显著变化。对于其他健康个体来说，发生中枢神经系统感染是很罕见的。当然，大多数感染发生在免疫力低下的人群中，或者那些经历了中枢神经系统屏障被物理性破坏的人群中。目前最常见的病原体是皮肤共生菌群，如凝固酶阴性葡萄球菌、痤疮丙酸杆菌，甚至金黄色葡萄球菌。最近甚至有一些数据表明厌氧菌感染比以前所认知的更为常见[82]。

在完全不同的临床表现中，有些患者会发展为脑脓肿。许多微生物都可引起脑脓肿，且很可能是多种微生物感染，而不像脑膜炎那样的单一微生物感染[83]。尽管脑脓肿具有多种微生物感染的性质，但有些菌种更为常见，包括草绿色溶血链球菌（特别是咽峡炎链球菌群）、口腔厌氧菌群和诺卡菌属。

实验室诊断·在中枢神经系统细菌感染的诊断中有几项关键检测起重要作用。在大多数情况下，检测开始于 CSF 采集，接着进行革兰染色、细胞计数和分类、蛋白质和葡萄糖检测。这些检测非常快并有助于指导经验性治疗或至少能帮助医师确定是否有必要进行经验性治疗。细菌性脑膜炎患者的脑脊液的典型特征是脑脊液含白细胞数高且以中性粒细胞为主，高蛋白质和低血糖。革兰染色是一种相对不太敏感的方法，因为需要含菌量约 10^5 CFU/mL 才能被可靠地检出为阳性。但是，如果观察到有细菌，则对管理患者非常有帮助。

CSF 培养是诊断细菌性脑膜炎的主要方法。通常，如果脑脊液是通过腰椎穿刺采集的，实验室会用来做需氧菌培养。然而，由于 VP 分流术（脑室腹膜分流术）患者更可能出现厌氧菌引起的 CNS 感染（特别是痤疮丙酸杆菌），对于这类标本，许多实验室除了常规培养基，还会增加巯基乙酸盐肉汤。最近，已经引入了一些分子方法并且获得了 FDA 批准用于脑膜炎/脑炎的诊断。

标本采集和运输·标本采集和运输对于做出诊断至关重要。微生物在含有大量炎症细胞的标本中经长时间运输可能无法存活。因此，建议在室温下 15 min 内将样本运送至实验室[2]。临床实验室收到的绝大多数 CSF 标本来自腰椎穿刺，微生物实验室通常接收第二或第三管。其原因是第一管可能含有皮肤菌群污染的"皮肤塞"。脑脓肿是严重的感染，实验室诊断对于指导治疗至关重要。这些标本一般是经外科手术把脓肿排出而获得。

■ 耳部感染

概述·解剖学上耳分为三个区域：外耳、中耳

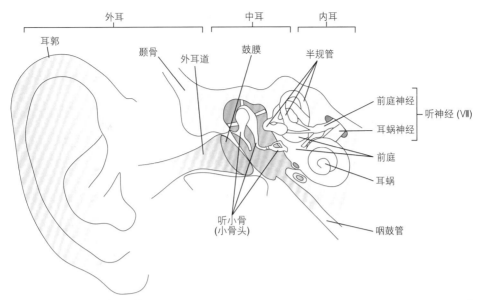

图3.13　耳的基本解剖结构。（引自：Tille P, editor. *Bailey and Scott's Diagnostic Microbiology*. 13th ed. St. Louis: Elsevier; 2014）

和内耳（图 3.13）。外耳发生的感染称为外耳炎，而中耳感染称为中耳炎。

定植菌群·外耳区域定植的微生物浓度相对较低。最常见的是需氧菌和厌氧菌混合定植，包括表皮葡萄球菌、草绿色链球菌、铜绿假单胞菌、痤疮丙酸杆菌和消化球菌属[84]。其他研究显示棒状杆菌属细菌偶尔也有定植[85]。耳棒状杆菌和耳炎苏黎世菌似乎是仅存在于耳部的微生物。这两种微生物能够引起疾病，但在多数情况下是无症状定植[85]。

感染类型·外耳炎可由于反复接触水经局部创伤引入微生物而感染（游泳耳），或鼓膜破裂后由中耳慢性排液导致（较少见）。

咽鼓管负责把液体从中耳排入鼻咽。在儿童早期，咽鼓管比较水平，不像后期变得更垂直可有效地把液体排出。这就是为何普遍认为儿童更容易发生中耳感染的原因。

病原学和流行病学·导致患者外耳炎的微生物与在中耳炎中发现的微生物都不同。外耳炎的表现与皮肤和软组织感染的表现很相似，呈急性或慢性。金黄色葡萄球菌和 A 群链球菌是导致外耳炎的常见原因。游泳耳是描述频繁接触水引起的外耳炎的术语。这类感染由环境、水中的微生物所引起，如铜绿假单胞菌和其他革兰阴性杆菌。慢性外耳炎可能是由鼓膜穿孔后中耳持续排液所导致，如果继续发展，可发展成危及生命的感染。铜绿假单胞菌和厌氧菌是导致慢性外耳炎最常见的病因[86]。

中耳炎是儿科最常见的感染之一，通常由肺炎链球菌、流感嗜血杆菌或 A 群链球菌引起。其他病原体如卡他莫拉菌、金黄色葡萄球菌、肠杆菌科细菌和厌氧菌也与某些中耳炎病例密切相关。耳炎苏黎世菌是一种可疑的中耳炎病因，因为它在某些研究中与感染密切相关，但在另一些研究中则被认为是共生菌群。

实验室诊断·尽管耳感染相对常见，但微生物实验室处理的来自耳的样本数量相对较少。大多数中耳炎由初级保健医师管理，他们根据经验进行治疗，并不会尝试收集中耳标本用于培养（如侵入性鼓膜穿刺术）。相反，外耳炎在实验室中很容易诊断，因为临床标本（通常是脓液拭子）易于采集和处理。实验室一接收到标本就采用的标准培养方法适用于培养需氧微生物。大多数外耳炎是由铜绿假单胞菌、非发酵葡萄糖的微生物或肠杆菌科细菌引起的，它们在实验室都很容易生长和鉴定。如果怀疑厌氧菌感染，应该提出特殊申请，因为大多数实验室对耳标本不常规进行厌氧微生物培养。

标本采集和运输·中耳炎很少通过培养来诊断。然而，许多儿童会有反复的中耳感染，需要实施鼓膜切开置管术以促使耳液更好地排出。在手术过程中，可收集中耳液并送检做培养。需要注意的是，外耳道拭子不能用于诊断中耳炎。

外耳炎的首选标本是脓性排出液的拭子。既往，拭子是不适合做厌氧培养的，但是最新的植绒拭子可同时用于外耳标本做厌氧菌和需氧菌。与其他非防腐标本一样，耳标本应尽快运送到实验室，以保持微生物的活性。

■ 眼部感染

概述·眼部感染按空间分类。眼的解剖图示见图3.14。眼的最外部结构包括眼睑、结膜、巩膜和角膜。眼分三层：巩膜层、脉络膜和视网膜。巩膜的前部称为角膜，眼睑内壁的黏膜是结膜。填充在眼前房的液体是房水，而填充在眼后房的液体称为玻璃体液。

定植菌群·眼的外部是暴露于开放的环境中的，因此可有一些微生物定植，与邻近皮肤和呼吸道定植的一样。这些微生物包括凝固酶阴性葡萄球菌、草绿色链球菌和丙酸杆菌属。此外，有些对眼部致病的微生物有时也被发现是无症状定植。这些微生物包括金黄色葡萄球菌、流感嗜血杆菌，较少见的有肠杆菌科细菌、A群链球菌和肺炎链球菌。

感染类型·眼部感染可出现在多个不同的解剖部位，并依此来定义名称。睑缘炎是眼睑感染，表现为红和肿，通常是因为腺体发炎（也称为麦粒肿）。结膜炎或"红眼病"表现为结膜发红，伴有浓稠的黄色分泌物并在眼睫毛上结痂。其他症状可能包括瘙痒、灼热、视力模糊，以及对光线更加敏感。角膜炎是指角膜发炎，它导致眼睛疼痛伴随视力下降。与结膜炎不同的是，角膜炎可伴有或不伴有眼分泌物排出。眼内炎是眼内部（无论是房水还是玻璃体液）的感染。眼内炎，虽然罕见，但作为一种进展快速的疾病，常导致眼球摘除。症状包括严重的眼睛疼痛和视力下降。还有一些其他的眼部感染，但上面列出的是最常见和（或）最有临床意义的。

病原学和流行病学·细菌性结膜炎可发生在所有年龄组，但病因不一样。新生儿在通过产道时有感染淋病奈瑟菌和沙眼衣原体（沙眼）的风险，这就是新生儿出生后立即给予抗菌药物滴注的主要原因。这种做法大大减少了发达国家新生儿结膜炎的发病率，但在发展中国家，沙眼仍然是失明的主要原因之一[87]。在儿童中，流感嗜血杆菌和肺炎链球菌是结膜炎的主要病因，金黄色葡萄球菌引起感染的则较少见。在成年人中，结膜炎主要由病毒性引起。

细菌性角膜炎可由多种微生物引起，但最常见的是铜绿假单胞菌、肺炎链球菌和金黄色葡萄球菌。铜绿假单胞菌引起一种特别具有侵袭性的角膜炎，在24h内导致角膜穿孔。因此，当从眼标本中分离

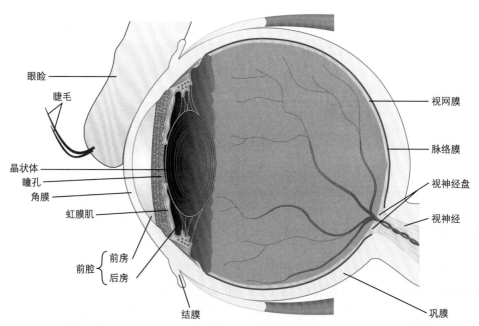

图3.14　眼的基本解剖结构。（引自：Tille P, editor. *Bailey and Scott's Diagnostic Microbioiogy*. 13th ed. St. Louis: Elsevier: 2014）

到铜绿假单胞菌时应视为医疗紧急情况。

眼内炎是创伤穿透、手术创伤或血液传播而引入微生物所导致的。因此，感染的微生物类型取决于其侵入过程的性质。感染通常是由与手术相关的周围的菌群引起的，以痤疮丙酸杆菌、表皮葡萄球菌和金黄色葡萄球菌所导致的感染为主。暴露于环境中可导致许多不同细菌的感染。血源性眼内炎患者在眼内感染发生前，宿主的其他部位会有出现脓毒症。静脉注射吸毒者可能特别容易出现蜡样芽孢杆菌的血行播散，这将导致一种侵袭性的、凶险的眼部感染，是一种医疗紧急情况。

实验室诊断 · 眼部感染的培养诊断相对简单，因为导致大多数感染的微生物很容易培养。培养的结果解释可能会复杂，因为一些导致感染的微生物也是共生微生物。由于眼部标本微生物的载量可能较低，因此很难区分定植和感染，这就加剧了这一问题。玻璃体液和房水标本被认为是无菌的，任何生长都应该认为是有意义的。

微生物实验室的一个常见问题是解释由眼科医师在床旁接种的标本的培养结果。这些标本通常是角膜刮取物，由医师收集，然后直接接种到琼脂平板上，通常呈"C"形。这些床边接种的培养经常发生污染，这可能会干扰培养结果的解释。

最后，标本的直接观察是诊断过程中的一个重要部分，有助于指导培养过程。直接显微镜检查对真菌感染的诊断尤其有用，大大加快了诊断的速度。

标本采集和运输 · 眼部培养的结果可得出极重要的结果，可能有助于挽救患者的眼睛。因此，运输这些标本是非常重要的，应尽快处理。如上所述，许多机构在床边接种角膜刮取物。这可能是一种有效的措施，但需要把培养基运送到可以立即培养的实验室。睑缘炎或化脓性结膜炎的患者，标本可以采用拭子有效地运送并进行培养。然而，大多数拭子标本受限的因素是，不能直接观察标本，这可能会妨碍结果的解释和延误结果。因此，多数实验室都倾向于尽可能把标本置于容器中。

■ 生殖道感染

概述 · 男性和女性都会发生生殖道感染。在做培养的处理和结果解释时，理解两种性别的解剖学和流行病学是很重要的。生殖道感染可由几种不同的暴露导致，包括性接触、共生菌群改变或微生物迁移到正常无菌的区域。

定植菌群 · 男性和女性生殖道的外部定植有高浓度的共生菌群。现在认为这些共生的微生物在维持个体健康方面发挥着重要的作用，当发生变化（如 pH 变化）时可导致疾病[89]。尿道菌群中通常定植有凝固酶阴性葡萄球菌、棒状杆菌和厌氧菌。女性生殖道的菌群随 pH 变化，而 pH 随年龄变化。青春期前和绝经后妇女主要定植葡萄球菌和棒状杆菌属，而育龄妇女则定植链球菌、葡萄球菌，厌氧菌包括乳酸杆菌和梭状芽孢杆菌，最后还有肠杆菌科细菌。最后，许多女性定植有 GBS，它是在分娩时传播给新生儿的一种重要病原体。

感染类型 · 性传播感染（STI）是人类最常见的一些感染，全世界每年有近 5 亿例。这些感染可以发生在生殖道之外，但绝大多数发生在生殖道内。非性接触引起的生殖道感染包括经器具或外来物体而导致的感染。无论何种暴露途径，这些感染可以是有症状的，也可以是无症状的。无症状感染是一个值得注意的问题，因为未发现病原体可能得不到治疗，导致并发症，如盆腔炎（PID）或不孕。宫颈炎（子宫颈发炎）常见于感染了淋病奈瑟菌和（或）沙眼衣原体的妇女，可导致宫颈内膜产生脓性分泌物。

性传播疾病（STD）可表现为尿道分泌物和（或）皮肤和黏膜病变。阴道炎是阴道黏膜的炎症，表现为瘙痒、分泌物异常和恶臭。细菌性阴道病（BV）是由阴道菌群失调，阴道加德纳菌和其他需氧菌及厌氧菌增殖，同时共生的乳酸杆菌减少所引起的一种特殊的疾病。BV 与阴道刺激和恶臭有关。

当微生物到达子宫内膜和输卵管后引起炎症时，就会发生 PID。这些感染可出现不明确的体征，如发热、体重减轻和头痛，但一般还包括腹痛、排尿困难和阴道排液。PID 是一种严重的感染，如果不治疗可能会导致不孕症。

病原学和流行病学 · STD 的主要病原菌是淋病奈瑟菌、沙眼衣原体，其次是解脲脲原体和人型支原体。STD 发生在世界各地、所有年龄组和所有社会经济人口中的性活跃个体。在这里还没有讨论过的微生物是杜克雷嗜血杆菌，它是软下疳的病因，一种溃疡性丘疹，溃疡形成后变软并化脓。梅毒由梅毒螺旋体引起，可导致一期、二期或三期感染。

一期梅毒感染生殖道通常表现为无痛性生殖器溃疡或硬下疳。

PID 可由淋病奈瑟菌和沙眼衣原体引起，但厌氧菌、肠道革兰阴性杆菌和链球菌也可引起该病。使用宫内节育器（IUD）的妇女患 PID 的风险较高；放线菌尤其与使用宫内节育器女性患 PID 有关。

细菌性阴道病是一种微生态失调，导致乳酸杆菌减少和阴道加德纳菌、陌生菌、普雷沃菌、消化链球菌、动弯杆菌和许多其他微生物增殖。随着微生物组研究的爆炸式增长，致病微生物的名单在不断增加。

实验室诊断·检测淋病奈瑟菌和沙眼衣原体感染的最常用方法是核酸扩增试验。这些试验具有较高的敏感性和特异性，并能在相对快速的周转时间内提供结果。这些特点使它们成为一种理想的替代培养方法，培养方法更具劳动密集性且更慢、敏感性更低。然而，在临床微生物学实验室中，这些微生物的培养仍有一席之地。淋病奈瑟菌的培养最好增加一种专为分离致病性奈瑟菌而设计的选择性琼脂。这类培养基包括改良的塞耶马丁琼脂。沙眼衣原体培养可以做，但此过程需要接种细胞株（如 McCoy 细胞），孵育后再用荧光抗体染色来检测生长的衣原体的抗原。

BV 可以临床诊断或在实验室的帮助下诊断。实验室诊断依赖于显微镜下观察脱落的上皮细胞，这些脱落的上皮细胞被革兰染色可变的杆菌覆盖，同时明显缺少炎症细胞。此时，培养对 BV 的诊断没有作用。由于显微镜观察是主观的，Nugent 评分的建立提供了一些客观的判断方法来定义 BV[90]。这项技术涉及革兰染色和评分系统，这个评分系统是基于没有乳酸杆菌和有弯曲的革兰染色可变的杆菌的存在［动弯杆菌和（或）加德纳菌还有厌氧菌如拟杆菌属］[90]。

杜克雷嗜血杆菌（软下疳的病因）是一个众所周知的难培养的微生物，该菌生长缓慢、营养要求苛刻且对干燥敏感。理想的情况是，使用一种专门的培养基来培养这种微生物，但美国的大多数实验室都没有常备这种培养基。因此，实验室可采用一种稍逊的替代办法，将标本接种到巧克力琼脂平板上，把它放置在一个有湿毛巾或湿餐巾纸的保湿拉链袋子中，于 33 ℃含 5% CO_2 中孵育 5 天[81]。

最后，通过血清学反应的检测来诊断梅毒螺旋体。进行硬下疳的活检连同暗视野显微镜观察可以用来诊断，但在美国很少这样做。梅毒血清学检测是一项复杂的检测，围绕梅毒检测相关问题的详细讨论可以在 Morshed 和 Singhr 撰写的综述中找到[91]。简而言之，梅毒血清学可以通过密螺旋体抗体试剂（梅毒螺旋体颗粒凝集，TP-PA；或密螺旋体荧光抗体，FTA）或非密螺旋体试剂［快速血浆反应素（RPR）和 VDRL］来检测。

标本采集和运输·NAAT 检测的样本收集要求取决于制造商，因为每一家公司都要求使用其特定的样本采集装置用于检测。尿标本或尿道拭子标本均可检出淋病奈瑟菌和沙眼衣原体。一些实验室鼓励在床边接种于淋病奈瑟菌培养基，以期望能保持该菌的活力。也可以收集脓性分泌物做培养。这两种微生物都是苛养的，因此需要快速运送至实验室进行处理。保持淋病奈瑟菌活力的标本采集装置有 Stuart 或含量炭粉 Amies 转运培养基。在非生殖道标本中，衣原体培养的标本采集需要使用特殊的转运培养，该转运培养基含有抗生素，可抑制定植菌群的过度生长。与淋病奈瑟菌不同的是，衣原体冷藏可以保持其活力，但标本不应保存超过 24 h 才处理。如果不能在标本采集后 24 h 内处理的，则应冷冻标本。用于 BV 的样本应选择阴道分泌物，因其结果源自脱落上皮细胞。

■ 胃肠道感染

概述·胃肠道是由多个节段组成，这些节段的黏膜层具有不同的上皮细胞。这些上皮黏膜层的性质在各种胃肠道感染中发挥作用（图 3.15）。临床上很难区分细菌和其他感染因素所致的胃肠炎[92]，"综合征"分子检测组合能够检测单一标本中的细菌、病毒和寄生虫病原体，现在已获 FDA 批准。许多实验室开始用这些方法代替粪便培养，因为它们通常可提供快速和准确的诊断。但是，这些检测很贵，不能进行药敏试验，也不能向公共卫生实验室提供流行病学调查所需的阳性材料。培养将始终是胃肠炎诊断检查中的一部分，但是，将来培养的作用可能会从现今的感染初筛转变为对分子结果的确认检测。

定植菌群·胃肠道由不同的解剖学环境组成。

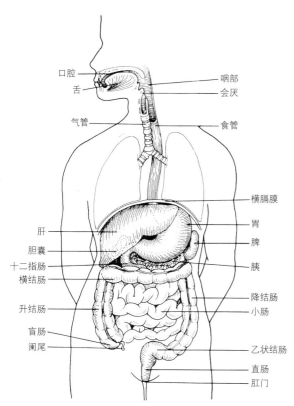

口腔
舌
咽部
会厌
气管
食管
横膈膜
胃
肝
脾
胆囊
胰
十二指肠
横结肠
降结肠
升结肠
小肠
盲肠
阑尾
乙状结肠
直肠
肛门

图3.15 胃肠道的基本解剖结构。（引自：Tille P editor. Bailey and Scott's Diagnostic Microbiology. 13th ed. St. Louis: Elsevier; 2014）

一般来说，胃部的 pH 低，防止了菌群的大量定植。然而，当我们通过胃肠道解剖学进入下消化道时，就可发现共生微生物。起初，它们以低密度（小肠上部）出现，但在回肠末端，微生物的载量可非常高，主要包括肠杆菌科细菌、肠球菌和拟杆菌属。在胃肠道内定植的其他微生物通常包括酵母菌、草绿色链球菌和多种厌氧菌。微生态菌群研究进行的大规模平行测序结果表明，培养只能够识别胃肠道中的一小部分微生物。换句话说，存在于胃肠道的许多微生物不能通过目前的培养方法分离出来。

感染类型·广义上讲，胃肠炎是胃肠道的感染，患者所表现的症状受所感染的微生物及其致病机制影响。许多致病菌通过毒素诱发症状。

抗生素相关感染较常见的往往是由产毒素艰难梭菌所导致，该菌能够在有抗生素的条件下繁殖引起微生态失调。金黄色葡萄球菌和产酸克雷伯菌也能引起抗生素相关胃肠炎，但是这些疾病的相关性仍然存在争议[93, 94]。

胃炎是一种以胃黏膜炎症为特征的疾病。幽门

螺杆菌被发现为胃炎的重要病因，该微生物总是从胃炎患者的胃黏膜中培养到。幽门螺杆菌不仅是胃炎的重要病因，也是发展成胃癌的重要危险因素。

病原学和流行病学·细菌性胃肠炎的病因很多，且依赖于不同的毒素诱发疾病。与其逐点讨论每一种病原体，不如参考表 3.5 来了解细菌病因、流行病学、临床表现和致病机制。

实验室诊断·细菌性胃肠炎的培养诊断是微生物实验室中最复杂的程序之一。由于粪便中存在大量的正常菌群，许多选择性培养基和鉴别培养基被用于分离目标病原体。在美国，通过培养寻找的主要病原体是沙门菌、志贺菌、大肠弯曲菌或空肠弯曲菌，以及大肠埃希菌 O157：H7。实验室使用各种不同的培养基组合来分离这些细菌，一些常用的培养基汇总在表 3.3 中。除了采用专门的培养基检测这些微生物，实验室还经常通过血平板来筛查气单胞菌、类志贺邻单胞菌和弧菌等氧化酶阳性细菌是否有生长。由于粪便中大部分菌群为氧化酶阴性细菌（即肠杆菌科细菌），故筛选上述几种氧化酶阳性的重要病原体（但在美国罕见）较简便。

在疫区以外，临床医师有时会怀疑有小肠结肠炎耶尔森菌或弧菌感染，这时可采用促进这些微生物分离培养的选择性培养基（TCBS 平板——弧菌；Cin 平板——小肠结肠炎耶尔森菌）。

CDC 建议增加一项单独的抗原试验来检测志贺毒素，但是这一建议有些争议。评估志贺毒素产生最常见的方法是通过在增菌肉汤中过夜培养后，进行层析法或微孔法做志贺毒素抗原检测。最近，FDA 批准了直接检测粪便标本志贺毒素的试验，以及直接检测志贺毒素基因的分子检测方法也出现了。

艰难梭菌感染（C. difficile infection，CDI）的实验室诊断是个复杂的难题，已成为众多综述的主题[24, 97, 98]。表 3.6 总结了每种方法的性能特点及使用中的一些关键点。必须强调艰难梭菌可无症状地定植于患者，否则 CDI 诊断的讨论将是不完整的。定植率因年龄而异，在患者住院后会增加。重要的是，在申请检测之前，送检者必须确保患者的症状与 CDI 是一致的[24]。另一个重点是，非产毒素艰难梭菌菌株的存在不会引起 CDI。因此，有必要进行一项毒素［毒素 A 和（或）毒素 B］的检测。

表3.5　胃肠道感染常见病原体的一般特征

微生物	常见的易感环境来源	分　布	临床表现	主要致病机制
蜡状芽孢杆菌	肉类、蔬菜、米饭	全球	中毒：呕吐或水样腹泻	食入产生的毒素
肉毒梭菌	保存不当的蔬菜、肉类、鱼类	全球	神经肌肉麻痹	食入产生的毒素
金黄色葡萄球菌	肉类、沙拉、乳制品	全球	中毒、呕吐	食入产生的毒素
产气荚膜梭菌	肉类、家禽	全球	水样腹泻	食入微生物然后产生毒素
气单胞菌	水	全球	水样腹泻或痢疾	未知
弯曲杆菌属	水、家禽、牛奶	全球	痢疾	未知
艰难梭菌	抗菌药物治疗	全球	痢疾	肠毒素和细胞毒素
产肠毒素大肠埃希菌（ETEC）	食物、水	全球，但在发展中国家更为普遍	水样腹泻	肠毒素
肠出血大肠埃希菌（EHEC）	肉类	全球	水样腹泻，常呈血性	细胞毒素（志贺毒素）
类志贺邻单胞	淡水、贝类	全球	不明确	未知
沙门菌属（非伤寒）	食物、水	全球	痢疾	侵袭
肠沙门菌（伤寒）	食物、水	热带、发展中国家	肠热症	穿透
志贺菌属	食物、水	全球	痢疾	侵袭
霍乱弧菌	水、贝类	亚洲、非洲、中东、南美洲和北美洲（沿海地区）	水样腹泻	细胞毒素
小肠结肠炎耶尔森菌	牛奶、猪肉、水	全球	水样腹泻和（或）肠热症	未知

表3.6　可用于艰难梭菌的诊断测试方法总结

检测方法	检测分析物	敏感性范围（%）	特异性范围（%）	评　论
核酸扩增试验（NAAT）	毒素基因	77～100	95～100	一些试验检测被称为高毒力菌株的分子标记，如 NAP1-ribotype 027。 两种毒素基因通常针对 *tcdA* 和（或）*tcdB* 艰难梭菌 NAAT 的分析敏感性很高，但这可能导致在某些患者中发现无症状定植
酶免疫分析（EIA）	毒素产物	42～99	84～99	分析使用抗体检测艰难梭菌毒素 在广泛使用 NAAT 之前，EIA 是最常用的艰难梭菌感染试验
谷氨酸脱氢酶（GDH）	检测 GDH	90～100	76～98	这种检测是一种筛选方法，并不是检测艰难梭菌感染的确认方法。所有艰难梭菌菌株都产生这种抗原，无论产毒还是非产毒株
EIA 联合谷氨酸脱氢酶	毒素产物联合 GDH 检测	42～71	97～100	这项检测把 EIA 和 GDH 检测联合在一个单独的测试中
产毒素培养	产毒素的艰难梭菌菌株	74～99	98～100	基于从粪便标本中分离培养出该菌，并确定该分离株是否产毒。由于缺乏一致的培养方法，敏感性差异很大，被认为是一种参考方法而不是诊断检测。是分析评估研究中常用的金标准方法
细胞培养细胞毒性中和试验（CCCNA）	粪便滤液的毒素活性	65～90	94～99	将粪便滤液应用于单层细胞系生长并在 48 h 内监测细胞病变反应（CPE）。如果观察到 CPE，则进行中和试验以确认是艰难梭菌 在过去的分析评估研究中是金标准，但由于灵敏度差而不太常用

有许多不同的检测策略可用于诊断 CDI。毒素A 和（或）毒素 B 编码基因的实时 PCR 检测由于其易于使用和高灵敏度而被广泛采用。然而，这些测定可能过度敏感，并且可以在定植但未感染艰难梭菌的患者中产生大量临床假阳性。替代策略包括使用酶免疫测定法进行毒素检测。替代方法包括通过组织培养检测细胞毒素和用谷氨酸脱氢酶（GDH）筛查。这种用 GDH 筛选粪便标本的方法，具有合理的灵敏度但对 CDI 的特异性较差，然后通过另一种试验，毒素检测试验确认[24]。

标本采集和运输·用于粪便培养标本的运输可通过两种方式进行：粪便标本可置于无菌容器中，并尽快运往实验室，或将粪便标本置于有助于维持病原体活力的运送培养基中，使运输时间变得不那么重要。未经保护的粪便标本应在采集后 2 h 内送到实验室。如果不能够在 2 h 内送检，就应该使用保护性培养基（如 Cary-Blair）。如果收集粪便样本不太可行，直肠拭子也是可接受的标本类型。

■ 皮肤、软组织和伤口感染

概述·皮肤、软组织和伤口感染可以出现在真皮、皮下组织、肌肉筋膜和切断皮肤或黏膜表面的伤口。病毒和真菌药物也可以引起皮肤和软组织感染（SSTI），但我们在这里重点讨论细菌感染。

定植菌群·皮肤的常驻菌群很难从广义上加以界定，因为它们因患者类型和年龄的不同而存在很大差异；即使是同一个患者，皮肤菌群也因体位而异[99]。当使用皮肤菌群这一术语时，我们脑海里会想到少数几种微生物，包括凝固酶阴性葡萄球菌、棒状杆菌、芽孢杆菌和丙酸杆菌等；但事实上存在更多的菌属，包括草绿色链球菌、肠杆菌科细菌，甚至不动杆菌属。最后，金黄色葡萄球菌也经常作为一种非致病性定植菌，存在于鼻孔、腋窝和腹股沟。

感染类型·如下。

皮肤感染：脓肿是最常见的感染，且在临床微生物实验室产生了大量的检测标本。许多脓肿不需要广泛的外科手术即可引流，且按引流程序收集的脓液是理想的培养标本。毛囊炎则是在毛囊周围发展的一种脓肿，也是皮肤感染的常见原因。毛囊炎可能是由毛囊堵塞引起的，也可能是由反复接触衣服造成的微创伤。其他皮肤感染的摘要见表 3.7。

深部组织感染：这些感染通常是在创伤性事件之后发生的，这种事件会引入病原体并导致感染。表皮和真皮感染的一些常见菌表现包括丹毒、脓疱和蜂窝织炎。丹毒涉及皮下组织中最薄的区域。病变呈红色，疼痛，边界凸起。脓疱病表现为红色病变，可以是大疱性的，也可以是非大疱性的。蜂窝织炎是一种扩散和传播的、痛苦的并位于较深组织的一种感染，患者经常伴随发热、发冷和局部淋巴结肿大等症状。

坏死性筋膜炎是一种罕见但非常严重的感染，可能危及生命。这些感染存在于肌肉重叠的筋膜中，而且由于没有阻止感染蔓延的屏障，坏死性筋膜炎可以迅速传播。但与坏死性筋膜炎和浅表性皮肤感染不同的是，肌炎（肌肉炎症）是血行传播的结果，

表3.7　皮肤感染的表现

术语	描述	可能的病原体（感染）
斑疹	局限的（受限的），皮肤扁平变色	皮肤癣菌 梅毒螺旋体（二期梅毒） 病毒如肠道病毒（皮疹）
丘疹	直径 ≤ 5 mm 的隆起实性病变	人乳头瘤病毒 3 型和 10 型（扁平疣） 痘病毒（传染性软疣） 疥螨（疥疮） 金黄色葡萄球菌、铜绿假单胞菌（毛囊炎）
疣	直径 > 5 mm 的凸起实性病变	白喉棒状杆菌 申克孢子丝菌 各种真菌 海分枝杆菌 诺卡菌属 金黄色葡萄球菌（疖）
脓包	局限的、凸起、充满脓液（白细胞和液体）的病变	念珠菌属 皮肤癣菌 单纯疱疹病毒 淋病奈瑟菌 金黄色葡萄球菌和化脓性链球菌 水痘-带状疱疹病毒（水痘）
水疱	直径 ≤ 5 mm 的局限的、凸起、充满液体（类似水疱状）的病变	单纯疱疹病毒 水痘-带状疱疹病毒（水痘和带状疱疹）
大疱	直径 > 5 mm 的局限的、凸起、充满液体的病变	梭菌（坏死性气体坏疽） 单纯疱疹病毒 金黄色葡萄球菌（大疱性脓疱和烫伤样皮肤综合征） 创伤弧菌和其他弧菌
鳞屑	干燥、角化、片状病变	皮肤癣菌（癣）
溃疡	表皮和真皮缺失的病变	炭疽芽孢杆菌（皮肤炭疽） 肠菌群（压疮） 杜克雷嗜血杆菌（软下疳） 梅毒螺旋体（一期梅毒硬下疳）

且这些感染会导致血流量的丧失和随后的肌肉死亡。

伤口·伤口可能是一系列事件发展的产物，而事件的性质决定了微生物是否可能导致感染。一些较常见的伤口包括术后伤口、咬伤（包括人和动物）和穿透性创伤。动物咬伤常见，且大多数是由猫或狗引起的。多杀巴斯德菌是这些伤口中分离的最常见的病原体，但伤口的性质也与感染的发展有关。猫咬伤通常会造成深而干净的穿孔伤，这种伤口有利于厌氧菌生长，且其中40%的猫咬伤伤口感染由厌氧菌引起。此外，猫咬伤更有可能导致化脓性关节炎和骨髓炎。相反，狗咬伤会造成撕裂或撕裂伤，其中15%～20%会导致感染。

病原学和流行病学·伤口或软组织感染中的致病菌通常是由产生伤口的暴露决定的。医院环境和手术部位的感染中，金黄色葡萄球菌是迄今为止最常见的病原体。然而，涉及胃肠道的外科手术感染，是由该系统的常居菌群（包括厌氧菌、肠球菌和肠杆菌科细菌）所引起。

尽管动物口腔内的其他微生物也能引起感染，但是，狗和猫的动物咬伤感染中最常见的病原体是多杀巴斯德菌。关于动物咬伤的讨论可见参考文献[100]。人的咬伤通常是由紧握的拳头伤口或所谓的"搏斗咬伤"，病原菌是人类的口腔菌群。这些细菌通常是由多种微生物引起，包括链球菌群、腐蚀艾肯菌和口腔菌群的厌氧菌，如梭杆菌属和普雷沃菌属细菌。

A群链球菌（化脓性链球菌）是皮肤和软组织感染中常见的病原体，可引起丹毒、脓疱、蜂窝织炎，以及与预后不良和进展快速的进行性坏死性筋膜炎。金黄色葡萄球菌可以引起许多相同的感染，但与丹毒无关，当它引起脓疱时，是大疱疮。

产气荚膜梭菌、败血梭菌和索氏梭菌都能引起强侵袭性的子宫内膜炎，死亡率较高。同样地，气单胞菌和创伤弧菌引起与水接触相关的严重软组织感染，特别是对于具有血色素沉着症的患者[101, 102]。

尽管许多微生物能够引起皮肤或软组织感染，但上面仍有少数一些未提及的内容，特此说明。在草绿色链球菌群中，咽峡炎链球菌群（咽峡炎链球菌群、星座链球菌和中间链球菌）是唯一一经常在其他健康个体引起脓肿形式感染的病原菌。咽峡炎链球菌群脓肿可发生在任何身体部位，并且通常是多微孔性的，因为它们代表来自呼吸道或胃肠道的内源性感染。

铜绿假单胞菌是皮肤和软组织中的一种有毒力的病原体，且无论其生长多少，在许多实验室均是在创伤培养中需报告的一种微生物。此外，铜绿假单胞菌是最常见的烧伤创面病原菌之一[103]。

实验室诊断·皮肤和软组织感染的实验室诊断通常从解剖学角度来考虑，且厌氧菌可能在感染中起重要作用。有不同的策略来决定这些感染是否要使用厌氧培养基。一种方法是让医师决定是否实验室是否需要寻找厌氧菌，并特别注明厌氧菌培养。或者，实验室可以通过样本类型决定是否进行厌氧菌培养。在此方法中，实验室一般对深部组织标本使用厌氧培养基，而对皮肤表面标本多不使用厌氧培养基（金黄色葡萄球菌和A群链球菌是最可能的病原体）。

许多实验室的协议要求排除金黄色葡萄球菌、化脓性链球菌和铜绿假单胞菌感染，而不考虑生长量。这些微生物可能作为定植菌（特别是金黄色葡萄球菌）存在于皮肤和软组织标本中，但如果不治疗由这些微生物引起的感染，其后果可能会危及生命，因此实验室应采取保守的方式报道存在的任何数量的上述微生物。

革兰染色能够为医师提供快速的初步报告，并在解释伤口培养结果方面起着关键作用。高质量的标本应该有许多的多形核中性粒细胞和最小量的鳞状上皮细胞。通常，上皮细胞是皮肤菌群污染和低质量标本的标志物。标本的革兰染色观察到微生物是很有帮助的，但没有观察到细菌并不一定意味着培养阴性或标本质量较低。

已经在文献中开发并评估了伤口培养的定量方案。这些方案基于对每克组织的细菌进行定量，提供了更客观的衡量患者是否感染的方法。然而，由于无法提供可重复性的结果及其临床意义，这些方案已不再提倡[104]。

标本采集和运输·组织标本应尽可能快地运送到实验室，以维持微生物的活力。对于包括厌氧培养的样本，最好将样本置于厌氧的运送培养基中。为此目的，半固体培养基需含厌氧条件的颜色指示剂，以确保其厌氧条件。在某些情况下，脓液将是通过抽吸收集的标本。运输该样本的正确方法是排出残余空气并重新注入注射器（不带针头），从而保持厌氧环境，直到实验室能够适当地处理样本。

无菌体液和骨感染

概述·人体具有许多不同的隔室，这些隔室填充有无菌液体，用于减少摩擦和（或）环绕并保护重要器官。这些体液可通过血液播散及通过外科手术或非手术创伤而导致感染。请注意，虽然本章重点介绍细菌病因，但病毒和真菌是无菌体液感染相对常见的原因。

无菌体液包括胸膜液、腹膜液、心肌液、腹膜透析液和滑液。显然，还有许多其他无菌体液，有些已在其他部分讨论过，如脑脊液、玻璃体和房水。

骨感染（骨髓炎）可发生在所有年龄的患者中，并且可以影响身体中的任何骨骼。在许多案例中，疑是血行播散，但通常出现的症状与骨感染有关，而不是菌血症。因此，可能存在短暂或亚临床的菌血症，细菌进入骨组织并导致感染。另外，一些患者的骨感染继发于外科手术、假体关节植入和创伤的细菌入侵。

定植菌群·这些身体部位是无菌的，没有与它们相关的共生菌群。

感染类型、病原学和流行病学·鉴于体液中可能出现的各种感染表现以及可引起这些感染的各种微生物，本节已经浓缩到表 3.8 中，该表总结了每种体液、骨骼和假体关节的感染类型、病因和流行病学。

体液培养的处理程序高度依赖于体液的性质。许多体液感染，如胸腔积液、心包积液和关节积液，其感染是单一细菌的，故微生物学检查可直接进行。然而，其他体液，如穿孔的阑尾炎或肠穿孔后收集的腹部液体，可能包含许多不同的微生物，这使培养物的处理变得复杂。

大多数骨活组织活检标本的培养是出于骨髓炎的诊断，骨髓炎通常是单微生物的。同样地，假体关节感染通常由单一微生物引起，但在极少数情况下，确实会发生多微生物感染。无论这类标本可能存在哪种类型的感染，对它们的预期都是无菌的，不会有任何微生物生长。然而，这种假设不适用于接受过截肢手术、经历过创伤事件（如摩托车事故），或经历过一些其他事件会使正常无菌部位暴露于环境中的患者。在这些情况下，可能会培养出不代表真正感染意义的微生物。这些培养具有挑战性，因为它们经常混合大量微生物，医师通常需要对所有分离株进行鉴定和抗菌药物药敏试验。实验室应制定针对这些情况的协议，并应尝试提供可操作的信息，

而不会产生误导。在高度混合的培养物中，存在很高的风险，即临床标本中实际存在的所有微生物不能都被分离出来。在这些情况下，向医师提供鉴定和药敏试验结果可能会鼓励他们使用不适当的窄谱抗生素，因为他们认为所有的微生物都已被培养。

实验室诊断·无菌体液感染的实验室诊断是一个微妙的过程，其在临床微生物学中没有标准化。和其他标本一样，实验室依靠革兰染色来帮助指导他们的后续工作。许多感染性无菌体液为单一微生物感染，这些培养结果的解释是明确的。但是，无菌体液的多种微生物感染也会有，如果没有标本直接革兰染色的结果，这些培养的后继处理可能很困难。这个观点很重要，因为一些文献表明，如果将样本注入血培养瓶中，体液培养的敏感性会是最佳。虽然敏感性很重要，而且许多临床微生物学实验室已接受在床边把体液标本注入血培养瓶中，但这种做法有几项因素不太理想。首先，如果将样本注入血培养瓶中，实验室则没有可能提供革兰染色结果。这对于有多种微生物感染的培养是有问题的，因为实验室将缺少如何做下一步培养工作的指导。由于血培养瓶的生长掩盖了很多有关微生物相对数量的信息，无法确定是否存在真正的优势病原体，使得此问题更加复杂。此局限性可通过提高敏感性来消除。

关节积液样本通常注入血培养瓶中，因为这种做法使金氏金氏菌的检出得到优化。金氏金氏菌是儿科的一种主要病原体，所以这可能不适用于针对成人的医疗机构。

骨髓炎的诊断是通过从骨髓活组织检查中检出细菌来实现的。当这些样本到达实验室时，用组织研磨器进行研磨后置于无菌容器中，以使样本可分配在不同的平板上。有时送检的标本量很少，实验室人员可能不得不要求医师确定优先处理顺序。这个可能比较困难，因为骨髓炎的鉴别通常可能包括细菌、真菌和分枝杆菌，需要三种不同的培养方法。

最后，人工关节感染的诊断处于不断发展中。随着发现痤疮丙酸杆菌可导致大量疾病（尽管它也可作为污染菌存在），以及许多这些感染是由生物膜中生长的微生物造成的，实验室已经采取了一些特有的方法来优化人工关节感染的诊断。痤疮丙酸杆菌是一种生长缓慢的微生物，可能需要长达 2 周的时间才能生长。因此，许多微生物实验室将其培养

时间延长至 2 周[105]。此外，当人工关节送到实验室进行培养时，用超声设备处理可以释放生物膜上的微生物，而提高培养的敏感性。超声波在整个领域变得越来越普遍，但必须小心操作，因为额外的操作会导致污染。这是一个需要重要考虑的因素，因为超声波液中容易被污染的微生物与能够导致人工关节感染的微生物是同一种微生物。

标本采集和运输·采集无菌体液使用的方法取决于无菌体液的类型。胸腔积液通过胸腔穿刺术采集。腹水或腹腔液通过腹腔穿刺采集，关节积液通过关节抽引术采集。所有这些程序都是用无菌技术进行的，应尽一切努力确保标本在运输过程中不受污染。一些机构会将体液直接注入血液培养瓶中。在这种情况下，不需要立即转运，因为培养基能保持微生物的活力。对于未直接注入血液培养瓶的标本，应尽快安排运送标本至实验室，因为有些潜在的病原体（如肺炎链球菌、流感嗜血杆菌、淋球菌和厌氧菌）是苛养的，在标本中不能长时间存活。

表3.8 体液和骨感染总结：感染类型及其病因和流行病学特征

体液	解剖学	感染类型	细菌病原体	特别注意事项
胸腔积液	衬于胸腔内，使肺和胸壁分开	胸腔积液（脓胸）常见于肺炎患者	与肺炎的病原相同，包括金黄色葡萄球菌、化脓性链球菌和肺炎链球菌	肺炎链球菌很难从胸腔积液中培养出来
腹水	衬于腹部盆腔，包绕内部器官	腹膜炎是由肠穿孔、血行扩散或其他并发症引起的，这些并发症使微生物能够进入腹膜腔	原发性腹膜炎：儿童易感染肠杆菌科细菌、葡萄球菌、A群链球菌和肺炎链球菌。成人可能更容易感染大肠埃希菌，性活跃的妇女可能会发生淋病奈瑟菌和沙眼衣原体腹膜炎 继发性腹膜炎：多重肠道菌群感染，如肠球菌、草绿色链球菌、拟杆菌属及其他厌氧革兰阴性杆菌	肠道异常的患者，如溃疡性结肠炎、阑尾炎破裂和短肠综合征，继发性腹膜炎的风险尤其高
腹膜透析液	腹腔	连续性可活动式腹膜透析（continuous ambulatory peritoneal dialysis，CAPD）以腹膜为过滤机制，治疗肾功能下降的患者。在腹膜透析过程中，微生物可以被引入腹膜腔	CAPD相关感染可由多种不同的微生物引起，但最常见的是金黄色葡萄球菌、表皮葡萄球菌、大肠埃希菌和铜绿假单胞菌	
心包积液	包绕并保护心脏	心包液感染可影响心外膜，导致心功能不全；细菌感染与败血症和肺炎有关	主要由病毒引起，但细菌感染也有发生。最常见的细菌病原是肺炎支原体、金黄色葡萄球菌、肺炎链球菌和肠杆菌科细菌	心包积液的细菌培养假阴性的情况并不少见。革兰染色也不敏感（≈40%），但特异性很高
关节积液（滑液）	充满关节腔	通常经血源播散（化脓性关节炎）引起，但也可以发生在创伤后。假体关节感染也会在手术后发生，通常影响较大的关节，如髋部、膝盖和肩部	脓毒性关节炎的最常见病原包括金黄色葡萄球菌，A群链球菌，肺炎链球菌和金氏金氏菌（幼儿）。脓毒性关节炎的不太常见但重要的病原是沙门菌属、淋病奈瑟菌和痤疮丙酸杆菌 假体关节感染也通常是由金黄色葡萄球菌还有凝固酶阴性葡萄球菌和痤疮丙酸杆菌引起的	
骨	所有的骨头都有可能受到感染	骨髓炎可以表现为急性或慢性，随血行播散、穿透性创伤、外科手术或复合骨折后发生	骨髓炎的病因因年龄而异。儿童常见金黄色葡萄球菌、沙门菌属、流感嗜血杆菌、肠杆菌科细菌或铜绿假单胞菌。成人包括上述所有病原，还有动物咬伤、牙齿卫生不良和外科手术引起的多种微生物感染	

总 结

总的来说，本章概述了临床微生物学的基础知识及在诊断技术不断进步的时代细菌感染的诊断。使用质谱的实验室将比过去更少依赖生化试验，但对不常见微生物的临床表现及意义必须保持最新的理解水平。在使用 MALDI-TOF MS 进行细菌鉴定的实验室中，制订合理的方案和程序特别重要，以使技术人员能够正确地解释以前无法鉴定的微生物的意义。

（晏群 孟帅磊 张磊 译）

第4章 · 抗菌药物敏感性试验

Romney M. Humphries, April N. Abbott

背景

抗菌药物敏感性试验（AST）是临床微生物实验室最重要的工作之一。抗菌药物耐药很常见，因此早发现携带耐药病原菌的患者，并适当优化这些患者的抗菌治疗方案将显著改善临床预后。

内容

本章将对细菌、分枝杆菌和酵母菌抗菌药物敏感性试验的几个关键方面作介绍。在大多数情况下，AST是通过评价抗菌药物对培养物中微生物生长的作用而进行的。这种相对作用（以抗菌药物纸片周围抑菌圈直径或稀释法得到的最低抑菌浓度来衡量）需要利用由国际标准化组织设立的临床折点来进行解释。AST标准化通过使用统一的接种物浓度、培养基和培养条件而实现。本章也将讨论替代药物试验、耐药机制的检测、商品化检测系统的使用和药物敏感性试验的分子检测方法等概念。在某些情况下，补充试验对于检测重要的耐药机制是必需的，包括耐甲氧西林金黄色葡萄球菌和耐万古霉素肠球菌。β-内酰胺类药物耐药机制将在肠杆菌科细菌中进行介绍，而肺炎链球菌、β溶血性链球菌、淋病奈瑟菌、铜绿假单胞菌、鲍曼不动杆菌和嗜麦芽窄食单胞菌药物敏感性试验中的重要概念也将一并进行介绍。本章还将讨论临床常用的抗菌药物。

前 言

进行准确及时的抗菌药物敏感性试验是临床微生物实验室最重要的职能之一。这些检测不仅能够确认某种微生物对某种抗菌药物的敏感性，同时能够检测微生物的耐药性。虽然对于有些微生物来说，得到准确的鉴定结果就足以指导治疗（如化脓性链球菌通常对青霉素敏感），但是在过去的几十年里，能够预测其对抗菌药物敏感性的微生物数量逐渐减少。值得注意的是，全球范围内"泛耐药"和"全耐药"微生物[1]流行增长速度惊人[2]。感染这些微生物的患者死亡率非常高[3]，如果不及时采取措施阻止微生物耐药性传播，有些人担心会回到没有抗菌药物的时代。

对于严重感染的患者来说，适当的（换句话说，有效的）抗微生物治疗的及时性与生存率直接相关。有研究显示，对于患有细菌性脓毒症的患者来说，在使用有效的抗菌药物之前，患者每小时死亡率增长7.6%[4]。同样地，在低血压发作6 h内使用无效的抗菌药物会使死亡率增加5倍[5]。然而，当首次评估疑似感染的患者时，感染的病原学证据几乎是不可能得到的，更不要说病原菌的抗微生物药敏谱了。因此，临床医师必须根据患者的病史、病情严重程度和感染部位推断最有可能的病原体，并使用可能覆盖这些病原体的抗菌药物进行治疗。基于这些推断和评估的抗菌药物处方被称为经验性治疗。一旦获得培养和药敏试验结果，可以针对分离的病原体及其药敏谱调整抗菌药物处方，即目标性治疗。不幸的是，为了降低选择无效抗菌药物的风险而使用广谱抗菌药物经验性治疗可能是有问题的，因为不必要的广谱抗菌药物治疗与药物不良事件（即药物毒性）的发生、艰难梭菌感染的风险、耐药性的出现以及治疗成本增加有关[6]。此外，广谱抗菌药物治疗感染的效果可能并不如目标性治疗，如对于苯唑西林敏感的金黄色葡萄球菌导致的血流感染患者来说，使用万古霉素治疗的患者死亡率高于使用苯唑西林治疗的患者[7]。然而，在美国的许多医疗机构中，苯唑西林的耐药率在50%以上，这排除了使用苯唑西林进行经验性治疗的可能性。

综上所述，这些因素强调了实验室快速准确地进行抗菌药物敏感性试验的关键作用。这些试验数据不仅供临床医师在做出治疗决定时使用，而且还可用于指导抗菌药物管理项目（ASP）和医院流行病学项目（感染预防）的活动。本章将回顾用于治疗细菌感染的关键抗菌药物，以及抗菌药物敏感性试验的一般原则。

临床重要抗菌药物

现代抗生素时代的开端通常与 Paul Ehrlich 及他的"魔弹"理念联系在一起。这种"魔弹"可以选择性地瞄准致病微生物，同时仅产生少量毒副作用。这一概念指导了对具有抗梅毒螺旋体活性化合物的系统评估，1909年他最终发现了一种可以治愈感染梅毒的兔子的化合物——砷凡纳明（salvarsan）[8]。具有抗感染功效的物质已经被当作药物使用了数千年。例如，2 500多年前，古代中国人用发霉的豆腐来治疗痈疮、疖子和其他传染病。同样，人们在埃及、苏丹和约旦考古遗址的人类骨骼遗骸中发现了四环素，这表明他们是通过发酵食品接触到这种抗菌物质的[9]。今天，有许多种抗菌药物可用来治疗感染。这是连续几轮抗菌药物研发的结果，这些研发扩展了可被抗菌药物治愈的感染范围。例如，

当发现一种新的抗菌药物时，我们可以对其进行结构修改，以改善该药物的活性谱和（或）安全性；这些药物随后被称为"结构相关"抗菌药物。抗菌药物可根据其作用方式进一步分类，包括抑制细胞壁、蛋白质、核酸合成，或者抑制细菌代谢的抗菌药物（图4.1）。区分抗菌药物的另一种方法是看它们是具有杀菌作用还是具有静态抑菌作用。这种测定通常主要是基于体外研究，然而这种抗菌药物在体内的真正效力取决于许多其他变量，包括微生物本身、细菌密度和宿主防御机制。抗菌药物的药理特性对其体内活性也至关重要；这些药理特性是通过研究药效动力学（PD）和药代动力学（PK）两种性质来评估的。简而言之，PD研究药物在感染部位对目标微生物随时间变化的作用效果，这与药

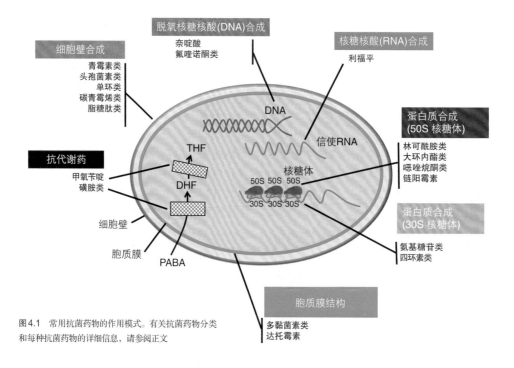

图4.1 常用抗菌药物的作用模式。有关抗菌药物分类和每种抗菌药物的详细信息，请参阅正文

物对宿主随时间的作用（即毒性）相抵消。PK研究患者体内药物浓度如何随时间通过吸收、分布、代谢和消除而变化[10]。

本章我们将讨论在临床使用中最常见的抗细菌药物。有关抗真菌药物的讨论参见第6章。

细胞壁合成抑制剂

肽聚糖是细菌细胞壁的主要结构成分，为细菌提供刚性网状保护层。肽聚糖由一条含10～64个二糖残基的链组成，这条链由N乙酰葡糖胺和N乙酰胞壁酸的分子交替组成。这些链通过五肽桥交联。青霉素结合蛋白（penicillin binding proteins，PBP）催化这些链和交联的形成。

β-内酰胺类

β-内酰胺类是最广泛使用的抗菌药物之一。这类药物具有一个共同的结构特征——β-内酰胺环。由于β-内酰胺环与五肽的结构相似性，PBP会错误地催化β-内酰胺类抗菌药物参与细胞壁的合成。然后β-内酰胺阻止进一步的转肽作用或多糖链的交联。这降低了细胞壁的硬度，使其无法保持渗透稳定性，最终导致细胞自溶，而这也说明了这类抗菌药物的杀菌活性[11,12]。β-内酰胺类耐药可以通过三种不同的方式发生：表达可降解β-内酰胺类的β-内酰胺酶、β-内酰胺类结合位点的改变，以及细菌对抗菌药物的外膜通透性降低。前两种机制为革兰阳性菌和革兰阴性菌共有，而第三种机制仅见于革兰阴性菌。当这些机制同时发生时，产β-内酰胺酶同时伴有外排泵的过表达和（或）膜孔蛋白丢失，将导致高水平β-内酰胺类耐药。鉴于β-内酰胺类在临床的使用频率，β-内酰胺酶的产生是一个值得公众关注的问题。

β-内酰胺类抗菌药物可根据结构和抗菌谱进一步细分（表4.1）。青霉素类常用于不产β-内酰胺酶的细菌。β-内酰胺/β-内酰胺酶抑制剂复合制剂由一种抑制剂化合物（如克拉维酸、舒巴坦、他唑巴坦或阿维巴坦）与一种青霉素类或头孢菌素类联合组成，常用于产β-内酰胺酶的细菌。通常抑制剂本身仅有微弱的抗菌活性或没有抗菌活性；然而抑制剂可以与β-内酰胺酶结合并抑制其活性，从而保存β-内酰胺类药物的活性。头孢烯类包括头孢菌素类和头霉素类，通常对产青霉素酶的菌株有活性。根据代数不同，头孢菌素类被进一步分类，这种大致

表4.1 β-内酰胺类抗菌药物分类

抗菌药物分类	亚类	代表药物
青霉素类	青霉素酶不稳定的青霉素类	青霉素 氨苄西林
	青霉素酶稳定的青霉素类	苯唑西林 甲氧西林 萘夫西林
β-内酰胺/β-内酰胺酶抑制剂复合制剂		阿莫西林-克拉维酸 氨苄西林-舒巴坦 头孢他啶-阿维巴坦 头孢洛扎-阿维巴坦 哌拉西林-他唑巴坦
头孢烯类（注射用）	一代头孢菌素	头孢唑啉 头孢噻吩
	二代头孢菌素	头孢呋辛
	三代头孢菌素	头孢噻肟 头孢他啶 头孢曲松
	四代头孢菌素	头孢吡肟
	具有抗MRSA活性的头孢菌素	头孢洛林 头孢吡普
	头霉素类	头孢西丁
头孢烯类（口服用）	头孢菌素类	头孢克洛 头孢地尼 头孢克肟 头孢氨苄
单环β-内酰胺类		氨曲南
青霉烯类	碳青霉烯	多尼培南 厄他培南 亚胺培南 美罗培南

分类主要是基于抗菌药物的活性谱不同。碳青霉烯类在结构上与青霉素相似，对需氧革兰阳性菌和革兰阴性菌均具有广谱活性，其中某些药物（如厄他培南）对厌氧菌也具有活性。单环β-内酰胺类，如氨曲南，只对需氧革兰阴性菌有效。

糖肽类/脂糖肽类

糖肽类和脂糖肽类抗菌药物对包括厌氧菌在内的革兰阳性菌具有杀菌活性。糖肽类被用作治疗多重耐药革兰阳性菌感染的一线治疗药物，而相比之下，较新的脂糖肽类的广泛使用受到限制。糖肽类是一种大分子，通过与肽聚糖五肽交联桥的D-丙氨酰-D-丙氨酰末端结合而抑制细胞壁合成。虽然β-内酰胺类可以直接抑制PBP转肽酶，但是如万古霉素等糖肽类可以结合转肽酶底物，从而阻碍交联。

这破坏了细胞的结构完整性，导致细胞裂解。脂糖肽类在作用机制上与糖肽类相似，然而，由于增加了一条亲脂性侧链，这些药物具有细胞膜去极化的附加特性。导致糖肽类和脂糖肽类耐药有两种完全不同的机制，第一种机制是五肽末端的改变阻止转肽酶的结合，或细胞壁厚度的增加，这被认为可以限制糖肽接近目标五肽。这是导致肠球菌对万古霉素耐药的原因（即 van 基因）。而第二种耐药机制见于万古霉素中介的葡萄球菌。这两种耐药机制将在本章后面的章节中分别进行更深入的讨论。

■ 破坏细胞膜的药物

脂肽类·这类抗生素由阴离子或阳离子性质的药物组成。它们的作用机制是独特的，因为这类抗菌药物依赖静电相互作用直接与细胞膜结合，最终导致去极化和细胞死亡。细菌表面或周围环境电荷发生变化是敏感性降低的主要机制。这种修饰最终通过静电排斥作用，保护细菌避免与抗生素相互作用。

多黏菌素是一种带正电荷的分子，与需氧革兰阴性菌外膜中带负电荷的脂多糖（LPS）具有很强的亲和力。由于剂量限制及人们对肾脏毒性和神经毒性的关注，多黏菌素常被用作治疗多重耐药菌的最后手段。相反，达托霉素是一种阴离子分子，它与宿主中的钙相互作用，使其带上正电荷。达托霉素对革兰阳性菌有活性，最常用来治疗耐甲氧西林金黄色葡萄球菌（MRSA）和耐万古霉素肠球菌（VRE）。获得性脂肽耐药的准确遗传机制是复杂的，目前尚未完全清楚。然而，通过修饰细胞壁从而抑制药物与细胞壁强结合作用已被证实在这些药物产生耐药性的过程中发挥了作用。对于多黏菌素来说，获得性耐药的发生率仍然很低，LPS 修饰似乎是产生耐药的主要原因。最近，中国出现了一种新的质粒介导的多黏菌素耐药机制，这种质粒携带 mcr-1 基因，引起了广泛关注[13]。与多黏菌素一样，达托霉素敏感性降低通常归因于细胞被膜电荷的变化，并与万古霉素暴露和万古霉素敏感性降低密切相关[14]。

■ 抑制核酸合成

硝基咪唑类·硝基咪唑类药物具有抗厌氧菌活性；这类药物中最常使用的是甲硝唑。一旦进入目标细菌，这类抗菌药物就会转化成一种化合物，抑制细菌 DNA 合成并导致 DNA 链断裂引起 DNA 损伤，最终导致细胞死亡[15]。研究者已经提出了几种耐药机制，但主要机制似乎是药物摄取减少和还原效率改变。可转移的耐药基因（称为 nim 基因）能够将硝基咪唑类转化为无杀菌活性的副产物，这种耐药基因在革兰阳性和革兰阴性专性厌氧菌中都有描述。

喹诺酮类和氟喹诺酮类·作为同一类药物，喹诺酮类和氟喹诺酮类药物几乎对所有的细菌都具有杀菌作用；然而，不同的药物之间，杀菌活性差别显著。喹诺酮类药物主要根据代数不同进行区分，分类方法类似于 β-内酰胺类，这种大概的分类主要是基于抗菌药物的活性谱不同[16]。核心的第一代喹诺酮类药物（如萘啶酸）对需氧革兰阴性菌有活性。对核心喹诺酮核的修饰提高了药物的效能和活性谱。第二代、第三代和第四代喹诺酮类含有一个添加到 C-6 残基上的氟原子，称为氟喹诺酮类。这种修饰扩大了药物的使用范围，包括对于需氧革兰阴性菌和革兰阳性菌杀菌活性的提升。第三代和第四代氟喹诺酮类的研发分别特异性针对包括肺炎链球菌在内的革兰阳性菌（如加替沙星）和厌氧菌（如莫西沙星）。

喹诺酮类药物干扰了染色体超螺旋的维持、DNA 链断裂及作为 DNA 合成过程一部分的重新连接相互作用[17]。具体来说，喹诺酮类药物针对 DNA 旋转酶和拓扑异构酶Ⅳ，抑制 DNA 合成并最终导致抑菌作用和细胞死亡。对喹诺酮类耐药是通过药物作用靶位突变、外排泵表达调控改变或获得耐药基因（如 qnr）而发生的。这些耐药基因与 DNA 拓扑异构酶结合并保护其不受氟喹诺酮类抑制[17]。

利福霉素类·利福霉素类适应证广泛，且不同种类间适应证略有差异。利福平，也被称为利福霉素，是一种主要用于治疗分枝杆菌感染的药物，但在需氧革兰阳性菌、胞内细菌和一些多重耐药革兰阴性菌的联合治疗中也发挥了一定的作用。尽管使用利福平治疗非分枝杆菌感染仍存在争议，但该药物已被证明有助于清除怀疑有生物被膜存在的感染[18]。利福平通过抑制 DNA 依赖的 RNA 聚合酶作用于细菌靶位。利福平耐药的出现是编码 RNA 聚合酶 β 链的 rpoB 基因发生突变的结果。在单一抗菌药物治疗期间，利福平的耐药性会迅速出现；因此，利福平必须与另一种有效抗菌药物联合使用。

蛋白质合成抑制剂

氨基糖苷类·氨基糖苷类主要用于需氧革兰阴性菌的治疗，但也可与作用于细胞壁的抗菌药物联合使用，以增强对某些革兰阳性菌（如后面将讨论的肠球菌）杀菌效果。氨基糖苷类还可以用于治疗某些分枝杆菌感染。氨基糖苷类的大多数成员都是杀菌剂，但可能只有在低浓度时才表现出抑菌作用。氨基糖苷类中最常用的药物包括庆大霉素、链霉素、妥布霉素、阿米卡星和新霉素。氨基糖苷类不可逆的与细菌核糖体30S结合，干扰翻译和转位，从而导致蛋白质合成终止[19]。氨基糖苷类耐药出现的原因有很多种，包括药物作用靶位改变、细胞膜通透性降低和获得性氨基糖苷修饰酶。核糖体的改变是通过引入突变而发生的，这些突变导致低水平或高水平耐药，主要影响链霉素的活性。其余两种耐药机制可能影响所有氨基糖苷类的活性。药物摄取减少主要见于非发酵革兰阴性菌（如铜绿假单胞菌），而能够在转座子和质粒上传播的修饰酶已经在多种细菌中被发现。能够灭活氨基糖苷类的酶主要分为三种类型：乙酰转移酶（AAC）、腺苷转移酶（ANT）和磷酸转移酶（APH），这些酶常常导致高水平耐药。

林可酰胺类·林可酰胺类抗生素可用于治疗多种类型感染。这类抗生素对大多数需氧和厌氧革兰阳性细菌具有抑菌活性。这类药物通过与50S核糖体亚基的23S rRNA结合、干扰转肽和初始延伸阶段，从而阻止蛋白质合成。当耐药机制出现时，细菌对这类药物（如克林霉素和林可霉素）表现出完全耐药。需氧革兰阴性菌由于外膜渗透性差，对林可酰胺类天然耐药。获得性耐药的主要机制是23S rRNA基因的甲基化或结合位点突变导致的靶位修饰。甲基化修饰既可以是固有性表达，也可以是诱导性表达，阻碍了对耐药性的检测。葡萄球菌中 *erm* 等基因对靶点的甲基化可导致功能相关抗生素（即大环内酯和链霉素B）的交叉耐药。本章随后将讨论实验室中检测这种机制的方法。其他耐药机制包括抗生素本身的修饰或对药物的外排作用。

大环内脂类·大环内酯类主要对需氧革兰阳性菌有活性。除了一些苛养菌和（或）胞内菌（如衣原体、军团菌和弯曲杆菌），它们在治疗革兰阴性菌感染方面的作用有限。不同的大环内脂类抗菌药物活性略有差异。一般来说，第一个大环内脂类抗生素——红霉素的活性相对有限。然而，随着其他第一代大环内酯的研发，这类药物的结合稳定性和抑菌活性谱得到了增强[20]。后几代大环内脂类，如酮内酯类和氟酮内酯类，有一些包括引入酮基等结构上的修饰，而较早的大环内酯类含有二脱氧甲基己糖残基。这些改变进一步提高了大环内脂类的抑菌活性。大环内酯类具有典型的抑菌作用；然而，当药代动力学参数得到优化时，这类药物的某些成员可能会产生杀菌活性。

大环内酯类通过与50S核糖体结合并在空间上阻碍多肽链的增长而抑制蛋白质合成。有三种不同的耐药方式。第一种机制是通过甲基化或突变对靶位点的修饰导致大环内酯类和功能相关的抗生素类（如林可酰胺）之间产生交叉耐药性。第二种机制——外排泵是导致革兰阴性菌天然耐药的常见机制。有证据表明，革兰阳性菌也可以通过可移动遗传元件而获得这种大环内酯耐药机制。葡萄球菌和链球菌导致药物外排的基因存在差异，这致使两者药敏表型也不同[21]。大环内酯耐药的第三种机制是药物修饰。这一机制的临床相关性最低，但当其存在时，它只对结构相关的大环内酯类产生耐药性，而不影响功能相关的药物。

噁唑烷酮类·噁唑烷酮类主要通过抑制蛋白质的早期合成作用于需氧革兰阳性菌和厌氧菌。具体来说，噁唑烷酮与50S核糖体的肽基转移酶中心结合，阻断tRNA的定位，从而阻止肽的延长。噁唑烷酮类耐药中最具有代表性的是利奈唑胺，其中23S rRNA基因突变是耐药的主要原因[22]。此外，rRNA甲基化已被证明会影响肺炎链球菌和葡萄球菌对利奈唑胺的敏感性。由 *cfr* 基因导致的甲基化是迄今报道的利奈唑胺唯一的可转移性耐药机制。较新的噁唑烷酮类，包括特地唑胺，在肽基转移酶中心有额外的结合位点，使这些药物的活性在 *cfr* 耐药机制存在时也基本不受影响[23]。

链阳霉素类·链阳霉素类对革兰阳性菌有活性。这类抗菌药物由具有协同作用的 A 和 B 两种组分构成，这些组分单独使用时是抑菌剂，但联合使用时可能表现出杀菌活性。这两个亚组分与50S核糖体的不同区域结合，并抑制蛋白质合成的不同步骤。

A 型链阳霉素与肽基转移酶中心结合，阻止肽链的早期延长，而 B 型链阳霉素则阻止肽链的延伸和早期不完全释放。在耐药性方面，由于链阳霉素 A 和链阳霉素 B 在化学上是不相关的，并且作用靶点不同，所以耐药机制也不同。链阳霉素 A 的主要耐药机制是乙酰转移酶的失活，然而也有证据表明了外排机制的作用。虽然灭活酶也可以作用于链阳霉素 B，但链阳霉素 B 的主要耐药机制是 erm 等基因编码 23S rRNA 甲基化酶修饰靶位点[24]。这种所谓的 MLSB 机制广泛分布于革兰阳性菌，影响大环内酯类、林可酰胺类及链阳霉素 B。一些 erm 基因需要诱导才会表达，这意味着如果在药敏试验中不设置检测环节以揭示耐药表型，耐药性就会被掩盖。

四环素类·四环素类是广谱抗菌药物，对革兰阳性菌和革兰阴性菌均有活性[25]。这类药物可以分为两个结构组：四环素类（一代和二代）以及最近被发现的甘氨环素类（即替加环素）。四环素类属于强螯合剂，这种特性会影响其 PK 特性和作用机制。四环素类与 30S 核糖体亚基结合，阻止氨酰-tRNA 与核糖体结合，从而阻止新的氨基酸加入正在延伸的多肽链中。

对所有抑制蛋白质合成的抗生素来说，穿透细菌膜系统的能力至关重要。因此，外排是细菌常见的耐药机制，也是四环素耐药最普遍的机制。某些外排机制可产生四环素类所有成员的交叉耐药性；然而，许多外排机制只作用于四环素本身，而最近开发的四环素类药物，如多西环素、米诺环素和替加环素则不受这些外排机制的影响。因此，如果一株分离菌对四环素敏感，这通常意味着它对四环素后续衍生物也敏感。相反，如果一株分离菌对四环素耐药，则不能推断它对四环素后续衍生物的耐药性。四环素耐药的第二种机制是核糖体保护。核糖体保护蛋白质与四环素-核糖体复合物结合，有效地将四环素排出，使结合位点可继续进行蛋白质合成。这种机制导致的耐药谱更加广泛，常常导致整个四环素类全部耐药。四环素耐药基因（tet）和土霉素耐药基因（otr）是药物外排或核糖体保护的原因。

■ 抗代谢药物

叶酸途径抑制剂·叶酸生物合成途径抑制剂对需氧革兰阳性菌和革兰阴性菌具有典型的广谱活性。

甲氧苄啶是一种竞争性抑制剂，这意味着它能与细菌的酶结合，并阻止酶作用于其预期靶位点。在这里，甲氧苄啶与二氢叶酸还原酶结合，抑制这种酶的活性。甲氧苄啶耐药的原因可以是酶被修饰以防止或限制抗生素的结合，也可以是细菌二氢叶酸还原酶表达增加以压倒抗生素浓度[26]。为了限制耐药性的出现，甲氧苄啶常常与另一种药物联合使用，这种药物作用于叶酸合成途径中的另一个步骤。磺胺类是二氢蝶呤合成酶的竞争性抑制剂。不幸的是，对甲氧苄啶和磺胺类同时耐药的现象很普遍，并且可以在可转移遗传元件上同时发现。基因突变或获得使靶蛋白过度产生或修饰的基因导致了多种细菌耐药。

■ 其他抗菌药物

硝基呋喃类·硝基呋喃类是一组以存在一个或多个硝基群和一个呋喃环为特征的化合物。呋喃唑酮和呋喃妥因等主要药物用于治疗临床不同类型的感染，如呋喃唑酮是针对胃部幽门螺杆菌感染多药治疗方案的一部分。呋喃妥因用于治疗肠杆菌科细菌和肠球菌引起的下泌尿道感染。这类药物作用的确切机制尚未完全阐明；然而，一个关键的步骤是通过细菌酶将该药物还原为反应中间体，这种反应中间体随后可以破坏蛋白质、DNA 和细菌的其他组分。一些微生物，如变形菌属、摩根菌属和沙雷菌属，对呋喃妥因天然耐药，但获得性耐药并不常见。耐药性的出现通常是由于编码硝基还原酶的基因发生突变。

抗分枝杆菌药物·一些药物可用于治疗分枝杆菌感染。结核分枝杆菌感染的核心治疗方案是利福平、异烟肼、吡嗪酰胺和乙胺丁醇联合治疗。异烟肼作为前药使用，由分枝杆菌产生的过氧化氢-过氧化物酶（KatG）转化为活性形式。异烟肼随后与分枝杆菌中参与合成脂肪酸的酶 InhA 结合并抑制其活性。KatG 或 InhA 基因突变均与异烟肼耐药有关。吡嗪酰胺扩散进入结核分枝杆菌，并被病原菌的吡嗪酰胺酶转化为吡嗪酸（POA）。POA 随后扩散到细胞外，如果环境是酸性的（如肉芽肿内），POA 就会被质子化并重新进入分枝杆菌细胞，破坏细胞膜电势，降低分枝杆菌细胞内 pH，使包括脂肪酸合成和细胞膜运输在内的多种代谢途径失去活性。吡嗪酰胺酶突变可使分枝杆菌对吡嗪酰胺耐药。一些分枝杆菌，如牛分枝杆菌、堪萨斯分枝杆菌，特别是鸟分枝杆菌，对吡嗪酰胺天然耐药。最后，乙胺丁醇抑制分枝杆菌细胞壁的构建。分枝杆菌细胞壁的一个独特特征是分枝菌酸-阿拉伯半乳聚糖-肽聚糖复合物。乙胺丁醇抑制参与这种复合物中的阿拉伯半乳聚糖和脂肪阿拉伯甘露聚糖聚合物合成的阿拉伯糖基转移酶的活性。阿拉伯糖基转移酶基因突变可导致乙胺丁醇耐药[27]。

抗菌药物敏感性试验

何时检测

实验室在进行抗菌药物敏感性试验时首先要考虑的是是否要进行药敏检测。从本质上说，实验室必须评估是否可以将培养分离出的特定病原体的抗菌药物敏感性数据报告给临床医师。1961 年，世界卫生组织（WHO）描述了药敏试验的关键标志[28]，这些原则今天依然适用。具体来说，如果满足以下条件之一，则应进行药物敏感性检测。

（1）引起感染的微生物可能对一种或几种抗菌药物耐药（如大肠埃希菌或结核分枝杆菌）。

（2）感染发生在免疫抑制／免疫功能低下的宿主体内，抗菌药物在帮助宿主抗感染方面发挥着重要作用（如中性粒细胞缺乏患者）。

（3）正在使用的抗菌药物经常在治疗过程中迅速出现耐药。今天，这种情况可以进一步扩展为在治疗过程中非常容易产生获得性耐药的特定病原体，如铜绿假单胞菌。

同样，不应进行药敏试验的情况如下。

（1）引起感染的微生物通常对抗菌药物敏感（如化脓性链球菌和青霉素）。

（2）可疑病原菌和其他细菌混合生长，因此无法确定感染的性质。

最后一种情况也许是最具争议的，但这对于了解这项建议的基础非常重要。仔细评估培养中生长的微生物多样性可以区分感染、定植和污染。如果培养物中生长的微生物种类很多，则表明所采集标本的质量较差。大多数实验室只有在培养分离不超过 2 种潜在病原体时才会进行药敏试验，来自正常无菌部位（如血液或 CSF）的标本除外。一般来说，存在 2 种以上的潜在病原体（如气管内吸痰收集的呼吸道分泌物中有 3 种革兰阴性杆菌），表明这些微生物不是感染过程的一部分，或者至少它们在感染过程中的作用是可疑的。同样，许多送至临床微生物实验室的标本是从含有正常菌群的部位采集的，或者标本采集时通过了这些含有正常菌群的部位。因此，从含有正常菌群的标本中分离出的疑似污染的微生物不应常规进行药敏试验。例如，大多数实验室不会对单个血液培养瓶中分离的凝固酶阴性葡萄球菌进行药敏试验，因为这提示了此标本在静脉采血过程中有皮肤表面正常菌群的污染。在这些情况下，正如 1961 年 WHO 所评论的那样，药敏试验的价值"至少值得怀疑"，且"鼓励没有可靠证据的治疗可能会误导临床"[28, 29]。对这些病原菌进行药敏试验也可能导致临床医师不会进一步寻找感染的真正源头。

几个标准化委员会同时提出了关于药物敏感性试验适应证的建议，包括 CLSI、欧洲抗菌药物敏感性测试委员会（EUCAST）及一些专业性学会如美国微生物学会（ASM）。

检测方法

药物敏感性试验的起源可以追溯到 Alexander Fleming 最早使用青霉素进行的试验。在他具有里程碑意义的著作中，他指出，虽然这种药物抑制了某些微生物的生长（如化脓性链球菌），但它并不能抑制其他微生物如铜绿假单胞菌的生长。因此他的结论是，有必要对"希望对其发挥作用的微生物"进行抗菌药物检测，而且"只需要抑制细菌生长，而不需要杀死细菌"[30]。事实上，青霉菌抑制在琼脂平板上与其邻近葡萄球菌菌落生长的观察本身就是琼脂扩散试验，也是纸片扩散法的基础，而这种试验至今仍在进行。弗莱明还开发了一种肉汤稀释法，即在肉汤中配制一系列给定抗菌药物的稀释液，并将待测试的微生物接种到其中。在一定的生长周期后，检测肉汤的浊度来确定能够抑制微生物生长的最小抑菌浓度，即最低抑菌浓度（MIC）[30]。这项试验是现代肉汤稀释试验的前身。

在 20 世纪 40 年代至 60 年代，不同的实验室使用了以琼脂扩散法和肉汤稀释法为基础的无数种变更方法，产生的结果差异如此之大，以致得到的结果无法在不同的机构或发表的研究中进行比较。此外，每个研究者对什么样的结果为"耐药"微生物都有自己独特的定义[31]。最终，这些检测结果不足以对患者治疗进行指导，也不足以评估新出现的耐药性趋势，进而提供具有可操作性的流行病学数据。1960 年，WHO 召开了一次专家小组会议，确定了药物敏感性测试方法学中需要标准化的关键变量[28]，包括待测细菌培养物的纯度、接种物中细菌浓度、纸片中抗菌药物的浓度（适用于纸片扩散法）及培养条件（时间和温度）。

表 4.2 列出了影响药敏试验结果的以上变量和其他变量。1966 年，鲍尔和他的同事发表了纸片扩散技术[32]，这个方法成为 CLSI 纸片扩散法标准的基础。随后一项国际合作研究对微量肉汤稀释法（BMD）进行了标准化[33]。虽然琼脂稀释法主要用于检测厌氧菌，CLSI 还是对这种方法进行了规范。

现在，两大主要组织 CLSI 和 EUCAST 均发布了关于如何执行和解释药物敏感性测试的标准化文件。CLSI 和 EUCAST 均对非苛养菌的 BMD 方法进行了标准化，并作为国际标准化组织文件 ISO 20776-1 进行了发布。然而，抗菌药物检测的国际标准化仍然难以实现。CLSI 和 EUCAST 发表的方法之间仍存在差异，包括用于纸片扩散法的一些纸片中的抗菌药物、用于检测苛养菌的培养基，以及用于评估某些药物的纸片扩散法和 MIC 法测试结果的解释标准等。对于这其中的许多差异，协调方法和解释标准所需的努力超过了潜在的好处。然而，随着新的抗菌药物进入市场，必须做出协调一致的努力以确保这两个组织对该药物的药敏试验结果解释达成一致。

检测培养基

CLSI 和 EUCAST 的参考 BMD 方法均使用 Mueller-Hinton 肉汤（MHB）检测非苛养细菌，Mueller-Hinton 琼脂（MHA）用于琼脂稀释法、纸片扩散法和梯度稀释法（本章稍后将进一步讨论）。培养基需具有良好的批间重复性；抑制磺胺、甲氧苄啶、四环素活性的抑制剂浓度低；且大多数病原菌均可在其上生长。调整 MHB 内阳离子浓度（CA-MHB）至钙离子终浓度 20～25 mg/L，

表 4.2　影响药敏试验的关键变量及其对结果的潜在影响

方　法	变　量	潜　在　影　响
所有方法	接种物浓度过低	假敏感
	接种物浓度过高	假耐药
	混合接种物	如果微生物表现出不同的抗菌药物敏感性模式，则为假敏感或假耐药
	用于药敏检测的微生物太老（即在进行药敏试验时已不在对数生长期）	微生物可能表现出假敏感
	抗菌药物浓度过低	假耐药
	抗菌药物浓度过高	假敏感
	试验孵育时间过长	假耐药
	试验孵育时间不足	假敏感
	培养温度不准确	如果微生物在检测孵育期间生长不良，结果错误
	培养基 pH 过高	青霉素类和四环素类表现出更耐药　氨基糖苷类、克林霉素、大环内脂和喹诺酮类表现出更敏感
	培养基 pH 过低	青霉素类和四环素类表现出更敏感　氨基糖苷类、克林霉素、大环内脂和喹诺酮类表现出更耐药
	培养基中的钙离子和镁离子浓度过高	氨基糖苷类和四环素类表现出更耐药
	培养基中的钙离子和镁离子浓度过低	氨基糖苷类和四环素类表现出更敏感
	钙离子终浓度未达到 50 mg/L	达托霉素药敏结果不准确
	胸腺嘧啶/胸苷含量过高（如使用羊血 vs. 马血制备培养基）	复方新诺明对多种微生物耐药
纸片扩散法	平板上贴的纸片太多	抑菌圈之间有重叠，不能准确测量
	菌悬液接种于琼脂后，未在 15 min 内贴药敏纸片	假耐药
肉汤微量稀释法	接种物未充分混匀	跳孔
	孔中肉汤体积不准确	跳孔

镁离子终浓度 10～12.5 mg/L。这些离子浓度的变化会影响氨基糖苷类和四环素的 MIC 结果，产生假耐药（阳离子含量过高）或假敏感（阳离子含量过低）[34]。某些抗菌药物进行药敏试验时，CA-MHB 还需额外添加补充剂，包括检测葡萄球

菌对苯唑西林敏感性时需添加 2% NaCl，检测达巴万星、奥利万星和特拉万星敏感性时需添加 0.002% 吐温-80，检测达托霉素敏感性时钙离子需调整至终浓度为 50 mg/L。

针对苛养菌，即那些营养要求复杂，在 CA-MHB 或 MHA 上不生长的细菌，CLSI 规定，CA-MHB 必须添加 2.5%~5% 的裂解马血（LHB）。马血与羊血的区别在于，马血中胸腺嘧啶和胸苷的浓度非常低，而胸腺嘧啶和胸苷能抑制磺胺类药物的活性。对于苛养菌的纸片扩散法检测，CLSI 推荐 MHA 补充添加 5% 的羊血（适用于淋病奈瑟菌、肺炎链球菌、其他草绿色链球菌和 β 溶血性链球菌）。嗜血杆菌检测培养基（HTM）适用于流感嗜血杆菌和副流感嗜血杆菌的纸片扩散法和 BMD 法药敏检测。添加了 1% 规定的生长添加剂的 GC 琼脂适用于淋病奈瑟菌的琼脂稀释法和纸片扩散药敏试验。相比之下，EUCAST 使用 MH-F 肉汤和琼脂，即添加 5% 裂解马血和 20 mg/L 烟酰胺腺嘌呤二核苷酸（NAD）的 MHB 或 MHA，用于链球菌属、嗜血杆菌属和其他苛养菌的药敏试验。

细菌接种物的准备

为了对 BMD 法（及本章后面描述的其他药敏试验方法）的接种浓度进行标准化，使用相当于 0.5 麦氏单位浊度（McF）的 BaSO$_4$ 浊度标准或其光学等效标准。这相当于每毫升含有（1~2）×10^8 CFU 的大肠埃希菌 ATCC 25922。可以直接选择在非选择性培养基上生长 18~24 h 的菌落制备悬浮液。或者，对于生长 24 h 以上的菌落，可以将菌落接种到肉汤中，35℃ ±2℃生长至浊度达到 0.5 McF（通常为 2~6 h）。这两种方法均能保证药敏试验时接种的微生物处于对数生长期，但后者（接种至肉汤中生长以获得 0.5 McF 的方法）不能用于苛养菌药敏检测，也不能用于检测葡萄球菌苯唑西林、头孢西丁的药敏结果以监测甲氧西林耐药。对于某些特定细菌（如幽门螺杆菌），推荐使用更高标准的接种物。

在准备接种物时，应挑取分离菌同一形态的 3~5 个菌落，以确保药敏检测的是待测菌的整体种群。如果不这样做，可能会导致假敏感结果的出现。同样，接种物的仔细标准化至关重要；悬浮液浓度太低可能导致假敏感结果，而悬浮液浓度太高可能

导致假耐药结果。

对于基于稀释法的方法来说，菌悬液在检测系统中被进一步稀释，BMD 方法中每孔的微生物终浓度为（2~8）×10^5 CFU/mL，而在琼脂稀释板上则是每点加入 10^4 CFU 的微生物。通常使用接种设备来进行 BMD 法和琼脂稀释板的接种。用最终的接种悬液来接种纯化板是至关重要的。通常，将接种悬液接种至羊血琼脂平板上并孵育过夜来观察接种物是不是纯培养物。在读取 MIC 结果之前，使用透射光对纯化板进行评估，以确保纯化板上单个菌落形态清晰可见（图 4.2），这说明药敏试验使用的是纯培养物。大多数药敏试验的错误都是由于培养物不纯（即原本敏感细菌的药敏检测被非常耐药的细菌污染）。

参考稀释法的操作（微量肉汤稀释法和琼脂稀释法）

稀释法可定量测定一种抗菌药物对一种待测细菌分离株的体外活性。稀释试验将抗菌药物稀释为一系列浓度，药物浓度范围可以是 μg/mL（CLSI 规

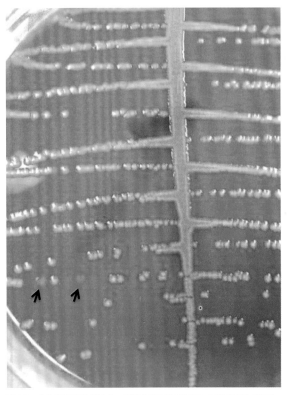

图 4.2 纯化板是药敏试验的一项关键质量保证措施，可识别混合接种物。纯化板应使用透射光进行评估，以评估溶血的差异（箭头处）

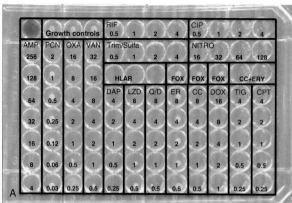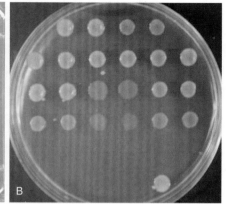

图4.3 稀释法药敏试验。A 显示的是微量肉汤稀释法，在 96 孔板中加入不同浓度的多种抗菌药物。待测菌是一株典型的耐甲氧西林金黄色葡萄球菌。每种抑制细菌生长的药物最低浓度定义为 MIC。在第 2 列中，检测的药物是青霉素，在 1 mg/L 孔中可以看到细菌生长，但在 2 mg/L 孔中未见生长，因此MIC 记录为 2 mg/L。同样，在第 4 列中，在 0.5 mg/L 万古霉素（VAN）孔中可以看到生长，而在 1 mg/L 孔中没有生长，因此 MIC 记录为 1 mg/L。对于在任何孔中都没有生长的药物（如达托霉素），在这种情况下 MIC 记录为小于或等于测试药物的最低浓度（即 ≤ 0.25 mg/L）。类似地，如果在所有孔中都看到生长，就如图中红霉素（ER），MIC 则记录为大于测试药物的最高浓度（即 > 8 mg/L）。B 显示的是一块琼脂稀释板，每个点代表一株不同的菌株。在这个过程中，要同时接种多块琼脂平板，每个琼脂平板的抗菌药物浓度依次增加。MIC 记录为抑制细菌生长的最低抗菌药物浓度（即在该琼脂板上没有细菌生长的点）。AMP，氨苄西林；CC，克林霉素；CIP，环丙沙星；CPT，头孢洛林；DAP，达托霉素；DOX，多西环素；ER，红霉素；FOX，头孢西丁；HLAR，高水平氨基糖苷耐药（用于肠球菌）；LZD，利奈唑胺；NN，呋喃妥因；OXA，苯唑西林；PCN，青霉素；Q/D，喹奴普丁-达福普汀；RIF，利福平；TIG，替加环素；T/S，复方新诺明；VAN，万古霉素

定）或 mg/L（EUCAST 规定），试验可在肉汤中或琼脂平板上进行。然后将待测微生物的标准化悬液接种到这一系列浓度的抗菌药物中，并在规定的时间内孵育。MIC 是通过肉眼观察评估来确定抑制微生物生长的药物的最低浓度。

BMD 以 100 μL 体积在 96 孔塑料微量滴度板中进行（图 4.3A），BMD 法被普遍认为是药物敏感性试验的金标准，并被用于新、老抗菌药物的临床试验和评估新的抗菌药物敏感性试验的方法和技术的研究。琼脂稀释法使用一系列有盖培养皿进行；每个培养皿含有不同浓度的抗菌药物。每个培养皿上可以检测几种微生物，每种微生物以点种的形式接种（图 4.3B）。琼脂稀释法是厌氧菌药敏试验的推荐方法。虽然稀释法是标准化方法，但由于检测系统中存在轻微的、不可控的因素，不同检测之间的显著差异是正常的。MIC 的重复性可接受范围为 ±1 $\log_2$ 稀释度（即检测到的 MIC 为 0.5 μg/mL，实际 MIC 为 0.25～1.0 μg/mL）。MIC 值的解释需使用 CLSI、EUCAST 或美国 FDA 发布的解释标准，本章稍后将进一步讨论。多数实验室同时报道 MIC 和解释标准。基于文献中的数据以及抗菌药物的特定 PK/PD 的 MIC 可用来提示治疗决策。

参考纸片扩散法的操作

纸片扩散法的基础是抗菌药物在琼脂等半固态介质中扩散并形成浓度梯度的能力。在这种方法中，将含有抗菌药物的小滤纸片贴在接种了待测微生物的琼脂平板上。在规定的时间内培养琼脂平板，在此期间，抗菌药物向远离抗菌纸片的各个方向扩散。然后，用纸片周围抑菌圈的直径来评估待测微生物对抗菌药物的敏感性（图 4.4）。抑菌圈直径的解释需使用 CLSI、EUCAST 或 FDA 发布的解释标准。

纸片扩散法之所以有吸引力，是因为对大多数实验室来说，用商品化试剂（如纸片和琼脂平板）操作相对容易。但不是所有的抗菌药物都能通过纸片扩散法进行药敏试验，这可能是由于抗菌药物在琼脂中扩散差（如黏菌素），也可能是由于特定抗菌药物/细菌组合问题（表 4.3）。

纸片扩散法接种物浓度如本章前面的 BMD 部分所述。用无菌棉签从 0.5 McF 菌悬液中蘸取菌液，在整个 MHA 琼脂上划线 3 次，每次旋转 60°。将药敏纸片贴到已接种菌液的琼脂平板上，15 min 内平板倒置放到 35℃ ±2℃ 培养箱中孵育。培养16～18 h（苛养菌等除外）后，测量生长抑制区。一般通过肉眼判读完全抑制区的直径（包含纸片直径）。在黑色不反光的背景上方几英寸处，使用

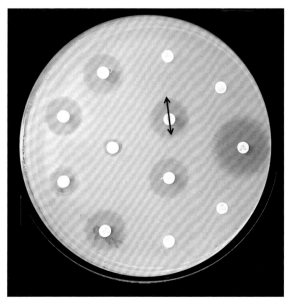

图 4.4　纸片扩散法。在该方法中，将待测细菌涂布到 MHA 平板上，并贴上含有抗菌药物的纸片。过夜培养后，测量每个纸片周围抑菌圈的直径（箭头所示）

游标卡尺或直尺在倒置平板背面利用反射光读取抑菌圈直径。在明显抑制圈内观察到单个菌落（图4.5），原因可能是菌株不纯，也可能是存在异质性耐药。如果出现上述情况，应再次分纯菌株。如果

再次观察到抑制圈内有菌落，则应测量无菌落生长的内圈。

　　抑菌圈直径需与相应结果解释一起报告，建议使用纸片扩散法时仅报告结果解释。

　　商品化 AST 系统

　　表型 AST 商业产品有多种形式，从简单的抗菌药物纸片到全自动化的肉汤稀释系统。第一个"自动孵育系统"，即 TAAS 装置（Technicon Instruments），于 1971 年投入商业使用[35]。该系统类似于现代自动化 AST 系统，在该系统中接种、孵育和生长检测都在用户干预最小的情况下进行。目前，主要有 4 个自动化 AST 系统已经上市并被大多数临床实验室使用：MicroScan Walkaway（贝克曼库尔特）、Phoenix（BD 诊断）、Sensitire（赛默飞世尔）和 Vitek 2（生物梅里埃）。这些商业仪器既能单独做细菌鉴定，又能单独做药敏试验，有些仪器还可以使用单个检测板同时做细菌鉴定和药敏试验。这些仪器的检测模式有所不同：一些仪器使用 96 孔板，可以手动或通过仪器读取结果，而另一些仪器使用配套检测板，只能通过仪器读取结果。这些操作系统的自动化程度也有所不同。所有系统都需要提前制备接种物，但有些系统可以自动

表 4.3　纸片扩散法不能检测的抗菌药物

抗 菌 药 物	细 菌	说 明
苯唑西林 *	葡萄球菌	纸片法检测苯唑西林耐药分离株能力较差，头孢西丁纸片可作为大多数甲氧西林耐药葡萄球菌检测的替代物
达托霉素	所有细菌	抑菌圈小，不能区分敏感菌株和耐药菌株，MH 琼脂平板中钙含量低不能得到准确检测结果
万古霉素	葡萄球菌	纸片法不能区分万古霉素敏感及中介金黄色葡萄球菌，也不能区分万古霉素敏感、中介及耐药凝固酶阴性葡萄球菌
奥利万星、特拉万星、达巴万星	所有细菌	药物在琼脂中扩散差
一些抗菌药物	非发酵菌（包括铜绿假单胞菌和鲍曼不动杆菌）	性能不好
氨苄西林、青霉素、多利培南、厄他培南、美罗培南	链球菌、草绿色菌群	性能不好
青霉素 †、阿莫西林、阿莫西林－克拉维酸、头孢吡肟、头孢噻肟、头孢呋辛、头孢曲松、厄他培南、亚胺培南	肺炎链球菌	性能不好
所有抗菌药物	厌氧菌	无纸片法折点
黏菌素、多黏菌素 B	所有细菌	药物在琼脂中不能很好地扩散，不能可靠地区分敏感菌株和耐药菌株

注：*CLSI 和 EUCAST 都建议使用头孢西丁纸片来检测苯唑西林的敏感性。†CLSI 建议使用苯唑西林纸片来预测青霉素的敏感性。如果苯唑西林纸片耐药就必须检测青霉素的 MIC

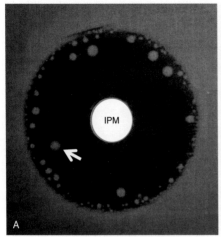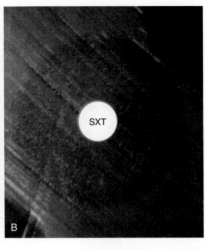

图4.5 抑菌圈内的菌落示例。A，以大肠埃希菌为例，抑菌圈内存在更耐药的亚菌落。对这些亚菌落（箭头所示）重新检测，结果在磷霉素纸片周围没有任何抑菌圈。B，显示有其他菌污染，抑菌圈内生长的菌落证实为另一种不同的微生物

把接种物接种到检测板，而另一些系统则需要用户手动接种。所有这些系统都可以孵育和读取检测板结果，具体使用的是分光光度法、比色法、浊度法还是荧光法取决于所采用的系统。这些系统还可以解释 MIC 结果，并以专家系统形式为实验室出具报告提供指导[36]。

　　商品化 AST 系统有许多优点。第一，MIC 终点读数客观，大大提高了重复性。第二，从临床角度看，医师的效率随着商品化系统的使用而提高，因为商品化系统能够把药敏结果更快地传递到临床医师手上。一些系统得出药敏结果的速度比通过参考 BMD 法或纸片扩散法快得多，对于某些微生物／抗菌药物组合可以快 4 h。这些仪器可以与实验室信息系统连接，大大缩短了 TAT 时间，减少了抄写错误，还有助于数据管理。所有自动化系统都集成有解释 MIC 的软件系统，它能确定某个药物作为级联报告的一部分该如何报告，能评估结果准确的可能性，并跟踪质量控制（quality control，QC）参数。第三，专家系统以电子方式将知识库（即已知事实）和用户界面结合起来模拟解决问题，能够在敏感性模式与预期结果不一致时向用户发出警报[37-39]。例如，如果有微生物药敏检测结果为敏感，但已知该微生物对某个抗菌药物天然耐药，这时系统就会向用户会发出警报。同样地，如果一株分离菌对罕见或从未报告过耐药的抗菌药物检测结果为耐药，系统也会向用户发出警报。自动 AST 系统的主要缺点是商业检测板相对不灵活。大多数商业系统很少开发新的检测板，因此在检测板上加入

新的抗菌药物或在折点修改时改变稀释范围的速度可能会很慢。上述四个商业 AST 系统中有两个允许定制检测板，这就意味着实验室必须选择最适合自己的检测板。类似地，每个系统在检测和报告的微生物和抗菌药物方面都有其局限性。这些局限性可能是 AST 系统在准确检测耐药性方面有困难，也可能是微生物／抗菌药物组合的性能还没有被充分评估（就如在美国某种系统正在谋求被 FDA 批准）。不是所有系统或检测板测试的都是真实 MIC。在有些情况下不使用倍比稀释，而是使用折点检测（就是只检测包含折点在内的浓度，而不提供大范围的可能 MIC 结果）、间歇浓度和基于算法的 MIC。这可能会使某些微生物／抗菌药物组合的耐药性检测复杂化，尤其是出现新的耐药性机制时。最后，成本相对较高，主要是消耗品和增加的仪器维护费用。因此在资源有限或规模较小的实验室，商品化 AST 系统可能会受限制，因为这些实验室不常规开展药敏试验。

　　除了自动化系统，仪器化也可以实现药敏测试过程中人工操作步骤的自动化。最值得关注的是用于读取抑菌圈直径、梯度药敏条和 96 孔板的仪器。其中，BIOMIC（吉尔斯科学）、Osiris（伯乐）和 SIRSCAN（BD）已经开发出来这种系统并显示出十分优异的性能[40-42]。这些系统能捕获平板上的图像，并使用计算机软件测量抑菌圈直径或读取 MIC 值，与人工读板相比可以缩短读板时间、减少读数及数据抄写错误。还有一些系统可以与实验室信息系统连接，并且包含有结果解释软件。

质量保证

强有力的质量保证（quality assurance）计划是完整药敏试验的重要组成部分。质量保证不仅确保检测条件和检测系统性能可接受，而且还可降低操作人员操作差异和帮助识别随机误差。对于药敏试验，应采取措施确保：培养基和试剂质量，设备得到维护，工作人员能够胜任检测，常规质量控制在可接受的范围内，并且在最终报告发出前完成患者结果审核。质量控制检测需要使用质控菌株。这些质控菌株是已经在多个实验室验证过的纸片和（或）MIC结果在允许范围的细菌。定期（每天或每周）对这些质控菌株进行检测，以确保检测条件、培养基和试剂的性能符合要求。CLSI和EUCAST都发布了质量控制范围，并对质量控制频率提出了建议。有些国家对质量控制检测还有附加规定。超出可接受质量控制范围（超出可接受范围的抑菌圈直径或MIC值）的结果可能是可识别的错误（如质控菌株或试剂有问题）或随机误差。

随机误差的发生是因为建立质量控制范围时仅包含了95%以上的常规检测结果。因此，还有多达5%的错误可能会随机发生。当遇到这种错误时，实验室应尽快重做质控，如果错误解决了，检测就可以恢复正常。但是如果错误仍然存在，就必须采取纠正措施找出错误来源，这时不能向患者发检测报告。纠正措施包括用新传代的质控菌株，更换培养基和试剂等材料，或联系仪器厂家。在问题解决之前，实验室需使用另外的药敏检测方法。

除质控外，不能过高估计员工的能力。要评估技术人员不仅能够准确操作和解释药敏结果，而且能够识别和确认异常结果，报告适当的抗菌药物（遵循级联报告规则），将异常结果告知实验室主管或感染控制人员或患者的医师团队，并与临床医师沟通有关药敏检测的特殊要求。在报告发出前审核每株分离菌的药敏信息非常重要。这是因为常规质控检测不能保证每株患者分离菌结果都准确。质控检测未发现的错误包括培养物不纯、细菌鉴定错误和个别抗菌药物/微生物组合有问题。实验室技术负责人或主管应审核药敏结果，确保以下内容：细菌鉴定和药敏结果相关联（如出现青霉素耐药化脓性链球菌的结果可能提示检测结果错误），报告适当的药物，

同一类别的抗菌药物结果相关，同一患者结果与之前检测结果一致。CLSI和EUCAST都提供了关于异常或罕见耐药表型及天然耐药信息[34,38]。

结果解释

药敏结果要使用解释标准（临床折点）报告。从实践的角度来看，临床折点（可以被看作）是一个数值（MIC值或抑菌圈直径），（用以）区分在宿主中用标准剂量的抗菌药物预测被抑制或杀死的微生物（敏感）和预测不被抑制或杀死的微生物（耐药）。随着新抗菌药物的出现及先前折点存在的问题，CLSI和EUCAST都不断建立并修改临床折点。在美国由FDA来监督建立临床折点。CLSI和EUCAST临床折点可能略有不同，这通常是因为FDA和欧洲药物管理局批准了不同的给药方案。

用于建立折点的数据

CLSI和EUCAST评估了3个主要参数来建立和修改折点[43,44]：①目标微生物的MIC分布，包含具有或不具有已知耐药机制的所有菌株；②测试抗菌药物的PD和PK数据；③感染目标微生物并使用相应抗菌药物治疗后患者的临床结局（如果有相应数据）。

野生型MIC分布通过检测特定抗菌药物的大量微生物MIC值数据确定。可以评估生物学MIC变异（菌株间）和检测变异（图4.6）。这些数据用于确定流行病学界值（epidemiological cutoff values）（CLSI缩写为ECV，EUCAST缩写为ECOFF；本章将使用ECV）[45]。ECV是特定细菌野生型（wild-type，WT）种群中发现的特定抗菌药物最大MIC值。野生型种群是指那些没有突变或没有获得性耐药的细菌。MIC值比ECV高的菌株（非野生型）是指对检测的抗菌药物有某种形式的耐药。如果没有完整的PK/PD或临床数据来建立临床折点，就只能发布ECV数据。EUCAST已经发布了几个ECV数据，可在其网站上查询。至关重要的是，终端用户和实验室都应该明白，ECV下方的MIC并不表示敏感，因为ECV的临床相关性未知。相反，与同一细菌的一般种群相比，ECV可用于标记具有异常高MIC值或异常小抑菌圈直径的菌株。一般来说，尽管存在例外但大多数临床"敏感"折点在ECV之上。ECV与临床折点的概念如图4.6所示。PD研究药物在感染部位随时间变化对目标微

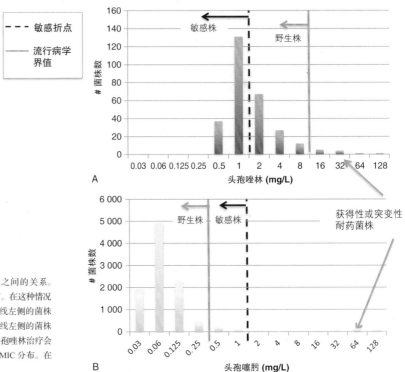

图4.6 野生型 MIC 分布、ECV 和临床折点之间的关系。A，显示了大肠埃希菌对头孢唑林的 MIC 分布。在这种情况下，ECV（蓝线）高于敏感折点（紫线）。蓝线左侧的菌株是野生型（没有获得性或突变性耐药），而紫线左侧的菌株则对头孢唑林敏感（感染这些菌株的患者用头孢唑林治疗会有效）。B，显示了大肠埃希菌对头孢噻肟的 MIC 分布。在这种情况下，ECV 低于敏感折点

生物的作用效果，而 PK 评估药物浓度随时间在患者体内的变化情况。PK/PD 值通过研究体外、动物和人的数据来确定药物暴露和反应的关系，该关系最能预测最高 MIC 时给定抗菌药物的临床疗效。使用血清 PK 值已经建立了绝大多数临床折点。当然也有例外，如肺炎链球菌脑膜炎折点，它是基于中枢神经系统中 β-内酰胺药物可达到的浓度。由于难以同时研究微生物、药物和患者因素之间的相互作用，因此采用数学模型来引入检测参数的变化。PK/PD 研究中最广泛使用是蒙特卡洛（Monte Carlo）模拟法[46]。数十年来，PK/PD 研究使人们对许多抗菌药物类别有了深入的了解，并帮助人们优化了抗菌药物的给药和剂量，改善了患者的预后，并为一些传统认为的耐药细菌的治疗提供了抗菌药物。建立或修改临床折点时，一般要严重依赖 PK/PD 数据，因为很少有对照完善和记录完整的患者数据。

"敏感"（susceptible，S）是指当以标准剂量给药时所能达到的抗菌药物浓度通常能够抑制所分离的细菌。在临床上敏感意味着使用该抗菌药物患者治疗成功的可能性很大。相反，"耐药"（resistant，

R）意味着分离菌通常不会被可达到的抗菌药物浓度所抑制，临床使用该抗菌药物治疗患者失败的可能性很大。第三种常用的解释标准是"中介"（intermediate，I），有下面几种用法。"中介"用作缓冲区，以防止 MIC 或抑菌圈直径的变化导致解释上的重大差异（假耐药或假敏感）。在临床上"中介"意味着如果抗菌药物能达到高于正常的浓度，治疗可能会有效。可以通过使用替代剂量（更高浓度、更高频率或更长输注时间）实现，或使用标准剂量就可以达到更高抗菌药物浓度的局部感染。例如，通过肾排泄的抗菌药物会在尿液中达到高浓度，如果感染局限于膀胱，就可以使用 MIC 为中介的抗菌药物（如氟喹诺酮类）对病原菌进行治疗。剂量依赖性敏感（SDD）是特殊类型的中介结果，临床数据支持使用更高剂量或替代剂量策略，以提供比推荐用敏感剂量更高的药物剂量。最后，非敏感（NS）是不存在耐药菌株或耐药菌株罕见时才使用的解释标准，因这种情况下很难界定敏感及耐药。故遇到菌株非敏感时，实验室应复核确认结果，临床医师在治疗时应参考当前有关疗效和潜在治疗失败的文献。

耐药基因的分子检测

实验室在检测和报告培养及药敏结果时，患者已经接受经验性治疗。近年来，快速分子检测已用于从报阳血培养中鉴定细菌及关键耐药基因。这些快速分子检测系统的使用可以避免处理污染菌（如通过快速识别凝固酶阴性葡萄球菌来表明血培养可能被皮肤菌群污染），确保在发现细菌具有某种耐药机制时可以放弃无效的经验治疗，从而迅速升级抗菌药物，再结合抗菌药物管理，缩短目标治疗前的时间[47]。

例如，在葡萄球菌中检测有 *mecA* 基因，就表示苯唑西林耐药。同样，在肠球菌中检测到 *vanA* 或 *vanB* 基因就表示万古霉素耐药。许多核酸扩增或检测分析仪（商业和实验室用）都能从培养后的纯菌落、报阳血培养标本、伤口或用于监测的标本中检测这些耐药基因。这些检测与患者接受最佳抗菌药物治疗时间的显著缩短密切相关。还有几项类似的试验用于检测革兰阴性杆菌是否存在水解头孢菌素类和碳青霉烯类抗菌药物的酶类。然而，革兰阴性杆菌对这些抗菌药物耐药往往是由多种耐药机制造成的。也就是说，临床相关的耐药涉及多种耐药机制联合作用，包括那些不易被基于 PCR 的技术检测到的机制，如外排泵过度表达及膜孔蛋白表达缺失。与表型敏感性相关的"沉默"耐药基因并不少见。此外，还有大量不同的酶可以水解 β-内酰胺类药物，每种酶都可以以不同的速率水解不同的 β-内酰胺类药物。最后，选择性的耐药基因筛查无法检测出目前以惊人速度出现的新的耐药机制。这一点至关重要，因为这可能会把分离菌株错误地归类为敏感菌，然后用没有活性的抗菌药物治疗患者。由于这些原因，近年来，人们将重点放在使用 MIC 值而不是耐药机制来做出治疗决定。目前，分子技术主要用于三个方面。第一，可以直接对标本进行分子检测，以确定与感染控制或后期治疗目的有关的重要耐药机制（如筛选耐甲氧西林金黄色葡萄球菌定植的患者）。通常这些结果在表型上没有得到证实，因为它们不表明存在感染，而且引起不适当治疗的风险也很小。第二，直接从一些标本（如含细菌的血培养液中）检测特定的耐药机制，以便让临床医师更快地得到药敏结果；但是，传统的表型药敏结果仍然是必要的。第三，当表型结果不明确或可能影响感控措施时，分子技术可帮助区分或确认耐药机制。在这种情况下，先获得表型结果，再使用分子技术。如果表型和分子结果不一致，应尽一切努力确定哪一个结果是错误的。如果没有找出矛盾的原因，那么在等待进一步结果确认的同时，报告最耐药的结果通常最安全。

显然，在开发更快药敏结果的方法学方面仍然需要做大量的工作，这些方法的最终目标是直接用临床标本进行药敏检测。正在研究中的一些令人期待的新方法就包括使用自动显微技术，在显微镜下观察细菌个体对特定抗菌药物的反应[48,49]。其他全新的方法，如使用代谢组学或代谢产物的研究方法，也引起了研究人员极大的兴趣。

记忆要点

标准化药敏试验方法

· 仅使用纯菌落检测。

· 使用新鲜生长微生物进行检测（对数生长阶段微生物）。

· 加入标准的菌悬液浓度。

· 使用标准的合适培养基；为待测菌选择合适的培养基（如非苛养菌使用 CA-MHB 或 MHA 肉汤）。

· 标准的培养时间（通常为 16~20 h）。

· 在标准温度和空气下培养（35℃ ±2℃空气环境）。

· 根据标准化方法读取结果（如纸片法结果在反射光下用肉眼观察）。

临床折点

· 根据野生型 MIC 分布、PK/PD 研究结果和临床数据，来确定特定抗菌药物 / 微生物组合的折点。

· 使用折点为临床医师提供解释（如敏感或耐药），为临床医师治疗提供选择。

· 折点由 EUCAST、CLSI 和美国 FDA 制定。

· 如果不存在临床折点，ECV 可用于解释药敏数据。

主要病原菌的耐药及检测注意事项

■ 金黄色葡萄球菌

金黄色葡萄球菌可以引起一系列的临床症状，从皮肤感染到危及生命的心内膜炎、细菌性肺炎和骨髓炎等。虽然金黄色葡萄球菌对用于治疗革兰阳性菌感染的抗菌药物都没有天然耐药，但这种细菌在获得性和突变性耐药方面都显示出明显的进化。青霉素是第一种用于治疗金黄色葡萄球菌感染的抗菌药物，20世纪40年代在该药临床应用后不久，金黄色葡萄球菌就出现了耐药。对青霉素耐药的金黄色葡萄球菌分离株获得了一个含有 blaZ 基因的质粒，该质粒编码一种青霉素酶，该酶可以水解 β-内酰胺环[50]。今天，在美国，90% 以上的金黄色葡萄球菌对青霉素耐药，尽管在欧洲的比例较低[51]。

20世纪50年代开发了"青霉素酶稳定型"青霉素（如甲氧西林），用以对抗产青霉素酶的金黄色葡萄球菌。然而，在临床使用甲氧西林两年后出现了金黄色葡萄球菌甲氧西林耐药株（MRSA）[52]。这些 MRSA 分离株从一种被称为葡萄球菌染色体盒 mecA（sccmecA）的移动遗传元件上获得了 mecA 基因。mecA 编码一种新型青霉素结合蛋白 PBP2a，与 PBP2 一样，PBP2a 催化细菌细胞壁生物合成的最后步骤，但与其他 PBP 不同的是，PBP2a 与 β-内酰胺的结合亲和力低。因此，MRSA 对所有 β-内酰胺类，包括青霉素类、β-内酰胺/β-内酰胺酶抑制剂复合剂、头孢菌素类（除头孢洛林和头孢吡普外）和碳青霉烯类均耐药。因此，MRSA 成了医学文献报道的第一个"超级细菌"。

从最初发现开始，许多 MRSA 克隆株已经在世界各地传播。目前 MRSA 在医院和社区流行[53]。最近研究数据表明，对于皮肤和软组织感染，在美国，49% 的金黄色葡萄球菌分离株对甲氧西林耐药[54]，亚太和南非地区为 33.8%[55]，欧洲为 23.3%[56]，拉丁美洲为 66%[57]。最近，欧洲报道了一种"牲畜相关"的 MRSA，它含有一种新的 mecA 类似物，mecC[58]。mecC 与 PBP2a 的氨基酸同源性低于 63%，它对 β-内酰胺类药物的亲和力也很低。头孢洛林是一种新型头孢菌素，能结合并抑制 PBP2a 和 MecC，于 2010 年被批准用于临床治疗。然而，已

有研究显示，金黄色葡萄球菌 PBP2a 突变株对头孢洛林耐药[59]。

万古霉素是由 MRSA 引起的严重感染的主要治疗药物，虽然目前已有多种替代药物（表 4.4）。万古霉素通常是有 MRSA 感染风险者经验用药的首选，但是 β-内酰胺类是甲氧西林敏感金黄色葡萄球菌感染的首选药物[60]，因为如果使用对青霉素酶稳定的青霉素，死亡率可降低 43%[7]。耐万古霉素的金黄色葡萄球菌（vancomycin-resistant *S. aureus*，VRSA）菌株极为罕见，迄今为止，只有美国的 14 例[61]和巴西的 1 例[62]确诊病例报道。从肠球菌获得 vanA 耐药基因后（在本章后面肠球菌部分详细介绍），这些金黄色葡萄球菌分离株就对万古霉素耐

表 4.4 对 MSSA 和 MRSA 有抗菌活性的药物

	MSSA	MRSA
敏感性可能 > 95% 的抗菌药物	双氯西林、萘夫西林	
	头孢氨苄、头孢唑啉	
	阿莫西林-克拉维酸	
	氨苄西林-舒巴坦	
	碳青霉烯类	
	头孢洛林	头孢洛林
	克林霉素	
	四环素类	
	万古霉素	万古霉素
	达托霉素	达托霉素
	特拉万星	特拉万星
	奥利万星	奥利万星
	达巴万星	达巴万星
	替加环素	替加环素
	利奈唑胺、泰地唑胺	利奈唑胺、泰地唑胺
	复方新诺明	复方新诺明
	喹奴普丁-达福普汀	喹奴普丁-达福普汀
需要做药敏试验的抗菌药物	青霉素	克林霉素
	大环内酯类	四环素类
	氟喹诺酮类	大环内酯类
		氟喹诺酮类

药，并且 MIC 值非常高。更紧迫的问题是万古霉素中介的金黄色葡萄球菌（vancomycin-intermediate *S. aureus*，VISA），它的发病率比 VRSA 更高，并且与万古霉素治疗失败相关[60]。这些 VISA 分离株通常在万古霉素大剂量暴露后出现，这是由于细胞壁应激反应系统产生了一系列复杂突变，这些突变导致了细胞壁对万古霉素的渗透性降低[60]。这些突变也可能会使金黄色葡萄球菌分离株对达托霉素耐药。

金黄色葡萄球菌药敏试验中需要特别注意的问题

对分离培养的几乎每一株金黄色葡萄球菌进行药敏试验时，都应考虑做一些特殊检测。金黄色葡萄球菌是最具挑战性的微生物之一，在临床实验室进行药敏试验时，需要对常规药敏试验做一些优化，以确保充分检测到某些耐药机制（如甲氧西林、万古霉素和诱导性红霉素耐药）。青霉素是一种耐受性良好的抗菌药物，可用于金黄色葡萄球菌感染（如骨髓炎）的长期治疗，如果金黄色葡萄球菌分离株对青霉素敏感，就可考虑使用青霉素治疗。然而，在 MIC 低于敏感折点或纸片法直径大于敏感折点的分离株中可能含有 *blaZ* 青霉素酶基因。因此，如果青霉素 MIC 法检测为敏感，就必须做纸片扩散试验。检查抑菌圈边缘："绝壁样"（图 4.7）表明分离菌株产青霉素酶（报告为耐药），而"沙滩样"表明不产青霉素酶（报告为敏感）。然而，考虑到金黄色葡萄球菌产青霉素酶的频率，以及没有任何表型检

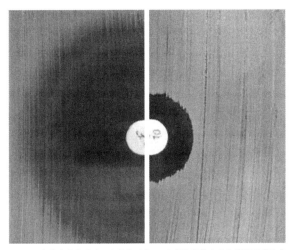

图4.7 青霉素边缘试验。左边是不产 β-内酰胺酶的金黄色葡萄球菌分离株，青霉素边缘为"沙滩样"。右边是产 β-内酰胺酶的金黄色葡萄球菌分离株，青霉素边缘为"绝壁样"

测方法能够准确检测所有可能的耐药情况，因此应对后续从青霉素治疗患者分离培养出来的所有金黄色葡萄球菌都做青霉素药敏试验，持续检测金黄色葡萄球菌对青霉素的敏感性。

mecA 基因表达很复杂，所以含有 *mecA* 基因分离株的检测也很复杂。许多实验室针对葡萄球菌常规同时检测苯唑西林和头孢西丁 MIC 值，因为单独测试凝固酶阴性葡萄球菌的头孢西丁 MIC 值效果欠佳（本章后面将做详细介绍）。头孢西丁是一种头霉素类抗菌药物，是金黄色葡萄球菌中 *mecA* 和 *mecC* 基因的强诱导剂，常作为菌株对苯唑西林敏感性检测的替代物。头孢西丁比苯唑西林更能预测金黄色葡萄球菌中是否存在 *mecA* 基因[63-65]。大多数金黄色葡萄球菌分离株对头孢西丁和苯唑西林有相同的耐药性或敏感性。然而，偶尔会出现不一致的结果。金黄色葡萄球菌对头孢西丁耐药，但对苯唑西林敏感，这时分离株通常含有 *mecA* 基因，应报告为苯唑西林耐药。对头孢西丁敏感但对苯唑西林耐药的分离株可能为高产 *blaZ* 青霉素酶[66]，或 PBP 发生突变，导致其对苯唑西林的亲和力降低[67,68]。头孢西丁和苯唑西林敏感性结果不一致非常罕见，需要重复测试确认其表型。如果结果得到确认，CLSI 和 EUCAST 均建议实验室将这些分离株报告为 MRSA（表 4.5）。MRSA 的替代检测策略包括直接对临床标本、阳性血培养标本或细菌菌落进行 *mecA* 和 *mecC* 基因分子检测，或直接从细菌菌落中检测 PBP2a。与传统的头孢西丁纸片或 MIC 试验相比，这些方法能更快检测出 MRSA。

VRSA 罕见，VISA 偶尔会出现，因此需要检测。VISA 是指万古霉素 MIC 为 4～8 mg/L 的金

表4.5 金黄色葡萄球菌及路邓葡萄球菌苯唑西林和头孢西丁试验的解释

苯唑西林*	头孢西丁	耐药机制	流行情况	报告苯唑西林结果
S	S	无	常见	S
R	R	*mecA*	常见	R
S	R	*mecA* 或 *mecC*	不常见	R
R	S	*blaZ* 高表达或 PBP 改变	不常见	R

注：* 苯唑西林必须用 MIC 法检测，但头孢西丁可以用纸片法或 MIC 法检测

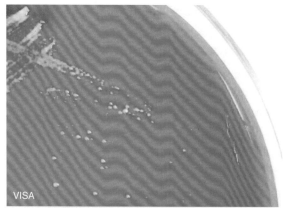

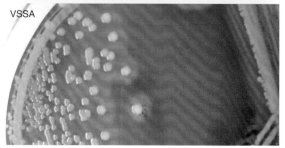

图4.8 VISA 菌落形态。与万古霉素敏感株相比，VISA 表现为小菌落和色素减少

黄色葡萄球菌。VISA 的几个形态学特征：小菌落（特别是与典型金黄色葡萄球菌混合生长时）、在羊血琼脂平板上溶血能力较差及色素减少（图 4.8）。如果观察到多种金黄色葡萄球菌菌落形态，则应对每种菌落形态进行药敏试验，因为不同的菌落形态可能对万古霉素有不同的敏感性[69]。由于 VISA 的生长速度往往比万古霉素敏感菌株慢，因此用 MIC 法检测时在报告万古霉素敏感之前必须培养 24 h。值得注意的是，对葡萄球菌用纸片扩散法检测万古霉素结果不可靠，因此不应使用此方法。

最后，检测葡萄球菌对克林霉素的结果需要特别关注。克林霉素常被用作皮肤和皮肤软组织感染（SSTI）切口引流的联合治疗药物，因为这种药物对金黄色葡萄球菌和 β 溶血性链球菌有抗菌活性，这两种细菌常与社区获得性 SSTI 有关。金黄色葡萄球菌对克林霉素耐药很常见，特别是 MRSA 分离株。克林霉素耐药是由于甲基转移酶（由 ermA 或 ermB 基因编码）改变了核糖体上的克林霉素结合位点。这种酶的活性也会导致对大环内酯类和 B 组链霉素耐药，这种耐药机制称为 MLS_B 耐药表型。MLS_B 可以结构性（即总是）表达，也可以通过可

诱导的抗菌药物诱导表达。如果用克林霉素治疗感染了带有可诱导 erm 基因分离菌株的患者，该细菌有可能自发突变并开始结构性表达 erm 基因，导致患者治疗失败[70]。克林霉素诱导 erm 基因表达效果较差，而红霉素是一种良好的诱导剂。因此，对克林霉素敏感但对红霉素耐药的分离株可能出现可诱导的克林霉素耐药。这种表型也可能是由 msrA 编码的外排泵导致红霉素外排引起的，而该泵不影响克林霉素的敏感性。因此，实验室必须评估这种对克林霉素敏感而对红霉素耐药菌株是否存在可诱导的 erm 基因。在红霉素和克林霉素同时存在的情况下以 BMD 方法或近似纸片扩散法（通常称为 "D" 试验）对分离菌株进行试验（图 4.9）。在这个试验中，红霉素纸片贴在距克林霉素纸片 15～26 mm 处。靠近红霉素纸片一侧的克林霉素抑菌圈变平表明存在诱导克林霉素耐药。偶尔会观察到克林霉素

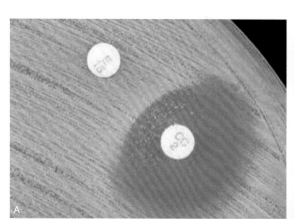

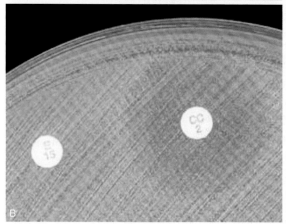

图4.9 诱导克林霉素耐药 D 试验。A，显示红霉素诱导 erm 基因表达，导致检测菌株在靠近红霉素纸片一侧克林霉素纸片附近生长。应报告该检测菌株对克林霉素耐药。B，显示结构性表达 erm 基因。也应报告该检测菌株对克林霉素耐药

纸片周围抑菌圈内有模糊生长，这与结构性 *erm* 基因表达有关（图 4.9）。

记忆要点 MRSA 检测

· 金黄色葡萄球菌对甲氧西林耐药的主要机制是获得 *mecA* 基因。

· *mecA* 基因编码 PBP2a 青霉素结合蛋白。

· PBP2a 对 β–内酰胺类抗菌药物（除头孢洛林和头孢吡普外）亲和力低。

· *mecA* 基因介导耐药的最佳检测方法为测试替代药物——头孢西丁。

凝固酶阴性葡萄球菌

与金黄色葡萄球菌不同，凝固酶阴性葡萄球菌（CoNS）在培养基上生长时通常不被视为病原体，大多数情况下也不做药敏试验。但是，如果认为该细菌是导致感染的原因（如中心静脉导管感染的患者），就应该进行药敏试验。在大多数情况下，CoNS 药敏试验方法与金黄色葡萄球菌相同。除苯唑西林 / 头孢西丁和万古霉素外，所有的药敏解释标准都相同。此外，在苯唑西林和青霉素检测方面有两个重要差异。

头孢西丁 MIC 不能很好地检测 CoNS（路邓葡萄球菌除外）中 *mecA* 介导的耐药[63]，而头孢西丁纸片扩散法结果对大多数 CoNS 都适用[63]。苯唑西林 MIC ≥ 0.5 mg/L 是表皮葡萄球菌中 *mecA* 存在的一个很好的预测因子，但是对其他 CoNS 来说，如果苯唑西林 MIC 为 0.5～2 mg/L（通过目前折点判断），*mecA* 结果则可能是阳性，也可能是阴性。在这种情况下，头孢西丁纸片扩散试验可以区分这两种情况。需要特别注意的是，苯唑西林 MIC 值为 0.5～2 mg/L 的腐生葡萄球菌 *mecA* 几乎总是阴性，因此 EUCAST 建议，如果需要进行药敏试验，腐生葡萄球菌使用的苯唑西林耐药折点为 > 2 mg/L。

本章前面描述的金黄色葡萄球菌青霉素边缘试验并不能很好地预测包括路邓葡萄球菌在内的任何 CoNS *blaZ* 基因。与金黄色葡萄球菌一样，大多数 CoNS 对青霉素耐药，青霉素几乎从未被考虑用于治疗 CoNS 引起的感染。但路邓葡萄球菌是个例外，其中约 50% 的路邓葡萄球菌不产青霉素酶，因此如

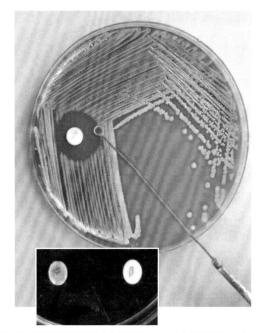

图 4.10　检测凝固酶阴性葡萄球菌是否产 β–内酰胺酶的诱导头孢硝噻吩试验。在该方法中，刮取苯唑西林抑菌圈周围菌落，涂布在头孢硝噻吩纸片上。纸片变为粉红色（左侧纸片）表明待测菌产 β–内酰胺酶，而无颜色变化（右侧纸片）表明待测菌不产 β–内酰胺酶

果路邓葡萄球菌青霉素酶阴性，就建议使用青霉素进行目标治疗。对路邓葡萄球菌青霉素边缘试验有许多假阳性结果，因此必须进行 β–内酰胺酶试验。头孢硝噻吩是一种能显色的头孢菌素，细菌产生的青霉素酶分解头孢硝噻吩 β–内酰胺环后变为粉红色（图 4.10）。相反，如果没有青霉素酶存在，头孢硝噻吩 β–内酰胺环将保持完整，纸片上就没有明显的颜色变化。由于青霉素酶的表达是由 β–内酰胺诱导产生的，因此最好从青霉素或头孢西丁纸片扩散试验抑菌圈边缘刮取菌落做头孢硝噻吩试验敏感性。

肠球菌属

肠球菌属对一系列抗生素天然耐药，这些抗生素包括氨基糖苷类、头孢菌素类、克林霉素及甲氧苄啶–磺胺甲噁唑。在检测肠球菌药物敏感性实验当中，这些药物不应被检测或者出现在最终报告中。此外，因为染色体编码青霉素结合蛋白，而该蛋白天然对 β–内酰胺类亲和力弱，使得肠球菌也对青霉素类天然耐药。肠球菌细胞壁对氨基糖苷类抗生素摄取能力差[71]，使得肠球菌对其耐药。如在氨基糖苷类药物治疗中加入青霉素（或者其他细胞壁活性药物）则可使氨基糖苷类药物通过细胞壁，发挥协

同作用杀伤肠球菌[72]。该联合用药可用于治疗如心内膜炎等严重感染[73]。然而，如果分离株对其中任一药物获得高水平耐药，则这种协同效应无法发挥作用。对青霉素类高水平耐药是由于 PBP 过表达或突变，或者罕见表达 β-内酰胺酶基因[71]。当分离株获得氨基糖苷灭活酶，则可产生高水平氨基糖苷类耐药[71]。

20 世纪 80 年代到 90 年代，科学家发现肠球菌尤其是屎肠球菌对 β-内酰胺类和高水平氨基糖苷类耐药率都出现了升高[74]。1988 年[75]，报道了第一例 VRE，随后很快在整个欧洲和美国都出现了VRE。现在，欧洲和美国的 VRE 流行有极大的不同。1995 年，VRE 在美国医院出现地方性流行，然而在欧洲由 VRE 而导致的感染仍然相对少见，截至 2011 年，肠球菌对于万古霉素的耐药率仍低于10%[76]。从原理上来说，肠球菌对万古霉素耐药是由于对万古霉素细菌靶蛋白的修饰，通过 van 基因簇的编码发挥作用。在屎肠球菌和粪肠球菌中最为常见的基因簇为 vanA 和 vanB 基因。这些基因在质粒上编码，可以在患者之间水平传播，这一现象受到感控的显著关注。在欧洲，VRE 的产生主要是由于 vanB 基因，而在美国，则是以 vanA 基因为主。而鹑鸡肠球菌和铅黄肠球菌对万古霉素耐药则是由于它们各自染色体上均携带 vanC 基因。这两种菌对万古霉素天然耐药，特点是 MIC 值比较低，其受到的流行病学关注并不如携带 vanA 和 vanB 基因的VRE。

除了对氨苄青霉素/青霉素、氨基糖苷类及万古霉素耐药，肠球菌还可对其他所有可用于治疗该菌导致感染的抗生素产生获得性或突变耐药，这些药物包括达托霉素、利奈唑胺、喹诺酮类及四环素类药物[71]。

肠球菌药敏试验中需要特别注意的问题

所有无菌体液中分离的肠球菌都应检测抗生素耐药性。从其他来源（如呼吸道、伤口、尿液）中分离的肠球菌是否需要进行药敏试验尚未明确且有可能是非必需的。然而，肠球菌药敏试验中一些细微差别则需要进行描述。当进行 β-内酰胺类药物敏感性试验时，当分离株对青霉素敏感时，可推断其对氨苄西林敏感；而当分离株对氨苄西林敏感时，则不能推断其对青霉素敏感[77]。当受试菌对青霉素和氨苄西林均敏感时，可推测其对阿莫西林-克拉维酸、氨苄西林-舒巴坦、哌拉西林及哌拉西林-他唑巴坦敏感，可以不进行测试。可通过 BMD或者纸片法检测高浓度庆大霉素或链霉素敏感性来测试是否存在高水平氨基糖苷类耐药（high-level aminoglycoside resistance，HLAR）。举例来说，庆大霉素 MIC > 500 mg/L（CLSI 标准）或 > 128 mg/L（EUCAST 标准）的菌株被认为存在 HLAR，提示庆大霉素与细胞壁活性药物联用治疗无效。这一结果报告应该进行备注说明如果细胞壁活性药物（青霉素、氨苄西林或万古霉素）和 HLAR 检测均为敏感时，这两类药物具有协同效应。

肠球菌万古霉素药敏试验可通过 MIC 和纸片法进行。如果在葡萄球菌属中，该测试需要孵育 24 h以保证耐药性检测结果准确，同时应使用透射光来观察抑菌圈中是否存在微弱生长，从而准确判定为耐药。对于万古霉素纸片法试验，EUCAST 提供了进一步的指导：敏感株抑菌圈应边界清晰，同时在抑菌圈内没有菌落出现。当抑菌圈边界模糊或者在其中有菌落出现，应使用 PCR 方法检测是否存在vanA 和 vanB 基因，如果存在，则应报道万古霉素耐药。

■ 肺炎链球菌

20 世纪 40 年代，青霉素的使用使得肺炎链球菌肺炎和脑膜炎从致命性疾病转变成可治疗的疾病。1967 年，报道了第一例对青霉素耐药的肺炎链球菌，随后在全球范围内耐药率出现稳定增长[78]。肺炎链球菌青霉素耐药是由于青霉素结合蛋白尤其是 PBP 2a 和 2x 的改变，从而导致青霉素和其他β-内酰胺类药物结合降低。这些改变的 PBP 是肺炎链球菌与其他更耐药的链球菌交换 DNA 的产物。在后 PCV-7 时代[80]，美国肺炎链球菌对大环内酯类和克林霉素耐药率也出现增长，且这与大环内酯类药物使用量增加有关。除了糖肽类药物，其他所有用于治疗肺炎链球菌感染的抗菌药物均出现了耐药。

肺炎链球菌药敏试验中需要特别注意的问题

从常见无菌体液（如血液、脑脊液、胸腔积液）中分离的肺炎链球菌应该常规开展药敏试验。而肺炎链球菌常为呼吸道包括鼻腔的定植菌。因此，从这些标本中分离的肺炎链球菌要根据实际情况判断，通常仅在肺炎链球菌为纯量生长或为优势病原菌时才进行药敏试验。

青霉素和三代头孢菌素在脑脊液中的浓度与在血浆或者肺部组织浓度相比相对较低。因此，仅当青霉素或者头孢菌素的 MIC 值非常低（如 ≤ 0.06 mg/L）时，才可以使用这两种药物治疗由肺炎链球菌导致的中枢神经感染，同时，当青霉素 MIC 值较高时，仅用于治疗发生于中枢神经系统以外的感染。因此，青霉素对于肺炎链球菌的折点有三组：一组针对脑膜炎，一组针对非脑膜炎，一组针对口服青霉素 G[34, 81]。测试青霉素时，从脑脊液分离的菌株仅可使用脑膜炎折点进行报告，从其他部位（如血液）分离的菌株应同时使用脑膜炎和非脑膜炎折点，因为实验室可能并不清楚患者是否有中枢神经系统感染的症状和体征。

对青霉素敏感的肺炎链球菌通常对其他 β-内酰胺类药物也敏感。通常来说，对于肺炎链球菌，除了 1 μg 苯唑西林纸片法，通过纸片法测试 β-内酰胺类药物并不是一种可信的试验方法。1 μg 苯唑西林纸片法可被用作替代试验来检测菌株对青霉素的敏感性（使用脑膜炎 / 口服折点）。苯唑西林纸片法结果为耐药的菌株应使用 MIC 法确证青霉素敏感性。

同其他链球菌属一样，肺炎链球菌对红霉素耐药是由于外排泵（由 mefA 编码）或者 MLS_B 型耐药（ermB 基因编码）。ermB 基因可以是固有表达或诱导表达，当肺炎链球菌出现红霉素耐药、克林霉素敏感时，需进行红霉素诱导克林霉素耐药试验（也称为 D 试验）后再进行报告。通过测试红霉素敏感性可预测肺炎链球菌对阿奇霉素、克拉霉素和地红霉素敏感或耐药[34]。

■ 链球菌属（不包括肺炎链球菌）

通常从咽喉部分离的化脓性链球菌和其他 β 溶血性链球菌不进行药敏试验，因为可以使用青霉素经验性治疗链球菌导致的咽炎。从伤口或其他皮肤感染以及常规无菌体液中分离的链球菌需进行药敏试验。此外，从对青霉素过敏的患者（如产前分离到的无乳链球菌）分离的链球菌则需要进行药敏试验。与之相反，草绿色链球菌通常是人体包括皮肤和呼吸道的定植菌。因此，对其进行药敏试验应视情况而定。例如，从一个患者多套血培养中分离到

的草绿色链球菌，则可能与感染性心内膜炎有关。

β-内酰胺类药物对于草绿色链球菌和 β 溶血性链球菌的活性有显著性差异。因此，对于这两组链球菌有独立的解释标准[34]。β 溶血性链球菌对青霉素均敏感（MIC ≤ 0.125 mg/L），除了最近报道的罕见对青霉素不敏感的无乳链球菌[82]和 C 群链球菌[83]。这些对青霉素不敏感或耐药的链球菌在 PBP2x 基因处发生了一个单核苷酸突变[84]，这就导致了这些菌株与其他常见的 β 溶血性链球菌相比，青霉素 MIC 值升高，但仍被视为敏感。相反，草绿色链球菌对青霉素耐药非常常见，超过 50% 的血液分离菌株对青霉素耐药[85,86]。可以使用纸片法测试 β 溶血性链球菌对青霉素敏感性，但是该方法对草绿色链球菌不可靠[73]。咽峡炎链球菌虽然可能表现为 β 溶血，但是在做药敏试验时仍被视为草绿色链球菌。

β 溶血性链球菌对红霉素耐药通常来说非常罕见，但现在大约 15% 的化脓性链球菌和 50% 的无乳链球菌对红霉素耐药，大约 5% 的化脓性链球菌和 33% 的无乳链球菌对克林霉素耐药[87, 88]。同一时期，加拿大[89]和欧洲[90]的无乳链球菌对红霉素和克林霉素的耐药率显著低于美国。红霉素耐药克林霉素敏感菌株可能携带可诱导 MLS_B 大环内酯耐药基因 erm，必须通过 D 试验或者 BMD 测试是否存在诱导克林霉素耐药。目前，已有某些草绿色链球菌对大环内酯类和克林霉素耐药的报道[85, 86, 91]。然而，由于它们与皮肤和软组织感染不相关，也不会使用克林霉素治疗，因此对于这些菌株的检测问题不太值得考虑。无乳链球菌[92]、解没食子酸链球菌[93]和缓症链球菌[94]对万古霉素耐药均有个案发生。这些菌株获得了 van 基因簇，从而导致对万古霉素耐药。

■ 肠杆菌科细菌

治疗肠杆菌科细菌引起的感染促进了抗菌药物的发展，而紧随其后的是细菌耐药性的不断扩大。时至今日，医师面对的现实是如何治疗对所有现存抗菌药物耐药的肠杆菌科细菌导致的感染。表 4.6 中列出了不同肠杆菌科细菌对不同抗菌药物天然耐药情况。

肠杆菌科细菌对 β-内酰胺类抗菌药物耐药主要是由于存在水解 β-内酰胺环的酶，经常伴有一些形式的通透性缺陷（如膜孔蛋白突变或外排泵）。

表4.6　本章讨论的重要病原体的天然耐药

科	种　属	天然耐药	科	种　属	天然耐药
肠杆菌科	弗氏柠檬酸杆菌/产气肠杆菌/阴沟肠杆菌	氨苄西林	肠杆菌科	黏质沙雷菌	氨苄西林
		阿莫西林-克拉维酸			阿莫西林-克拉维酸
		氨苄西林-舒巴坦			氨苄西林-舒巴坦
		一代头孢菌素			一代头孢菌素
		头霉素			二代头孢菌素
		二代头孢菌素			头霉素
	肺炎克雷伯菌	氨苄西林			呋喃妥因
	摩氏摩根菌	氨苄西林			多黏菌素B、黏菌素
		阿莫西林-克拉维酸	非发酵菌	鲍曼不动杆菌	氨苄西林、阿莫西林
		氨苄西林-舒巴坦			阿莫西林-克拉维酸
		一代头孢菌素			氨曲南
		二代头孢菌素			厄他培南
		亚胺培南MIC升高			甲氧苄啶
		四环素类、替加环素		铜绿假单胞菌	氨苄西林、阿莫西林
		呋喃妥因			氨苄西林-舒巴坦
		多黏菌素B、黏菌素			阿莫西林-克拉维酸
	奇异变形杆菌	亚胺培南MIC升高			头孢噻肟
		四环素类、替加环素			头孢曲松
		呋喃妥因			厄他培南
		多黏菌素B、黏菌素			四环素类、替加环素
	彭氏变形杆菌	氨苄西林			甲氧苄啶
	普通变形杆菌	一代头孢菌素			复方新诺明
		二代头孢菌素		嗜麦芽窄食单胞菌	氨苄西林、阿莫西林
		亚胺培南MIC升高			氨苄西林-舒巴坦
		四环素类、替加环素			阿莫西林-克拉维酸
		呋喃妥因			哌拉西林-他唑巴坦
		多黏菌素B、黏菌素			头孢噻肟
	施氏普罗维登斯菌	氨苄西林			头孢曲松
		阿莫西林-克拉维酸			氨曲南
		一代头孢菌素			碳青霉烯类
		四环素类、替加环素			氨基糖苷类
		呋喃妥因	肠球菌属	粪肠球菌	头孢菌素类
		多黏菌素B、黏菌素			氨基糖苷类
		庆大霉素、妥布霉素			克林霉素
	雷氏普罗维登斯菌	氨苄西林			喹奴普丁-达福普汀
		阿莫西林-克拉维酸			复方新诺明
		一代头孢菌素		屎肠球菌	头孢菌素类
		亚胺培南MIC升高			氨基糖苷类
		四环素类、替加环素			克林霉素
		呋喃妥因			复方新诺明
		多黏菌素B、黏菌素		鹑鸡肠球菌/铅黄肠球菌	头孢菌素类
					氨基糖苷类
					克林霉素
					喹奴普丁-达福普汀
					复方新诺明
					万古霉素

目前已鉴定出超过 1 300 种 β−内酰胺酶，每种都有独特的针对不同种 β−内酰胺类药物的水解活性。根据这些酶氨基酸序列进行分类，Ambler 分类将这些酶分为 A、B、C 和 D 四类 β−内酰胺酶。A、C 和 D 组在 β−内酰胺水解活性中心上有一个丝氨酸残基，而 B 组金属 β−内酰胺酶水解活性需要锌离子（表 4.7）。

大肠埃希菌、奇异变形杆菌、沙门菌属及志贺菌属是肠杆菌科中几种染色体上不携带编码 β−内酰胺酶基因的细菌，使其不会对青霉素类天然耐药。20 世纪 60 年代，半合成青霉素和早期头孢菌素的使用扩大了 β−内酰胺类抗菌药物在其他肠杆菌科细菌中的使用。但随后不久，肠杆菌科细菌中出现了质粒编码的广谱 β−内酰胺酶，使其对这类药物耐药[95]。这些酶包括 TEM−1 和 TEM−2（这样命名是因为 TEM 酶首次是从一名叫 Temoniera 的希腊患者体内分离到的）[96]以及 SHV−1（巯基多变）酶[97]。第三轮抗菌药物的发展产生了三代头孢菌素和单环类药物，对 TEM−1、TEM−2 和 SHV−1 型 β−内酰胺酶有稳定抑制作用。此外，1976 年，第一种 β−内酰胺酶抑制剂——克拉维酸产生，可抵消 β−内酰胺酶的水解作用[98]。不可避免的是，20 世纪 80 年代，发现一些肺炎克雷伯菌和大肠埃希菌对三代头孢菌素和氨曲南耐药，这些菌株携带超广谱 β−内酰胺酶（ESBL），这些酶有可能是：① 由 TEM 或 SHV 突变而来，这种突变增加了它们的活性；② 一种新型 CTX−M 型酶，之所以如此命名，是因其对头孢噻肟的水解活性高于对头孢他啶的水解活性[99]。β−内酰胺酶抑制剂对所有 ESBL 有活性，但 β−内酰胺类 /β−内酰胺酶抑制剂复合剂是否可用于治疗表达 ESBL 的菌株导致的严重感染是有争议的。因有些数据显示使用 β−内酰胺类 /β−内酰胺酶抑制剂复合剂治疗的临床预后要比碳青霉烯类药物治疗效果差。2001 年，首次报道了水解碳青霉烯类药物的 β−内酰胺酶的出现，之后该酶席卷全球。2014 年，一种新型非 β−内酰胺 β−内酰胺酶抑制剂——阿维巴坦表现出对抗 A 类碳青霉烯酶的活性[100]，但已有报道不止一例产 A 类碳青霉烯酶的肺炎克雷伯菌对阿维巴坦产生耐药[101]。

除了这些获得性 β−内酰胺酶，许多肠杆菌科细菌在染色体上靶定了 β−内酰胺酶，包括肺炎克雷伯菌染色体上发现的 SHV 酶，使其对氨苄西林耐药（表 4.6），在很多肠杆菌科细菌以及铜绿假单胞菌上靶定了 C 组头孢菌素酶（表 4.6 和表 4.8）。C 组头孢菌素酶同 AmpC 酶一样，不能被克拉维酸抑制，可以水解除头孢吡肟和碳青霉烯类之外的所有 β−内酰胺类药物。AmpC 酶的表达是严格受控的，通常仅在"诱导剂" β−内酰胺类药物（氨苄西林、亚胺培南或克拉维酸）的存在下才会出现。因此，这些细菌会对青霉素、阿莫西林−克拉维酸、第一代和第二代头孢菌素及头霉素天然耐药。调节 AmpC 酶表达基因系统的自发突变会导致结构性（去阻遏）AmpC 酶合成，使细菌对三代头孢菌素耐药。最常见于肠杆菌属、弗氏柠檬酸杆菌和沙雷菌属导致的感染。如果三代头孢菌素用于治疗这些菌导致的感染，耐药株生长会超过敏感株，从而导致治疗失败。因此，许多实验室不会常规报道针对这些菌三代头孢菌素的药敏结果（表 4.8），且如果三代头孢菌素用于治疗这些菌导致的感染时，后续分离株应再次进行药敏试验。

表4.7　革兰阴性杆菌中的 β−内酰胺酶

分子生物学分型	通 用 名	作 用 药 物	代 表 酶
A	青霉素酶	青霉素类，一代头孢菌素	SHV−1, TEM−1, TEM−2
	超广谱 β−内酰胺酶（ESBL）	青霉素类，头孢菌素，单环类	CTX−M, SHV−2
	碳青霉烯酶	所有 β−内酰胺类药物	KPC
B	金属 β−内酰胺酶	除单环类外的所有 β−内酰胺类药物	NDM，VIM
C	头孢菌素酶	青霉素类，头孢菌素	AmpC
D	苯唑西林酶	青霉素类（包括苯唑西林、氯唑西林）	OXA
	碳青霉烯酶	碳青霉烯类和其他 β−内酰胺类	OXA−48−like

表4.8　染色体携带 AmpC 酶基因的革兰阴性杆菌

沙雷菌属	摩根菌属
普罗维登斯菌属	哈夫尼亚菌属
变形杆菌属（吲哚阳性）	爱德华菌属
柠檬酸杆菌属	不动杆菌属
肠杆菌属	假单胞菌属

同 β-内酰胺类药物一样，氟喹诺酮类药物也是治疗肠杆菌科细菌感染的主力军。喹诺酮耐药有很多机制，包括喹诺酮作用位点的改变，通过甲基化保护药物作用靶点，细菌通透性降低或者细胞外排泵，以及氟喹诺酮自身酶钝化。迄今，氟喹诺酮类药物最主要的耐药机制是细菌染色体上的突变，但已经发现有质粒介导的喹诺酮耐药[102]。变形杆菌属、普罗维登斯菌属、摩根菌属和沙雷菌属是肠杆菌科细菌中比较特殊的，因其对多黏菌素和呋喃妥因天然耐药（表4.6）。同时，变形杆菌属、普罗维登斯菌属和摩根菌属也对四环素和替加环素天然耐药。

肠杆菌科细菌药敏试验中需要特别注意的问题

传统上，肠杆菌科细菌鉴定 β-内酰胺类药物耐药的方法是基于 ESBL 或碳青霉烯酶表型试验。如果存在这两类酶，则把 β-内酰胺类药物敏感结果修正为耐药[34]。糟糕的是，由于肠杆菌科细菌中发现的 β-内酰胺酶是多种多样的，这些机制试验事实上是有问题的。2010年，CLSI 和 EUCAST 根据现代 PK/PD、MIC 分布及临床预后数据发布了针对肠杆菌科细菌的头孢菌素、头霉素、单环类和碳青霉烯类药物的精确折点[38, 103-105]。这些折点更好地预测了治疗效果，因此在临床常规试验中不需要做额外的 ESBL 或碳青霉烯酶表型试验。

大肠埃希菌染色体上携带 AmpC 酶基因，但很少表达且通常并不认为其与临床相关。

尽管如此，鉴定产 ESBL 或碳青霉烯酶细菌对于感染控制是非常重要的，因为这些细菌可以在医院内快速传播。针对于此，通过评估克拉维酸同头孢他啶、头孢噻肟的联用效果可检测 ESBL 的存在。若联用克拉维酸时，头孢他啶或头孢噻肟的 MIC 值与单用相比降低 3 倍以上或者抑菌圈直径增加 5mm 以上，则证明有 ESBL 的存在。相反，碳青霉烯酶活性可通过一系列表型试验检测，包括改良 Hodge 试验（MHT）和 Carba NP 试验，以及分子生物学试验。MHT 见图 4.11A。这一试验可很好地检测出产 KPC 酶的菌株，但在检测 NDM B 类酶时可出现假阴性[106, 107]。Carba NP 试验[108] 见图 4.11B，可很好地检测出 A 类酶和 B 类酶[108-111]，但对 D 类酶敏感性略低。

大多数情况下，肠杆菌科细菌临床相关喹诺酮耐药可通过常规药敏试验检测。但沙门菌属的喹诺酮耐药没那么直接。当 MIC 法可很好地检测出沙门菌属对环丙沙星的敏感性时，在伤寒流行地区用纸片扩散法常不能检测出临床相关耐药。

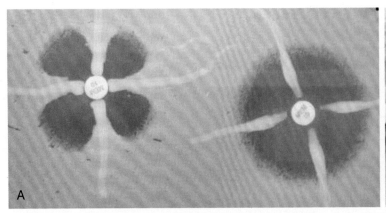
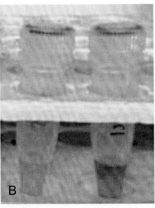

图4.11　A，显示的是用于检测肠杆菌科是否产碳青霉烯酶的改良 Hodge 试验。该方法中，在 MH 平板上涂布敏感的大肠埃希菌（通常是 ATCC 25922），在平板中心贴美罗培南纸片。受试菌沿纸片周围向平板外侧划线，孵育过夜。抑菌圈如果出现内陷（如"四叶草"形状）则表示受试菌株产碳青霉烯酶（图左侧），抑菌圈如果仍为圆形，则碳青霉烯酶阴性（图右侧）。B，显示的是 Carba NP 试验，可被用于检测肠杆菌科细菌、鲍曼不动杆菌及铜绿假单胞菌是否产碳青霉烯酶。该方法是将受试菌加入含亚胺培南和酚红的培养液中。若该菌可水解亚胺培南的 β-内酰胺环，则 pH 变酸，酚红指示剂变黄（图左侧），若受试菌不产酶，培养 2 h 后指示剂不变色（图右侧）

为了强调此需求，CLSI 和 EUCAST 均推荐当使用纸片扩散法检测喹诺酮耐药时，使用培氟沙星作为替代药物[112,113]。需要注意的是，非伤寒沙门菌引起的胃肠炎并不需要使用抗生素治疗，因此，并未明确表示当从粪便标本中分离到此类菌时是否需要进行常规药敏试验。

> **记忆要点** 肠杆菌科细菌 β-内酰胺类耐药
>
> · 在革兰阴性杆菌中已报道了超过 1 300 种 β-内酰胺酶。
>
> · 很难用现有的表型试验检测所有潜在的 β-内酰胺酶。
>
> · 使用同一 β-内酰胺类药物折点可以帮助判断临床上显著耐药。
>
> · 判断耐药机制的表型试验对于感染控制和流行病学溯源是非常有意义的。

非发酵革兰阴性杆菌

非发酵革兰阴性杆菌对很多类抗生素天然耐药，而且，众所周知，这些菌也可通过质粒和其他移动基因元件上携带的突变或获得性耐药基因对抗生素耐药。其中与临床感染相关最常见的细菌是铜绿假单胞菌、鲍曼不动杆菌和嗜麦芽窄食单胞菌。当分离出这些细菌时，可通过常规方法包括纸片扩散法以及 BMD 方法进行药敏试验。但是需要注意的是，属特异性解释标准仅针对铜绿假单胞菌、鲍曼不动杆菌、洋葱伯克霍尔德菌及嗜麦芽窄食单胞菌。CLSI 发布了针对其他非肠杆菌科细菌的通用 MIC 解释标准。

铜绿假单胞菌

铜绿假单胞菌染色体上携带 AmpC 基因使其对氨苄西林、阿莫西林、阿莫西林-克拉维酸、早期头孢菌素、头孢噻肟和头孢曲松天然耐药。铜绿假单胞菌上还存在多种药物外排泵系统使其对厄他培南、大环内酯类、磺胺类、四环素类及甲氧苄啶耐药。外排泵在喹诺酮、其他 β-内酰胺类和氨基糖苷类耐药过程中也扮演了重要角色。此外，铜绿假单胞菌也有丢失 OprD 蛋白的倾向，这种蛋白通道可使碳青霉烯类药物进入细菌细胞膜，因此 OprD 蛋白丢失是铜绿假单胞菌对碳青霉烯类药物耐药

的一种常见机制。一些获得性抗生素修饰酶，包括 ESBL、碳青霉烯酶和氨基糖苷类修饰酶在铜绿假单胞菌中也很常见。

铜绿假单胞菌被认为是一种无法预测抗生素敏感性的细菌，因此当反复培养出铜绿假单胞菌时，每次都应进行药敏试验。当从患有囊性纤维化患者体内分离出黏液型铜绿假单胞菌时，因为其在自动化检测系统中生长不良，所以应使用纸片扩散法进行药敏试验。

鲍曼不动杆菌

与大多数其他不动杆菌的不同点在于鲍曼不动杆菌转变为多重耐药菌的能力。与铜绿假单胞菌一样，鲍曼不动杆菌染色体上也携带 AmpC 基因，同时也获得了其他 β-内酰胺酶，包括 A 类、B 类和 D 类碳青霉烯酶。同样地，药物外排泵也是一种重要耐药机制，使其对四环素、氨基糖苷类和喹诺酮类耐药。鲍曼不动杆菌是一种有争议的病原体，经常在入院患者的皮肤和呼吸道定植。呼吸机相关性肺炎是鲍曼不动杆菌引起的最常见的感染，且由于其对抗生素耐药而非常难以治疗[114]。但是，患有呼吸机相关性肺炎患者的标本在很大程度上可能存在污染，对于正确判断临床相关病原体来说是很大的挑战。因此，如果临床标本中分离到鲍曼不动杆菌，且鲍曼不动杆菌作为优势病原菌或两种潜在病原体中的一种时，应进行药敏试验[115]。鲍曼不动杆菌也会导致院内获得性尿路感染、血流感染、二重脑膜炎以及术后感染。

当测试 β-内酰胺类药物敏感性时，由于抑菌圈中小菌落和 BMD 孔中星状生长使得鲍曼不动杆菌药敏结果的判读比较复杂。这些现象的出现使终点判读难以进行，并有可能导致结果假敏感[116]。

嗜麦芽窄食单胞菌

嗜麦芽窄食单胞菌并非高毒力细菌，但是对于免疫抑制宿主来说是机会感染病原菌。该菌对除头孢他啶、头孢吡肟、复方新诺明、多黏菌素和多西环素之外的几乎所有用于治疗革兰阴性细菌感染的抗生素天然耐药，表现为众所周知的多重耐药。重要的是，该菌靶定染色体编码的 B 类碳青霉烯酶使其对碳青霉烯类耐药。大多数菌株对复方新诺明敏感，所以该药可用于治疗嗜麦芽窄食单胞菌引起的感染。许多实验室仅测试和报道该药的敏感性。因

为复方新诺明耐药并不常见，因此当结果出现耐药时应进行重复试验进行确证。

淋病奈瑟菌

淋病奈瑟菌是一种苛养菌，是淋病的病原体。2008 年，WHO 估计全球每年有 1.06 亿例淋病新发病例。淋病奈瑟菌药敏试验问题特殊在于许多实验室使用分子生物学手段取代培养方法作为常规诊断淋病的试验方法，可能通常无法进行药敏试验。因此，对于常规治疗失败的患者推荐使用培养方法，这样才有可能进一步进行药敏试验。琼脂稀释法作为药敏试验金标准，耗时耗力且昂贵，因此淋病奈瑟菌药敏试验通常仅在参比实验室开展。对于许多苛养菌来说，不推荐使用纸片扩散法，可使用其他方法（如 Etest）测定某些但不是所有抗菌药物的相对 MIC 值[117, 118]。

淋病奈瑟菌很容易产生抗菌药物耐药，通常使用某种药物治疗淋病几年后淋病奈瑟菌就会对其耐药。但准确的耐药方式可能视地域不同而不同，或在全球范围扩散。"哨兵监测计划"监测淋病奈瑟菌在世界不同地区的耐药率，如美国淋病奈瑟菌监测计划（GISP）、英格兰和威尔士淋病奈瑟菌抗菌药物耐药监测项目（GRASP）。在中国一些地区，淋病奈瑟菌对某些特定抗生素（如喹诺酮）耐药率接近 100%[119]。WHO 推荐的药物使用方法为当某一地区该药物的耐药率达到 5% 时使用间断性经验治疗，然而，由于有效药物的缺乏，这一方案的实施变得越来越困难。超广谱头孢菌素（如头孢曲松）联合使用另一种抗生素（如阿奇霉素或多西环素）是美国目前使用的治疗方案。在亚洲、加拿大、欧洲、南非及美国均有头孢菌素敏感性降低的报道出现，这通常与 *penA* 基因编码的 PBP2 改变有关[118]。针对实验室使用非培养方法来检测淋病奈瑟菌，使用分子平台来评估淋病奈瑟菌药物敏感性的需求是非常迫切的，但目前仅可以在少数平台上进行[120]。

厌氧菌

由厌氧菌导致的感染是轻到机会性定植，重到危及生命的临床急症。尽管不恰当的治疗方法是导致临床治疗效果不佳的原因之一，但在分离出真正病原体或进行药敏试验前经验性使用广谱可覆盖厌氧菌的抗菌药物是常用的治疗方法。

总之，一系列研究显示，在全球范围内均出现了厌氧菌耐药率增加[121, 122]。不幸的是，许多因素阻碍了厌氧菌药敏试验的开展。CLSI 和 EUCAST 关于厌氧菌的检测方法和解释标准均有所不同，使得结果分析愈加困难。琼脂稀释法和肉汤稀释法可用于某些特定的厌氧菌。正如早先关于苛氧菌的讨论，自动化、商品化平台用于进行厌氧菌药敏试验尚有不足。在 Schuetz 的综述中提到目前投入使用的商品化产品如 Sensititre（赛默飞世尔科技）的 BMD 通道、药物浓度梯度试纸条（生物梅里埃和赛默飞世尔科技）仍有明显的缺陷[122]。厌氧菌准确且有临床意义的药敏试验需要经验和投放大量的资源，这是许多实验室所不具备的，因此，大多数仍倾向于将样本送至参比实验室进行测试。

因与特定临床情况相关的厌氧菌局限在几种特定的菌种上，所以针对厌氧菌的药敏试验也仅限于这些病原体[122]。同需氧菌和兼性需氧菌一样，仅当出现以下这些情况时：某种药物在疾病治疗中起关键作用、最佳治疗方案不可用、药物敏感性无法预测时或当出现如长时间治疗、源头控制失败、尽管充分覆盖但仍治疗失败等与耐药相关因素，才需要进行药敏试验。当临床医师要求做直接药敏试验时，使用头孢硝噻吩检测 β-内酰胺酶或者目标性测试某种药物的敏感性似乎更为恰当。即便在这些方案中，医师可能可以基于已知的耐药监测结果制定治疗方案。CLSI 发布了针对临床常见厌氧菌的抗菌药物谱[34]，同时针对不同地域耐药性可能有所不同，也推荐地区耐药监测数据库的建立。

分枝杆菌和需氧放线菌抗菌药物耐药及检测注意事项

药物敏感性试验不仅对管理感染结核分枝杆菌复合群（MTBC）的患者至关重要，同样也适用于感染非结合分枝杆菌（NTM）的患者（见第 5 章）。CLSI 针对 MTBC、慢生长 NTM 和快生长分枝杆菌（RGM）的药敏试验制定了标准，同时还列出奴卡菌和多种需氧放线菌的药敏试验指南[123]。

结核分枝杆菌复合群

MTBC 耐药性已成为临床关注的重要议题。针对该菌更详细的阐述参见第5章。早期单药抗结核治疗导致 MTBC 对治疗药物选择性基因突变。相反，有数据显示多药联合治疗可抑制 MTBC 耐药性。目前，常规 MTBC 治疗方案是以利福平和异烟肼为基础，通常再加吡嗪酰胺和乙胺丁醇[124]。在20世纪70年代和80年代，始终有利福平和异烟肼耐药的结核分枝杆菌出现，这些菌株被称为多重耐药结核分枝杆菌（MDR-TB）。时至今日，每年大约有50万人初次感染多重耐药结核杆菌。而在工业国家中仅有大约0.5%的患者接受了标准治疗[125]。这些未充分治疗的患者加速了泛耐药结核分枝杆菌（XDR-TB）的出现，这些菌不仅对利福平和异烟肼耐药，同时也对喹诺酮和至少一种二线注射药物（阿米卡星、卡那霉素或卷曲霉素）耐药。2009年，在印度和伊朗报道了全耐药结核分枝杆菌（TDR-TB）的出现[126]，意味着该菌对所有用于抗结核治疗的一线和二线药物耐药。

结核分枝杆菌药敏试验通过评估菌株在含有单一临界浓度药物的琼脂或肉汤中的生长情况来进行。临界浓度的定义为抑制95%从未与该药物接触的野生株生长的药物浓度。在临界浓度药物存在下，有大于1%的细菌在孵育孔内生长则定义为耐药。临界浓度首先在罗-琴培养基上建立，等效（但不同）浓度此后在 Middlebrook 7H10 和 7H11 及商品化药敏检测系统上建立。

总之，每位患者首次分离的结核分枝杆菌都应该测试其药物敏感性。当治疗效果不佳或治疗3个月培养结果仍为阳性时，应再次进行药敏试验。为了尽早检测出耐药结核，CLSI 和 CDC 推荐实验室在收到标本的15～30天内或者结核杆菌分离7～14天内报告其药物敏感性。为了达到这个目标，若患者涂片结果阳性，则可使用该样本进行敏感性测试，大多数情况下3周内即可得到结果。基本测试药物包括异烟肼、利福平、吡嗪酰胺和乙胺丁醇。异烟肼一般测试两个浓度，如果分离株对临界浓度（0.2 mg/L）耐药，对高浓度（1.0 mg/L）敏感，则认为出现低水平耐药，那么继续使用异烟肼治疗仍可能有效。如果菌株对利福平或其他两种一线药物耐药，则需测试包括链霉素、卷曲霉素、乙硫异烟胺、阿米卡星、p-对氨基水杨酸、利福喷丁、环丝氨酸、利奈唑胺、莫西沙星和左氧氟沙星在内的二

线治疗药物的药物敏感性，这些试验通常在参比实验室或公共卫生中心进行。

由于结核分枝杆菌培养时间很长，目前已出现一些检测其耐药性的分子生物学实验方法。这些方法都是基于实验室研发 PCR 方法，针对一些表征基因上发生的与耐药性有关的突变发展而来。然而，一些商品化检测方法已出现。尤其是，赛沛 Xpert TB/RIF 方法可通过评估 *rpoB* 基因突变与否从而直接从患者呼吸道标本中获取利福平耐药信息。这种方法已在全球范围内广泛使用，包括一些接受国际捐赠的资源匮乏区域，明显缩短了感染多重耐药结核菌患者有效抗结核治疗的启动时长[127]。然而，基因型不一定常常与体外药敏表型一致，因许多菌株在体外测试对利福平敏感，但 *rpoB* 基因上有突变。针对这些突变的临床相关性仍需进一步研究阐明。

非结核分枝杆菌和需氧放线菌

与结核分枝杆菌不同，不是所有培养出的 NTM、RGM 或放线菌都有临床意义。这通常代表培养污染或呼吸道定植，此时则可能不需进行药敏试验。当从血液、其他无菌体液或组织中分离到这些细菌时则需进行药敏试验。评估呼吸道分泌物分离出的菌株的临床意义是比较困难的。美国胸科协会将有临床意义的呼吸道 NTM 描述为至少从两份痰液、一份支气管冲洗或灌洗液或一份经支气管或肺活检标本中分离到的同时具有分枝杆菌感染病理学特征的非结核分枝杆菌[128]。当从提前使用过大环内酯类药物治疗的患者（接受大环内酯类药物治疗期间出现菌血症或治疗过程中复发）体内分离到鸟分枝杆菌复合群（MAC）时，需要再次进行药敏试验。

在 NTM 中，清楚阐明体外 MIC 值和临床疗效间关系的药物/细菌组合是大环内酯类和鸟结核分枝杆菌复合群[128]。与之相反，乙胺丁醇、利福平或利福喷丁治疗鸟分枝杆菌复合群的临床疗效与其 MIC 值不相关。因此，鸟分枝杆菌复合群测试的一线药物是克拉霉素，可通过此药物的结果推测阿奇霉素的敏感性。对于大环内酯类耐药的鸟分枝杆菌复合群，用于测试的二线药物包括莫西沙星和利奈唑胺。CLSI 对于其他非结核分枝杆菌、RGM 和放线菌的药敏试验推荐见 M24-A2[123]。

NTM、RGM 和放线菌的药敏试验根据本章内

细菌药敏试验进行一定修改后使用 BMD 方法进行。当测试慢生长 NTM 时，使用添加 5% 油酸-白蛋白-葡萄糖-过氧化氢酶（OADC）的 CA-MHB 培养基。延长培养时间以保证这些慢生长细菌的充分生长。通常慢生长 NTM 需生长 7～14 天，RGM 和大多数放线菌需生长 72 h。对于大多数 RGM 来说，在报告克拉霉素敏感结果前，需延长培养至 14 天以保证可检出诱导克拉霉素耐药，这种耐药由可诱导 erm 基因介导出现。这种可诱导 erm 基因已在一些脓肿分枝杆菌复合群细菌中检出，但尚未在龟分枝杆菌中出现。因此，实验室应尽量区分这两种非常相近的 RGM。越早发现，就可以越早报告耐药。由于这一明显限制，许多临床实验室更愿意将菌株送到参比实验室进行药敏试验。

念珠菌属药敏试验

关于常见抗真菌药物、药物作用方式、耐药机制将在第 6 章详细阐述。这里仅讨论与念珠菌属药敏试验操作方面和临床报道相关因素。

当不能仅通过鉴定结果来推测药物敏感性时，针对侵袭性真菌需进行抗真菌药物敏感性试验（AFST）。同细菌一样，真菌可能也有天然耐药和获得性耐药，药敏试验可以帮助临床医师选择最佳治疗方案。以前，准确鉴定结果可以帮助临床医师选择抗真菌药物，因许多真菌有可预测的敏感药物（参见第 6 章表 6.6）。例如，念珠菌属表现出独特的药物敏感性：小于 1% 的白念珠菌对氟康唑耐药[129]，而克柔念珠菌对唑类药物天然耐药。同样地，绝大多数念珠菌对棘白菌素敏感。但近些年，过去认为敏感的菌株已出现对这些药物耐药。研究显示，11% 血液中分离的氟康唑耐药的光滑念珠菌对一种或几种棘白菌素耐药[130]。这一发现引起人们的重点关注，提示可能需提高实验室常规进行 AFST 的重要性。更重要的是，这些报道强调了针对耐药监测 AFST 的需求：确认新药的活性，确定新发病原体的典型药物敏感性。尽管在过去 20 多年，AFST 已发展得更标准化、更便于使用，但要使 AFST 像细菌药敏试验一样普遍用于临床实验室仍有大量工作需要去做。重要的是，许多真菌属 MIC 值（或抑菌圈直径）与临床疗效相关性尚不完整。确切地说，在酵母属中，药敏试验解释标准仅限于某些念珠菌属，药物也仅限于两性霉素 B、阿尼芬净、卡泊芬净、氟康唑、艾莎康唑、伊曲康唑、米卡芬净、泊沙康唑和伏立康唑。这些药物的完整叙述参见第 6 章。

念珠菌药敏试验方法与细菌药敏试验方法相似，CLSI 和 EUCAST 均发布了关于 AFST 测试和解释标准，但有一些微小差别[131-133]。CLSI 还提供了纸片扩散法指南[134,135]。此外，还有一些替代方法可供使用，包括浓度梯度稀释法和琼脂稀释法。但因后面几种方法相对较新且尚未研究彻底，当出现耐药结果时，需使用参考 BMD 方法进行确认。目前，抗真菌药物耐药机制的分子生物学检测方法缺乏标准化，无法投入常规使用。

通常认为 AFST 与细菌药敏试验过程中的不同点包括 MIC 终点的确认。与生长对照相比较，大于 50% 受试菌株生长受抑的最低药物浓度定义为该抗真菌药物的 MIC 值。终点拖尾（如无法达到显著抑制的持续生长）在一些抗真菌药物中明显存在，包括最常见的测试药物也是处方药的唑类药物。一些研究发现比色仪或自动化阅读系统可增强对终点的判读。总之，真菌药敏试验远远不止现有的念珠菌属药敏试验，这需要丰富的专业技能，因此需在参比实验室或对于真菌鉴定和药敏试验有丰富经验的实验室中进行。

酵母属药敏试验

CLSI 和 EUCAST 发布的酵母属 AFST 参比 BMD 方法有所不同。相同点在于他们均使用 pH 7.0 的 RPMI 1640 培养基、相同的培养时长和条件及终点判读标准（如与生长对照相比，相对浊度小于或等于 50%）。不同点在于接种物浓度、RPMI 中葡萄糖含量、推荐使用的微量稀释法检测板类型以及 CLSI 指南使用肉眼观察而 EUCAST 指南使用分光光度法测定。尽管有所不同，但 CLSI 和 EUCAST 对于大多数抗真菌药物的参比药敏试验方法还是具有很好的相关性[136]。

由于出现了对一线和二线抗真菌药物（氟康唑和棘白菌素类）耐药的念珠菌，越来越多的实验室开展了念珠菌属药敏试验。商品化 BMD 方法，如 Sensititre YeastOne panels（赛默飞）、Vitek2 念珠菌药敏卡（生物梅里埃）及其他产品，如 Etest 条（生物梅里埃）、ATB 真菌板条（生物梅里埃）、Neo-Sensitab（Rosco Diagnostica）及实验室可用的测试临床相关菌株耐药性的药物纸片。尽管每个系统、菌种、药物的评估都有例外存在[137-140]，大多数关于这些方法的方法学研究证实其与 BMD 方法相比一致性良好（> 95% 基本赞同）。

■ 药敏试验的影响力：实验室在抗生素管理和感染控制中的作用

抗生素管理计划（antimicrobial stewardship program，ASP）在许多医院中已非常常见，用于改善患者预后、限制药物不良反应并控制药物耐药率。临床微生物实验室通过规范实验室规章制度及试验过程来确保获得高质量的微生物试验结果及报告，使其成为 ASP 的重要组成部分。其中必须包括一些规章制度：拒收低质量标本、限制与临床感染不相关的菌株的评估和描述（在本章稍后进行深入讨论）。级联报告是实验室支持抗生素管理的另一项核心方法：当菌株对不良反应较少的窄谱抗生素耐药时，再报道广谱抗生素药敏试验结果。这个过程可鼓励临床医师由广谱抗生素降阶梯至窄谱抗生素进行治疗。此外，实验室还根据细菌分离部位以及不同类型患者来报道药敏结果，例如，中枢神经系统分离的菌株不报告第一代、第二代头孢菌素、克林霉素、大环内酯类、四环素类和喹诺酮类药敏结果，同理，由于喹诺酮类对儿童的毒性作用，儿童患者体内分离的菌株不报告喹诺酮类药敏结果。这一级联报告规则由 ASP 中的微生物实验室、药师及感染科医师设计并通过医院现有处方集（如医院药房常备抗生素）来推动实施。尽管抗生素耐药并不是级联报告规则中的一部分，但仍需要常规报告。

临床微生物实验室还需要发布耐药监测报告：通常是年度医院抗生素耐药趋势报告来支持 ASP[141]。这份报告用于生成医院经验治疗处方药推荐指南[141]。现已有实践标准来规范制定抗菌药物谱[142]。

遏制抗生素耐药率升高的重点在于避免抗生素耐药病原体在患者间的传播。估计全球有 5%～10% 的入院患者会发生医院相关性感染。感染控制计划旨在抑制播散，控制院内感染的发生（如导管相关性血流感染或艰难梭菌感染）。微生物实验室在这些计划中的作用包括监测（如评估患者潜在特定多重耐药菌定植风险）、检测和管理感染暴发及培训。定植有流行株的患者会优先进行检测。将患者信息报告至感控小组，使这些患者处于恰当的感控预防措施中，从而避免感染传播给其他患者。此外，实验室应与感控小组密切合作，检测不常见的菌株簇以及感染暴发，甚至，在有条件的实验室，可以进行分子分型，从而判定这些菌株间的同源性。

（张欣　牛司强　徐绣宇　译）

第5章 · 分枝杆菌学

Adam J. Caulfield, Rachael M. Liesman, Derrick J. Chen, Nancy L. Wengenack*

摘 要

背景

目前大约有180个已知的分枝杆菌菌种。虽然有些种是绝对的环境微生物，但也有一些种是重要的人类致病菌，包括结核分枝杆菌。结核分枝杆菌复合群（MTBC）感染每年导致近140万人死亡，而如鸟分枝杆菌复合群（MAC）等非结核分枝杆菌发病率和死亡率同样高。

内容

本章介绍了检测和鉴定分枝杆菌的实验室方法。为得到更快、更经济、更准确的结果，检测和鉴定的方法也在不断发展。传统的微生物学方法，如形态学和生化分析方法已经被分子检测和鉴定方法所取代；但是，抗酸染色和分枝杆菌培养仍是任何诊断程序的核心。培养阳性后，再利用核酸杂交探针、基质辅助激光解吸电离飞行时间质谱（MALDI-TOF-MS）和DNA测序等分子技术进行分枝杆菌菌种的鉴定。核酸扩增方法可通过非培养技术直接在呼吸道标本中检测MTBC和MAC，并且同时可预测抗感染药物的敏感性，从而加快诊断速度并给予更恰当的治疗。

分枝杆菌简介与概述

分枝杆菌是一种专性需氧、无活动性的棒状杆菌。分枝杆菌属的成员与其他菌属相比，具有一些独特的特性，很大程度上是由细胞壁结构的差异所导致。分枝杆菌细胞壁含有较高的复合脂质（> 60%，而革兰阳性菌和革兰阴性菌中分别约为5%和20%），其中包括称为分枝菌酸的长链脂肪酸（C_{60}-C_{90}）[1,2]。

分枝菌酸使细胞壁具有极强的疏水性，使其对干燥环境、消毒剂、碱性苯胺燃料染色的抵抗能力增强，并可抵抗许多用于其他细菌感染治疗的抗菌药物的穿透。分枝杆菌细胞壁结构的这些独特特征为标本直接染色、培养及采用分子方法鉴定菌种时的实验室考虑因素提供了独特的依据。

分枝杆菌分类及临床意义

如下文所述，分枝杆菌可分为结核分枝杆菌复合群、其他慢生长非结核分枝杆菌（专栏5.1）（培养需要> 7天才生长）、快生长非结核分枝杆菌（培养< 7天即可生长）以及无法培养的菌种（表5.1）。

■ 结核分枝杆菌复合群

结核分枝杆菌复合群包含8个种：结核分枝杆菌、牛分枝杆菌、牛分枝杆菌卡介苗（BCG），非洲分枝杆菌、山羊分枝杆菌、田鼠分枝杆菌、卡内蒂分枝杆菌、鳍脚分枝杆菌，除此之外，还有两个新提出的种：獴分枝杆菌和羚羊分枝杆菌。其中，结核分枝杆菌、牛分枝杆菌、牛分枝杆菌卡介苗是引起人类结核病最主要的三个种。尽管宿主范围有

* 本章部分内容经授权改编自：Caulfield AJ, Wengenack NL. Diagnosis of active tuberculosis disease: from microscopy to molecular techniques. J Clin Tuberc Other Mycobact Dis 2016; 4: 33-43.

专栏 5.1	分枝杆菌主要分类

慢生长型分枝杆菌

· 结核分枝杆菌复合群

　– 结核分枝杆菌

　– 牛分枝杆菌

　– 牛分枝杆菌卡介苗（疫苗株）

· 鸟分枝杆菌复合群

· 日内瓦分枝杆菌

　– 需补充分枝杆菌生长素 J 并延长培养

· 戈登分枝杆菌

　– 自来水的分枝杆菌

　– 通常为非致病菌

· 嗜血分枝杆菌

　– 需补充 X 因子并在较低温度下培养

· 海分枝杆菌

　– 鱼缸分枝杆菌需在较低温度下培养

快生长型分枝杆菌

· 脓肿分枝杆菌

　– 对多种抗分枝杆菌药物耐药

　– 有些亚种有 *erm* 基因，对大环内酯类耐药

· 龟分枝杆菌

· 偶发分枝杆菌

· 耻垢分枝杆菌

实验室无法培养的分枝杆菌

· 麻风分枝杆菌

表5.1　非结核分枝杆菌感染相关的主要临床综合征

综合征	最常见病原	较少见病原
慢性结节样疾病（患有支气管扩张症的成人，囊性纤维化）	MAC、堪萨斯分枝杆菌、脓肿分枝杆菌	蟾分枝杆菌、玛尔摩分枝杆菌、苏尔加分枝杆菌、耻垢分枝杆菌、隐藏分枝杆菌、猿分枝杆菌、戈地分枝杆菌、亚洲分枝杆菌、黑克肖分枝杆菌、布分枝杆菌、缓黄分枝杆菌、三重分枝杆菌、偶发分枝杆菌、阿罗普分枝杆菌、脓肿分枝杆菌博氏亚种、富西亚分枝杆菌、欧巴涅分枝杆菌、佛罗伦萨分枝杆菌、马赛分枝杆菌（*M. massiliense*）、内布拉斯加分枝杆菌、萨斯喀彻温分枝杆菌、首尔分枝杆菌、首尔大学分枝杆菌、副首尔分枝杆菌、欧洲分枝杆菌、雪利分枝杆菌、杏林分枝杆菌、奈梅亨分枝杆菌、蔓藤分枝杆菌、新宿分枝杆菌、韩国分枝杆菌、赫拉克利翁分枝杆菌、副瘰疬分枝杆菌、奥尔胡斯分枝杆菌
颈部或其他部位淋巴结炎（尤其儿童）	MAC	瘰疬分枝杆菌、玛尔摩分枝杆菌（欧洲北部）、脓肿分枝杆菌、偶发分枝杆菌、缓黄分枝杆菌、托斯卡分枝杆菌、沼泽分枝杆菌、位中分枝杆菌、象分枝杆菌、海德堡分枝杆菌、帕尔玛分枝杆菌、波西米亚分枝杆菌、嗜血分枝杆菌、欧洲分枝杆菌、佛罗伦萨分枝杆菌、三重分枝杆菌、亚洲分枝杆菌、堪萨斯分枝杆菌、黑克肖分枝杆菌
皮肤与软组织疾病	偶发分枝杆菌群、龟分枝杆菌、脓肿分枝杆菌、海分枝杆菌、溃疡分枝杆菌（仅澳大利亚、热带国家）	堪萨斯分枝杆菌、嗜血分枝杆菌、猪分枝杆菌、耻垢分枝杆菌、日内瓦分枝杆菌、湖分枝杆菌、纽卡斯尔分枝杆菌、休斯顿分枝杆菌、戈地分枝杆菌、产免疫分枝杆菌、马德里分枝杆菌、脓肿分枝杆菌、马赛分枝杆菌、阿罗普分枝杆菌、慕尼黑分枝杆菌、波西米亚分枝杆菌、布分枝杆菌、志贺分枝杆菌、苏尔加分枝杆菌、亚洲分枝杆菌、蟾分枝杆菌、熊本分枝杆菌、赛特分奥里（鳗）分枝杆菌、蒙蒂菲奥里（鳗）分枝杆菌、假肖茨（鱼）分枝杆菌、肖茨（鱼）分枝杆菌
骨骼（骨、关节、肌腱）感染	海分枝杆菌、MAC、堪萨斯分枝杆菌、偶发分枝杆菌群、脓肿分枝杆菌、龟分枝杆菌	嗜血分枝杆菌、瘰疬分枝杆菌、黑克肖分枝杆菌、耻垢分枝杆菌、土地分枝杆菌/*chromogenicum*复合群、沃林斯基分枝杆菌、戈地分枝杆菌、阿罗普分枝杆菌、蟾分枝杆菌、三重分枝杆菌、湖分枝杆菌、奥尔胡斯分枝杆菌
HIV 血清阳性宿主的播散性感染	MAC、结核分枝杆菌、鸟分枝杆菌、堪萨斯分枝杆菌	日内瓦分枝杆菌、嗜血分枝杆菌、蟾分枝杆菌、海分枝杆菌、猿分枝杆菌、胞内分枝杆菌、瘰疬分枝杆菌、偶发分枝杆菌、出众分枝杆菌、隐藏分枝杆菌、缓黄分枝杆菌、三重分枝杆菌、哥伦比亚分枝杆菌、雪利分枝杆菌、黑克肖分枝杆菌
HIV 血清阴性宿主	脓肿分枝杆菌、龟分枝杆菌	海分枝杆菌、堪萨斯分枝杆菌、嗜血分枝杆菌、奇美拉分枝杆菌、出众分枝杆菌、肖茨（鱼）分枝杆菌、假肖茨（鱼）分枝杆菌
导管相关性感染	偶发分枝杆菌、脓肿分枝杆菌、龟分枝杆菌	黏液分枝杆菌、产免疫分枝杆菌、马德里分枝杆菌、败血症分枝杆菌、猪分枝杆菌、菌血症分枝杆菌、冬天分枝杆菌
过敏性肺炎	金属加工者、浴盆	产免疫分枝杆菌、鸟分枝杆菌

注：对于选定的病原菌如 *M. xenopi*、*M. malmoense*、*M. szulgai*、*M. celatum* 和 *M. asiaticum* 及新描述的种的信息太少。MAC，鸟分枝杆菌复合体。（本表引自：Brown-Elliott B, Wallace Jr R. Infections caused by nontuberculous mycobacteria other than mycobacterium avium complex. In: Bennett JE, Dolin R, Blaser MJ, eds. Mandell, Douglas, and Bennett's Principles and Practices of Infectious Diseases. 8th ed. Philadelphia; Saunders: 2015: 2844−2852）

很大的多样性，但结核分枝杆菌复合群的菌种从遗传学角度来说是高度同源的，核苷酸变异率仅为0.01%～0.03%[3]。随时间推移发生的遗传变异和物种间的遗传信息共享罕见。临床上，因为不同种之间对常用抗结核药物的药物敏感性模式不同，将结核分枝杆菌复合群鉴定至某个菌种非常重要。

结核分枝杆菌·1882年由Robert Koch首次发现，是结核分枝杆菌复合群中最重要的成员，导致全球93%～97%的肺结核[4,5]。与结核分枝杆菌复合群中其他成员不同，人类是结核分枝杆菌的终宿主。

牛分枝杆菌·牛分枝杆菌是引起包括人类、狗、牛、猫、猪和鹿等多种哺乳动物结核病的病原体。牛分枝杆菌感染占人类结核病的1%～2%，引起的人类疾病与结核分枝杆菌相似。重要的是，牛分枝杆菌本身对一线抗结核药吡嗪酰胺呈固有性耐药。

牛分枝杆菌卡介苗·牛分枝杆菌卡介苗是牛分枝杆菌的一个减毒亚型，于1921年首次作为预防结核分枝杆菌感染的疫苗。卡介苗菌株在体外已被分别保存和连续传代，导致全球异质性和菌株依赖性疫苗效力[7]。膀胱内BCG灌注用于治疗膀胱癌和其他特定肿瘤，极少数情况下可发生治疗或疫苗接种后的牛分枝杆菌卡介苗播散[8,9]。

非洲分枝杆菌·非洲分枝杆菌在西非最为流行，占该地区结核病例的一半以上。在非洲以外发现的非洲分枝杆菌病例，包括在美国发现的病例，往往与曾在西非生活过的人有关。这种微生物在发病机理和疾病严重程度上与结核分枝杆菌十分相似[10]。

山羊分枝杆菌·山羊分枝杆菌历史上与山羊的结核病有关，也可能导致绵羊、猪、野猪、马鹿和狐狸患病。人类发病罕见，且通常与动物接触有关[11]。值得注意的是，山羊分枝杆菌对吡嗪酰胺敏感，这是鉴别牛分枝杆菌和山羊分枝杆菌的一个重要标准[12]。

田鼠分枝杆菌·虽然有兔子、大羊驼、猫和猫鼬感染的病例报道，田鼠分枝杆菌典型的是与啮齿动物感染有关[13]。直接涂片镜检可见田鼠分枝杆菌有典型的羊角面包样形态，与常见的抗酸杆菌（AFB）形态学明显不同。尽管可在直接涂片检查中可发现田鼠分枝杆菌，但它往往无法培养生长[14,15]。

卡内蒂分枝杆菌·卡内蒂分枝杆菌最早于1969年被描述，在非洲最为常见。有趣的是，遗传学证据表明卡内蒂分枝杆菌可能是结核分枝杆菌的起源株[16]。从培养角度来说，坎那分枝杆菌更像其他慢生长非结核分枝杆菌（NTM），表现为光滑、圆形、有光泽的菌落。

鳍脚分枝杆菌·鳍脚分枝杆菌于2003年被命名，其菌种最常在鳍脚类动物中发现，尽管在豚鼠、兔子和居住在海豹附近的更为大型的动物中也有感染的报道[17-19]。已有海狮向人类传播并导致淋巴结、胸膜、脾脏和肺肉芽肿性病变的病例报道[20]。

新分类·最近有两个种被认为是结核分枝杆菌复合群的新成员——獴分枝杆菌和羚羊分枝杆菌。獴分枝杆菌已被发现是带状猫鼬结核病的致病病原体，与猫鼬群中结核病暴发与高死亡率有关。感染的猫鼬与人类之间的传播情况目前尚不清楚。羚羊分枝杆菌是非洲大型哺乳动物结核病的病原体，包括大羚羊、瞪羚、羚羊和水羚，以及起源于南亚的牛和恒河猴[21,22]。在南亚也有羚羊分枝杆菌引起的人类结核病的病例报道[22]。

全球公共卫生负担·结核是世界范围内感染性疾病引起死亡的重要原因。从20世纪初到20世纪70年代，结核的发病率一直在下降；然而，在20世纪80年代，新发感染人数开始稳步攀升，这归因于对现有成果的自满、抗结核经费减少、HIV开始流行及耐药结核病菌株的出现。全球发病率在2003年达到高峰，但在全球协调努力下再次开始下降。据WHO估计，目前超过20亿人感染了结核分枝杆菌，约占世界人口1/3[23]。据估计，2014年有960万人因结核分枝杆菌致病，150万人因此死亡。发病率最高的是非洲国家，特别是撒哈拉以南的非洲，发病率为100/10万或更高，这些国家占结核新病例的95%。与HIV共感染常见，每14例新结核病例中有1例发生于HIV阳性个体，78%发生在非洲。工业化国家与发展中国家在疾病流行病学存在着明显的差异，工业化国家80%的病例发生在老年人中，而发展中国家80%的病例发生在15～50岁人群。在美国，结核病发病率自1992年以来一直在下降，到2014年降至3/10万的历史最低点[24]。尽管如此，美国仍有1100万人患有潜伏结核感染，其中大多数是出生于流行国家的外国移民。

传播·结核分枝杆菌是一种专性病原体，已在人体组织中建立了生态位。因此，与其他 NTM 不同，人传人或人传动物是主要的传播方式。结核分枝杆菌直径 1～5 μm，可长时间在空气气流中悬浮，并通过飞沫传播。非常重要的是，疑似或确诊肺部结核分枝杆菌、牛分枝杆菌感染的住院患者需要采取空气传播预防措施，以预防带菌者向卫生保健从业者传播；处理含有结核分枝杆菌、牛分枝杆菌标本和培养物的病理科和微生物实验室技师也应该采取安全措施以确保安全。

结核病发生的最大危险因素包括与感染者接触和存在免疫抑制。根据对痰涂片阳性个体的接触者的追踪研究报告，与结核病个体密切接触者的纯蛋白衍生物试验（purified protein derivative，PPD）阳性率为 36%，而普通人群的阳性率为 2.9%[25]。拥挤和通风不良情况下暴露风险增加。在工业化国家，护理机构、惩教机构、医院和无家可归者收容所内人员感染的风险最大。例如，一项对马里兰州被监禁人员的研究显示，PPD 转阳率为 6.3/100（人·年）[26]。HIV 感染者和其他导致免疫抑制状态的患者罹患活动性结核病的风险也较高。

记忆要点 结核分枝杆菌复合群

- 每年造成约 140 万人死亡。
- 经空气传播，生物安全水平（BSL）-3 病原体。
- 慢生长型分枝杆菌，需培养 6～8 周。
- 可直接通过 PCR 或分子线性探针测定法检测呼吸道标本。
- 结核分枝杆菌和牛分枝杆菌分别是人类和牛的主要致病菌。
- 牛分枝杆菌卡介苗是疫苗菌株，作为一种疫苗具有不同的疗效，也可作为一些化疗方案中的辅助药物。

疾病表现·一旦被吸入，结核分枝杆菌被肺泡巨噬细胞吞噬，引发局部炎症反应，导致额外的巨噬细胞和树突状细胞的聚集，如果不能清除，就会形成慢性干酪样肉芽肿，这些肉芽肿可能在气道中破裂并释放大量结核分枝杆菌。通过血源性传播可播散到其他部位。接触者中，90%～95% 的个体可完全清楚感染，其余 5%～10% 的受感染者中，10% 会发展为原发性肺结核，而 90% 将进展为无症状的潜伏感染。潜伏性结核患者无症状，不具传染性。健康的、潜伏感染的个体一生中有 5%～10% 发生再激活、进展为活动性结核病的风险。据估计，全世界 1/3 的人口存在潜伏结核感染，这些人是成为活动性结核病的重要潜在人群。对潜伏感染者的系统筛查、诊断和治疗对结核病控制战略具有极其重要的公共卫生意义。

在健康的成年人中，原发性结核病是一种进展缓慢的疾病。原发性肺结核与咳嗽、体重减轻、盗汗、低热、呼吸困难和胸痛有关。影像学异常包括肺门淋巴结病、胸腔积液和肺部浸润。潜伏感染个体的再激活发生于原发感染期间留下的先前处于休眠状态的分枝杆菌病灶。感染再激活的症状可能发生在疾病晚期，包括咳嗽、体重减轻、乏力、昼热、盗汗和呼吸困难。播散性结核，也称粟粒性结核，可发生在原发感染或感染再激活之后，是一种特殊的严重感染形式，发病率和死亡率高。播散性感染更可能发生在无法产生足够免疫应答的个体中，肺外表现包括颈部淋巴结炎、心包炎、滑膜炎、脑膜炎以及皮肤、关节、骨骼和内脏器官的感染。

多重耐药（MDR）和泛耐药（XDR）的结核分枝杆菌菌株的出现使可选择的治疗方案减少，使结核变得难治、病死率极高。由于治疗干预措施昂贵且费时，MDR 和 XDR 结核病造成巨大的经济和生活质量负担。降低结核病负担在一定程度上取决于正确的实验室系统的实施，以准确和迅速地诊断活动性结核病。2014 年向 WHO 报告的 520 万例肺结核患者中，只有 58% 是通过涂片或培养等实验室方法确诊的[23]。其余 42% 的病例仅通过临床诊断标准来诊断（症状或胸部 X 线片），这也突出了在资源有限的环境中，提高可获得的诊断学资源的必要性。

HIV 共感染·在全球范围内，约有 1 400 万人同时感染结核分枝杆菌和 HIV[23]。感染 HIV 的潜伏结核患者中，每年有 10%～15% 的患者可能发生再激活，而在正常人群中，在一生中再激活的概率为 10%，因此，HIV 是从潜伏结核感染到活动性结核的最大危险因素。此外，结核病是全球 HIV 感染者的主要死亡原因，占 AIDS 相关死亡的 26%，其中 99%

发生在发展中国家[27]。结核分枝杆菌和HIV之间的复杂相互作用导致结核病和HIV疾病的严重程度协同增加。HIV感染者会出现更为急性和快速进展的肺部症状，并更有可能出现播散性结核感染[28]。结核分枝杆菌和HIV合并感染者的HIV病毒血症水平更高，并加速了HIV相关疾病的进展[28,29]。

结核分枝杆菌和HIV合并感染对医疗保健从业者提出了巨大的治疗挑战。晚期AIDS患者可能没有肺结核病的典型症状和体征，而易导致诊断延误。双重感染的患者可能无法耐受同时接受HIV和结核分枝杆菌的药物治疗，并可能因药物不良反应和药物的合并毒性而使治疗失败。在发展中国家，HIV和结核分枝杆菌双重感染，加上营养不良和吸收不良，导致MDR结核分枝杆菌比例升高及其传播。最后，结核病治疗后开始抗反转录病毒治疗与免疫重建炎症综合征的发生有关，从而导致死亡风险增加[30]。

■ 慢生长非结核分枝杆菌

鸟分枝杆菌复合群·鸟分枝杆菌复合群（MAC）由密切相关的不同菌种组成，包括鸟分枝杆菌、胞内分枝杆菌、奥尔胡斯分枝杆菌、奇美拉分枝杆菌、哥伦比亚分枝杆菌、马赛分枝杆菌、伤口分枝杆菌、罗讷河口分枝杆菌和提蒙分枝杆菌构成。鸟分枝杆菌中的4个亚种已得到描述：鸟分枝杆菌鸟亚种、鸟分枝杆菌人猪亚种、鸟分枝杆菌假结核亚种、鸟分枝杆菌唾液亚种。这些亚种中，人猪亚种是唯一的人类病原体。MAC亚种无处不在，可从水源、土壤、植物和动物中分离出。其致病性一般较弱，可见于无明显症状患者的临床标本中。因此，在临床微生物学实验室中，需要通过临床相关性以确定分离到的MAC的意义。

人类通过吸入或摄入MAC而发生感染。MAC导致与特定患者人群相关的多种临床表现。典型的肺部MAC感染发生在有明显吸烟和饮酒史或有支气管扩张症和肺癌等基础肺病的中老年白种人男性中。表现为亚急性或慢性肺部感染，伴有咳嗽、体重减轻、疲劳、发热和肺空洞，可能与肺结核感染相似。在没有肺部基础疾病的老年妇女中，MAC可导致主要症状为持续性咳嗽的综合征，通常称为"温夫人综合征"（Lady Windermere syndrome）[31]。肺空洞相对不那么常见，其他全身症状也不常见。胸部影像学

可表现为肺结节和支气管扩张。MAC也经常从囊性纤维化患者的呼吸道标本中被分离出，然而，其在这些患者中的临床意义尚待确定。过敏性肺炎可由吸入MAC气溶胶引起，与鸽子和外来鸟类接触及使用浴盆（称为"浴盆肺"）有关[32]。

晚期HIV感染患者可能出现上述任何一种的肺部MAC感染，但也存在播散性MAC感染风险。MAC播散可导致高热、盗汗、严重贫血、腹泻及体重减轻、腹部淋巴结病和肝脾肿大。在播散性疾病患者中，肺部受累不常见。罕见的播散性感染可发生于非HIV感染者，常常与皮质激素或血液系统恶性肿瘤有关。儿童中，MAC感染常导致头颈部淋巴结炎，尤其是1~5岁免疫正常的白种人女童[33]。症状表现为单侧、肿大、质硬的淋巴结，无痛或伴轻微疼痛。HIV感染患者可能因为抗反转录病毒治疗引起的免疫重建炎症综合征而出现疼痛性淋巴结病。不常见的情况下，MAC可引起多种类型的其他感染，包括直接接种引起的皮肤感染和角膜、肾脏、前列腺及关节等部位的感染。治疗需要使用包括克拉霉素等大环内酯类的至少2种抗分枝杆菌药物，以防止耐药性产生。

堪萨斯分枝杆菌·在世界许多地区中，堪萨斯分枝杆菌是继MAC之后第二常见的肺部非结核分枝杆菌感染病原。堪萨斯分枝杆菌分类属于光产色型（暴露于光线中变为黄色），其主要储库是自来水。堪萨斯分枝杆菌的临床表现与MAC和结核分枝杆菌相似，最常导致与典型结核病类似的肺部感染，但也可导致颈淋巴结炎、播散性疾病，以及皮肤和软组织感染。

海分枝杆菌·海分枝杆菌是一种光产色型（暴露于光线中变为黄色）的分枝杆菌，在28~30℃生长最佳。该分枝杆菌存在于淡水和海水中，并通常导致"鱼缸肉芽肿"，一种皮肤创伤后海分枝杆菌直接接种所致的感染。这种感染在接种部位引起单发皮肤病变，或可能沿淋巴管蔓延；其表现类似孢子丝菌病。邻近播散可导致周围关节结构和骨组织感染。

嗜血分枝杆菌·嗜血分枝杆菌需要较低的培养温度（28~30℃），初步分离需要在培养基中添加氯高铁血红素。通常导致肢体感染，可表现为成簇的皮肤结节，且往往见于AIDS患者或免疫受损患者。

也有肺结节样疾病与颈淋巴结病的报道。

日内瓦分枝杆菌・日内瓦分枝杆菌的生长可通过培养基中添加一种铁螯合蛋白分枝杆菌生长素 J 增强。与其他分枝杆菌菌种相比，分离培养需要更长的培养时间。因此，怀疑含有日内瓦分枝杆菌的培养标本应当存放 8～12 周。日内瓦分枝杆菌最初分离自 HIV 患者中，但偶尔也可分离自免疫正常的患者。其所致感染包括淋巴结炎、肠炎和软组织感染。

蟾分枝杆菌・在如加拿大、以色列北部和英格兰东南部等地区，蟾分枝杆菌常常可从临床样品中培养到。蟾分枝杆菌在 45℃生长最佳，可以从热水系统中分离出来。大多数的肺部感染发生于存在基础性肺病的成年男性。

戈登分枝杆菌・戈登分枝杆菌是一种暗产色分枝杆菌（菌落不论是否受到光照，总是黄色/橙色），有时被称为"自来水杆菌"，指的是在供水系统中很常见。通常认为戈登分枝杆菌是非致病性的，临床标本中分离出该菌可能是由于样本或实验室污染。罕见的戈登分枝杆菌感染也曾有报道。

溃疡分枝杆菌・继结核分枝杆菌和麻风杆菌之后，溃疡分枝杆菌是全世界引起感染的第三常见分枝杆菌。溃疡分枝杆菌往往引起四肢缓慢进展的无痛性溃疡，通常被称为"布鲁里溃疡"（Buruli 溃疡）。病变也可能伴发疼痛、发热并快速进展。由于溃疡分枝杆菌污染水源，感染往往发生于创伤部位。可能发生更深层软组织和骨骼的感染，以及感染播散，尤其是在 HIV 感染患者中。病变可以自发愈合，可能需要数月时间，并导致挛缩和残疾。通常是利福平和链霉素联合使用的抗菌治疗有效，外科方法也可用于清创。溃疡分枝杆菌在培养中生长极为缓慢，培养皿应在 25～33℃的温度下培养 8～12 周。

其他・包括前面所提到的，共有大约 80 种缓慢生长 NTM。大多数都存在于环境中，包括土壤和水，并通过吸入、摄入或直接接种导致人类疾病。它们通常是机会性病原体，在确定临床意义时，应当考虑宿主免疫状态和基础疾病等因素。

快生长分枝杆菌

偶发分枝杆菌群・偶发分枝杆菌群中包括数个菌种，如偶发分枝杆菌、外来分枝杆菌及一些新增加的分枝杆菌菌种。偶发分枝杆菌通常分离自水和土壤，引起创伤性伤口继发的皮肤和软组织感

染[35]。还与留置导管、手术伤口、骨和关节感染及中枢神经系统感染有关。在存在由胃食管疾病导致的慢性吸入的患者中，偶发分枝杆菌占肺部感染原因的一半。与其他快速生长的分枝杆菌相比，偶发分枝杆菌通常对许多抗菌药物敏感，包括阿米卡星、氟喹诺酮、亚胺培南和磺胺类。其 erm 基因可诱导大环内酯类对该菌产生耐药性。因此，药敏试验需要对 erm 基因进行基因分析，或进行 14 天的培养试验，以检测可诱导的大环内酯耐药性。

龟/脓肿分枝杆菌群・龟/脓肿分枝杆菌群包括龟分枝杆菌、脓肿分枝杆菌、产免疫分枝杆菌和嗜鲑分枝杆菌。脓肿分枝杆菌还有 2 个亚种，包括脓肿亚种和博氏亚种。目前，脓肿分枝杆菌及其亚种被称为脓肿分枝杆菌复合群。马赛分枝杆菌被认为是博氏亚种的分类学异名。龟分枝杆菌及脓肿分枝杆菌复合群导致播散性皮肤感染和慢性肺病，也与中耳炎和角膜炎有关。与偶发分枝杆菌群相同，脓肿分枝杆菌脓肿亚种具有功能性 erm 基因，因此可能对大环内酯类抗菌药物耐药。龟分枝杆菌缺乏 erm 基因。由于 erm 基因的表达差异，MALDI-TOF-MS 能够区分这两种菌种，对指导经验性抗菌治疗是非常有用的。脓肿分枝杆菌对抗菌药物耐药性比偶发分枝杆菌和龟分枝杆菌强，也经常对亚胺培南和利奈唑胺耐药。分离株通常对氯法齐明、阿米卡星和头孢西丁敏感。相对新发现的产免疫分枝杆菌与接触受污染液体的金属研磨工人所发生的过敏性肺炎有关。

耻垢分枝杆菌群・耻垢分枝杆菌群由耻垢分枝杆菌和戈地分枝杆菌组成。这些腐生菌很少引起人类疾病，但已有皮肤、软组织、骨骼和肺部感染的病例报道。耻垢分枝杆菌群的菌落光滑或折叠成细纹样，质地呈蜡样，颜色可呈浅褐色至黄色。

其他・大约共有 70 种快生长 NTM 普遍存在于环境中，并可从土壤和水源中找到。它们可以是皮肤共生菌，感染通常是皮肤屏障破坏的结果。前文提到的偶发分枝杆菌、龟分枝杆菌和脓肿分枝杆菌占到快生长分枝杆菌引起疾病的大多数，但偶尔也能分离到其他菌种，引起的疾病类型类似[34]。

不能培养的分枝杆菌

麻风分枝杆菌・2013 年，WHO 估计全球麻风分枝杆菌感染新发 215 656 例，总发病数为 180 618

例。印度占大多数新发病例（n=126 913），发病数第二位和第三位为巴西（n=31 044）和印度尼西亚（n=16 856）。麻风分枝杆菌无法在体外培养获得，诊断依赖于临床表现和皮肤活检组织的抗酸涂片。美国国家汉森疾病中心（路易斯安那州，Baton Rouge）也可以进行 PCR 检测。该菌主要通过呼吸道飞沫或鼻腔分泌物传播。与九带犰狳（Dasypus novemcintus）的动物源性接触也可导致人类感染[36]。临床表现主要根据宿主 T 细胞介导的不同免疫应答而有所不同。采用 Ridley-Jopling 分类法，根据最强到最弱的 T 细胞应答分为结核样型麻风、偏结核样型界线类麻风、中间界限类麻风、偏瘤型界线类麻风与瘤型麻风。新发现的菌种 M. lepromatosis 似乎与瘤型麻风（而不是结核型麻风）密切相关。结核样型麻风的免疫应答特点是形成成熟的肉芽肿，有大量淋巴细胞和少量杆菌，而瘤型麻风的淋巴细胞少，但有大量或因杆菌而肿胀的巨噬细胞。皮肤病变表现为斑疹、斑块、弥漫性浸润性病变或皮下结节，可以是色素减退的、红肿的或浸润性的病变。结核样型麻风的皮肤病变数量较少，表现出明显感觉缺失；相反，瘤型麻风的皮肤病变数量更多，倾向于保存有感觉，但边界更不明确，多呈浸润性，并与周围神经增厚有关。面部皮肤增厚被称为"利昂面容"（leonine face），通常见

于瘤型麻风[37]。由麻风分枝杆菌感染造成的神经损害不仅由该菌直接造成，也是宿主免疫应答的结果。此外，感染可能会伴发若干反应，包括逆转反应（细胞应答突然在局部增加，导致先前存在的皮肤和周围神经病变发生临床改变）、麻风结节性红斑（继发于抗原−抗体复合物沉积和补体激活，典型表现为在下肢伸肌表面形成新发痛性皮下结节，并伴全身症状），以及坏死性红斑（麻风分枝杆菌侵入血管壁并造成坏死性血管炎）。治疗可能根据临床表现不同而有所不同，但氨苯砜、利福平和氯法齐明常常被用于多药治疗方案。

记忆要点 非结核分枝杆菌

- 慢生长（＞7 天出现于固体培养基）：鸟分枝杆菌复合群、堪萨斯分枝杆菌。
- 需要培养基补充剂：嗜血分枝杆菌（X 因子）、日内瓦分枝杆菌（分枝杆菌生长素 J）。
- 生长需要较低温度（30℃）：嗜血分枝杆菌、海分枝杆菌、溃疡分枝杆菌。
- 快生长（＜7 天出现于固体培养基）：脓肿分枝杆菌复合群、龟分枝杆菌、偶发分枝杆菌。
- 无法培养：麻风分枝杆菌。

实验室诊断方法

■ 免疫诊断试验

免疫诊断方法对无症状的潜伏性肺结核患者的鉴别尤为重要。有两种试验可用于筛查潜在感染者——结核菌素皮肤试验（TST）和 γ 干扰素释放试验（IGRA）。虽然这些测试可以用来筛选无症状的个体，但没有一项免疫诊断测试能区分潜伏性和活动性疾病。

TST 包括皮内注射结核菌素 PPD，然后在 48～72 h 内读取注射区域的硬化直径（单位：mm），以示对结核菌素抗原的迟发型超敏反应。虽然在婴儿期接种单次卡介苗不会增加 TST 反应性，但牛分枝杆菌卡介苗接种可导致假阳性反应[38]。TST 假阳性结果也可能是与其他一些 NTM 产生交叉反应。假

阴性结果可能发生在无法产生免疫反应的免疫功能低下的个体中。位置错误、读取错误及至医师处复诊读取 TST 结果缺乏依从性也可能发生。

IGRA 方法测量结核分枝杆菌特异性抗原刺激 T 细胞后释放的 γ 干扰素（IFN−γ）。目前，有两种试验获得美国 FDA 批准并在市场上出售：Quantiferon Gold in Tube（QFT）和 T-SPOT.TB。交叉反应可以发生在海分枝杆菌、堪萨斯分枝杆菌、苏尔加分枝杆菌和转黄分枝杆菌，但不会发生在牛分枝杆菌卡介苗疫苗株。QFT 是一种酶联免疫吸附试验（ELISA），测量全血刺激后结核分枝杆菌抗原（ESAT−6、CFP−10 和 TB7.7）管中 IFN−γ 的释放量。将全血收集到 QFT 采集管、结核分枝杆菌特异

性抗原管、阳性（丝裂原）对照管和阴性对照管中，然后进行 16～24 h 的孵育。IFN-γ 通过 ELISA 法进行定量，在阴性对照的基础上进行背景调整后，如果产生的 IFN-γ 量明显大于阳性对照，则认为结果阳性。T-SPOT.TB 检测采用酶联免疫吸附斑点技术，即外周血单核细胞首先被分离、计数和标准化，然后用两种抗原（ESAT-6 和 CFP-10）进行刺激。报告结果为产生 IFN-γ 的 T 细胞的数量，该数量通过手动或半自动读卡器计数单个产生 IFN-γ 的细胞相对应的斑点数来测量。如果阳性细胞的数量超过特定阈值，则认为个体是阳性的。

大量的研究和 Meta 分析对 IGRA 和 TST 进行了评估。QFT 和 T-SPOT.TB 的特异性分别为 82%～99% 和 82%～91%，而 TST 的特异性为 68%[39-41]。QFT 和 T-SPOT.TB 对于结核进展的阴性预测值分别为 99.8% 和 97.8%[42]。与 TST 不同，IGRA 的检测不受之前卡介苗接种的影响[42]。免疫抑制治疗和 HIV 感染对 IGRA 的检测有负面影响[43,44]。总体而言，IGRA 是潜伏结核更准确的指标，在排除结核分枝杆菌感染方面比 TST 更可靠，但在诊断潜在结核病时应考虑患者群体的风险水平和免疫抑制状态。

■ 标本采集

根据疾病的临床表现，几乎可以对任何类型的标本进行处理，以确定是否存在分枝杆菌[45]。最常见的标本来源是呼吸道标本，包括痰、支气管吸引物和支气管肺泡灌洗液；然而，组织、体液、血液和尿液也常被提交进行分析。标本应采集在无菌、防漏容器中，由于分枝杆菌适应力强，一般不需要运输培养基来保存其生存能力。组织标本可以放在少量无菌盐水中以避免脱水，但由于可能被环境中的分枝杆菌混合污染，应避免使用非无菌水。大多数标本应在运输至实验室的过程中进行冷藏，直至标本进行处理。

痰是诊断分枝杆菌肺部感染最常见的标本。为了提高涂片的敏感性，现行指南建议连续 3 天采集清晨痰标本，每次采集至少间隔 8 h[46,47]。患者睡眠时，痰液中分枝杆菌更集中，故使用晨痰可提高涂片敏感性（表 5.2）[48,49]。尽管有指南支持，但并非所有研究都能发现采集晨痰的显著益处，协调晨痰的采集也可能更加困难[50]。由于婴幼儿可能难以产生咳出痰液，被吞咽下的痰可通过洗胃从胃中吸取。如果标本采集后 4 h 内未进行处理，必须用碳酸氢钠进行中和，因为长期暴露在酸性洗胃液中可能会降低分枝杆菌的活性。对于收集后 4 h 内进行处理的标本，中和洗胃不能提高检出率[51]。对于无法产生痰的患者，侵入性地采集支气管肺泡灌洗液是另一种选择。

非呼吸道标本也可用于分枝杆菌检测。与痰标本相似，应连续 3 天采集清洁尿标本进行培养[46]。由于细菌在膀胱中过夜积聚，清晨采集尿标本提供了最大的培养敏感性。通常无菌体液，如脑脊液、胸腔积液、心包积液和滑膜液，都可用于培养分枝杆菌；然而，这些标本通常含菌量少，可能需要额外体积以获得足够的敏感性。一般而言不建议使用拭子，因为拭子只能将少量样本转移到培养基上。粪便培养可能有助于检测 AIDS 患者的播散性 MAC，而如果临床情况与以下部位可能的感染相一致，淋巴结、皮肤和其他活检组织标本也可以进行处理。

血标本可采集在含有聚茴香脑磺酸钠（SPS）、肝素或柠檬酸盐的试管中。不应使用含乙二胺四乙酸的试管[46,52]。血标本分枝杆菌培养可使用隔离管系统（Wampole 实验室）、BACTEC Myco/F 溶血瓶（Becton Dickinson）或 BacT/Alert MP 瓶[53,54]。隔离管采用溶解离心法从全血标本中获取细胞内细菌，然后接种适当的培养基平板或斜面，如 Lowenstein Jensen（L-J）、Middlebrook 7H10 或 7H11 琼脂（下文详细讨论）。Myco/F 溶血瓶和 BacT/Alert

表5.2　晨痰标本进行抗酸涂片和培养更具敏感性

研　究	随机标本阳性率（%）	清晨标本阳性率（%）	P 值
Abraham 等（2012）[48]（涂片阳性）	21/49（43%）	32/49（65%）	0.042
Ssengooba 等（2012）[49]（MGIT 培养阳性）	12/21（57%）	21/21（100%）	< 0.001

注：MGIT，分枝杆菌生长指示管

MP 瓶接种全血，优化促进分枝杆菌和真菌生物的生长，并使用自动血培养仪进行监测。

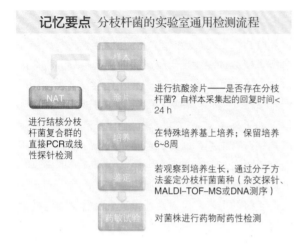

记忆要点 分枝杆菌的实验室通用检测流程

NAT
进行结核分枝杆菌复合群的直接PCR或线性探针检测

样本

涂片
进行抗酸涂片——是否存在分枝杆菌？自样本采集起的回复时间<24 h

培养
在特殊培养基上培养；保留培养6~8周

鉴定
若观察到培养生长，通过分子方法鉴定分枝杆菌菌种（杂交探针、MALDI-TOF-MS或DNA测序）

药敏试验
对菌株进行药物耐药性检测

分枝杆菌染色

染色涂片的显微镜镜检是一种快速、廉价的临床标本分枝杆菌筛查方法。尽管根据细胞壁内肽聚糖成分，分枝杆菌与革兰阳性菌有关，但传统的革兰染色不能可靠地检测到分枝杆菌。其疏水性细胞壁能够抵抗如结晶紫的苯胺染料的渗透，因此，在革兰染色中，分枝杆菌要么不可见，要么在直接样本染色时呈杆菌状的透明区或"幽灵"样[55]。然而，在一定条件下，芳基甲烷染料能够与分枝杆菌细胞壁内的分枝菌酸形成稳定的结合物，从而产生串珠状外观。在苯酚和加热条件下，石炭酸品红料可用于姜-尼（Ziehl-Neelsen）抗酸染色过程中，该染色法也使用亚甲蓝作为复染剂[56,57]。由于这些细胞壁染料复合物对无机酸具有抗降解性，所以分枝杆菌被称为抗酸杆菌（AFB）。

姜-尼抗酸染色、冷染色（Kinyoun）和金胺-罗丹明染色（Auramine-Rhodamine）可用于直接从标本或菌落生长中观察AFB，而Fite染色通常用于福尔马林固定的石蜡包埋组织的组织病理学分析。冷染色法与姜-尼染色相关，但使用浓度增加的苯酚进行细胞壁渗透，而不是加热法[58]。Fite染色是一种改良的抗酸染色，使用弱酸脱色条件以便显示部分耐酸的细菌，包括麻风分枝杆菌、红球菌属及诺卡菌属[59]。姜-尼、冷和Fite染色使用传统的光学显微镜，而其他染色法使用荧光方法检测，具有明显的优势。由金胺O和罗丹明B染料

的混合物组成的荧光染色剂能与抗酸生物的核酸结合[60]。荧光染色比石炭酸品红染色剂敏感20%左右，并且能在低倍放大镜下快速阅片[61-63]。因此，尽管在资源有限的环境下，获得荧光发光二极管显微镜仍有困难，WHO仍支持逐步淘汰传统的姜-尼染色，转而采用金胺-罗丹明AFB染色法。2014年，WHO调查了全球显微镜中心，只有7%的实验室有能力进行荧光AFB涂片，高于2012年的2%比例[23]。

由于分枝杆菌细胞体积小，检测人员需要进行充分训练以便可靠地将AFB与标本中可能存在的非特异性染色的碎片区分开。除了细胞大小（长度为1~10 μm），串珠状染色的外观也提示AFB（图5.1）。痰AFB涂片的整体临床敏感性取决于分枝杆菌的菌量（可靠检测需要1 000~10 000 CFU/mL），所用AFB染色类型及实验室技术人员的经验。AFB浓度与感染的严重程度相关，痰涂片阳性提示肺结核患者具有较高的传染性可能。尽管AFB染色阳性预测值高达95%以上，但对结核分枝杆菌是非特异性的，也不能区分分枝杆菌的种类[64]。

尽管美国目前的指南建议对肺结核进行连续3次痰涂片诊断[46]，但在2次阴性涂片后进行第三次痰涂片所获得的额外敏感性是递增的（表5.3）[65-72]。一项综合文献综述分析了37个单独研究的数据，确定前两次痰涂片能检出95%以上的涂片阳性病例[73]。总的来说，初次痰涂片阳性率平均为85.8%，第二次痰涂片阳性率为11.9%。当前两份痰标本为阴性时，第三份标本使检出率仅增加了3.1%。根据这些数据，WHO将其国际指南修改为建议进行2次AFB涂片，而不是先前建议的3次涂片[74]。进行第三次涂片一度被认为是在资源有限的环境下对防止实验室错误或使用不理想试剂的额外预防措施。然而，基于WHO的倡议，即使在资源有限的地区，质量控制计划实施也已基本建立，这些顾虑已经减少。除了第三次痰涂片的准确率低之外，传统的对疑似肺结核患者有三次阴性AFB痰涂片结果的要求，使医院空气传染防护措施的移除延迟，导致了与之相关的巨大医疗费用[75]。根据临床怀疑和患者危险因素，仅涂片结果可能不足以消除空气传播预防措施。

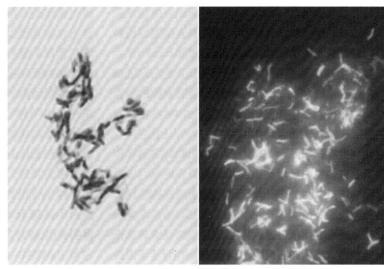

图5.1　抗酸杆菌染色。分枝杆菌用基于卡波品红的冷染色（左）和荧光的金胺-罗丹明（右）染色

表5.3　连续抗酸杆菌涂片敏感性的选择研究

研　　究	涂片阳性数	通过检测获得的总阳性（%）		
		第一次涂片	第二次涂片	第三次涂片
Ipuge et al. (1996) [65]	11 650	83.4%	12.2%	4.4%
Nelson et al. (1998) [66]	53	77.4%	15.1%	7.5%
Walker et al. (2000) [67]	166	77.1%	15.0%	7.9%
Mathew et al. (2002) [68]	19	89.4%	5.3%	5.3%
Wilmer et al. (2011) [69]	64	89.1%	7.8%	3.1%
Khogali et al. (2013) [70]	60	93%	5%	2%
Rehman et al. (2013) [71]	1 164	77.0%	16.3%	6.7%
Hassan et al. (2014) [72]	719	96.4%	3.6%	0%

抗酸染色是一种快速、廉价的 AFB 筛查方法。美国 CDC 建议在采集标本后的 24 h 内报告 AFB 染色结果[76]。AFB 阳性结果具有很高的预测价值，但灵敏度相对较低，因此要求同时进行结核分枝杆

记忆要点　分枝杆菌的抗酸涂片

· 为样本中存在的分枝杆菌提供快速指示。

· 与培养相比不敏感，涂片阴性不能除外样本中存在分枝杆菌。

· 单凭抗酸涂片无法确定分枝杆菌种类。

· 快生长分枝杆菌存在时，抗酸染色有时会呈阴性。

菌和 NTM 的培养。AFB 染色不应单独用于分枝杆菌感染的最终诊断，应与培养及随后的菌种鉴定和药物敏感性试验相结合。

▎**培养**

样本处理和去污染

由于分枝杆菌生长速度相对较慢，因此标本培养可能被生长速度较快的细菌污染而影响检测。非无菌性的呼吸道标本通常含有细菌，这些细菌会过度生长超过存在的任何分枝杆菌。因此，在培养前标本的处理方式非常重要，既要减少污染菌，又不会对分枝杆菌的生存能力产生不利影响。非无菌标本可以用多种试剂进行预处理；最常见的试剂是 N-乙酰-L-半胱氨酸（NALC）和氢氧化钠（NaOH）[46]。NALC 是一种黏液溶解剂，有助

于分解呼吸道标本中的黏液以释放细菌，使它们能够获得培养基提供的营养物质。NaOH 作为一种去污剂，通常以 2% 的最终浓度使用，可以杀死污染菌，同时使分枝杆菌存活进行培养。此外，使用 0.7%～1% 的氯己定可以有效地抑制铜绿假单胞菌的生长，对于囊性纤维化患者的痰液，氯己定可能是从其痰标本中分离 NTM 更合适的去污剂[77,78]。由于分枝杆菌的蜡状细胞壁使其比其他细菌更坚硬，但是如果长时间暴露在 NaOH 中，它们也会失去活性，所以保持接触去污剂的严格时限是很重要的。必须监测培养污染率，以确保所使用 NaOH 浓度和培养时间的最佳平衡。根据以往经验，对于基于辐射测量的 BACTEC 460 系统，污染率超过 5% 则为污染过量；然而，最近的文献指出使用 BACTEC MGIT 960 系统的污染率更高，这说明 6%～8% 的总污染率可能是更合适的基准[79-82]。相反，污染率近乎为 0 则表明去污染条件过于苛刻，可能会对分枝杆菌的检出产生不利影响[52]。呼吸道样本进行 NALC-NaOH 处理后，采用离心法（3 000×g，15 min）来提高分枝杆菌的检出率，随用最小体积的无菌磷酸盐缓冲盐水进行补液，再加样于培养基上。由于密度相等，离心不能可靠地浓缩脑脊液或体液中的分枝杆菌。标本也可以用各种抗生素来抑制污染菌的生长。在进行肉汤培养前，通常加入多黏菌素 B、两性霉素 B、萘啶酮酸、甲氧苄啶和阿洛西林的混合物。

分枝杆菌培养：固体培养基

去污染后的标本可用于培养结核分枝杆菌和 NTM。传统的培养是在以鸡蛋为基础的固体培养基上进行的，如由鸡蛋蛋白、马铃薯粉、盐和甘油组成的 L-J 培养基。L-J 培养基上结核分枝杆菌生长良好，但并不支持包括牛结核分枝杆菌和日内瓦分枝杆菌在内的所有分枝杆菌生长[83,84]。尽管一些实验室仍然使用 L-J 培养基，但许多实验室已经转为使用化学性质更明确的琼脂培养基，以优化加快分枝杆菌生长。例如，使用 Middlebrook 7H10 或 7H11 琼脂，可以在 10～12 天内看到慢生长分枝杆菌菌落，而使用 L-J 培养基需要 18～24 天[52]。对于细菌污染的标本，分离生长可能需要更长的时间。然而，琼脂培养基不太稳定，且更容易变质。例如，暴露在过度的热或光线下可能导致甲醛释放，该物

质对分枝杆菌具有毒性，并可能抑制生长[85]。

大多数分枝杆菌，包括结核分枝杆菌，在 35～37℃ 的条件下生长最佳。部分菌种的最佳生长温度为 30℃，如嗜血分枝杆菌、海分枝杆菌、副结核分枝杆菌和溃疡分枝杆菌。同许多需氧菌一样，在含 5%～10% CO_2 的环境中培养可以刺激分枝杆菌的生长。与其他细菌不同，结核分枝杆菌和慢生长 NTM 每代细胞分裂生长速度为 12～24 h。由于生长速度缓慢，菌落在培养皿上肉眼可见可能需要几周时间。培养通常保存 6～8 周后才被丢弃并报告为阴性结果[86]。尽管生长速度缓慢，但分枝杆菌培养比 AFB 涂片敏感约 100 倍，样本含菌量仅需 10～100 CFU/mL 即可生长[52]。

与肉汤培养相比，分枝杆菌通常在固体培养基上生长更慢；然而，平板培养能检测含有多种微生物的混合培养物。菌落形态也有助于或支持鉴定。最显著的形态学特征是菌落结构。结核分枝杆菌菌落的特征是干燥、质地粗糙、呈乳白色或棕褐色，通俗地称为"粗糙浅黄"。相反，牛分枝杆菌菌落扁平而光滑。MAC 菌落从光滑到粗糙，颜色通常呈白色，但可能随着时间的延长而变黄。较少情况下，MAC 菌落可呈透明扁平状。一些分枝杆菌能产生黄色至橙色的色素。光照产色的菌种只在光照后产生色素，而暗产色菌种不受光照的影响。结核分枝杆菌复合群的所有种类都是无色素的，因此任何色素的存在都表明 NTM 的生长。

分枝杆菌培养：液体培养基

固体和液体培养基相结合使用可最大限度分离出临床标本中的分枝杆菌[46]。一般而言，分枝杆菌在肉汤培养基中比在固体培养基平板上的生长速度更快，有助于改进患者诊治和临床结果[87]。从临床标本中培养结核分枝杆菌，自动肉汤培养系统平均需要 10 天，而固体培养基需要 20～25 天[46,79,82]。基于以上原因，目前指南规定所有分枝杆菌培养都包括固体和肉汤培养基[88]。虽然培养时间因实验室而异，但肉汤培养通常保存 6 周后报告阴性，而固体培养基的培养时间为 6～8 周。

美国 FDA 为分枝杆菌的半自动化、肉汤培养提供了三个商业平台：BACTEC MGIT 960 系统（Becton Dickinson 微生物学系统）、VersaTREK 系统

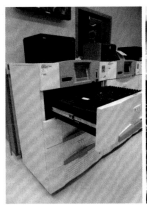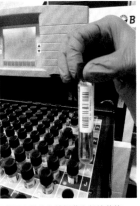

图5.2 BACTEC MGIT 960仪器和基于肉汤的分枝杆菌生长培养管

（Trek诊断系统）和MB/BacT Alert 3D（bioMérieux）。MGIT 960系统可以培养呼吸道标本和体液标本。血液和骨髓标本可能会干扰该系统的荧光检测，因此必须使用VersaTREK或MB/BacT Alert平台进行培养[89]。MGIT系统以其使用的分枝杆菌生长指示管而命名（图5.2）。每根管子都含有经过改良的Middlebrook 7H9肉汤和一种荧光指示剂，该指示剂可在管内存有氧气时淬灭。随着时间的推移，培养基中分枝杆菌的生长会消耗氧气，一旦达到一定的生长阈值，荧光指示剂就会发出阳性信号，阳性时间取决于最初的分枝杆菌菌量和生长速度，如含有10^4 CFU结核分枝杆菌MGIT管通常在6～7天内发出阳性信号[90]。该仪器持续监测管内荧光，使实验室工作人员能够快速识别阳性管，并可开始对存在的任何分枝杆菌进行鉴定。MGIT系统是对过去使用的BACTEC平台的改进，BACTEC平台使用辐射测量法评估生长情况，且需要人工干预每天在机器上放置1～2次瓶子进行读数。除了生长速度更快之外，许多研究已经证明，MGIT肉汤系统的灵敏度比固体培养更高[91-95]。对来自14 745个临床标本的1 381个菌株的10项已发表研究的Meta分析发现，MGIT系统的总体分析敏感性为81.5%（特异性为99.6%），而固体培养基的敏感性为67%[82]。当进行分类时，使用MGIT系统可将结核分枝杆菌的敏感性从76%提高到88%，而NTM敏感性从51%提高到66%。

第二种基于肉汤的半自动化分枝杆菌培养系统是VersaTREK系统（图5.3）。VersaTREK系统不使用荧光，而是通过测量培养基上方瓶顶空间的压力

变化来检测接种样本的生长情况。最后一种是MB/BacT Alert 3D系统，使用比色二氧化碳传感器对生长进行检测。三种系统都使用Middlebrook肉汤，并具有相当水平的分枝杆菌培养性能[96-98]。

对于血标本，可以使用BACTEC Myco/F溶血培养瓶，该培养瓶含有用于分离分枝杆菌和真菌的优化培养基。与标准的BACTEC需氧瓶相比，Myco/F溶血培养瓶提高了对分枝杆菌生长的敏感性[99,100]，与隔离管的敏感性相似[101]。Myco/F溶血培养瓶和BacT/Alert培养系统能分别在20天和16.4天内检测到血液中结核分枝杆菌的生长[102]。Myco/F溶血瓶的最佳接种量为1～5 mL血液，而BacT/Alert瓶可容纳8～10 mL血液。无论肉汤培养体系如何，所有对生长呈阳性信号的标本都必须传代接种到固体培养基中，以检测混合培养及与任何菌落形态的相关性。

■ 培养物传统生化鉴定

过去，分枝杆菌阳性培养物是根据菌落形态和选定的生化反应来鉴定的。在结核分枝杆菌复合群中，可以根据表型的烟酸积累、硝酸盐还原和吡嗪酰胺酶活性来推测细菌种类。某些分枝杆菌合成和分泌烟酸，而不是在代谢途径中使用这种化合物，故烟酸的积累可用于评估[103]。不同于结核分枝杆菌复合群的相关成员，如牛分枝杆菌、牛分枝杆菌卡介苗和非洲分枝杆菌，结核分枝杆菌的烟酸排泄反应呈阳性。在NTM中，猿分枝杆菌也可能对烟酸呈阳性。类似的分析也可用于评估硝酸还原酶的产生，硝酸还原酶能将硝酸盐还

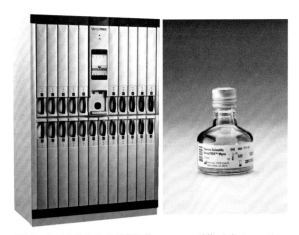

图5.3 基于肉汤的分枝杆菌生长VersaTREK系统。（由Thermo Fisher Scientific提供，禁止复制）

原为亚硝酸盐[104]。分枝杆菌分离物硝酸盐还原的阳性结果可能是结核分枝杆菌的另一个关键指标。值得注意的是，鸟分枝杆菌的烟酸和硝酸盐还原试验均为阴性[46]。吡嗪酰胺酶的产生也有助于菌种鉴定。当在含有吡嗪酰胺和硫酸亚铁铵的琼脂平板上生长时，在吡嗪酰胺酶活性存在的条件下可观察到比色变化。吡嗪酰胺酶在结核分枝杆菌、MAC 和海分枝杆菌中存在，而牛分枝杆菌和堪萨斯分枝杆菌不产该酶[105]。在慢生长分枝杆菌中，色素的产生也有助于菌种鉴定。堪萨斯分枝杆菌、海分枝杆菌和猿分枝杆菌是光照产色菌，戈登分枝杆菌和瘰病分枝杆菌是暗产色菌，结核分枝杆菌复合群、MAC、溃疡分枝杆菌和蟾分枝杆菌是不产色菌，而快生长 NTM 通常是无色素的。总的来说，这些表型特征可用于推测鉴定分枝杆菌；然而，试验过程缓慢，可能需要 4～8 周。必须使用分子方法对培养物中分离的分枝杆菌进行最终鉴定。

■ **培养生长物的分子诊断**

将分枝杆菌分离鉴定至菌种水平对于正确的临床诊治很重要，并且对于使用培养菌株进行常规药物敏感性试验也是必需的[88]。与传统的生化试验不同，分子方法能更快地进行菌种鉴定。有关分子检测在临床微生物学实验室应用的其他讨论，请参阅第 2 章。临床诊断实验室目前使用多种技术来鉴定所培养的分离物，包括核酸杂交探针、线探针杂交分析、MALDI-TOF-MS 和 DNA 测序。

核酸杂交探针

商品化的核酸杂交探针很容易应用于实验室，并能鉴定几种临床相关的分枝杆菌。从 Hologic Gen Probe 可获得 FDA 批准的杂交探针，能鉴定结核分枝杆菌复合群、鸟分枝杆菌复合群、戈登分枝杆菌和堪萨斯分枝杆菌。培养物可通过灭菌热处理和超声波处理释放核酸（图 5.4）。添加一种用化学发光部分标记的种特异性 DNA 探针。如果探针序列与 16S rRNA 靶序列互补，则发生杂交，其 DNA-rRNA 杂交产生的化学发光可被检测和定量分析。由于杂交探针不使用 PCR 或其他扩增步骤，因此需要更多的核酸靶序列。这限制了杂交探针的使用，只能用以检测培养物（肉汤或固体培养基）中生长的细菌，而不是直接检测患者标本。然而，培养杂交探针具有高度的敏感性和特异性（根据研究结果，其值在 95%～100%），技术上简便易操作，并可在大约 2 h 内提供结果[106-109]。虽然一些罕见的 NTM 存在轻微的交叉反应，但可通过严格控制杂交时间和温度进行消除。杂交探针的主要局限性在于只能用于 4 种分枝杆菌或复合群的检测，因此需要额外的分子工具来鉴定临床实验室发现的其余分枝杆菌。

线性探针分析

线性探针分析是利用杂交探针从培养出的菌

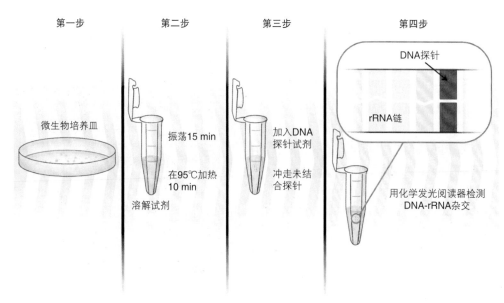

图5.4 核酸杂交探针工作流程示意图。（经许可，由 Mayo Foundationfor Medical Education and Research 提供）

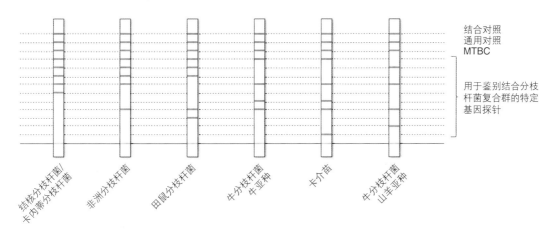

图5.5　线性探针检测示意图。GenoType MTBC 测试（Hain Lifescience）使用几种嵌入的 DNA 探针来检测和区分结核分枝杆菌复合群的成员。（经许可，由 Hain Lifesciences 提供）

株中鉴定分枝杆菌的一种替代技术。该技术使用内嵌有属和种特异性探针的硝酸纤维素膜条。培养分离物溶解所得的 DNA 与探针杂交，若存在互补 DNA 时可产生比色带进行菌种鉴定（图 5.5）。目前商品化探针分析有 3 种，包括 INNO-LiPA 分枝杆菌分析（Fujirebio）、GenoType MTBC 试验（Hain Lifescience）和 Speed-oligo 分枝杆菌（Vircel）。这些分析使用的探针针对 16S 和（或）23S rRNA 基因区域内的核苷酸差异，可检测结核分枝杆菌复合群内的不同种和几种常见的 NTM。线性探针检测的灵敏度和特异性通常超过 90%，并可在 4～6 h 内获得结果[110,111]。然而，在某些罕见的 NTM 中存在交叉反应性[112]。与核酸杂交探针一样，结果应与鉴定出菌种的表型特征一致。线探针分析的一个主要局限性是，目前美国 FDA 还没有批准将其用于临床诊断。

MALDI-TOF-MS

近年来，MALDI-TOF-MS 已作为主要方法被广泛用于临床标本细菌和酵母菌鉴定，最近更被应用于分枝杆菌的鉴定[113-116]。有关 MALDI-TOF-MS 在临床微生物实验室中应用的更多讨论请参阅第 1 章。该技术使用质谱法评估分离株的蛋白质含量以进行细菌鉴定。当分离株在培养基中生长后，对其进行乙醇和（或）热处理及机械破坏，以溶解和灭活分枝杆菌细胞[117]。基于实验室在处理潜在结核分枝杆菌时的安全考虑，应使用 BSL-3 预防措施进行溶解和灭活步骤。非活性生物体溶解物可在 BSL-2 环境中进行进一步处

理。蛋白质通过甲酸和乙腈从细胞溶解物中提取，并将一种有助于激光电离的化学基质液添加到提取的蛋白质样品中。电离的蛋白质根据其质荷比得到分离，从而产生一个能代表相关微生物中最丰富蛋白质的蛋白质峰谱（图 5.6）。这个峰谱类似"指纹"，可以与已鉴定的菌株的光谱数据库进行比较。

目前获美国 FDA 批准用于鉴定有限的细菌的 MALDI-TOF-MS 平台有 2 种：MALDI Biotyper（Bruker Corporation）和 VITEK MS（bioMérieux）。截至目前撰稿之时，两个系统都没有获得美国 FDA 用以分枝杆菌鉴定的认证，因此实验室必须进行彻底确认和验证研究，以确保分枝杆菌的正确鉴定。一些研究已证实两种 MALDI-TOF-MS 系统都能对分枝杆菌进行准确鉴定[114,118-120]。每个系统都使用自己的数据库，包含了代表结核分枝杆菌复合群和许多种 NTM 的若干条目。然而，目前的数据库可能不能充分代表不常见的微生物，这潜在限制了该系统可靠鉴别这些微生物的能力。为此，临床实验室还可以利用适应性的仅为研究用途的数据库，即允许实验室用户为通过其他方法鉴定的细菌添加自定义的 MALDI-TOF-MS 条目，以有效扩展制造商提供的库。使用 MALDI-TOF-MS 鉴定分枝杆菌有许多优点，包括可能已经用于鉴定细菌、酵母菌和真菌的类似的实验室工作流程。一般而言，MALDI-TOF-MS 消耗性试剂成本较低，其快速周转时间（TAT）可降低患者诊治的总体成本[121]。该技术的主要限制是需要细菌在培养基中

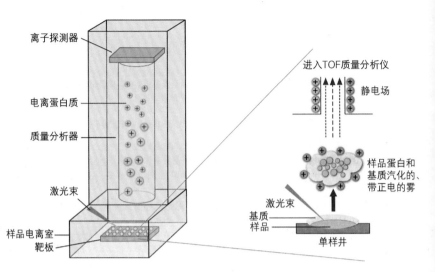

图5.6 MALDI-TOF-MS 操作示意图。
（经许可，由 Mayo Foundation for Medical Education and Research 提供）

生长，对于缓慢生长分枝杆菌，通常需要几周时间。细菌鉴定需要纯分离株生长，而 MALDI-TOF-MS 缺乏区分几个密切相关菌种的分辨率，包括结核分枝杆菌复合群内的各种类别。区分复合群内的单个成员可能有助于流行病学目的的研究或指导抗菌治疗，如牛分枝杆菌对吡嗪酰胺天然耐药。由于 MALDI-TOF-MS 评估蛋白质含量，与使用 DNA 扩增需要更少量菌落生物量的测序相比，TAT 可能会延迟，特别是对于缓慢生长的细菌[113, 116]。

测序

传统的桑格双脱氧测序法是目前鉴定分枝杆菌菌种的金标准。包括结核分枝杆菌在内的 40 多个物种的全基因组序列已经建立。然而，常规鉴定中对特异性靶位序列进行测序更为实用，如 16S 或 23S rDNA 基因、热休克蛋白 hsp65 基因或编码细菌 RNA 聚合酶 β 亚基的 rpoB 基因[108]。PCR 引物被设计用于结合保守序列并广泛扩增所有分枝杆菌的 DNA，也定位于可用于菌种鉴别的可变区域的侧面。对扩增后的 DNA 进行测序，并与已建立的序列数据库进行比较。公共数据库，如美国国家生物技术信息中心 GenBank（在国际核苷酸序列联合数据库内；http://www.ncbi.nlm.nih.gov/genbank），可以使用基本局部序列对比检索工具（BLAST）查询，但包含尚未发布和未经验证可用于临床应用的序列[122]。对于临床诊断实验室而言，宜使用市场上可获得的数据库，如 MicroSeq（Thermo Fisher Scientific）、SmartGene IDNS（SmartGene）或 RipSeq（Pathogenomix, Inc.）。这些基于网络的数据库提供

了分析工具，并受益于条目的持续质量控制。

DNA 测序的一个主要优点是能够客观地将种类繁多的分枝杆菌鉴定至种水平，包括结核分枝杆菌复合群中的种类。通常测序的 TAT 是 24 h；然而，这项技术可能仅限于参考实验室，因此必须考虑样本的运输时间。TAT 还受常规工作流程中样本批处理方式的影响。测序的局限性包括需执行劳动密集型的方案，需要训练有素的技术人员。此外，设备和试剂的成本比前面描述的分子技术要高。测序通常在杂交探针和 MALDI-TOF-MS 等成本更低、速度更快的方法无法获得确定结果之后再进行。

■ 患者标本直接分子诊断

由于结核感染的潜在严重性以及对社区和医院内传播的顾虑，早期诊断活动性疾病对于有效的患者管理和预防疾病传播至关重要。因此，大多数商品化和实验室开发的分子检测都特别着重于结核分枝杆菌的鉴定。由于许多分枝杆菌在培养过程中生长缓慢，因此如 MALDI-TOF-MS 和测序等依赖于培养物鉴定的方法，可能会导致诊断延迟，尽管一旦达到足够的生长量，这些方法的 TAT 很快。先前讨论的商品化的线性探针检测是为直接从呼吸道样本中检测结核分枝杆菌而设计的；然而，美国 FDA 并未批准将其用于临床。已开发核酸扩增（NAA）试验，只需 2 h 即可直接从患者样本中检测结核分枝杆菌复合群。

两项 NAA 试验已获得美国 FDA 批准和许可用于呼吸道标本的结核分枝杆菌复合群直接检测：结

核分枝杆菌直接扩增试验（MTD）（Hologic Gen-Probe）和 Xpert MTB/RIF 检测（Cepheid）[123]。这些检测分别使用转录介导的扩增和实时 PCR 方法标记结核分枝杆菌特异性 rRNA 和 DNA 序列。根据文献综述，对涂片阳性的呼吸道样本进行 MTD 扩增试验，其分析灵敏度为 87.5%～100%，而特异性超过 98%[124]。涂片阴性样本的灵敏度降低为 63.6%～100%。Xpert MTB/RIF 检测的性能与之类似，与培养这一金标准相比，涂片阳性呼吸道样本的灵敏度为 90%～99%[125-127]。涂片阴性样本的灵敏度降至 59%～74%。最近的一项多中心研究对来自美国、巴西和南非的疑似肺结核患者进行了 Xpert MTB/RIF 检测，发现在高患病率和低患病率国家之间的检测表现具有可比性[127]。对于每个检测平台，检测 AFB 涂片阳性的呼吸道样本时敏感性都最高。然而，即使涂片阴性样本的 NAA 检测结果为阴性时也不能排除结核。此外，NAA 测试不能区分结核分枝杆菌活菌和死菌，因此不能用于监测治疗的反应。

与 MTD 检测不同，Xpert MTB/RIF 试验是一种自动的盒式系统，其优点在于易使用，且封闭的扩增系统可降低样品之间交叉污染的可能性（图 5.7）。该试验操作简单且不需要先进的生物安全设备。因此，2010 年，WHO 推荐在高患病率的发展中国家对疑似肺结核患者使用 Xpert MTB/RIF。这一检测方法的使用已经显著扩大，2014 年全球 116 个低收入和中等收入国家购买了 480 万个检测盒，高于 2011 年的 55 万个检测盒[23]。美国 CDC 最近的指南推荐对每位疑似肺结核患者至少进行一份呼吸道样本（最好是第一份样本）的 NAA 检测[128]。

为避免结核分枝杆菌 NAA 检测为假阴性结果、鉴定 NTM 并促进药物敏感性试验，呼吸道样本仍必须进行分枝杆菌培养。Xpert MTB/RIF 试验仅获美国 FDA 批准用于检测痰标本；然而，与胸腔积液（敏感性 34%）相比[131]，支气管肺泡灌洗液（敏感性 78%～92%）也有类似的性能[129,130]。2015 年 2 月，FDA 批准扩大了 Xpert MTB/RIF 试验的使用范围，以用于更快地移除疑似结核患者的空气传播预防措施[132]。修订后的标识表明，1 次或 2 次 Xpert MTB/RIF 阴性结果是排除肺结核的充分证据，而此前的美国 CDC 指南建议，直到获得 3 次连续痰涂片 AFB 阴性结果以排除传染性肺结核前，均需隔离。最近一项对 638 例疑似肺结核患者的研究发现，单次 Xpert 结果的阴性预测值为 99.7%[127]。连续 2 次 Xpert 的阴性预测值增加到 100%，因此支持使用这种分析方法移除患者的空气隔离措施。

Xpert MTB/RIF 试验具有提供利福平耐药信息的额外优势。该方法能够检测 rpoB 基因 81 bp 区域的突变，该突变导致结核分枝杆菌约 96% 的利福平耐药性。利福平耐药也是多重耐药结核病的预测因子，因为大多数利福平耐药菌株也会对异烟肼耐药。鉴于一些错误的利福平耐药报道，美国 CDC 建议将 Xpert 利福平耐药性作为初步结果报告，需等待耐药性突变测序的结果[133]。需要基于细菌生长的传统药物敏感性试验作为确认。在结核低流行率、低利福平耐药率的环境下，药敏结果的解释尤其值得深思。尽管利福平耐药性的分析特异性高（98%），但在这些环境中，假阳性结果可能更为常见[134]。临床医师必须在患者个体危险因素和当地流行病学的背景下评估阳性结果的总体可能性。当意外地检测到利福平耐药性时，合适的第一步处理可能是重复 Xpert 试验[135]。总体而言，Xpert MTB/RIF 试验的优点包括对呼吸道样本具有良好的敏感性和特异性、2 h 的快速 TAT 检测能力、直接从样本检测结核分枝杆菌复合群和利福平耐药性，以及使用交叉污染风险低的封闭式 PCR 系统。

除了商品化 NAA 测试，一些实验室还提供实验室开发的检测（LDT），通过 PCR 直接检测结核分枝杆菌。这些方法通常是封闭的 PCR 系统，可显著减少因交叉污染导致假阳性结果的机会。据报道，这些检测通常具有高度敏感性和特

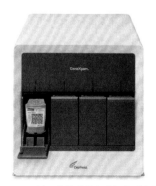
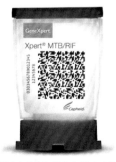

图5.7 用于结核分枝杆菌复合群和利福平耐药相关突变的分子检测 Cepheid Xpert 系统和 MTB/RIF 检测盒。（经许可，由 Cepheid 提供）

异性；然而，对 84 篇已发表研究的 Meta 分析发现，其累积敏感性范围为 9.4%～100%，特异性为 5.6%～100%[136]。LDT 质量如此大的异质性，强调了需要进行严格的验证，并纳入合适的质量控制措施。如果实施得当，实验室开发的实时 PCR 检测通常比商品化的 NAA 检测便宜，并且可用于更多样的标本类型，包括非呼吸道标本和福尔马林固定石蜡包埋的组织块。LDT PCR 分析也可用于特定的 NTM，包括但不限于 MAC、溃疡分枝杆菌和麻风分枝杆菌[137-140]。

由于 FDA 的监管、可靠性的提高和质量控制的改进，通常推荐使用具有良好性能的商品化 NAA 检测。与传统方法相比，NAA 检测提供了早期实验室诊断结核的可能性，从而可以更早地开始治疗、使用适当的隔离预防措施以中断传播，并改善患者预后。

■ 药物敏感性试验

分枝杆菌的表型药物敏感性试验（AST）依赖于测量有或无抗菌药物时细菌的生长量或生长速率。传统使用琼脂比例法，即在含有抗菌药物的琼脂平板上培养细菌，对菌落进行计数，如果超过 1% 的菌落在给定药物存在下出现生长，则认为该菌株具有耐药性。较新的方法是使用本章前面讨论的自动化肉汤培养仪器来检测细菌在药物"临界浓度"下的生长情况。临界浓度是指能抑制确认敏感菌株的 95% 生长的浓度。自动化肉汤 AST 通常使用一线抗结核药物利福平、异烟肼、吡嗪酰胺和乙胺丁醇进行检测。相关的肉汤微量稀释法则使用 96 孔的微量滴定板，该板含有几种浓度的一线药物，以及二线药物氟喹诺酮类和氨基糖苷类（Trek Diagnostics 的 MycoTB 板）[141]。由于检测了多种药物浓度，该方法可以确定最低抑菌浓度。

结核分枝杆菌菌株最初应进行所有一线药物检测，如果发现耐药或患者治疗无效，则应对二线药物进行检测[142]。NTM 菌株也可通过肉汤稀释法进行检测；然而，对于某些 NTM 而言，最低抑菌浓度适当折点的相关临床数据较少，可能只建议在对初始治疗难治的患者中进行 AST[142]。

除了前面讨论的 Xpert MTB/RIF 检测，人们对使用分子检测来测定耐药性标志物越来越感兴趣。目前，PCR 和基于测序的 LDT 针对导致一线和二线药物耐药性的特征性基因突变。美国 CDC 提供了一种使用焦磷酸测序和桑格测序的方法来预测结核分枝杆菌对一线和二线药物耐药性，与表型 AST 结果相比，该方法具有较高的敏感性和特异性[143]。

结论与未来诊断发展

结核分枝杆菌是导致世界范围内巨大发病率和死亡率的原因。延误诊断可能会推迟适当的治疗，并对患者的预后极为不利。作为使用传统培养方法检测的缓慢生长的微生物，新型分子技术使结核的实验室诊断更加快速和敏感。NAA 检测和菌株测序也能够通过筛选已确定的耐药突变来提供耐药的早期迹象。尤其是二代测序，作为一种能达到更深的测序覆盖度以获得更明确结果、鉴定分枝杆菌至种水平及在混合种群中鉴定耐药性变种的技术，正在对其进行研究[144,145]。尽管许多新的商品化和实验室开发的试验是专门用于检测结核分枝杆菌的，但通过测序和 MALDI-TOF-MS 检测 NTM 菌种的能力随着扩展数据库的验证而得到了提高。

许多新研发的检测旨在在资源有限的环境下提高结核诊断的速度和（或）准确性。例如，2015 年 WHO 批准了一项结核分枝杆菌尿抗原试验[23]。侧向流脂阿拉伯甘露聚糖试验（LF-LAM）检测从代谢活跃或受损的分枝杆菌细胞壁脱落的抗原。该方法可作为一种快速的即时检测，尿液标本更易收集，并避免了与感染性痰相关的潜在传播问题。由于该方法对 CD4 计数低和疾病负担较高患者的敏感性更好，因此，LF-LAM 分析特别适用于 HIV 患者中 CD4 计数 ≤ 100 细胞 /μL 或除此以外病情严重的疑似结核患者[146,147]。与 LF-LAM 试验一样，目前正在研发几种更为快速、便宜、准确和容易获得的结核诊断试验。

（鲍容　金文婷　姚雨濛　译）

第6章 · 真菌学

Ingibjörg Hilmarsdóttir, Audrey N. Schuetz, Anna F. Lau*

背景

真菌在自然界中普遍存在，是免疫功能正常宿主的条件致病菌或免疫功能受损人群的原发病原体。共生真菌作为人体正常菌群可引起机会性感染。真菌感染的诊断需要评估多种因素，包括地理位置、患者的基础疾病和临床表现及实验室诊断，如培养、解剖病理学检测、免疫学测定和分子试验等。

内容

本部分内容描述真菌在自然界中的特点及其重要性，包括流行和新发的真菌感染，并对医学真菌的命名变化和不确定的真菌分类群之间的系统发育关系进行综述。内容包括诊断实验室分析前、分析中和分析后的流程，强调真菌形态等问题需要与临床团队密切沟通合作；讨论了常见的组织病理学和细胞学特征与解剖病理学的关系。鉴于真菌培养鉴定方法周转时间较长、敏感性和特异性较低，本文还介绍了非表型鉴定方法，如质谱、免疫学试验和分子检测。最后对真菌感染的主要特点进行总结，包括感染人群、临床表现、诊断方法和耐药等治疗相关问题。

引 言

自然界中的真菌

随着小孢子虫等常见病原体[1,2]及新的未知真菌[3]的基因组研究数据不断扩展，我们对真菌的理解正在迅速发展。之前众所周知的不动、需氧、细胞壁富含壳多糖的真菌中，也包括了可动[4]、严格厌氧[5]和无细胞壁[3]的菌种。真菌的共同特征是不能进行光合作用和非自养（即需要有机化合物作为碳源和能量来源）。真菌通过腐生、共生或寄生获得营养。真菌中的腐生生物以死的有机残留物为食，主要是植物，它们是自然界中的主要回收者，对地球上的生命不可或缺。

真菌在土壤[6]、空气、水[7-11]、活的[12,13]和腐烂的[14,15]植物中普遍存在（图6.1）。真菌通过产生

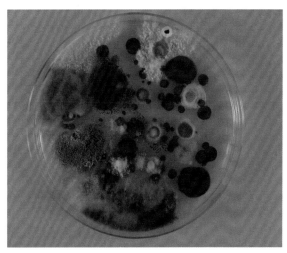

图6.1 培养基置于开窗窗台上几小时后培养出种类众多的环境真菌

* 感谢来自 Service de Parasitologie-Mycologie, Hôpital Universitaire Pitié-Salpêtrière, Paris, France 的 Gabriel Lecso，他收集的照片极大地提高了本章的价值。

分生孢子和孢子传播。这些小至 2 μm 的真菌繁殖体可以短距离或长距离传播，甚至可以跨越大陆[16]。真菌颗粒从小于 20 CFU/m^3 到大于 10^5 CFU/m^3 均可随着气流、污染物和环境中的人群传播，环境中的浓度通常低于 10^3 CFU/m^3 [17,18]。空气中鉴定真菌种类的多少取决于使用的方法[19,20]。常用的培养技术会漏诊不可培养的真菌，以牺牲缓慢生长的菌种为代价而高估了快生长的真菌。分子方法表明链格孢属、曲霉和枝孢属是人类十大最常见的室内真菌病原体[21,22]。

真菌与人类疾病

真菌通过三种机制引起人类疾病。真菌毒理学包括蘑菇毒素[23]和小型真菌（主要是霉菌）的霉菌毒素[24-26]。临床真菌学包括真菌过敏和感染相关的免疫学和变态反应学。这些领域在临床或实验室实践中极少重叠。过敏性支气管肺曲霉病是一个例外，其发病机制是曲霉在下呼吸道定植引起过敏，通常在下呼吸道标本中培养阳性[27]。

真菌是大自然回收站，其作用无处不在。人类真菌感染既不是媒介传播，也不是性传播，人际传播罕见，只有早期从他人获得的人体正常菌群和少数嗜人皮肤癣菌。真菌可感染人体的所有器官，包括头发。真菌可以是动物源性或暴发相关的传播，可感染各个年龄层，引起免疫缺陷人群的严重感染。

地球上的真菌种类预计 300 万种[28]。目前已知的约 10 万种[29]，其中 500 多种引起人类感染[30]。较少一部分真菌已适应了人类。念珠菌定植于人类的黏膜和皮肤，嗜人皮肤癣菌仅感染人类。少数真菌是原发病原体[31]，大多数是机体免疫功能降低时能够引起感染的机会致病菌。因此，真菌的感染率低于其他人类病原体，主要引起皮肤黏膜和角质化组织感染，严重感染常发生在免疫功能缺陷的患者。这可能是真菌感染在全球受到的关注度低于细菌、寄生虫和病毒的原因。

如今，由于对公共健康和经济的影响，真菌感染受到越来越多的关注。非毒素相关的真菌病影响世界上超过 25% 的人群。头发、皮肤和指甲感染最多见，感染人数约 15 亿人，其中大多数是儿童患者[32,33]。其次是黏膜念珠菌病，育龄妇女阴道念珠菌病最为常见。虽然这些疾病通常是良性的，但发病率较高会引起社会经济负担。

呼吸道感染和真菌过敏是较为严重的感染，是第三种最常见的疾病。全球约 300 万慢性肺曲霉病患者[34,35]，其中 80 万是侵袭性曲霉和耶氏肺孢子菌合并感染。真菌引起约 1 100 万人过敏性气管曲霉病和重症哮喘[35]。念珠菌和隐球菌引起全球每年约 200 万侵袭性和威胁生命的酵母菌患者感染[36-38]。侵袭性真菌感染的病死率高，导致 80 万以上艾滋病患者或其他免疫缺陷严重疾病患者的死亡[36]。预估前十位侵袭性真菌感染导致的死亡人数超过结核病和疟疾[39]。此外，许多真菌感染有严格的地域分布，是致死的重要原因。如双向真菌引起的严重地区性真菌病，包括丧失视力的角膜炎[36]及由于对抗真菌药物反应不佳，患者需要截肢的肢足分支菌病等[40]。

在过去 10 年，健康领域中的科技进步飞速发展，但侵袭性真菌感染的诊断和治疗对卫生保健系统仍是一个严峻的挑战。尸检研究是当前形势的一个缩影。感染，包括真菌病原学诊断是 ICU 患者最常见的误诊类型[41]。血液恶性肿瘤患者的尸检结果显示，75% 为未确诊的侵袭性真菌感染[42]。

本章的目标是提供真菌病原体和感染实验室专业知识和诊断过程中的实用指南。总结了有助于临床实验室和医师诊断的真菌感染管理的手册和指南（表 6.1～表 6.3）、真菌中的专有名词（表 6.4）和缩略语（表 6.5）。

表6.1　临床标本检测和鉴定真菌的参考手册

标题，作者，版本	出版社
Manual of Clinical Microbiology. Editors: James H. Jorgensen, Michael A. Pfaller, Karen C. Carroll, Guido Funke, Marie Louise Landry, Sandra S. Richter, David W. Warnock. 11th edition, 2015	ASM Press
Clinical Microbiology Procedures Handbook. Editor: Amy L. Leber. 4th edition, 2016.	ASM Press
M54–A: Principles and Procedures for Detection of Fungi in Clinical Specimens—Direct Examination and Culture; Approved Guideline, 2012	CLSI

（续表）

标题，作者，版本	出 版 社
Medically Important Fungi: A Guide to Identification. Davise H. Larone. 5th edition, 2011	ASM Press
Identification of Pathogenic Fungi. Colin K. Campbell, Elizabeth M. Johnson, David W. Warnock. 2nd edition, 2013	Wiley-Blackwell
Descriptions of Medical Fungi. David Ellis, Stephen Davis, Helen Alexiou, Rosemary Handke, Robyn Bartley. 2nd edition, 2007	Mycology Unit Women's and Children's Hospital and School of Molecular & Biomedical Science, University of Adelaide, Australia
Atlas of Clinical Fungi. G. S. de Hoog, J. Guarro, J, Gené, M. J. Figueras. Edition 4.1.2, 2014	CBS-KNAW
Laboratory Handbook of Dermatophytes: A Clinical Guide and Laboratory Handbook of Dermatophytes and Other Filamentous Fungi from Skin, Hair, and Nails. Julius Kanem Richard Summerbell, Lynne Sigler, Sigmund Krajden, Geoffrey Land, 1997	Star Publishing Company (Belmont, California)

表6.2 真菌感染诊断的指南、推荐和提议

真 菌 和 感 染	标 题
念珠菌	
念珠菌（侵袭性感染）	*ESCMID Guideline for the Diagnosis and Management of Candida Diseases 2012: Diagnostic Procedures*[43]
念珠菌（侵袭性感染）	*The Use of Mannan Antigen and Anti-Mannan Antibodies in the Diagnosis of Invasive Candidiasis: Recommendations from the Third European Conference on Infections in Leukemia*[44]
曲霉菌	
曲霉（肺部感染）。本出版物是一篇关于侵袭性真菌感染 EORTC 和 ECIL 定义的诊断方法综述	*Diagnosis of Invasive Pulmonary Aspergillosis: Updates and Recommendations*[45] 来源：French single-center publication
过敏性支气管肺曲霉病	*Allergic Bronchopulmonary Aspergillosis: Review of Literature and Proposal of New Diagnostic and Classification Criteria*[27] 来源：multicenter international publication
曲霉（侵袭性感染）	*A Clinical Algorithm to Diagnose Invasive Pulmonary Aspergillosis in Critically Ill Patients*[46] 来源：multicenter international publication
曲霉（支气管炎）。该出版物提出了诊断曲霉菌性支气管炎的标准	*Aspergillus Bronchitis Without Significant Immunocompromise*[47] 来源：British single-center publication
曲霉（慢性肺部感染）。该出版物提出了诊断慢性肺曲霉病的标准	*Chronic Cavitary and Fibrosing Pulmonary and Pleural Aspergillosis: Case Series, Proposed Nomenclature Change, and Review*[48] 来源：British single-center publication
侵袭性、黏膜和浅表感染中的各种真菌群	
侵袭性真菌感染，过敏性支气管肺曲霉病，曲霉球	*British Society for Medical Mycology Best Practice Recommendations for the Diagnosis of Serious Fungal Diseases*[49]
侵袭性真菌感染	*ECIL-3 Classical Diagnostic Procedures for the Diagnosis of Invasive Fungal Diseases in Patients with Leukaemia*[50]
侵袭性真菌感染	*ECIL Recommendations for the Use of Biological Markers for the Diagnosis of Invasive Fungal Diseases in Leukemic Patients and Hematopoietic SCT Recipients*[51]
侵袭性真菌感染	*Revised Definitions of Invasive Fungal Disease from the EORTC/MSG Consensus Group*[52]
细菌、真菌、寄生虫和病毒引起的表面和侵袭性感染	*A Guide to Utilization of the Microbiology Laboratory for Diagnosis of Infectious Diseases: 2013 Recommendations by the Infectious Diseases Society of America and the American Society for Microbiology*[53]

注：ECIL，欧洲白血病感染会议；EORTC，欧洲癌症研究和治疗组织；ESCMID，欧洲临床微生物学和感染病学会；MSG，美国国家过敏和感染病研究所真菌病研究小组

表6.3 真菌感染管理指南

真菌和感染	标题和来源	诊断	治疗
酵母菌和单细胞真菌			
念珠菌（侵袭性，口咽和食管感染）	*ESCMID Guideline for the Diagnosis and Management of Candida Diseases 2012: Adults With Haematological Malignancies and After Haematopoietic Stem Cell Transplantation* [54]	C	A
念珠菌	*ESCMID Guideline for the Diagnosis and Management of Candida Diseases 2012: Prevention and Management of Invasive Infections in Neonates and Children Caused by Candida spp.* [55]	C	A
念珠菌（侵袭性和尿路感染）	*ESCMID Guideline for the Diagnosis and Management of Candida Diseases 2012: Non-Neutropenic Adult Patients* [56]	B	A
念珠菌（黏膜感染）	*ESCMID Guideline for the Diagnosis and Management of Candida Diseases 2012: Patients With HIV Infection or AIDS* [57]	B	A
念珠菌（侵袭性和黏膜感染）	*Clinical Practice Guidelines for the Management of Candidiasis: 2016 Update by the IDSA* [58]	A	A
念珠菌（腹腔感染）	*A Research Agenda on the Management of Intra-Abdominal Candidiasis: Results From a Consensus of Multinational Experts* [59] 来源：Italian evidence-based multicenter publication	A	A
隐球菌	*Clinical Practice Guidelines for the Management of Cryptococcal Disease: 2010 Update by the IDSA* [60] The guidelines were reviewed in spring 2013 and deemed current	B	A
少见酵母菌	*ESCMID and ECMM Joint Clinical Guidelines for the Diagnosis and Management of Rare Invasive Yeast Infections* [61]	A	A
肺孢子菌	*Consensus Guidelines for Diagnosis, Prophylaxis, and Management of Pneumocystis jirovecii Pneumonia in Patients with Haematological and Solid Malignancies. 2014* [62] 来源：Australian evidence-based multicenter publication	B	A
念珠菌、隐球菌和肺孢子菌	*Consensus Guidelines for the Treatment of Yeast Infections in the Haematology, Oncology, and Intensive Care Setting. 2014* [63] 来源：Australian evidence-based multicenter publication	B	A
霉菌			
曲霉	*Practice Guidelines for the Diagnosis and Management of Aspergillosis: 2016 Update by the Infectious Diseases Society of America* [64]	A	A
曲霉	*Chronic Pulmonary Aspergillosis: Rationale and Clinical Guidelines for Diagnosis and Management. Evidence-Based Guidelines on Behalf of the European Society for Clinical Microbiology and Infectious Diseases and European Respiratory Society* [65]	A	A
烟曲霉	*International Expert Opinion on the Management of Infection Caused by Azole-Resistant Aspergillus fumigatus* [66]	C	A
透明丝孢霉病 该指南适用于除曲霉以外的透明间隔型霉菌	*ESCMID and ECMM Joint Guidelines on Diagnosis and Management of Hyalohyphomycosis: Fusarium spp., Scedosporium spp., and Others* [67]	A	A
暗色丝孢霉病	*ESCMID and ECMM Joint Clinical Guidelines for the Diagnosis and Management of Systemic Phaeohyphomycosis: Diseases Caused by Black Fungi* [68]	A	A
毛霉目	*ESCMID and ECMM Joint Clinical Guidelines for the Diagnosis and Management of Mucormycosis. 2013* [69]	A	A
毛霉目	*Diagnosis and Treatment of Mucormycosis in Patients With Hematological Malignancies: Guidelines from the 3rd European Conference on Infections in Leukemia (ECIL 3)* [70]	B	A

（续表）

真菌和感染	标题和来源	诊断	治疗
曲霉、镰刀菌、毛霉目、丝孢霉属	*Consensus Guidelines for the Treatment of Invasive Mould Infections in Haematological Malignancy and Haemopoietic Stem Cell Transplantation.* 2014 [71] 来源：Australian evidence-based multicenter publication	C	A
双相型真菌			
芽生菌属	*Clinical Practice Guidelines for the Management of Blastomycosis: 2008 Update by the IDSA* [72]	B	A
球孢子菌属	*Clinical Practice Guidelines for the Treatment of Coccidioidomycosis* [73] 来源：IDSA (update projected for 2016)	C	A
组织胞浆菌	*Clinical Practice Guidelines for the Management of Patients with Histoplasmosis: 2007 Update by the IDSA* [74] The guideline was reviewed in summer 2011 and deemed current	C	A
副球孢子菌属	*Guideliness in Paracoccidioidomycosis* [75] (Portuguese) 来源：Brazilian multicenter publication	A	A
孢子丝菌属	*Clinical Practice Guidelines for the Management of Sporotrichosis: 2007 Update by the IDSA* [76] The guideline was reviewed in spring 2013 and deemed current	C	A
皮肤感染			
马拉色菌（皮肤）	*Evidence-Based Danish Guidelines for the Treatment of Malassezia- Related Skin Diseases* [77] 来源：The Danish Society of Dermatology	A	A
念珠菌、皮肤癣菌、霉菌	*British Association of Dermatologists' Guidelines for the Management of Onychomycosis.* 2014 [78]	B	A
侵袭性和黏膜感染中的各种真菌群			
曲霉、念珠菌（黏膜感染）、隐球菌、球孢子菌属、组织胞浆菌、小孢子虫、肺孢子菌	*Guidelines for the Prevention and Treatment of Opportunistic Infections in HIV-Infected Adults and Adolescents* [79] 来源：CDC, NIH, IDSA	B	A
念珠菌（口咽、食管和侵袭性感染）、隐球菌、球孢子菌属、组织胞浆菌、小孢子虫、肺孢子菌	*Guidelines for the Prevention and Treatment of Opportunistic Infections Among HIV-Exposed and HIV-Infected Children* [80] 来源：CDC, NIH, IDSA, the Pediatric Infectious Diseases Society, and the American Academy of Pediatrics	B	A
曲霉、念珠菌、隐球菌	*Treatment of Invasive Fungal Infections in Cancer Patients: Updated Recommendations of the Infectious Diseases Working Party of the German Society of Hematology and Oncology* [81]	C	A
曲霉、念珠菌、球孢子菌属、隐球菌、组织胞浆菌	*Donor-Derived Fungal Infections in Organ Transplant Recipients: Guidelines of the American Society of Transplantation, Infectious Diseases Community of Practice* [82]	A	A
曲霉、芽生菌、念珠菌、球孢子菌属、隐球菌、组织胞浆菌、副球孢子菌、肺孢子菌、孢子丝菌	*An Official American Thoracic Society Statement: Treatment of Fungal Infections in Adult Pulmonary and Critical Care Patients* [83]	C	A
侵袭性真菌感染	*Consensus Guidelines for the Use of Empiric and Diagnostic-Driven Antifungal Treatment Strategies in Haematological Malignancy.* 2014 [84] 来源：Australian evidence-based multicenter publication	A	A
侵袭性真菌感染	*Fourth European Conference on Infections in Leukaemia (ECIL-4): Guidelines for Diagnosis, Prevention, and Treatment of Invasive Fungal Diseases in Paediatric Patients With Cancer or Allogeneic Haemopoietic Stem-Cell Transplantation* [85]	A	A

（续表）

真菌和感染	标题和来源	诊断	治疗
侵袭性真菌感染 该出版物与 ECIL、IDSA 和 ESCMID 的指南相比	*Management and Diagnostic Guidelines for Fungal Diseases in Infectious Diseases and Clinical Microbiology: Critical Appraisal*[86]	NA	NA
新生儿和儿童侵袭性念珠菌病。该出版物回顾了几个国际准则	*Invasive Candidiasis and Candidaemia in Neonates and Children: Update on Current Guidelines*[87]	C	A

注：A，深入探讨；B，简要说明；C，很少或未提及；ECIL，欧洲白血病感染会议；ECMM，欧洲真菌学医学联盟；ESCMID，欧洲临床微生物学和感染病学会；IDSA，美国感染病学会；NA，不适用；NIH，美国国立卫生研究院

表6.4　常见真菌学术语表[88-90]

向顶性：用于描述分生孢子链，每个新的分生孢子均由芽分生孢子在链顶端形成的现象。该词源于希腊语单词 "akron"，意思为 "尖端"。肢端肥大症（acromegaly）也源于 "akron"，指因胰岛素样生长激素分泌过多而引起的一种疾病，如枝孢属

透明胶带黏片法：用一小片胶带黏菌落中心和边缘之间的丝状真菌，然后滴一滴乳酸酚棉蓝溶液或水，进行显微镜检查

偶发现象：由组织中的某些霉菌形成的产孢细胞和分生孢子。拉丁语中 "adventicius" 的意思是 "外来的"，在生物学中，意思为在一个不寻常的地方发生的现象。霉菌在组织中产生产孢细胞确实很少见，如淡紫紫色紫霉

环痕梗：产孢细胞通过同一开口向基顺序产生许多分生孢子。每一个分生孢子都在开口（环，或拉丁语 "annellus"）周围留下瘢痕，从而形成一个环颈。分生孢子可能在环顶端形成链状或黏液状的 "头"。环痕梗形似瓶梗，高倍镜视野可鉴别环痕梗颈，如帚霉属

无性型：真菌的无性繁殖形式，如烟曲霉是 *Neosartorya fumigata* 的无性型

顶端：位于一个结构的最顶端或尖端

关节分生孢子：由菌丝分裂成独立的细胞形成。如地霉属

子囊果：子囊菌门形成的有性实体。它含有子囊和子囊孢子。一些产生子囊座的真菌是同宗配合的，另一些是异宗配合的（参见下文）。真菌菌落中的子囊座肉眼可见

子囊孢子：子囊内的有性繁殖体

子囊：产生有性子囊孢子的囊，形成于子囊座内

向基性：指分生孢子链上每个新的分生孢子都在链基部由分化的产孢细胞（通常为瓶梗或者环痕梗）形成

双层的：在一些曲霉中，含有瓶梗的梗基在分生孢子的末端囊泡和分生孢子之间形成双层结构，如黑曲霉

黑酵母：深黑色（暗色）真菌，除菌丝外还能产生出芽酵母细胞，如外瓶霉

芽分生孢子：①可由产孢细胞产生的单次出芽（不会从出芽部位产生更多分生孢子，又称为全壁芽生式分生孢子发生）形成。通常称为酵母菌的芽和丝状真菌的分生孢子（或芽孢子）。一个芽生孢子又可通过出芽产生一个新的孢子，从而形成一条从顶端延伸的链（顶链），如枝孢菌；②也可由从产孢细胞的瓶梗或环痕梗孔道内反复长出的分生孢子（又称为内壁芽生式分生孢子发生）形成。当分生孢子链形成时，它们从基部（即开口）开始延长，如青霉菌

芽：由酵母细胞形成的新细胞。芽基可窄，如念珠菌和隐球菌；也可宽，如马拉色菌和芽酵母菌

厚壁孢子：肥大的厚壁存活细胞通常比产生它的菌丝颜色更深，常插入菌丝或在菌丝顶端；也可形成内分生孢子，如白念珠菌

着色芽生菌病：着色真菌引起的慢性皮肤和皮下组织感染

囊领：围绕在瓶梗顶端的漏斗形直立的 "领" 状结构，如瓶霉菌

囊轴：孢囊梗的末端球囊状部分，被孢子囊包围，如根霉

（续表）

分生孢子：由菌丝（如关节孢子）或子囊菌和担子菌不同分化的产孢细胞形成无性繁殖的真菌繁殖体

同形种：2 种或 2 种以上的菌种，形态学难以区分，但不能杂交

着色：在菌丝或分生孢子壁中含有丰富的黑色素（同"变黑的"）。着色真菌为橄榄绿或黑色菌落，显微镜检为黑色真菌结构。该词来源于希腊语"demos"（意为来自古希腊国家的人）。在生物学中，"demos"用于描述具有特定特征的群体。因此，"dematiaceous"描述群体时与"phaeohypho"不同。着色真菌可引起真菌瘤、成色菌和嗜菌丝菌，如外瓶霉

皮肤癣菌：只感染角质层的真菌，属于表皮真菌属、小孢子菌属或毛癣菌属

双分叉：菌丝分叉成两个相同的分支。常用于组织中菌丝的锐角分支，如组织中的曲霉

双相性：菌呈现出两种形态，如酵母细胞和菌丝。主要用于自然界中（或室温下）呈现出菌丝形式和在人体组织（或在37℃的富培养基上）呈现出酵母形式的热双相型真菌。组织胞浆菌属是双相型生物。球孢子菌也具有双相性，但通常不具有热双相性，因为它的双相性除温度外还依赖于其他因素；只在特殊培养基上形成球形（与人体组织中形态相同），而这种培养基通常不用于临床微生物实验室和高浓度二氧化碳环境中

胞间连丝体：两个关节孢子之间的菌丝细胞，关节孢子的裂解与释放取决于胞间连丝体的裂解，如球孢子菌属

毛外-毛内癣菌：毛发的皮肤真菌感染，其特征是真菌菌丝的生长和关节孢子链的形成在毛干内部、真菌分生孢子的镶嵌形式在发干外形成。具有毛外癣菌感染情况的毛发通常在毛干内部含有菌丝，因此称为毛外-毛内癣菌

地方性真菌病：虽然所有真菌都可以说是某一地区特有的（即它们存在于该地区），但"地方性真菌病"一词主要用于描述由双相型真菌引起的感染，其中许多真菌在地理上受到限制，或在某些地区比其他地区高度流行，如芽生菌病、球孢子菌病、组织胞浆菌病、类球孢子菌病、孢子丝菌病、由于马尔尼菲篮状菌（以前称为马尔尼菲青霉菌）引起的篮状菌病（青霉病）

发内癣病：皮肤、皮下组织、下肢骨骼和其他不常见部位的慢性肉芽肿性疾病。感染的特点是肿胀和含有黄白色或黑色霉菌颗粒的瘘管

裂变：一种细胞分裂过程，其中单个真菌细胞通过横壁分裂成两个（或更多）独立的细胞，如酵母状的马尔尼菲篮状菌

雌雄异株：有性繁殖发生在两种不同的菌体（或交配株）之间

异养：摄取现成的含氮和碳的有机化合物进行代谢合成。采用这种方式维持生活的真菌称为异养生物

雌雄同株：有性繁殖发生在同一个菌体内（不需要与另一个菌株交配），可在临床标本的培养物中观察到有性子实体或孢子（接合孢子）

透明的：无色透明，如指间毛癣菌

透明丝孢霉病：由在组织中产生的透明分隔菌丝引起的表浅或深部感染。致病真菌有镰孢菌、拟青霉菌、帚霉菌和丝孢菌。丝孢菌属有时被列为着色真菌，但它并不是深色的，只有 *S. prolifcan* 在人体组织中产生深黑色菌丝

菌丝：在顶端伸长的管状和分支结构。规律性间隔产生的隔膜称为菌丝，几乎不产生隔膜称为无隔膜性 / 稀疏隔膜性（也称为共生体）

间生：位于其他菌丝细胞之间的菌丝中，厚壁孢子和产孢细胞可能是间生细胞

大分生孢子：含有 2 个或 2 个以上细胞的隔膜分生孢子；指能产生较小的单细胞分生孢子（小分生孢子）的真菌。小分生孢子和大分生孢子之间无特定的大小界限

变黑的（melanized）：含有黑色素。根据菌种的不同，黑化真菌在培养过程中会由浅棕色变为黑色，而严重黑化的真菌会在组织中产生黑色细胞或菌丝。该词来源于希腊语"melas"，意思为"黑色"。一些黑化的真菌黑化严重，如隐球菌在真菌培养的普通培养基上（如沙保弱培养基）呈浅黑色，外瓶霉在这些培养基上呈现严重黑化

梗基：含有一个或多个瓶梗的长形细胞，位于曲霉菌的囊泡顶端或青霉和篮状菌的低分化分生孢子

小分生孢子：单细胞分生孢子；指产生较大的分生孢子（大分生孢子）的真菌

霉菌：丝状真菌，常产生绒毛或粉状菌落。通常指环境中的丝状真菌，包括双相型真菌。本章中，它指的是除双相型真菌和皮肤真菌以外的丝状真菌

（续表）

毛霉病：由毛霉目引起的真菌感染。毛霉目原属于接合菌门（现已废弃），但仍属于毛霉亚门，其亲缘关系尚不确定

硬壳小体：棕色的圆形细胞，有时有交叉的隔膜，由皮肤和皮下组织的着色芽生菌形成

菌丝体：菌丝形成的网状结构

足分支菌病：皮肤、皮下组织、下肢骨骼和其他不常见部位的慢性肉芽肿性疾病，由放线菌或真菌引起的

暗色丝孢霉病（Phaeohyphomycosis）：由着色真菌引起，除足分支菌病和着色芽生菌病外生物表浅或深部感染。"Phaeo-"来源于希腊语"phaios"，意思为"暗淡的"或者"灰色的"。致病真菌如链隔孢属、外瓶霉、着色芽生菌和茎点霉属

瓶梗：产孢细胞，通常为烧瓶状，通过相同的开口向基方向产生许多分生孢子。分生孢子可能在或不在瓶梗尖端形成链或黏稠的"头"，如曲霉

多形性（pleomorphic）：呈现不同的形态（希腊语"pleion"意思为"更多"或"多"）。主要描述真菌在其生命周期中产生一种形式以上的繁殖体，如有性型真菌的有性孢子形态和无性型真菌的无性分生孢子形态

繁殖体：孢子、分生孢子或者可产生真菌的其他形态真菌细胞

假菌丝：伸长的单个酵母细胞，虽似附着形成一条线，但其细胞间细胞质不相通，在附着点有缢缩沟而无隔膜。出芽经常发生在附着点附近，如白念珠菌

分生孢子器（pycnidium）：无性子实体，圆形、顶端有开口。内壁布满产孢细胞，它们产生单细胞分生孢子和少见的多细胞分生孢子，这些孢子不包含在囊内（如子囊孢子）。该词源于希腊语"pykons"，意思是"密集的"，如茎点霉属

限制性：用于描述不扩张的真菌菌落，通常在培养14天后直径小于2 cm

假根：生长在琼脂培养基或其他基质中的根状分枝结构

皮癣（ringworm）：同"癣"

腐生生物（saprobe）：以死的或腐烂的有机物为食的生物体。腐生真菌以前被称为"saprophytic"，但后缀"-phytic"适用于植物，对真菌已不再使用

隔膜：位于菌丝纤维内的横向壁状结构，将菌丝分成小室。隔膜真菌有孔状隔膜，允许细胞质和小的细胞器在菌丝间流动，如曲霉；无隔膜（多核的）真菌有稀疏的、无孔的隔膜，如根霉

盾形细胞：枝孢霉属（Cladosporium spp.）中可见的产孢细胞。它们形似一个细长的盾（如"剑与盾"），一端是尖的，另一端由于芽生孢子的形成而带有3个突出的瘢痕

玻片培养：将丝状真菌接种在琼脂立方体的侧面（如从琼脂板上切下的），并将其置于玻片上（或完整琼脂的表面），用盖玻片覆盖。真菌生长至玻璃上，并从立方体滑出，更易于观察单个真菌结构，这些结构通常在挑取或胶带黏取中被破坏

孢囊梗：毛霉的分化菌丝结构，带有一个大的（孢子囊）或几个小的（小型孢子囊）孢子形成的囊泡

孢囊孢子：毛霉的孢子囊或小型孢子囊内产生的无性孢子

孢子囊：孢囊梗柱周围的囊泡。无性孢子是在孢子囊内产生的

孢子：真菌繁殖体。指子囊菌（子囊孢子）和担子菌（担子孢子）的有性繁殖体；也指毛霉的无性繁殖体（孢囊孢子）和生存细胞，如接合孢子（有性孢子）和厚垣孢子（厚壁分生孢子）

合轴：向顶生长的产孢细胞长出新的分生孢子。每一个新的分生孢子都出现在比前一个略高的点上，形成的分生孢子就会成簇聚集在一起

分类等级（taxonomic ranks）：分类等级的后缀在不同的生命领域和真菌中是不同的；为"-mycota"（门）、"-mycotina"（亚门）、"-mycetes"（纲）、"-mycetidae"（亚纲）、"-ales"（目）、"-ceae"（科）

细针挑取法：用一根坚硬的接种线或针从丝状真菌菌落中挑取一小块，放入一滴乳酸酚棉蓝溶液或水中，在显微镜检查前用两根线或针将其分开

（续表）

有性型：真菌的有性状态。如 *Neosartorya fumigata* 是无性型烟曲霉的有性形态

菌体：真菌的营养部分。通常指菌丝，而不指产生分生孢子和孢子的生殖部分

耐热真菌：在 20℃ 以下生长良好，也可在 50℃ 左右温度下生长

癣（tinea）：毛发、皮肤或指甲的皮肤真菌感染。在拉丁语中，"tinea"的意思是"蠕虫"或"蛾子"。在知晓癣的真菌病因前，因感染处与织物上被虫蛀的圆洞相似而得名

单层的：在一些曲霉中，瓶梗直接位于分生孢子的末端囊泡上，在囊泡和分生孢子之间形成一层细胞

酵母：单细胞真菌。大多数酵母的主要生长形式是通过出芽形成孢子的单细胞形式。许多酵母菌也能产生假菌丝，有些也能产生真菌丝

接合孢子：在毛霉亚门和虫霉亚门（以及其他接合菌纲）中通过有性繁殖生成的孢子。接合孢子是休眠状态的存活孢子。在大多数菌种中接合孢子是雌雄异株的，因此在临床标本的培养物中很少见到。"Zygo-"来源于希腊语"zugon"，意思为"结合"，用于表示并集或对，如毛霉小孢子（雌雄异株的接合孢子）

表6.5　缩略语表

缩　写	全　称	缩　写	全　称
AIDS	获得性免疫缺陷综合征	ITS	转录间隔区
BAL	支气管肺泡灌洗	KOH	氢氧化钾
BDG	二乙二醇单丁醚	LA	乳胶凝集试验
CFU	菌落形成单位	LFA	胶体金快速检测卡（隐球菌）
CNS	中枢神经系统	LFD	胶体金快速检测装置（曲霉）
CSF	脑脊液	MALDI-TOF-MS	基质辅助激光解吸电离飞行时间质谱
EIA	酶联免疫分析法	PAS	糖原染色
EORTC/MSG	欧洲癌症研究和治疗组织／美国国家过敏和感染病研究所真菌病研究小组	PJP	耶氏肺孢子菌肺炎
FDA	美国食品药品监督管理局	PCR	聚合酶链式反应
GM	半乳甘露聚糖	PNA-FISH	肽核酸荧光原位杂交
GMS	六胺银染色法	rDNA	核糖体脱氧核糖核酸
H&E	苏木精–伊红染色	TDM	治疗药物监测
HIV	人类免疫缺陷病毒	UTI	尿路感染
IDSA	美国感染病学会		

真菌的分类和命名

分类学旨在阐明生物的进化或系统发育关系。目前这门科学仍基于形态学等表型特征，但基因组研究的出现为系统发育提供了新的视野[91, 92]。因此，真菌的分类和命名正在发生变化，并将在未来几年持续改变[30]。表 6.6 罗列了真菌名称的示例，其中许多名称仍然在用，但已被新名替换。在临床真菌学实践中，分类学研究结果用于微生物属或种

的命名。属于不同分类单元的真菌可能具有相似的形态、生长特征，在某些情况下还可能具有相似的生态位，因此它们可组合成非正式的菌群，如酵母、霉菌、皮肤癣菌和双相真菌。图 6.2 为当前分类法和非正式（主要是形态学）命名法菌群的简化视图。

许多真菌既能有性繁殖，又能无性繁殖。这两种生命周期产生的形态——有性繁殖称为有性型，

表6.6　临床相关真菌的命名：命名改变的例子

曾用命名	现用命名	曾用命名	现用命名
基利枝顶孢菌	基利帚枝霉	卡氏肺孢子菌（人体内）	耶氏肺孢子菌（人体内）[89]
紧密枝顶孢菌	紧密帚枝霉[89]	异常毕赤酵母（菌膜假丝酵母的有性型）	待决定；又称为异常汉森酵母[100]
头状芽生裂殖菌（头状毛孢子菌有性型＝头状地霉，如下）	*Magnusiomyces capitatus*（*Saprochaete capitata* 有性型）[30]	奥默毕赤酵母	奥默柯达菌[100]
新型隐球菌新型变种（血清型A）	新型隐球菌 grubii 变种（血清型A）	罗梅罗氏剌壳孢菌	*Medicopsis romeroi*[97]
新型隐球菌新型变种（血清型D）	新型隐球菌 grubii 变种（血清型D）[95,96]	双间柱顶孢	新暗色柱节孢菌[89]
新型隐球菌格特变种（血清型B、C）	格特隐球菌（血清型B、C）[95,96]	透明小柱孢	新暗色柱节孢菌透明变种[89]
头状地霉	*Saprochaete capitata*[89]	*Septata intestinalis*	*Encephalitozoon intestinalis*[102]
棒形地霉	*Saprochaete clavata*[89]	光滑球拟酵母	光滑念珠菌[89]
Hendersonula toruloidea	*Neoscytalidium dimidiatum*[89]	平常球拟酵母	平常念珠菌[89]
杜波组织胞浆菌	荚膜组织胞浆菌杜波变种[89]	格威里毛癣菌	红色毛癣菌[89]
Leptosphaeria senegalensis	*Falciformispora senegalensis*[97]	须毛癣菌指（趾）间变种	指（趾）间毛癣菌[89]
Leptosphaeria tompkinsii	*Falciformispora tompkinsii*[97]	苏丹毛癣菌	红色毛癣菌[89]
灰马杜拉分支菌	*Trematosphaeria grisea*[97]	白色毛孢子菌	已弃用。现已证明是皮状毛孢子菌或其他毛孢子菌属[89]
Microsporum equinum	*M. canis*[89]	皮炎瓶霉菌	皮炎外瓶霉[89]
奔马赭霉	*Verruconis gallopava*[98]	接合菌	已弃用。临床相关菌种主要分布在黏孢子菌和昆虫孢子菌中[91,92]
淡紫拟青霉	淡紫紫色紫霉[99]	单格孢属	链格孢属[103]（一些单格孢属种已被重新分配到链格孢属）
马尔尼菲青霉	马尔尼菲篮状菌[89]		

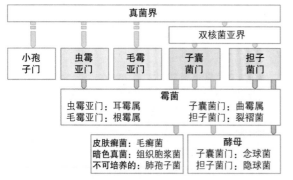

图6.2　真菌的分类。临床真菌学中的主要分类群和相应非正式群（粗体）的简化概述。每个非正式群列举了真菌病原体的常见例子。虚线箭头和不同分类等级的并行排列反映了真菌分类群间系统发育关系的不确定性。（由 Ingibjörg Hilmarsdóttir 提供）

无性繁殖称为无性型，差别较大，以致过去通过真菌形态学特征进行描述和命名时常误认为是两个不同的菌种。因此，真菌的命名法常出现同一菌种有两个名称。随着分子分类法逐渐取代形态学分类法，且揭示了有性型和无性型的相同性，一个真菌一个名称的规范命名十分重要。长期以来，认为真菌是植物，其名称由《国际植物命名准则》规定，且允许对多形性真菌双重命名[93]。2011年废除了该规定，取而代之的是"一种真菌，一种名称"，同时为了更好地反映该准则的目的，它被重新命名为《藻类、真菌和植物国际命名准则》[94]。向单名制过渡需要时间，同时有性型和无性型名称将继续使用。在临床标本的培养无性型少见，因此本章采用了有性型的名称。小孢子虫近期被重新分类为真菌，现认为是真菌中一个独立的门，但它们的命名仍然由《国际动物学命名准则》规定，这是门中没有萨福克菌门的原因[91]。

真菌感染流行病学

宿主与病原体之间的相互作用

真菌在人类、非人类宿主和环境中有多种生态位。每个生物的生态位在一定程度上决定其致病方式，如某些念珠菌是人体多种部位的共生体或定植体。念珠菌感染通常是由身体特定系统或部位的防御系统受损引起，如皮肤破裂、消化道外科手术或免疫抑制。因此，念珠菌被认为是条件致病菌。条件性感染可分为内源性感染（感染是由人体菌群中发现的生物体引起）或外源性感染（体外获得的生物体感染）。自然环境是外源性感染的主要来源（如堆肥桩释放的烟曲霉）。了解真菌在人体或环境中的生态位，有助于临床医师确定最可能引起疾病的病原体。

人类感染的大多数真菌是条件致病菌。免疫缺陷状态会增加对条件致病真菌的易感性，包括先天或后天免疫缺陷（如 HIV/AIDS）和药物诱发的免疫缺陷（如使用皮质类固醇或其他免疫抑制疗法）。其他可能增加真菌易感性的宿主因素包括年龄、糖尿病、妊娠、手术、长期住院、外伤和血管内导管。有些真菌是原发性病原体，可在免疫能力强的宿主中引起疾病，主要包括球孢子菌、热双相真菌，如荚膜组织胞浆菌和芽生菌。原发性病原体引起的感染可能是亚临床、轻微或自限性感染，也可能导致传播性严重疾病。传播和严重程度因宿主因素和人所接触传染性病原体的数量而异。与免疫功能正常人群相比，原发病原体通常引起免疫功能低下人群更严重的感染疾病。以下为条件性和原发性病原体的例子及相关的疾病。

· 条件致病性酵母菌引起的系统性疾病：侵袭性念珠菌病、马拉色菌引起的血液感染和隐球菌脑膜炎。

· 条件致病性霉菌引起的系统性疾病：曲霉病、镰刀菌引起的霉菌病、毛霉病。

· 原发性真菌病原体引起的系统性疾病：组织胞浆菌病、芽生菌病、球孢子菌病。

· 条件致病性真菌引起的局部疾病：红色毛癣菌和其他皮肤癣菌感染的运动员脚。

地理分布

引起免疫正常人群患病的系统性真菌病原体通常位于地域局限性（地方性）地区。另外，在世界各地都有条件致病真菌的发现。如条件致病菌马尔尼菲篮状菌（原名马尔尼菲青霉）是一种局限于东南亚的地方性双相病原体。了解各种真菌的地理分布有助于实验室和临床医师对疾病的鉴别诊断，选择对患者标本的检测方法，以及经验疗法和预防措施[104]。

地方性真菌的地理分布

大多数双相真菌的分布（如球孢子菌属和热双相性真菌）在地理上受到限制或在某些地区比其他地区更普遍，因此通常称为地方病。芽生菌病是美国东南部、密西西比河与俄亥俄河接壤的中南部地区地方病（图6.3）。最初认为仅限于北美的芽生菌病，自20世纪50年代以来在非洲（主要在南非）也有发现[105]。一些本地（非跨境输入）芽生菌病的病例源自印度、以色列和沙特阿拉伯[106-108]。

在美国，组织胞浆菌病流行的地理区域与芽生菌病重叠，包括密西西比河和俄亥俄河谷沿岸各州，一直延伸到圣劳伦斯河，并向南延伸到墨西哥边境的里约热内卢格兰德河。荚膜组织胞浆菌病在世界范围内的分布比芽生菌病广泛。巴西和法属圭亚那是组织胞浆菌病的高发地区。低地方性流行地区包括中美洲其余地区、南美洲、加勒比群岛、南亚和东南亚部分地区、澳大利亚和非洲。在非洲有三种不同类型的荚膜组织胞浆菌：*H. capsulatum var. capsulatum*、*H. capsulatum* var. *duboisii* 和 *H. capsulatum* var. *Farciminosum*[109]。

球孢子菌的分布从美国西南部一直蔓延到墨西哥的沙漠，中美洲和南美洲的部分地区也有地方性流行。高度地方性流行的地区包括亚利桑那州的图森和菲尼克斯及加利福尼亚州的圣华金山谷。

副球孢子菌病是南美的一种农村地方性疾病，主要分布在巴西、哥伦比亚、阿根廷和委内瑞拉，以及中美洲和墨西哥[75]。据报道，巴西（特别是巴西南部）的病例患病率最高[110]。

马尔尼菲篮状菌仅分布在东南亚。报道该菌感染最高频率的地区是泰国北部和中国西南地区（包括香港），地方性流行地区也包括马来西亚、中国台

芽生菌病生物学

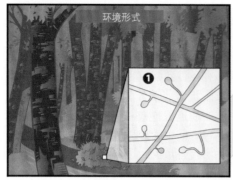

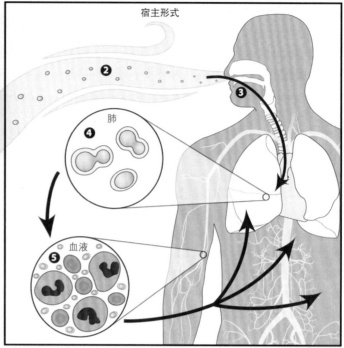

环境中，芽生菌以带有隔膜气生菌丝的霉菌形式存在（1）；菌丝产生孢子（2）。这些孢子被易感宿主吸入体内或附着在皮肤上（3）。宿主内的温暖环境促使芽生菌转化为芽殖酵母（4）。这种酵母继续定植在肺部或者进入血液中再传播到其他部位，如皮肤、骨、关节、器官、中枢神经（5）

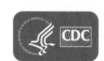

图6.3　美国芽生菌病的传播途径。（美国卫生与公众服务部疾病控制与预防中心提供）

湾、越南和印度东北部[111]。20世纪90年代中期，篮状菌病是HIV患者第三大最常见的条件性疾病（前两大常见的为肺外结核和隐球菌脑膜炎），是一种高发病率疾病[112]。

申克孢子丝菌复合体在全球内均有发现，其中南美洲、中美洲和中国的疾病负担最重。霉菌病是墨西哥中部高地的一种常见真菌病，且在秘鲁安第斯山区高度流行[113,114]。

其他真菌的地理分布

全球性分布的酵母菌包括念珠菌、马拉色菌、新型隐球菌和耶氏肺孢子菌。虽然最初认为格特隐球菌仅局限分布在非洲、澳大利亚、北美和南美的热带和亚热带地区，但如今世界大部分地方的报道越来越多[95]。全球性分布的霉菌包括曲霉属、镰刀菌属和毛霉目。尖端赛多孢的感染在全球广泛发生，但 S. prolifcans 的感染病例在澳大利亚、西班牙北部和美国南部更为常见[113]。引起暗色丝孢霉病和着

色芽生菌病的大多数着色霉菌全球性分布，但后者主要发生在中南美洲、加勒比国家和非洲的热带和亚热带地区[115,116]。足分支菌病是热带和亚热带的一种疾病，但它偶尔在温带地区发现，如美国的阿巴拉契亚地区[113,117]。苏丹可是世界上真菌病最流行的国家[117]。

皮肤癣菌地理分布的变化与人类迁移、家畜流行及各国为减少皮肤癣病所做的公共卫生措施有关。全球性分布的各种皮肤癣菌如下[113,118-120]。

· 犬小孢子菌：中欧和南欧的主要皮肤癣菌；在美国是引起头癣的罕见原因。

· 红色毛癣菌：全球引起足癣和股癣的主要原因。

· 趾间毛癣菌：足部皮肤癣菌感染中仅次于红色毛癣菌。

· 断发毛癣菌：美国头癣的主要原因。

· 其他不常见的皮肤癣菌包括 M. gypseum、M. nanum、T. verrucosum 和絮状表皮癣菌。

受地理限制（地区性）的皮肤癣菌的分布如下。

· 奥杜益小孢霉菌：亚洲和非洲。

· 紫色毛癣菌：欧洲和英国头癣的第二大常见原因，印度头癣最常见的病因。

· 铁锈色小孢子菌：亚洲、俄罗斯、东欧和非洲。

· 同心毛癣菌：南太平洋和南美洲。

· 许兰毛癣菌：亚洲和非洲。

实验室诊断：引言

■ 背景

真菌感染的早期准确诊断是指导临床管理和改善患者预后最关键的因素。然而，这极具挑战性，因为真菌感染的临床症状和影像学特征是非特异性的。近年来，实验室诊断技术取得了显著提高：高灵敏度分子平台能够直接从临床标本中快速检测和鉴定真菌菌种，此外，MALDI-TOF-MS 可在数分钟内精确判识别至种水平[121,122]。然而，尽管有一些重大进展，侵袭性感染诊断的金标准仍依赖于微生物培养和（或）组织病理学检查。因为侵袭性感染的非特异性和现有的检测系统种类繁多，根据侵袭性疾病风险对患者分层以指导检测方法的选择，最大限度地提高诊断率，减少不必要的经验性抗真菌治疗的不良后果。

浅表真菌感染比侵袭性真菌感染更为普遍。大多数浅表感染是良性的，且由常见真菌引起。然而，在某些情况下，可能涉及实验室中的少见真菌。由于浅表感染和侵袭性感染潜在的病原体种类很多，在采用传统方法结合技术复杂方法（如 MALDI-TOF-MS 或分子方法）对疑似感染样本进行识别时，应仔细评估每一种少见真菌。本节旨在介绍临床实验室用于检测和鉴别真菌的诊断工具。

■ 临床真菌学和解剖病理学

临床真菌和解剖病理实验室在侵袭性真菌感染的诊断中发挥着同样重要但截然不同的作用。临床真菌实验室通过快速染色和免疫分析，可以在收到标本的当天得到结果，为某些检测提供了更快的周转时间。此外，临床真菌实验室最重要的作用之一是对微生物进行培养和分离，并通过提供流行病学调查所需的菌株鉴定、真菌药敏谱和菌株分型信息，从而指导临床决策。由于一些真菌生长缓慢，常需要几天或几周的时间才能完成。但必须要注意的是，所有的实验结果必须考虑患者的临床症状，判断是否是实验室污染，并区分定植状态和疾病状态。

与上述相反，解剖病理实验室是对疾病进展和组织损伤程度进行深入检测，因此可为侵袭性感染提供决定性的诊断。一般来说，与临床真菌实验室中常用的染色剂相比，解剖病理中使用的染色剂对真菌成分的检测更为敏感。虽然大多数真菌的鉴定需要培养和（或）分子检测，但组织病理学能够对双相真菌和不可培养微生物（如耶氏肺孢子菌和鼻孢子菌）引起的感染进行病因诊断[123,124]。

因此，临床真菌实验室和解剖病理实验室之间必须建立明确的鉴别诊断和合适的试验选择原则，以便于标本的正确分配。一旦送到解剖病理实验室，标本就用福尔马林进行固定，这会影响微生物的活性。

■ 运输类别和生物安全

临床和实验室人员均需了解如何运输感染物，以确保安全和采取适当处理。传染性物质包括微生物培养物、生物制品、患者标本、转基因生物或临床废弃物[125]。根据暴露后患严重疾病的风险程度，传染性物质可分为 A 类和 B 类[125]。在临床环境中，大多数感染性物质被归为"不严重"的 B 类，而归为 A 类的真菌仅有培养形式的球孢子菌属（不属于临床标本本身）。

几乎所有的患者标本和真菌培养物都应在 II 级生物安全柜中的 2 级生物安全设施中操作[126]。但大多数双相真菌的培养物应在 3 级生物安全设施中进行处理[126,127]。记录所有双相真菌皮下接种酵母形态或吸入丝状形态引起的实验室相关感染[111,128-135]。疑似感染了双相真菌的临床医师，应立即通知实验室，以确保适当的处理和安全。也有隐球菌和皮肤癣菌引起实验室获得性感染的报道[128]。关于风险评估、实验室设施和人员等其他生物安全方面的考虑，CLSI M54-A 文件中有所描述[127]。

实验室诊断：分析前阶段

适当的分析前标本管理，包括标本采集、运输、储存和拒收标准，对优化诊断的准确性至关重要。标本质量影响检验结果的解读，因此医师必须按照特定的指导原则，从合适的身体部位选择和收集标本，并及时送往实验室。通过培训教育、实验室与临床人员之间良好的沟通和（或）通过网站路径获取实验室参考资料等方式，全面了解实验室的要求，有助于优化分析前流程。采集不良和（或）采集不当的标本导致错误或误导性的结果会影响治疗决策、住院时间、医院和实验室成本及实验室效率，从而直接影响患者的护理和预后[53, 127, 136]。实验室还应确保遵守监管机构和认证机构规定的特殊分析前标准。

样本采集· 真菌的高质量分离依赖于足够体积的、高质量的标本采集，使标本的浓度和（或）预处理达到最大限度的敏感性。采集抗真菌治疗之前感染活跃部位的标本是最佳的。对于侵袭性疾病，在解剖检查部位，深部标本如活检组织或支气管肺泡灌洗液优于浅表样本。活检应在组织清创后进行。清晨痰标本和尿标本的敏感性最高。带有运送培养基的无菌拭子只适用于怀疑黏膜（如结膜、口腔和阴道）感染酵母菌或头皮和耳朵感染的病例[127]。一般不建议使用厌氧运输培养基或厌氧容器[137]，如需使用，应在使用前查阅说明书，了解真菌的生存能力。取角质化组织样本时，应先用70%的乙醇消毒、风干，以减少细菌和环境中的霉菌污染。应拔取头发和胡子的短梗，以便采集根须。由于头发和胡须的感染起源于皮肤，皮肤擦伤处也应采集[138, 139]。无毛皮肤处应刮取感染部位，尤其是扩张病灶的前缘。指甲取样取决于其感染类型：对于未伴甲沟炎的营养不良指甲标本采集方式为剪、刮或挖甲与甲床部位，包括病甲与健康甲的交界处（真菌活跃生长的

部位），所有取样都应送检。伴发甲沟炎（典型的念珠菌病）的，其甲床的近侧和侧缘也应取样。

常规血培养对真菌的检测敏感性有限。自动血液培养系统[140]，如BacT/Alert（法国梅里埃）、VersaTREK（美国赛默飞微生物）和BACTEC（美国BD）可以检测大多数念珠菌，有时也可检测镰刀菌。Wampole Isolator系统（Alere）是基于血液裂解和离心，然后接种到合适的真菌培养基，它不是自动化的，但推荐用于改善白细胞裂解影响真菌培养的状况（尽管诊断率仍然较低）。不同系统的分析性能和分析时间也可能不同[141]。为提高培养的敏感性，应从不同静脉处采2~3套血培养瓶（制造商指定的采血量：通常为成人10 mL，儿童体积较小）[43, 53]。当怀疑组织胞浆菌感染时，应采集骨髓标本。在血液、呼吸道和尿液标本中的抗体或抗原也可用于某些侵袭性真菌疾病的检测。

导尿管标本、恶露、呕吐物或结肠造口分泌物不用于微生物学检查[127]。粪便标本一般不适合真菌培养，除非疑似播散性毛霉病或胃肠道蛙粪霉菌病引起的胃肠道壁的浸润[142]。如果怀疑肠道感染小孢子虫，粪便标本可通过分子分析或染色检测。

标本的储存和运输· 需真菌培养的标本应采集在无菌和密闭容器中，并在室温下立即或采集后2 h内运至实验室[127]。不允许标本变干或暴露在极端温度下（< 10℃或 > 37℃），如皮肤癣菌对低温特别敏感[137]。

真菌样本拒收标准· 采集不当（不合适的采集部位和容器），运输至实验室的时间延误（通常超过72 h）或泄漏的标本，都应拒收。应设置适当的实验室质量保证参数，以确保在标本鉴别和患者安全方面遵循最佳操作原则（建议参阅Cumitech文件3B[143]）。

实验室诊断：分析阶段

■ 显微镜检和培养

染色剂和培养基

从临床标本中分离、检测和鉴定真菌时，常使

用多种染色剂和培养基。临床实验室使用的染色剂及其作用机制见表6.7。虽然革兰染色常用于菌株鉴定，但并不是检测临床标本中真菌的最佳方法，因

表6.7 临床标本和培养真菌染色

名　称	操作机制	应　用	评　论
染色用于患者标本直接检测*			
钙荧光白	· 荧光染色。与细胞壁上的壳多糖和纤维素结合 · 可与10%～20%氢化钾（KOH）溶液混合使用	· 检测无菌液体（血液除外），组织活检，呼吸道和非无菌部位标本 · KOH能消化黏液和角蛋白，有助于直接镜检皮肤碎屑、头发和指甲屑 · 可用于检测各种标本中的小孢子虫	· 需要荧光显微镜和适当的UV滤光片 · 常用的微生物染色。比组织染色（如六胺银染色）快速，但敏感性低 · 真菌的大小/形状有助于将其与其他可能发出荧光的含有壳多糖和纤维素的材料（如棉纤维和棉签）区分开 · 由于大小相似（但不发芽），小孢子虫可能被误认为酵母细胞
Chlorazol black E	· 真菌部分染成墨绿色 · 用20% KOH和二甲基亚砜（DMSO）配制溶液	· 检测角化组织（头发，皮肤和指甲）	· 需要光学显微镜 · 有助于区分角质化组织中的真菌成分和人工制品[127]
吉姆萨染色	· 组织胞浆菌染为黑蓝色由于细胞壁未染色，可见透明晕[144]	· 检测血液和骨髓中胞内酵母菌样的组织胞浆菌（通常聚集在巨噬细胞） · 检测营养型耶氏肺孢子虫	· 需要光学显微镜 · 吉姆萨染色是非特异性的，染色所有真菌和人类细胞；需要经验进行结果解释
墨汁染色	· 胶态碳悬浮液包裹着多糖荚膜，多糖荚膜呈透明晕状	· 检测脑脊液或其他正常无菌体液中有荚膜的微生物（如隐球菌属） · 将一滴墨汁滴在盖玻片的边缘，使其扩散到湿贴的样本中	· 需要光学显微镜 · 需要仔细的形态学检查，因为红细胞、白细胞、手套中的粉末或气泡等可能误认为酵母菌[145] · 可被钙荧光白取代，可染色有荚膜和无荚膜的真菌细胞
肺孢子虫免疫荧光染色	· 鼠抗耶氏肺孢子虫抗体和荧光标记抗鼠抗体与耶氏肺孢子虫囊结合 · 暗背景下胞囊团和营养形态呈亮苹果绿荧光	· 支气管肺泡灌洗液及诱导痰的检查 · 囊呈圆形/椭圆形，有时塌陷（新月形）或折叠（"葡萄干样"），单个或小/大簇状。只有囊壁被染色（不是内部结构） · 营养型和孢子细胞呈新月形或多形	· 需要荧光显微镜和适当的UV滤光片 · 在一些标本中，非特异性绿色荧光可能被误认为是肺孢子虫，形状和大小通常有助于区分囊和碎片
六胺蓝	· 真菌染成蓝色 · 染液配制：0.3～1 g亚甲蓝溶于100 mL水	· 检测粘在透明胶带上皮肤刮屑中的马拉色菌属 · 一滴染液加至玻片上胶带下，把胶带压在吸水纸下检查	· 需要光学显微镜
三色法或改良三色法	· 用于虫卵和寄生虫检查的普通染色剂，但可用于小孢子虫检测，特别是改良三色法（铬变素2R，热革兰铬变素或Ryan改良三色法） · 小孢子在蓝绿色背景下染上粉红色（有时透明）	· 检测不同标本中的小孢子虫	· 需要光学显微镜 · 大小和形状及穿过小孢子的带状条纹有助于区分它们与其他红色染色生物体（酵母及一些细菌）和粪便标本中的碎片 · 对三色染色（如温度、染色时间、复染）进行了改进
组织样品组织切片的染色			
Fontana-Masson	· 黑色素颗粒在红色背景下呈黑色/棕色	· 检测暗色真菌 · 可检测隐球菌	· 需要光学显微镜
六胺银染色（GMS）	· 银沉淀剂使真菌在绿色或黄色背景上染为黑色	· 银沉淀染色用于组织学和细胞学制备中真菌的检测和鉴定	· 需要光学显微镜
苏木精-伊红	· 真菌和宿主细胞的细胞核呈蓝色，细胞质呈粉红色，真菌壁不着色 · 能够评估宿主组织反应	· 有助于评估宿主免疫反应，有助于鉴别诊断（如中性粒细胞反应与肉芽肿反应）	· 需要光学显微镜 · 曲霉、毛霉、念珠菌、隐球菌和芽生菌易被发现 · 组织胞浆菌和孢子丝菌属难被发现

（续表）

名　称	操作机制	应　用	评　论
黏蛋白卡红	• 隐球菌酸性黏蛋白及多糖荚膜的组织化学染色	• 隐球菌的荚膜染为鲜红色，为组织标本中该属的鉴定提供了依据	• 需要光学显微镜 • 芽生菌和鼻孢子菌也可呈阳性反应，但可根据大小和染色强度与隐球菌进行区分
过碘酸希夫（PAS）	• 周期性酸水解细胞壁醛类，当与改良的 Schiff 试剂结合时，细胞壁碳水化合物在绿色或橙色背景下呈鲜红色（取决于复染剂）	• 检测不同临床标本中的真菌	• 需要光学显微镜 • 耗时的烦琐测试 • 不能用于未消化（未经液化剂处理）的呼吸道样本
真菌培养染色			
乳酸酚棉蓝	• 真菌染为蓝色 • 乳酸保持真菌结构，苯酚使细胞失活，苯胺（棉）蓝染料提供对比[144]	• 丝状真菌和酵母菌培养物显微特征的观察	• 需要光学显微镜 • 苯酚有毒，应小心避免污染手和显微镜

注：*染色适用于直接显微镜法，但不适用于石蜡包埋组织标本的组织染色。UV，紫外线

为它对酵母菌和霉菌的染色效果不佳[127]。

　　虽然大多数细菌培养基上真菌也可生长，但细菌的过度生长限制了其在真菌培养和分离方面的应用。此外，真菌的形态学描述通常是基于特定真菌培养基上的生长形态。表 6.8 概述了临床真菌学实验室原代和传种常用的真菌分离培养基。原代培养用于直接从临床标本中分离真菌，并含有抗生素可抑制细菌的过度生长。传种培养基用于刺激真菌结构的产生，有助于菌株鉴定。商品化真菌培养基极大地促进了培养基的标准化。

　　一般来说，真菌培养基包括四大类[127]。

　　（1）不含放线菌酮的通用培养基，但含有抗菌药物，能有效分离和支持病原菌生长，如沙保弱葡萄糖和抑霉菌琼脂。

　　（2）含放线菌酮和抗菌药物的通用培养基：放线菌酮可抑制快速生长的腐生真菌，对皮肤癣菌和双相真菌的生长分离有用，但因许多致病真菌对该化合物敏感，不应单独使用。

　　（3）富菌培养基：如脑心浸液琼脂和带血的沙保弱葡萄糖琼脂。

　　（4）专用培养基：如念珠菌显色琼脂和马拉色菌 Dixon 琼脂。

　　标本处理

　　真菌培养的过程随不同标本类型和体积而变[127,137]。所有涉及传染性气溶胶或飞溅的操作必须在 II 类生物安全柜中进行[126]。表 6.9 为患者标本的培养基选择、预处理程序和培养条件的建议。选择琼脂斜面或平板，取决于测试体积和培养箱的空间。琼脂平板必须在透气袋中培养或用透气胶带密封，以防止在 2～4 周的培养过程中脱水。实验室需明确标本保留时间和合适的样本保存条件。头发、皮肤刮擦、指甲标本在检测前应置于室温下保存，其他所有标本应冷藏。

　　为了最大限度提高培养的敏感性，大容量液体标本（＞2 mL）应 2 000×g 离心 10 min 浓缩[127,137]，然后取沉淀物接种。高黏稠的标本（如痰液和脓肿）在标本浓缩前先用黏液溶解剂消化。这些制剂还有助于去除标本中可能存在的细菌[137]。从痰中分离曲霉和其他非念珠菌受所用培养基和接种材料体积的影响。每个培养平板接种 100 μL 或 100 μL 以上的痰液或消化的痰，比常规接种方法（如直接将棉签或棉签环浸入痰液中，再接种）的效果好[137,153,154]。

　　对于不超过 2 mL 的样本，如液体、毛发、皮肤擦伤、指甲、脓肿、组织和黏膜表面的拭子，应直接接种。脓肿标本中出现颗粒提示足分枝菌，应在盐水中洗净，压碎后进行培养和显微镜检查[137]。剪下的指甲样本应在检查和电镀前用手术刀切碎或用指甲均质器磨碎。头发、皮肤刮屑和指甲碎粒应接在琼脂上分散接种 4 个或 5 个点。显微镜检前，角质物必须先用 10%～30% 的氢氧化钾溶液消化，以便于观察真菌。角膜刮屑可在取样后直接接种，再送至实验室培养。活检组织建议切碎而不进行研

表6.8 真菌原代和传种培养的培养基 [127, 145, 147, 148]

名 称	目 的
患者标本直接接种的初始培养基 *	
Birdseed agar	分离新型隐球菌和格特隐球菌的选择性和鉴别培养基。隐球菌属为棕褐色至棕色，其他酵母为米色或奶油色
含或不含抗生素的脑心浸液琼脂	分离所有真菌，包括双相真菌；可加入氯霉素和庆大霉素抑制细菌
念珠菌显色培养基	念珠菌属鉴别培养基，常用于白念珠菌、热带念珠菌和克柔念珠菌的鉴定。根据不同的商品化培养基配方鉴定念珠菌属（图 6.4）
皮肤癣菌检测琼脂	选择和分离毛发、皮肤和指甲中的小孢子菌属、毛癣菌属和絮状表皮癣菌。环己酰亚胺、氯霉素和庆大霉素分别抑制腐生霉菌、革兰阳性细菌和革兰阴性细菌
Dixon 琼脂	初步分离和培养（及血培养瓶中继代培养）马拉色菌属
抑制霉菌琼脂	选择性营养培养基，含有氯霉素（有时与庆大霉素或环丙沙星合用）抑制细菌
利特曼牛胆汁琼脂	用于分离所有真菌（尤其是皮肤癣菌）的选择性培养基，结晶紫和链霉素抑制细菌
含或不含养血抗生素的沙保弱琼脂 †	支持大多数真菌生长的通用固体培养基，有利于皮肤癣菌生长。添加羊血有助于双向真菌的生长，血液可以抑制孢子形成。添加抗生素抑制细菌，添加环己酰胺抑制污染霉菌
丝孢菌属选择琼脂	从囊性纤维化患者呼吸道标本中分离丝孢菌属
真菌检测传代培养基	
溴甲酚紫乳固体葡萄糖琼脂	毛癣菌形态鉴别培养基
甘氨酸溴麝香草酚蓝琼脂	区分新型隐球菌（绿–黄色）和格特隐球菌（蓝色）
含或不含吐温的玉米粉琼脂	用于真菌的常规培养和鉴定。添加 1% 葡萄糖有助于区分指间毛癣菌和红色毛癣菌（红色）。加入吐温–80 促进假菌丝和厚膜分生孢子的产生，用于区分和鉴定念珠菌属
Czapek Dox 琼脂	常规真菌培养，特别是曲霉菌属、青霉菌属和不产孢霉菌
乳霉素琼脂	用于毛癣菌的色素产生
麦芽汁琼脂	酵母菌和霉菌的常规培养
马铃薯葡萄糖琼脂	酵母菌和霉菌的常规培养，刺激分生孢子的产生，因此常被用于玻片培养；有助于区分指间毛癣菌和红色毛癣菌（背面为红色或红棕色）
快速孢子琼脂	诱导酵母菌产生子囊孢子
自来水琼脂	促进暗色真菌、鳞质霉属和 *Saksenea* 属的孢子形成
尿素琼脂或肉汤	产尿素酶生物体的检测。隐球菌、毛孢子菌和红酵母菌（均为担子菌门）的初步鉴定和一些皮肤癣菌的区分。红色毛癣菌是尿素酶阴性（Afro-Asiatic、颗粒状 *raubitschekii* 形态除外），而指间毛癣菌通常在培养前 3 天产生阳性反应

注：* 因为商品化琼脂中琼脂的成分不同，使得培养基性能（菌落形成和生长速度）和菌落形态在同一类型的琼脂（如沙保弱葡萄糖琼脂）之间可能有所不同。† 改良 Emmons 的沙保弱葡萄糖琼脂（与原始配方相比，低葡萄糖，高 pH）提高了许多病原真菌的分离发现

记忆要点 检测培养物真菌的失败原因

· 马拉色菌的生长需要油脂、吐温或 Dixon 琼脂。

· 粉碎和研磨过程中，易破坏毛霉。

· 该真菌的生长速度比标准培养慢。

· 该真菌不可培养。

· 该真菌对培养基中的放线菌酮敏感。

· 多真菌酵母菌培养需要显色培养基来区分菌种。

· 营养不良指甲标本采集不良；远端指甲部分可能含有死的皮肤癣菌或抑制皮肤癣菌生长的污染霉菌。

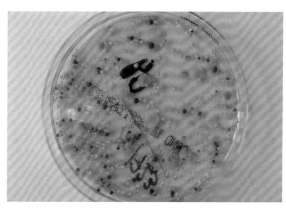

图6.4 科马嘉显色培养基上的混合酵母菌标本。琼脂上显示种特异性颜色，培养基说明书上需标明准确的判断标准。多种酵母菌生长在非显色培养基时难以区别

表6.9　临床样本原代培养的培养基选择指南 [127, 146, 149-152]

样本来源	样本预处理、推荐培养基和培养条件 †	注　释
血液（血培养瓶）	· 无预处理 · 需氧瓶或真菌专用瓶分离真菌 · 念珠菌阳性血培养瓶中的肉汤转种至显色培养基 · 35℃培养5天	· 侵袭性念珠菌感染敏感性约为50% · 隔膜菌丝提示镰刀菌属 · 显色培养基能够检测多种真菌感染
血液和骨髓（隔离体）	· 裂解离心 · BHI/CG，念珠菌显色培养基，SAB · 30℃，3～4周	· 在不含放线菌酮的富含营养的培养基上接种 · 巧克力培养基有助于快速分离（3天内） · 怀疑马拉色菌时，添加橄榄油或用Dixon琼脂 · 多种微生物感染时，抗生素可抑制细菌生长
角膜刮片或活检组织	· 无预处理 · BHI/CG，SAB · 30℃，3～4周	· 在医师办公室或手术室直接接种
头发，皮肤刮片，指甲	· 培养前切碎指甲 · IMA或SAB/C，SAB/CC · 30℃，3～4周	· 在不含放线菌酮的培养基接种，因为皮肤和指甲上的霉菌可能对放线菌酮敏感 ‡ · 怀疑马拉色菌时，添加橄榄油或用Dixon琼脂
医疗设备	· 无预处理 · BHI，IMA，SAB/C，SAB · 30℃，2周	· 避免使用含放线菌酮的培养基
伤口和脓肿	· 无预处理 · 念珠菌显色培养基，IMA或SAB/C · 30℃，5～7周	· 显色培养基能够快速鉴定白念珠菌和有限的其他几种念珠菌种
呼吸系统（痰、支气管肺泡灌洗、气管吸引）	· 用溶黏液剂消化（如有必要），使其体积＞2mL · BHI/CG，念珠菌的显色培养基，IMA或SAB/C，赛多孢选择性琼脂 · 30℃，3～4周	· 念珠菌属的显色培养基和赛多孢选择性琼脂常用于囊性纤维化患者的补充性检测
无菌体液（脑脊液、胸腔积液、腹腔积液、心包积液、滑液）	· 体液＞2mL · BHI/CG，IMA或SAB/C，SAB · 30℃，3～4周	
活检组织	· 直接剪碎并接种以获得毛霉目真菌 · 研磨剩余组织 · BHI/CG，IMA或SAB/C，SAB，SAB/CC（皮肤活检） · 30℃，3～4周	· 将组织样本接种到含有血液和抗生素的培养基上 · 毛霉目真菌易被研磨压碎 · 致病霉菌可能对放线菌酮敏感 ‡
尿液	· 体液＞2mL · 念珠菌属的显色培养基，IMA或SAB/C · 30℃，3～4周	· 念珠菌属可在1周内生长，但隐球菌属和双相真菌可能需要更长的培养时间
玻璃体液	· 体液＞2mL · BHI，IMA，SAB/C，SAB · 30℃，3～4周	
伤口和脓肿	· 用溶黏液剂消化（如有必要），使其体积＞2mL · BHI/CG，IMA或SAB/C，SAB，皮损加SAB/CC · 30℃，3～4周	

注：* 有些科研机构会在血液、呼吸道、无菌体液、组织和伤口处标本的培养中加入缓冲炭酵母提取物培养基，以促进诺卡菌复活，诺卡菌是生长缓慢的需氧丝状细菌，其临床表现有时类似于真菌感染。在上述几组建议的SAB培养基也能促进诺卡菌的生长。† 当怀疑芽生菌病或组织胞浆菌病时，培养时间可能需要延长至6～8周。‡ 不同浓度的放线菌酮可抑制曲霉属、金黄色葡萄球菌属和其他暗色真菌、念珠菌、镰刀菌属和赛多孢属中的某些真菌。BHI，脑心浸液；BHI/CG，含氯霉素和庆大霉素的脑心浸液；IMA，霉菌抑制琼脂；SAB，沙保弱葡萄糖琼脂；SAB/C，含氯霉素的沙保弱葡萄糖琼脂；SAB/CC，含放线菌酮和氯霉素的沙保弱葡萄糖琼脂

磨，以维持菌丝结构和菌株的活性[127,137]，特别是毛霉属对研磨粉碎操作特别敏感。相反，疑似组织胞浆菌感染患者的组织标本应研磨，以释放胞内菌。疑似马拉色菌感染患者的标本，必须在电镀前向培养基中添加油脂，且用专门分离马拉色菌的培养基（如 Dixon 琼脂）。

临床标本直接镜检

标本直接镜检是诊断临床真菌的重要步骤。一旦发现真菌的特有结构，可在几分钟内协助临床鉴别诊断。直接镜检有时可确诊疾病的病原学（如出现小球体提示球孢子菌病）。此外，通过镜检结果分析菌体和炎症细胞或其他组织成分的位置关系，有助于区分定植、组织侵入和污染（如在组织细胞内提示感染状态）。直接镜检可观察到不存活的生物体，如纤维、淋巴细胞和脂肪滴，可被误诊为真菌（图 6.5）[155]，其结果判断应结合临床和实验室诊断。

直接镜检的灵敏度取决于适当的采样和标本质量。若样本量不足，则以培养结果为准。显微镜检查是一种可供选择的检查方法，特别是对感染毛霉目真菌的样本，因为在标本处理过程中毛霉目很容易被压碎损坏[155]。

临床标本的组织学和细胞学检查

解剖病理学对于了解真菌感染的病理生理过程很重要，通过使真菌引起的组织损伤变得可视化，从而最终确诊真菌性疾病。除了少数例外，真菌不能仅通过石蜡包埋活检标本或细胞学涂片的解剖病理学外观就鉴定到属或种[156]。除非观察到某种真菌的特征性表现（如真菌暴露于空气中，如鼻窦或肺腔标本中形成曲霉分生孢子头），解剖病理报告应包括真菌成分的描述（如具有 45° 锐角分支的薄层分隔菌丝），如有可能，还应包括具有相似外观的各种真菌的鉴别诊断。例如，如果在组织中发现一些胞壁相似的分隔菌丝但没有曲霉属典型的分叉分支，病理学家和（或）微生物学家可考虑向临床小组建议可能是曲霉属和其他形态相似的真菌感染（如在严重免疫功能受损患者的镰刀菌感染）。如果培养成功，解剖病理报告应参考微生物学报告。

在检查外科病理学或细胞学组织时，应考虑以下几点。

（1）炎症反应。宿主对微生物炎症反应的性质对鉴别诊断很重要（如对芽生菌病中的念珠菌或脓肿性炎症的中性粒细胞反应），这些有助于获得宿主既往的免疫情况（如中性粒细胞减少），以指导细胞学或组织病理学解读。

（2）真菌形态及大小。十字线（目镜测微计）常用于测量培养真菌各种结构的尺寸，也能够精确测量临床标本中的真菌成分。或者，临床标本中真菌的大小可以用附近的红细胞（直径约 7 μm）或其他已知大小的细胞类型来预估。

（3）宿主对体内真菌的影响。真菌在人类宿主中的形态与在人工培养基上不同。根据定义，温度敏感双相真菌在 37℃活体内的形态与在室温下的形态不同。另外，宿主炎症反应和抗真菌治疗也可能改变真菌的形态[123]。因此，检测解剖病理来源的组织有助于获得其完整的临床病史。

（4）染色（参见"染色和介质"一节）。大部分真菌行六胺银染色（GMS）和过碘酸希夫染色（PAS）。有些微生物不易用苏木精-伊红（H&E）染色（如荚膜组织胞浆菌和皮肤癣菌）显示。Fontana-Masson 在暗色真菌和隐球菌属（轻度黑化）的细胞壁中能够突出显示黑色素；然而，透明霉菌和其他真菌也可能被 Fontana-Masson 着色[157,158]。黏蛋白卡红和阿申蓝染色可以突出隐球菌荚膜。芽生菌属的细胞壁可以用黏蛋白轻微染色，但着色不如隐球菌强。

解剖病理学来源组织的发现必须与微生物发现相

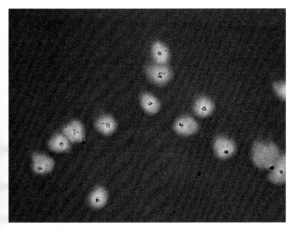

图 6.5 脑脊液印度墨汁染色显示有一个类似隐球菌的带光晕的白细胞。光晕内细胞的大小均匀和形状不规则、没有出芽及光晕的边界模糊使人们能够区分隐球菌细胞。（由 de Parasitologie-Mycologie, Hôpital Universitaire Pitié-Salpêtrière, Paris, France 提供）

关联。由于直接从石蜡包埋组织进行测序变得越来越常见，病理学家和微生物学家需要了解环境中真菌的普遍特性，并根据患者的临床状况来解释结果[159]。

表6.10～表6.18总结了患者标本中出现的临床重要真菌的显微特征及各自的组织学反应[123, 127, 155, 160-166]。

表6.10　念珠菌：临床标本的显微镜下特征和组织病理学反应（图6.6）

真菌及其大小	新鲜和石蜡包埋标本中的真菌形态*	组织病理学反应†	鉴别诊断
念珠菌属 5～7 μm（酵母形态） 除外光滑念珠菌 2～4 μm	· 酵母形态卵圆形，常出芽，假菌丝，与香肠相似（出芽处缩紧） · 光滑念珠菌不产生菌丝，只有小的酵母细胞存在 · 侵入组织时，可看到真正的带隔膜的菌丝和假菌丝	· 中性粒细胞反应 · 在中性粒细胞减少症患者中，坏死可能出现，中性粒细胞少见或无	· 小酵母细胞：用于鉴别组织胞浆菌或孢子丝菌 · 大酵母细胞：用于鉴别荚膜组织胞浆菌变种杜氏菌、芽生菌属和副球孢子菌属 · 菌丝：鉴别变形曲霉或其他多形性菌丝，如暗色真菌

注：*特征结构以红色字体显示。†在石蜡包埋组织标本中检测组织病理学反应

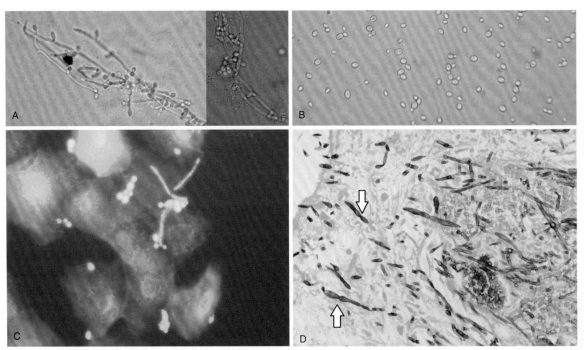

图6.6　临床标本中念珠菌属真菌。A，白念珠菌和热带念珠菌，阴道分泌物。可见假菌丝和出芽酵母细胞（未染色湿片）。B，口腔中的光滑念珠菌可见出芽酵母。注意没有假菌丝，这是其典型特征（未染色湿片）。C，阴道分泌物涂片中带有假菌丝的出芽酵母（钙荧光白染色）。D，免疫功能低下者会厌标本活检可见侵袭性念珠菌。存在菌丝和假菌丝碎片（箭头），假菌丝在细胞间收缩（组织切片；GMS染色，400倍放大）。（A、B由Service de Parasitologie-Mycologie, Hôpital Universitaire Pitié-Salpêtrière, Paris, France提供；C由Anna F. Lau提供；D由Audrey N. Schuetz提供）

表6.11　隐球菌：临床标本的显微特征和组织病理学反应（图6.7）

真菌及其大小	新鲜和石蜡包埋标本中的真菌形态*	组织病理学反应†	鉴别诊断
隐球菌属 大小不一： 2～20 μm； 平均4～10 μm	· 出芽的圆形或卵圆形酵母，有荚膜（印度墨汁染色） · 窄基出芽 · 黏蛋白卡红使荚膜着色，可能有助于识别隐球菌细胞	· 免疫功能正常者：化脓和肉芽肿混合反应 · 免疫功能低下者：很少或无炎症，酵母细胞丰富	· 球孢子菌属不同大小的内孢子可能与隐球菌细胞相似 · 芽生菌属的细胞壁上有轻微的黏蛋白卡红着色 · 西伯鼻孢子菌细胞内壁被黏蛋白卡红着色

注：*特征结构以红色字体显示。†在石蜡包埋组织标本中检测组织病理学反应

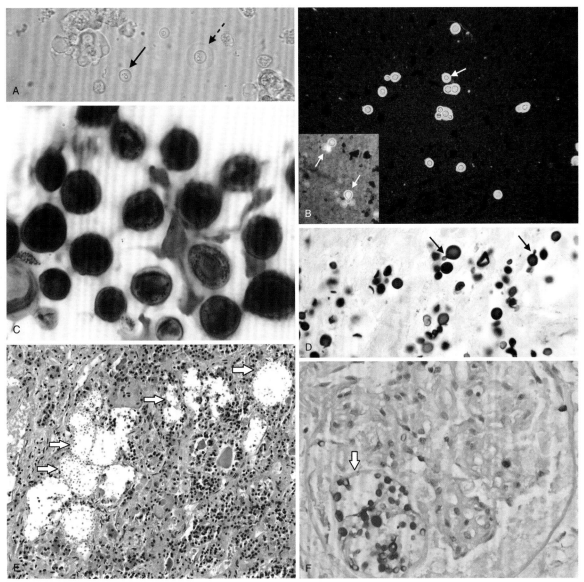

图6.7 临床标本中的新型隐球菌。A，脓肿中大小不一的酵母细胞（两个箭头）；荚膜多糖的模糊轮廓（虚线箭头）可见（未染色湿片）。B，脑脊液和血培养液（插图）经印度墨汁染色。出芽和未出芽的酵母细胞均具有未染色荚膜多糖（箭头）的特征"光晕"。C，脑脊液革兰染色。请注意染色斑点的影响，因为一些细胞中存在荚膜和新型隐球菌的特征性褶皱（放大1 000倍）。D，大小不一，在脑脓肿中出芽（箭头）酵母细胞（GMS染色，放大400倍）。E，对一例播散性隐球菌病患者尸检获得的垂体标本进行检测，显示大量增生的黏液酵母细胞。在没有炎症的情况下，它们可能在某些组织中出现肥皂泡样或微囊样病变。大空泡（箭头）充满隐球菌（组织切片；H&E染色和100倍放大）。F，一例播散性隐球菌病患者尸检获得的肾脏标本。黏蛋白卡红染色呈亮粉色（箭头所示），显示肾小球内的隐球菌群（组织切片；黏蛋白卡红，放大400倍）。（A、B、D由Service de Parasitologie-Mycologie, Hôpital Universitaire Pitié-Salpêtrière, Paris, France 提供。C由Anna F. Lau提供。E、F由Audrey N. Schuetz提供）

表6.12 肺孢子虫、无绿藻和小孢子虫：临床标本的镜下特征和组织病理学反应（图6.8～图6.10）

真菌及其大小	新鲜和石蜡包埋标本中的真菌形态*	组织病理学反应†	鉴别诊断
耶氏肺孢子菌 2～8 μm（滋养体）； 4～7 μm（包囊）	· 滋养体是小的多形结构，通常是单数 · 非出芽包囊呈圆形至椭圆形，单独存在或嵌在细胞外基质中，呈大小簇状（蜂窝状） · 包囊可能呈新月形（折叠）	· 肺泡间隙有泡沫渗出物 · 炎症反应局限 · 少见肉芽肿性炎症	· 小的凹陷包囊与组织胞浆很相似 · 球孢子菌的球形内孢子可能与耶氏肺孢子菌的包囊相似
无绿藻 7～30 μm	· 独特的孢子囊，细胞内部被隔膜分开（像足球） · 也可以看到小的、球形的、未出芽的孢子	· 从坏死性肉芽肿、慢性炎症和坏死不等	· 球孢子菌的球粒与叶绿藻孢子囊相似
小孢子虫 1～4 μm	· 通常在细胞中间可见小的、单细胞的、非出芽的，带状条纹 · 组织切片中可见上述特征在细胞内出现 · 新鲜标本中真菌检测：改良三色染色法、光学增白剂（如钙荧光白）、电子显微镜 · 石蜡包埋标本真菌检测：革兰染色、GMS、抗酸染色，也可以通过H&E染色仔细检测看到	· 肠道感染变化从无到严重上皮变性 · 肠外器官可能出现肉芽肿反应	· 一些寄生虫囊肿、酵母菌和细菌可能经改良后的三色染色呈红色，但可以根据大小、形状和染色模式与小孢子虫的孢子进行区分 · 较小的小孢子虫需要使用高倍镜观察，如1 000× 油镜

注：*特征结构以红色字体显示。† 在石蜡包埋组织标本中检测组织病理学反应。GMS，六亚甲基四胺银染色；H&E，苏木精-伊红染色

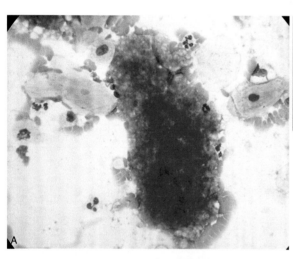
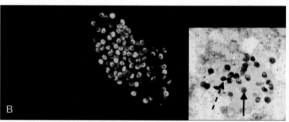

图6.8 支气管肺泡灌洗液中的耶氏肺孢子菌。A，大量成簇的包囊和滋养体，由于密度大而无法直观检测，经吉姆萨染色，可使胞核和胞质着色，胞壁不着色（与GMS染色相反）。B，荧光单克隆抗体染色可见成簇包囊，识别真菌所有发育阶段的表面抗原。插图中显示耶氏肺孢子菌包囊被六胺银染色，包囊壁着色。细胞壁变厚显示为一个较暗的点（箭头）。无出芽和新月形（虚线箭头）代表空的凹陷包囊，有助于区分耶氏肺孢子菌酵母细胞和大小相似且同样被银染色的酵母细胞。（A、B由Service de Parasitologie-Mycologie, Hôpital Universitaire Pitié-Salpêtrière, Paris, France 提供）

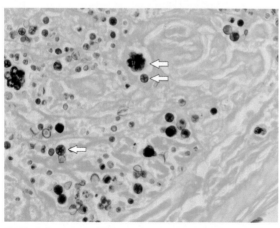
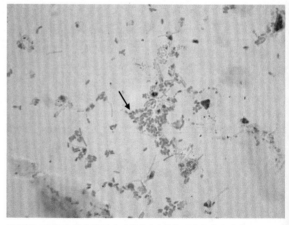

图6.9 皮肤活检发现无绿藻病。多个大小不等的孢子囊被内部隔膜分成多个细胞（箭头）（组织切片；GMS染色和400倍放大）。（由 Audrey N. Schuetz 提供）

图6.10 大便中的小孢子虫（箭头）（韦伯三色染色）。（由 Service de Parasitologie-Mycologie, Hôpital Universitaire Pitié-Salpêtrière, Paris, France 提供）

表6.13　马拉色菌和皮肤癣菌：临床标本中的镜下特征和组织病理学反应（图6.11，图6.12）

真菌及其大小	新鲜和石蜡包埋标本中的真菌形态*	组织病理学反应†	鉴别诊断
马拉色菌 3~8 μm（酵母）； 5~10 μm（假菌丝）	• 类似于脚印或保龄球瓶的卵圆形宽基出芽酵母 • 可观察到囊领 • 花斑癣患者角质层的碎屑或胶带样本中可见到类似"意大利面和肉丸"的短弯曲菌丝和酵母细胞	• 很少做活检，因为疾病通常是经临床诊断 • 角化过度和棘层肥厚	• 微生物经H&E染色不可见，但可通过PAS染色增强
皮肤癣菌 3~15 μm	• 在皮肤和指甲标本中以链状节孢子、单节孢子或薄间隔菌丝的形式出现，或在毛干外侧（发外癣菌）或在毛干内侧（发内癣菌）	• 很少活检，因为某些病例是通过直接镜检和培养或临床诊断确诊的 • 角化过度 • 在角质层中存在中性粒细胞亲皮肤癣菌 • 轻度淋巴细胞血管周围浸润或可能出现更明显的急性或慢性炎症	• 仅靠H&E难以检测，但可通过PAS突出显示

注：*特征结构以红色字体显示。†在石蜡包埋组织标本中检测组织病理学反应。H&E，苏木精–伊红染色；PAS过碘酸希夫染色

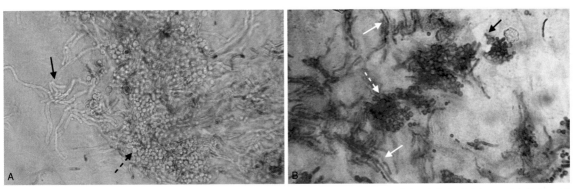

图6.11　皮肤碎屑或胶带样本中的马拉色菌。A，短菌丝和小酵母细胞形成了特色的"意大利面和肉丸"状（箭头）（氯氮唑黑染色）。B，"意大利面和肉丸"状（箭头）和小出芽（黑色箭头）酵母细胞（亚甲蓝染色）。（由Service de Parasitologie-Mycologie, Hôpital Universitaire Pitié-Salpêtrière, Paris, France 提供）

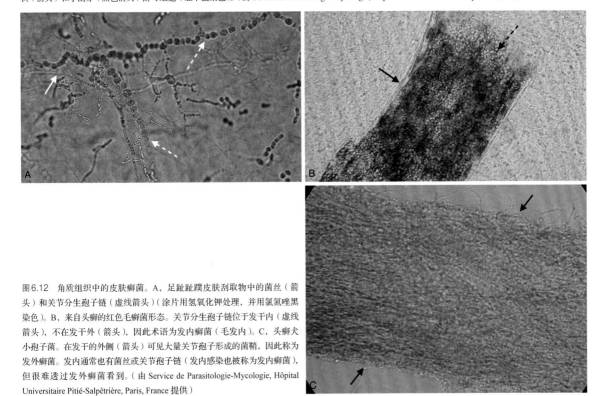

图6.12　角质组织中的皮肤癣菌。A，足趾趾蹼皮肤刮取物中的菌丝（箭头）和关节分生孢子链（虚线箭头）（涂片用氢氧化钾处理，并用氯氮唑黑染色）。B，来自头癣的红色毛癣菌形态。关节分生孢子链位于发干内（虚线箭头），不在发干外（箭头），因此术语为发内癣菌（毛发内）。C，头癣犬小孢子菌。在发干的外侧（箭头）可见大量关节孢子形成的菌鞘，因此称为发外癣菌。发内通常也有菌丝或关节孢子链（发内感染也被称为发内癣菌），但很难透过发外癣菌看到。（由Service de Parasitologie-Mycologie, Hôpital Universitaire Pitié-Salpêtrière, Paris, France 提供）

表6.14 曲霉、镰刀菌和赛多孢：临床标本的镜下特征和组织病理学反应（图6.13～图6.16）

真菌及其大小	新鲜和石蜡包埋标本中的真菌形态*	组织病理学反应†	鉴别诊断
曲霉属 菌丝3～12 μm； 平均宽度2.5 μm	· 可见胞壁平行、间隔长度一致的菌丝，通常以45°角分支（叉状分支） · 分支通常发生在间隔之前或之后 · 分生孢子头可能形成于高氧含量部位（如鼻窦和肺腔）；分生孢子头是曲霉属的特征	· 侵袭性曲霉病：中性粒细胞和坏死碎片，偶有肉芽肿性炎症和血管浸润 · 慢性坏死 · 曲霉病：中性粒细胞炎症，不侵犯支气管壁，通常不侵犯血管 · 支气管肺曲霉病和过敏性鼻窦炎：中性粒细胞和嗜酸性粒细胞，过敏性黏蛋白，无菌丝侵入	· 其他透明间隔霉菌，如镰刀菌和赛多孢 · 曲霉菌丝可能因抗真菌治疗或炎症反应而肿胀和变形，并且在坏死区域较多 · 肿胀的曲霉菌丝可能与以下真菌相鉴别：毛霉目真菌或其他多形态霉菌，如暗色真菌 · 念珠菌可形成有隔菌丝
镰刀菌属 菌丝＞2.5 μm	· 透明有隔菌丝，胞壁平行；也可见隔膜处缩窄 · 分支较曲霉更不规则，菌丝偶有肿胀 · 菌丝45°～90°角分支 · 不典型分叉菌丝	· 中性粒细胞反应伴坏死，偶有肉芽肿性炎症 · 可能存在血管受累	· 其他透明分隔霉菌，如曲霉、赛多孢和拟青霉，在组织中与镰刀菌相似 · 如果多形性明显，考虑暗色真菌
赛多孢‡ 菌丝＞2.5 μm	· 透明有隔膜菌丝，胞壁平行；也可在隔膜处收缩 · 分支较曲霉更不规则 · 可能存在卵球形棕色分生孢子（5～10 μm） · 多见于空腔组织的真菌 · 分叉菌丝不典型	· 中性粒细胞反应伴坏死，偶有肉芽肿性炎症 · 可能存在血管受累	· 其他透明分隔霉菌，如曲霉和镰刀菌，在组织中类似赛多孢

注：* 特征结构以红色字体显示。† 在石蜡包埋组织标本中检测组织病理学反应。‡ 赛多孢通常认为是暗色霉菌。多育赛多孢在人体组织中可能产生暗色菌丝，但尖端赛多孢是透明菌丝

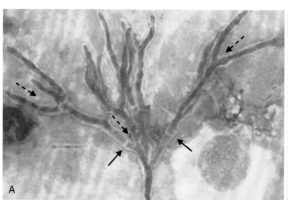

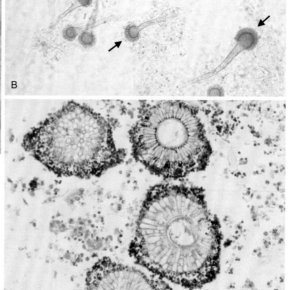

图6.13 呼吸道标本中的曲霉属。A，支气管肺泡灌洗液中的烟曲霉菌丝，较细，有分隔（箭头）和锐角分支（虚线箭头）（吉姆萨染色）。B，上颌窦吸入物中的烟曲霉。当真菌暴露于空气中（未染色湿片）时，有时会在组织中产生分生孢子头（箭头）。C，空洞性肺部病变（真菌暴露于空气中）的组织活检显示黑曲霉分生孢子头。炎症碎片背景下可见顶囊、瓶梗和深棕色分生孢子（组织切片；H&E 染色，放大200倍）。（A 由 Landspitali — the University Hospital of Iceland, Reykjavik 提供；B 由 Service de Parasitologie-Mycologie, Hôpital Universitaire Pitié-Salpêtrière, Paris, France 提供；C 由 Audrey N. Schuetz 提供）

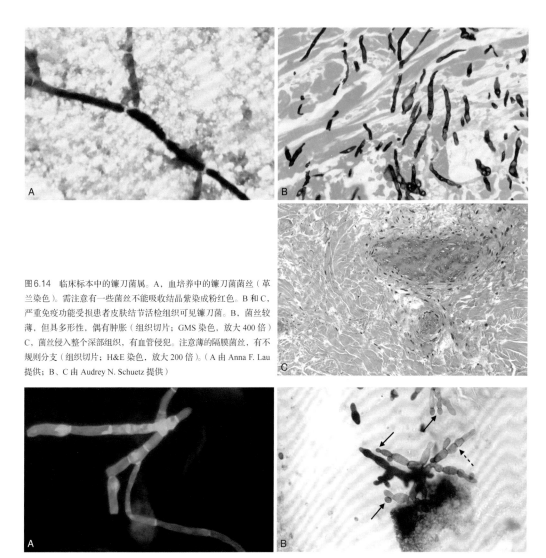

图6.14　临床标本中的镰刀菌属。A，血培养中的镰刀菌菌丝（革兰染色）。需注意有一些菌丝不能吸收结晶紫染成粉红色。B 和 C，严重免疫功能受损患者皮肤结节活检组织可见镰刀菌。B，菌丝较薄，但具多形性，偶有肿胀（组织切片；GMS 染色，放大 400 倍）C，菌丝侵入整个深部组织，有血管侵犯。注意薄的隔膜菌丝，有不规则分支（组织切片；H&E 染色，放大 200 倍）。（A 由 Anna F. Lau 提供；B、C 由 Audrey N. Schuetz 提供）

图6.15　临床标本中的淡紫紫色紫霉（原淡紫拟青霉）A，鼻窦标本，有分支的隔膜菌丝（钙荧光白染色）。B，免疫受损宿主皮肤感染产生的脓疱物质。该属（如镰刀菌属、赛多孢霉属和其他一些霉菌，但不是曲霉菌属）可能在组织中产生不定形（即不寻常）未成熟的分生孢子（箭头）和缩窄菌丝（虚线箭头）（GMS 染色）。（A 由 Anna F. Lau 提供；B 由 Landspitali — the University Hospital of Iceland, Reykjavik 提供）

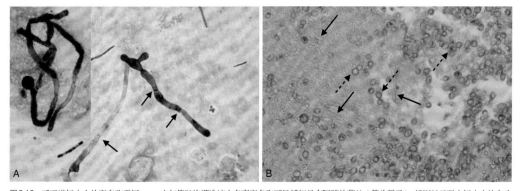

图6.16　呼吸道标本中的赛多孢霉属。A，支气管肺泡灌洗液中多育赛多孢可见纤细且有隔膜的菌丝（箭头所示）。插图显示眼内标本中的念珠菌。真菌菌丝的形态并不总是能够鉴别霉菌和酵母菌（GMS 染色）。B，鼻窦活检中的尖端赛多孢。注意背景中有大量染色不良的菌丝（箭头）和深色的卵圆形分生孢子（H&E 染色上的虚线箭头）。当暴露于空气中时，如肺或窦腔（组织切片；H&E 染色，400 倍放大），霉菌可在体内（同体外）产生分生孢子。（A 由 Service de Parasitologie-Mycologie, Hôpital Universitaire Pitié-Salpêtrière, Paris, France 提供；B 由 Audrey N. Schuetz 提供）

表6.15　暗色霉菌：临床标本的显微特征和组织病理学反应（图6.17）

真菌及其大小	新鲜和石蜡包埋标本中的真菌形态*	组织病理学反应†	鉴 别 诊 断
暗色丝孢霉病中的暗色霉菌 菌丝 2～6 μm	• 常为深色（黑色）多形性菌丝，沿着菌丝或在末端有厚壁囊泡膨胀 • H&E 上看到的色素程度不同（可能是深色或无色素浅色） • 可见假菌丝和酵母细胞	• 肉芽肿或脓肿反应 • 暗色丝孢霉病的囊肿中心可能是化脓性炎症	• 如果看不到色素，可能被误认为是透明霉菌 • H&E 上的菌丝棕色色素会被误认为是福尔马林残留
着色芽生菌病中的暗色真菌（疣状瓶霉、卡氏枝孢瓶霉、裴氏着色霉） 硬壳小体和菌丝 5～12 μm	• 硬壳小体（铜币大小、硬壳细胞、枸杞）是一簇深色的球形细胞 • 也可能出现扭曲的棕色菌丝	• 脓肿性炎症 • 假上皮瘤增生伴慢性炎症细胞	• 假上皮瘤样增生可误诊为鳞状细胞癌 • 芽生菌病和副球孢子菌病也可能发生明显的假上皮瘤样增生

注：* 特征结构以红色字体显示。† 在石蜡包埋组织标本中检测组织病理学反应。H&E，苏木精–伊红染色

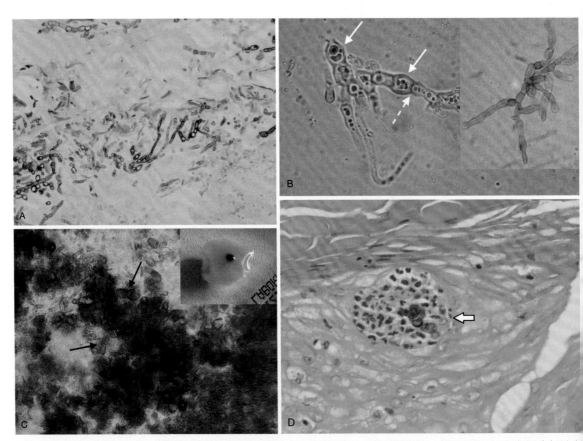

图6.17　临床样本中的暗色真菌。A，鼻窦标本中的菌丝表现出多种多样，有大小不等的菌丝、假菌丝和分生孢子。有组织浸润。由于细胞壁中含有黑色素（组织切片；Fontana-Masson 染色，放大 200 倍），因此暗色真菌可被 Fontana-Masson 染色。B，理查德胸膜滴虫表现为皮下脓肿脓液。可见不规则肿胀细胞（箭头所示）和隔膜处的缩窄（虚线箭头所示）（湿片染氯氮唑黑）。暗色真菌的黑色素在湿片上不一定显色。在这种情况下，菌丝比黑色素更透明，在插图中显示的是另一种黑色素真菌的棕色菌丝（未染色湿片）。C，一种来自粉碎的真菌黑色颗粒真菌性足菌肿，显示扭曲的菌丝细胞（箭头）。插图显示脓液中含有黑色真菌颗粒。D，暗色深染细胞（硬壳细胞，或"铜币"；箭头所指）被中性粒细胞炎症反应所包围，出现在着色芽生菌病的结节性病变中。假上皮瘤增生（组织切片；H&E 染色，放大 400 倍）。（A 和 D 由 Audrey N. Schuetz 提供；B 和 C 由 Service de Parasitologie-Mycologie, Hôpital Universitaire Pitié-Salpêtrière, Paris, France 提供）

表6.16 毛霉目真菌：临床标本的镜下特征和组织病理学反应（图6.18）

真菌及其大小	新鲜和石蜡包埋标本中的真菌形态*	组织病理学反应†	鉴 别 诊 断
毛霉目 菌丝 3～25 μm； 平均 12 μm	• 宽的、折叠或扭曲的、带状、塌陷的菌丝，很少或者没有分隔 • 容易损坏和压碎。可能出现断裂	• 组织坏死伴血管侵犯 • 可能出现中性粒细胞或肉芽肿炎症反应	• 由于抗真菌治疗及炎症反应导致坏死区域的肿胀曲霉菌丝与毛霉目真菌的表现很相似

注：* 特征结构以红色字体显示。† 在石蜡包埋组织标本中检测组织病理学反应

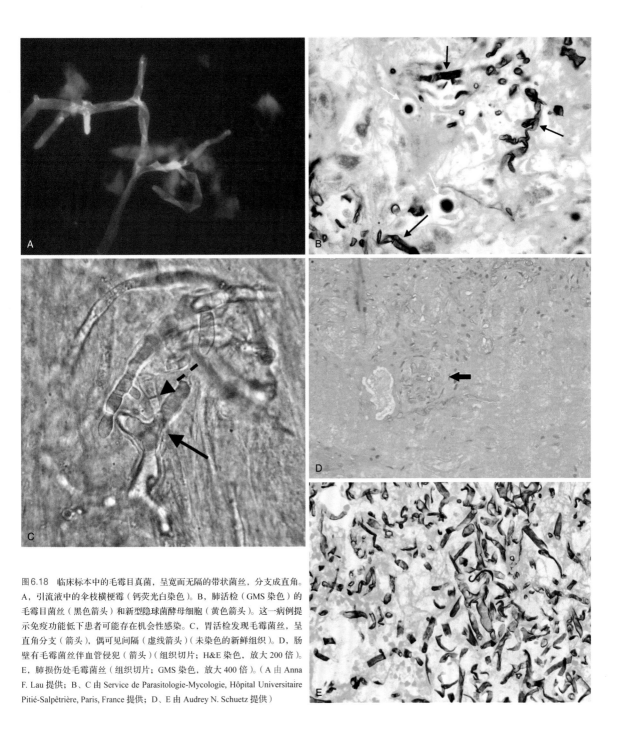

图6.18 临床标本中的毛霉目真菌，呈宽而无隔的带状菌丝，分支成直角。A，引流液中的伞枝横梗霉（钙荧光白染色）。B，肺活检（GMS 染色）的毛霉目菌丝（黑色箭头）和新型隐球菌酵母细胞（黄色箭头）。这一病例提示免疫功能低下患者可能存在机会性感染。C，胃活检发现毛霉菌丝，呈直角分支（箭头），偶可见间隔（虚线箭头）（未染色的新鲜组织）。D，肠壁有毛霉菌丝伴血管侵犯（箭头）（组织切片；H&E 染色，放大 200 倍）。E，肺损伤处毛霉菌丝（组织切片；GMS 染色，放大 400 倍）。（A 由 Anna F. Lau 提供；B、C 由 Service de Parasitologie-Mycologie, Hôpital Universitaire Pitié-Salpêtrière, Paris, France 提供；D、E 由 Audrey N. Schuetz 提供）

表6.17　芽生菌属、球孢子菌属和组织胞浆菌属：临床标本的镜下特征和组织病理学反应（图6.19～图6.22）

真菌及其大小	新鲜和石蜡包埋标本中的真菌形态*	组织病理学反应[†]	鉴别诊断
芽生菌属 8～15 μm	• 大球形酵母细胞，具有宽基芽和双轮廓细胞壁	• 新病变：中性粒细胞和肉芽肿反应 • 陈旧病变：纤维化，酵母细胞不易见	• 球孢子菌的球粒释放的内孢子与芽生菌的出芽酵母相似 • 隐球菌酵母细胞的大小变化较大
球孢子菌属 5～100 μm	• 大而均匀的圆形完整的小球体、破裂的（空的）小球体和内孢子均存在 • 单个内生孢子与小酵母很相似 • 少见分隔菌丝碎片	• 肉芽肿或脓肿伴坏死 • 偶尔只有中性粒细胞 • 可见嗜酸性粒细胞 • 陈旧病变：坏死和（或）纤维化	• 大小不同是隐球菌差异所在 • 相邻两个球粒可能看起来类似于芽生菌 • 鼻孢子虫病、大孢子菌病和肌小球体病也需要鉴别诊断
荚膜组织胞浆菌（小酵母细胞） 2～5 μm	• 酵母细胞常聚集在细胞内 • H&E 染色效果不好 • 小酵母可能会凹陷成头盔状 • 窄基出芽 • 酵母存在于单核细胞或巨噬细胞内或在组织中游离	• 疾病早期突出的组织细胞炎症成分 • 伴有或不伴坏死的肉芽肿随着时间进展为纤维化	• 念珠菌常导致化脓性组织反应 • 孢子丝菌与脓肿反应有关 • 球孢子菌有典型的含内生孢子的小球体 • 胞内小细胞簇
荚膜组织胞浆菌（大酵母细胞） 8～15 μm	• 非洲荚膜组织胞浆菌（杜氏变种）是一种存在于胞内或胞外的微生物。可通过窄基出芽与芽生菌属相鉴别		• 荚膜组织胞浆菌与利士曼原虫胞质内鞭毛体相似

注：*特征结构以红色字体显示。[†]在石蜡包埋组织标本中检测组织病理学反应。H&E，苏木精-伊红染色

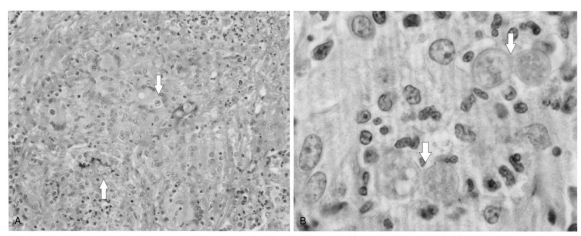

图6.19　肺结节活检标本上的皮炎芽生菌。A，巨细胞内有圆形酵母细胞，并伴较重的脓肿炎症反应（箭头所示）（组织切片；H&E 染色放大 200 倍）。B，在高倍镜下可见宽基出芽（如箭头所示）（组织切片；H&E 染色，放大 1 000 倍）。（由 Audrey N. Schuetz 提供）

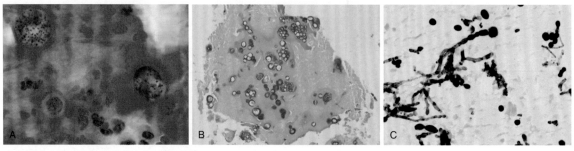

图6.20　呼吸道标本中的球孢子菌属。A，痰革兰染色（放大 1 000 倍）。由于细胞壁厚，染色后的细胞呈点画效果。B，一个肺结节标本，显示在纤维化背景中含有内孢子和破裂小球的混合物（组织切片；PAS 染色放大 200 倍）。C，肺结节标本，显示有隔菌丝，偶出现念珠状（串珠状）。虽然这是球孢子菌的一种不常见表现，但在一些病变中有出现。这种表现提示寻找典型的球体及旅行史（组织切片；GMS 染色，放大 400 倍）。（A 由 Anna F. Lau 提供；B、C 由 Audrey N. Schuetz 提供）

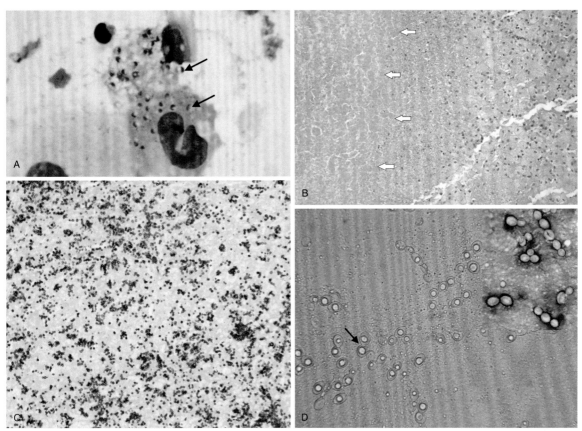

图6.21 临床标本中的荚膜组织胞浆菌。A, 支气管肺泡灌洗液, 显示典型的细胞内和小酵母细胞 (2~4 μm) (箭头所示) 的小细胞变种 (荚膜变种)。B 和 C, 艾迪生病和双侧肾上腺衰竭患者的肾上腺活检。右侧可见残留的肾上腺组织, 左侧可见大量坏死 (箭头所示)。组织胞浆菌在 H&E 染色上不易看到。(B) GMS 染色显示坏死区域内有大量小的组织胞浆菌酵母 (C) (组织切片; H&E 和 GMS 染色, 放大 200 倍)。D, 一个取自脓液的样本, 显示大细胞变种 (杜氏变种), 大小为 8~15 μm, 有清晰可见的出芽 (箭头) (未染色湿片)。插图显示同一样本的吉姆萨染色涂片。(A 和 D 由 Service de Parasitologie-Mycologie, Hôpital Universitaire Pitié-Salpêtrière, Paris, France 提供; B 和 C 由 Audrey N.Schuetz 提供)

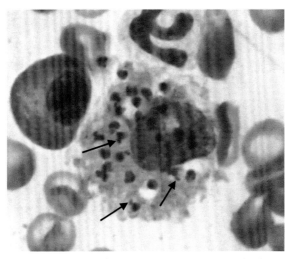

图6.22 利什曼原虫在骨髓组织细胞中聚集。利什曼原虫的动基体 (箭头), 有助于将其与酵母细胞区分开来, 利什曼原虫与真菌 (吉姆萨染色) 不同, 需要用 GMS 染色。(由美国 CDC 公共卫生图像库提供)

表6.18　副球孢子菌、孢子丝菌、马尔尼菲篮状菌：临床标本中的镜下观和组织病理学反应（图6.23～图6.25）

真菌及其大小	新鲜和石蜡包埋标本中的真菌形态*	组织病理学反应†	鉴别诊断
巴西副球孢子菌 5～60 μm	· 舵轮样大的酵母细胞位于中央，周围环绕大小和形态各异的小的子代细胞 · 芽颈细	· 肺部感染：化脓性和肉芽肿性混合炎症 · 皮肤黏膜病变：假上皮瘤增生和溃疡	· 芽生菌与母细胞相似，组织胞浆菌与子细胞相似
申克孢子丝菌 2～6 μm	· 酵母细胞形态多样 · 皮损中很难找到该病原体 · 窄基出芽 · 可见细长的雪茄状酵母	· 化脓性和肉芽肿性混合浸润 · 长期病变可能存在纤维化	· 光滑念珠菌和组织胞浆菌的小酵母与孢子丝菌的酵母细胞相似
马尔尼菲篮状菌 2～6 μm	· 椭圆形到细长、不出芽酵母 · 二分裂 · 可见隔膜 · 通常发现聚集在巨噬细胞内。偶观察到单一的胞外真菌	· 早期皮损：细胞内酵母的组织细胞反应 · 亚急性病变：伴有坏死和脓肿的中性粒细胞反应 · 慢性病变：肉芽肿和纤维化，可能伴有空洞	· 必须通过马尔尼菲篮状菌特征性隔膜与念珠菌、组织胞浆菌、弓形虫和利什曼原虫相鉴别

注：*特征结构以粗体显示。†在石蜡包埋组织标本中检测组织病理学反应

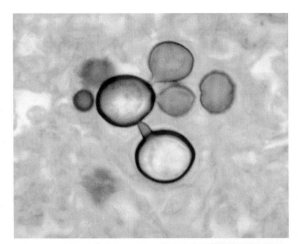

图6.23　组织中的副球孢子菌属。酵母细胞和由窄芽附着的子细胞的外观似"舵轮样"（GMS 染色，高倍镜）。（由美国 CDC 公共卫生图像库提供）

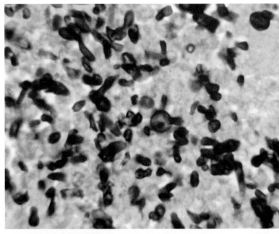

图6.24　小鼠组织标本中的申克孢子丝菌。酵母形状各异，窄基出芽（GMS 染色，375 倍放大）。（由美国 CDC 公共卫生图像库提供）

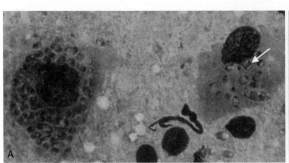

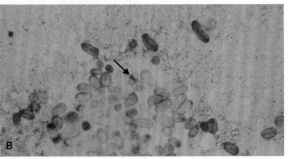

图6.25　临床样本中的马尔尼菲篮状菌。A，肝活检显示两个吞噬细胞内有酵母细胞（2～6 μm）。酵母细胞经二分裂形成横隔（箭头）（吉姆萨染色）。B，刮取皮肤结节可见细胞外酵母，也带有横隔（箭头所示）（GMS 染色）。（由 Service de Parasitologie-Mycologie, Hôpital Universitaire Pitié-Salpêtrière, Paris, France 提供）

记忆要点 解剖病理学组织中菌丝鉴定方法（外科病理学或细胞学）

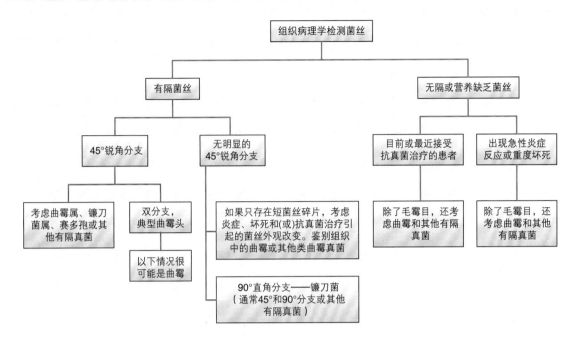

培养真菌的形态学鉴定

真菌的形态学和表型鉴定是临床真菌实验室的基础。传统的鉴定需要对真菌菌落行大体观察，并对特征性真菌结构行镜下分析，必要时行表型或生化测试。表6.19概述了一些主要的传统表型测试方法。

大体特征主要包括真菌菌落的结构、形状和大小，以及其表面和背面的颜色。也可能有一些其他有用的特征，如有色素渗入培养基或者圆形的子实体，这些是可以通过肉眼在菌落表面观察到的。

在大多数情况下是依靠镜下观的真菌形态学特征将其进行分组归类（图6.27）。

真菌的镜下结构包括两个主要组成部分：营养体部分（菌体）由分支菌丝组成，这些菌丝通过琼脂等营养底物生长，形成一个称为菌丝体的菌丝网络。许多酵母不形成真正的菌丝，它们的营养部分由单细胞形式，通常是假菌丝。尽管营养结构在形态上是非特异性的，也在物种层面上对鉴定没有帮助，但某些结构提供了重要信息，如有隔霉菌细长、规则的有隔菌丝和"无隔膜"霉菌宽、无隔膜（或

少见隔膜）菌丝。曲霉属于前者，后者是毛霉。孢子形成部分由产生繁殖体的大而圆的子实体组成，肉眼可见分生孢子，或由各种形状的较小的分生孢子细胞产生。丝状真菌，包括霉菌、皮肤癣菌和双相真菌，孢子结构通常作为真菌属或种的特征，是实验室形态鉴定的依据。

既往大部分病例的检测依靠传统的形态学方法是足够的。随着我们对真菌了解的增多，以及我们对抗真菌药物的选择和对治疗结果认识的更新，发现形态学通常只能提供大概结果，对于隐性真菌感染，仅依靠形态学是有一定局限性的。例如，当相关但不同的真菌物种通过传统的基于形态学的方法几乎无法区分时，它们通常被称为物种复合体。烟曲霉复合体就是一个例子，因为它不仅包括烟曲霉，而且还包括"隐藏的"或隐蔽的物种，如 *A. lentulus* 和 *A. thermomutatus*[171,172]。隐性真菌具有重要的临床意义，因为它们可能构成临床分离真菌的可量化的部分，在一些复合体中几乎占15%，并且一些表现出抗真菌药物的耐药性。隐性真菌感染的正确鉴定依赖于分子工具，而这些工具在临床实验室中可能还未常规使用。在缺乏这些工具的情况下，温

表6.19 培养后真菌的表型鉴定

检 测 项 目	检 测 目 的
芽管	· 简单快速的假丝酵母菌鉴定方法。在动物血清（通常是胎牛或兔血清）中接种试验真菌，在35～37℃孵育2～3 h，滴一滴液体在玻片上进行镜检。大多数白念珠菌分离产生一个芽管（管状），突出于酵母细胞 · 重点区分芽管的形成是真菌丝（无缩窄）还是假菌丝（有缩窄）（图6.26） · 一些白念珠菌菌株报告假阴性结果，可能是接种过量造成的[167] · 芽管试验不能区分白念珠菌、都柏林念珠菌（也可产生芽管）和热带念珠菌（在管基处有缩窄）[167,168]
念珠菌显色培养基*	· 某些念珠菌属鉴定的专门培养基 · 有助于快速识别混合培养物中的真菌 · 不同的培养基配方可能会产生不同的特性
快速酶分析	· 快速检测白念珠菌产生的β半乳糖酰胺酶和L脯氨酸氨基肽酶
糖同化测定	· 常用的酵母菌鉴定方法 · 快速海藻糖同化在3 h内识别光滑念珠菌，但热带念珠菌和白念珠菌（如果从绵羊血琼脂中检测）会产生假阳性结果[169,170]
咖啡酸试验	· 通过检测咖啡酸分解为黑色素的酚氧化酶，对隐球菌进行简单快速的鉴定 · 将菌落接种到湿润的咖啡酸圆盘上，观察30 min到4 h内深棕色色素的产生 · 咖啡酸存在于鸟籽琼脂中，可作为直接从临床标本（如呼吸道标本）检测隐球菌的主要培养基
尿素酶试验	· 简单快速检测鉴定尿素酶阳性的担子菌，如隐球菌属、马拉色菌属、红酵母属和毛孢子菌属 · 使用快速圆盘或尿素酶琼脂斜面或肉汤培养基
硝酸盐同化测定	· 有助于隐球菌的鉴别
毛发穿孔试验	· 用于鉴别趾间毛癣菌（毛发穿孔阳性）和红色毛癣菌（毛发穿孔阴性） · 将测试菌接种至无菌水浸泡的毛发。4周后用乳酸酚棉蓝染色，镜下检查毛发是否有楔形穿孔，毛发浸润（通常在8～10天内呈阳性）
温度耐受试验	· 将测试菌接种到含有相同培养基的几个培养基上，并在不同温度下培养，以监测生长情况 · 可用于以下真菌的属内鉴别，如外瓶霉、赛多孢、毛癣菌和毛霉目真菌

注：* 显色培养基可用作临床标本的原代培养和传代培养（如血培养瓶或固体原代培养基上的混合酵母生长）

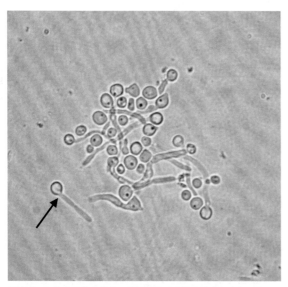

图6.26 白念珠菌产生芽管，在管颈处无收缩（箭头）。（由 Service de Parasitologie-Mycologie, Hôpital Universitaire Pitié-Salpêtrière, Paris, France 提供）

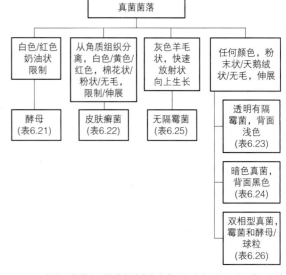

图6.27 根据大体特征可将能够培养的真菌大概分为6组：酵母菌、皮肤癣菌、无隔霉菌、透明有隔霉菌、暗色霉菌和双相型真菌

度耐受性和抗真菌药敏试验在许多情况下可以提供足够的信息，以确保适当的治疗。例如，烟曲霉在48℃生长，而 *A. lentulus* 和 *A. thermomutatus* 在此温度下生长受限或者不生长。

为了进行镜检分析，从菌落中取样，将真菌放在载玻片上，滴一滴盐水，更常用乳酸酚棉蓝溶液（或者类似的染液）。真菌可通过以下任何一种方法进行采样。

·用接种环挑取奶油状菌落。

·细针挑取丝状真菌菌落，放置在载玻片上。这种挑取方法会破坏分生孢子细胞和分生孢子的镜下结构。

·将胶带放在载玻片上，从丝状菌落中获取菌丝体。

这种方法比细针挑取法更好地保持了真菌结构的完整性（图6.28）。

·在载玻片或盖玻片上培养真菌。这种方法能产生最好的结果，但延长了周转时间，并且仅在贴取法或胶带法不能提供足够的特征结构时才使用。麦芽、土豆或其他有助于孢子形成的培养基比富含营养物质的培养基（如沙保弱培养基）更受欢迎（图6.29）。

对于初学者来说，第一次接触丝状真菌可能会有困难，因为通过显微镜只能看到"缠绕的菌丝和分散的分生孢子"。表6.20列出了临床分离真菌的主要镜下结构特征以指导鉴定，表6.21～表6.26提供了6组真菌的关键镜下特征描述，附有常见病原真菌的插图和实例。对于酵母菌鉴定（尤其是念珠菌属），大体观[174]和镜下特征可能提供一个属或种的描述，但很多已被显色琼脂、生化试验和自动鉴定平台所取代。在真菌图集和手册中可获得临床重要真菌的更详细的形态和表型描述。

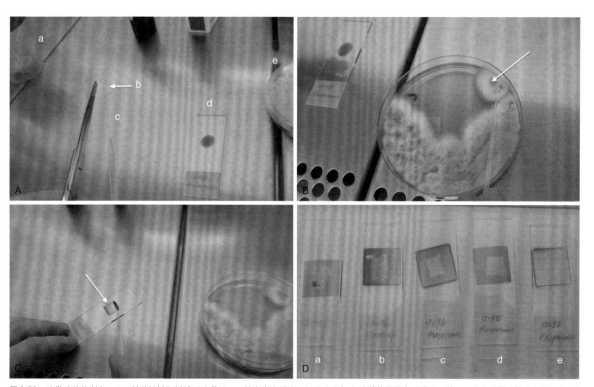

图6.28　胶带玻片的制备。A，所需材料包括透明胶带（a），储存在容器中，以防止空气中的霉菌黏附在胶带上；剪下一小块胶带（箭头b所示）；无菌接种针取下剪刀上的胶带（c）；一个玻璃载玻片，一滴乳酸酚棉蓝（d）；待鉴定的丝状真菌，此处为镰刀菌属真菌（e）。B，剪下胶带（箭头），粘到无菌针的尖端，并用其中心及外缘之间的部分接触菌落表明。为便于更好地观察，可将培养皿的盖子完全打开，但为了尽量减少真菌污染，建议只需提起培养皿盖的一端，将接种针和胶带从开口处插入。C，将粘有真菌的胶带（箭头）置于乳酸酚棉蓝液滴中，轻轻取下接种针，避免胶带在液滴中四处移动（改变真菌结构）。D，带有胶带的玻璃载玻片（A～D）显示胶带的合适尺寸。玻片e中是外瓶霉属的乳酸酚棉蓝湿片，奶油样菌落很容易用接种环或接种针取样。注意：载玻片a和d的乳酚棉蓝溶液的量合适，但载玻片b、c和e上过量（可能导致盖玻片滑动及手和显微镜污染）。（由 Ingibjörg Hilmarsdóttir 提供）

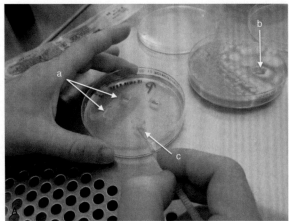
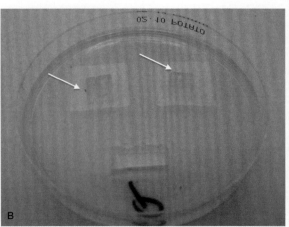
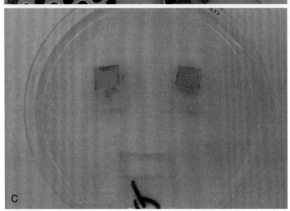

图6.29 准备小培养。A，从固体培养基上切出大小约为盖玻片1/4的琼脂块（a），放到表面完整的培养基上，待检菌使用接种针接种，通常接种针刮取菌落（b）后看上去仍是"空"的，但当它轻触琼脂块边缘（c）时已携带了孢子和其他微观结构。琼脂块的每一边都需要接种。接种后将盖玻片放到琼脂块的顶端。B，盖有盖玻片的两块琼脂。这种情况下，在琼脂块的边上（箭头处）可见小部分的真菌菌落。培养时应将培养基底部向下（目的是保证盖玻片能在琼脂块上）。C，当真菌从琼脂块的边上生长至底部琼脂和盖玻片时，将盖玻片从琼脂块取出，放到滴有乳酸酚棉蓝的载玻片上。准备两块琼脂块的目的是可在两个不同的时间点观察菌株的生长，以防在取出第一张盖玻片时真菌尚未充分产孢。（由 Ingibjörg Hilmarsdóttir 提供）

表6.20 培养的真菌显微镜下的结构特点：营养和孢子结构

结 构*	描述（举例）*
营养结构	
单细胞	从狭窄处（念珠菌）或宽大的基底处（芽生菌属）出芽，或一个细胞裂变为两个细胞（马尔尼菲篮状菌的酵母相）
假菌丝	在两个伸长的酵母细胞交界处可见大量的出芽（白念珠菌）
有隔菌丝	取决于菌种，可为： • 分解为关节孢子（地霉），也可转而出芽（毛孢子菌） • 形成终端（白念珠菌）或形成间生厚壁孢子（厚垣镰刀菌）厚壁孢子 • 形成厚壁、圆形或拉长的壳细胞，与子囊果相关（构巢曲霉）或不相关（杂色曲霉） • 转化为具有特征性的支撑产孢细胞（曲霉）或分生孢子（枝孢菌）的分生孢子梗 • 变为非产孢结构如螺旋菌丝（趾间毛癣菌）或梳状菌丝（说明见表 6.22）（奥杜盎小孢子菌） • 形成大、致密、圆形的菌丝团和肉眼可见的真菌细胞，名为菌核（赭曲霉）
无隔或少量隔膜的菌丝	取决于菌种，可为： • 形成间生厚壁孢子（总状毛霉） • 变为可携带孢子囊的孢囊梗（毛霉目），孢囊梗分支或不分支 • 产生假根，可向琼脂培养基或其他基底生长的根样结构。假根是在孢囊梗的基部或节间
孢子结构	

隔膜中的大型子实体（通常肉眼可见）	• 子囊果是子囊菌的有性产孢结构，可产生子囊，通常包含4~8个子囊孢子†，这四种类型的子囊体中，两个是与临床相关的：
	  – 闭囊壳是圆形封闭的（蜡叶散囊菌、灰绿曲霉的有性型）
	  – 子囊壳是圆形或梨形的，在顶端有开口（毛壳菌属）
	• 分生孢子器是无性繁殖体，圆形，顶端有开口（茎点霉属）。内壁排列着可产生单细胞或多细胞（更少见）分生孢子的分生孢子细胞，它们不像子囊孢子一样包含在囊内

（续表）

结　构*	描述（举例）*
显微镜下有隔真菌的产孢结构	• 产孢细胞分化明显：环痕梗（帚霉属）和瓶梗（曲霉属），产生向基性的分生孢子[†] • 产孢细胞类似于未分化的菌丝 　　－ 分生孢子产生新的分生孢子，形成顶生链（链格孢属） 　　－ 分生孢子形成簇（孢子丝菌属） 　　－ 分生孢子是单个的，在菌丝的尖端或侧面形成，不产生新的分生孢子（皮肤癣菌） • 混合产孢：存在一种以上的产孢细胞，如瓶梗和产生顶端芽生孢子的低分化细胞（镰刀菌）
无隔霉菌的显微镜下产孢结构	• 孢子囊内形成孢子囊孢子（根霉） • 在两个称为囊柄的短的侧生菌丝之间形成接合孢子（有性孢子）[†]（微小根毛霉）

注：* 显微镜下结构见表 6.4 和表 6.21～表 6.26。[†] 有性繁殖体一般称为"孢子"；有隔真菌的无性繁殖体称为"分生孢子"；无隔真菌的无性繁殖体称为"孢子囊孢子"

表6.21　培养的酵母菌：重要的形态学特征（图 6.30，图 6.31）

• 生长速度：25～37℃ 1～7 天，隐球菌属可能需要孵育 4 周
• 菌落颜色：白色，奶油色，棕褐色，红色
• 菌落质地和形状：奶油状，黏稠，干燥，光滑，起皱
• 营养菌丝和产孢结构：芽殖酵母细胞，假菌丝，规律的有隔菌丝
• 酵母样真菌的菌落和显微镜特征可为菌属的鉴定提供提示，但不能作为属或种可靠鉴定的依据

重要的显微镜下特征	重要特征举例
有或无芽生酵母细胞的关节孢子 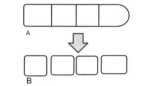	念珠状地丝菌（白地霉） • 白色、光滑、奶油样菌落，表面可呈细致的棉花状 • 宽的有隔菌丝（7～12 μm）（A）分生成长方形的"砖样"关节孢子（5～17 μm）（B） • 无底部截平的棒状分生孢子（D）、有宽菌丝且在 40℃不生长可帮助鉴别白地霉和大孢酵母菌属 • 没有出芽细胞（C 中箭头）有助于区分白地霉和一些毛孢子菌属 • 白地霉的关节孢子是连续的，但球孢子菌属、畸枝霉属和地丝霉菌的关节孢子与空细胞交替存在
	毛孢子菌属 • 奶油色、奶油状／粉状、光滑／起皱的菌落 • 大量的真菌丝（A）分裂成桶状的关节孢子；出芽的酵母细胞／关节孢子（C） • 形态特征不能用于鉴定。芽生孢子的存在有助于将某些毛孢子菌和念珠菌、白地霉和大孢酵母菌属区分开，但一般通过形态来鉴别是困难的
出芽酵母细胞；无关节孢子 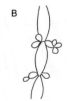  	念珠菌属 • 光滑／褶皱、奶油色菌落 • 有一个或多个基地较窄出芽的圆形／椭圆形出芽酵母细胞（3～8 μm），在陈旧培养基和玉米培养基上的假菌丝（B）（光滑念珠菌除外） • 光滑念珠菌比念珠菌属其他种小，在血培养时可与其他小酵母如组织胞浆菌混淆 • 以 45°角出芽的细长细胞：提示近平滑念珠菌 • 菌落边缘有"伪足"：通常为白念珠菌（有时也可为克柔念珠菌和热带念珠菌） • 血清芽管试验：白念珠菌和都柏林念珠菌（C），有时也可为热带念珠菌（D）（热带念珠菌的芽管基底部较窄） • 在营养缺乏的培养基或盖玻片下（置于培养基上）的末端厚壁孢子（E）：白念珠菌、都柏林念珠菌（热带念珠菌较少见） • 白念珠菌可在 45℃生长，都柏林念珠菌不生长
	隐球菌属 • 奶油色／浅黄色、乳脂状／黏液状（由于荚膜）菌落 • 球形／椭圆形，有荚膜的酵母细胞（4～10 μm）一个或多个窄基底出芽（A）；无假菌丝 • 荚膜通常通过墨汁染色可见
	马拉色菌属 • 奶油色／黄色、光滑／褶皱菌落 • 椭圆形／球形酵母细胞（2～10 μm）主要是单极、窄或宽基出芽（F）；带领口的短瓶梗样酵母细胞（可能难以观察）；出芽细胞可能类似于脚印或保龄球针；有时出现短而细的菌丝 • 25℃生长较弱；生长需橄榄油或狄克逊培养基（厚皮马拉色菌除外）
	红酵母属 • 粉红色／珊瑚色、光滑菌落 • 椭圆形／球形出芽（3～10 μm），无假菌丝

注：* 未按比例绘制

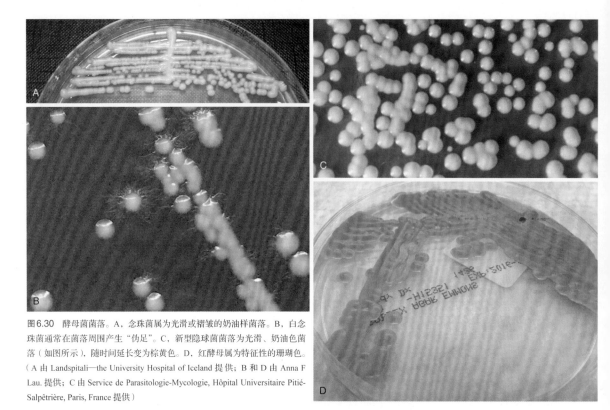

图6.30 酵母菌菌落。A，念珠菌属为光滑或褶皱的奶油样菌落。B，白念珠菌通常在菌落周围产生"伪足"。C，新型隐球菌菌落为光滑、奶油色菌落（如图所示），随时间延长变为棕黄色。D，红酵母属为特征性的珊瑚色。（A 由 Landspitali—the University Hospital of Iceland 提供；B 和 D 由 Anna F Lau. 提供；C 由 Service de Parasitologie-Mycologie, Hôpital Universitaire Pitié-Salpêtrière, Paris, France 提供）

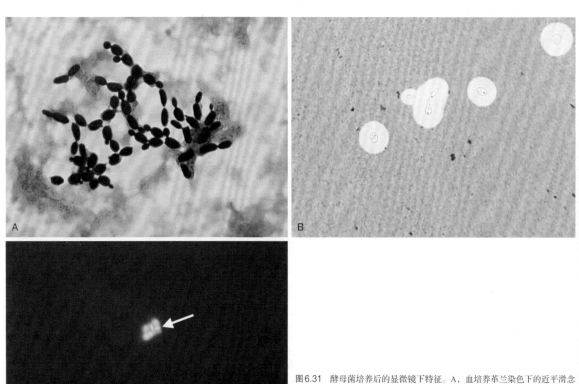

图6.31 酵母菌培养后的显微镜下特征。A，血培养革兰染色下的近平滑念珠菌。注意近平滑的特征性 45° 出芽。B，培养的格特隐球菌墨汁染色。注意大荚膜所呈现的大光环。C，血培养的糠秕马拉色菌的芽生酵母，形似保龄球瓶。注意突出且明亮染色的领口（钙氟白染色）。（由 Anna F Lau. 提供）

表 6.22　培养中的皮肤癣菌：重要的形态学特征（图 6.32～图 6.34*）

- 生长速度：大多数种类经 20～30℃培养 7～14 天可形成菌落
- 菌落形态：种间的差异较大，与镜下结构结合可用于菌种的鉴定
- 菌落颜色：白色、奶油色、黄色、粉色、红色、棕色、紫色，菌落背面也可呈上述颜色
- 菌落质感：无毛、丝绒状、绒毛状、絮状、粉状、平的或折叠
- 营养菌丝：细长且有规律的有隔菌丝
- 产孢结构：单细胞小分生孢子，和（或）伴多细胞大分生孢子，有些菌种不产孢
- 仅从角质组织中分离
- 地理背景和标本类型有助于鉴别

重要的显微镜下特征†	用于菌种属鉴定的显微镜下特征	重要特征举例
小分生孢子和（或）长的、独生的有隔大分生孢子；无出芽细胞或分生孢子链 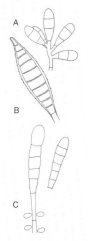 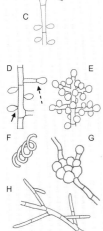 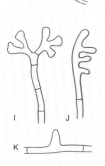	• 无大小分生孢子或很少：奥杜盎小孢子菌、铁锈色小孢子菌、趾间毛癣菌（某些菌株）、同心毛癣菌、红色毛癣菌（主要为苏丹形态型）、许兰毛癣菌、疣状毛癣菌、紫色毛癣菌 • 有大分生孢子：多个菌种；大小、形状、分隔数 • 大分生孢子光滑：絮状表皮癣菌（A）和毛癣菌属（C） • 大分生孢子粗糙：小孢子菌属（B） • 有小分生孢子（3～6 μm）：多个菌种；单细胞、梨形（D）或球形（E） • 分生孢子排列：小分生孢子沿菌丝（D）、在短茎上（虚线箭头）或呈葡萄样成簇（E）；大分生孢子在菌丝侧面或末端产生（C），有时成簇（A） • 螺旋菌丝（F）：趾间毛癣菌（及一些罕见于人类的菌种） • 棒状菌丝（G）：趾间毛癣菌（黄色菌株） • 反向分支菌丝（H）：红色毛癣菌（仅限于苏丹形态型）、紫色毛癣菌 • 吊灯（I）：许兰毛癣菌 • 梳状菌丝（J）：奥杜盎小孢子菌 • 菌丝侧向生长（K）：红色毛癣菌	**絮状表皮癣菌** • 苍白／芥末黄色菌落，中心凸起、折叠，菌丝白色簇状；背面黄褐色。无小分生孢子，光滑的 2～4 隔膜、球状（"海狸尾形"）大分生孢子通常成簇（A）；陈旧培养基中厚壁孢子丰富 **犬小孢子菌** • 白色／棕色，羊毛状，黄色边缘，菌落呈放射状；背面深黄色。菌丝侧面梨形／棍棒状小分生孢子（箭头 D）；粗糙、厚壁、5～15 隔、纺锤形大分生孢子（B） **趾间毛癣菌** • 白色，稀疏产孢菌：白色／奶油色、天鹅绒菌落；背面奶油色／棕褐色／红色。有时在菌丝旁形成梨形小分生孢子（D 箭头） • 黄色，稀疏产孢菌：黄色、无毛、柔软的菌落。黄色棒状菌丝浸没在菌丝体中（G） • 重度产孢菌（亲动物种）：米色／粉红色，粉末状菌落；背面棕褐色／红棕色。球状／梨形小分生孢子簇（E）在菌丝侧面（D）；圆柱形／棒状，3～5 个分隔的大分生孢子（20～50 μm）（C）。有螺旋菌丝（F） **红色毛癣菌** • 常见形态：棉质／多毛、白色菌落；背面酒红色／棕。梨形小分生孢子沿菌丝生长（箭头 D）（有时稀疏）；可见圆柱状、3～9 个分隔的大分生孢子（40～80 μm）（C）；有时从菌丝的侧面生长（K） • 苏丹形态型：黄色，生长受限、羽毛样边缘的。分生孢子稀少；反向分支（H） • 鲁比切克形态型：红色、颗粒状菌落。丰富的小分生孢子（箭头 D）和圆柱形大分生孢子（C）。 **断发毛癣菌** • 白色／浅黄色、天鹅绒／鹿皮样折叠状的菌落；背面红褐色。短柄上的梨形／棒状小分生孢子（"火柴杆"状）（虚线箭头 D）可以膨胀成"气球形状"；有时是圆柱形，3～5 个分隔的大分生孢子（C）

注：* 如无特殊说明，此表中镜检均为湿片、乳酸酚棉蓝染色。† 未按比例绘制

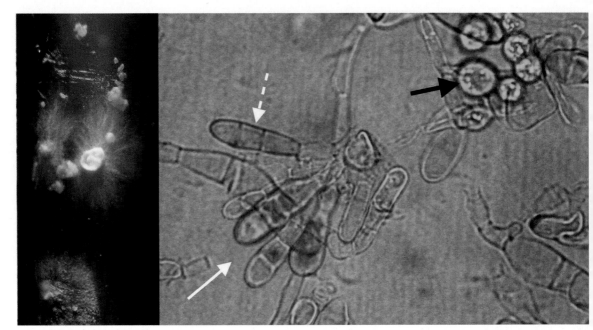

图6.32　絮状表皮癣菌菌落天鹅绒样，白色和芥末黄色，呈放射状生长（插图）。镜检可见由 2～5 个细胞组成的光滑薄壁大分生孢子簇（白色箭头）的显微结构，有圆形尖端（白色虚线箭头）和厚壁孢子（黑色箭头）。（图片由 Service de Parasitologie-Mycologie, Hôpital Universitaire Pitié-Salpêtrière, Paris, France 提供）

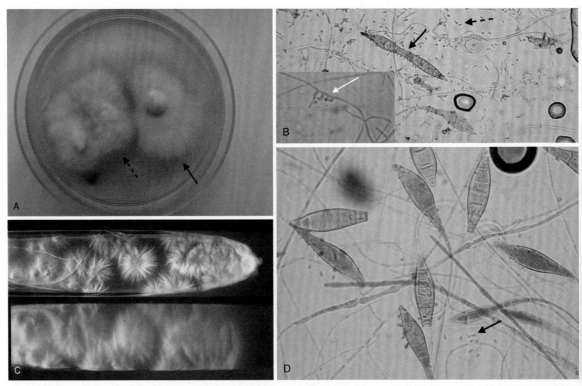

图6.33　培养后的小孢子菌属。A，奥杜盎小孢子菌菌落呈棕褐色-白色，边缘辐射状（箭头）。背面鲑鱼粉红色（虚线箭头），通过菌落边缘可见。B，奥杜盎小孢子菌产生厚壁且多为光滑的大分生孢子，中心缩窄（箭头）。该菌株表现有异常丰富的小分生孢子（虚线箭头），这在奥杜盎小孢子菌中通常是罕见的。插图显示了梳状菌丝（白色箭头）。C，犬小孢子菌菌落呈白色、羊毛状、放射状明显（上图），背面呈亮黄色（下图）。D，犬小孢子菌产生厚壁的大分生孢子（幼龄培养物中仍然光滑）和梨形小分生孢子（箭头）。（图片由 Service de Parasitologie-Mycologie, Hôpital Universitaire Pitié-Salpêtrière, Paris, France 提供）

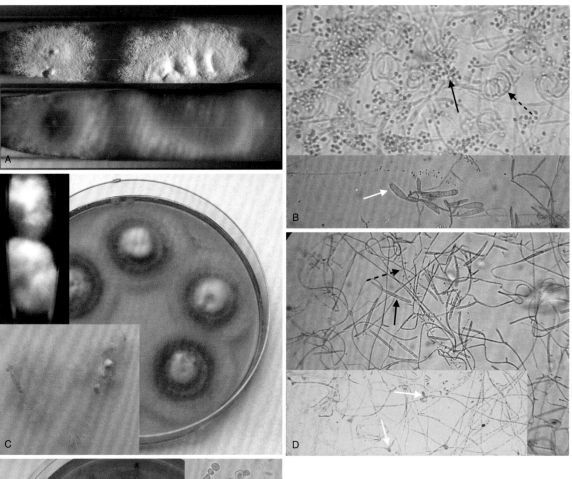

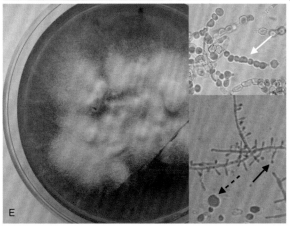

图6.34 培养的毛癣菌属。A，典型的趾间毛癣菌粉末状、白色表面（上图），重度产孢，背面红色（下图）。B，同一株菌趾间毛癣菌（与图A）可见成簇的圆形小分生孢子（黑色箭头）和螺旋菌丝（虚线箭头）（上图），可见薄壁、光滑的大分生孢子（白色箭头）（下图）。C，红色毛癣菌菌落柔软、白色，酒红色，红色色素可扩散到琼脂，红色毛癣菌菌落常为致密的白色棉花状（左上图），而苏丹形态型（左下图）为黄色，具有羽状边缘。D，红色毛癣菌罕见大分生孢子（黑色箭头）（亚非变种除外），而在许多菌株中很少出现小分生孢子（黑色虚线箭头）（上图）。在菌丝侧面经常有短的侧生（白色箭头）（下图）。E，鹿皮样、奶油色的红色毛癣菌，褐色色素扩散到琼脂中。插图显示菌丝侧面生长的棒状和顶生的火柴棒样小分生孢子（黑色箭头）。分生孢子通常膨胀成"气球"（虚线箭头）。菌丝侧壁和顶端可见丰富的厚壁孢子（白色箭头）。（图片由 Service de Parasitologie-Mycologie, Hôpital Universitaire Pitié-Salpêtrière, Paris, France 提供）

表6.23 透明、有隔霉菌：重要的形态学特点（图 6.35～图 6.37*）

- 生长速度：大多数菌种在 25～30℃生长 3～7 天可形成菌落
- 菌落形态：多变，与显微镜下形态一起用于菌种鉴定。菌落通常蓬松
- 菌落颜色：任何颜色，但通常背面是浅色的，几乎没有黑色；菌种间、某些种的不同菌株间差异较大
- 菌落质感：柔软或粉状，很少潮湿或膜状
- 营养菌丝：细长且有规律的有隔菌丝
- 产孢结构：差异较大，见下
- 双相型真菌可能类似无隔、透明霉菌；地理环境，临床情况，通常生长缓慢且对于某些属，易于霉菌和酵母转化，有助于鉴定

（续表）

重要的显微镜下特征†	用于菌种属鉴定的显微镜下特征	重要特征举例
分生孢子由顶囊的分生孢子梗产生 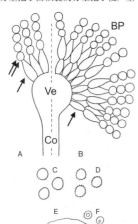	· 分生孢子梗（Co）：颜色、表面（光滑或粗糙） · 顶囊（Ve）：大小和形状 · 分生孢子头：柱状（A）或放射状（B），仅有瓶梗的单层（A）（箭头）或有梗基（箭头）和瓶梗的双层（B） · 分生孢子（双箭头）：大小、表面（光滑C或粗糙D） · 分生孢子排列：向基性孢子链（BP） · 有性子实体（子囊果），当存在时，肉眼可看（如构巢曲霉、荷兰曲霉）：子囊果（E）和子囊孢子（G）的显微镜下形状和大小 · 壳细胞（F）：在某些菌种（如构巢曲霉）围绕在子囊果，有时由杂色曲霉（无子囊壳果）产生	黄曲霉菌 · 黄绿色、棉花／颗粒状菌落；背面黄色／棕褐色 · 分生孢子梗长、壁粗糙；球形顶囊（10～60μm）；单／双层瓶梗，辐射状分生孢子头（B）；分生孢子球形，光滑／粗糙（3～4μm） 烟曲霉菌 · 深绿色、灰色、天鹅绒／粉状菌落，背面奶油色／棕褐色 · 分生孢子梗透明、光滑；棒状顶囊（20～30μm）；单层瓶梗、柱状分生孢子头（A）；球形、光滑／粗糙分生孢子（2.5～3μm） 黑曲霉菌 · 黑色、颗粒菌落，背面白色／奶油色 · 透明／有色，光滑的分生孢子梗；球形顶囊（50～100μm）；双层瓶梗，放射分生孢子头（B）；分生孢子球形，棕色、粗糙（D）（4～5μm） 土曲霉菌 · 肉桂棕色、柔软／粉末状菌落；背面黄色／棕褐色 · 分生孢子梗光滑、短，通常呈波浪状的；顶囊亚球形，小（10～20μm）；双层瓶梗（B），柱状分生孢子头；分生孢子球形，光滑（C）（1.5～2.5μm）
分生孢子由不位于末端顶囊（不同属）的瓶梗或环痕梗产生 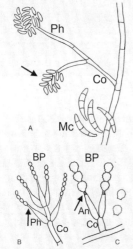	· 分生孢子梗（Co）：长度，分支或不分支。有时未分化的菌丝（枝顶孢属） · 产孢细胞：瓶梗（Ph）或环痕梗（An），视属而定，单层或刷状排列 · 瓶梗颈：短（青霉属）或长（拟青霉属） · 环痕梗：长度；瘢痕区（C中箭头）清晰可见或不明显 · 分生孢子：大小，形状，表面（光滑或粗糙），仅单细胞，也可产生多细胞分生孢子（大分生孢子）（Mc） · 分生孢子排列：向基性的链（BP），瓶梗尖的黏稠头部（A中箭头）或无特殊排列 · 厚壁孢子：存在或不存在	茄病镰刀菌 · 白色／奶油色（通常有蓝褐色区域）、棉花状菌落，背面奶油色（或紫色） · 单瓶梗末端有小分生孢子（8～16μm），不成链；在短的、分支的分生孢子梗上有3～5个有隔的大分生孢子（20～40μm） · 末端／间生厚壁孢子 · 与镰刀菌属不同，枝顶孢属不产大分生孢子，菌落也不呈蓝紫色 淡紫紫孢菌 · 淡紫色、天鹅绒／粉末状菌落，背面浅黄色／棕色 · 黄色／紫色、粗糙，分支的分生孢子梗；瓶梗上有长锥形颈（B中箭头）；分生孢子椭圆形、光滑／粗糙 · 与青霉菌属不同的是，紫杆菌属和拟青霉属紫孢菌属和拟青霉属具有长颈瓶梗，且菌落从不呈绿色 短尾帚 · 榛子棕色、粉状菌落，背面棕褐色／棕色反向 · 短分生孢子梗（C中Co）；保龄球形状环痕梗（C中An）；单层或刷状；具有基底部平截的球形、粗糙分生孢子（C）
分生孢子由未分化菌丝产生 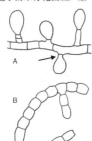	· 分生孢子在属间存在差异：菌丝变为关节孢子（B），或产生顶生或侧生（A中箭头）分生孢子，分生孢子呈单生、丛生或合轴排列 · 分生孢子：大小，形状，表面（光滑或粗糙），单细胞（A），很少两细胞 · 厚壁孢子：存在或不存在	嗜角质金孢子菌（A） · 奶油色、粉末状菌落，背面奶油色 · 菌丝或菌突起上的顶生／侧生孢子；卵球形，光滑／粗糙，壁厚（8.5～13μm），具有截形基部 · 可与趾间毛癣菌、红色毛癣菌或发癣毛孢子菌类似，但在37℃或含环己酰亚胺的培养基上不生长，无大分生孢子，有粗糙或较大的（＞8μm）"小分生孢子"时，应考虑金孢菌属 加拿大甲霉（B） · 白色、天鹅绒样、生长受限，背面褐色 · 光滑／粗糙的菌丝；长链上有单／双细胞圆柱形关节孢子（4～16μm）；陈旧培养基上生成宽的棕色菌丝

注：* 如无特殊说明，此表中镜检均为湿片、乳酸酚棉蓝染色。† 未按比例绘制

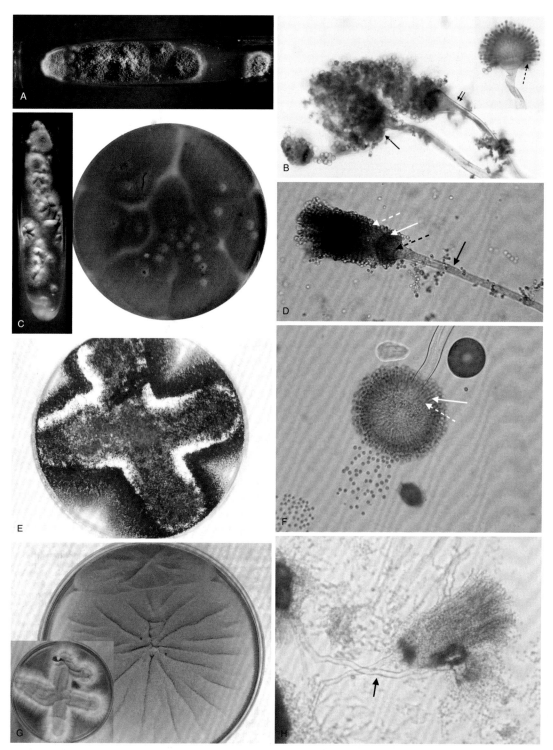

图6.35 常见的培养后曲霉菌属。A，黄曲霉具有特征性的黄绿色和类似于雨林鸟瞰图的质地。B，黄曲霉曲霉头为单层瓶梗（箭头）或双层瓶梗（虚线箭头），分生孢子梗粗糙（双箭头）。C，烟绿色、细粉样的烟曲霉（插图中的幼龄菌有白色边缘）。D，烟曲霉分生孢子梗光滑（黑色箭头），顶囊棒状（黑色虚线箭头），单层瓶梗（白色箭头），头部呈柱状（白色虚线箭头）。E，黑色、颗粒状的黑曲霉菌落，有白色边缘。F，黑曲霉头部辐射状，双层瓶梗。箭头表示梗基上的瓶梗（虚线箭头）。G，肉桂棕色土曲霉菌落，在新鲜菌落上有白色外边（插图）。H，土曲霉的波浪状分生孢子梗（箭头）和双层、柱状孢子头。（A、C、D、F 由法国巴黎 Service de Parasitologie-Mycologie, Hôpital Universitaire Pitié-Salpêtrière, Paris, France 提供；B 由 Ingibjörg Hilmarsdóttir 提供；E、G 和 H 由 Anna F. Lau 提供）

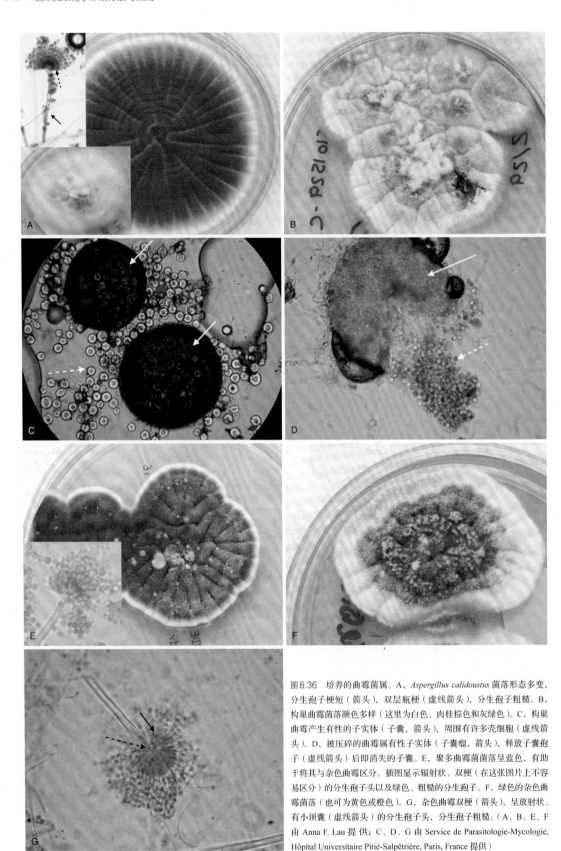

图6.36　培养的曲霉菌属。A，*Aspergillus calidoustus* 菌落形态多变，分生孢子梗短（箭头），双层瓶梗（虚线箭头），分生孢子粗糙。B，构巢曲霉菌落颜色多样（这里为白色、肉桂棕色和灰绿色）。C，构巢曲霉产生有性的子实体（子囊，箭头），周围有许多壳细胞（虚线箭头）。D，被压碎的曲霉属有性子实体（子囊瘤，箭头），释放子囊孢子（虚线箭头）后即消失的子囊。E，聚多曲霉菌落呈蓝色，有助于将其与杂色曲霉区分。插图显示辐射状、双梗（在这张图片上不容易区分）的分生孢子头以及绿色、粗糙的分生孢子。F，绿色的杂色曲霉菌落（也可为黄色或橙色）。G，杂色曲霉双梗（箭头）、呈放射状、有小顶囊（虚线箭头）的分生孢子头，分生孢子粗糙。（A、B、E、F 由 Anna F. Lau 提供；C、D、G 由 Service de Parasitologie-Mycologie, Hôpital Universitaire Pitié-Salpêtrière, Paris, France 提供）

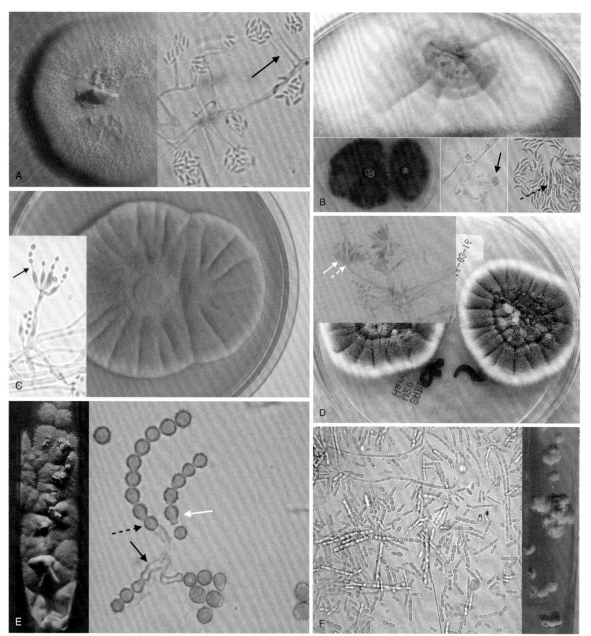

图6.37 培养的透明有隔霉菌。A，枝顶孢菌落为浅色（通常黄色或粉红色），通常在黏性头部上产生细长、渐狭的瓶梗（箭头）和分生孢子。与大多镰刀菌属相反，枝顶孢不产生大孢子，菌落也不呈蓝色或紫色。B，茄病镰刀菌菌落呈奶油色，在菌落中心（上图）可呈蓝褐色。尖孢镰刀菌菌落为酒红色至略带紫色（左下）。镰刀菌属通常可产大小分生孢子，在尖孢镰刀菌短瓶梗顶端见小分生孢子（箭头）和多细胞、纺锤形的大分生孢子（虚线箭头）。C，淡紫紫孢菌（以前称为淡紫拟青霉），菌落呈淡紫色，在长颈的瓶梗上产生孢子（插图中的箭头）。D，青霉菌落通常为绿色、灰色、白色或黄色。插图显示了典型的轮状梗基和瓶梗（箭头）。与曲霉菌相反，青霉菌的分生孢子梗不终止于顶囊（虚线箭头），与拟青霉属不同，青霉菌的瓶梗颈较短。E，短帚霉菌落呈棕色粉末状（插图）。由环痕梗按照向基性顺序产生基底部截平的、粗热气球样分生孢子链（白色箭头）——最年轻的分生孢子位于链的基部（黑色虚线箭头）。F，加拿大甲霉菌落为天鹅绒样、白色到黄色菌落（插图）。长链的圆柱形关节孢子是该菌种的特征。加拿大甲霉可感染皮肤和指甲，但不是皮肤癣菌。［A、B（下图）、E、F由 Service de Parasitologie-Mycologie, Hôpital Universitaire Pitié-Salpêtrière, Paris, France 提供；B（上图）和D由 Anna F. Lau. 提供；C由 Landspitali — the University Hospital of Iceland, Reykjavik 提供］

表6.24　培养的暗色真菌：重要的形态学特征（图6.38，图6.39*）

- 生长速度：多数菌种在25～30℃生长7～14天可形成菌落
- 菌落形态：对菌种鉴定的帮助很小；菌落通常生长受限
- 菌落颜色：通常为灰色、橄榄棕色、黑色；背面最初可能为米色，但随着时间的推移变为黑色
- 菌落质感：天鹅绒、毛绒、粉状、麂皮样或黏液状
- 营养菌丝：细长且有规律的棕色（有例外）菌丝
- 产孢结构：差异较大，见下
- 双相型真菌孢子丝菌属可能类似于暗色真菌；临床图片、培养的霉菌的显微镜检、易于霉菌和酵母转化，有助于鉴定

重要的显微镜下特征†	用于菌种属鉴定的显微镜下特征	重要特征举例
大量关节孢子，无出芽细胞 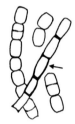	- 菌丝颜色：棕色或透明（透明变体） - 菌丝宽度：细长或宽（4～7μm） - 关节孢子：光滑，通常厚壁（箭头），1～2个细胞，棕色或透明（透明变体）	新双间柱顶孢 - 暗的有隔菌丝，变成关节孢子链 新双间柱顶孢透明变种 - 白色/灰色菌落；背面棕黄色 - 透明关节孢子
酵母样出芽细胞和（或）在菌丝旁成簇的小分生孢子；无关节孢子 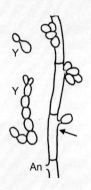	- 酵母样细胞：丰富或罕见，出芽或成链（Y），有或无荚膜（印度墨汁染色有助于判断） - 分生孢子：颜色（棕色阴影） - 产孢细胞（环痕梗）（An）：菌丝间细胞插入中间的菌丝细胞（箭头）；从菌丝发出的烧瓶或火箭形细胞 - 分生孢子：椭圆形，3～6μm，单细胞（人类感染） - 分生孢子排列：向基性产孢；分生孢子通常成簇地分布在环痕梗开口处（分生孢子的形状、大小和排列对菌种鉴定无帮助）	皮炎外瓶霉（"黑酵母"） - 丰富的酵母样出芽细胞（Y）（在变暗之前是透明的）；分生孢子在间生或烧瓶状产孢细胞黏性头部上 - 最大生长温度因菌种不同差异较大，有助于鉴定
分生孢子内分隔，无关节孢子 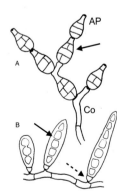	- 分生孢子梗（Co）：颜色（棕色）（A，B），直或弯曲 - 产孢：直接由分生孢子梗合轴产生并留下暗痕；来自分生孢子 - 分生孢子：颜色（棕色），大小，形状，表面（光滑或略粗糙），隔膜仅横向；横向和纵向（A中箭头）；仅涉及内壁层（B中箭头） - 圆锥形排列：单（B）或顶生链（AP）	互格交链链格孢（A） - 棒状分生孢子（20～50μm），纵向和横向隔膜（A中箭头）；分生孢子成链（新的分生孢子来自母分生孢子的窄喙）（AP） 喙状明脐菌 - 直/稍弯曲、长（30～130μm）、椭圆分生孢子，内壁分数隔，底部有暗带，有突出的痕（B中虚线箭头）；无分生孢子链

（续表）

重要的显微镜下特征†	用于菌种属鉴定的显微镜下特征	重要特征举例
分生孢子成链；无关节孢子、酵母样细胞、分生孢子分隔或齿状的产孢细胞 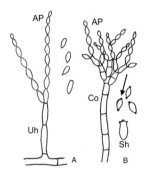	• 产孢细胞在未分化的菌丝（Uh）（枝孢瓶霉属）或分化、光滑或粗糙的分生孢子梗（Co）的末端分支上（枝孢霉属） • 分生孢子：褐色，表面（光滑或粗糙），单细胞（3～15 μm）或多细胞（仅枝孢属），两端有或没有明显的瘢痕 • 分生孢子排列：顶生链（AP），连贯或容易脱节 • 盾细胞（Sh）有或无	斑替枝孢瓶霉 • 长而连贯的顶生链（AP）上椭圆形、光滑、浅褐色、单细胞分生孢子（5～10 μm）；分生孢子和"盾细胞"上没有明显的痕 • 最高生长温度有助于菌种鉴定，可在含有环己酰亚胺的培养基上生长 枝孢样枝孢霉（B） • 椭圆形／柠檬形、棕色、光滑／粗糙、单细胞分生孢子（3～13 μm），两端有深色瘢痕（B中箭头）；顶生（AP）分生孢子链易脱节；盾细胞（最大 25 μm）（Sh） • 与其他枝孢菌属一样：在 37℃或含有环己酰亚胺的培养基上不生长
产孢方式各异；无关节孢子、酵母样细胞或有隔分生孢子；如果存在分生孢子链，总是由具有小齿状的产孢细胞产生 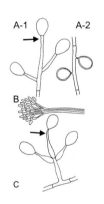 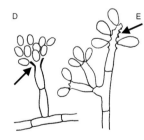	• 菌丝颜色：透明或棕色 • 产孢细胞：间生菌丝细胞（A-2）、侧生／终生菌丝（A-1、B、C、E）或瓶梗（D） • 产孢细胞排列：单个、刷状、长束，终止于"女巫的扫帚"（B） • 产孢细胞形态：烧瓶状（C），圆柱形（A-1、E），有瘢痕区（赛多孢霉属）（A、C中箭头），瓶梗有明显的领口（瓶霉属）（D中箭头），小齿状（着色真菌属、喙枝孢属）（E中箭头） • 分生孢子：光滑、单细胞、大小、形状 • 分生孢子排列：单个、小簇、黏性头部（D）、成链	尖端赛多孢（A） • 棉质／蓬松膨胀的菌落，正反面均为白色／灰色／黑色（"家鼠"灰色）（随菌龄增长变暗） • 卵圆形、光滑、半透明／棕色分生孢子（5～14 μm），沿菌丝侧单个／成簇（A-2），在产孢细胞侧面／末端（A-1）（有时有瘢痕区）（箭头） • 有时棕色成束的菌丝终止于"女巫的扫帚"，产生圆柱形分生孢子（黏束孢型）（B） • 在 40℃时生长，45℃不生长 多育赛多孢（C） • 白色／灰色／黑色、鹿皮样／柔软／湿润、膨胀的菌落；背面灰色／黑色 • 卵球形、光滑、棕色厚壁分生孢子（3～7 μm），在烧瓶状的产孢细胞（通常是长瘢痕区）上成簇（箭头）；有时在菌丝旁边有较大的分生孢子 • 在 40℃时生长，45℃生长不定

注：* 如无特殊说明，此表中镜检均为湿片、乳酸酚棉蓝染色。† 未按比例绘制

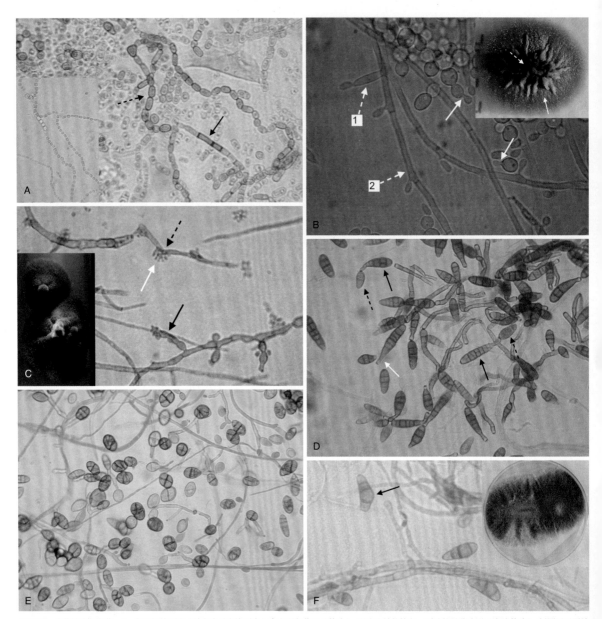

图6.38 培养的暗色真菌。A，新双间柱顶孢（曾名为对半柱顶孢）产生深色菌丝（箭头），形成成链的棕色、厚壁的关节孢子（虚线箭头）。插图显示了该菌种的透明变种（曾名为透明柱顶孢）。B，棘状外瓶霉（"黑酵母"）从顶端（虚线箭头1）和间生（虚线箭头2）产孢细胞出芽产生酵母样细胞（箭头）和分生孢子。菌落（插图）呈橄榄色，黏稠或蜡状（箭头），且随时间变得柔软（虚线箭头）。C，出芽短梗霉从短菌丝（黑色箭头）或间生菌丝细胞（黑色虚线箭头）产生分生孢子。分生孢子积聚在黏性头部（白色箭头）。菌落最初为奶油色，随菌龄增长变为深褐色（插图）。D，互格交链链格孢产生具有纵横隔膜（箭头）和喙（白色虚线箭头）的分生孢子链。新的分生孢子（黑色虚线箭头）因其头较小、对蓝色染料吸收更多而被识别。E，*Ulocladium* spp. 与链格孢相似，但分生孢子是单生的（如图所示），或者只有短链，很少有喙。它们主要为皮肤或指甲样本中分离的污染菌。F，弯孢菌产生弯曲的分生孢子，孢子中心膨胀（箭头），菌落棕色多毛（插图）。（A、B、C、D、E 及 F 中插图由 Service de Parasitologie-Mycologie, Hôpital Universitaire Pitié-Salpêtrière, Paris, France 提供；F 由 Anna F. Lau 提供）

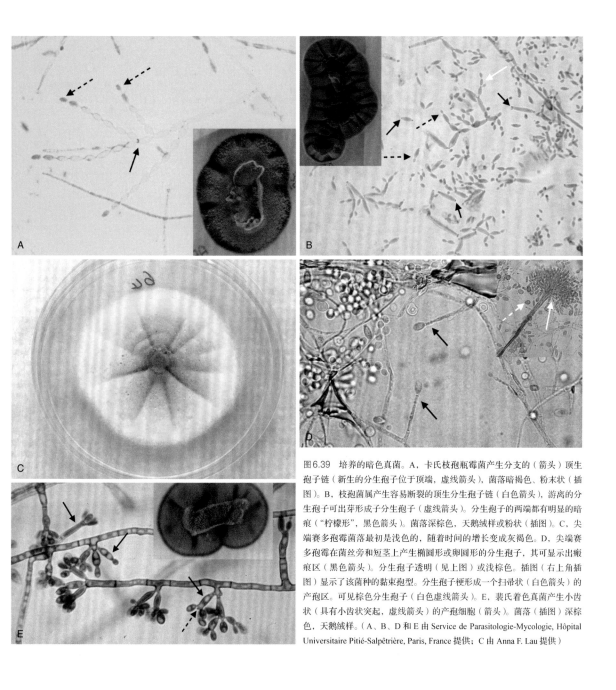

图6.39　培养的暗色真菌。A，卡氏枝孢瓶霉菌产生分支的（箭头）顶生孢子链（新生的分生孢子位于顶端，虚线箭头），菌落暗褐色、粉末状（插图）。B，枝孢菌属产生容易断裂的顶生分生孢子链（白色箭头），游离的分生孢子可出芽形成子分生孢子（虚线箭头）。分生孢子的两端都有明显的暗痕（"柠檬形"，黑色箭头）。菌落深棕色，天鹅绒样或粉状（插图）。C，尖端赛多孢霉菌落最初是浅色的，随着时间的增长变成灰褐色。D，尖端赛多孢霉在菌丝旁和短茎上产生椭圆形或卵圆形的分生孢子，其可显示出瘢痕区（黑色箭头）。分生孢子透明（见上图）或浅棕色。插图（右上角插图）显示了该菌种的黏束孢型。分生孢子梗形成一个扫帚状（白色箭头）的产孢区。可见棕色分生孢子（白色虚线箭头）。E，裴氏着色真菌产生小齿状（具有小齿状突起，虚线箭头）的产孢细胞（箭头）。菌落（插图）深棕色，天鹅绒样。（A、B、D和E由Service de Parasitologie-Mycologie, Hôpital Universitaire Pitié-Salpêtrière, Paris, France 提供；C由 Anna F. Lau 提供）

表6.25　培养中的无隔霉菌（毛霉目）：重要的形态学特征（图6.40*）

· 生长速度：大多数病原菌在25～30℃下1～7天内生长可形成菌落
· 菌落外观：很少有助于菌种鉴定
· 菌落颜色：白色，灰色，棕色，背面棕褐色
· 菌落质地：蓬松、多毛（"棉花糖样"）
· 菌落大小：迅速向外和向上扩张；气生菌丝体可提起培养皿盖（"盖提升器"）。
· 营养菌丝：宽大的无或稀少隔膜，飘带样菌丝
· 产孢结构：末端膨胀成顶囊，覆盖孢子形成囊（孢子囊）

（续表）

重要的显微镜下特征†	用于菌种属鉴定的显微镜下特征	重要特征举例
每个孢子囊含有一个或几个孢子 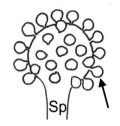	・孢子囊形状：亚球状，含有一个孢子（小克银汉霉属）或圆柱形成一排，含有少量孢子（共头霉属） ・孢子囊大小 ・孢子囊孢子大小	灰色小克银汉霉 ・长的、末端分支的孢囊梗（Sp）；每个顶囊（≤40μm）上有大量单孢子的孢子囊（箭头）；孢囊梗光滑/粗糙（7～11μm） ・在45℃可生长（与其他菌种不同）
孢子囊内多孢子 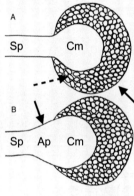 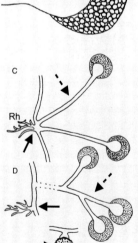	・包囊梗（Sp）：分支，不分支 ・囊轴（Cm）：形状 ・孢子囊（A中箭头）：梨形（横梗霉、鳞质霉）（B），烧瓶状（瓶霉）或球形（根毛霉、根霉、毛霉）（A） ・囊托（B中Ap）：有或无 ・孢子囊大小 ・孢子囊孢子（A中虚线箭头）：大小、形状 ・假根（Rh）：节（C中箭头），节间（D中箭头）；在大多数毛霉菌中缺乏或不明显 ・接合孢子（E中箭头）：可能存在于米黑根毛霉和屈弯科克霉（其他致病性毛霉目菌需要与另一种菌株结合才能产生接合孢子，这在临床微生物学实验室中几乎从未见过）	・伞状横梗霉（曾名为伞枝犁头霉）（B） ・单生/分支包囊梗；漏斗状囊托（B中箭头）；梨状孢子囊（20～70μm）（B）；光滑的、近球形孢子囊孢子（3～5μm）；假根罕见 ・37℃生长（与非致病的与之有亲缘关系的犁头霉样真菌不同） 微小根毛霉（A） ・孢子梗长、末端分支（D中虚线箭头）、褐色；无囊托；球形孢子囊（40～100μm）（A）；孢子囊孢子球形、光滑（3～4μm）；假根（当存在时）不发达，位于节间（D中箭头）（两者都有助于与根霉属区别） 少根根霉（又称米根霉） ・褐色，孢子梗多不分支（C中虚线箭头）；囊托短；孢子囊褐色、球形（40～275μm）（A）；椭圆形/球形，条纹（具有平行条纹）孢子囊孢子（4～9μm）；长节假根（C中箭头） ・通过孢子囊的大小和形状与横梗霉区分，通过是否存在假根与毛霉区分，通过不分支的孢囊梗和囊托（比横梗霉短）区分根毛霉

注：* 如无特殊说明，此表中镜检均为湿片、乳酸酚棉蓝染色。† 未按比例绘制

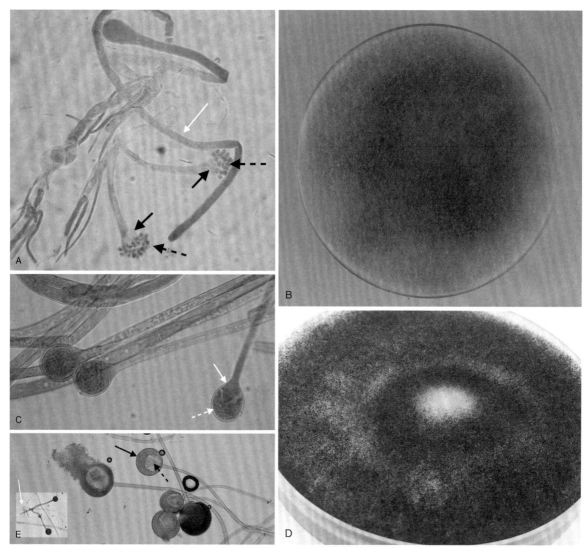

图6.40 无隔丝状真菌（毛霉）。A，小克银霉属的顶囊（黑实线箭头），携带大量单孢子小型孢子囊（黑虚线箭头），每个孢子囊都会变为一个孢囊孢子。与毛霉目形成鲜明对比的是其他大部分真菌，会在单一孢子囊里产生大量孢子。不同于透明、有隔菌丝，毛霉目的菌丝宽大、飘带样、多不分隔（白色箭头）。B，伞状横梗霉（伞枝犁头霉）菌落：绒毛状或"棉花糖样"，灰色至褐色，生长迅速，向上生长的菌丝可触及培养基盖板。C，横梗霉属漏斗状的囊托（箭头）和梨形的孢子囊（虚线箭头）。D，少根根霉（米根霉）的菌落，白色至灰棕色。E，根霉属孢子囊（箭头）呈球形，囊托较短（较之横梗霉）。通过内含大量孢子的孢子囊可见囊轴（虚线箭头）。插图可见假根（黄色箭头）。（A、B、C 和 E 由 Service de Parasitologie-Mycologie, Hôpital Universitaire Pitié-Salpêtrière, Paris, France 提供；D 由 Anna F. Lau 提供）

表6.26 培养的双相型真菌：典型的形态学特征（图6.41*）

- 生长速度：马尔尼菲篮状菌几天即可形成菌落，其他属需要几周
- 菌落颜色：正面白色至褐色，孢子丝菌属（可变为黑色）和篮状菌属（可呈绿色）除外；背面黄褐色
- 菌落质地：光滑、蓬松、粉状、扁平或皱褶
- 菌丝相的营养菌丝：细长且有规则的分隔菌丝
- 酵母相：均可形成，球孢子菌除外
- 孢子结构：属间差异很大，见下文
- 地域因素：对于类似菌丝透明分隔或是暗色真菌（孢子丝菌属），应予以考虑

（续表）

重要的显微镜下特征 †	用于菌种属鉴定的显微镜下特征
一种分生孢子 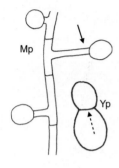	**芽生菌属：** • 25℃呈菌丝相（Mp） 　▪ 白色至棕色，菌落形态多变，可呈光滑、蜡状或绒毛状，生长受限或膨大；背面棕色至褐色 　▪ 单个圆形或椭圆形小分生孢子（2～7 μm），较光滑（少有粗糙），直接从菌丝两侧或分生孢子梗的末端长出，呈"棒棒糖"状（类似于赛多孢属）（箭头）。产孢细胞顶端可见两个分生孢子的短链。某些菌株不产孢。 • 37℃在营养丰富的培养基上呈酵母相（Yp） 　▪ 奶油色或棕褐色、光滑或蜡状、褶皱的酵母状菌落 　▪ 亚球形酵母细胞，宽基出芽（虚线箭头）（8～15 μm） • 菌丝相大概1～6周形成，酵母相大概2周以上（实用性有限）
大量关节孢子 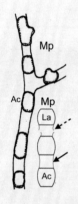	**球孢子菌属** • 25℃呈菌丝相（Mp） 　▪ 初为光滑、湿润、灰色的菌落，后可变成白色绒毛状；背面呈黄褐色 　▪ 菌丝分支分隔，长成后形成交互性的关节孢子（Ac），短柱状或桶状（3～8 μm）；相邻关节孢子间有一个中空孢间连体（孢间连体细胞）（箭头）；早期菌丝壁薄，后形成桶状厚壁孢子，脱离后长方形厚壁孢子四角还带有残存的破裂的菌丝壁（虚线箭头） 可与畸枝霉属混淆，因两者都可形成交互的关节孢子，但球孢子菌属的孢子链较细，且更易断。畸枝霉无桶状厚壁孢子，锐角分支 • 培养1～2周可出现菌丝相 • 本菌37℃培养，在营养丰富培养基不形成酵母相；提高 CO_2 浓度、使用特殊培养基可获得内包囊（实用性很小）
小分生孢子和大分生孢子 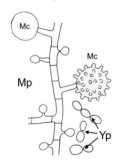	**荚膜组织胞浆菌** • 25℃呈菌丝相（Mp） 　▪ 白色至棕色，山羊皮样、棉花状或颗粒状；背面为黄褐色 　▪ 小分生孢子呈梨形（2～6 μm），直接长在菌丝的侧面或着生在短茎上；大分生孢子光滑或表面有小刺，球形，褐色（8～14 μm），着生于短茎上 • 37℃在营养丰富的培养基上呈酵母相（Yp） 　▪ 白色、湿润的酵母样菌落 　▪ 小孢子（2～5 μm），末端窄基出芽（箭头） • 菌丝相大概1～6周形成（一般大于2周），酵母相培养常需要几天到几周时间

（续表）

重要的显微镜下特征†	用于菌种属鉴定的显微镜下特征

无分生孢子

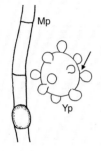

副球孢子菌
- 25℃呈菌丝相（Mp）
  - 菌落生长受限，白色至棕色，无毛／毡状，突起／褶皱／扁平；背面棕黄色至棕色。镜下大分生孢子与芽生菌相似
  - 培养数周后可形成分生孢子，无特征性（可见厚壁孢子、关节孢子和梨形小分生孢子）
- 37℃在营养丰富的培养基上呈酵母相（Yp）
  - 白色至棕褐色，光滑而有褶皱的酵母样菌落
  - 圆形酵母细胞（5～60 μm）上有几个小的出芽（箭头），呈"舵轮"状
- 菌丝相大概 1～3 周形成，酵母相 1 周内即可出现

锯齿状产孢细胞产生单个分生孢子

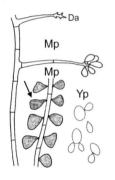

孢子丝菌属
- 25℃呈菌丝相（Mp）
  - 菌落两面颜色均由白色到棕褐色到灰色到黑色渐变，光滑湿润，有皱褶或折叠，中等大小；时间久后可见气生菌丝
  - 菌丝（1～2 μm）细长，易断，分生孢子梗由菌丝侧垂直长出逐渐变尖，末端形成齿状顶端（Da）（称为齿状突起），并携带呈花朵样排列的一簇分生孢子（3～5 μm）；另一类分生孢子球形或三角形，透明／棕色的分生孢子常沿未分化菌丝（箭头）产生
- 37℃在营养丰富的培养基上呈酵母相（Yp）
  - 菌落无毛，白色至灰黄色，酵母样
  - 有出芽的球形或卵圆形的酵母样细胞（3～10 μm）
- 菌丝相和酵母相大都 1 周内可形成

青霉样产孢

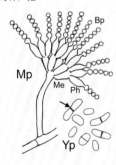

马尔尼菲篮状菌
- 25℃呈菌丝相（Mp）
  - 菌落绿色、黄色、棕褐色或粉红色，绒毛或粉末状，产生红葡萄酒色素并扩散到整个培养基；背面黄褐色至棕色
  - 分生孢子梗光滑而无顶囊，帚状枝双轮生，散在，稍不对称，有 4～5 个散开、不平行的梗基（Me），其上有 4～6 个瓶梗（Ph），顶端狭窄，顶端有单链分生孢子（Bp）（2～4 μm），分布散乱
- 37℃在营养丰富的培养基上呈酵母相（Yp）（有助于与青霉属和篮状菌属中的非马尔尼菲篮状菌相区别）
  - 白色、棕褐色至橄榄色，干燥的酵母样菌落
  - 酵母样细胞圆形、椭圆形、长形，二分裂生长而非芽生（在分裂细胞中可见中央隔膜）（箭头），可见关节孢子
- 菌丝相在 3～5 天内形成，酵母相 2 周内可形成

注：* 如无特殊说明，此表中镜检均为湿片、乳酸酚棉蓝染色。† 未按比例绘制

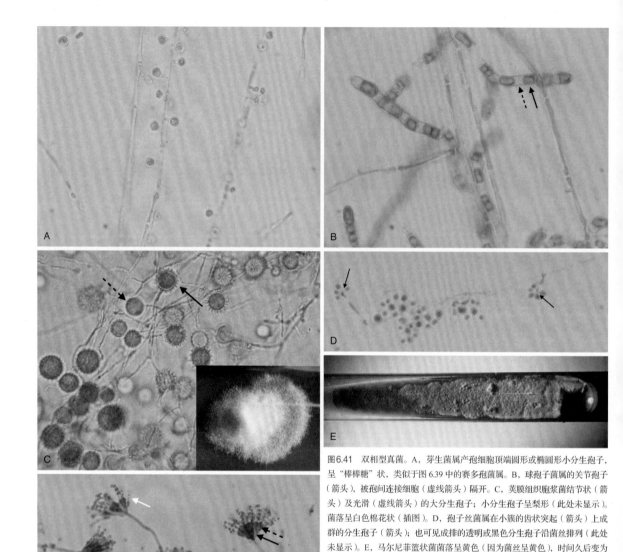

图6.41 双相型真菌。A，芽生菌属产孢细胞顶端圆形或椭圆形小分生孢子，呈"棒棒糖"状，类似于图6.39中的赛多孢菌属。B，球孢子菌属的关节孢子（箭头），被孢间连接细胞（虚线箭头）隔开。C，荚膜组织胞浆菌结节状（箭头）及光滑（虚线箭头）的大分生孢子；小分生孢子呈梨形（此处未显示）。菌落呈白色棉花状（插图）。D，孢子丝菌属在小簇的齿状突起（箭头）上成群的分生孢子（箭头）；也可见成排的透明或黑色分生孢子沿菌丝排列（此处未显示）。E，马尔尼菲篮状菌菌落呈黄色（因为菌丝呈黄色），时间久后变为绿色；产生红葡萄酒色素并扩散到整个培养基是该菌的特征（但并不特异）。F，马尔尼菲篮状菌开放、扇形的帚状枝，有梗基（黑色箭头）、瓶梗（黑色虚线箭头）、向基式产生的分生孢子（白色箭头）。（A、B 和 D 由 Audrey N. Schuetz 提供；C、E 和 F 由 Service de Parasitologie-Mycologie, Hôpital Universitaire Pitié-Salpêtrière, Paris, France 提供）

■ 真菌的非表型鉴定

虽然对于大多数实验室，经典的形态学方法仍然是鉴定真菌的标准。但是由于真菌谱的扩大和新菌属的出现，准确鉴定越来越复杂。这些新菌属表现出独特的抗药性模式，表型相似但在基因上与原菌属不同。一般来说，新菌属往往致病性更强，耐药性更高[171, 172, 175-178]。此外，传统的形态法费时费力，人员需要大量培训才能积累经验并得到相关资质。一些非表型方法，如 MALDI-TOF-MS 和分子检测，被越来越多地用于提高微生物鉴定的准确性、减少报告时间和指导治疗方案。但目前大多数实验室还不具备条件。非形态学方法对于鉴定生长不良的丝状真菌也至关重要（如那些无法通过显微镜来观察到菌体典型结构进行形态学鉴定的丝状真菌）[179]。

MALDI-TOF-MS

MALDI-TOF-MS 彻底改变了临床微生物学，它通过生成蛋白质指纹图谱，并与微生物的波谱数据库相比对，可以在数分钟内完成高度准确的微生物鉴定[121, 122]，报告时间的缩短可以优化抗生素治疗，同时为医院和实验室节省成本[180,181]。MALDI-TOF-MS 的原理和方法在第 1 章中有详细描述。这里我们主要关注两种商用 MALDI-TOF-MS 系统的性能对比——MALDI Biotyper（Bruker）和 VITEK MS（bioMérieux）。两者均可以对酵母菌和丝状真菌的培养物进行直接鉴定（包括阳性血培养）。

MALDI-TOF-MS 对酵母菌的鉴定·MALDI Biotyper 和 VITEK MS 的酵母菌数据库都很完备，并额外提供仅供研究使用的数据库版本。多项研究表明，两种系统对于从固体培养基中鉴定酵母菌效果都很好[122,182,183]。准确度[184,185]和重复性[186,187]都很高。VITEK MS 已有错误鉴定的报道，特别是针对近平滑念珠菌复合体，因为其数据库中缺乏似平滑念珠菌和拟平滑念珠菌的相关资料[122,185,188,189]。对于近平滑念珠菌、光滑念珠菌和皱落念珠菌复合物在种水平的鉴定，MALDI Biotyper 尚无错误报道[182,188]。更重要的是，MALDI Biotyper 可以较好地区分新型隐球菌和格特隐球菌，包括两者主要的分子型别[190,191]。总体来说，与传统的表型鉴定相比，MALDIBiotyper 和 VITEK MS 系统对酵母菌的鉴定性能都很优异[188,189,192-194]。也有从阳性血培养瓶直接鉴定念珠菌的报道[195,196]，但是要注意混合血培养，因为混合的蛋白质光谱可能会导致较低的鉴定值。

样品制备是获得酵母菌特征波谱的重要步骤。相比于细菌，酵母菌的细胞壁更难裂解。研究表明，与直接涂板相比，甲酸提取法（直接加在靶板上）和全蛋白质（试管法）提取法处理后涂板，结果更好。这对于 VITEK MS 和 MALDI Biotyper 两种仪器都适用[197-199]。一些研究机构也证明，为了得到更可靠的结果，用 MALDI Biotyper 鉴定酵母菌时，应将种水平的阈值从 2.0 及以上，降到 1.7 甚至更低[187,197,198]。

MALDI-TOF-MS 的准确鉴定依赖于数据库的质量和微生物的覆盖度。为了提高 MALDI Biotyper 系统的准确性，一些独立的机构致力于建立自己实验室的酵母菌数据库，对制造商提供的原始库加以补充[185,187,200-203]。事实证明，补充数据库后可以得到更好的结果。对于 VITEK MS、RAMIS（仅限研究用的 VITEK MS 数据库）也有类似的结果[188]。将仅限研究用的数据库纳入 MALDI-TOF-MS 系统时，必须进行严格的验证。实验室有责任确保自身符合相关监管标准[204]。

MALDI-TOF-MS 对丝状真菌的鉴定·临床上，MALDI-TOF-MS 对丝状真菌也因快速、准确的鉴定而表现良好，但这有赖于实验室的自建库弥补制造商提供的数据库。使用室内数据库对鉴定性能有明显的提升[121,205-224]，主要原因有：仪器制造商当前版本数据库菌株数量较少[225]、使用的不同培养方法（液体培养基与固体培养基）、样品的灭活方法不同、用于建立数据库和临床验证的提取方法不同等。对于 Bruker 公司基于其推荐的液体真菌培养方案而建立的丝状真菌数据库的性能评价研究很少[226,227]。丝状真菌的表型差别很大，可想而知，同种真菌之间，甚至同一株分离菌新生菌落和成熟菌落之间的蛋白质图谱（进而是鉴定分值）也存在差异[209,210,212,228,229]。一些研究机构也证实，与酵母菌类似，适当降低制造商建议的在种水平的阈值，可以得到更好的结果[208,213,226]。在初步研究中，VITEK®MS 丝状真菌数据库显示出很好的前景[230-232]；但是有必要进一步进行临床验证。目前，这两个数据库都仅用于研究。

总体来说，MALDI-TOF-MS 可成功用于鉴定丝状真菌。但若想得到准确的鉴定结果，建立一个广泛而具有代表性的大型数据库代表至关重要。重复性评估的研究目前正在进行中。

分子生物学方法

目前已经有几种分子生物学方法用于真菌鉴定，包括来自纯培养物或者直接来自阳性血培养瓶。如肽核酸荧光原位杂交（PNA-FISH）、商业多重 PCR 平台，以及实验室内部开发的分析，如泛真菌 PCR 分析（参见第 2 章）。

PNA-FISH·PNA-FISH（AdvanDx，Woburn，Mass），原理是用荧光标记物标记具有种特异性的核酸探针，依靠荧光显微镜，能够快速（90 min）检测和鉴定阳性血培养瓶中的微生物。酵母菌交通信号灯 PNA-FISH 系统基于 28S rDNA 的多态性，使用 3 种荧光标记物，可以检测 5 种最常见的念珠菌［白念珠菌和（或）近平滑念珠菌、热带念珠菌、光滑念珠菌和（或）克柔念珠菌］。根据对氟康唑和棘白菌素敏感性的差异，可以对真菌的荧光强度进行分组。该系统在模拟实验[196,233]和临床评估[234, 235]中效果很好，帮助29%的病例改变初始治疗方案[233]，相比于经验性抗真菌治疗节省377美元/天[236]。不过，该方法也有少部分错误鉴定的报道（216例中有9例）[234]。因此，实验室应该用培养的方法加以验证。

商业化多重PCR平台·FilmArray血培养鉴定板条（bioMérieux）可以直接从阳性血培养中检测19种细菌、5种主要念珠菌（白念珠菌、光滑念珠菌、克柔念珠菌、近平滑念珠菌和热带念珠菌）以及3种抗生素耐药基因。研究表明，该技术鉴定念珠菌表现优异，敏感性可达86%～100%，特异性可达99.5%～100%（表6.27）[237-242]。需要用培养方法排除混合感染和该板条不覆盖的病原体引起的疾病。其他用于临床标本直接鉴定的产品（相对于培养法），也见表6.27。

从纯培养菌落进行泛真菌PCR检测·扩增子测序是一种有效的真菌鉴定方法，特别是对于那些难分离或缺乏明显形态特征的真菌。DNA测序通常用作其他方法结果不一致时的参考方法，可以准确鉴定形态学相似但基因不同的微生物。

■ 临床标本的真菌非培养检测方法

非培养的检测方法，如分子测试和免疫分析，提高了侵袭性真菌感染的诊断灵敏度。分子和免疫技术在高风险/低流行人群中有重要的临床意义。非培养检测的优点包括：报告时间快、检测时间早，可提供大量用于监测预后和（或）抗生素疗效的数据。缺点包括：敏感性检测和流行病学调查时缺乏微生物的接种与复苏、检测出可能并不存活的微生物、成本高、分子检测容易污染和仅能检测试剂盒种覆盖的病原体。下一节将讨论分子和免疫技术直接用于诊断侵袭性真菌病。

从临床标本中直接进行分子检测

传统的真菌培养耗时长、敏感性差（特别是对于侵袭性感染），并且不适用于福尔马林和解剖病理学处理过的标本。因此，用分子技术来检测临床标本的真菌病原体成为一种很好的替代方法。虽然分子技术已被广泛应用于临床，但是它的结果必须结合患者的临床情况加以解释。阳性结果可能是感染、定植或污染。目前已有一些真菌DNA检测的商品化产品[252-256]。对于分子检测的全过程都应有严格的质量控制。通常在涂片阳性标本上，分子技术的诊断价值最高。

下一节将讨论几种不同的真菌DNA提取方法、真菌检测的分子靶标、侵袭性念珠菌病和侵袭性曲霉菌病的分子筛查，以及泛真菌PCR检测。由于这方面的产品种类繁多，本文重点放在评价商品化诊断试平台的性能。

DNA提取和目的基因·所有分子扩增方法都高度依赖于DNA提取的效果。一项研究显示，5种不同的提取方法，灵敏度从60%至91%不等[257]。目前有很多种不同的手动和自动提取方法（参见文献[258]），大多数都是通过磁珠振荡或机械研磨以更

表6.27　真菌的商品化PCR方法

方　　法	鉴定范围	方法学	标本类型	敏感性（%）*	特异性（%）*
Filmarray血培养鉴定板条（bioMérieux, Marcy l'Etoile，France）[237-242]	白念珠菌、光滑念珠菌、克柔念珠菌、近平滑念珠菌和热带念珠菌	实时PCR	血培养（阳性或培养中）	86～100	99.5～100
T2念珠菌板条（T2 Biosystems, Lexington，Mass）[243-245]	白念珠菌、光滑念珠菌、克柔念珠菌、近平滑念珠菌和热带念珠菌	T2磁共振	全血	91.6～100	97.8～99.4
Myc曲霉检测试剂盒（Myconostica, Cambridge，UK）[246～249]	曲霉属	分子信标	下呼吸道分泌物、血清	93～94.1 43.8～60	82.4～98.6 63.2～100
RenDx Fungiplex (Renishaw Diagnostics Ltd, Glasgow, UK)[250]	12种曲霉和念珠菌	表面的增强拉曼共振散射	全血、血浆、血清	82.8	87.5
AsperGenius (PathoNostics BV, Maastricht, The Netherlands)[251]	曲霉属	实时PCR	支气管灌洗液	80～88.9	89.3～93.3

注：* 研究结果取决于所纳入的患者情况，应在对应的参考文献中分析

好地裂解真菌细胞壁。目前，建立国际公认的分子检测真菌方法的主要障碍就是缺少标准化的提取方法。White 和同事强调了 DNA 提取方法对结果的影响，在他们的研究中，24 个机构用 13 种不同的曲霉 PCR 方法，得到了相似的检测结果。但当把常规 DNA 提取方法也纳入测评，50% 的中心未达到相同的 PCR 检测阈值[259]。商品化的核酸提取试剂盒在一定程度上实现了实验室间的标准化。现在，从全血、血清和血浆中提取曲霉 DNA，都有推荐的产品[248,259]，且均应使用国际标准化的曲霉 DNA 校准品[260]。但尚未建立其他真菌的 DNA 提取和检测标准化。

表 6.28 列出了已被证实对真菌种水平鉴定有效的目的基因。目前，最常用的是 rRNA 基因复合物，因为它是多拷贝的（每个基因组为 50～100 个拷贝[261]，进而提高灵敏度），并由高度保守区 18S、5.8S 和 28S rRNA 基因附近的多态性序列组成（ITS1 和 ITS2 区域）。通过扩增子测序来鉴定到种水平，往往会涉及多个基因区域的分析。但是，由于人类 DNA 的复杂性，对于纯培养物中真菌 DNA 的提取和测序，往往仅针对整个 ITS 区域（500～600 bp）；而对于临床标本，应该扩增更短的目的基因（如 ITS1 和 ITS2 各 100～300 bp）以优化 PCR 的效率[262]。

表 6.28 真菌鉴定常用的目的基因

基因片段	描　述
18S rDNA	用于泛真菌检测的多拷贝基因片段，鉴定至属水平
ITS1 和 ITS2	鉴定到种水平的多拷贝基因片段
28S rDNA	用于泛真菌检测的多拷贝基因片段，鉴定至属水平，在 D1～D2 区域可鉴定至种水平
EF1α	单拷贝基因片段，对镰刀菌可鉴定至种复合物水平
β 微管蛋白	单拷贝基因片段，对曲霉和赛多孢可鉴定至种复合物水平

侵袭性念珠菌病的分子筛查。念珠菌菌血症死亡率高达 40%[263]，部分是由于全自动血培养系统的敏感性差，从而导致抗真菌治疗的延迟[264,265]。已发表的数据显示，血液中念珠菌细胞少达 1 CFU/mL 或更低[266]，多达 50% 的侵袭性念珠菌病患者血培养呈阴性[267]。因此，各方一

直致力于研究高危人群侵袭性念珠菌病早期诊断和管理的非培养方法。分子生物学方法用于诊断侵袭性念珠菌病取决于该病的发病率。由于抗真菌药物的使用和风险人群不同，不同研究机构的结果差异很大[267]。

FDA 批准的 T2 念珠菌试剂盒运用 T2MR 检测技术（磁共振），该技术可使靶向探针标记的纳米颗粒与标本中的待测 DNA 杂交结合形成微团簇，导致 T2MR 信号增强[244]。根据美国感染病学会发布的治疗指南，可对 T2 念珠菌试剂盒的检测反应进行分组（白念珠菌 / 热带念珠菌、近平滑念珠菌和克柔念珠菌 / 光滑念珠菌）[268]。迄今为止，已有研究证实，其用于全血标本的念珠菌检测，临床敏感性和特异性分别为 96.4% 和高于 99.4%[243-245,269]（表 6.27）。与传统培养法、PNA-FISH 和 MALDI-TOF-MS[270] 相比，可以更早进行初始抗真菌治疗，减少经验性棘白菌素的使用[270,271]。T2 念珠菌试剂盒的临床使用必须结合目标人群的发病率和疾病风险、实验室的测试成本、与住院时间和治疗有关的医院费用综合分析。

市场上的另一个商品化试剂盒是 LightCycler SeptiFast Test MGrade（Roche Molecular Systems Inc., Pleasanton, Calif.），可以从全血标本检测 16 种细菌、5 种念珠菌（白念珠菌、光滑念珠菌、克柔念珠菌、近平滑念珠菌和热带念珠菌）和烟曲霉。该方法已在血培养阴性的念珠菌血症患者中检测到念珠菌，但是大部分研究中病例数较少，需要继续进行评估[272-275]。

侵袭性曲霉菌病的分子筛查。侵袭性曲霉菌病的分子筛查由于缺乏标准化和商业化测试产品，一直饱受争议。虽然 EORTC/MSG 国际共识组的《侵袭性真菌病修订定义》（以下简称《定义》）中，目前还不认可 PCR 作为诊断侵袭性曲霉菌病的有力工具[52]，但是曲霉菌 PCR 与曲霉半乳甘露聚糖和（或）(1-3)-β-D-葡聚糖的联合应用，在筛选和诊断侵袭性曲霉菌病方面有越来越多的证据支持[276]。2008 年发布的《定义》摒弃曲霉菌 PCR 主要是由于缺乏标准化和多中心的临床评估，因为当时大多数实验室都自行建立检测方法。近年来，欧洲曲霉 PCR 行动委员会致力于建立曲霉

菌 PCR 筛查的标准化方法[277]，通过大规模的国际多中心研究，采用盲法质量控制[248,259]。研究发现曲霉菌 PCR 效率主要取决于提取操作[248]，并给出了一些优化建议包括磁珠振荡、白细胞裂解、提高样本量、包含引入 PCR 的内参、将 DNA 的洗脱体积限制在 100 μL 以下和使用针对 ITS 区域的目的基因[248,259]。

近年来，一些公司推出了可直接从临床标本中检测曲霉菌 DNA 的产品。表 6.27 总结了几种产品的特点。商品化产品的发展使标准化成为可能，并促进了多中心的研究以确定其临床效果。

对于分子检测阳性结果，如何区分定植菌还是感染菌一直是个难题，特别是呼吸道标本。分子检测灵敏度较高，其结果必须结合患者自身情况加以分析，通常还要联合血清学标志物、培养结果和（或）组织病理学综合考虑。相反，假阴性结果可能是由抗真菌治疗引起的[278]。近年来，有多项研究总结了侵袭性曲霉菌病中，分子生物学用于检测不同标本的准确性[276,279]。

泛真菌 PCR 直接用于临床标本检测·泛真菌 PCR 可用于用菌落提取的 DNA 或者直接用于临床标本。鉴于已知真菌谱的复杂性并且不断有新种类出现，泛真菌 PCR 成为直接从多种临床标本中检测酵母菌和丝状真菌的理想方法[280]。其最重要的临床意义是用于无菌液体和培养阴性但组织学阳性标本中真菌的检测和鉴定。但是，因为这些产品采用的是通用真菌引物，必须尽量减少环境中的污染，包括产品本身试剂中潜在的真菌 DNA[252-256]。虽然对临床标本特别是血中进行真菌检测，能检测到的真菌 DNA 日益复杂、真菌谱日益增加，但需结合患者自身情况和正确的方法学质控[281]以鉴别污染和真正的感染。

泛真菌 PCR 已被证实在鉴定组织标本中的真菌非常有效，包括福尔马林固定、石蜡包埋的组织[262,282-285]，在培养阳性和仅组织学阳性的侵袭性真菌感染病例中，敏感性可分别达 93.6% 和 64.3%。相比于培养或组织学检查，该方法几乎可以检测多达 2 倍的感染病例[283]。更重要的是，无论存放时间长短，在固定的组织标本中都得到了很好的结果[262]。该方法对高危人群进行血液筛查，被大量应用于侵袭性真菌感染的早期诊断[286-290]。一项研究表明，PCR 结果是最早的疾病指标，平均时间仅为 5.75 天[286]，检测时间短，敏感性高，阴性预测值高，泛真菌 PCR 有助于指导高危患者的治疗方案，减少不必要的抗真菌药使用以将毒珠降到最低[287,290]，并检测预防性用药过程中产生突破的侵袭性真菌性疾病。

尽管泛真菌 PCR 是常规形态学鉴定真菌的有力补充，但大多数临床实验室都尚未开展，而仅限于参比实验室，因为这需要专业仪器和分子生物学的专业知识报告时间从 2 天到 5 天不等，鉴定准确性取决于序列数据库的可用性，这种数据库是通过参考或标准菌株建立并更新分类的。那些向公众开放的数据库的测序结果因未被验证，因此使用时需谨慎。GenBank 就被报道出在真菌序列中存在 14%～20% 的错误[291,292]。商业数据库价格昂贵，且可能没有纳入足够的菌种和菌株。好在目前已有几个的免费且提供质控序列的数据库，如 CBS 真菌生物多样性中心、ISHAMITS 数据库[293]和 FUSARIUM-ID[294]。

■ 免疫学方法

尽管出现了基因组学和蛋白质组学检测，免疫学方法仍然在侵袭性真菌感染的诊断中发挥重要作用。侵袭性感染的临床表现往往不具有特异性，免疫学方法作为筛查高危人群非损伤性方法，经常与诊断方法连用。但是，免疫学方法有一些公认的缺陷，如在感染早期和免疫功能低下患者（由于抗体产生受损）容易产生阴性结果。此外，在流行区检测出双相性真菌往往很难评估其临床意义。其他可能影响测试结果的因素包括测试算法、年龄、基础疾病、治疗情况和食用某些特定食品。

隐球菌荚膜抗原检测

隐球菌荚膜多糖抗原的检测是诊断隐球菌感染的重要环节。目前有几种商品化试剂盒，包括胶体金层析法（LFA）（CrAg LFA, IMMY, Norman, Okla）、乳胶凝集试验（LA）（Pastorex Crypto Plus, BioRad, Marnes-la-Coquette, France; Remel Cryptococcusantigen Test, Thermo Scientific, Waltham, Mass.; CALAS, Meridian, London, UK）和酶免疫测定（EIA）（Premier Cryptococcal antigen, Meridian, London, UK）已被 FDA 批准用于血清和脑脊液，也有用于

尿液[295-299]和支气管肺泡灌洗液（BALF）[300]的性能数据。对于 LFA 和 LA 的比较研究证实，在不同疾病中，两种方法对血清和脑脊液的检测一致性较高（＞97%）[296,301-303]；但是，所有报道都指出，两者滴度间仅有中度相关性。绝大多数情况下，LFA 都比 LA 和 EIA 敏感性更高。而且 LFA 还可以检测更多的隐球菌感染病例，包括无症状患者[303-305]。三者中 EIA 检测的灵敏度往往最低[301,304-306]。鉴于不同的方法滴度各异，实验室一般只选择一种方法。开展新方法时往往需要综合考虑临床通知、教育、报告标准等。LFA 测试临床意义重大，因为它提供了一种快速、准确、简单、便宜和实用的隐球菌病筛查方法。特别是在资源有限的地区中实现了床旁检查[298,307]。

隐球菌荚膜抗原检测一个重要的优点是，它能够同时检测新型隐球菌（血清型 A 和 D）和格特隐球菌（血清型 B 和 C），包括它们的杂交体[308]，两者都可能会引起严重感染。基于单克隆抗体技术的 LA（如 Pastorex Crypto Plus 和 Remel Cryptococcus Ag 试剂盒）会漏检 40% 的格特隐球菌。相比之下，LFA 对隐球菌属所有血清型都有较高的灵敏度检测[309]。

据报道，下列因素可能会产生交叉反应引起假阳性：消毒剂和肥皂[310]、琼脂[311]、细菌感染[312]、类风湿因子[313]、系统性红斑狼疮[314]和丝孢酵母菌感染[304,315]。假阴性结果可能是由于抗原过剩（钩状效应或前带效应），可以通过将脑脊液或血清稀释至 1∶2 或 1∶10 解决。

曲霉抗原检测

侵袭性曲霉菌病的早期诊断会影响临床的治疗结果[317-319]。酶免疫测定法检测曲霉菌半乳甘露聚糖（GM EIA）（Platelia，Bio-Rad，Marnes-la-Coquette，France）有助于诊断侵袭性曲霉菌病。EORTC/MSG 自 2002 年成立之初就将其纳入诊断标准[52]。GM EIA 已被批准用于血清和 BALF 的检测，这两种标本类型均有可独立用于诊断侵袭性肺曲霉菌病[320]。但是不同人群的效果差异很大。一项研究表明，对于儿童，BALF 比血清更好地诊断侵袭性肺曲霉病[321]；另一项德国研究表明，高危成年人群中，BALF 的效果显著好于血清（83% vs. 23%）[322]。

GM EIA 测定 BALF 的界值设定一直饱受争议。D'Haese 和其同事发现，当把界值提高到 0.8 以上时可以得到非常好的结果，而当提高到 3.0 以上时，特异性可达 100%[323]。相反，检测儿童 BALF 时需要降低界值，一般为 0.5 以上以最大限度提高灵敏度[321]。一篇 2012 年的 Meta 分析指出，对于侵袭性曲霉菌病，界值设定为血清大于 0.5、BALF 大于 1.0 时，临床相关性最高[324]。GM EIA 不能用于诊断过敏性支气管肺曲霉病，建议使用其他方法[27,325]。

Platelia GM EIA 目前被广泛使用，但其室内和室间重复性较差[326,327]。测试的自动化可能会提高重复性[328]。血清和 BALF 标本冷藏后是否会影响检测结果一直存在争论。一些研究表明，冷藏后稳定性良好[327,329]，也有研究指出冷藏后敏感性明显下降[330,331]。据报道，该方法假阳性率高达 65%[332]，可能产生交叉反应的因素有：组织胞浆菌[333]、副球孢子菌[333]、芽生菌属[334]、隐球菌属[333]、镰刀菌属[335]、青霉属[334]、拟青霉[334]、枝顶孢霉[334]、链格孢[334]、外瓶霉属[334]、某些冲洗溶液如复方电解质注射液[334,336]、血液制品[337]和某些 β-内酰胺抗生素（如阿莫西林-克拉维酸）[334]。菌血症或念珠菌血症的患者中也发现交叉反应[338]。在类风湿关节炎患者中观察到血清半乳甘露聚糖的非特异性升高，但与包括肿瘤坏死因子在内的药物治疗无关[339]。目前哌拉西林-他唑巴坦配方中不再含有半乳甘露聚糖，不再会影响 Platelia GM EIA 的检测结果[340-342]。假阴性结果可能是由于抗真菌治疗[343,344]（尽管这并不一直存在[20]）和 BALF 经过含二硫苏糖醇的溶痰剂（如 SL-Solution[345]和 Sputasol[346]）预处理。腹水的检测用于诊断真菌性腹膜炎前景广阔[347]。

近年来，横向流动装置胶体金法（LFD）（Olm Diagnostics，Newcastle upon Tyne，UK）检测 BALF 标本中细胞外甘露糖蛋白，可在 15 min 内得出结果。有望在不同的高风险人群中诊断侵袭性肺曲霉菌病[348-352]。与 GM EIA 类似，该方法在活化霉菌的药物治疗后，灵敏度降低[350]。两种方法在血液系统恶性肿瘤患者中效果相似，但对于器官移植患者尤其是肺移植患者，LFD 检测结果更好[353]。青霉属、多变拟青霉和多西环素可能会引起 LFD 的假阳性结果[334]。迄今为止，没有假阴性的报道[334]。

GM EIA 和 LFD 均已和曲霉菌 PCR 联用，以最大限度提高诊断灵敏度。一些研究表明，GM EIA 联合 PCR 用于血液病患者的曲霉菌病诊断取得很好的效果[351,354-357]。一篇最近的 Meta 分析显示，若判定任一方法为阳性即为阳性结果，灵敏度可达 99% 以上；若判定两者均为阳性为阳性结果，特异性可达 98%[355]。同样，LFD 和 PCR 联用，敏感性和特异性分别可达 100% 和 85.7%，EORTC/MSG 诊断标准中指出，该方法对侵袭性曲霉菌病的总体诊断灵敏度为 83.3%[352]。有研究提出，与单用 GM EIA 或单测宿主反应蛋白相比，宿主反应蛋白（如白蛋白、载脂蛋白 A-I、α_1 抗胰蛋白酶）联合半乳甘露聚糖和（1-3）-β-D-葡聚糖检测，可提高诊断可疑的侵袭性肺曲霉菌病的诊断效率[358]。因此对于高危人群，免疫学方法、PCR 和临床 / 放射学检查结果相结合，对于侵袭性曲霉菌病的早期诊断非常重要，强烈建议每周检测 2 次[326]。

泛真菌抗原 [（1-3）-β-D-葡聚糖]

（1-3）-β-D-葡聚糖（BDG）存在于包括耶氏肺孢子菌（在隐球菌和毛霉菌中浓度较低[359]）在内的大多数真菌细胞壁中，在侵袭性真菌病患者的血清中可以检测到。2008 年，EORTC/MSG 修订版将 BDG 列入用来诊断可疑的侵袭性真菌病[52]。然而，关于 BDG 的检测一直存在争议，因为指导文件未能提供合适的界值、检测时间、检测次数、阳性标准和不同方法间的相关信息[51,360]。目前，有 4 种商业化 BDG 产品：Fungitell（Associates of Cape Cod Inc., EastFalmouth, Mass.）、Fungitec G-test（Seikagaku, Tokyo, Japan）、β 葡聚糖试验（Wako, Osaka, Japan）和 BGSTAR（Maruha, Tokyo, Japan）。一篇血液学 / 肿瘤学的 Meta 分析指出，4 种方法检测侵袭性真菌病效果无差别[360]。但另一篇 Meta 分析仅针对侵袭性曲霉菌病进行评估发现，Fungitell 敏感性（82%）显著高于 Wako（63%），而 Wako 的特异性和阳性预测值明显高于 Fungitell 和 Fungitec G-test[276]。BDG 测定有良好的室间重复性，且长期储存和冻融之后仍可保持较好的稳定性[361,362]。

关于 BCG 测定仍有些问题，包括界值的建立、特定人群的阳性标准、标本来源和疾病状态。制造商标明的界值（阳性 ≥ 80 pg/mL；不确定 60 ～ 79 pg/mL；阴性 < 60 pg/mL），主要是基于

两项关于非粒细胞缺乏症人群的研究[362,363]。一些针对严重血液系统恶性肿瘤患者的研究表明，当连续两次检测结果为阳性，并且提高阳性界值（如 > 158 pg/mL）时，BCG 的检测意义显著提高[360,364]。儿科患者 BDG 的检测一直受到关注，因为自然状态下儿童体内的 BCG 水平就较高，所以以儿童的界值至今没有确立[85,365,366]。在一篇儿童造血干细胞移植患者前瞻性研究中，BCG 的阳性预测值小于 30%，说明该人群中侵袭性真菌病病例数可能被夸大了，BDG 检测在儿童中的作用有限。

BDG 测定不适用于隐球菌和毛霉菌[359]。然而，最近一项关于 HIV 感染者并发隐球菌脑膜炎的研究发现，患者脑脊液中 BDG 水平非常高（敏感性 89%，特异性 89%）[367]。此外，作者指出，BDG 值高于 500 pg/mL 的患者，10 周内的死亡率高出 3 倍[367]。因此，针对不同的病原体和病因学，应该制定不同的阳性阈值（如组织胞浆菌病和球孢子菌病中 BDG 水平会有中等到较高的阳性率[368-370]，但不适用于芽生菌病[368]）。

BDG 的检测意义取决于疾病种类，一项研究说明，BDG 灵敏度最高为侵袭性念珠菌病，其次为耶氏肺孢子菌（PJP）、侵袭性曲霉病和其他感染[371]。然而，对于侵袭性念珠菌病的检测价值也并非始终相同，取决于念珠菌病的类型和患者的风险水平[372]。对于侵袭性曲霉病，BDG 与曲霉半乳甘露聚糖联合检测可以为疾病预测和治疗评估提供有效的信息[371,373]。但并非所有学者都认可这种说法[374]。

BDG 检查用于筛查 PJP 的作用一直存在争议；但整体的敏感性和特异性分别高达 91% 和 75%。与非 HIV 患者相比，当用于 HIV 患者时性能有略微的升高[375]。日本 2009 年关于接受托珠单抗治疗的类风湿关节炎患者的指南中，阳性 BDG 结果被列为 PJP 的一项标志物[376]。

BDG 检测的一个重要问题是大量的假阳性结果。影响因素有很多，如血液制品（如新鲜冷冻血浆、白蛋白、袋装红细胞）[364,371,377]、抗生素[364,378]、菌血症[371,379]、多克隆富 IgM 免疫球蛋白、凝血因子[371,364]、外科纱布[380]和血液透析膜（含纤维素）等[381,382]。Liss 及其同事研究 35 种抗生素后指出，其中 25 种（20 种抗细菌药物和 5 种抗真菌药物）

会引起 BDG 测定的假性升高，范围从 9 pg/mL 至 2 818 pg/mL 不等[378]。因此，BDG 检测在有抗生素暴露时的作用是有限的。

总之，BDG 检测是筛查侵袭性真菌病的有力工具，但必须结合临床、放射学和其他微生物学结果综合分析[383]。BDG 检测的高阴性预测可增强中断高危人群不必要抗真菌治疗的信心[364, 384-386]。

组织胞浆菌属抗原和抗体检测

组织胞浆菌属抗原检测对于播散性和急性肺组织胞浆菌病灵敏度较高[387, 388]。用于检测的标本可为血清、血浆、BALF、脑脊液和尿液，但诊断价值最大的为血清（敏感性 82% 和特异性 97%）和尿液（敏感性 79% 和特异性 99%）[389]。尽管两种标本之间的检测结果没有显著差异，但为达到临床灵敏度的最大化，血清和尿液应该同时检测[389, 391]。目前大多数研究都集中于 MiraVista 组织胞浆菌属抗原测定（MiraVista Diagnostics，Indianapolis，Ind），这个检测仅在美国一个参考实验室完成。这有利于比较研究，但由于检测位置的限制及缺乏商品化试剂，导致报告时间和诊断的延误。近年来，一种基于单克隆抗体技术，检测尿液中组织胞浆菌属半乳甘露聚糖（analyte-specific EIA IMMY）的酶免疫测定（EIA）试剂盒开始崭露头角。Parallel 对 IMMY EIA 和 MiraVista 进行了比较，两者整体符合度达到 97.6%。但 MiraVista 试验敏感度更高，在低抗原水平下仍能得到阳性结果[392]。改变 IMMY EIA 操作流程和引入"中间范围"之后，两者的阳性和阴性符合度都是有所提高[393]。另一项研究比较了单克隆抗体 IMMY EIA 和多克隆抗体类（Alpha *Histoplasma* Ag EIA；IMMY）；后者是美国 FDA 批准的首个检测尿液中组织胞浆菌属的体外诊断试剂盒。在免疫功能低下患者中，单克隆抗体技术（敏感性 90.5%、特异性 90.5%）比多克隆抗体技术（敏感性 61.9%、特异性 61.9%）效果更好，这主要是由于多克隆抗体法的本底反应过多，而单克隆抗体技术通过提高信号表达有效去除了这一现象[394]。抗原检测阳性结果较低时，不能确定其临床意义。应该重复尿液和血清抗原检测，并结合抗体检测、培养、分子生物学和组织病理学结果综合判断[395-397]。此外，已证实组织胞浆菌属抗原检测几乎与所有其他地方性真菌都存在交叉反应[387]。

组织胞浆菌抗体检测对播散性或肺组织胞浆菌病诊断价值最大[398]。在一项急性肺组织胞浆菌病的研究中，88.8% 的病例的 IgM 和（或）IgG 阳性，当联合抗原检测时，灵敏度提高到 96.3%[399]。一些研究指出，对于轻度到中度患者，联合抗体检测比仅做抗原检测灵敏度更高[399, 400]。但是，抗体滴度的解释应该结合流行地区、再暴露、既往感染与当下感染等因素综合考虑。和抗原检测相比，组织胞浆菌抗体检测的交叉反应谱更小（约 20% 与芽生菌病发生交叉反应）[399]。

芽生菌属抗原和抗体检测

芽生菌培养普遍需要 2～4 周[402]，抗原检测的引入大大缩短了诊断芽生菌病的时间[401]。但怀疑指数低仍可导致诊断延迟[403]。一些研究证实，相比于血清或 BALF，尿液中的抗原检测敏感度最高（90%～93%）[401, 402, 404]。但其特异性不高，因为与其他双相型真菌存在交叉反应，包括组织胞浆菌（96%）、副球孢子菌（100%）和马尔尼菲篮状菌（70%）等[401, 404]。尽管如此，连续尿抗原检测可用于监测疾病状态[402]。

由于与其他双相性真菌存在交叉反应，且敏感率低，芽生菌抗体检测在临床诊断中的应用效果较差[405, 406]。一种新的 EIA 检测的初步数据显示，对诊断芽生菌病的总体敏感度达 87.7%，对组织胞浆菌病的特异度达 94%，但需进一步的临床验证数据[405]。

球孢子菌属抗原和抗体检测

免疫学方法诊断球孢子菌病，是传统培养法的良好替代方法。脑脊液球孢子菌的抗原检测灵敏度（93%）和特异性（100%）都较高，相比之下，培养物敏感性仅为 7%，抗体检测取因方法学不同，灵敏度 67%～85% 不等[407]。脑脊液检查也可用于监测不依赖治疗或耐药菌引起的感染的疾病进程[408]。尿液中的球孢子菌抗原检测敏感性达 70.8%，阴性预测值 99.4%；但在 10.7% 的其他地方性真菌病患者中发现有交叉反应[409]。因此，尿抗原检测是一种实用的、非侵入性的快速诊断严重球孢子菌病方法。

球孢子菌抗体检测也是诊断球孢子菌病的重要方法，特别是在流行地区。但在免疫抑制患者和高达 1/3 的脑膜炎患者中可能存在假阴性结果[410]。

EIA 可能是检测 IgM 和 IgG 敏感性最高的方法。补体结合实验有助于诊断脑膜疾病，但敏感性不如 EIA，必须与其他方法联用。补体结合试验的优点包括可通过连续监测 IgG 滴度来评估杀菌活性和疾病预后[411,412]。EIA、免疫扩散法和补体结合实验之间差异显著[411]，因此临床医师确诊球孢子菌病之前应综合考虑所有结果。

记忆要点 实验室方法的最佳选择和解释

· 真菌感染的商品化诊断产品越来越多，选择时应基于患者地域因素、临床表现和潜在病症。

· 真菌在自然界中无处不在，可定植在人体内。常规培养和分子检测的结果应有相关性，并结合患者的临床背景加以解释。

· 鉴于真菌病原谱复杂且在不断扩大，且可能出现有新致病性或药物敏感性的隐匿物种，真菌学实验室必须保证鉴定的准确性，以帮助指导治疗管理。

■ 治疗药物监测

侵袭性真菌病患者的临床结局由几个因素决定，包括患者免疫状态、病原体的药物敏感性、感染部位、疾病的严重程度、传染源的管理（如手术或导管拔除），以及抗真菌药物的合理使用，包括有效和安全的给药剂量[413]。血清和（或）血浆中治疗药物监测（TDM）已经成为衡量疗效的重要工具；然而，即使最佳措施到位，仍有可能治疗失败。这可能是因为感染部位药物浓度不足。影响 TDM

重要因素包括药代动力学变异、药物相互作用、依从性、毒性和治疗失败[413,414]。此外，由于吸收、代谢、排泄不一致，且有可能与其他同时服用的药物相互作用，不同的抗真菌药物有不同的药代动力学。在儿科患者中，伏立康唑浓度的连续监测尤为重要。因为通常较高的剂量才达到治疗水平[415]。一般来说，TDM 适用于伊曲康唑、伏立康唑、泊沙康唑、艾沙康唑和 5-氟胞嘧啶。目前没有证据支持常规 TDM 用于多烯类或棘白菌素。

TDM 测定需要准确、快速、经济[413]，主要由专业实验室完成。色谱方法如高效液相色谱和液相层析串联质谱法是参考方法，因其敏感性高、特异性高且报告时间短。色谱法适用于 5-氟胞嘧啶、氟康唑、伊曲康唑、泊沙康唑、伏立康唑、艾沙康唑、两性霉素 B、阿尼芬净、卡泊芬净和米卡芬净的检测[413,416]。但是色谱法相关设备昂贵且需要一定的专业知识。微生物活性测定法即把酵母菌标准菌株涂布在固体培养基上检测患者血清中的抗真菌活性则相对便宜，且 24 h 内可出报告。这种方法有一定的局限性，患者标本可能会受到联合抗真菌治疗（包括棘白菌素）的干扰，伊曲康唑的浓度可能反映了底物和代谢物活性的总和[413,414,417,418]。除了阿尼芬净和米卡芬净，微生物活性测定法适用于所有上述药物[413]。

表 6.29 总结了常用抗菌药物推荐的有效浓度和安全浓度，数据主要来源于 Andes 及其同事的回顾性文章[413]和英国医学真菌学学会[414]，表明了药物相互作用的结果可能使抗真菌药物浓度增加或者减少[413]。

表6.29　血清或血浆中抗真菌药物的推荐治疗浓度[413-416]

药　物	说　　明	首次测量前的治疗天数	有效浓度（μg/mL）	安全浓度（μg/mL）
氟胞嘧啶	肾功能不全，治疗无效	3～5	峰值 > 20	峰值 < 50
伊曲康唑	相互作用药物，胃肠功能障碍，治疗无效，口服药物的依从性问题	4～7	预防：谷值 > 0.5 治疗：谷值 > 1～2	不适用
伏立康唑	相互作用药物，胃肠功能障碍，治疗无效，口服药物的依从性问题，儿科患者，严重的肝病，原因不明的神经系统症状	4～7	预防：谷值 > 0.5 治疗：谷值 > 1～2	谷值 < 6
泊沙康唑	相互作用药物，质子泵抑制剂，胃肠功能障碍，治疗无效	4～7	预防：谷值 > 0.5 治疗：谷值 > 0.5～1.5	不适用
艾沙康唑	相互作用药物，治疗无效	未知	治疗：谷值 > 2	谷值 < 3

实验室诊断：检验后阶段

真菌分类学在持续更新，新出现的基因组和蛋白质组学鉴定技术与传统的形态学和免疫学之间结果存在差异，这些都构成了真菌鉴定报告的复杂性。如何规范报告的内容成为临床真菌实验室最具挑战性的工作之一。实验室有责任保证报告的清晰性、简洁性和合理性，帮助临床更好地进行患者管理。

■ 真菌鉴定水平和分类法的更新

实验室应尽可能鉴定和报告到种水平，因为种水平上的体外药敏试验和体内对抗真菌药物的反应是不同的。例如，克柔念珠菌对氟康唑天然耐药，土曲霉和葡萄牙念珠菌对两性霉素 B 天然耐药。此外，复合体内的隐匿种如烟曲霉复合物，可能存在多重耐药。相反，镰刀菌种复合群以外的鉴定是困难的，需多位点测序才能将镰刀菌鉴定到种水平[419, 420]，但大部分临床真菌学实验室都不具备这样的技术。而且，除了藤仓镰刀菌复合群[421]，复合群中不同种真菌药敏差异未显出临床相关性[222, 422]。而藤仓镰刀菌复合群对于抗真菌药物的敏感性差异很大，如两性霉素 B 和新的三唑类药物[421]。

DNA 测序和 MALDI-TOF-MS 可以准确地鉴别和鉴定丝状真菌，这对于鉴定仅产生菌丝但没有分生孢子的霉菌及形态学相同而基因不同的丝状真菌（其中许多耐药[171, 172, 175-178]）尤其重要。鉴于真菌分类学的复杂性和病原体名称相对快速的更新速度，实验室报告结果时应参考之前最认可的名称，以帮助临床医师管理患者。同样，对于不常见的微生物，报告中加入有关于临床相关性的简明描述，可能会很有帮助。更重要的是，临床微生物学家应在临床意义、患病率和患者管理方面提供指导。

■ 结果解释、临床意义和报告

虽然对于不同来源的标本，真菌的半定量报告价值不同，但是真菌培养的半定量报告和涂片有助于区分定植与疾病状态。例如，对于无菌体液和组织活检标本，培养基上的一个菌落或者涂片上任何的真菌结构，都被认为具有临床意义；但呼吸道标本中分离到霉菌或检测到耶氏肺孢子菌，必须结合患者的情况综合考虑。如果将同一标本来源的半定

量报告用于监测疾病的进展，实验室对结果的解释原则一定要保持一致。直接培养和镜下形态的半定量报告指南见表 6.30。

表6.30 直接镜检和培养的半定量报告指南

	涂片中典型结构的数量或平板中的菌落数	半定量报告
直接镜检*		
酵母菌	1～10	少量
	11～100	中量
	＞100	大量
丝状真菌（有隔菌丝、无隔菌丝和其他真菌特征）	1～5	少量
	6～50	中量
	＞50	大量
培养†		
四区划线法（酵母菌/丝状真菌）	1	1 CFU
	2	极少
	3～10	少量
	一、二区＞10	中量
	三、四区＞10	大量
血液离心裂解后划线法（酵母菌/丝状真菌）	＜10	极少
	10～50	少量
	51～100	中量
	＞100	大量

注：*适用于湿片和染色涂片的显微镜检查，但不适用于组织病理学检查。†也可以报告实际观察到的菌落数，含或不含半定量解释。CFU，菌落形成单位

鉴定结果待定时提供临床相关描述，将有助于指导临床医师选择适当的抗真菌药物。例如，直接镜检观察到了出芽的酵母细胞和假菌丝，往往提示念珠菌属。但如果酵母细胞呈保龄球状，领口突出，则提示马拉色菌。同样地，如果发现宽基出芽、圆形有荚膜或球状的酵母细胞，则分别提示皮炎芽生菌、隐球菌属和球孢子菌属，相应的备注应该在报告中体现出来，以协助临床。应仔细区分有隔菌丝与无隔菌丝，并加以报告。单以直接镜检下观察到的有隔菌丝形态将真菌鉴定到属很困难，而且并不推荐。例如，菌丝分支

常用来鉴定曲霉属，但是其他丝状真菌，如镰刀菌和赛多孢在组织中也有类似的形态结构[423]。当难以明确鉴定时，可以在初步报告中加入一些培养特征的描述，如菌体透明或暗色（黑化），属于毛霉菌和（或）酵母菌等。

实验室需要保证只报告与临床相关的信息。区分每种标本中正常菌群与病原菌的指南对实验室很有帮助，在报告中应该添加相应的备注，以帮助临床医师更好地解读结果。例如，在呼吸道标本中，通常认为念珠菌属是正常菌群，而隐球菌则被认为是病原体。一些机构将黏膜或皮肤的念珠菌定植（如口咽、尿液、会阴和粪便）作为判断侵袭性感染的高危人群[424-426]，念珠菌的报告应该根据当地的指南。实验室污染可能会干扰培养结果，但定义实验室污染相关的指南很难建立。因为工作流程、资源和人员的专业知识差别很大，从而导致了不同实验室间标本风险和（或）培养污染之间的差异很大。使用沉降法常规监测环境中的"实验室菌群"很有帮助。明显的实验室污染，如飞溅，培养基盖子冷凝水造成的边缘污染，仅有三、四区生长或仅在划线外生长，一般不予报告。但是，报告前还应结合标本来源、直接镜检结果、其他标本培养结果和培养时间综合考虑。最终报告应咨询实验室主任慎重决定。可以在报告中加入提示实验室污染的描述，以帮助指导临床医师。此外，如果可能，培养结果应该始终与直接镜检相关联。对于无菌液体和组织活检，涂片阴性但培养阳性的情况可能反映了检测的敏感度。相反，涂片提示毛发、皮肤和指甲的皮肤癣菌感染而培养为阴性的情况也不少见。

■ 紧急报告

从无菌液体和活检标本中检测或分离到任何真菌（不论鉴定结果，但应参考上述关于实验室污染的讨论），应立即口头报告，以便临床及时采取治疗。实验室应确保符合相关认证机构规定的报告要求。检测到高致病性和（或）难以治疗的真菌，如隐球菌、斑替枝孢霉、茄病镰刀菌、多育赛多孢、毛霉和双相型真菌，通常也认为是有意义的；但是，这些微生物是否应该口头报告由实验室主任决定。

抗真菌药物

抗真菌药物的种类有限，用于全身用药主要有五大类。其中四类在治疗侵袭性感染方面发挥了一定的作用（表6.31）。以丙烯胺复合物特比萘芬为代表的第五类药物，经批准用于皮肤、头皮和指甲的皮肤癣菌感染；但批准的适应证因国家而异。和伊曲康唑一样，特比萘芬也会在皮脂和角质组织中累积。该药在体外对许多非皮肤病也有很好的活性，并有很多成功治愈的案例报道。其中涉及的感染类型有皮肤型孢子丝菌病、着色芽生菌病及环境霉菌（如曲霉属和短帚霉）引起皮肤和指甲感染。

由于抗真菌药物的数量有限，区分抑菌剂还是杀菌剂对临床意义不大。对于侵袭性感染，抗真菌药物的选择主要取决于感染部位（如肺部或脑部）、患者的基础情况、药物的抗菌谱、药代动力学和给药途径。虽然很多抗真菌药物的体外活性谱是已知的，但是耐药性和"新"病原体的出现仍会使治疗复杂化。

真菌和细菌一样，已经产生了多种耐药机制。念珠菌属对唑类耐药的主要机制性是外排泵和 ERG11（等同于 CYP51）基因突变而导致靶酶（Erg11p）对唑类的亲和力降低[441]。这种酶是麦角固醇合成的必要成分。也有报道指出这种突变同样存在于唑类耐药的隐球菌中[442]。曲霉菌属也有类似于 ERG11 的基因，编码相应的酶来参与麦角固醇的合成。这些基因的突变和过表达，其中主要是 CYP51A，已在唑类耐药株中发现[443]。近来引起关注的是，已在黄曲霉中发现外排泵介导的对唑类的诱导耐药，而这种机制可能不能通过体外药敏试验检测到[444]。白念珠菌、光滑念珠菌和烟曲霉对棘白菌素的部分耐药机制是（1-3）-β-D-葡聚糖合成酶降低了对棘白菌素的亲和力，这种酶在维持细胞壁完整性中起重要作用[441, 445]。

真菌对药物的耐药性可能是固有的，也可能是获得性的。天然耐药包括克柔念珠菌对氟康唑耐药、葡萄牙念珠菌、土曲霉和弛缓曲霉（烟曲霉中的隐蔽种）对两性霉素 B 耐药。获得性耐药通常都是在抗真菌药物使用之后出现。棘白菌素和唑类药物使用的增加，导致了念珠菌对棘白菌素、烟曲霉对唑类药物的耐药性[446, 447]，而且真菌还会在治疗过程

表6.31　用于浅表和深部感染的全身性抗真菌药：药代动力学参数和批准的适应证

药物类别和名称（给药途径）以作用方式分组	中枢神经系统渗透性	尿液排泄*	批准的适应证
唑类：通过作用于羊毛固醇 14-α-去甲基化酶，抑制细胞色素 P450 依赖的麦角固醇合成，麦角固醇是真菌细胞膜的主要成分			
氟康唑（口服和静脉注射）[430, 431]	高[432]	80% 有效剂量	念珠菌：黏膜（口咽、食管、泌尿生殖道），慢性黏膜、皮肤和侵袭性感染；无其他合适药物时，才用于甲癣
			马拉色菌：皮肤感染
			隐球菌：脑膜炎
			皮肤癣菌：皮肤感染和甲癣（见念珠菌性甲癣）
			球孢子菌：感染
艾沙康唑（口服和静脉注射）[431, 433]	高（但很难渗透到脑脊液）[432]	< 1% 有效剂量	曲霉：侵袭性感染
			毛霉：侵袭性感染
伊曲康唑[431]	低[432]	< 1% 有效剂量	念珠菌：口咽、阴道和指甲感染；一线治疗无效或不能使用时用于侵袭性感染
			隐球菌：一线治疗无效或不能使用时用于侵袭性感染
			马拉色菌：花斑糠疹
			曲霉菌：肺部和肺外感染，对两性霉素 B 不耐受或无效的患者
			皮肤癣菌：皮肤和指甲感染
			芽生菌属：肺和肺外感染
			组织胞浆菌：肺部感染和播散性非脑膜炎感染
泊沙康唑（口服）[431, 433]	低[432]	< 1% 有效剂量	念珠菌：对伊曲康唑和氟康唑无效时的口咽部感染
			曲霉菌：侵袭性感染，对两性霉素 B 不耐受或无效的患者
			镰刀菌：对两性霉素 B 不耐受或无效的感染
			暗色真菌病：着色芽生菌病和足菌肿，对伊曲康唑不耐受或无效的患者
			球孢子菌病：对两性霉素 B、伊曲康唑和氟康唑不耐受或无效的感染
伏立康唑（口服和静脉注射）[431, 433]	高[432]	< 2% 有效剂量	念珠菌：食管感染、非粒细胞缺乏患者的念珠菌菌血症、氟康唑耐药的严重侵袭性感染（包括克柔念珠菌）
			曲霉：侵袭性感染
			镰刀菌：严重感染（包括茄病镰刀菌）
			赛多孢：严重感染
棘白菌素类：抑制真菌细胞壁成分（1-3）-β-D-葡聚糖的合成			
安尼杜拉芬净（静脉注射）[431, 433]	低[435]	< 1% 有效剂量	念珠菌：食管感染、念珠菌菌血症、腹腔脓肿和腹膜炎
卡泊芬净（静脉注射）[431, 433]	低[435]	< 2% 有效剂量	曲霉菌：侵袭性感染，对两性霉素 B、两性霉素 B 脂类制剂和伊曲康唑不耐受或无效的患者
			念珠菌：食管感染、念珠菌菌血症、侵袭性感染、腹腔脓肿、腹膜炎和胸膜腔感染
米卡芬净（静脉注射）[431, 433]	低[435]	< 1% 有效剂量	念珠菌：食管感染、念珠菌菌血症、急性播散性感染、腹膜炎和脓肿
Halopyrimidine：细胞内转化为 5-氟尿嘧啶，抑制蛋白质和 DNA 合成			
氟尿嘧啶（口服和静脉注射）[431]	高	大部分有效剂量	念珠菌和隐球菌：敏感株引起的严重感染

（续表）

药物类别和名称（给药途径）以作用方式分组	中枢神经系统渗透性	尿液排泄*	批准的适应证
多烯类：与真菌细胞膜中的麦角固醇结合			
两性霉素 B（静脉注射）[431,437]	低[438]	2%～5% 有效剂量，随时间推移而增加	由念珠菌、隐球菌、曲霉、横梗霉、毛霉、根霉、耳霉、蛙粪霉、芽生菌、球孢子菌、组织胞浆菌、孢子丝菌引起的侵袭性感染
			毛霉菌病[438]、由虫霉引起的正常治疗无效的感染[439]，治疗需要大剂量

注：* 尽管尿液含量很少，但有报道称两性霉素 B 和米卡芬净可成功治愈念珠菌泌尿道感染[438,440]。† 欧洲药品监督管理局（EMA）和美国 FDA 已批准的成人适应证。这些机构的个别药物适应证可能有所不同。在 EME 成立之前，伊曲康唑和两性霉素 B 均已获得国家药品机构的批准。同时也参考英国电子药品汇编（eMC）。对于儿童和经验性预防用药的适应证，目前还没有批准

中在个别患者体内产生耐药性[447,448]。抗真菌药物在农业中的广泛使用被认为是烟曲霉对唑类耐药的重要因素，目前从患者体内和环境中都已分离出耐药株[443,449]。氟尿嘧啶在体内与获得性耐药相关使用[441]，因此很少单独使用。另一个重要问题是，治疗过程中会将耐药株选择出来。在用氟康唑治疗敏感念珠菌引起的感染时，对氟康唑天然耐药的光滑念珠菌可能大量生长。耐药性产生的另一原因是生物膜的形成。真菌可以在组织内[450,451]和植入设备上[452,453]形成生物膜，被生物膜包裹的真菌细胞对抗真菌药物敏感性降低[454,455]。表 6.32 总结了常用于黏膜和深部感染的抗真菌药物的活性谱和耐药谱［表 6.32 相关内容参考文献如下：抗真菌药耐药机制[457,458]；念珠菌属、罕见的酵母菌和曲霉菌属[61,64,173,446,447,459-465]；隐球菌属[60,466-468]；暗色真菌（黑色）[68,115]；镰刀菌属和假阿什利霉属/赛多孢[67,456,469]；毛霉[69,70,470,471]；双相型真菌[72-76,111,472-474]；艾沙康唑[475,476]；泊沙康唑[477-479]］。

对于体外药敏试验和临床疗效之间的相关性，已经进行了大量研究，尤其是对念珠菌感染与三唑类和棘白菌素类药物之间的关系。下列情况推荐做体外药敏试验：无菌部位分离的菌株、治疗无效的患者、艾滋病患者复发口咽部感染或反复使用过氟康唑[49,57]。虽然对于大多数丝状真菌，药敏试验和临床疗效之间的相关性还没有完善地建立起来，但大量已知的耐药模式可以用于指导抗真菌治疗[445]（表 6.32）。由于存在隐匿的多重耐药株，而且在某些特定患者和地区唑类耐药烟曲霉的流行，曲霉菌逐渐成为新的威胁[443]。因此，不管有无必要使用唑类治疗，都建议对临床分离株进行唑类药物的耐药性检测[49,66]。

目前还没有丝状真菌系统性的耐药性研究，但是对于念珠菌的耐药性，不同研究机构都有系统的国际规模上的研究。一项 1997—2007 年对来自 142 个国家取自不同部位的超过 250 000 株念珠菌的调查显示，超过 90% 的分离株对氟康唑敏感。但是观察到 13 种念珠菌（一共鉴定出 31 种）敏感性呈降低趋势。常见的白念珠菌、热带念珠菌和近平滑念珠菌敏感性（91%～98%）最高。与氟康唑相比，除了热带念珠菌和少数少见菌，伏立康唑对大多数菌株活性更强[462]。另一个重要发现是，在研究期间，白念珠菌、光滑念珠菌和热带念珠菌对氟康唑的耐药率没有上升，但近平滑念珠菌、季也蒙念珠菌和葡萄牙念珠菌有轻微上升。对于棘白菌素类药物，除了近平滑念珠菌复合群和季也蒙念珠菌[462]，常见念珠菌的敏感性较高。但值得重视的是，在此 10 年间，光滑念珠菌对棘白菌素耐药率从 2% 增加到 13% 以上[447]。

大量研究提供了全球药敏模式和趋势的信息，但并不适用于单独机构，因为患者人群（年龄组、基础情况等）和当地抗真菌药物的使用都会影响结果。因此，开展真菌药敏试验非常重要（至少对于侵袭性感染），以更好地指导治疗和监测当地耐药性趋势。医院可以在细菌抗菌谱的基础上增加酵母菌的抗菌谱，以方便患者治疗和抗菌药物管理。

抗菌药物管理是控制抗生素耐药性的传播的重要一环[480]。虽然目前还没有足够的数据，证明抗菌药物管理与降低耐药率或改善临床治疗结果之间的关系。但是已证实，减少抗真菌药物的使用和提高护理质量，都会影响真菌耐药性和临床治疗结果。此外，抗真菌药物的减少使用可以节省成本，这将会推动快速诊断的发展，进而又将促进早期治疗并改善临床效果[481,482]。

表 6.32　用于黏膜和深部感染的抗真菌药物的活性谱

药物种类和名称	临床常见真菌对药物的体外 MIC/MEC*		
	MIC/MEC† 低和（或）有确定的临床疗效	已报道的 MIC/MEC 高值	MIC/MEC 高值常见
唑类			
氟康唑	· 念珠菌属 · 毛孢子菌属 · 隐球菌属 · 球孢子菌属 · 芽生菌属	· 白念珠菌、季也蒙念珠菌 · 近平滑念珠菌、热带念珠菌 · 毛孢子菌属 · 隐球菌属	· 克柔念珠菌、平常念珠菌、挪威念珠菌 · 光滑念珠菌 · 少见酵母菌（红酵母、掷孢酵母）
艾沙康唑	· 念珠菌属 · 隐球菌属 · 毛孢子菌属 · 曲霉属	· 曲霉属	· 少见酵母菌（红酵母、掷孢酵母） · 烟曲霉的隐匿种、土曲霉和焦曲霉复合体 · 镰刀菌属 · 尖端假阿什利霉属、波氏假性阿利什霉、多育赛多孢 · 毛霉
伊曲康唑	· 念珠菌属（复发外阴感染） · 毛孢子菌属 · 隐球菌属 · 曲霉属 · 各种有隔丝状真菌 · 双相型真菌‡	· 白念珠菌、光滑念珠菌、季也蒙念珠菌 · 曲霉属	· 少见酵母菌（红酵母、掷孢酵母） · 烟曲霉中的隐匿种、土曲霉和焦曲霉复合体 · 镰刀菌属§ · 尖端假阿什利霉属、波氏假阿利什霉、多育赛多孢
泊沙康唑	· 念珠菌属 · 毛孢子菌属 · 隐球菌属 · 曲霉属 · 各种有隔丝状真菌 · 毛霉 · 芽生菌属 · 球孢子菌属 · 组织胞浆菌	· 白念珠菌、光滑念珠菌、季也蒙念珠菌 · 曲霉属 · 尖端假阿什利霉属、波氏假性阿利什霉、多育赛多孢 · 毛霉	· 少见酵母菌（红酵母、掷孢酵母） · 烟曲霉、土曲霉和焦曲霉复合体中的隐匿种 · 镰刀菌属§ · 多育赛多孢
伏立康唑	· 念珠菌属 · 毛孢子菌属 · 隐球菌属 · 曲霉属 · 各种有隔丝状真菌 · 芽生菌属 · 组织胞浆菌 · 马尔尼菲篮状菌	· 白念珠菌、热带念珠菌 · 毛孢子菌属 · 曲霉属 · 尖端假阿什利霉属、波氏假性阿利什霉	· 少见酵母菌（红酵母、掷孢酵母） · 烟曲霉、土曲霉和焦曲霉复合体中的隐匿种、土曲霉和焦曲霉复合体 · 镰刀菌属§ · 多育赛多孢 · 毛霉
棘白菌素类			
安尼杜拉芬净	· 念珠菌属	· 白念珠菌、光滑念珠菌、季也蒙念珠菌、克柔念珠菌、近平滑念珠菌、热带念珠菌	· 少见酵母菌（如马拉色、红酵母、毛孢子菌、掷孢酵母）
卡泊芬净	· 曲霉属		· 隐球菌属
米卡芬净			· 烟曲霉、黄曲霉和焦曲霉复合体中的隐匿种 · 镰刀菌属 · 假性阿利什霉 / 赛多孢 · 毛霉

（续表）

药物种类和名称	临床常见真菌对药物的体外 MIC/MEC[*]		
	MIC/MEC[†] 低和（或）有确定的临床疗效	已报道的 MIC/MEC 高值	MIC/MEC 高值常见
多烯类			
两性霉素 B	· 常见念珠菌 · 隐球菌属 · 烟曲霉、黑曲霉 · 毛霉 · 其他丝状真菌 · 双相型真菌	· 克柔念珠菌、光滑念珠菌、葡萄牙念珠菌、其他念珠菌 · 新型隐球菌 · 毛孢子菌属 · 黄曲霉、烟曲霉 · 烟曲霉复合体中的隐匿种 · 镰刀菌属[§] · 毛霉	· 烟曲霉复合体中的隐匿种（弛缓曲霉、宇田川曲霉）、土曲霉复合体中的隐匿种（似烟曲霉）、黄曲霉复合体中的隐匿种（洋葱曲霉）和焦曲霉复合体中的隐匿种（Aspergillus.calidoustus） · 镰刀菌属[§] · 赛多孢

注：MIC，最低抑菌浓度；MEC，最低有效浓度（关于棘白菌素类药物，有报道称基于肉汤稀释法进行丝状真菌的药敏试验时，可能不会产生清晰的折点）。[†]MIC/MEC 低值但不是药物作用靶点的真菌（通常是药代动力学原因或缺乏数据），少数例外，此处未列出。[‡] 芽生菌属、球孢子菌属、荚膜组织胞浆菌、副球孢子菌属、孢子丝菌、马尔尼菲篮状菌。[§] 尽管 MIC 值很高，但有报道称一些病例中该药治疗效果很好[456]

真菌感染

真菌可以感染人体的所有器官，感染程度从慢性、轻度至急性，甚至危及生命。各种不同种类的真菌会深度侵袭人体各器官。图 6.42 总结了主要的致病真菌和引发的感染特征。体内的定植菌和外源真菌是感染的两大主要来源。念珠菌和其他共生的酵母菌可以通过肠道、泌尿生殖道和皮肤进入血液或其他无菌组织。大多数的外源真菌都是通过吸入进入人体。感染性颗粒的大小通常在 2～10 μm。人体肺部内面积约 130 m², 超过半个网球场的面积，是连接外部环境和无菌部位的纽带。肺泡上皮细胞和血流之间的距离只有 1 μm 或更少[483-485]。由于气道的解剖学特点和功能，超过 5 μm 的颗粒一般在胸腔外沉积下来，更小的微粒进入包含肺泡的胸腔内。缓慢吸入可促进较大颗粒进入肺泡腔，但颗粒直径超过 8 μm 通常不会在肺泡沉积[484]。其他深部感染的来源比较罕见，如外伤[486, 487]或手术后[488]、环境真菌侵犯皮肤、器官移植[82, 489, 490]、宫内传播罕见[406, 491]。

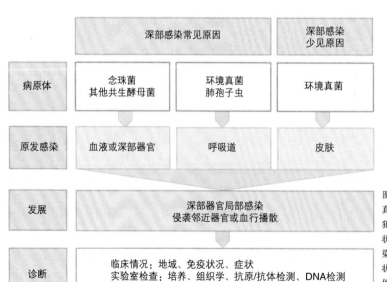

图 6.42 深部器官（如血液、肺、脑、内脏和骨骼）真菌感染的传播途径。常见原因包括定植的酵母菌侵犯血液系统和其他器官；呼吸时，环境中酵母菌、丝状真菌和双相型真菌和肺孢子虫进入体内等。深部感染极少原发于皮肤，发生病例主要来源于环境中的丝状真菌。一旦进入体内，任何真菌都有可能扩散到其他器官并引起播散性感染。诊断应结合临床病史和症状、实验室和影像学检查综合考虑

深部真菌感染症状和体征缺乏特异性，且大多数微生物检查的准确性不高，因此诊断通常很困难。所以，诊断过程通常都需要综合考虑，如患者的临床流行病学特征、一系列的实验室检查和放射成像。放射成像可以帮助定位感染部位，在诊断灵敏度上甚至超过微生物学检查。深部真菌感染的发病率和死亡率都较高，特别是在免疫缺陷患者。预后的改善与早诊断早治疗有关[492,493]。

引起皮肤黏膜浅表感染的念珠菌和其他酵母菌主要来源于患者体内的定植菌。还有可能由皮肤癣菌（有些只感染人类）、环境真菌和双相型真菌孢子丝菌属引起。后者主要是从其他人、动物或自然环境中获得。因为病变部位容易取样，浅表感染的诊断往往更直接。

血流感染和心内膜炎

念珠菌是全球真菌血症的主要病原体，也是迄今为止卫生保健相关血流感染中最常见的真菌。阳性血培养病原体中，念珠菌属占10%，排名第四至第六位，仅次于常见的细菌[459,494-496]。真菌血症的流行病学受到患者的基础情况和地域的影响。研究显示，非念珠菌仅占欧洲西北部分离株的2%[497-500]，占欧洲癌症患者分离株的10%[501]和北美HIV感染者分离株的近60%。其中，新型隐球菌和荚膜组织胞浆菌是流行株[502]。东南亚HIV感染者数量居高不下，他们中几乎90%的真菌血症是由非念珠菌引起的，其中主要是地方性的马尔尼菲篮状菌[503]。

血流感染中的念珠菌

念珠菌属有多达350多个种[504]，已知超过30种会引起感染[462]，有些种正常存在于黏膜和皮肤表面。人群胃肠道带菌率达到20%～80%，女性阴道带菌率20%～30%[505-507]。其中，白念珠菌毒力最强，在身体大多数部位的主要的定植菌及感染部位的致病菌。此外，常分离到的定植菌包括光滑念珠菌、近平滑念珠菌、热带念珠菌和都柏林念珠菌和其他少数的菌种。

酵母菌定植于黏膜表面，一旦感染深部器官，就会大量产生酵母细胞、假菌丝或真菌丝。酵母单细胞的形态有助于菌体的播散；菌丝通过黏附作用产生毒力，侵犯上皮细胞层、破坏内皮细胞；裂解将其摄入的吞噬细胞；假菌丝也表达真菌丝的毒力基因，但程度要小[508]。念珠菌属不同种间产生菌丝结构的能力不同。很多种类产生假菌丝；白念珠菌、都柏林念珠菌、热带念珠菌也可以产生真菌丝[509]。

当宿主的防御屏障被破坏、定植微生物发生改变、先天或获得性免疫机制被削弱时，念珠菌物种可成为致病菌。住院患者（不管正在住院或是最近住院），通常都有一种以上被真菌侵犯的危险因素，包括抗生素使用、念珠菌定植、留置中心静脉导管或外科手术[459,510-513]。念珠菌菌血症被形容为"重症中的重症"[514]，这一般也同样适用于侵袭性念珠菌病。念珠菌菌血症的高危人群主要是重症监护患者、血液系统恶性肿瘤患者或接受大手术的患者[495,515-517]。

90%以上的侵袭性念珠菌病由白念珠菌、光滑念珠菌、克柔念珠菌、近平滑念珠菌和热带念珠菌这五个种导致。图6.43总结了47组世界各地单中心和多中心研究数据，展示了这些真菌的地域分布[494,497,500,512,516,518-537]。其他真菌按重要性顺序排列为季也蒙念珠菌、葡萄牙念珠菌、都柏林念珠菌、乳酒念珠菌、C. pelliculosa（异常毕赤酵母的无性型）、无名念珠菌等[538]。不同研究机构和地域的真菌分布各不相同，其影响因素有：抗生素使用、年龄、合并症、血培养系统和其他不明确因素。因此，菌种分布是一种动态现象。在过去的20年中，白念珠菌的发病率有所下降。这是因为非白念珠菌，其中主要是光滑念珠菌、近平滑念珠菌和热带念珠菌有所上升[459,497,500]。除北欧外，在世界大部分地区，目前白念珠菌在侵袭性感染病原体中所占比例低于50%。表6.33展示了几种最常见念珠菌的特征和感染人群。

因为临床和放射学检查结果的非特异性，侵袭性念珠菌病的诊断一直饱受困扰。为了更好地使用预防、诊断和治疗方案，需对此有高度的认识。1/3的

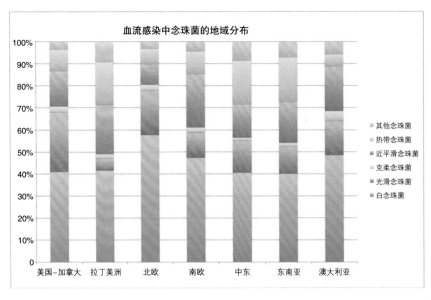

图6.43 血流感染中常见念珠菌的地域分布（汇编自 47 篇出版物）。拉丁美洲、中东和东南亚的数据中各包含一项血液外的侵袭性念珠菌研究。（由 Ingibjörg Hilmarsdóttir 提供）

表6.33 血流感染中主要念珠菌的特征和感染人群

念珠菌种	特征和感染人群
白念珠菌	· 最常见的定植菌和病原菌，毒力最强
	· 所有年龄和高危群体
	· 新生儿 / 儿科重症监护病房的主要病原菌（同近平滑念珠菌）[497, 539]
热带念珠菌	· 黏膜不常见的定植菌
	· 通常与中性粒细胞减少症和黏膜炎（如血液系统恶性肿瘤）[540] 相关
	· 高毒力：中性粒细胞减少症的定植患者中，60%～80% 可转为侵袭性感染 [459, 541]
光滑念珠菌	· 已知的毒力因子比白念珠菌少 [542]，但常对氟康唑耐药
	· 引起的感染通常与高龄、严重合并症和氟康唑使用有关 [459, 497, 527]
近平滑念珠菌	· 皮肤定植菌，可通过手传播
	· 易在导管和其他留置装置上产生生物膜
	· 感染与新生儿 / 儿科重症监护室患者 [459, 497, 524, 539, 543]、留置血液导管、成人肠外营养 [459] 和使用卡泊芬净 [445] 相关
克柔念珠菌	· 黏膜不常见的定植菌
	· 低毒力，对氟康唑天然耐药
	· 感染主要与免疫功能低下状态（特别是血液系统恶性肿瘤）和使用过特定抗生素和氟康唑 [459, 497, 544, 545] 相关

侵袭性感染与念珠菌菌血症无关，而且血流中肠道来源的念珠菌可被肝脏快速清除（图 6.44）[267]，由于这两方面的原因，血培养平均只能检测到约 50% 的病例，但仍是诊断侵袭性念珠菌病的金标准。涉及酵母菌的多重感染并不少见；4% 的病例中分离到不止一种念珠菌；10%～23% 的念珠菌菌血症合并细菌感染。此外，57% 的念珠菌菌血症患者在分离到酵母菌的 1 周前后会检测到细菌性血流感染 [494, 546]。

传统培养和间接测试的同时应用，有助于提高侵袭性念珠菌病的诊断水平。间接测试对于深部非念珠菌感染非常重要（参见本章关于实验室诊断的内容和第 2 章）。由于侵袭性念珠菌病发病率较低，间接测试阳性预测值一般不高。因此，间接测试最好用作高危患者感染的辅助标志物 [267]。表 6.34 总结了念珠菌菌血症和深部念珠菌感染的主要临床和诊断特征。

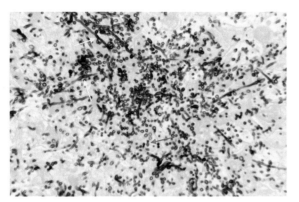

图6.44　念珠菌属在血流感染时容易侵袭深部器官组织。一位死于不明原因感染的免疫功能低下患者的尸检报告表明其有播散性酵母菌感染。本图中的肝组织切片中可见大量酵母细胞，其中一些有出芽（红色箭头）和假菌丝（黄色箭头，顶部的菌丝有一个新生的芽），这两者均提示念珠菌感染（组织切片；吉姆萨染色，放大400倍）。（由 Landspitali — the University Hospital of Iceland, Reykjavik 提供）

真菌培养的报告时间普遍较长，因此当出现感染的危险因素或间接征兆，医师往往就开始经验用药或先发治疗，针对某些患者或在某些中心，还常规使用抗真菌进行预防用药。一些医疗机构常规进行抗真菌药物的预防性治疗[459]。一些预测规则和评分系统，可以识别侵袭性念珠菌病的高危患者。主要包括基础情况、侵入性操作（包括留置装置和手术）、抗生素使用、免疫抑制剂治疗和念珠菌定植指数（将身体不同部位分为非定植、定植和高度定植）。预测规则可以较好地排除感染，并且促进高危人群的预防性或经验性治疗[424,425]。

与血流感染的其他病因相比，侵袭性念珠菌感染往往与较高的不当初始治疗率和住院死亡率相关[459]。丹麦一项基于人群的研究发现，15%的

表6.34　念珠菌血流感染和深部念珠菌感染：临床表现、诊断、治疗和结局转归

特　征	念珠菌菌血症和深部念珠菌病
侵袭性念珠菌病	・念珠菌菌血症和深部器官组织（内脏、肌肉骨骼系统、眼部和中枢神经系统等）感染的统称 ・深部器官感染可继发于念珠菌菌血症，也可能是导致念珠菌菌血症的原因 ・深部感染通常累及2个或以上器官 ・念珠菌菌血症与深部念珠菌感染 　－孤立性念珠菌菌血症占40% 　－合并念珠菌菌血症和深部念珠菌感染占30% 　－仅深部念珠菌感染占30%[547]
深部感染中受累的器官	・肝、脾、肺部：白血病患者主要受累的器官，消化道念珠菌病和化疗造成的黏膜炎促进念珠菌进入门静脉循环 ・肾和心脏：大多数其他患者主要受累的器官，表明通过血管内导管和其他路径直接进入血流[548]
临床表现	・非特异性，难与其他感染性病因鉴别 ・典型的患者具有几种易患侵袭性念珠菌病的高危因素，并出现抗生素治疗无效的持续发热 ・播散性感染的症状包括精神状态改变、皮肤损伤和眼内炎（发生于＜15%的念珠菌菌血症患者中）[549-551]
疾病严重程度	・严重程度可从隐匿性起病到持续恶化，甚至发生感染性休克 ・感染性休克发生率为20%～40%，提示预后不佳 ・念珠菌引起的感染性休克：肝和肾衰竭的发生率高于细菌感染性休克[424]
诊断	・血培养：敏感度20%～70% ・深部器官标本培养：难以获得，且培养可能为阴性[267] ・抗原和抗体检测：（1-3）-β-D-葡聚糖 ・血和组织DNA检测（参见"非培养法检测临床标本中的真菌"） ・影像学检查可发现深部病灶，从而支持高危者的临床疑诊[552,553]
血培养	・优点：血培养阳性时，可进行菌种鉴定和药物敏感性试验，并能及时追溯受累的深部器官 ・局限性：非念珠菌菌血症患者血培养常为阴性；培养周期为1～5天，平均2～3天[267] ・报阳时间：因念珠菌种类而各异。75%的光滑念珠菌分离株需要4天的培养时间[497,554,555]
血培养系统	・BacT/Alert：较BACTEC检测出明显更多的光滑念珠菌 ・BACTEC：较BacT/Alert检测出更多菌血症，且细菌会抑制酵母菌生长 ・建议两种培养系统和所有高危患者均选用含选择性真菌培养基的血培养瓶进行培养，以提高多微生物混合感染中光滑念珠菌和念珠菌的检出率[497]
治疗（表6.3）	・棘白菌素类是一线治疗药物，当需提高组织（脑、眼、尿道）穿透力或存在对卡泊芬净敏感性降低的情况（主要是近平滑念珠菌）时选用氟康唑 ・移除血管内导管可改善预后[524,556]
死亡率	・粗死亡率：20%～50%[494,497,522,523,527,533] ・归因死亡率：10%～50%[557,558] ・念珠菌菌血症患者及有或无念珠菌菌血症的深部感染患者的死亡率似乎相当[424]

病例存在不当治疗，且通常是将氟康唑用于非敏感的菌株[497]。耐药念珠菌引起的侵袭性感染是一个日益严重的问题，其中氟康唑和卡泊芬净的不当使用是重要原因[514]。抗真菌药物的使用可在体内诱导获得性耐药，还可选择耐药菌株。一项研究显示，使用氟康唑后，白念珠菌减少，相应地，光滑念珠菌和克柔念珠菌显著增加；而使用卡泊芬净后，近平滑念珠菌逐渐增加[544]。

据估计，全球每年约有超过 25 万例侵袭性念珠菌病，其中超过 5 万例死亡[556]。在过去的 20 年中，世界各地报道的侵袭性念珠菌感染发病率不断上升[497, 520, 522, 526, 529, 535, 558-560]，在一项国际性调查中发现，念珠菌菌血症使得血流感染的发生率增加[496]。然而，一些地区的念珠菌菌血症发生率趋于稳定[516]，甚至有所下降。中心静脉导管相关感染的发生率下降，这可能与导管护理的改善有关[561]。据报道，念珠菌菌血症的人群发病率为（1～11）/10 万。院内获得性感染的发病率要高出很多，即 > 2/1 000 名住院患者，而在重症监护病房的危重病患者中可能高达 36/1 000 名住院患者[497, 510, 513, 562]。值得注意的是，门诊患者念珠菌菌血症的比例占 1%～28%[494, 524]。

侵袭性念珠菌病仍然是一种威胁生命的疾病，死亡率很高。在一项纳入了近 21 000 例患者的研究中，念珠菌或铜绿假单胞菌血流感染患者的粗死亡率均为 39%，在血流感染相关死亡率中排名第一，而各种细菌性病因的粗死亡率为 21%～34%[495]。早期和足疗程的治疗可改善侵袭性念珠菌病患者的预后[459, 522, 534]。

■ 非念珠菌血流感染

引起血流感染的非念珠菌属真菌包括多种酵母菌、少数霉菌和所有双相型病原体（双相型真菌相关信息参见"呼吸道感染"，隐球菌相关信息参见"中枢神经系统感染"）。新型隐球菌是真菌血症的常见病原体，可见于有或无明显免疫功能低下的患者，他们当中许多伴有肺部或中枢神经系统感染，且隐球菌菌血症已被证实是造成死亡率增加的独立因素[563]。目前对格特隐球菌菌血症的了解较少；在免疫功能正常和免疫功能缺陷的患者中仅有少数病例报道[564]。其他环境酵母菌偶尔可能引起血流感染。在真菌菌血症中，以下每种病原体均已被报道

有 20～200 例病例，有些甚至引起了医院感染的暴发：新型隐球菌和格特隐球菌外的其他隐球菌属[565]、奥默柯达酵母菌[566]、密切相关的白地霉[567]和棒形地勺菌[568]、红酵母属[569]、酿酒酵母[570]、毛孢子菌属（主要是阿萨希毛孢子菌[571]）（命名变更参见真菌分类和命名部分）。大多数患者免疫功能受损或有严重的基础疾病，由毛孢子菌属、奥默柯达酵母菌和红酵母属引起的真菌菌血症常与使用中心静脉导管有关。

马拉色菌属中的皮肤定植菌作为真菌菌血症的病原体值得特别关注。已有大量散发病例或暴发流行的报道。由于亲脂性的马拉色菌在体外需要补充脂质才能获得最佳生长[572]，因此，侵袭性感染的真实患病率可能被低估。非亲脂性的厚皮马拉色菌可引起早产儿的真菌菌血症，通常与急性生理学评分高、动脉插管、接触潜在带菌者（可能是养狗者）有关。在超过 90% 的狗中发现有厚皮马拉色菌，且养狗者中携带这种酵母菌的比例很高。亲脂性的马拉色菌主要引起两种患者的真菌菌血症。一种是接受高脂肠外营养的婴儿，另一种是各种免疫功能受损或者具有中心静脉导管并接受高脂肠外营养的患严重疾病的儿童和成人。医疗保健环境在马拉色菌菌血症的流行病学中起着至关重要的作用，因为亲脂性的马拉色菌存在于人体的正常皮肤菌群中，并且酵母菌可在培养箱中长时间存活。这些感染的患病率很高，在新生儿和幼儿重症监护病房的患病率为 1%～3%，严格遵守卫生预防措施是预防这些感染的最重要措施[573, 574]。非念珠菌引起的真菌菌血症的管理措施包括适时拔除中央静脉导管和抗真菌药物治疗[61]。

环境霉菌可根据不同的血流感染倾向分为两组。其中，侵袭性感染中最常见的霉菌是曲霉属和毛霉目真菌，尽管具有血管侵袭性，但几乎从未在血液标本中分离到[575-577]。一个可能的合理解释是，组织中非分生孢子形式的菌丝可能无法释放足够数量的菌丝碎片至血流中，目前的培养系统尚难以检测出。相反，一些在组织中产生不定形式（不寻常甚至是孢子形式）的罕见霉菌更有可能引起可检出水平的真菌菌血症，这可能是由单细胞分生孢子释放到血液中所致。如透明丝状真菌镰刀菌属[575-577]和暗色霉菌（黑化丝状真菌）（如赛多孢

子菌属[579]、外瓶霉属[115]）。36%～60%的侵袭性镰刀菌感染[578,580]和超过半数的播散性暗色真菌感染血培养阳性[115]。

双相型真菌荚膜组织胞浆菌和马尔尼菲篮状菌常从免疫功能低下的侵袭性感染患者中分离出来。真菌菌血症见于约半数的组织胞浆菌病患者[581-583]，且与预后不良有关[583]，而多达70%的患者血培养马尔尼菲篮状菌阳性[584-586]。其他双相型真菌很少在血液中培养出。已报道了超过100例的粗球孢子菌菌血症病例，通常发生在暴发性播散性感染的情况下，预后较差[587]。其他双相型真菌（芽生菌属、副孢子菌属和孢子丝菌属）[588-590]是极其罕见的真菌菌血症病原体，患者通常免疫功能低下。

心内膜炎

根据基于美国[591]和英国[592]人群的研究，感染性心内膜炎的发病率在过去的15年中稳步上升。2011年，美国所有感染性心内膜炎和真菌性心内膜炎的发病率分别为110/100万和0.6/100万，在12年的研究期间，真菌性病因的占比从0.4%显著上升到1.6%[591]。其他国际和国内研究也报道了感染性心内膜炎病例中真菌性病因的比例不到2%[593]。真菌性心内膜炎主要见于以下患者：有人工瓣膜或接受过其他主要心胸外科手术史；由于恶性肿瘤、器官移植或使用皮质类固醇激素而导致免疫功能低下；留置血管内导管。此外，早产儿是念珠菌性心内膜炎的高危人群[593]。真菌性心内膜炎的临床表现与细菌性感染相似，但真菌性心内膜炎患者的赘生物往往较大，且致病真菌所造成的眼科并发症和皮肤损伤发生率较高。其中，念珠菌属（主要是白念珠菌）占50%～80%，曲霉菌属（主要是烟曲霉）占20%～25%。约有1/4的真菌性心内膜炎是由多种环境酵母菌、霉菌和双相型真菌引起的。后者中最具代表性的为荚膜组织胞浆菌[594-596]。约有3/4的病例在术前即可确诊，主要通过超声心动图检查、血培养提示念珠菌阳性，以及血清（1-3)-β-D-葡聚糖检测（G试验）和半乳甘露聚糖检测（GM试验）。术中获得的组织标本应同时进行组织病理学检查和培养。治疗手段主要为抗真菌药物治疗和适时的外科手术。死亡率仍然很高，但从20世纪60年代开始已显著下降，1995—2000年期间的死亡率低于60%[593,597]。

呼吸道感染

呼吸道环境霉菌感染

可使人类致病的环境霉菌在世界范围内分布广泛，是自然界中的植物分解者，属于条件性致病真菌，可感染各年龄段的免疫受损宿主。主要为子囊菌和毛霉目，少数为担子菌[598]。引起呼吸道感染的霉菌主要是曲霉属真菌，而其他霉菌可能在特定的感染中占主导地位[599-602]。目前已知的曲霉约有300种[30]，但其中只有20～30种可使人类致病。烟曲霉是迄今为止最常见的一种，在多达3/4的侵袭性曲霉病中被分离出来，其次是黄曲霉、黑曲霉和土曲霉[575,603,604]。烟曲霉广泛存在于世界各地，腐生于植物和土壤。它能耐受冷冻和干燥，同时由于其耐热的特性，在自热堆肥堆中也很常见，且在这些堆肥堆中可分离出高达100 000 CFU/g。小而疏水的真菌分生孢子较易扩散，平静状态下的堆肥堆可在轻风吹动下释放出成千上万 CFU/m²。烟曲霉在室外和室内空气中随处可见，据估计，成人平均每天吸入100多个分生孢子[605]。烟曲霉在环境空气中无所不在，直径仅为2～3 μm的小疏水分生孢子，以及可耐热生长的特性，促使其成为条件性致病真菌（图6.45）。它可以在55℃下生长，最适宜的生长温度为37℃。此外，烟曲霉具有许多毒力特征，使得这种真菌可侵入呼吸道上皮、从哺乳动物

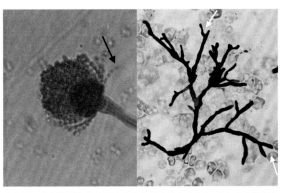

图6.45 吸入肺部的烟曲霉小分生孢子（黑色箭头）。它们在易感宿主中萌发产生有锐角分支的菌丝（白色箭头）。（由 Service de Parasitologie-Mycologie, Hôpital Universitaire Pitié-Salpêtrière, Paris, France 和 Ingibjörg Hilmarsdóttir 提供）

组织中获取营养、对抗宿主免疫防御，并能在呼吸道环境中生长[21,605-609]。

其他重要的环境霉菌包括根霉属真菌和相关的毛霉目、镰刀菌及其他多种真菌属，包括能引起呼吸道和其他深部感染的暗色（黑化）真菌[115,576,610-615]。大部分此类真菌很难通过培养分离出来；但应该引起重视的是，从免疫受损患者中分离培养出的任何一个霉菌均应被视作潜在的病原体，立即报告并进行菌种鉴定。否则可能会导致致命的结果，正如早期报道的一些播散性马尔尼菲篮状菌感染的病例。从3名患者中分离出的青霉样菌株被认为是污染，最终这些患者死于这种感染。曲霉菌感染也有类似的病例报道[584,616]。

呼吸道霉菌感染主要累及鼻窦部和肺部，其他部位罕见。严重程度可从慢性、非侵袭性感染到快速进展的侵袭性感染。真菌球是一种慢性非侵袭性感染，其中真菌定植于自然管腔或先前存在的空腔，如副鼻窦或结核空洞（图6.46）。曲霉菌被认为是真菌球中的主要病原体，过去术语称"曲霉肿"[617]，然而近期的研究表明，其他霉菌也可单独或与曲霉菌混合感染形成真菌球[618]。侵袭性真菌感染可为慢性（图6.47）或急性，其性质和演变取决于宿主的免疫抑制程度和所感染的霉菌。一些霉菌（主要是曲霉属、镰刀菌属、毛霉目和尖端赛多孢子菌的成员）易于侵犯血管，从而引起血管侵袭性感染，其病理生理学特征在严重程度和播散能力方面与非血管侵袭性感染不同（图6.48和图6.49）[579,614,615,619-621]。播散性感染是侵袭性霉菌感

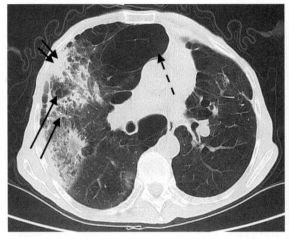

图6.47　慢性空洞性和纤维化性肺曲霉病的CT影像学表现，来自一个慢性阻塞性肺疾病患者。可见纤维空洞改变（黑色长箭头）、肺组织实变（双箭头）和肺大疱（虚线箭头）。（由Landspitali — the University Hospital of Iceland, Reykjavik 提供）

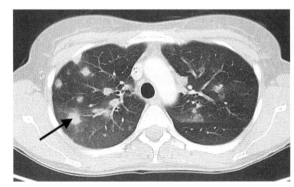

图6.48　双肺多发曲霉结节的CT影像学表现，来自一个严重免疫受损的侵袭性曲霉病患者。一个结节（箭头）伴"晕轮征"（结节周围的"磨玻璃影"表现），这是由血管侵袭性霉菌引起肺泡出血所致。（由Landspitali — the University Hospital of Iceland, Reykjavik 提供）

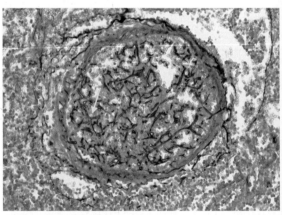

图6.49　一个严重免疫功能受损患者的肺组织切片显示小克银汉霉属侵袭血管。可观察到毛霉菌特征性的90°角分支菌丝（黄色箭头）和菌丝穿透血管壁（蓝色箭头）。毛霉菌具有血管侵袭性，患者常死于出血性肺部感染（组织切片；吉姆萨染色，200倍放大）。（由Landspitali — the University Hospital of Iceland, Reykjavik 提供）

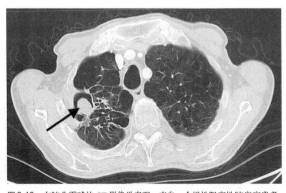

图6.46　右肺曲霉球的CT影像学表现，来自一个慢性阻塞性肺疾病患者。曲霉球表现为空腔内的圆形致密影（箭头所示）。慢性肺部疾病引起了双肺主要结构的改变，易患曲霉球和其他慢性肺部霉病。（由Landspitali — the University Hospital of Iceland, Reykjavik 提供）

染最严重的表现形式，有或无基础恶性肿瘤的患者中均可见。据报道，侵袭性曲霉病中 4%～28% 发生肺外部位感染，而在侵袭性毛霉病中这一比例为 21%～39%（图 6.50A、B）[575, 610, 613, 622-628]。

根据最近的全球真菌性疾病负担统计，估计全世界约有 120 万人在患结核病之后继发慢性肺曲霉病，结核病是造成这些感染的主要原因[34]。来自英国的一项研究表明，多达 20% 的结核空洞直径＞2.5 cm 的患者并发了真菌球[629]。慢性肺部感染在确诊后 5 年内的粗死亡率可达 50%[630, 631]。

各项研究统计中使用的分母不同，且缺乏有效的金标准，因此目前尚无侵袭性霉菌感染发病率的确切概况。已报道了在移植受者和危重患者中侵袭性曲霉病的发病率范围从小于 2% 至 6%，移植受者中

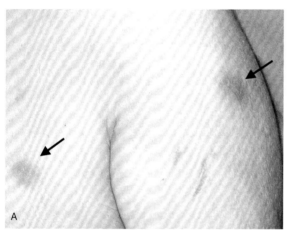

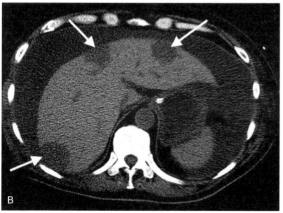

图 6.50　A，播散性曲霉病引起的皮肤损伤，来自一名严重免疫缺陷患者。B，播散性毛霉菌（尚无菌种鉴定）引起的肝脏损伤的 CT 影像学表现，来自一个严重免疫受损的白血病患者，肝脏有三处低密度灶病变（箭头所示）。（A 由 Service de Parasitologie-Mycologie，Hôpital Universitaire Pitié-Salpêtrière，Paris，France 提供；B 由 Landspitali — the University Hospital of Iceland，Reykjavik 提供）

的毛霉病的发病率范围从小于 1% 至 16%[627, 632-634]。毛霉病在全球范围内呈上升趋势，尤其是发展中国家。自 1990 年以来，印度的毛霉病发病率增加了近 4 倍，这归因于糖尿病患病率的增加，糖尿病控制欠佳是这类危及生命且常呈暴发性的感染的危险因素[610, 635, 636]。

侵袭性霉菌感染的总体死亡率一般在 40%～70%，并受基础健康状况、感染部位、真菌种类和治疗的影响[575, 613, 633, 634, 637-641]。表 6.35 和表 6.36 分别阐明了鼻窦和肺部感染的主要临床特征和诊断要点。

呼吸道肺孢子虫感染

耶氏肺孢子虫长期以来被认为是原生动物，不过最近因其与真菌 DNA 序列的同源性[663]，被重新分类为子囊真菌。它可感染小型和大型哺乳动物，并具有宿主物种特异性；感染人类的肺孢子虫被命名为耶氏肺孢子虫，曾经的名称卡氏肺孢子虫现用于鼠特异性肺孢子虫[664]。肺孢子虫是自然界中广泛存在的一种真菌，可见于水和空气[665]，通过吸入的方式获得。多达 90% 的正常儿童到 4 岁时有肺孢子虫特异性抗体[666]。目前认为，肺孢子虫感染发生于潜伏感染再激活或者暴露于环境或受感染（或定植）个体后[665]。肺孢子虫是一种胞外病原体，在肺中形成薄壁滋养体和包含多达 8 个囊内小体的厚壁包囊[664]。滋养体对六甲基四胺银和其他真菌壁染色不着色，但可通过荧光抗体法和吉姆萨染色法观察到（图 6.51）。肺泡巨噬细胞可吞噬微生物，并通过活性氧迸发和促 H_2O_2 产生的方式将其破坏。当肺泡巨噬细胞数量或 H_2O_2 减少时，对肺孢子虫的清除受损，如接受化疗的白血病患者与对照组相比，肺孢子虫肺炎（Pneumocystis pneumonia，PJP）的发病率增加了 3 倍[667]。肺泡巨噬细胞 H_2O_2 产量减少也可发生于 CD4+ 细胞计数 ＜ 200 个细胞 /μL 的 HIV 感染者，这也可能导致该人群对 PJP 的易感性增加[665]。PJP 是一种艾滋病定义性疾病[668]。

与其他引起肺部感染的真菌不同，肺孢子虫并不侵犯肺实质。这些病原体局限于肺泡内，引起肺泡和肺间质浸润，并沿肺门周围分布[669]。感染的常见症状包括发热、咳嗽和呼吸困难[665]。健康和免疫受损的无症状个体的肺组织及多种呼吸道标本

表6.35　霉菌引起的鼻窦感染

特　征	腐生真菌球	慢性侵袭性感染	急性侵袭性感染
主要特点	• 慢性，非侵袭性 • 通常累及单侧上颌窦[642]	• 微侵袭或缓慢侵袭 • 通常累及筛窦和蝶窦[643]	• 急性侵袭性 • 通常累及上颌窦和筛窦[643]
危险因素	• 不详[617]	• 轻度免疫抑制，糖尿病 • 印度、巴基斯坦和苏丹的肉芽肿性侵袭性鼻窦炎病例尚未发现明显危险因素[617]	• 未控制的糖尿病酮症酸中毒诱导功能性中性粒细胞减少和血清铁水平升高，有利于毛霉菌的侵袭和生长 • 中性粒细胞减少[610, 636, 643]
致病真菌	• 曲霉属和毛霉目 • 混合性霉菌感染[618]	• 烟曲霉，其他有隔丝状真菌，有时是黑化丝状真菌和毛霉目真菌[115] • 肉芽肿性侵袭性鼻窦炎中主要是黄曲霉[617, 644]	• 毛霉真菌和曲霉属 • 镰刀菌、丝孢菌属，其他透明或黑化丝状真菌少见[599, 600, 643]
临床症状和体征	• 无症状性的 • 面部疼痛或上颌压迫感 • 鼻–鼻窦炎症状[642]	• 眼眶和眼部：由侵入鼻旁组织结构而引起的眼部肿胀或失明[642, 644]	• 鼻腔症状，伴或不伴发热 • 面部疼痛 • 鼻内或上颌坏死性焦痂（毛霉菌感染的典型表现）[643, 645]
病程	• 数月至数年	• 数周至数月	• 数小时至数天
发病机制与演变	• 窦腔真菌菌丝相互缠绕堆积[617] • 常是继发的、复发性细菌感染 • 免疫抑制患者可能进展为侵袭性感染[646]	• 窦内真菌菌丝相互缠绕堆积或肉芽肿性反应 • 侵入皮下组织、鼻旁结构和脑部[644, 647]	• 血管侵犯*和组织坏死 • 快速侵袭至眼眶、脑部、硬腭和皮肤 • 播散至其他器官 • 暴发性和致命性感染[637, 643, 645]
诊断	• 影像学检查[642, 646] • 真菌球标本显微镜检查† • 培养常为阴性[618, 646] • 血清曲霉抗体检测[645]	• 影像学检查 • 窦和邻近部位组织显微镜检查†和培养[643, 645]	• 窦和邻近部位的组织或抽吸物显微镜检查†和培养 • 血清曲霉抗原检测 • 影像学检查[643, 645]
治疗（表6.3）	• 外科手术切除[646]	• 外科清创和抗真菌药物治疗[643]	• 外科清创和抗真菌药物治疗[643]

注：*血管侵犯：真菌菌丝侵入血管。†显微镜检查：最好同时包括细胞学和组织学

表6.36　肺部霉菌感染

特　征	真　菌　球	慢性感染	急性侵袭性感染
主要特点	• 慢性，非侵袭性 • 无血管侵犯* • 孤立的病灶	• 微侵袭或缓慢侵袭 • 无血管侵犯 • 单侧或双侧[64, 645, 648]	• 急性气管–支气管炎 • 急性肺血管侵犯 • 亚急性不伴肺血管侵犯（CNPA） • 单侧或双侧
部位	• 肺	• 支气管树 • 肺	• 气管–支气管树 • 肺
危险因素	• 有结核残留空洞，罕见累及支气管腔或胸膜腔[649, 650] • 有结构性病理基础，如COPD、支气管扩张或其他肺部疾病[648, 651-653]	• 结构性肺病，如COPD • 囊性纤维化（支气管树感染）[654]	• 气管–支气管炎：中性粒细胞减少、肺移植者、COPD[655, 656] • 急性伴血管侵犯：中性粒细胞减少 • 亚急性不伴肺血管侵犯：长期使用糖皮质激素、重症监护室的危重患者[657]、移植物抗宿主病或HIV/AIDS[502]
致病真菌	• 烟曲霉[603, 645, 653]	• 烟曲霉最常见[603]	• 所有形式的感染：烟曲霉最常见；其他的曲霉属 • 急性血管侵袭性感染：曲霉最常见，毛霉菌和其他各类非曲霉属霉菌少见[603, 658]
临床症状和体征	• 无症状性或咯血	• 曲霉性支气管炎：持续性咳嗽，且反复痰培养阳性[47] • CFPA/CCPA：非特异的全身症状†和肺部症状[48, 631, 648]	• 气管–支气管炎：呼吸困难、咳嗽 • 侵袭性感染：非特异的全身症状和肺部症状，而在严重病例中，可能因免疫抑制和合并症所掩盖
病程	• 数年至数十年	• 数周至数年	• 数天至数周（CNPA可能几个月）

（续表）

特 征	真 菌 球	慢性感染	急性侵袭性感染
发病机制及并发症	• 大量致命性咯血[652,653]	• CCPA/CFPA：肺纤维化和（或）空洞，有/无真菌球，最终导致肺功能丧失 • 长期使用糖皮质激素或其他免疫抑制剂可导致进展为侵袭性感染（CPNA）[645,648]	• 血管侵犯：血管血栓形成和肺组织梗死（因此在 CT 图像上出现"晕轮征"表现） • 无（或罕见）血管侵犯：化脓性肉芽肿浸润和坏死[645,648]
肺外感染	• 无	• 无	• 肺部感染可能蔓延到邻近器官 • 血管侵犯性感染：可扩散至深部器官和皮肤[628,645]
诊断	• 下呼吸道标本显微镜检查‡和培养 • 血清曲霉抗体检测 • 影像学检查[65]	• 下呼吸道标本显微镜检查‡、培养、曲霉抗原（仅支气管肺泡灌洗液）和 DNA 检测 • 血清曲霉抗体检测（CCPA/CFPA） • 影像学检查（CCPA/CFPA）[65]	• 下呼吸道标本显微镜检查‡、培养、曲霉抗原和 DNA 检测 • 血清曲霉抗体检测（仅 CNPA） • 影像学检查[648]
影像学检查	• 肺尖空洞，球形病灶与洞壁之间形成的新月形透亮影（即"空气新月征"）[629]	• CFPA/CCPA：肺大疱、肺部空腔含或不含真菌球、结节和胸膜纤维化[659]	• 气管–支气管炎：正常或肺部浸润影 • 肺部感染：结节伴或不伴磨玻璃影、空洞、"空气新月征"和肺实变[52,619,621,648,660,661]
治疗（表6.3）	• 外科手术切除[65,653]	• 抗真菌药物治疗 • 长期三唑类药物治疗期间可出现唑类耐药[648] • 必要可行时予手术治疗[65]	• 抗真菌药物治疗：各种形式的感染 • 必要时可行手术治疗[662]

注：* 血管侵犯：真菌菌丝侵入血管。† 全身症状：体重减轻、不适、出汗、厌食。‡ 显微镜检查：最好同时包括细胞学和组织学。CCPA，慢性空洞性肺曲霉病；CFPA，慢性肺曲霉病；CNPA，慢性坏死性肺曲霉病；COPD，慢性阻塞性肺疾病

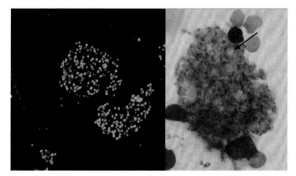

图6.51 免疫荧光抗体染色法观察到痰和支气管肺泡灌洗中的肺孢子虫滋养体和包囊（左）。在吉姆萨染色标本（右）上可以看到多达 8 个囊内孢子（箭头）。（由 Service de Parasitologie-Mycologie, Hôpital Universitaire PitiéSalpêtrière, Paris, France 提供）

中均检出过肺孢子虫，在这些病例中都被认为是定植。促进肺孢子虫定植的影响因素包括年纪较轻、患慢性阻塞性肺疾病、免疫抑制、吸烟和地理区域等。个体出现肺孢子虫定植后易出现显性感染，并促进肺孢子虫的传播[665]。目前对于肺孢子虫致病的认识主要与免疫功能低下人群有关，如 HIV/AIDS 患者、血液系统恶性肿瘤患者或接受糖皮质激素治疗的患者[667,670]。然而，一些迹象表明，症状性肺孢子虫感染的宿主人群范围可能更广，一定程度上解释了慢性阻塞性肺疾病的严重程度增加、免疫功能正常婴儿患肺炎的原因[665]。肺孢子虫不能

在人工培养基上进行体外培养[669]，疑诊 PJP 的高危患者往往有相应的肺部症状和影像学表现，通过对下呼吸道标本进行染色和显微镜检查可进一步确诊（染色法相关信息参见"显微镜检查和培养"）。尽管目前 HIV 感染的管理和高危人群 PJP 的防治工作方面取得了进展，但这种感染仍然是一种重要的疾病。法国最近的一项研究表明，肺孢子虫在侵袭性真菌感染中排名第二，仅次于念珠菌血症；30% 以上的 PJP 病例发生于非 HIV 感染患者[558]。高危人群中 PJP 的发病率因患者的基础健康状况而不同，其范围为 < 0.25/100（患者·年）至 > 0.45/100（患者·年）。报道的死亡率为 10%～70%[665,671]。

■ 呼吸道隐球菌感染

隐球菌属是一组种类丰富的环境酵母菌，其中新生隐球菌和格特隐球菌可使人类致病。这两种隐球菌均有荚膜，不产生菌丝，形成单个或多个芽。新型隐球菌在自然界分布广泛，可在鸟粪（尤其是鸽粪）以及富含鸟粪的土壤中大量存在，真菌尿素酶可将鸟粪中的尿酸降解以获得生长所需的氮[672-676]。格特隐球菌的宿主是热带和亚热带地区的桉树和其他树木，在温带地区和各个人口稠密的大陆较为罕见[95,677-680]。世界上绝大多数已确诊的隐球菌感染均是由新型隐球菌引起的，而格特隐球

菌致病的比例因地区和人群而异。东南亚中国人群（包括健康和免疫低下）的隐球菌病由格特隐球菌引起的占 1%～16%[38]，而在撒哈拉以南非洲的 HIV 感染患者中这一比例为 2%～30%[681]。这两种隐球菌引起的隐球菌病在澳大利亚北部热带地区的发病率相当[682]，而在巴布亚新几内亚格特隐球菌则占主导地位[683]。偶有其他隐球菌使人类致病的报道[565]。

隐球菌感染是通过从环境中吸入隐球菌的小酵母细胞或有性繁殖孢子而获得的[684]。继而在人体组织中增殖成为更大的 2～20 μm 的肥厚荚膜酵母细胞和直径可达 100 μm 的泰坦细胞[685]。偶有通过皮肤创伤接种感染的报道[95, 686]。尚未有人与人之间的传播发生。新型隐球菌感染后至起病前的潜伏期尚不清楚，而格特隐球菌的潜伏期在 2 周至 2 年以上[95]。原发性隐球菌感染可能仅局限于肺部，也可播散至其他器官，即刻或在潜伏性肺部感染再激活后发生。肺部隐球菌感染可能无症状。症状性隐球菌肺炎的表现包括干咳或伴咳痰、胸痛、咯血、呼吸困难、发热、不适和体重减轻[673, 687-690]。影像学检查可见肺部隐球菌瘤（格特隐球菌更常见）浸润影和胸腔积液[682]（图 6.52）。

新型隐球菌和格特隐球菌感染可引起健康及免疫低下人群的肺或肺外疾病，但这些人群的相对比例在各病例报道中的差别很大，可能是由不同毒力菌株的地理分布[95]及种族免疫应答差异所致[38]。在欧洲和美国，新型隐球菌感染与免疫缺陷（如 HIV 感染）密切相关，但这种相关性在亚洲中国人群中不太明显，因为许多患者免疫功能正常[38,558,691-694]。最初人们认

为格特隐球菌主要感染免疫功能正常的人群，但最近的一系列报道显示高达 76% 的病例为免疫抑制患者[95, 690, 695, 696]。在已发表的一系列文章中，患者中免疫抑制人群所占的比例因地区而异，在澳大利亚和巴布亚新几内亚绝大多数患者免疫功能正常[564, 683]。吸烟是格特隐球菌感染的危险因素[690]，人群吸烟比例的不同可能影响患病人群中免疫功能正常者的占比。有建议指出，看上去健康的宿主如果发生格特隐球菌感染，应对其进行免疫评估[95]，这也适用于与免疫抑制关系更密切的新型隐球菌感染。有关肺隐球菌病的更多信息参见"中枢神经系统隐球菌感染"一节。

呼吸道双相型真菌感染

双相型真菌包括芽生菌属、球孢子菌属（不被认为是一种热双相型真菌）、组织胞浆菌属、副球孢子菌属、孢子丝菌属和篮状菌属，可引起所谓地方性真菌病。分子研究发现了既往未知的菌种或一些真菌属的系统发育关系，并体现在了各组真菌的命名中（表 6.37）。

双相型真菌在土壤中以菌丝相和产生分生孢子的形式生长，除通过皮肤创伤接种的孢子丝菌属外，均通过吸入的方式感染人类[111, 406, 590, 699, 709, 710]。除了少数几例孢子丝菌病[590]和从污染伤口敷料感染球孢子菌的特殊传播方式，尚未有人与人之间传播的报道[132]。与其他环境霉菌不同，双相型真菌（除球孢子菌属以外）在进入体内或在 37℃下培养时，可从菌丝相转变为酵母相，并具有在体内复制和传播的能力，这与此类真菌的毒力有关[711]。球孢子菌属在体内可产生内包囊，其内孢子可播散至其他器官。暴露于球孢子菌[712]、组织胞浆菌[713]或孢子丝菌[714, 715]后可在 1 个月内引起症状性感染。其他菌属的潜伏期通常较长，芽生菌[716]和马尔尼菲篮状菌[717]可达数月，副球孢子菌甚至可长达数十年[718]。组织胞浆菌病、孢子丝菌病和篮状菌病可发生于所有年龄段和性别。芽生菌病和副球孢子菌病的主要对象为成年男性，前者是因为男性户外活动相对较多[406]，而后者则是因为女性激素的保护作用[710]。目前认为球孢子菌病在儿童中罕见，但也可能由于儿童较少接受检测而被低估[699]。

尽管各种双相型真菌有许多共同的特征，但它们在地理分布（参见"真菌感染流行病学"）、影响

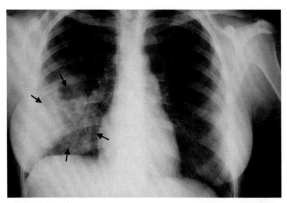

图 6.52 隐球菌肺炎患者的胸片。右肺基底部可见浸润影（用箭头分隔）。（由美国 CDC 公共卫生图像库提供）

表 6.37　双相型真菌：近期的命名变化和更新的菌种

既往已知菌种	当前和更新后的菌种名称和地理分布	种 间 差 异
皮炎芽生菌	· 皮炎芽生菌 · 吉尔克斯芽生菌 · 两者均见于北美和非洲 · 南美洲、中东和印度的分离株没有详细的菌种数据	· 在形态、临床疾病表现及抗真菌药敏方面无已知差异
粗球孢子菌	· 粗球孢子菌可能仅见于加利福尼亚、亚利桑那和墨西哥 · 波萨达斯球孢子菌分布广泛，见于美国西南部、墨西哥和南美	· 在形态、临床疾病表现及对抗真菌药物敏感性方面无已知差异
荚膜组织胞浆菌（Hc），包括荚膜变种、杜波变种和腊肠变种*	· 7 个系统发育分支 · 非洲分支见于北美、拉丁美洲 / 欧亚大陆、荷兰和澳大利亚 · 单系非洲分支包括荚膜组织胞浆菌杜波变种和荚膜变种	· 7 个系统分支的地理分布各不相同 · 荚膜组织胞浆菌荚膜变种和非洲分支的杜波变种的酵母细胞形态和临床疾病表现不同
巴西副球孢子菌	· 巴西副球孢子菌包括 3 个系统发育菌种：PS2 和 PS1（分布于几个南美国家）、PS3（哥伦比亚） · P. lutzii 见于巴西中部	· 形态与毒力 · 临床疾病表现及对抗真菌药物敏感性方面无已知差异
申克氏孢子丝菌	· 申克氏孢子丝菌复合体包括巴西孢子丝菌（见于巴西南部），球形孢子丝菌和狭义的申克孢子丝菌（全球分布）和卢艾里孢子丝菌（见于非洲和巴西）	· 形态、毒力、对抗真菌药物敏感性、传播和地理分布
马尔尼菲篮状菌	· 马尔尼菲篮状菌在中国、泰国和其他亚洲热带地区流行	· 篮状菌属中唯一的呈温度双相型真菌

注：* 荚膜组织胞浆菌腊肠变种引起马组织胞浆菌病，不引起人类疾病

人群和疾病临床表现方面存在很大差异。为了总结这些差异，泛美球孢子菌、谷热的病原体和全球分布更广的组织胞浆菌主要影响普通人群，并引起一种流感样且通常是自限性的疾病（图 6.53）。北美的芽生菌和南美的副球孢子菌通常感染从事农村劳作的男性，特征表现为肺炎，以及播散至皮肤（副球孢子菌还会累及黏膜）、骨骼和关节、内脏器官，甚

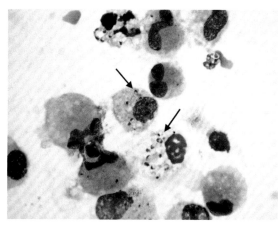

图 6.53　支气管肺泡灌洗液的吉姆萨染色涂片先是吞噬细胞内的荚膜组织胞浆菌酵母细胞。继发于肺组织胞浆菌病（症状性或无症状性），真菌通过受感染的吞噬细胞在整个网状内皮系统内播散，造成潜伏性感染可持续数十年。宿主免疫抑制后可发生再激活，从而发生播散性疾病。(由 Service de Parasitologie-Mycologie, Hôpital Universitaire Pitié-Salpêtrière, Paris, France 提供)

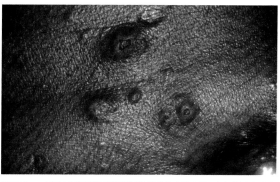

图 6.54　一例马尔尼菲篮状菌播散感染患者的皮肤丘疹，中央有坏死。(由 Service de Parasitologie-Mycologie, Hôpital Universitaire Pitié-Salpêtrière, Paris, France 提供)

至脑部。孢子丝菌分布于全球气候温暖潮湿的地区，以植物为宿主，主要通过皮肤创伤接种而感染，患者以农夫和园丁居多。淋巴皮肤病是本病的典型表现。与上述情况不同，马尔尼菲篮状菌流行于热带亚洲，是一种条件下致病菌，可引起免疫功能低下患者的肺炎和播散性感染（图 6.54）。在 HIV 感染者中，播散性球孢子菌病、组织胞浆菌病和篮状菌病是艾滋病定义性疾病[668]。

　　地方性真菌病的临床表现通常是非特异性的，且常引起其他感染病或恶性肿瘤。有些很难通过传统的微生物学方法诊断，临床需对高危患者保持高

度的疑诊以达到优化治疗。一些报道表明即使是在流行的地区,对这些地方病的认识也不甚理想。球孢子菌病和芽生菌病就是很好的例子。尽管美国西南部球孢子菌病的发病率显著增加,但年轻人的发病率仍低于老年人[699]。此外,即使在年轻人中,发病率也有着显著差异。亚利桑那大学学生的检测频率和年感染率都比该州同年龄段的年轻人高出3～4倍,该大学的运动员接受测试的可能性比其他学生高出4倍,而患病率几乎高出6倍[719]。因此,这一高度流行地区确诊感染的流行病学反映了当地对老年人和脆弱人群社区获得性肺炎的重视、良好的大学医疗保健服务和对普通年轻人群诊断工作的缺乏。

北美芽生菌病由于其临床表现的多样性而引发

了另外的问题;该病在一篇社论中被恰当地描述为"伟大的伪装者"[720]。在一个病例系列的123例患者中,根据患者的主诉,仅有5%的患者被怀疑有肺部感染;而有肺外病变患者的比例为40%[721]。然而,不像组织胞浆菌病和球孢子菌病那样,一旦临床怀疑芽生菌病,很容易通过传统的微生物学方法进一步确诊。下呼吸道标本和皮肤标本的直接显微镜检查可以提供快速诊断,有意识地寻找芽生菌培养阳性率往往较高,因为这种缓慢生长的真菌需要延长培养时间[722]。

过去数十年间公布的大量数据改变了我们对双相型真菌的既往认识。表6.38和表6.39阐述了该类真菌的流行病学和临床特征,关于地理分布的详细信息参见"流行病学"一节。

表6.38 双相型真菌:芽生菌病、球孢子菌病和组织胞浆菌病的临床表现、发病率和结局转归

特 征	芽 生 菌	球 孢 子 菌	荚膜组织胞浆菌
贮菌库,暴露风险,地方性感染的地理分布	· 可能是富含动物粪便和腐烂植物材料的潮湿土壤[406] · 户外娱乐或职业活动[406] · 主要是北美和撒哈拉以南非洲[406]	· 荒漠土壤[699] · 吸入尘云或从事建筑工作[700,723] · 美洲地区[699,700]	· 富含鸟或蝙蝠粪便的土壤[700] · 暴露于蝙蝠或鸟粪,包括洞穴探险和伐木[724] · 主要是美洲,也包括撒哈拉以南非洲、东南亚、澳大利亚和欧洲[725]
潜伏性感染再激活	· 在IC和非IC患者中报道的数据是初次感染2年以上[726]	· IC患者中报道的数据是初次感染后12年内[727]	· IC患者中报道的数据是初次感染后50年内[728]
非IC患者的感染	· 10%～70%无症状性肺部感染[716,729] · 通常以肺部症状为主要表现,不到半数的患者有播撒性感染,中枢神经系统感染发生率<10%[406,721,729-732]	· 无症状性肺部感染占60%[733,734] · 临床疾病表现为:不到半数的患者出现轻度或中度流感样疾病,有时为严重或慢性肺炎;<1%的患者发生播散,非裔美国人和菲律宾人发生播散的风险较大[73,723,735]	· 少量接触后95%以上患者表现为无症状性肺部感染,其余为自限性流感样疾病,大量接触可导致严重的肺部感染[728,736] · 发生肺部感染后在网状内皮系统内播散,健康宿主无症状 · 非洲组织胞浆菌病(荚膜组织胞浆菌杜波变种)主要引起皮肤和骨骼感染[737]
IC患者的感染	· 发生播散的比例并不比非IC者更多,但这类人群有发生严重感染的风险,多达40%的HIV/AIDS患者有中枢神经系统受累[731]	多达75%的病例发生播散[73,491,699,723,735,738]	· 严重的肺部感染和播撒[736],几乎均发生在HIV/AIDS患者中[724] · 非洲组织胞浆菌病引起HIV/AIDS患者的播散性感染[737]
播散性感染主要累及的器官和组织	· 皮肤、骨骼和关节;呼吸道和男性生殖泌尿道 · 中枢神经系统感染在IC患者中很常见,其他患者少见[406,721,731]	· 皮肤、骨骼、关节和中枢神经系统[739]	· 呼吸道和几乎所有腹部器官;淋巴结和血液、皮肤和黏膜;中枢神经系统(通常是脑膜炎)。骨和关节感染罕见[724,736]
诊断	· 临床标本显微镜检查*和培养,如皮肤刮片和活检;根据影像学引导获得的深部器官组织标本;采用10% KOH、真菌染色和真菌培养基 · 在支气管镜检查时,利多卡因浓度应限制在1 g/dL,因为该药物可抑制芽生菌的生长[720] · 抗体和抗原检测[406]	· 抗体和抗原检测 · PCR法检测DNA · 下呼吸道标本的显微镜检查*和培养,播散性感染的患者由于干咳而无法获取下呼吸道标本时,可用其他器官和组织标本进行检查,必要时可进行有创检查[699]	· 临床标本的显微镜检查*和培养,如呼吸道标本和播散性感染患者的其他器官和组织标本;采用真菌染色和真菌培养基 · 抗体和抗原检测 · 有条件时采用PCR法检测DNA[736] · 影像学检查

（续表）

特　征	芽 生 菌	球 孢 子 菌	荚膜组织胞浆菌
治疗（表6.3）	· 伊曲康唑或两性霉素 B；球孢子菌病也可用氟康唑。适当时进行外科手术治疗		
发病率和患病率	· 在美国和加拿大的流行地区差异很大［每年＜（1～117）/10⁵[†]］[406,730,740]	· 1998—2011 年期间向 CDC 报告了112 000 例病例，2011 年[†]美国流行地区的发病率为每年 43/10⁵ · 可能引起流行地区高达 30% 的社区获得性肺炎[741]	· 在流行地区 HIV 感染者的发生率为2%～25%[742] · 美国中西部≥65 岁人群的发病率为每年 6/10⁵[104]
死亡率	· 在美国流行地区为 4%～22%，但在实体器官移植受者中更高 · 急性呼吸窘迫综合征的患者可高达90%[588,743]	· 美国一个高度流行的地区＜1/10⁵总人口，但因该病而需要住院治疗的患者死亡率则高出很多，实体器官移植受者高达 30%[735,744,745] · 超过 40% 的严重感染（中枢神经系统或血流感染）病例是致命的[587,699]	· 老年人和需要住院治疗的患者中为4%～8%[745,746] · IC 患者可高达 50%[582,583,724,747]

注：* 显微镜检查：最好同时包括细胞学和组织学。[†] 与其他侵袭性感染相比，美国新发 HIV 感染和侵袭性耐甲氧西林金黄色葡萄球菌感染的发病率分别为每年 15/10⁵ 和 23/10⁵。CDC，疾病控制和预防中心；CNS，中枢神经系统；IC，免疫受损；非 IC，无明显免疫受损

表6.39　双相型真菌：副球孢子菌病、孢子丝菌病和马尔尼菲篮状菌感染的临床表现、发病率和结局转归

特　征	副球孢子菌	孢子丝菌	马尔尼菲篮状菌
贮菌库，暴露风险，地方性感染的地理分布	· 可见于土壤，但人类的感染源未知[748] · 农村劳动和吸烟[700,703] · 拉丁美洲[700]	· 植物材料、动物排泄物和动物。在巴西，猫是引起当下流行的巴西孢子丝菌的人畜共患病源[590,749,750] · 玫瑰刺损伤（"园丁病"）；接触干草、泥炭藓或受感染的猫[590,751] · 主要是美洲、东亚和南非[750]	· 在竹鼠身上发现，但人类的感染源尚不清楚[111,752] · 土壤暴露和雨季[753] · 东南亚[111]
潜伏性感染再激活	· 在 IC 和非 IC 患者中报道的数据是初次感染后 60 年以内；平均潜伏期是 15年[710,718]	· 尚无报道	· IC 患者中报道的数据是初次感染后 11 年内[717]
非 IC 患者的感染	· 超过 95% 为无症状性原发性肺部感染 · 临床疾病表现为：3%～5% 的幼年急性型（青年严重网状内皮系统疾病）和90% 以上的成人慢性型（缓慢进展的肺部疾病，常为播散性疾病）。残余肺纤维化可导致慢性阻塞性肺疾病[710]	· 临床疾病表现为皮肤和黏膜感染，伴有淋巴结受累；邻近播散至骨骼和关节较罕见 · 在有基础免疫抑制或慢性肺部疾病的患者中，偶尔有肺部感染的报道[590,754]	· 临床疾病罕见表现为局限性肺部感染[717,755]
IC 患者的感染	· HIV 感染者可出现严重或播散性病例[756]	· 在接受免疫抑制剂治疗或有基础疾病的患者中，肺部或播散性感染少见，但在 HIV感染者中有 40% 发生播散[590,754,757-759]	· 临床疾病是由于在整个网状内皮系统的血源性播散所致[111,112,760]
播散性感染主要累及的器官和组织	· 口腔和鼻黏膜，以及皮肤、淋巴结、腹部器官（肝、脾、肾上腺）、中枢神经系统和骨骼[710,756,761]	· 皮肤、骨骼和关节；呼吸道和中枢神经系统[590,754,758]	· 皮肤、呼吸道、淋巴结、肝和脾；骨骼、关节和消化道[111,112,585,760]
诊断	· 临床标本显微镜检查*和培养，如皮肤和黏膜刮片、淋巴结抽吸物、痰、支气管肺泡灌洗液和活检组织标本；采用10%～20% 的 KOH 湿片法、真菌染色和真菌培养基 · 抗体检测 · 有条件时采用 PCR 法检测 DNA · 影像学检查[762,763]	· 临床标本显微镜检查*和培养，如表浅感染部位的脓液或活检标本；必要时获取深部器官标本；采用 10% 的 KOH 湿片法、真菌/吉姆萨/革兰染色法和真菌培养基 · 抗体检测 · 有条件时采用 PCR 法检测 DNA[590] · 骨和播散性感染病例进行影像学检查	· 临床标本显微镜检查*和培养如皮肤和黏膜刮片，深部器官的标本，包括尿液和粪便；采用吉姆萨染色、真菌染色和真菌培养基 · 有条件时进行抗体和抗原检测 · 有条件时采用 PCR 法检测 DNA · 影像学检查[111]
治疗（表6.3）	· 伊曲康唑、酮康唑、磺胺嘧啶、复方磺胺甲噁唑（TMP-SMZ）、两性霉素 B；适当时进行外科手术治疗	· 伊曲康唑，两性霉素 B；适当时进行外科手术治疗	· 伊曲康唑，两性霉素 B；适当时进行外科手术治疗

（续表）

特　征	副球孢子菌	孢子丝菌	马尔尼菲篮状菌
发病率和患病率	• 全世界约 80% 的病例发生在巴西，发病率可能达到每年 9/10^5；其他拉丁美洲国家发病率较低[764] • HIV/AIDS 患者的患病率估计为 1%[756]	• 在美洲地区、日本、印度和南非最常见的皮下组织真菌病 • 据估计，秘鲁一个高地方性流行区的发病率为每年 50～60/10^5，其他流行地区的发病率有所不同[765] • HIV/AIDS 患者中似乎罕见	• 在东南亚 HIV 感染者的条件性感染中排在第三至第四位，影响了越南 5% 的人口
死亡率	• 6%～9%[764]，有中枢神经系统感染时可高达 44%[703]	• 皮肤孢子丝菌病并不致死 • 有中枢神经系统感染时死亡率超过 75%[758]	• IC 患者 11%～13%[585,586,760,767]

注：* 显微镜检查：最好同时包括细胞学和组织学。CNS，中枢神经系统；IC，免疫受损；非 IC，无明显免疫受损

记忆要点　双相型真菌

· 原发性病原体，如双相型真菌，仅限于（或更流行于）某些特定地理区域。

· 大多数双相真菌引起潜伏性感染可能在数年后再激活，并引起免疫受损宿主的症状性感染。

· 双相型真菌引起的临床表现较为广泛多样，可能类似于其他疾病。调查流行地区的居住或旅游史可提供关键有效的诊断线索。

中枢神经系统感染

事实上，所有引起人类侵袭性感染的真菌都可感染中枢神经系统（CNS），其中最主要的一类是环境真菌。这些感染有不同的来源和进入中枢神经系统的途径。环境真菌（如隐球菌、霉菌和双相型真菌）一般通过呼吸道吸入获得，进而感染肺部，有些霉菌还可感染鼻窦。原发性感染可能是症状性的或亚临床的，如肺隐球菌病。继发性中枢神经系统感染通常是由肺部感染血源性播散所致，而窦部的感染可能侵入眼眶和其他邻近组织，直接[768]或通过眼眶[769]进入脑内。手术或化疗引起的黏膜炎后，体内定植的酵母菌（主要是念珠菌）可从胃肠道或泌尿生殖道进入血液。因此，来自人体微生物群的酵母菌、环境霉菌和双相型真菌（罕见）可能在创伤[486]、手术、接触受污染的医疗用品[770]、静脉输液或注射药物使用过程中进入体内[636]。

真菌感染最可怕的形式是中枢神经系统感染。两种主要形式是脑膜脑炎和分散性脑损伤，不同真菌感染在这两种表现形式的倾向上有所不同（表6.40）[771]。

■ 中枢神经系统念珠菌感染

中枢神经系统念珠菌感染通常是由血流感染时血源性播散所致，很少继发于与颅内异物有关的神经外科手术[791]。念珠菌引起的中枢神经系统感染在念珠菌菌血症患者中很常见；事实上，在尸检中，多达 50% 的系统性感染患者可能有中枢神经系统感染[772]。

中枢神经系统念珠菌病有 3 种形式。主要的一种形式为脑部微脓肿（图 6.55）和弥漫性脑病。症状通常仅有意识改变，而这在危重患者中往往不太容易引起注意，因为这些患者可能有大的外科手术治疗史、使用呼吸机或接受镇静治疗。这些感染很难鉴别，因为 CT 扫描可能无法检出微小病变（MRI 检测微小病变更为敏感），且脑脊液检查可能无重要收获。亚急性脑膜炎相对不常见，但可能有脑膜炎的症状和体征，因此更易诊断。此外，脑脊液检查可有葡萄糖水平降低、白细胞计数和蛋白质水平增加，80% 的病例念珠菌培养阳性。由于脑脊液中念珠菌的浓度较低，因此受检脑脊液的量影响培养阳性率。念珠菌性脑膜炎患者可能同时合并其

表6.40 中枢神经系统真菌感染的临床表现形式

真 菌	中枢神经系统感染的临床表现	
	脑膜炎和（或）脑膜脑炎	分散性脑实质病变（单发或多发）
念珠菌[553, 772]	· 罕见	· 多发微小脓肿 · 罕见单个巨大脓肿
新型隐球菌 格特隐球菌[563, 564, 682, 690, 773-775]	· 脑膜脑炎	· 格特隐球菌感染常致隐球菌瘤，而新型隐球菌罕见
有隔透明丝状真菌和黑化丝状真菌（如黄曲霉和 Cladophialophora）和无隔丝状真菌（毛霉目）[115, 553, 579, 645, 771, 776-784]	· 罕见	· 取决于霉菌种类，霉菌可导致梗死、出血、霉菌性动脉瘤、脓肿或肉芽肿
芽生菌[553, 785]	· 脑膜炎	· 脓肿或肉芽肿
球孢子菌[553, 786, 787]	· 脑膜炎	· 罕见
荚膜组织胞浆菌[553, 736, 788]	· 脑膜炎	· 肉芽肿
副球孢子菌[553, 789, 790]	· 罕见	· 肉芽肿

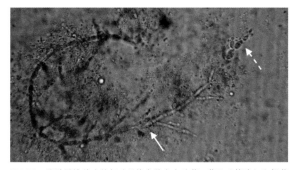

图6.55 脑脓肿涂片中的氯唑黑染色的白念珠菌。菌丝（箭头）和假菌丝（虚线箭头）促进侵袭，是白念珠菌毒力的重要组成部分。（由 Service de Parasitologie-Mycologie, Hôpital Universitaire PitiéSalpêtrière, Paris, France 提供）

他病原体（细菌最常见）感染，因此很重要的一点是，不要轻易忽视高危患者真菌培养的阳性结果。念珠菌性脑膜炎主要发生在早产儿、神经外科手术（如开颅和脑室腹腔分流器安装）患者及晚期 HIV 感染者。第三种形式是脑部巨大脓肿，这是中枢神经系统感染较为罕见的表现，但在健康和免疫受损患者中均有报道。它们表现为脑肿块性病变，伴有局灶性神经症状和颅内压增高。在这些病例中，影像学检查可提供诊断线索，脑脊液检查可发现细胞异常增多，甚至可培养出念珠菌。抗真菌药物是主要的治疗手段，肿块性病变可能需要手术治疗。由于许多患者在未确诊之前即死亡，因此脑微脓肿所致的死亡率并无很好的记录。念珠菌性脑膜炎的死亡率为 10%～30%[772]。

■ 中枢神经系统隐球菌感染

隐球菌是迄今为止中枢神经系统真菌感染中最常见的病原体。据估计，全世界每年约有 100 万 HIV 感染者患隐球菌性脑膜炎；其中 75% 发生在撒哈拉以南非洲，13% 发生在东南亚，在这些地方隐球菌病已成为仅次于结核的 HIV 致命性机会性感染[37]。

当宿主免疫应答不足以控制肺部感染时，可能发生血源性播散并导致其他器官感染，隐球菌具有嗜中枢神经系统的特性。隐球菌通过跨细胞途径（脑内皮细胞的胞吞转运）和"特洛伊木马"机制（隐球菌通过隐匿在单核细胞内）以穿过血-脑屏障到达中枢神经系统（图 6.56）[684]。隐球菌通常引起脑膜脑炎；脑实质的局灶性病变并不常见。患者通常表现为脑膜炎的一些典型症状，如发热、头痛、呕吐、脑膜刺激征和精神状态改变。其他临

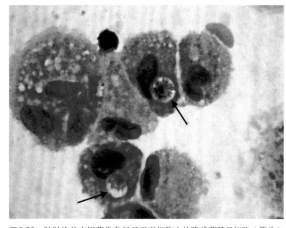

图6.56 脓肿涂片吉姆萨染色显示吞噬细胞内的隐球菌酵母细胞（箭头）。（由 Service de Parasitologie-Mycologie, Hôpital Universitaire PitiéSalpêtrière, Paris, France 提供）

床表现包括局灶性神经体征，如癫痫发作、颅神经麻痹和视力损害[563,687,773-775]。虽然偶尔可观察到眼内炎[792,793]，但视力损害的常见原因是视神经炎[683]或颅内压增高（报道的数据表明，约50%的隐球菌性脑膜炎患者有视乳头水肿[773]）。隐球菌性脑膜脑炎往往是一个亚急性过程，可经过数周或数月的发展，因此症状不典型，宿主的诊断可能被延迟。具有高危因素（如HIV感染或器官移植）的患者较合并其他基础疾病的患者或健康者的诊断时间明显缩短[563,773,775]。一个关于隐球菌病相关死亡的报道表明，仅19%的死者被确认为HIV/AIDS患者，这表明HIV阴性的这类群体如果出现隐球菌病相关症状时，应高度警惕隐球菌感染发生的可能[794]。

在世界范围内，HIV/AIDS均是隐球菌性脑膜脑炎的主要危险因素，而中国人隐球菌病常表现为脑膜炎[38]，HIV/AIDS患者较其他患者更易在原发性肺部感染后继发脑膜脑炎。最常见的病原体是新型隐球菌。在世界范围内，格特隐球菌引起的中枢神经系统感染只占很小的比例，但已报道的大多数病例均为非HIV感染者[564,690,695,696]。此外，在巴布亚新几内亚，该病是地方性真菌病，主要见于免疫功能正常的人[795]，澳大利亚、新西兰[682]和哥伦比亚[696]均报道了类似的发现。偶尔也有其他种类隐球菌感染中枢神经系统的报道[565]。

如果缺乏有效的抗真菌治疗，隐球菌性脑膜炎通常是致命的[796]。在资源丰富的环境中，死亡率预测因子是隐球菌血症和基线脑脊液压力 > 25 cm H$_2$O[563]。据估计，全球每年约有62.5万HIV/AIDS患者死于隐球菌性脑膜炎。撒哈拉以南非洲超过40%的HIV/AIDS患者死亡是由隐球菌病造成的，据估计超过结核所造成的死亡[37]。医疗资源（包括临床医师对疾病的诊治能力和有效的抗真菌治疗）及基础健康状况影响死亡率[797]。除了高死亡率，隐球菌性脑膜炎还可能造成幸存者的严重后遗症，包括视力下降、失明、听力受损、偏瘫和永久性精神异常[564,687,690,694,773-775,798]。值得注意的是，侵袭性隐球菌病患者出现中枢神经系统感染并非一定致死[687,690,695]。表6.41提供了关于新型隐球菌和格特隐球菌感染的流行病学、临床表现和诊断的详细信息。

■ 中枢神经系统环境霉菌感染

霉菌侵入脑实质或脑膜的倾向不同。侵袭性霉菌感染累及中枢神经系统的比例在曲霉病中为0～13%，在毛霉病中为10%～30%[575,610,622,624,632,634,641,658]。侵袭性霉菌感染通常与免疫受损状态有关。不过有些霉菌也可能感染免疫功能正常的人[115,579]。

主要致病真菌具有血管侵袭性，很大程度上解释了中枢神经系统霉菌感染的病理生理机制和诊断所面临的挑战。与隐球菌病典型的脑膜炎不同，霉菌感染脑实质通常造成单个或多个局灶性损害（表6.40）。症状和体征包括发热和头痛（有些患者两种表现均无）、精神状态改变、癫痫发作和局灶神经功能丧失（如偏瘫、颅神经麻痹和视力改变）[777,778,781]。鼻脑毛霉病可引起面部疼痛、头痛、腭部黑色焦痂，以及相应的鼻和眼部症状和体征[636]。中枢神经系统真菌感染可能急性起病，迅速进展并致命，如免疫功能明显低下或不活跃患者的毛霉病，有时甚至也可以模仿脑肿瘤，如免疫功能正常患者的一些暗色真菌（黑化真菌）感染[778,781]。

诊断在很大程度上依赖于影像学检查，通常可以发现局灶性脑损伤[553]，但这些病变是否为真菌性的，一般是由其他部位原发病灶为真菌感染推断而来或者通过手术获取标本检测出。血清或脑脊液中的半乳甘露聚糖检测阳性支持曲霉感染的诊断[645]。除罕见的霉菌性脑膜炎外[776]，脑脊液很少有致病菌生长，生化检查和白细胞计数可能正常[777]。

多数曲霉菌感染发生在有明显免疫抑制、糖尿病或无基础疾病的患者中[777]。原发感染灶通常为呼吸道，但超过20%的病例为原发性中枢神经系统感染[575,777]。一些其他透明有隔丝状真菌，如镰刀菌，可以在播散性或局灶感染的情况下感染中枢神经系统[778,780]。暗色真菌会引起皮肤或任何其他器官（包括中枢神经系统）的暗色丝孢霉病。暗色丝孢霉病的特征是组织中有黑色、有分隔的菌丝（由于真菌壁呈黑色），尽管一些暗色真菌，如丝孢菌，在组织中可能是透明的。一些暗色真菌易于侵犯中枢神经系统，被认为是嗜神经性的。感染通常是局灶性的，表现为黑色坏死组织和黑色脓液[781,807]。脑暗色丝孢霉菌病较为罕见，其中约半数患者免疫功能正常[115]；脑丝孢菌感染的常见危险因素是近期溺水时吸入污染的

表6.41　隐球菌感染：临床表现、发病率和结局转归

特　征	新型隐球菌格鲁比变种和新生变种	格特隐球菌
肺部感染	• 可能患有基础肺部疾病的非 HIV 感染者较 HIV 感染者常见 [563, 564, 687, 691, 693, 694, 797, 799, 800] • 无症状性的，或有症状性伴非特异性呼吸道症状，且严重程度不同 [38, 673, 687-689] • 如有支气管内定植，应进一步排除无症状的中枢神经系统感染的可能 [673, 801]	• 常见，在非 IC/IC 患者混合人群中，10%～70% 的病例发生孤立性肺部感染 [564, 690, 695, 696] • 无症状性，或有症状性伴非特异性呼吸道症状，且严重程度不同 [690]
肺外感染	• HIV/AIDS 患者脑膜脑炎的发生率（> 80%）明显高于其他组患者（20%～60%） [563, 691, 799, 802] • 真菌血症的发生率< 40% [563, 694, 773, 797, 799, 803] • 前列腺感染通常是无症状性的，如果缺乏长期治疗，它可能是隐球菌复发的贮存库 [804, 805] • 罕见的感染部位包括皮肤、尿道、骨骼、关节、淋巴结和其他器官 [563, 687, 691, 798, 799]	• 脑膜脑炎 / 隐球菌瘤发生于 30%～90% 的非 IC/IC 患者中 [564, 690, 695, 696] • 真菌血症的发生率< 30% [564] • 罕见的感染部位包括皮肤、骨骼和关节、淋巴结和其他器官 [95, 564]
诊断	• 临床标本（如脑脊液、痰、支气管肺泡灌洗、血液、尿液或其他根据影像学资料获得的标本等）的显微镜检查*和培养；透明体液墨汁染色和肉汤血培养，采用永久性染色法（包括革兰染色、吉姆萨染色和真菌染色）和真菌培养基 • 抗原检测 • 影像学检查 [95, 673]	
腰椎穿刺的价值	• IC 患者肺隐球菌病或非 IC 患者重症肺炎 　– 诊断无症状性中枢神经系统感染 [60] • 中枢神经系统感染的基线检查 　– 中枢神经系统感染的诊断 　– 脑脊液压力超过 25 cmH₂O 提示预后不良，腰椎穿刺可降低颅内压 • 随访期间 　– 治疗 2 周后脑脊液培养仍阳性可能影响后续治疗决策 　– 在接受维持 / 预防治疗的 HIV 感染者中，出现无症状隐球菌抗原血症，应行腰椎穿刺检查，如脑脊液培养阳性应调整治疗方案 [60, 563, 774]	
诊断试验结果	• 脑脊液分析和压力：通常蛋白水平、白细胞计数升高和初压> 20 cmH₂O；低血糖（低脑脊液葡萄糖）较常见 • 脑脊液显微镜检查阳性：非 HIV 感染者：> 50%；HIV 感染者：> 80% • 脑脊液培养阳性：多数患者组≥ 80% • 隐球菌抗原检测阳性：脑脊液 80%～100%，血清 90%（在孤立性新型隐球菌肺炎患者血清为 60%）[563, 687, 773-775, 798-800] • CT 或 MRI：20%～85% 影像学表现正常，或有脑水肿、脑积水和局灶性脑损伤	
治疗（表6.3）	两性霉素 B、5-氟尿嘧啶和氟康唑；部分病例适当时可进行外科手术治疗	
发病率	• 全球：HIV 感染患者的发病率每年<（0.1%～12%）；大洋洲、欧洲和美国的发病率最低，东南亚地区发病率最高 [37] • 美国：HIV 感染者发病率高达每年 6/10⁵，非 HIV 感染人群每年< 1/10⁵ [692]	• 澳大利亚：每年< 1/10⁶，原住民发病率最高 [95] • 加拿大西海岸：每年高达 25/10⁶，温哥华岛的发病率最高，温哥华岛是 21 世纪最初 10 年格特隐球菌暴发流行的中心地 [806]
死亡率	• 非 HIV 感染者孤立性肺部感染：高达 5% [687, 689] • 非 IC/IC 患者混合人群：10%～60%，资源丰富地区最低 [687, 775, 796, 799, 803] • IC 患者：有些群体死亡率很高，而其他则不高 [687, 775]	• 非 IC/IC 患者混合人群：10%～30% [564, 690, 695] • IC 患者：在一些研究中死亡率更高，但在其他研究中没有 [95, 564, 695, 806]

注：*显微镜检查：最好应同时包括细胞学和组织学。CSF，脑脊液；IC，免疫受损；非 IC，无明显免疫受损；非 IC/IC，包含免疫受损和无明显免疫受损患者的混合人群

水和皮肤创伤性接种 [579, 779]。暗色真菌是最常见的空气传播真菌之一，一旦医疗用品被其感染，后果可能是灾难性的。已报道了几起因受污染药物引起的疫情暴发 [808, 809]。最近的一次暴发是由用于硬膜外和关节注射的类固醇制剂污染引起的，导致 700 多名患者发生脑膜炎和脊柱或椎旁感染，并造成 60 人死亡。在这次疫情中，耐热的嘴突脐孢种

真菌被直接注射到硬膜外腔 [782, 810-812]，但暗色真菌所致的中枢神经系统感染并不常表现为脑膜炎。无隔毛霉目真菌是中枢神经系统感染第三类常见的霉菌。感染可能原发于肺部，尤其是在有明显免疫抑制（如血液系统恶性肿瘤）的患者。然而，多数患者特征性的临床表现是鼻窦感染，可扩散至脑部。糖尿病患者尤其易患鼻脑毛霉病，有时往往因此才

发现有基础糖尿病[610, 635]。

治疗手段包括抗真菌药物和手术。在缺乏菌种鉴定的情况下，抗真菌药物的选择非常困难，因为环境霉菌对主要抗真菌药物甚至对某一类中的个别药物的敏感性差异很大[173, 813, 814]。神经外科手术一般同时有诊断和治疗的目的；预后往往更好，是耐药致病真菌感染的唯一治疗选择[69, 636, 777, 778, 815]。中枢神经系统霉菌感染的死亡率很高，在36%～90%[610, 641, 777, 779, 784]。

中枢神经系统双相型真菌感染

所有的双相型真菌都能引起中枢神经系统感染[758, 771]。球孢子菌和荚膜组织胞浆菌是最常见的病原体，部分原因是它们的总体患病率较高及易于暴露的人群，如HIV/AIDS患者和其他免疫功能受损者。这些病原体通过原发感染灶的血源性播散到达大脑和脑膜，原发感染灶通常是肺部，也可能是皮肤（如罕见的孢子丝菌性脑膜炎）和颅骨（如芽生菌病）。中枢神经系统感染是球孢子菌和组织胞浆菌感染的罕见并发症，但在播散性病例中（其中大多数为免疫功能受损患者），中枢神经系统受累的比例在球孢子菌感染中接近50%[787]，在组织胞浆菌感染中 < 20%[816]。芽生菌感染累及中枢神经系统的总体比例不到10%，但在HIV/AIDS芽生菌病患者中这一比例约为40%[406, 730-732]。副球孢子菌病患者中枢神经系统感染的比例为4%～13%，中枢神经系统感染是孢子丝菌和马尔尼菲篮状菌感染极为罕见的并发症[584, 756, 758, 789, 817]。

不同真菌感染临床表现不同，包括脑膜炎和局灶病变如肉芽肿或脓肿（表6.40）。感染病程可能是急性[817, 818]或慢性的[771, 790, 819, 820]。脑水肿是球孢子菌性脑膜炎的常见并发症[786]，但其他地方性真菌病中并不常见。临床表现体现了病理生理学基础。头痛、恶心、呕吐和精神状态改变是脑膜炎的特征表现，局灶神经系统异常在感染性肉芽肿中更常见。影像学检查可能显示脑膜强化和局灶性脑损伤[553]，脑脊液检测通常提示淋巴细胞增多、糖水平降低和蛋白质水平升高。少数病例培养可能阳性，但可能需要数天或数周才能有真菌生长[732, 742, 771, 785, 786, 790, 816]。因此，诊断往往需要临床医师有疑诊地方性真菌病的能力，并结合一些重要因素如地理区域、免疫状态、从事职业或参与户外活动等。此外，当病原体侵入易获取标本的部位时，如芽生菌病和副球孢子菌病，可通过临床标本直接显微镜检提供快速的诊断。一旦怀疑球孢子菌、组织胞浆菌或芽生菌感染时，最佳的诊断方法为检测脑脊液中的球孢子菌和组织胞浆菌抗原或抗真菌抗体[407, 786, 816, 821]。由于中枢神经系统感染通常继发于肺原发灶的血行播散，这些真菌和芽生菌的可溶性抗原也可以在血清和尿液中检测到[391, 404, 724, 785, 786]。治疗手段包括抗真菌药物治疗，或通过神经外科手术治疗引流脓肿和植入分流器改善脑积水[789, 790, 822, 823]。中枢神经系统感染是地方性真菌病最严重的感染形式，报道的死亡率为18%～40%[785, 786, 816, 824]。

骨和关节感染

所有主要的真菌群（不包括皮肤癣菌）都能感染骨骼和关节。念珠菌感染通常是由患者自身微生物群的念珠菌通过血源性播散而获得。双相型真菌芽生菌属、球孢子菌属、荚膜组织胞浆菌杜波变种（非非洲组织胞浆菌变种罕见）、副球孢子菌属和马尔尼菲篮状菌主要通过吸入的方式获得，播散性感染的过程中可发生骨和关节感染。孢子丝菌通常是通过皮肤创伤性接种；通过血源性播散发生骨和关节局灶或远处感染。环境酵母菌（隐球菌属）和霉菌，无论是透明的还是暗色（黑化）真菌，都能引起骨骼和关节感染。感染可能继发于原发性肺部感染（如播散性隐球菌病和曲霉病）血源性播散后，或发生于黏膜（如鼻面部毛霉菌病）或皮肤（如真菌瘤）的局部蔓延。机会性感染（如念珠菌病和曲霉病）主要见于免疫功能低下的患者，而由双相型真菌引起的播散性感染（除马尔尼菲篮状菌外，其他均是原发病原体）一般在免疫功能低下的患者中较免疫功能正常者更常见。真菌瘤主要见于热带和亚热带地区的健康成人。可感染骨髓的主要真菌是荚膜组织胞浆菌和马尔尼菲篮状菌，通常与宿主免疫功能低下状态有关，如HIV/AIDS患者。表6.42概述了骨、关节和骨髓真菌感染的主要特征。

表6.42　骨、关节和骨髓的真菌感染

特征	关节（骨关节）感染*	骨感染（骨髓炎）	骨髓感染†
常见病原体	• 骨关节念珠菌感染是关节最常见的真菌感染 • 白念珠菌最常见 • 真菌性骨关节炎感染的其他病原体包括孢子丝菌属、球孢子菌属、皮炎芽生菌属、隐球菌属、曲霉属[825,826]	• 球孢子菌属、芽生菌属、孢子丝菌属[826,827] • 隐球菌性骨髓炎较隐球菌性关节炎更常见[827] • 曲霉性骨髓炎是一种罕见的侵袭性曲霉病[828] • 引起真菌瘤的病原体	• 马尔尼菲篮状菌 • 荚膜组织胞浆菌
临床表现和发现	• 亚急性或慢性关节疼痛、红斑和水肿 • 单关节炎——念珠菌 • 游走性多关节炎（沙漠风湿病）——球孢子菌属，尤其是双膝关节[829] • 念珠菌感染的常见部位：椎间盘（成人）、膝关节、四肢长骨（儿童）[830] • 骨关节感染是孢子丝菌病最常见的皮外表现	• 如通过血源性途径传播，常表现为溶解性病变，伴或不伴软组织脓肿[831] • 皮外型孢子丝菌病可导致斑块状骨破坏并延伸至关节[831] • 球孢子菌骨髓炎最常见的部位是椎骨，播散性球孢子菌病可出现骨骼损伤 • 约1/4播散性感染者发生骨骼芽生菌病 • 真菌瘤可蔓延至骨深处[832]	• 马尔尼菲篮状菌感染的症状和体征与包括骨髓在内的网状内皮系统感染有关，导致全身淋巴结病、全血细胞减少、脾大和肝大 • 播散性组织胞浆菌病可累及骨髓、淋巴结、肝、脾和肾上腺，可急性或慢性起病[736]
贮菌库，传播方式和危险因素	• 免疫抑制是念珠菌、隐球菌和曲霉菌感染的危险因素 • 骨关节念珠菌感染的其他危险因素包括留置导管和静脉药物滥用[825,833] • 居住在皮炎芽生菌、球孢子菌和孢子丝菌流行地区的健康宿主可能会感染 • 最常见的原因是呼吸道感染引起的血源性播撒（念珠菌属除外）[827]，也可能是外源性暴露、关节内注射和异物的存在[834] • 骨关节孢子丝菌病是由血源性播散引起的，而非关节直接暴露导致[827]	• 感染途径可能是原发灶血源性播散或创伤性接种（孢子丝菌） • 播散性球孢子菌病在免疫功能低下的患者（尤其是HIV感染者）和非裔美国人及菲律宾人中更为常见[835]	• 马尔尼菲篮状菌感染在东南亚等流行地区的HIV感染者中最常见，传播途径未知 • 马尔尼菲篮状菌的环境贮菌库未知，但可能与土壤暴露有关[836] • 免疫抑制、年幼和年老是播散性组织胞浆菌病的危险因素[837]
并发症	• 可能蔓延到邻近区域，如骨骼，并造成骨髓炎 • 非脊椎部位念珠菌感染较椎体感染更容易出现窦道和化脓[830]	• 可能蔓延至邻近部位或软组织	• 尚未阐明
诊断	• 影像学检查 • 感染部位培养阳性可确诊，尤其是感染部位同一病原体反复培养阳性时[838]	• 影像学检查 • 可以结合组织病理学和培养以及血清学等辅助检查来确诊	• 马尔尼菲篮状菌：骨髓或淋巴结培养最敏感[112] • 荚膜组织胞浆菌：多种诊断方法可用，包括分子检测、培养、组织病理学、抗体和（或）抗原检测；标本可来自血液、骨髓、肝脏、皮肤病变处或任何其他感染部位[736]
治疗（表6.3）	• 长期抗真菌药物治疗，移除假体材料，手术清创和引流[839] • 关节感染比骨髓炎更容易治疗，因为骨髓炎中骨的灌注不佳	• 抗真菌药物治疗 • 清除异物或假体，手术清创或引流	• 马尔尼菲篮状菌感染常规的抗真菌药物包括两性霉素B、伊曲康唑和伏立康唑[840] • 组织胞浆菌病的常用治疗药物包括两性霉素B或伊曲康唑[841]

注：* 最近报道了由被污染的类固醇制剂导致的嗜突脐孢关节感染。† 真菌引起的骨髓感染通常是播散性感染所致，致病真菌通过网状内皮系统和全身各器官进行播散。真菌血源性播散至骨髓可有或无症状。许多真菌可血源性播散，但上表所列出的真菌通常与骨髓受累相关的临床症状（如全血细胞减少症）有关，或最常从感染患者的骨髓标本中培养出来

腹腔感染

　　腹腔感染包括腹膜炎（腹膜的炎症）、腹腔脓肿以及腹部器官（肝脏、肾脏或内生殖器等）感染。本节重点介绍腹膜感染。未累及腹膜的单个器官内感染是在播散性感染或单器官感染的背景下发生的，本节仅简要介绍。

　　微生物从外部环境（通过伤口、手术或透析

导管）、血液、最常受损的肠道或受感染的内脏进入腹腔。大多数腹膜感染是细菌性的或多微生物性混合感染[842]，其中最常见的真菌是来自宿主自身微生物群的念珠菌。事实上，腹部是仅次于血液的侵袭性念珠菌感染第二常见部位[530, 531]，而腹膜炎是腹腔念珠菌感染最常见的表现形式。腹膜炎可以是弥漫性的，也可局限于感染或穿孔脏器（分别如胰腺和结肠）周围，或局限于腹膜脓肿部位[843]。腹腔念珠菌病这一术语可涵盖上述不同的表现形式。

念珠菌可能是腹膜炎的唯一病原，但更常见于混合感染[844, 845]，其致病作用尚不十分明确。在一系列人类病例和小鼠的实验中，有迹象表明念珠菌与大肠埃希菌协同作用可导致严重的腹膜炎，死亡率较单微生物感染增加。这表明在有腹膜炎的情况下，如果从腹部标本中检测出念珠菌，应加以重视，即便同时也发现了细菌[846]。这也被进一步的研究证实：有念珠菌的腹膜感染与无酵母菌的感染相比，死亡率和术后并发症增加[844, 847, 848]。

腹膜感染主要有四种类型。所有这些都可能是社区获得性的，但医院获得性感染通常与外科手术相关。原发性或自发性腹膜炎并不常见，但可发生于健康人和肝硬化患者。它是单微生物或多微生物性混合感染的。继发性腹膜炎是腹腔感染最常见的类型，常继发于消化道完整性破坏、其他内脏器官的病理过程或外伤。通常是多微生物性混合性感染，多数情况下，除了抗生素治疗，还需要外科干预[842, 849]。第三型腹膜炎是一种持续的炎症过程，大多数为对继发性腹膜炎进行充分治疗后的非感染性过程，从腹膜标本中分离出的微生物往往是低毒性细菌或念珠菌[842]。此外，接受持续非卧床性腹膜透析（continuous ambulatory peritoneal dialysis, CAPD）治疗的患者，通常由于肾衰竭，也有患腹膜炎的风险[850]。所有类型的腹膜炎都可能有念珠菌感染。然而，也不足为奇的是，标本中最常培养出酵母菌的类型为继发性腹膜炎（表6.43）。

非念珠菌属真菌很少引起腹膜感染。虽然皮炎芽生菌发生播散时可以感染任何腹部盆腔器官（最常见的是前列腺），但这种真菌是腹膜感染的一种罕见病原体，其特征表现是腹膜膜上有肉芽肿结节。球孢子菌属和荚膜组织胞浆菌是腹膜炎的罕见病原体，有时发生在接受CAPD的患者中。隐球菌性腹膜炎主要与肝硬化有关，烟曲霉和其他环境霉菌可引起CAPD患者的腹膜炎[850, 862-864]。

表6.43　腹膜念珠菌病

特　征	非腹膜透析情况下的腹膜感染	腹膜透析相关感染
临床形式	• 40%为继发性腹膜炎 • 30%为腹部脓肿 • 其他不常见的疾病形式包括原发性腹膜炎和第三型腹膜炎、胆道感染、胰腺炎和肝脓肿	• 弥漫性腹膜炎
危险因素	• 70%的病例曾有腹部手术史，主要是上消化道和结直肠部位 • 自发性胃肠道穿孔、坏死性胰腺炎、各种基础疾病和治疗干预	• 腹膜透析
临床表现	• 发热、腹痛、恶心、呕吐、板状腹、肠鸣音减弱或消失 • 未经治疗的感染可导致多器官衰竭和死亡	• 透析液混浊、发热、腹痛
并发症	• 败血症性休克、腹腔脓肿、持续性腹膜炎	• 移除透析导管，转为永久性血液透析
诊断	• 腹腔标本的显微镜检查和培养；避免引流管的引流液 • 血培养* • (1-3)-β-D-葡聚糖试验（G试验）和DNA检测 • 影像学检查可发现感染部位及空腔脏器穿孔后的腹部游离气体	• 透析液显微镜检查 • 透析液离心后培养或在血培养瓶中培养
微生物	• 主要是肠道或泌尿生殖系统微生物群	• 皮肤微生物群和相对不常见的肠道或泌尿道微生物群
念珠菌属	• 真菌性腹膜炎病例中念珠菌占70%～100% • IAC中白念珠菌占60%～80%，其次是光滑念珠菌、热带念珠菌、近平滑念珠菌和其他种类的念珠菌 • 4%的病例为多种真菌混合感染	• 真菌性腹膜炎病例中念珠菌占70%～90% • 白念珠菌占20%～50%，其次是近平滑念珠菌、热带念珠菌和其他种类的念珠菌

（续表）

特 征	非腹膜透析情况下的腹膜感染	腹膜透析相关感染
合并细菌感染	· IAC 中近 70% 的病例	· 真菌性腹膜炎病例中约 20%
发病率	· 继发性腹膜炎病例中念珠菌总体分离率为 0～50% · 40% 的胃肠道穿孔、反复手术或胰腺炎患者会发展为 IAC · IAC 更常发生于上消化道而非下消化道破裂后，阑尾穿孔很少导致 IAC · 重症胰腺炎常伴有胰腺念珠菌病（5%～70% 的病例）	· 发生腹膜炎的患者 2%～17% 分离出念珠菌 · 3%～10% 持续非卧床性腹膜透析患者在某些时候会发生念珠菌性腹膜炎
治疗（表 6.3）	· 剖腹探查（或腹腔镜检查）以控制感染源和腹膜清洁 · 局灶感染经皮引流 · 口服或静脉抗真菌药物治疗	· 移除透析导管 · 口服或静脉抗真菌药物治疗
死亡率	· 范围从 25% 至大于 60% · 随着年龄的增长、高 APACHE Ⅱ[†] 评分、继发性腹膜炎、感染性休克及腹部感染控制欠佳，则死亡率会增加	· 范围从 30% 至大于 60% · 移除导管时间超过确诊后 24 h、麻痹性肠梗阻、血液和腹膜透析液中白细胞计数高，则死亡率增加

注：[*] 仅 14% 的 IAC 患者检测出念珠菌血症。[†]APACHE：急性生理和慢性健康评估；APACHE Ⅱ 评分用于衡量重症监护病房患者的疾病严重程度。GI，消化道；IAC，腹腔念珠菌病

腹部内脏器官感染可能由酵母菌、霉菌[865]和双相型真菌引起。这种微生物通常在播散性感染的情况下播散至肝、脾或其他器官，念珠菌可以从肠道播散至邻近器官，如胆道和胰腺。根据尸检研究结果，播散性念珠菌病可使 3%～40% 的病例发生肾和肝脾感染[865-867]，肝脾感染的特征表现为多发微脓肿。慢性肝脾念珠菌病是一类独立的临床疾病，可见于血液系统恶性肿瘤长期中性粒细胞减少的患者。化疗造成的黏膜炎加上念珠菌的肠道定植，共同促进了微生物移位至门静脉循环，并继发肝脾感染。症状包括持续发热、全身性症状和碱性磷酸酶升高。中性粒细胞减少的患者，由于炎症应答能力较差，影像学检查可能无微脓肿表现，但在中性粒细胞计数恢复后可能出现[552,868]。

环境真菌引起的侵袭性感染的临床表现更可能源于呼吸道、中枢神经系统或其他非腹部器官，且很少病例是通过腹部受累来诊断的。副球孢子菌病是少数例外，因为它经常影响肝脏和腹部淋巴结，尤其是儿童和青年成人，可导致黄疸、肝大和肝酶水平升高[869]。

腹部器官感染的诊断极具挑战性。由于经皮穿刺的潜在并发症风险，很难从深部脏器获得标本，且影像学检查结果通常为非特异性的。影像学检查对高危患者真菌病变方面的动态观察无疑具有重要价值，可能进一步支持临床疑诊或促进开展其他诊断性检查。

消化道感染

真菌感染发生于消化道的任何部位。口咽腔（图 6.57A－B）和食管感染较常见；胃、小肠和结肠很少受累。在已知的可引起胃肠道感染的各种酵母菌、霉菌和双相型真菌中，念珠菌是目前最常见的。

念珠菌属，尤其是白念珠菌，在胃肠道定植，其中口咽和结肠菌群浓度最高；胃和小肠中的真菌通常在检测水平或低于检测下限（参见"血液念珠菌感染"）[870]。尽管白念珠菌能够在胃内酸性低 pH 条件下生长[871]，但它很少导致胃部病变[872]。

与此相反，胃溃疡和慢性胃炎患者的胃内念珠菌计数可能较高[871]，尽管不认为其具有致病作用，但可能导致胃溃疡愈合较慢[873]。炎症性肠病患者较对照组肠道念珠菌定植量更大[873]，肠道运动障碍和质子泵抑制剂均与小肠真菌过度生长有关[874]。念珠菌在这些患者胃肠道症状发展中的作用尚不确定，偶尔有水样腹泻和腹部绞痛的患者经短疗程制霉菌素治疗缓解后出现念珠菌过度生长的报道[875]。真正由念珠菌引起的小肠和大肠感染似乎极其罕见。对恶性疾病患者的尸检发现，只有 1% 的患者

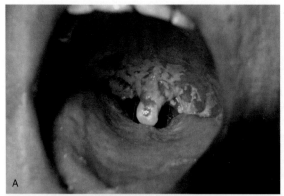

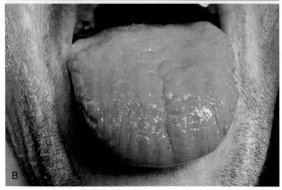

图6.57　口咽念珠菌病。A，假膜性口腔念珠菌病（鹅口疮），表现为软腭和悬雍垂上白膜（由酵母细胞和上皮细胞组成），舌上也常可见假膜。B，红斑性口腔念珠菌病，舌面萎缩、红斑，无假膜。（由 Service de Parasitologie-Mycologie, Hôpital Universitaire Pitié-Salpêtrière, Paris, France 提供）

感染了念珠菌[876]，文献仅记录了少数几例以血性腹泻为表现的免疫功能受损患者的血源性和侵袭性念珠菌小肠结肠炎[877]。对咽部以下消化道念珠菌感染的诊断需要进行内镜检查和组织活检，因为酵母菌的广泛肠道定植可能使临床忽略了对阳性培养的重视。表6.44阐明了口咽和食管念珠菌病的主要特征。

非念珠菌类真菌偶尔会感染胃肠道。白地霉和芽生裂殖菌（现在的头状大孢酵母菌）可能导致糖尿病患者或免疫抑制患者的口咽部感染[890,891]。胃肠道的各个部位都有可能发生由曲霉菌或其他透明有横隔菌丝的真菌引起的胃肠道感染，部位累及口腔[892]到结肠，产生溃疡、脓肿和栓塞。尽管已经报告了原发性感染[893,894]，但胃肠道感染通常发生在播散性感染的情况下。事实上，尸检研究表明，17%～38%的播散性曲霉病患者有胃肠道感染。血液恶性肿瘤是主要的潜在疾病[865,867,895]。胃肠道毛霉菌病最常见于胃，但也见于小肠和大肠。有患病

风险的患者包括低出生体重儿及有腹泻、营养不良、免疫抑制或腹膜透析的患者。感染通常是通过摄入受污染的食物或草药获得的[610,628]。丝状真菌感染的临床表现包括以下一种或多种：发热、口咽部病变、胃肠道出血、腹泻和腹膜炎。虫霉目真菌硅粪霉引起一种不同的罕见感染，主要累及大肠并可模拟恶性肿瘤。患者通常无免疫功能受损，表现为腹痛。虽然这种真菌在热带和亚热带地区流行，并可引起皮下感染，但胃肠道病变似乎仅限于中东和美国的干旱地区[142,896]。对胃肠道丝状真菌感染的诊断依赖于通过检查口咽部、内镜检查或实施手术，对探测到的可疑病变部位进行显微镜检查和活检组织培养。培养大便标本是一种不可靠的方法，不应定期进行。但是，如果丝状真菌是从进行细菌性肠道病原体培养的大便标本中分离出来，或是在显微镜下观察到丝状真菌（如进行虫卵和寄生虫检查），则应在微生物实验室和临床小组之间讨论其临床相关性。

有些双相型真菌是胃肠道感染中众人皆知的病原体。HIV/AIDS患者和实体器官移植受者的播散性组织胞浆菌病与胃肠道症状有关，其中约10%的患者出现腹泻、肠梗阻和出血[582,742]，口腔病变可以是组织胞浆菌病的第一个临床表现[897]。副球孢子菌属通常感染回肠和盲肠，胃肠道的其他部位感染很少见。上腹部疼痛和腹泻是主要的临床表现。口腔病变，如组织胞浆菌感染，可为感染的第一个征兆，它可累及口腔所有部位，产生颗粒状溃疡，有时还会侵袭下颌骨。尸检研究显示，大约1/5的副球孢子菌病感染患者存在肠道累及[898,899]。马尔尼菲篮状菌通常会引起播散性感染，包括口腔在内的胃肠道脏器也可被感染。6%～30%的病例出现腹泻，但由于患者通常有晚期免疫缺陷，真菌感染可能不是所有病例的唯一病因。马尔尼菲篮状菌可能在口腔病变、肠道活检甚至大便中被发现[112,585,900,901]。芽生菌属有时在不伴有肺部感染的口腔病变中被发现，并且由于它们病变的位置，很容易被误诊为癌[902]。

小孢子虫最近被重新分类为真菌，其中一些物种可引起健康宿主和免疫缺陷宿主的胃肠道感染（参见"小孢子虫病和罕见感染"）。

表6.44 口咽部及食管念珠菌

特 点	口咽部念珠菌	食管念珠菌（EsC）
临床形式	· 急性和慢性假膜（PMC） · 红斑（EC） · 慢性增生形式（CHC） · 其他形式：义齿上念珠菌生物膜形成引发义齿相关的红斑性口炎（DEAS）[506]和口角炎（AC）	· 四个严重级别：食管黏膜上白色小斑块、溃疡斑块融合、黏膜充血、管腔变窄 · 可发生在没有口咽部念珠菌病的情况下[878]
危险因素	· 使用义齿，吸入激素，使用抗生素 · 唾液流出减少（由于疾病、药物或放射）、婴幼儿、糖尿病、HIV感染[879]、其他免疫抑制状态[506]和无牙颌状态 · 危险因素的性质影响临床表现[880]	· 使用抗生素 · 各类免疫抑制状态，如HIV感染、细胞毒药物治疗、皮质激素使用、中性粒细胞缺乏、接受放射[878] · 抑制胃酸药物和糖尿病[881] · 食管运动功能障碍可能与EsC相关[882]
临床表现	· PMC和EC：烧灼感、疼痛、吞咽困难、口腔黏膜和舌头出现白色假膜斑块或红斑性萎缩 · CHC：颊部黏膜和舌头上结节样病灶或白色、不可移动的斑块 · DEAS：被义齿覆盖的黏膜炎症[883] · AC：唇裂处的裂隙和侵蚀[880]	· 吞咽困难、吞咽疼痛和胸骨后胸痛[878]
并发症	· CHC可演变成肿瘤，真菌在其中所发挥的作用仍不确定[884]	· 穿孔、瘘管形成、食管坏死，对于中性粒细胞减少患者或手术后患者，感染可扩散至血流[878,882]
诊断标准	· 根据病史、症状和体征，可以对PMC、EC、DEAS和AC进行推定诊断 · 如有疑问，可通过微生物检查确认诊断	· HIV感染者[879]的口咽念珠菌病或经内镜检查有阳性发现伴有微生物检查阳性，可作出推定诊断 · 确诊需要对活检标本进行组织学检查，证明酵母菌侵入了组织
微生物学诊断	· PMC、EC和DEAS：口腔黏膜拭子（或在DEAS的情况下对义齿）进行显微镜观察和微生物培养 · CHC：对活检标本进行组织学检查 · 最终诊断依赖于临床图像和微生物检测结果。在没有症状的情况下，阳性检测结果代表念珠菌定植[506,885]	· 食管刷或活检标本进行显微镜观察和微生物培养[43]
真菌种类鉴定	· 在免疫损害状态下，反复进行抗真菌治疗或复发、难治性（或突破性）口咽部念珠菌病[886]	· 在培养时同步进行（可指导抗真菌治疗方案），并对免疫受损的患者进行培养和菌种鉴定[54]
抗真菌药敏试验	· 正在进行抗真菌治疗或出现难治的情况[882]，之前使用过唑类药物[43]，或非白念珠菌感染。应考虑免疫功能受损患者有念珠菌播散的风险	
念珠菌	· 白念珠菌最常见，其次是光滑念珠菌 · 其他与免疫抑制有关的物种，包括克柔念珠菌、杜氏念珠菌、近平滑念珠菌、热带念珠菌和葡萄牙念珠菌[879,886-888] · 两种念珠菌的混合感染可能发生[889]	
治疗 （表6.3）	· 注意口腔（和义齿）卫生，以及局部防腐（义齿使用者）或使用抗真菌药物[885] · 在严重疾病和免疫抑制状态下，需要进行全身性抗真菌治疗[57,886]	· 全身性抗真菌治疗[57,878,882]

尿路感染

在重症患者和住院患者中，泌尿道真菌定植或感染越来越受到重视[903]。念珠菌属占尿真菌培养阳性结果的95%以上[904]。白念珠菌占尿路念珠菌感染的50%～70%，其次是光滑念珠菌和热带念珠菌[507,904,905]。大多数尿路念珠菌感染的患者无临床症状，有些可能出现尿路感染的典型症状，如排尿困难和尿频或尿急。念珠菌尿可能为污染、定植或感染，临床上将这些状态鉴别开来非常重要。由于念珠菌存在于女性生殖道的正常菌群中，如果收集不当，可能会污染尿液，因此可以通过重复收集干净的中断尿液来排除污染[906]。上行性感染是目前最常见的感染途径，血源性传播可能会导致肾脏感染。

念珠菌尿的临床危险因素包括年龄增加、糖尿病、既往泌尿外科手术史、女性、使用抗生素、排尿装置的存在，尤其是回肠膀胱术或其他支架置入后[907]。重症监护室的患者由于存在留置导管，有很高的念珠菌尿感染风险[908]。血液系统恶性肿瘤和实体器官移植受者（尤其是肾移植患者）对比其他种类念珠菌，有更高的感染光滑念珠菌尿路感染的风险[907,909]。念珠菌尿很少导致念珠菌血流感染。然而一些研究表明，念珠菌尿与重症监护病房患者的念珠菌血症有关，这可能是由大量定植所致[911]。

在实验室中，真菌尿培养的处理方法与细菌尿培养的处理方法不同。进行细菌培养的尿液不用离心，但对于尿液真菌培养，建议实验室若能接收到2 mL以上的尿液，应进行离心后再培养[127]。离心后，沉淀的颗粒或物质应接种到适当的培养基上。一些实验室对于浓缩标本，以半定量的方式报道念珠菌，对于非离心尿液，建议以CFU/mL报告结果。对念珠菌尿患者的早期观察研究表明，大多数尿培养计数小于或等于10^3 CFU/mL的患者无临床症状[905,912]。然而，近期越来越多的研究均未能证实量化念珠菌CFU在预测感染或预后方面的作用[913]。

实验室通常很难知道何时从尿培养物中提取念珠菌，因为酵母菌的存在往往表明污染，但在高危患者中可能意味着致病。因为美国感染病学会（IDSA）推荐的治疗指南是根据菌种鉴定和药敏结果得出，因此，如果实验室人员从临床医师或检查申请表获得的信息表明患者存在泌尿系统症状或患者可能有疾病播散的风险，实验室人员应考虑

对该病原体进行鉴定和药敏测试。如果不存在导尿管，脓尿的存在可能是确认尿路念珠菌感的有用标志[914,915]。一些实验室人员仅对高危患者的尿液培养物念珠菌进行鉴定，但不对常规尿念珠菌培养结果进行评估。如果患者存在尿路刺激症状，临床医师应与实验室人员进行沟通以进一步检查。

无症状的念珠菌尿可自发缓解。当认为有必要进行干预时，需处理易感因素，如移除留置膀胱导管[916]和（或）对有高播散风险的患者（如中性粒细胞减少、极低出生体重儿或预估出生后体重不足）开始抗真菌治疗[58]。对于有症状的患者，应使用抗真菌药物并移除导尿管。对氟康唑敏感的菌株推荐口服氟康唑，而两性霉素B或口服氟胞嘧啶则推荐用于耐氟康唑的光滑念珠菌感染。对于克柔念珠菌感染，建议使用两性霉素B。读者应参考IDSA指南，了解有关症状性上行性念珠菌肾盂肾炎和与真菌球相关念珠菌尿路感染的治疗信息[58]。欧洲临床微生物学和感染病学会真菌感染研究组出版的2012年非中性粒细胞减少性念珠菌病管理指南，与IDSA关于念珠菌尿的指南稍有不同[56]。其他抗真菌药物，若在尿液中不能达到足够浓度，则不被认为是治疗有症状真菌尿的合适方案，相关药物包括伊曲康唑、伏立康唑、泊沙康唑和棘白菌素类[907]。

性传播疾病

生殖器念珠菌感染影响女性和男性，导致外阴阴道炎（VVC）、龟头炎（龟头炎症）和龟头包皮炎（包皮和龟头炎症）。虽然已经通过证实性伴侣中存在相同念珠菌菌株而明确病原体可通过性发生传播[917]，但生殖器念珠菌病并不是一种性传播疾病。念珠菌属存在于正常的人类微生物群中，在缺乏性活动的情况下可能引起感染。念珠菌菌株的基因分型表明肠道是阴道菌株的贮存器[918]。有关外阴阴道感染的研究远比龟头炎广泛，在很大程度上是由于已在本书中提到的产科和新生儿并发症。

外阴阴道念珠菌病是继细菌性阴道炎之后第二常见的阴道感染的原因[919]，并且很可能是育龄妇女中最常见的真菌感染。然而，真正的患病率和发病率仍然未知。医学文献中经常提到，75%的女性

一生中至少经历一次VVC发作。然而，这并不是很有根据。也有文献报道，VVC在5%～10%的女性中重复发生，但也不是很有根据。估计VVC的发病率往往需要通过患者自诉发作来记录，但这些是不可靠的，因为阴道炎的症状和体征是非特异性的，它不能与阴道念珠菌病和其他女性生殖道感染如细菌性阴道炎和滴虫病的临床表现区分[919,920]。

非复杂性VVC的特点是免疫功能正常的妇女出现偶尔性发作的轻度或中度白念珠菌感染。复杂性VVC包括复发性外阴阴道念珠菌病（RVVC），定义为1年内至少发生3～4次，临床表现异常严重或发生在妊娠期、未控制的糖尿病状态下或免疫抑制状态下的感染。由非白念珠菌引起的感染也被认为是复杂性感染[507]。无论对患者还是对医师来

说，RVVC 都是一个让人头疼的疾病。典型患者没有明显的危险因素，需要进行彻底和重复的微生物检查来明确真菌病原体；可能在某些情况下，可以通过多学科讨论发现潜在的引起这些临床表现的因素。在许多情况下，需要长期使用唑类药物进行维持治疗，停止治疗后容易出现复发[463]。抗念珠菌疫苗正在进行研制[921]。

VVC 和 RVVC 的诊断必须包括临床表现和微生物学检查，在解释后者时，应当注意症状不一定与阴道分泌物中念珠菌或炎症细胞的数量成正比[918, 919, 921]。VVC 通常涉及阴道和外阴。临床标本如拭子，应从阴道壁上部获取。不建议使用宫颈拭子和外阴拭子，因为宫颈不被感染累及，而外阴被粪便污染可能会混淆微生物检测结果。

尽管 VVC 可以与涉及菌群失调的细菌性阴道炎等感染共存[923]，但与人们普遍观念不同的是，阴道细菌菌群的变化，如乳酸杆菌的减少，并不与 VVC 相关，也不会增加 VVC 的感染风险[509, 922]。由于可能存在共同感染和非特异性临床表现，测定阴道酸碱度有助于诊断细菌性阴道炎或滴虫病。表 6.45 概述了 VVC 和念珠菌性龟头炎的主要流行病学特征。

生殖器的其他真菌感染极其罕见。通常是在播散性感染的情况下，芽生菌属和新型隐球菌可引起前列腺炎[406, 805]。其他双相型真菌感染在男性外生殖器、前列腺或女性内生殖中偶尔被报道[703, 924-926]。

表6.45　生殖器念珠菌病

特　点	散发性和复发性外阴阴道念珠菌病*	龟头炎
宿主和传播	· 肠道菌群被认为是主要来源，但性传播是可能的	· 可发生性传播，但相关性尚不清楚[917, 927] · 内源性肠道和皮肤微生物群是潜在的储存器
危险因素	· 无特发性病例 · 使用抗菌药物，口服避孕药（有争议），激素替代疗法[928] · HIV 感染，未控制的糖尿病，可能糖耐量受损[929]，妊娠，过敏体质[930] · 遗传倾向[931] · 频繁的性交，接受口交[507, 919]	· 糖尿病，急性或复发性念珠菌性龟头炎可提示未确诊的糖尿病[927, 932, 933] · 超过 40 岁[932] · 未受割礼状态[917]
临床表现	· 瘙痒、烧灼感、排尿困难、性交困难、白色分泌物正常或增多、红斑和发炎的黏膜和裂隙	· 瘙痒和灼伤，红斑，丘疹，被卫星灶侵蚀脓疱[927]
流行率	· VVC 在 5%～12% 的妇女中被诊断为性传播疾病，妇产科学和癌症筛查 RVVC 发生率较低[934-937] · 念珠菌引起 15%～30% 症状性外阴阴道炎病例[919, 923]	· 12%～46% 的龟头炎病例中可分离出念珠菌[927, 932]，2%～8% 为复发性疾病[938]
并发症	· VVC 和阴道滴虫病一样，增加阴道细胞脱落和获取艾滋病毒[507]	· 缺乏关于念珠菌性龟头炎与艾滋病毒传播及其他并发症的相关数据
临床诊断	· 不可能[919]	· 不可能[927]
微生物诊断	· 提交高质量的阴道拭子样本进行显微镜检查和培养或采用其他经验证的检测方法 · 除非同时存在细菌性阴道病或滴虫病，否则阴道 pH 应小于 4.6 · 最终诊断取决于临床图像和微生物检测结果。在没有症状的情况下，阳性检测结果代表念珠菌定植	· 对阴茎冠沟（龟头基部）和包皮下囊拭子进行显微镜检查和培养[917] · 培养结果阳性可能代表念珠菌定植[932]，需要进行鉴别诊断[924]
抗真菌药敏检测	· 对抗菌治疗过程中难治或正在治疗的感染及由非白念珠菌引起的感染[507, 939]	· 难治性真菌感染
单真菌病原学	· 超过 80% 病例[507, 940]	· 70% 以上的龟头炎病例是由念珠菌属引起的[932]
白念珠菌	· 超过 70% 的病例。念珠菌种分布因地理位置和人口而异[507]	· 60% 以上的龟头炎病例是由念珠菌属引起的[932]
非白念珠菌	· 10% 至超过 20% 病例。最常见的为光滑珠菌，其次为其他几种 · RVVC、HIV 感染、糖尿病或绝经后状态的妇女比其他妇女感染非白念珠菌的风险更高[507, 919, 941]	· 4%～63% 病例，常伴有白念珠菌[927, 932]
治疗 （表 6.3）	· 局部或口服抗真菌药，复杂病例局部使用硼酸。复杂的 VVC 比简单的 VVC 治疗时间长，RVVC 的治疗需要维持几个月以上的时间[463]	· 除卫生措施外，需要局部或口服抗真菌药[917]

注：* 复发性外阴阴道念珠菌病定义为 12 个月内发生 3 次或 3 次以上外阴阴道念珠菌病。† 与 RVVC 有关。RVVC，复发性阴道念珠菌病；VVC，阴道念珠菌病

眼部感染

眼部感染的两个主要类型是角膜炎和眼内炎，致病真菌是酵母菌及包括暗色真菌（变黑的）和毛霉菌在内的丝状真菌，很少为双相型真菌或小孢子虫感染（参见"小孢子虫病和罕见感染"）。邻近结构的感染可能影响眼睑、结膜和泪腺系统[942,943]。

角膜炎是一种角膜炎症（传染性或非传染性）并可发生溃疡。溃疡性角膜炎的流行病学不统一，感染率和发病原因因地理位置不同而不同，可以反映危险因素和环境真菌的不同流行状态。溃疡性角膜炎在发展中国家被称为"无声流行病"，是致盲的重要原因[944]。细菌和真菌通过常规方法从一半以上的病例中几乎等量被分离出来[945,946]，而真菌性角膜炎最常在有眼外伤史的农民和劳动者中被诊断出来。创伤通常是由植物所致，因此丝状真菌是主要的真菌病原体。真菌性角膜炎在高收入地区的发病率要低得多[944,947]，在这些地区，易感因素往往是潜在的眼部或系统性疾病及隐形眼镜磨损。致病微生物主要是某些系列的念珠菌和其他系列的念珠菌或丝状真菌[942]。

眼内炎是眼内结构的一种感染或非感染性炎症，可累及眼房水、玻璃体或两者。感染性眼内炎可以是外源性、内源性，也可以继发于邻近扩散。外源性感染，涉及所有微生物病原体，占所有病例的80%以上[948,949]。它们可发生在术后，主要为白内障手术后，也可为创伤后或与角膜炎相关。内源

性眼内炎是原发性感染通过血液播散或从其他器官系统的感染播散至眼部所致[949,950]。病原体也可从邻近的解剖结构（如副鼻窦）侵入眼睛。

在眼内炎病例中真菌病因的比例高达5%。念珠菌是内源性眼内炎的主要病原体，丝状真菌在外源性感染中更为常见[951,952]。许多内源性感染患者已认识到真菌性血流感染，有证据表明真菌性血流感染比细菌性血流感染更易导致眼内炎的发生[953]。眼念珠菌病发生在不到15%的念珠菌血症患者中[549-551]，并可能在抗真菌治疗期间发展为眼内炎[951]。内源性真菌性眼内炎也可能发生在血液或其他身体部位未知感染的情况下[954]。内源性眼部感染从真菌播撒到一只或两只眼睛的高血管性脉络膜开始，随后扩散到视网膜产生脉络膜视网膜炎。在玻璃体腔的扩散导致全面的眼内炎。表6.46显示了眼部真菌感染的主要临床和流行病学特征。

眼部邻近结构的真菌感染比眼睛本身的感染更少见。某些双相型真菌可感染眼睑，其中以副球孢子菌最为常见，皮肤癣菌、念珠菌和新型隐球菌也可见。真菌和真菌样的病原体，如西伯鼻孢子菌也可引起眼睑炎（眼睑发炎）、结膜炎、巩膜炎和泪囊和泪管的感染。诊断是通过对标本进行显微镜检查和培养得出。关于这个话题和真菌性角膜炎的更多信息，我们鼓励读者仔细阅读P.A.Thomas的优秀综述[942]。

表6.46 眼部真菌感染

特 点	角 膜 炎	眼 内 炎
根据病原体各种感染的比例	· 溃疡性角膜炎 5%～50%[955]	· 外源性：0～20%[948,949,951,956] · 外源性：50%～70%[950]
危险因素	· 植物材料、金属或其他物体造成的创伤，或现有损伤被真菌污染。农业工人面临的风险最大 · 眼部手术 · 隐形眼镜磨损 · 潜在疾病：如干眼症、角膜病理、系统性疾病 · 局部使用糖皮质激素或抗菌药物[942,957]	· 外源性感染：手术、创伤或隐形眼镜磨损[793,948,949,951,958] · 内源性感染：原发性真菌血流感染或其他受感染脏器的血源性播散，以及受污染的静脉输注或非法毒品[793,950]
真菌	· 创伤或眼部手术：主要为曲霉、镰刀菌和其他丝状真菌 · 其他风险组：念珠菌属和霉菌[942,945,957]	· 外源性感染：主要是曲霉菌和镰刀菌属[793,950,952,956] · 内源性感染：主要为念珠菌属[950,951,959] · 新型隐球菌和双相型真菌是少见的病原体[943,950]

（续表）

特 点	角膜炎	眼内炎
临床表现	• 霉菌性角膜炎：角膜溃疡，常有羽状边缘，伴有或不伴有前房积脓（前房有脓液）[942] • 念珠菌性角膜炎：角膜小溃疡，不透明，类似细菌性角膜炎[955]	• 无症状：尤其是早期的内源性形式阶段 • 症状：视力下降，眼痛，红眼，前房积脓，眼眶蜂窝组织炎[951,959] • 感染症状可能在受伤几周后，甚至手术后几个月出现[948,949,951]
诊断	• 对角膜刮片（非拭子）或活检组织进行真菌染色和显微镜检查、培养基培养真菌和 DNA 检测方法（如有）[960,961] • 因为真菌可在 25% 正常结膜囊中被分离出，所以应同时擦拭结膜和眼睑以帮助解释结果[942,955]	• 对来自房水和玻璃体液、外源性感染的结膜和隐形眼镜和溶液的病原体进行检测，方法同角膜标本[949,951,962] • 约 50% 确诊病例的培养结果为阴性[793] • 血培养对外源性眼内炎没有帮助[951]
并发症和结果	• 当丝状真菌感染时，1/3～1/2 以上的病例失去视力或失明 • 角膜穿孔 • 眼内炎[957,963]	• 在大多数丝状真菌感染时，被感染的眼睛丧失视力并常常失明，多达 1/4 的病例为念珠菌感染[793,950] • 念珠菌血流感染患者眼内炎的存在与增加死亡可能性有关[950]
治疗（表 6.3）	• 局部或有时全身性使用抗真菌药物，必要时进行手术[942]	• 大多数情况下与手术有关，全身性且经常眼内给予抗真菌药物

注：* 对新鲜标本进行显微镜检查（通常在染色后）和（或）组织学检查

耳部感染

中耳炎和外耳炎分别是中耳和外耳道的感染性或非感染性炎症性疾病。感染性中耳炎通常是由细菌引起的。虽然急性感染通常不是由真菌引起，但真菌可能导致慢性化脓性中耳炎。根据定义，慢性化脓性中耳炎包括至少 2 周时间的鼓膜穿孔（自发穿孔或存在鼓膜切开管）和耳分泌物（耳漏）[964]。曲霉属和念珠菌属已从 10%～36% 的此类患者中分离出来，有时分离物中伴有细菌。应对慢性化脓性中耳炎患者的中耳分泌物标本进行真菌学检查，对抗细菌治疗无效的患者应考虑真菌感染的可能。局部抗真菌药物对真菌感染有效；在某些情况下，需要进行全身性抗真菌治疗[965-968]。

感染性外耳道炎可以是急性或慢性，轻度或重度。在人的一生中，大约 10% 的个人会受到各种原因引起的外耳道炎影响（图 6.58）[969]。在涉及急性外耳道炎（最常见的病原体为细菌）的病例中，只有 2%～7% 的病例分离出真菌[970,971]；在全球范围内转诊至耳鼻喉科专家的病例中，有 15%～30% 的病例分离出真菌[972-977]；在临床医师怀疑有耳真菌病的病例中分离出真菌的比例高达 70%[978]。

最严重的外耳道炎表现为坏死或"恶性"过程，感染扩散到邻近的软组织和骨骼，铜绿假单胞菌是主要的致病微生物。真菌，主要是与侵袭

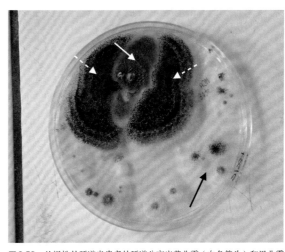

图 6.58 从慢性外耳道炎患者外耳道分离出黄曲霉（白色箭头）和黑曲霉（白色虚线箭头）。小而分散的菌落（黑色箭头）代表初级菌落的二次接种。（由 Service de Parasitologie-Mycologie, Hôpital Universitaire Pitié-Salpêtrière, Paris, France 提供）

性的疾病有关的曲霉属，在多达 15% 的病例中被分离出来[979,980]。表 6.47 显示了良性和坏死性外耳道炎的主要流行病学特征。

真菌感染偶尔会影响耳郭（外耳可见部分），而皮肤癣菌通常是致病微生物[981]。皮肤癣菌反应是一种皮肤对真菌感染产生继发性过敏性皮肤反应，通常是由皮肤癣菌引起的。解决途径是成功治愈原发性感染[982]。

表6.47　耳部真菌感染

特　点	外　耳　炎	坏死性外耳道炎
临床表现	· 急性：少见 · 慢性：常见形式	· 第 I 至第 III 阶段包括耳道和邻近软组织，以及延伸至骨骼和颅神经和颅内结构
推定危险因素	· 湿度和温暖的温度[984] · 外伤，如耳科手术、外伤性耳垢移除和擦伤 · 长期的局部抗生素 / 糖皮质激素使用[985]	· 糖尿病 · HIV/AIDS · 其他免疫抑制状态[979, 980, 983, 986, 988]
真菌	· 曲霉属占 30%～90%，主要为黑曲霉、黄曲霉 · 念珠菌属占 10%～70%，主要为白念珠菌和近平滑念珠菌[972-978, 989, 990] · 其他丝状真菌和皮肤癣菌是罕见的[981, 989] · 混合感染时抗细菌治疗后，真菌感染可持续存在[991]	· 曲霉属：大部分病例 · 非曲霉的丝状真菌，很少有念珠菌和马拉色菌 · 真菌感染可持续存在或在使用抗细菌治疗后病情进展，分离出细菌可能延迟真菌感染的诊断[980, 986, 987]
临床表现	· 无症状 · 瘙痒、疼痛、耳漏、听力损失、耳胀和耳鸣 · 小于 20% 患者存在双侧感染 · 患者症状可能存在数日至数年[975, 985, 992]	· 疼痛、耳漏、听力损失、头痛、颅神经病[983, 986, 988] · 偶尔发生双侧感染[993] · 患者症状可能存在数日至数年[975, 985]
诊断	· 耳镜检查显示有蓬松、发白或有色分泌物；可见曲霉分生孢子头[991] · 直接显微镜检查耳道分泌物或活检组织，并在真菌培养基上培养[981]	· 对组织标本进行显微镜检查* 和培养；使用真菌染色剂和培养基 · 条件允许进行组织 DNA 检测[994] · 鼓室穿孔时外耳道或中耳表面的标本不可取[983] · 影像学检查[987]
并发症和结果	· 浆液性中耳炎 · 15% 的病例鼓室穿孔 · 坏死性外耳道炎 · 小于 30% 病例存在复发和治疗失败[992]	· 骨炎、颅神经病变和颅内和（或）播散性感染 · 报道过死亡病例[979, 980, 988]
治疗	· 耳道清创 · 局部抗真菌和抗细菌治疗，用 / 不用纱布包住耳道 · 很少需要全身抗真菌治疗[981, 992, 995]	· 全身抗真菌治疗 · 手术

注：*对新鲜标本进行显微镜检查（通常在染色后）和（或）组织学检查

皮肤、头发和指甲感染

　　皮肤、头发和指甲的真菌感染可以本身是浅表的，也可为因非皮肤癣菌类真菌感染引起的更为严重的全身性感染所致。感染涉及许多不同的真菌，这些真菌对皮肤、头发和指甲的亲和性差异很大。

■ 皮肤、头发和指甲感染的皮肤癣菌

　　皮肤癣菌是丝状真菌，能代谢皮肤、头发和指甲的主要成分角蛋白。皮肤癣菌感染的不是活组织，而是身体角质化区域的最外层。在感染人类的真菌中，皮肤癣菌是唯一的嗜人真菌[144]。由皮肤癣菌引起的临床疾病通常被称为"癣"（癣是拉丁语中的"morm"或"moth"——由于皮疹呈椭圆形，使人误解了 ringworm 的术语）。皮肤癣菌引起的浅表感染是真菌性皮肤病最常见的表现形式。

　　三个皮肤癣菌属——毛癣菌属、小孢子菌属和表皮癣菌属，包括大约 40 个不同的物种[32]。随着分子数据的收集，尤其是对须毛癣菌复合体的收集，皮肤癣菌的分类正在发生变化[996, 997]。目前，皮肤癣菌可以根据其自然栖息地分为嗜人物种（感染人类）、嗜动物种（感染动物）和陆生物种（存在于土壤中）。嗜人物种是人类皮肤癣菌感染最常见的原因，包括三个属的代表。不同地区的皮肤癣菌存在地域差异，不同地区发生不同的皮肤癣菌感染（参见"真菌感染流行病学"）。常见的嗜人皮肤癣菌包括红色毛癣菌和断发毛癣菌。嗜动物皮肤癣菌包括啮齿动物的须毛癣菌、猫和狗的犬小孢子菌和牛的疣状毛癣菌。嗜动物种和陆生物种皮肤癣菌感染人类较嗜人物种少见。犬小孢子菌是最常见的嗜动物

种皮肤癣菌[998]。

从特征上讲，皮肤癣菌感染导致皮肤或头皮鳞片状、瘙痒、红色斑块，从中心开始扩散，头皮感染也累及头发（图6.59，图6.60）。甲真菌病是由皮肤癣菌和其他真菌引起的指甲感染（图6.61）。表6.48显示了用于描述不同身体部位皮肤癣菌感染的各种临床术语。

根据物种水平鉴定皮肤癣菌可能会有所帮助，如分离出嗜动物种菌株应该引起对受感染宠物或牲畜的关注。同样地，分离出一种该部位不常见的物种，如无毛皮肤上的断发毛癣菌，应进一步在典型部位（即头皮和头发）中寻找感染灶[999]。表6.49和表6.50提供了皮肤癣菌感染和甲真菌病的临床和流行病学特征。

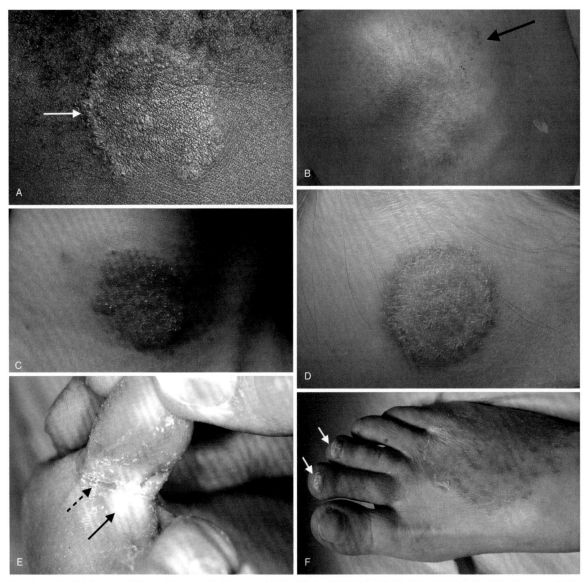

图6.59 皮肤癣菌感染。A，颈部体癣，由断发毛癣菌引起。红斑不在深色皮肤上，但活动性扩张性感染的凸起边界清晰可见（箭头所示）。B，背部体癣，由红色毛癣菌引起，在左肩胛骨区域可见鳞片样皮肤，红色边界（箭头所示）在活动性感染时向外扩散。C，颈部体癣，由间擦毛癣菌引起。皮肤强烈的炎症反应表明是由嗜动物菌株（即不适应于人类）引起的感染。D，由犬小孢子菌引起的儿童前额皮肤癣菌感染。E，由红色毛癣菌引起的脚癣。可见鳞片、裂纹（虚线箭头）和白色角化过度斑块（箭头所示）。F，由红色毛癣菌引起的脚癣和甲真菌病。脚部的皮肤癣菌感染经常涉及趾甲和脚底、脚背或趾间皮肤。（A、B、C、D和F由Service de Parasitologie-Mycologie, Hôpital Universitaire Pitié-Salpêtrière, Paris, France提供；E由Landspitali — the University Hospital of Iceland, Reykjavik提供）

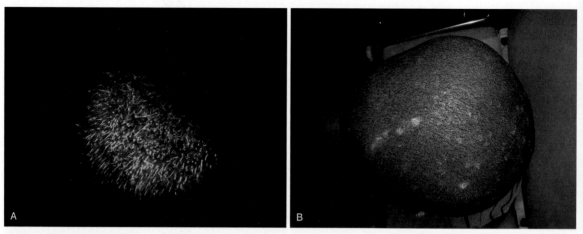

图6.60 头发和头皮的皮肤癣菌感染。A，犬小孢子菌引起的头癣在伍氏灯下检查时呈绿色荧光。其他由奥杜盎小孢子菌和铁锈色小孢子菌引起的小孢子毛外癣菌也会发出荧光，但由断发毛癣菌引起的毛内癣菌则不会。B，断发毛癣菌引起的头癣头皮上有许多小的鳞片样斑块。通过显微镜检查断发毛癣菌感染的毛发，可以发现毛内癣菌（此处未显示）。(由 Service de Parasitologie-Mycologie, Hôpital Universitaire Pitié-Salpêtrière, Paris, France 提供)

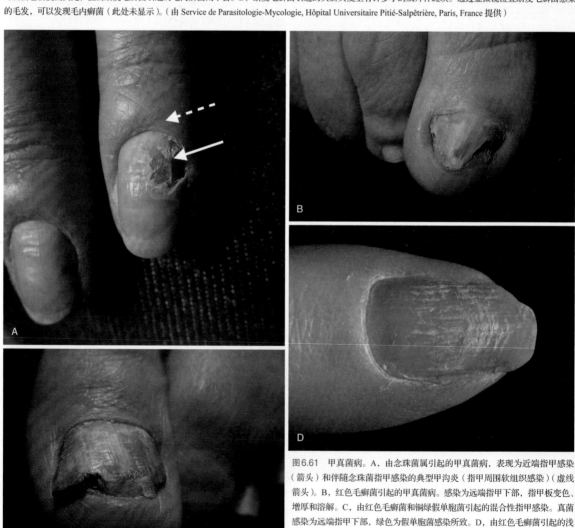

图6.61 甲真菌病。A，由念珠菌属引起的甲真菌病，表现为近端指甲感染（箭头）和伴随念珠菌指甲感染的典型甲沟炎（指甲周围软组织感染）（虚线箭头）。B，红色毛癣菌引起的甲真菌病。感染为远端指甲下部，指甲板变色、增厚和溶解。C，由红色毛癣菌和铜绿假单胞菌引起的混合性指甲感染。真菌感染为远端指甲下部，绿色为假单胞菌感染所致。D，由红色毛癣菌引起的浅表白色甲真菌病。对比皮肤真菌性甲真菌病（图片 B～D）中无甲沟炎表现和念珠菌属相关甲真菌病引发甲沟炎（图片 A）。(由 Service de Parasitologie-Mycologie, Hôpital Universitaire Pitié-Salpêtrière, Paris, France 提供)

表6.48 皮肤癣菌感染临床术语

临床术语	身体部位
须癣	• 面部和颈部有胡须的区域
头癣	• 头皮和头发
	• 毛发侵入模式不同可用来鉴别皮肤癣菌和艾滋病。毛内癣菌头发中定植，节孢子存在于毛干中；毛外癣菌定植，节孢子存在于毛干表面
体癣	• 身体其他部位的无毛皮肤
股癣	• 腹股沟、会阴或肛周区域
足癣	• 脚（如运动员的脚）
甲癣	• 指甲
	• 甲真菌病一词包括由非皮肤癣菌真菌引起的甲癣和指甲感染

皮肤和指甲感染念珠菌、马拉色菌和环境真菌

念珠菌皮肤感染表现为多种形式：擦烂，芽生菌性指间糜烂，毛囊炎，龟头炎，全身皮疹，甲真菌病。免疫功能低下的患者和皮肤屏障受损的患者，如烧伤，由于患者就是念珠菌群的贮存器，因此更容易感染皮肤念珠菌病。念珠菌皮肤感染偶尔由全身感染患者的血源性播散引起，但皮肤病变与上述不同，主要表现为孤立的红色丘疹。

马拉色菌是腐生酵母菌，是依赖脂类的皮肤定植菌。马拉色菌皮肤病的表现包括杂色糠疹、毛囊炎和脂溢性皮炎（图 6.62A～B）。通过培养获得菌株来进行诊断较为困难，因为几乎所有的马拉色菌

表6.49 皮肤和头发感染：皮肤癣菌

特点	皮肤癣菌引起的癣感染
皮肤感染和常见药物	• 足癣是最常见的皮肤真菌感染：红色毛癣菌和须毛癣菌
	• 体癣：红色毛癣菌
	• 股癣：红色毛癣菌和絮状表皮癣
	• 嗜动物皮肤癣菌：犬小孢子菌在儿童中普遍流行
头皮和头发感染及常见病原体	• 头癣：美国、英国、墨西哥断发毛癣菌；印度、东非、中东紫色毛癣菌[144, 998, 1000]
	• 毛囊癣：由于感染许兰毛癣菌导致慢性头皮癣痕感染，引起永久性脱发[144]
	• 絮状表皮癣菌不感染头发（只感染皮肤和指甲）[120]
临床表现	• 足癣：指间型（瘙痒型）、角化过度型或水疱型（炎症型）
	• 头癣：头发变细或脱落的圆形区域，毛囊底部的黑点常见于黑发患者的内源性感染
	• 体癣：椭圆形或圆形瘙痒的鳞屑性斑片，有时伴有离心扩散的红斑
	• 股癣：红斑偶尔伴有边界水疱
宿主、传播和危险因素	• 通过共用的被褥、梳子或帽子或污染物和被污染的地板（如与有癣的摔跤运动员进行角斗）接触传播。洗澡区、更衣室、游泳池周围、学校和军事营地是人与人之间间接传播的常见场所。脚部擦伤和潮湿是危险因素[998,999]
	• 通过关节分生孢子传播（皮肤鳞片或毛发传播）[998]
	• 头癣：由于儿童皮脂中缺乏脂肪酸这种能抑制皮肤癣菌生长的物质，所以在儿童中很常见[998]
	• 足癣：青春期前儿童罕见，见于青少年、成人和老年人[1001, 1002]
	• 股癣：多汗症和糖尿病是危险因素
并发症	• 可能传播到其他身体部位或从其他身体部位传播（如伴有甲真菌病的足癣[1003]）
	• 下肢细菌性蜂窝组织炎与趾间皮肤癣菌病有关[1004]
	• Majocchi 肉芽肿是当皮肤真菌侵入真皮时，发生在局部的红斑、丘疹和结节
	• 头癣可发展为脓癣（头皮上的似沼泽斑块）
	• 自发性湿疹反应是一种由身体其他部位皮肤癣菌感染而产生的继发性皮炎
	• 永久性脱发可发生于严重的头皮感染，如毛囊癣
诊断	• KOH 湿片制剂对皮肤活动性病变的重要位置进行刮擦；毛发可用显微镜检查或直接培养，检查刮取头皮获得的皮肤薄片
	• 培养：大多数皮肤真菌在 2 周内生长
	• 伍氏灯：某些皮肤真菌（如小孢子菌属）可能发出荧光[1000]
	• 犬小孢子菌和其他动物源性皮肤癣菌（如须癣毛癣菌）感染的痊愈可促进对动物宿主的搜索[1000]
	• 需要时可进行分子检测[1005]

（续表）

特　点	皮肤癣菌引起的癣感染
治疗（表6.3）	· 根据癣菌感染的性质和程度，可局部和全身性使用抗真菌药
	· 局部治疗通常对头皮感染无效[998]
	· 皮肤癣菌的治疗不覆盖念珠菌

表6.50　指甲感染（甲真菌病）

特　点	甲真菌病（由于皮肤癣菌引起的指甲感染）	由非皮肤癣菌的真菌引起的指甲感染
病原体	· 皮肤癣菌，大部分为红色毛癣菌、须癣毛癣菌[144]	· 念珠菌属，最常见的是白念珠菌，是继皮肤癣菌之后第二常见的引起甲真菌病的原因[1006] · 其他非皮肤癣菌的真菌包括：帚霉属、支顶孢属、曲霉属、镰刀菌属、新双间柱顶孢和加拿大甲霉[429,1007]
宿主和传播	· 通过间接接触被污染的地板或其他物体进行传播，或被身体的其他受感染部位传播，如伴有甲真菌病的足癣[1003]	· 念珠菌寄生在皮肤和黏膜上 · 有隔膜的丝状真菌是从环境中获得的
危险因素	· 宿主因素包括外伤、紧绷的鞋子或暴露在湿气中的指甲（通常指指甲和职业原因）、不良的个人卫生、吸烟、糖尿病、外周血管疾病和免疫缺陷状态，如艾滋病毒感染[1006,1008,1009] · 慢性黏膜皮肤念珠菌病是一种特殊的疾病，涉及细胞介导免疫功能受损和黏膜、皮肤和指甲念珠菌感染 · 接触真菌，而不是从植物宿主中获得的真菌，与更衣室的使用及某些职业如农业或渔业有关[1006,1008] · 真菌可能在营养不良指甲（如镰刀菌）的下表面定居	
临床表现	· 远端甲真菌病，指甲增厚变色，是最常见的形式 · 其他形式包括手指甲真菌病和白色浅表甲真菌病 · 脚趾甲感染最常由皮肤癣菌引起（与封闭的鞋子有关）[1010]	· 甲沟炎通常是念珠菌甲真菌病，真菌侵入手指甲到达并包绕指甲，然后穿透甲板[1006,1008] · 念珠菌性甲真菌病相比趾甲更常累及指甲[1006] · 浅表白色甲真菌病：曲霉菌、支顶孢菌或镰刀菌
并发症	· 甲真菌病可伴有足癣[1003]	· 严重中性粒细胞减少症患者的甲沟炎和手指甲病变可能会继发播散性感染（如镰刀菌）[998]
诊断	· 刮擦或剪下脚趾甲，用氟钙/KOH制剂处理并进行培养。因为脚趾甲可含有不能存活的真菌成分并污染细菌和真菌，因此尽可能采集靠近真菌生长活跃的健康甲组织样本，这一点非常重要 · 大多数皮肤真菌在2周内生长；保持培养3～4周 · 剪下指甲进行组织病理学检查（如用过碘酸希夫染色）也很敏感[1011] · 新的诊断技术，如聚合酶链式反应，也可以检测已死亡的或非致病真菌[78]	· 对剪下的指甲进行培养 · 可能需要重复培养来确定病原体是疾病的原因而不是定植，培养结果应谨慎解释，因为在培养中得到的病原体可能为污染所致
治疗（表6.3）	· 由于局部药物在指甲组织中的渗透性较低，因此口服抗真菌药物治疗优于局部治疗[78,1008] · 如果在适当的宿主中考虑非皮肤癣菌性真菌的播散，则应使用全身性口服或静脉注射制剂	

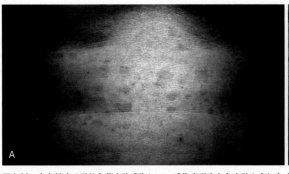
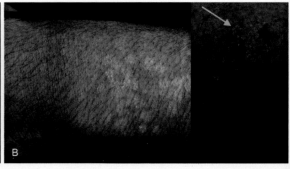

图6.62　杂色糠疹（马拉色菌皮肤感染）。A，感染表现为白色皮肤上有红色或红棕色斑点。与皮肤癣菌感染不同，杂色糠疹病变的边缘没有隆起和炎症样改变。B，感染会在晒黑的皮肤上产生色素减退的斑块。杂色糠疹病变在伍氏灯（插图）的照射下发出黄绿色荧光。（由 Service de Parasitologie-Mycologie, Hôpital Universitaire Pitié-Salpêtrière, Paris, France 提供）

表6.51 皮肤感染：马拉色菌和念珠菌

特点	马拉色菌	念珠菌
感染和常规病原体	· 杂色糠疹（癣）（PV） · 脂溢性皮炎（SD） · 毛囊炎[1012] · 在疾病和健康的皮肤中，最常见的病原体是球形马拉色菌和限制马拉色菌；不同的疾病状态与物种内的菌株相关，而不是与特定物种相关 · 从患病皮肤中分离出的其他病原体包括糠秕马拉色菌、合轴马拉色菌和斯洛菲马拉色菌	· 念珠菌性间擦疹* · 尿布性皮炎 · 毛囊炎 · 龟头炎：念珠菌是最常见的龟头炎的原因[1014] · 受损的皮肤屏障（如烧伤）增加念珠菌感染风险，通常来自患者自身的胃肠道或上呼吸道菌群[1015, 1016] · 白念珠菌是最常见的物种[120]
临床表现	· PV：躯干和上肢近端的色素过多、色素不足或红斑性黄斑，覆盖有细鳞片的黄斑 · SD：皮肤和头皮的红斑和鳞屑，不同程度的瘙痒 · 毛囊炎：一种慢性或亚急性的出诊，表现为瘙痒性、滤泡性丘疹和脓疱，通常发生在含有皮脂腺的身体部位	· 擦烂：卫星脓疱，浸渍斑；腐蚀扩展到皮疹之外；强烈的红色和发亮的损伤。阴囊皮肤的感染有助于区分腹股沟念珠菌（涉及阴囊）和皮肤癣菌感染（阴囊通常不受影响）[1009] · 毛囊炎和其他皮肤念珠菌病的表现通常是瘙痒
宿主、传播和危险因素	· 马拉色菌是儿童和成人正常皮肤菌群[1017] · 湿热环境、多汗症和局部油性皮肤易受马拉色菌感染 · 免疫功能受损患者风险较高	· 在擦烂处增加湿度和温度（如肥胖、闭塞性服装、尿失禁、尿布）；糖尿病和免疫抑制性状态[1018] · 腹股沟和尿布性皮炎的菌群类似于胃肠道[1014] · 念珠菌毛囊炎的危险因素包括免疫受损状态和静脉吸毒[1014]
并发症	· 接受全胃肠外营养的马拉色菌定植者具有侵入性感染风险[1012]（见血流感染和心内膜炎）	
诊断	· 病灶刮片可在KOH湿片制剂或亚甲基蓝色染色上显示"意式肉丸面"（菌丝和酵母形式） · 伍氏灯：可有荧光 · 培养：应在培养基中加入油或吐温-80，以帮助获得病原体。培养很少用于皮肤感染	· 对皮肤刮擦进行显微镜检查或培养 · 对毛囊炎或慢性病变进行活检是有益的
治疗（表6.3）	· 局部唑类软膏或口服唑类	· 皮肤念珠菌病使用局部抗真菌药物和干燥剂 · 对于局限于皮肤的感染很少需要全身用药

注：*间擦疹是一种皮肤皱褶的炎症，如脚趾间、臀部和腋窝之间的炎症；它可以是非感染性的，也可以由细菌、念珠菌和皮肤癣菌引起

都需要油或添加到培养基中的脂质来帮助生长，但是直接从皮肤刮屑中看到"意式肉丸面"（菌丝和酵母形式）是诊断的线索。表6.51显示了由念珠菌和马拉色菌引起的皮肤感染的临床和流行病学特征。

各种非皮肤癣菌的丝状真菌和双相型真菌也可引起始于皮肤的真菌性皮肤感染，如通过创伤性接种或甲真菌病（图6.63）或由于血源性播散而扩散到皮肤（参见"呼吸道感染"中关于双相型真菌的信息）。在免疫功能低下的宿主中，镰刀菌或曲霉菌引起的结节性皮肤损伤可能迅速扩散。中性粒细胞减少的甲真菌病患者应仔细评估镰刀菌病的症状，因为甲真菌病或指甲感染可在短时间内进展为严重的侵入性感染[998]。

黑癣、白色毛孢子菌和黑色毛孢子菌是罕见的皮肤或头发的感染。黑癣的特征是通常在手掌和脚底的无症状的暗斑，由暗色（黑化的）酵母样真菌威尼克何德霉菌（威尼克暗色支顶孢）引起[1019]。

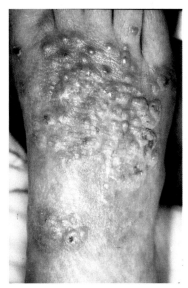

图6.63 免疫功能低下的肾移植受者因淡紫紫胞菌属（原拟青霉属）引起的皮肤感染。感染开始于脚趾间的裂口，患者也有由趾间毛癣菌引起的足癣，随后蔓延到足背和腿部。（由 Landspitali — the University Hospital of Iceland, Reykjavik 提供）

真菌只影响角质层，通过对皮肤刮片进行显微镜或培养完成诊断。鉴别诊断包括黑色素瘤。这种真菌的地理分布包括中美洲和南美洲、欧洲和美国，在湿润的南部地区更为常见[1020]。白色毛孢子菌和黑色毛孢子菌是感染发干的浅部真菌[1019]。黑色毛孢子菌表现为头皮和胡须上的发干上有暗色结节，这是由何德结节菌引起的。大多数白色和黑色毛孢子菌出现在世界热带地区，但白色毛孢子菌在温带和亚热带地区可见[1020]。

外伤或其他皮肤屏障的破坏易导致各种真菌感染。烧伤创面酵母菌和丝状真菌可定植，也可引起感染，最常见的是念珠菌属、曲霉属和镰刀菌属[1015]。念珠菌属通常起源于患者自己的胃肠道或呼吸道菌群，环境是丝状真菌感染来源的贮存器。创伤后毛霉菌病是环境孢子直接接种于受损皮肤的结果，是免疫功能正常宿主感染的重要原因[487]。

在拉丁美洲的热带地区，如亚马孙河流域，人们的耳朵和四肢可能会出现由洛博芽生菌（*Lacazia loboi*）引起的结节性、类瘢痕疙瘩样的洛博芽生菌病（参见"小孢子虫病和罕见感染"）。

皮下感染

暗色丝状真菌群多样且庞大。暗色（黑化）菌引起各种各样的疾病，包括有典型临床和组织病理学表现（着色芽生菌病和真菌性足菌肿）的皮肤和皮下感染，以及暗色丝孢霉病引起的浅表和危及生命的感染[115]。暗色丝状真菌存在于土壤、水和植被中[1021]。黑色素在这些丝状真菌的毒力和致病性中起着重要作用。创伤性接种是引起皮肤和皮下损伤的暗色丝状真菌感染的典型途径。暗色丝状真菌也可引起全身性或播散性疾病及器官特异性疾病。

真菌性足菌肿是指通常位于下肢的皮肤和皮下组织的慢性进行性肉芽肿性感染[40]。一般而言，术语"足菌肿"是指导致皮下组织肿瘤样肿大的慢性肉芽肿性感染，偶尔可向深部延伸至骨头。硫黄颗粒（微生物菌团）可以从伤口中挤出。足菌肿是由真菌（足菌肿）或细菌（放线菌、马杜拉放线菌、诺卡菌、链霉菌）引起的。典型表现为局部肿胀（通常是脚部）、皮下组织窦道形成和肉眼可见的病原体粒或颗粒形成（图6.64）[1023]。这种疾病可能是由浅色（透明）或暗色丝状真菌引起的。时常由刺伤或碎片伤导致病原体被接种[1024]。在热带或亚热带的农村地区，暴露于土壤、工作于野外的工人会患病。可对引流出的颗粒或深部活检标本进行培养。

着色芽生菌病是皮肤和皮下组织由暗色丝状真菌引起的感染[1025]。它是一种慢性的局部感染，表现为结节状、丘疹状或花椰菜状生长，通常发生在四肢（尤其是下肢）。创伤性的接种事件可以把病原

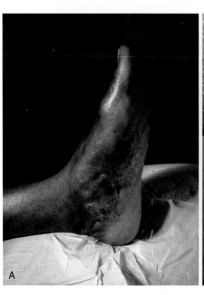
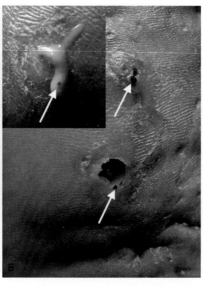

图6.64 A，脚部真菌性足菌肿，特征是皮下组织肿胀和许多开口于皮肤的瘘管。瘘管排出含真菌颗粒的脓液。B，黑色颗粒真菌性足菌肿；由密集的真菌菌丝组成的黑色小菌丝体，可见脓汁（插图）和瘘管开口（箭头）。（由 Service de Parasitologie-Mycologie, Hôpital Universitaire Pitié-Salpêtrière, Paris, France 提供）

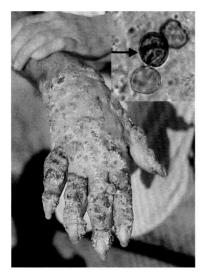

图6.65 着色芽生菌病的严重病例。皮肤刮片或组织学检查显示呈褐色和具有隔膜（箭头所示）的砖格状细胞（插图上为湿片表现）。（由 CDC Public Health Image Library 提供；插图由 Service de Parasitologie-Mycologie, Hôpital Universitaire Pitié-Salpêtrière, Paris, France 提供）

体引入皮肤。着色芽生菌在潮湿的热带和亚热带地区很普遍，因此，着色芽生菌病在潮湿的热带和亚热带地区很普遍。危险因素包括农业劳动、耕作和伐木。在活检或皮肤刮片上，病变显示出典型的黑色真菌细胞，称为砖格状细胞、"铜币"或枸杞体，是带有间隔的色素细胞（图 6.65）。组织病理学显示角化过度和假上皮瘤增生（表皮反应性增厚），这可能与鳞状细胞癌相似。活检标本中常见肉芽肿特征和化脓性反应（脓性肉芽肿性炎症），也可见到慢性炎症细胞。

暗色丝孢霉病是一个涵盖性术语，指由真菌引起的一组不同类型的疾病，从浅部感染到深层感染。然而，最常见的疾病发生在皮肤和皮下组织，表现为无痛的皮下结节（图 6.66）。疾病也可能发生在大脑、骨骼或其他部位，并在全身播散，这取决于人的免疫状态（参见"中枢神经系统感染"）。大多数情况下，接种是引起暗色丝孢霉病的诱因，但系统性和播散性疾病的感染途径在许多情况下仍然未知[1022]。活检标本显示囊性肉芽肿，或更不常见的肉芽肿性炎症[115]。暗色的菌丝元素提供了诊断暗色真菌的线索。表 6.52 显示了皮下感染的主要流行病学特征和诊断方法。

皮肤孢子丝菌病，或玫瑰园丁病，是由于外伤性接种申克孢子丝菌到皮肤。黏膜和淋巴结受累且可伴随皮肤病变（有关孢子丝菌病的更多详情，请参见"呼吸道感染"中有关双相型真菌的信息）。具体如下。

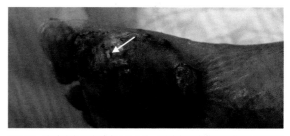

图6.66 皮肤暗色丝孢霉病（此处为一种类似于真菌性足菌肿的皮下脓肿）。脓液通过瘘管排出（箭头所示）；不产生真菌颗粒（与真菌性足菌肿不同）。（图片由 Service de Parasitologie-Mycologie, Hôpital Universitaire Pitié-Salpêtrière, Paris, France 提供）

表6.52 暗色真菌引起的皮下真菌感染

特 点	真菌性足菌肿	着色芽生菌病	皮肤暗色丝孢霉病
常见病原体	• 最常见的原因：足马杜拉分支菌、足菌肿马杜拉菌、尖端赛多孢子菌[832] • 非暗色真菌，包括透明霉菌	• 着色芽生菌和卡氏枝孢瓶霉是全球最常见的原因[1026,1027] • 疣状瓶霉 • 播水喙枝孢	• 暗色霉菌，包括链格孢属、皮炎外瓶霉、甄氏外瓶霉复合体、突脐蠕孢属、平脐蠕孢属、弯孢属
临床表现	• 皮肤和皮下组织的慢性进行性肉芽肿感染；最常累及下肢（通常是脚） • 局部肿胀、皮下组织窦道、引流颗粒或颗粒样物，以上 3 项构成临床诊断	• 肢体丘疹或疣状物，通常在下肢，随时间进展范围扩大 • 生长可能呈结节状、疣状或斑块状[1021]	• 无痛性皮下结节
宿主、传播和危险因素	• 在潮湿的热带和亚热带环境中普遍存在[40] • 在南美、印度、非洲东部常见[144] • 感染可能发生在创伤后，将真菌引入皮肤 • 免疫功能正常宿主主要受到影响	• 在潮湿的热带和亚热带环境中普遍存在 • 拉丁美洲（委内瑞拉、巴西、中美洲、墨西哥）；非洲（马达加斯加、南非）；亚洲，包括印度[1028] • 创伤性接种是一种感染途径 • 主要为免疫功能正常人群[1025]	• 全球 • 创伤性接种为感染途径

（续表）

特　点	真菌性足菌肿	着色芽生菌病	皮肤暗色丝孢霉病
并发症	· 可累及邻近区域如骨头、肌肉或筋膜 · 可继发细菌性感染	· 慢性病灶可继发细菌感染	· 皮肤和皮下部位可以发生继发性细菌感染 · 播散，尤其发生于免疫受损患者[1029]
诊断	· 从病变处排出的颗粒可以用显微镜检查，以证明引起疾病的真菌性质和（或）进行培养[1023] · 由于从排出物中获取真菌是困难的，活检可能有助于提供可培养的颗粒物质[832,1023] · 培养：大多数暗色真菌在 2 周内生长	· 病灶刮片在 KOH 湿贴制剂上可显示出典型砖格状细胞 · 病理：在脓性肉芽肿性活检标本中见到黑色砖格状细胞；角化过度和假性上皮瘤样增生 · 培养为确诊方式	· 组织病理学显示真皮层囊性肉芽肿（有丝分裂囊肿），偶尔仅有肉芽肿性炎症 · 活检组织中见到暗色真菌成分，不一定在 H&E 染色中见到黑色素 · 培养为确诊方式
治疗	· 手术联合抗真菌治疗，通常为唑类抗真菌药物 · 在低收入地区和晚期病例，可能需要截肢；解决与该病相关的羞耻感需要医疗和社会大力支持[832]	· 长疗程抗真菌治疗、手术或联合[1030]	· 没有标准化的治疗（表 6.3） · 特定的唑类药物已被成功使用[68]

记忆要点 头发、皮肤、皮下组织和指甲的真菌感染

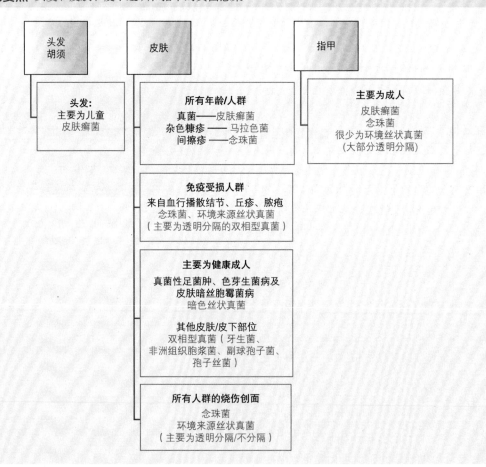

皮肤病的罕见病因包括亚热带的蛙粪霉病和可在世界范围内发生的原藻病。由蛙粪霉引起的虫霉病导致手臂、躯干和臀部的皮下结节，可溃烂。原藻病是皮肤和皮下组织的一种藻类感染，也可感染深层器官（参见"小孢子虫病和罕见感染"）。

小孢子虫病和罕见感染

■ 小孢子虫

小孢子虫在近期被归为原生生物，但分子研究已经把它们放在真菌中。除了拥有已知的最小真核基因组，它们还具有微生物间独特的结构极性管，极性管在感染过程中起着关键作用。该管在小孢子虫的孢子内呈长的盘绕结构（图6.67），通过挤压该管并将孢子内容物注入细胞质来感染宿主细胞[1032]。小孢子虫具有世界性的分布，在饮用水和休闲娱乐场所用水中被发现，并感染昆虫、鱼类、鸟类和哺乳动物[1033]。有些物种具有人畜共患病的潜力[1032, 1034]。人们对小孢子虫的传播知之甚少，但可通过小孢子虫排出的粪便和尿液感染胃肠道和尿路，可能通过水或食物经粪口途径传播[1035]。吸入也被认为是一种传播途径[1036, 1037]，有证据表明也可发生人与人之间的传播[1032]。血清学调查表明，暴露于小孢子虫是常见的[1038]，因此大多数感染存在亚临床状态或未被诊断也是可能的。分子研究显示，40%以上无症状非HIV感染者的粪便标本中存在小孢子虫，这进一步证实了这一点[1034]。

小孢子虫通常是机会性感染病原体，在免疫缺陷患者中引起局部或播散性感染，主要为HIV感染者和器官移植受者（表6.53）。然而，一些物种越来越多地被认为是免疫功能正常人群，特别是儿童、老人和旅行者腹泻的原因。已报道的物种超过1 500种[1039]，但在人类感染中仅报道了14个物种，主要累及胃肠道和眼部，较少感染其他器官[1033, 1037, 1040]。比氏肠孢子虫和肠道小孢子虫是人类最常检测到的小孢子虫[1032]。人类明显频繁暴露于小孢子虫（或常见的潜在感染）及其引起严重感染的能力表明，对于慢性腹泻中不明原因的系统症状进行鉴别诊断时应考虑小孢子虫感染[1041, 1042]。对粪便、尿液和呼吸道标本进行初次检测是合适的[1041, 1042]。

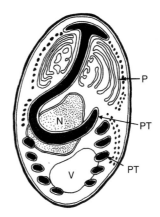

图6.67 比氏肠小孢子虫表现为极性管（PT）和它的线圈，极质体（P）有助于管道的挤压。N，核心；V，水疱。（经 Elsevier 许可，引自 Hilmarsdottir I, Desportes-Livage I, Datry A, Gentilini M. Morphogenesis of the polaroplast in *Enterocytozoon bieneusi* Desportes et al., 1985, a microsporidan parasite of HIV infected patients. *Eur J Protistol* 1993; 29: 88−97）

表6.53 小孢子虫感染

特 点	肠道感染	眼部感染	播散性感染
病原体	· 比氏肠小孢子虫 · 肠道小孢子虫[165, 1033] · 兔脑炎小孢子虫在无症状人群中为主要病原体[1034]	· 小孢子虫 · 海伦脑炎小孢子虫和兔脑炎小孢子虫 · 微孢子虫（*Microsporidium*） · 微孢子虫（*Nosema*） · 气管普小孢子虫 · 条纹小孢子虫[1032, 1033, 1037, 1044]	· 小孢子虫 · 兔脑炎小孢子虫、小肠小孢子虫和海伦脑炎小孢子虫 · 具褶小孢子虫 · 气管普小孢子虫[1037]
被感染的气管	· 小肠和胆管上皮[165]	· 最常见的是浅表角膜和结膜层；很少累及更深的角膜层（基质）[165, 1033]	· 脑炎小孢子虫属主要为播散性感染 · 其余属，主要累及横纹肌[1032, 1037]
临床表现	· IC患者慢性非发热性腹泻和消瘦伴/不伴胆管炎和其他人群3～6周自限性腹泻[165, 1033, 1044]	· 浅表性角膜结膜炎：红眼和异物感，常伴有尿路和支气管感染 · 角膜基质感染：红眼、疼痛和视力下降[1044]	脑炎、鼻窦炎、肺炎、肾炎、膀胱炎、肝炎、腹膜炎、肌炎[1037]
人群	· IC患者，主要为HIV感染患者和器官移植受者 · 非IC患者，尤其是幼儿、老人和旅行者[165, 1033]	· IC患者 · 非IC患者，有隐形眼镜使用史，长期局部使用激素，暴露于污水或外伤[1044]	通常为IC患者[1032, 1041]

（续表）

特 点	肠 道 感 染	眼 部 感 染	播 散 性 感 染
诊断	• 显微镜检查（染色后）*粪便、尿液、呼吸道标本、角膜和结膜刮片或活检标本，内脏或肌肉的组织标本 • 需要时用 PCR 技术进行 DNA 检测[165,1039]		
治疗	• 对比氏肠小孢子虫使用烟曲霉素；对肠道小孢子虫感染使用阿苯达唑[79]	• 局部烟曲霉素[79,1044]	• 阿苯达唑或伊曲康唑[79]
流行状况	• 2%～50%HIV 感染患者有胃肠道症状[1032]	• 不清楚	• 超过 20% 肾移植受者在尿液中可以检测到[1042]
结果	• IC 患者消瘦可导致死亡[165]	• 浅表感染通常自行好转或治疗后好转，但基质感染可能需要角膜移植（如角膜深层）[1044]	• 播散性感染可致死[1041]

注：* 显微镜检查包括适当时细胞学和组织病理学检查。IC，免疫功能受损

小孢子虫是细胞内专性生物，不能在人工培养基上培养[1043]，其体积小，缺乏常用染色剂对其进行染色，使诊断更加复杂。因此，临床标本的检测依赖于特殊染色（参见"显微镜和培养"中有关染色的信息）和分子方法[1037,1039]。

■ **少见真菌和真菌样病原体**

许多罕见的感染，影响皮肤、呼吸道和深层器官，是由可培养的和不可培养的真菌和真菌样病原体引起的。所涉及的真菌是虫霉目、伊蒙菌和洛博芽生菌，真菌样病原体包括无绿藻、谲诈腐霉菌和西伯鼻孢子菌。感染患病率还不完全清楚，而且每一个病例的报道最多只有几百例。根据病原体的不同，感染可发生在免疫缺陷患者身上，或发生在热带或亚热带地区从事农业或与水相关活动的健康人身上。表 6.54～表 6.57 显示了这些真菌和真菌样病原体的主要特征。

表6.54　罕见真菌感染：皮下和鼻面部虫霉科

特 点	蛙 粪 霉[576]	耳 霉[576,1045,1047]
疾病	• 皮下虫霉病（蛙粪霉病）	• 鼻耳部虫霉病（耳霉病）
病原体	• 虫霉目	• 虫霉目
疾病的地理分布	• 撒哈拉以南非洲的热带和亚热带地区，特别是乌干达、南亚和东南亚及美国南部	• 主要是潮湿的热带森林地区，大多数病例报道在西非 • 其他许多地方的散发病例
栖息地	• 腐烂的植被、昆虫和爬行动物、两栖动物和哺乳动物的粪便	• 土壤和植物碎屑
传播	• 可能是受到污染的土壤、植被和昆虫叮咬造成的创伤性接种 • 很可能吸入	吸入或创伤性地将孢子植入鼻腔
危险因素	• 未定义 • 臀部病变与如厕后使用受污染的"马桶叶片"进行皮肤清洁有关 • 通常在 10 岁以下儿童中见到	• 农业和户外活动
临床表现	• 慢性皮下感染会产生一个膨胀的结节，并可发生溃疡 • 主要见于手臂、躯干和臀部 • 极少报道深部感染	• 鼻腔内感染，传播到副鼻窦、面部和口腔 • 很少见到播散性感染
病原体培养	• 可以	• 可以
诊断	• 感染组织的显微镜检查*和培养 • 抗体检测	• 对感染组织进行显微镜检查和培养（通常为阴性）
临床样本中见到病原体	• 宽的菌丝比耳霉属和毛霉目有更多的隔膜 • 真菌染色不良	• 宽稀疏的分隔菌丝
治疗	• 抗真菌药物，碘化钾和甲氧苄啶-磺胺甲噁唑 • 一些病例通过手术清除可能有效	• 抗真菌药物和甲氧苄啶-磺胺甲噁唑 • 可进行外科手术
预后和死亡	• 进展缓慢 • 有自愈的病例报道	• 通常改善或治愈 • 有病例描述免疫受损患者感染后死亡

注：* 对新鲜标本进行显微镜检查（通常在染色后）和（或）需要时组织学检查

表6.55 罕见的真菌感染：大孢子菌病、伊蒙菌病和洛博芽生菌病

特 点	伊 蒙 菌 [1048-1050]	洛博芽生菌 [1051-1053]
疾病	· 无丝酵母菌病是一种由小伊蒙菌和新月伊蒙菌引起的自限性肺部感染 · 免疫抑制患者播散性伊蒙菌感染是由其他种引起的	· 真皮洛博芽生菌病
病原体	· 热双相型真菌（与芽生菌和组织胞浆菌相关） · 25℃为菌丝相 · 人体组织培养 37～40℃时 AS 中大的非复制的脂肪孢子和 DEI 中可复制的酵母样细胞	· 瓜甲团囊菌目，与巴西副球孢子菌相关
疾病的地理分布	· 全球散发病例；最近南非报道病例增多，可能与丝状真菌鉴定模式改善有关	· 拉丁美洲温暖湿润的森林地区，大多数病例发生在亚马孙河流域
栖息地	· 土壤	· 土壤、植被及水体
传播	· 吸入空气中的分生孢子	· 创伤性皮肤植入术 · 海豚的人畜共患病传播仍存在争议
危险因素	· 暴露于土壤或灰尘 · HIV/AIDS 及其他免疫抑制状态易患 EDI	· 森林活动，如割胶、采矿
临床表现	· AS 表现为无症状感染至严重的肺炎 · DEI 在大部分患者中表现为皮肤损伤，并通常在肺部和其他脏器中出现症状	· 真皮的慢性肉芽肿反应产生瘢痕疙瘩样病变 · 耳郭、四肢和其他暴露部位均可见 · 病变无痛但可瘙痒
病原体可培养性	· 是（虽然很少来自 AS） · 需要分子手段进行鉴定	· 否
诊断	· 对感染组织进行显微镜检查*和培养（AS 为肺部，DEI 为皮肤、血流、骨髓和其他）	· 对病变部位刮片进行显微镜检查*
临床标本中的病原体	· AS 为厚壁孢子（40～500 µm） · DEI 患者中酵母样细胞（2～7 µm）类似于芽生菌和组织浆酵母细胞	· 出芽酵母样细胞 6～12 µm，单个或像串珠一样成链状
治疗	· 对于 AS 患者，抗真菌治疗尚不确定，在 DEI 患者中，建议抗真菌治疗	· 手术切除 · 手术后使用伊曲康唑可部分预防复发
预后和死亡	· AS 大部分患者自愈，DEI 50% 患者死亡	· 泊沙康唑可治愈疾病 · 数十年来进展缓慢未有死亡报道 · 可能发生通过淋巴系统扩散至局部淋巴结 · 病变进展可发生癌变

注：* 新鲜组织显微镜检查（通常为染色后），需要时可进行细胞学或组织学检查。AS，大孢子菌病；DEI，播散性伊蒙菌感染

表6.56 世界范围内分布的稀有真菌样病原体：无绿藻种

特 点	无绿藻种 [1054, 1055]
疾病	· 皮肤和深部组织无绿藻病
病原体	· 无绿藻
疾病地区分布	· 全球
栖息地	· 自然界各处：植被、水源、动物 · 食品 · 人类皮肤、呼吸道和胃肠道定植
传播	· 暴露：可能是通过接触来自自然界的病原体或创伤性接种（通过损伤或外科手术） · 来自内源性共生微生物群
危险因素	· 与多种免疫抑制状态如糖皮质激素使用、糖尿病、恶性肿瘤相关的皮肤和系统性感染 · 创伤之后发生鹰嘴突滑囊炎

（续表）

特　点	无绿藻种 [1054, 1055]
临床表现	· 多种表现的慢性皮肤感染；通常为局部 · 累及真皮、腹部和血流的系统性感染 · 鹰嘴突滑囊炎
病原体可培养	· 是
诊断	· 感染组织进行显微镜检查*：湿片和真菌染色 · 在 25～37℃的无环己酰亚胺培养基上培养 72 h，产生酵母样菌落
临床标本中见到病原体	· 组织和培养形态：单细胞孢子囊 8～27 μm，有或无内孢子
治疗	· 抗真菌药物，主要为两性霉素 B · 需要时可进行手术切除
预后和死亡	· 除偶尔皮肤感染外，未观察到自发缓解 · 归因死亡率：2%

注：* 新鲜标本显微镜检查（常为染色以后）和（或）需要时组织学检查

表6.57　热带气候中罕见的类真菌样病原体：谲诈腐霉菌和西伯鼻孢子菌

特　点	谲诈腐霉菌 [1056-1058]	西伯鼻孢子菌 [123, 1059-1062]
疾病	· 谲诈腐霉菌病通常是一种血管和眼部疾病；皮下或播散性感染不常见	· 西伯鼻孢子菌病，一种鼻咽黏膜肉芽肿性疾病
病原体	· 卵菌，一种原藻界中的假真菌。在水中产生游动孢子，在组织中产生菌丝，在培养中产生丝状真菌样菌落	· 可能属于介菌纲（在系统进华树上位于真菌和动物之间）
疾病的地域分布	· 主要是热带和亚热带地区：东南亚（特别是泰国）、澳大利亚、新西兰、拉丁美洲、北美（主要是海湾沿岸国家）	· 热带气候 · 印度和斯里兰卡流行
栖息地	· 湖泊、湿地等地表淡水	· 湖水
传播	· 水中活动的游动孢子通过破损的皮肤或黏膜进入体内	· 孢子可能通过空气或水进入受损上皮
危险因素	· 与水有关的农业或休闲活动 · 珠蛋白生成障碍性贫血易引起眼外感染	· 与农业和水的相关活动
临床表现	· 血管：动脉功能不全或闭塞 · 眼部：角膜溃疡或角膜炎 · 皮下：结节或溃疡 · 播散性：胃肠道、中枢神经系统或其他器官的表现	· 鼻 / 鼻咽或眼部息肉样血管肿块 · 鼻漏、鼻出血和鼻阻塞 · 有时局部扩散到邻近器官 · 很少播散性感染
可培养病原体	· 是	· 否
诊断	· 对感染组织进行显微镜检查*，使用湿片或真菌染色 · 在 37℃无环己酰亚胺培养基上培养 72 h，有白灰色菌丝生长 · 如有，可进行抗体或 DNA 检测	· 对感染组织进行显微镜检查*，使用 10%～30% KOH 对湿片和真菌染色进行消化
临床标本中见到病原体	· 类似于毛霉和虫霉菌的宽而稀疏的有间隔的菌丝 · 未被苏木精和伊红染色	· 圆形、厚壁和含内孢子的结构（12 μm 至 ≥ 300 μm），类似粗球孢子菌，但黏蛋白卡红染色阳性
治疗	· 主要手术切除 · 抗真菌药物治疗效果有限 · 疫苗免疫治疗可能有助于某些患者的治愈	· 外科手术切除 · 氨苯砜可能在术后有促进恢复和防止传播的作用
预后和死亡	· 通常需要截肢或眼球摘除 · 播散性感染是致命的	· 通常治愈 · 有报道致命的播散性感染

注：* 新鲜标本进行显微镜检查（常在染色之后）和（或）需要时组织学检查

（侯欣　宋营改　吴华　马艳　李娜　张尧　苏逸译）

第7章 · 寄生虫学

Esther Babady, Bobbi S. Pritt

背景

寄生虫是全球致人类发病和死亡的重要原因。其包括多种单细胞真核生物（原虫）、多细胞蠕虫和节肢动物。它们生活在人体内或人体体表，可导致轻度至重度甚至危及生命的疾病。虽然许多寄生虫主要感染世界热带和亚热带地区的贫困个体，但也有一些寄生虫在世界温带地区引起感染，包括那些生活在资源丰富、富裕国家的人。近几十年来，由于人类、动物和食物能够在全球范围内快速、广泛地移动，以及免疫功能受损和面临严重疾病风险的个体数量增加，寄生虫学的研究已经变得越来越重要。

内容

本章概述了人类寄生虫学和鉴别各种标本中重要寄生虫的一般性实验室方法。传统的和最先进的诊断方法，包括光学显微镜镜检、血清学、抗原检测和核酸扩增试验。对血液和粪便的检查给予了特别的关注，因为这些是临床实验室中检测寄生虫最常用的标本。最重要的人类寄生虫单独讨论，重点是准确诊断和处置感染所需的基本临床和生物学信息。寄生虫的种类包括血液和组织原虫、肠道原虫、肠道蠕虫、组织蠕虫和医学上重要的节肢动物。

引 言

寄生虫学是最古老的医学领域之一[1]。因为许多寄生虫肉眼可以观察到，所以它们比大多数细菌和病毒被"欣赏"和研究的时间更长，而且几乎在每种文化的书面记录中都能找到对寄生虫的描述，包括古埃及著名的埃伯纸莎草[1]。尽管医学取得了进步，但寄生虫今天仍在全球范围内造成重大的疾病负担。2015年，仅疟疾就造成43.8万人死亡[2]，数百万人死于阿米巴病、血吸虫病、类圆线虫病、利什曼病、蛔虫病、非洲锥虫病和恰加斯病（表7.1）。许多寄生虫感染是被忽视的热带疾病（NTD），因为它们在热带地区、亚热带地区不成比例地影响贫困人口[3]。美国CDC也确定了5种被忽视的寄生虫感染（NPI）：弓浆虫病、恰加斯病、弓蛔虫病、滴虫病和囊虫病；这些是美国居民的重大公共卫生问题[4]，因此强调寄生虫不局限于热带环境。人类、动物和食物在世界各地的快速移动，也有助于寄生虫病的传播。因此，临床医师和实验室人员必须具备相应能力，来识别和治疗他们所服务患者的寄生虫感染。

据报道，近400种蠕虫、原虫和节肢动物寄生于人类，包括一些非常罕见的"意外"感染[1]。感染人类最常见的寄生虫列于表7.2～表7.4。并不是所有的寄生虫都被认为是病原体，有些寄生虫只存在于宿主体内，或主要作为共生体存在。临床感染的严重程度往往取决于宿主的免疫状态（表7.5）[5]，免疫缺陷、新生儿、老年人、无脾的个体，寄生虫感染和出现并发症的风险增加。人类通过各种非特异性的先天的和适应性的免疫机制来保护自己免受寄生虫感染，包括黏膜屏障、细胞介导的防御、体液介导的防御。一般来说，蠕虫会诱导嗜酸性粒细胞增加，而原虫不会[6,7]。

本章概述了人体寄生虫学和一般实验室方法，用于确定人体标本中具有临床重要性的寄生虫。读者可参考一些优秀的教材、图谱，以更广泛地了解特定的寄生虫[8-14]。

表7.1　寄生虫感染流行情况估计

疾病（寄生虫）	估计受感染个体的数量 *	估计每年死亡人数
原虫感染		
非洲锥虫病（布氏锥虫）[†]	每年新病例 3 万	未知
阿米巴病（溶组织内阿米巴）	占世界人口的 1%（7 000 万）；有症状病例每年 3 400 万～5 000 万	未知
蛔虫病（似蚓蛔线虫）	每年新病例 1 230 万	未知
恰加斯病（克氏锥虫）[†]	800 万	1 万
食源性肠道原虫	每年新病例 6 720 万	未知
贾第鞭毛虫病（十二指肠贾第鞭毛虫）[‡]	每年新病例 250 万	未知
利什曼病，内脏[†]	30 万	2 万
利什曼病，皮肤[†]	100 万	未知
疟疾（疟原虫属）	每年新病例 2.14 亿	43.8 万
蠕虫感染		
绦虫病	6 500 万	未知
食源性吸虫病（主要是支睾吸虫属、后睾吸虫属、片吸虫属、并殖吸虫属）[†]	5 600 万	> 7 000
淋巴丝虫病（班氏吴策丝虫、布氏丝虫属）[†]	4 000 万	未知
血吸虫病（血吸虫属）[†]	2.4 亿	在撒哈拉以南非洲地区 > 20 万
土壤传播的蠕虫病（主要是似蚓蛔线虫、毛首鞭形线虫、钩虫，也包括粪类圆线虫）[†]	15 亿	未知
节肢动物侵染		
疥疮	> 1.3 亿	未知

注：* 除另有说明外，提供了流行病学数据。[†]WHO 将其列为被忽视的热带病[3]。[‡] 也称为小肠贾第鞭毛虫和蓝氏贾第鞭毛虫。（本表修改自：Fritsche TR，Pritt BS. Medical parasitology. In: *Henry's Clinical Diagnosis and Management by Laboratory Methods.* 23rd ed. Philadelphia: Elsevier; 2016.）

表7.2　人体寄生虫分类 *

分　类	具体的寄生虫
超群：叶足虫	
肠道阿米巴	微小内蜒阿米巴、内阿米巴属、布氏嗜碘阿米巴
自由生活阿米巴	棘阿米巴属、狒狒巴拉姆希阿米巴
超群：古虫	
肠道鞭毛虫	迈氏唇鞭毛虫、人肠滴虫、十二指肠贾第鞭毛虫[†]、人五毛滴虫、肠内滴虫
泌尿生殖道鞭毛虫	阴道毛滴虫
自由生活阿米巴	福氏耐格里阿米巴
超群（不等鞭毛虫-囊泡虫-有孔虫）	
不等鞭毛虫	人芽囊原虫
顶复体	
血孢子虫目	疟原虫属
梨浆虫目	巴贝虫属
球孢子虫	冈地弓浆虫、卡叶环孢子虫、贝氏囊同孢子虫（等孢子虫属）、肌孢子虫属
簇虫	隐孢子虫属

（续表）

分　类	具体的寄生虫
纤毛虫	结肠小袋绦虫
泛植物界超群	
动基体、血鞭毛虫	利什曼原虫属、布氏锥虫、克氏锥虫
超群：后鞭毛虫	
真菌（核菌）	微孢子菌（几个属）、耶氏肺孢子菌[‡]
蠕虫	
线虫纲（蛔虫）	肠道线虫、丝状线虫、人畜共患线虫（表7.3）
绦虫纲（绦虫）	肠道和组织绦虫（表7.3）
吸虫纲（吸虫）	肠道、肝脏、肺和血液吸虫（表7.3）
棘头虫门（棘头虫）	表7.3
节肢动物	表7.4
其他	西伯鼻孢子菌

注：[*] 按《真核生物修订分类》进行的寄生虫分群[16]，每个超群下面有常用的传统的或描述性的分群。[†] 也称为小肠贾第鞭毛虫和蓝氏贾第鞭毛虫。[‡] 微孢子菌和肺孢菌是真菌，按传统进行寄生虫分群，仍可在寄生虫学实验室进行检测。
译者按：阿米巴在历史上用于称呼单细胞原虫。近期分类是 2005 年将阿米巴属归为叶足虫的变形虫纲。有观点认为，从常用意义上来说，阿米巴已经成为变形虫的等价词

表7.3　医学上重要的蠕虫分类

分　类	常　见　示　例
线虫纲（蛔虫）	
肠道线虫	十二指肠钩虫、似蚓蛔线虫、菲律宾毛细线虫、蠕形住肠蛲虫、美洲板口线虫、粪类圆线虫、毛首鞭形线虫
丝状线虫	布氏丝虫属、恶丝虫属、罗亚罗亚丝虫、曼氏线虫属、旋盘尾丝虫、班氏吴策丝虫
人畜共患线虫	异尖线虫属、浣熊贝里斯虫、分伪地新线虫、弓蛔虫属、旋毛虫属
绦虫纲（绦虫）	
肠道绦虫	裂头绦虫属、犬复孔绦虫、微小膜壳绦虫、长膜壳绦虫、带绦虫属
组织绦虫	棘球绦虫、猪带绦虫（猪囊虫病）、其他带绦虫属（多头蚴）、迭宫绦虫属（裂头蚴病）
吸虫纲（吸虫）	
肠道吸虫	布氏姜片吸虫、异形异形吸虫、横川后殖吸虫
肝部吸虫	华支睾吸虫、肝片吸虫、后睾吸虫属
肺部吸虫	并殖吸虫属
血里吸虫	血吸虫属
棘头虫门（棘头虫）	念珠念珠棘虫、猪巨吻棘头虫

表7.4　医学上重要的节肢动物分类

分　类	常　见　示　例
六足纲（昆虫）	虱、跳蚤、臭虫、吻虫、甲虫、蜇蜜蜂、黄蜂、蚂蚁、沙蝇、蚊、蠓、黑蝇
蛛形纲（蛛形类）	硬蜱、软蜱、螨虫、蜘蛛、蝎
倍足纲（千足类）	几种有毒素的种
唇足纲（蜈蚣）	几种有毒液的种
甲壳亚门（甲壳纲）	桡足类、舌形虫（舌虫）、蟹 / 小龙虾

注：本表修改自：Fritsche TR, Pritt BS. Medical parasitology. In: *Henry's Clinical Diagnosis and Management by Laboratory Methods.* 23rd ed. Philadelphia: Elsevier; 2016.

表7.5 免疫受损宿主的寄生虫感染

寄生虫	临床状态	
	免疫功能正常的宿主	免疫功能受损的宿主
棘阿米巴属、狒狒巴拉姆希阿米巴	阿米巴角膜炎，通常是隐形眼镜佩戴者。累及中枢神经系统罕见。对治疗有反应，但角膜感染可能需要移植。如果不完全切除，感染可能复发	患阿米巴角膜炎的风险相同。可能累及皮肤、肺和中枢神经系统［肉芽肿性阿米巴脑炎（GAE）］。GAE是亚急性到慢性感染，几乎总是致命的
巴贝虫属	无症状或自限性发热疾病，对治疗有反应	广泛溶血，寄生虫载量高，死亡（特别是无脾者）；延长治疗时间（＞3个月），可能需要换血
隐孢子虫属	自限性水样腹泻，对治疗有反应	长期严重水样腹泻（损失可达17 L/d）；偶尔播散至胆道和呼吸道；免疫受损时治疗困难
卡叶环孢子虫	自限性水样腹泻，对治疗有反应	长期严重腹泻，对治疗有反应
贝氏囊同孢子虫	自限性水样腹泻，对治疗有反应	长期严重腹泻，偶尔播散至区域淋巴结，对治疗有反应
溶组织内阿米巴	大多数感染是无症状的。表现可能包括结肠炎、痢疾、阿米巴肿、播散性感染（即阿米巴肝脓肿）。对治疗有反应	严重临床表现的风险高，对治疗有反应
十二指肠贾第鞭毛虫 *	大多数感染是无症状的。表现可能包括自限性水样腹泻伴吸收不良、慢性疲劳综合征、反应性关节炎、过敏。对治疗有反应，但是慢性症状可能会持续	严重临床表现的风险高，包括持续性水样腹泻伴吸收不良；对治疗有反应
利什曼原虫属	许多感染是无症状的。皮肤、黏膜、内脏型感染。皮肤、内脏型感染对治疗有反应。但黏膜疾病可能对治疗反应弱	严重临床表现的风险高，包括进展为内脏疾病和黏膜利什曼病。皮肤型对治疗有反应。但内脏型和黏膜型可能对治疗反应弱；治疗后复发的风险高
微孢子菌属	自限性水样腹泻。脑炎微孢子菌属对治疗有反应。比氏肠微孢子菌可能对治疗反应弱	最常见的表现：长期严重水样腹泻。可能累及广泛的多系统。播散性感染可能致命。免疫受损时一些种难以治疗
疟原虫属	根据感染的种类，感染范围从无症状到严重和危及生命不等。对治疗有反应	严重临床表现的风险高，对治疗有反应
Sarcoptes scabei	许多感染是无症状的。累及局部的轻到中度的瘙痒。对局部治疗有反应	累及广泛的硬皮疥疮（挪威病），结痂，小虫浓度高。传染性强；继发性细菌感染常见；往往难以治疗；推荐局部和口服药物
粪类圆线虫	许多感染是无症状的。表现包括吕弗勒综合征（急性感染）、腹痛、腹泻。自体感染（auto-infection）导致感染会持续几十年。对治疗有反应	超感染综合征，严重结肠炎，腹膜炎，肺炎，呼吸衰竭，播散性疾病，革兰阴性菌脓毒症或脑膜炎；不治疗会致死；对治疗有反应
冈地弓浆虫	许多感染是无症状的，或自限性的单核细胞增多症样疾病，伴淋巴结病。妊娠期感染时有垂直传播的风险。对治疗有反应	急性或再激活的活动性感染，常累及中枢神经系统。也会引起肺炎、脉络膜视网膜炎、肝炎；不治疗会致死；对治疗有反应
克氏锥虫属	可能是急性、中间性和慢性阶段。初始感染数年后，慢性形式可能导致心肌病、巨结肠、巨食管。急性、有时候中间性阶段，对治疗有反应。对慢性疾病的不可逆表现，需要支持性处理	进展到慢性阶段更快；与免疫功能正常的患者结局类似

注：* 也称为小肠贾第鞭毛虫和蓝氏贾第鞭毛虫。本表修改自：Fritsche TR, Pritt BS. Medical parasitology. In: *Henry's Clinical Diagnosis and Management by Laboratory Methods.* 23rd ed. Philadelphia: Elsevier; 2016. 以 及 Theel ES, Pritt BS. Parasites. In: Hayden RT, editor. *Diagnostic Microbiology of the Immunocompromised Host.* 2nd ed. Washington, DC: ASM Press; 2016.

寄生虫分类与分类学

　　传统的分类模式将寄生虫分为两界：动物界（蠕虫）和原虫界。它们进一步分为门、纲、目和科等群。尽管这种分类模式为大多数人所熟悉，但它是基于某种主观的形态学、生态学和生理学标准，并不能可靠地解释每一组生物之间的系统发育相关性。最近，包括全基因组测序在内的生物化学和分子分析支持建立一种新的基于层次等级（一级目、二级目等）的分类方案[15, 16]。在这个系统中，人类寄生虫被分为五簇，称为超群（supergroup）：叶足虫、Archaeplastida、古虫、Sar、后鞭毛虫。虽然这个新系统看似复杂，但仍保留了许多熟悉的分群（如内阿米巴科、Apicomplexa）以方便交流。表7.2～表7.4反映了这种新的分类系统和熟悉的分群。为了简单起见，我们保留了原虫一词来指代感染人类的各种单细胞的真核寄生虫。

实验室诊断方法

寄生虫感染的诊断有多种实验室方法[8]。显微镜镜检仍然是许多寄生虫检测和鉴定的金标准，可以在临床标本中直接看到许多不同的生物体。对特定的寄生虫，可以检测寄生虫的抗原或核酸，而且相比于显微镜镜检，通常会有更高的敏感性、特异性。血清学检测对不易取样的组织寄生虫最有用，而对局限于胃肠道的寄生虫则用处不大。最后，对特定寄生虫有培养方法，但通常主要在专门的参考中心和研究机构应用。血液和粪便构成了提交寄生虫学评估的标本主体，但其实，寄生虫几乎可以累及任何器官。因此，临床实验室应准备接收和检查各种关于寄生虫的其他标本，包括尿液、痰液、皮肤刮片、抽吸物和组织活检。

显微镜检查

血液标本

原虫类和蠕虫类寄生虫都可以在血液中找到。原虫的主要病原体是疟疾（疟原虫属）、巴贝虫病（巴贝虫属）、恰加斯病（克氏锥虫）和非洲锥虫病（布氏锥虫）的病原体，而蠕虫类寄生虫是丝虫、班氏吴策丝虫、曼氏线虫属、布氏丝虫属和罗亚罗亚虫。所有这些寄生虫都可以用传统的薄或厚的血膜片来检测，而浓缩技术提高了细胞外寄生虫的敏感性[8]。不固定的（湿的）血液制片也可以检查是否存在活动的锥虫和微丝蚴[17]。所有标本应认为具有潜在传染性，并使用标准预防措施[17]。

厚和薄血膜片·厚和薄血膜片是检测血寄生虫的最常用的制备[17]。可以通过静脉穿刺、用手指或耳垂穿刺获得血液，然后涂在干净、无油脂的玻璃显微镜载玻片上。如果采用后一种采集方法，则在采集标本之前，必须允许血液从穿刺部位自由地流出，以防止标本被组织液或酒精消毒剂污染。理想情况下，取血后应立即在床边制片。但是，如果在制片前必须将血液送到实验室，则应使用乙二胺四乙酸（EDTA）作为抗凝剂进行采集。采集后尽快制片是很重要的，因为长时间暴露于 EDTA 会导致寄生虫形态的扭曲，尤其是疟原虫属。

用与血液学检查相同的方法制备薄的血膜片，形成一层完整的、几乎不重叠的薄血细胞。制作薄膜时，将一滴血（约 0.05 mL）置于载玻片一端，再用推片顺着载玻片长边扫过[17]。制备良好的薄膜，1.5～2 cm 长，有"羽状"边缘，其中红细胞和寄生虫形态处于理想状态，有利于显微镜检查[17]（图 7.1）。染色前将载玻片固定在甲醇中，使红细胞（如红细胞内有寄生虫）在染色过程中保持完整。因此，该薄膜为确定红细胞内寄生虫的种类和寄生率提供了理想的形态学依据[17]。

顾名思义，厚膜比薄膜含有更多的血液（厚膜每一个微观视野的血液量是薄膜的 16～30 倍），因此是寄生虫筛选的更灵敏的制片。图 7.1 显示宽羽状边缘的薄血膜（箭头）。之所以有可能检查较厚的血膜，是因为在染色过程中红细胞会有溶解，因此只能看到白细胞核、血小板和寄生虫（如果存在的话）[8,17]。将 1～2 滴血液滴在载玻片上，再用推片（或木棍）将血液铺成圆形膜，制成厚实的血片[17]。理想的厚膜直径应为 1.5～2 cm，厚度适中，可直接阅读印刷品小字（如新闻纸）。然后必须让血膜完全干燥，以便在染色过程中不会剥离。旧的方法建议厚膜干燥时间为 8～12 h，但也可以避免这样冗长的时间。可以在制片时，用推片的一

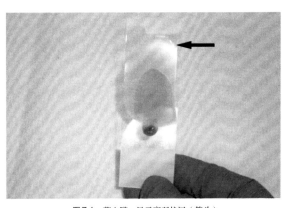

图 7.1　薄血膜，显示宽羽状尾（箭头）

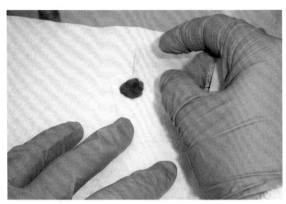

图7.2 厚血膜制片。在载片上，将血液形成 1.5～2.0 cm 直径的膜，轻轻地压，用推片的一角逐渐摊开。该方法提高了厚血膜与载玻片的黏附性，防止染色时脱落

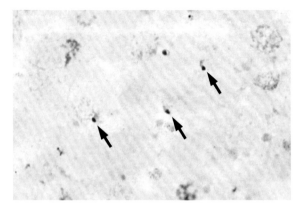

图7.3 厚血膜显示溶解的红细胞和多个早期滋养体（环）形式的恶性疟原虫（箭头）（吉姆萨染色，1 000×）。值得注意的是，每个细胞上都有一个红紫色的染色质点和蓝灰色的细胞质尾，从而将它们与豪焦（Howell-Jolly）小体和非特异性的背景区分开来。（经授权引自：Pritt BS. Protozoal infections. In: Procop GW, Pritt BS, editors. *Pathology of Infectious Diseases: A Volume in the Series: Foundations in Diagnostic Pathology*. Philadelphia: Elsevier; 2015: 610–43）

角轻轻推，从而在载片上逐渐摊开（图 7.2）。这大大提高了厚血膜与载玻片的黏附性，并允许在膜明显干燥时（30～60 min 内）立即进行染色[14, 18]。无论采用何种方法制片，重要的是不要将该片固定在甲醇中，因为这样的话染色过程中红细胞不会有效溶解。

吉姆萨（Giemsa）是厚血膜和薄血膜的首选染色剂，因为它提供了红细胞内寄生虫和血红蛋白之间的最佳对比[17]。它必须每天新鲜制作，通常用磷酸盐缓冲的蒸馏水或去离子水来稀释吉姆萨原液。可在缓冲液中加入少量 Triton X-100（5%～10%），提高生物的对比度和染色效果。缓冲液 pH 应在 7.0～7.2，以便最佳地显示寄生虫相关的胞质内包涵体，如舒夫纳点画（Schüffner's stippling）和毛雷尔裂隙（Maurer's clefts）。瑞-吉染色（Wright-giemsa）和瑞氏染色（Wright）也可以使用，但是厚膜首先必须在水中溶解，因为这些染料通常含有酒精作为固定剂[8]。这些染料的 pH 一般为 6.8，因此不会出现斑点。

应该使用低倍镜检查（即 10× 或 20× 物镜）看整个厚血膜或薄血膜，以便检测更大的血液寄生虫，如微丝蚴。在出具阴性报告之前，应该用高倍检查（100× 油浸物镜）至少看 100 个厚膜视野或 200 个薄膜视野（图 7.3 和图 7.4）[9, 17]。疟疾和巴贝虫病可能威胁生命，因此应该以急查方式进行检测[17]。由于容易使用和解释，一些实验室选择使用快速免疫层析法进行疟疾初检（参见本章后面的"免疫诊断方法"部分）。值得注意的是，这些方法

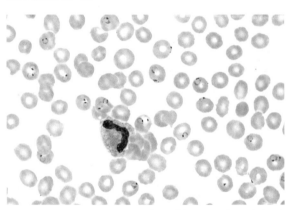

图7.4 薄血膜，显示有恶性疟原虫早期的滋养体（环）感染的红细胞。注意，一些红细胞有不止一个寄生虫，这在恶性疟原虫感染时常见（吉姆萨染色，1 000×）。（经授权引自：Pritt BS. Protozoal infections. In: Procop GW, Pritt BS, editors. *Pathology of Infectious Diseases: A Volume in the Series: Foundations in Diagnostic Pathology*. Philadelphia: Elsevier; 2015: 610–43）

不如厚薄血膜显微镜检查敏感，特别是对非恶性疟原虫感染和低寄生虫血症的情况。因此，仍应使用常规血膜方法进行确证，特别是在流行区[8]。

浓缩技术·对于较大的血液寄生虫（锥虫和微丝蚴）和感染白细胞的寄生虫（利什曼原虫），推荐采用更为灵敏的浓缩技术。一个相对简单的技术是制作和检查白细胞涂片。在这种方法中，将抗凝血离心，将更致密的红细胞从血浆中分离出来，形成中间的棕黄色层。这一层主要包含白细胞和血小板，可以提取出来，用于制备湿片（用于识别运动生物体）或用于吉姆萨染色的血膜[8, 17]。Knott 浓缩和

膜过滤技术也可用于检测微丝蚴，特别是低密度感染。与上述白细胞制片一样，Knott浓缩法使用离心技术分离较大的微丝蚴。血液首先用2%的福尔马林溶解，使微丝蚴集中沉淀[8]。沉淀物可用湿片法或染色法进行检验。膜过滤技术需要大约1 mL溶解的血液细胞，使之通过一个3～5 μm孔径的过滤器，来捕捉微丝蚴[17]。然后取下过滤器，放在显微镜载片上进行检查。

粪便标本

大多数肠道原虫和蠕虫可以通过粪便标本的显微镜检查来判断。虽然传统的显微镜检查[如虫卵和虫体检查（O&P）]很常用，但用于检测寄生虫抗原或核酸的试剂盒，提供了较新的且灵敏的针对特定寄生虫的检测，如十二指肠贾第鞭毛虫、隐孢子虫属和溶组织内阿米巴。在显微镜下可以识别的肠道原虫的阶段，包括活跃的可移动的滋养体形式及不活跃的耐受环境的包囊或卵囊形式[8]。卵是肠道蠕虫在粪便标本中最常见的形式，但幼虫是粪类圆线虫感染的主要形式[8]。也可能将各种蠕虫的成虫提交鉴定，这不太常见。为了获得最佳的敏感性，推荐浓缩法和永久染色法同时进行[8,19]。

标本的采集和处理·正确的采集和处理对粪便标本中寄生虫的最佳捕获与鉴定至关重要。对保存不良的标本或含有干扰物质（如抗生素、钡、铋、油性泻药和不可吸收性止泻药）的标本进行检查，几乎没有临床价值，应予以避免[17]。理想情况下，标本应在抗生素治疗或上述干扰物使用完成后至少7天采集。粪便标本应采集到干净的容器中（不受尿液、水或土壤污染），并在新鲜或防腐保存状态下提交实验室。表7.6列出了最常见的防腐剂及每种防腐剂可以配制的制剂类型。传统的双组分防腐剂由5%～10%缓冲福尔马林和聚乙烯醇（polyvinyl alcohol，PVA）组成。最近，不含福尔马林和汞的商用单组分专用固定剂，由于其易用性、相对缺乏毒性而越来越受欢迎[8]。需要注意的是，并非所有的防腐剂都适合用于酶免疫分析和聚合酶链式反应检测[8]。新鲜标本须尽快检验（软质或液体标本必须在30 min内，半成型标本必须在1 h内），以避免脆弱的滋养体的降解[17]。如果无法在规定时间内完成新鲜标本检验，应立即将其放入适当的防腐剂中。在一段时间内采集多个标本的患者，采集时应使用

表7.6 粪便的标准固定、检查方法

固 定 剂	检查方法	
	浓缩湿片	永久染色涂片
没有（新鲜粪便）*	是	是
5%或10%福尔马林（包括缓冲的福尔马林）	是	否
硫柳汞-碘-福尔马林（MIF）	是	是，多色IV染色
乙酰福尔马林钠（SAF）	是	是，铁苏木素染色
Schaudinn固定†	是（罕用）	是，三色或铁苏木素染色
聚乙烯醇（PVA）†	是（罕用）§	是
改良PVA	是（罕用）§	是
单组分固定‡	是	是，推荐使用专利染色剂

注：*新鲜粪便排出后须尽快检查（理想为1 h内），以免寄生虫解体死亡。†含汞，有毒，需特殊处理。‡目前商品化单组分固定剂（如ECOFIX、TOTAL-FIX、PROTO-FIX、ParaPak SVT、Parasafe、Alcorfix），可以用于上述所有检查技术。§使用PVA的浓缩技术已经有记载，但对一些寄生虫而言不是最优检测。（本表修改自：Fritsche TR, Pritt BS. Medical parasitology. In: *Henry's Clinical Diagnosis and Management by Laboratory Methods.* 23rd ed. Philadelphia: Elsevier; 2016）

防腐瓶。所有标本应认为具有潜在的传染性，并使用标准预防措施[19]。

理想情况下，应检查3个或3个以上的标本（每天采集或每隔1天采集，连续10天），以便对大多数寄生虫进行最佳检测[19]；对十二指肠贾第鞭毛虫和似蛔蚴线虫的最佳检测，必须检查至7个标本[8]。

宏观（肉眼）和微观（显微镜）检查·宏观上检查粪便标本的黏稠度（如水样、柔软、成形）和血、黏液、虫体或部分虫体的存在。标本的黏稠度可以为可能存在的生物类型提供重要线索。滋养体更常见于水样或软标本中，而包囊通常是成形标本可见的唯一阶段[19]。

然后可以选择标本的一部分进行显微镜检查，注意选择可能含有较多滋养体的带血或黏液的区域[8]。对寄生虫显微镜检测有3种制片方式：新鲜未加防腐剂的粪便直接湿片、加防腐剂浓缩粪便湿片、永久染色涂片。每种方式都有特定的局限性和优势。直接湿片是将少量粪便放在载片上，与0.85%的盐水混合制成的。然后加盖玻片，整个标本检查使用10×物镜（即100×放大倍数）。应该使用40×物镜（即400×放大倍数），检查至少1/3的盖片区域。第二种制片也可以采用类似的方法，

用 1∶5 稀释的卢戈（Lugol）碘液代替生理盐水，以增加原生滋养体和包囊的对比[8]。对新鲜未加防腐剂的标本的直接检验，主要用于检测运动的寄生虫（幼虫和滋养体），因此，在运送标本后运动寄生虫死亡并开始降解之前，必须很快进行检查[19]。由于通常情况下，保存寄生虫的形态比运动更重要，因此，如果实验室不能在规定的时间内对标本进行检查，则应放弃直接制备湿片，而应立即加防腐剂[8,19]。

新鲜或加防腐剂的粪便标本都可以浓缩制片（表 7.6）。浓缩的两种方法是沉淀法和浮选法[20]。在沉淀法，寄生虫通过离心沉降到样品底部，而浮选法中，寄生虫在高比重的溶液中漂浮到顶部[19]。大多数浓缩法还包括过滤/浓缩和脱脂步骤，以去除多余的粪便。诊断实验室最常用的人类粪便标本浓缩方法是福尔马林-乙醚/乙酸乙酯沉淀法，福尔马林为防腐剂和固定剂，乙醚或乙酸乙酯为脱脂剂[19]。通常使用商品化的浓缩/过滤设备来易化这一过程。浓缩湿片的检查方法与直接湿片相同，使用低倍和高倍，伴或不伴二次碘处理。对浓缩标本的检查可鉴定原虫和蠕虫卵及幼虫，但对脆弱双核阿米巴等小型原虫的检测则不理想。粪便白细胞、红细胞和夏科-莱登（Charcot-Leyden）结晶（在嗜酸性粒细胞分裂过程中形成的细长结晶）也可识别（图 7.5）。粪便白细胞的存在，提示患者症状的炎症原因，如侵袭性细菌或寄生虫感染，或炎症性肠病，而嗜酸性粒细胞/夏科-莱登结晶的存在可提示嗜酸性粒细胞相应的寄生虫病因或其他原因。

完整的 O&P 检查的最后一部分是永久性制片染色。该方式主要用于鉴定原虫，因为它对这些寄生虫的敏感性高于单独使用浓缩制片和直接制片。然而，不推荐用于鉴别蠕虫卵和幼虫，因为这种染色可能会掩盖这些较大物体的特征。染色涂片有助于提供患者标本的永久记录，并可在实验室之间共享制片[19]。它是将粪便分散到载玻片上，形成厚和薄的区域，然后染色，染色方法可以很好地区分原虫细胞核和细胞质。传统上使用铁苏木素染色，因其对关键细胞质和细胞核特征有优越的界定，但技术具有挑战性，在美国已被惠特利改良三色染色所取代（图 7.6）[19]。对于商品化单组分防腐剂中的样品，可能推荐使用三色染色剂的专利版本，因此在选择常规使用的染色剂时，务必与制造商进行核对。

检测球孢子虫和微孢子菌需要更灵敏的其他特殊染色。具体来说，粪便制片中球孢子虫卵囊的检测，推荐使用改良抗酸染色剂（改良 Kinyoun 法、改良抗酸二甲基亚砜、金胺 O）或改良 safranin 染色剂[19,21]，微孢子菌的检测需要使用色粒 2R 法等多种染色方法。染色程序的说明可在相应处获得[8,9,19,23-25]。

粪便中寄生虫检测的其他形态学方法·粪便标本还存在许多其他形态学检测技术。一种在美国和欧洲不常用，但可在地方流行区使用的方法是虫卵计数，用于估计虫卵载量。这可用于确定治疗的必要性和监测治疗效果。卵的计数方法有斯托尔（Stoll）稀释卵计数法、Beaver 直接涂片法和卡托卡茨法（Kato-Katz technique）[19]。

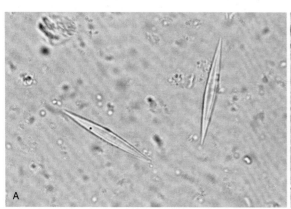
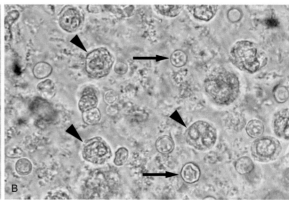

图7.5　粪便湿片展示细长的夏科-莱登结晶（A）、白细胞（B 中锐三角）和红细胞（B 中箭头）（未染色，1 000×）。（引自：Hain Lifescience GmbH, Nehren, Germany）

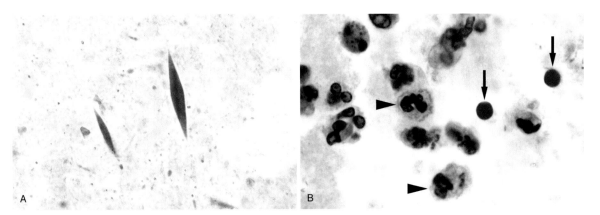

图7.6 粪便制片永久染色显示深粉红色夏科-莱登结晶（A）、白细胞（B中锐三角）和红细胞（B中箭头）（惠特利三色染色，1 000×）。（经允许引自：Pritt BS. *Parasitology Benchtop Reference Guide: An Illustrated Guide for Commonly Encountered Parasites.* Northfield, IL: College of American Pathologists; 2014）

孵卵法（egg-hatching method）也可用于确定它们的生存能力，并帮助检测它们在低水平感染中的存在。这些方法主要用于血吸虫卵，因为它们在脱落时是完全胚胎化的，如果放在脱氯水中，可以在数小时内孵化。采用这种方法，粪便（埃及血吸虫患者的尿液）以1:10的比例与水混合，放在台灯下的玻璃容器中。从卵中孵化出来的毛蚴会聚集在表面附近，可以对取样溶液进行显微镜检查来检测[19]。在非地方流行区很少进行卵计数和孵化试验，因为检测到任何数量的卵都认为是有临床重要性的感染，并提示给予抗蠕虫治疗。

最后，多种浓缩培养技术，包括Baermann浓缩、Harada-Mori滤纸试管培养、粪便琼脂培养等方法，提高了粪类圆线虫检测的灵敏度[19]。这些方法也可以培养其他线虫，包括那些在粪便中产卵的线虫。通过Baermann技术，在纱布上放置一部分粪便，纱布悬挂在漏斗顶部的金属丝或尼龙筛上。漏斗直立在一个环形支架上，与一段胶管相连，胶管夹紧关闭。然后漏斗里装满了水，直到纱布的高度，粪便刚刚接触到水。这使得存在于粪便标本中的线虫幼虫通过纱布进入水中，在那里它们通过重力沉降到漏斗的底部。水可在2 h或更多小时后从软管中取样，然后离心，以便检查沉积物中是否有幼虫[19]。

Harada-Mori滤纸试管法与Baermann浓度法类似，粪便放置在可渗透物质（滤纸）上，与非氯化水接触。该方法也可用于土壤样品中线虫的检测。通过这种方法，滤纸放入试管中，试管直立在室温（25～28℃）10天。标本中的幼虫会移到水中，漂到管底。每天从管底抽出少量水，连续10天，检查是否有活的幼虫。标本中的钩虫和毛圆线虫属的卵也能在此期间孵化并释放出可检测到的幼虫。虽然Baermann和滤纸试管法比传统的O&P检测方法对检测粪类圆线虫幼虫具有更大的敏感性，但它们耗时且具有潜在的危险性（由于幼虫的传染性），因此很少用于临床实验室。

粪便琼脂培养法提供了一种更安全、更简单、更敏感的方法来替代Baermann技术，因此更适合于常规临床应用[8, 19, 26, 27]。用这种方法，大约2 g粪便放在琼脂平板的中心，在室温下孵育。标本中的幼虫会从粪便中迁移到琼脂中，并携带粪便细菌。这些细菌在迁徙幼虫的足迹中生长，这样视觉可见（图7.7），从而便于检测。培养平板应在室温下培养2天或2天以上（琼脂朝上），每天检查是否有幼虫离开粪便的痕迹。阳性琼脂培养板移行的幼虫应进行显微镜检查，以确定感染线虫的种属[19]。任何一种能维持细菌生长的营养琼脂都适合粪便琼脂培养，但透明琼脂更易于肉眼检查幼虫的迁移轨迹。尽管粪便琼脂培养提供了更高的敏感性，检测潜在的粪类圆线虫感染仍然需要检测多个标本[8, 28]。如前所述，粪类圆线虫和钩虫的丝状幼虫具有传染性，因此应戴手套进行检测。为了进一步保护实验室工作人员，粪便琼脂培养板应用纤维素胶带密封，并放入透明塑料袋中进行日常目视检查。粪便不应冷藏，因为这样会杀死幼虫，造成假阴性[19]。

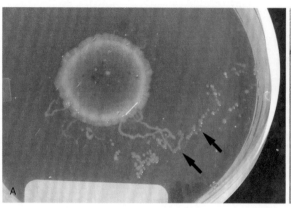
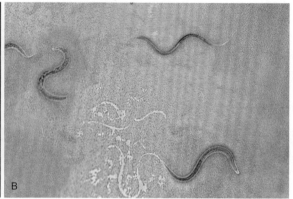

图7.7 粪便琼脂培养法显示粪类圆线虫幼虫迁移形成的菌迹（A 中箭头）。使用光学显微镜检查平板显示多个幼虫和琼脂细节（B，未染色，100×）

其他标本

肛周皮肤蛲虫（pinworm）取样·与其他肠道线虫不同，粪便不是检测蛲虫（蠕形住肠蛲虫）的首选标本，因为卵是直接沉积在肛门周围的皮肤褶皱，而非粪便中。因此，对肛周皮肤进行纤维素带试验（cellulose tape test）是检测这种蠕虫的首选方法。也可以检测到带绦虫属卵，因为含有卵的前体可从肛门移出。用这种方法，将透明（无磨砂）纤维素胶带（如 Scotch 透明胶带）压在肛周皮肤上，然后放在玻璃载片上进行显微镜检查，以检测蛲虫卵，偶尔也会检测成年雌虫。Swube（Becton Dickinson，Franklin Lakes，New Jersey）和 SDL Pinworm Collector（Cruinn Diagnostics Limited，Dublin，Ireland）等商品化的黏取装置提供了一种可供家长和看护人使用的替代取样装置（图 7.8）。取样应在患者洗澡或排便前的清晨进行。标本采集和检验时应戴手套，因为蠕形住肠蛲虫和带绦虫属的卵可能有传染性。虽然在粪便标本中偶尔会发现蛲虫虫卵和（或）虫体，但 O&P 是诊断蛲虫感染的次优方法[8]。

十二指肠抽吸和吞线试验（string test）·直接十二指肠取样可增强粪类圆线虫、十二指肠贾第鞭毛虫、隐孢子虫和贝氏囊同孢子虫的检测，较少见的情况下也可以获得华支睾吸虫、后睾吸虫属、肝片吸虫、钩虫和毛圆线虫属的卵[19]。标本可通过上内镜或"吞线试验"（肠检查、凝胶胶囊法）采集。在吞线试验中，患者吞下一个加重的凝胶胶囊，胶囊中含有一卷尼龙线。线从胶囊的一端伸出来，固定在患者的脸颊或脖子上。一旦被吞下，明胶胶囊就会溶解，线会展开，通过蠕动进入十二指肠。十二指肠内的微生物会附着在这根绳子上，大约 4 h 后，

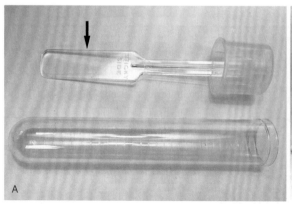
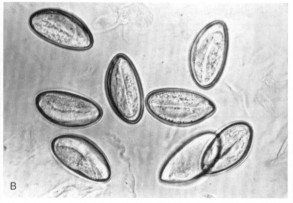

图7.8 一个商品化采集装置（Swube）示例。该装置用于蠕形住肠蛲虫卵和成虫肛周皮肤取样，以取代传统的纤维素胶带检测（A）。在商品化采集装置中，采样头（箭头）具有黏性的一面，可用于皮肤采集标本。然后将整个头装入附带的管子中，安全运到实验室。采样头透明，就像一个玻璃片，可以直接在显微镜下观看。阳性标本显示蠕虫卵（B）和较少见的成年雌虫卵。卵长 50～60 μm，宽 20～30 μm，在采样头涂平（未染色，400×）。（B 引自 CDC Public Health Image Library）

当这根线从患者体内抽出时，它们就会带出。用镊子将任何黏附物（如肠黏液）从线上取下，随后进行显微镜检查。十二指肠抽吸和吞线试验后，用湿片或染色制片检查标本是否有寄生虫，方法类似于常规的粪便检查[19]。

泌尿生殖道标本·尿液、尿道和阴道分泌物、前列腺分泌物可检测阴道毛滴虫。这是一种性传播的原虫寄生虫[8]。传统上，在医师诊室，用盐水湿片完成，也可以用来判断酵母菌和假菌丝（提示念珠菌病），以及阴道分泌物中的线索细胞（细菌性阴道病）。阴道毛滴虫滋养体的特征是其形态和"抽动"的运动性。不幸的是，这是一种相对不敏感的滴虫病诊断方法。由于医师需要资质，而且要熟悉显微镜操作，所以美国不太常用[29]。相反，建议采用核酸扩增试验（NAAT）来检测男性和女性的阴道毛滴虫感染。如果怀疑对咪唑有耐药性，则需要培养以进行抗微生物药物敏感性试验（参见本章"寄生虫培养技术"部分）[30]。尿液也可检查血吸虫卵，较少情况下可以检查微丝蚴[25]。对于埃及血吸虫的检测，应在数天内对若干尿液标本进行检查，以最大限度提高检测效果。采集的最佳时间是上午10点到下午2点，因为这是卵脱落的高峰期[25]。使用薄膜过滤（如前所述，用于微丝蚴）（图7.9）或采集24 h尿液标本可增加检测效果[25]。

呼吸道标本·各种蠕虫和原虫寄生虫可在呼吸道标本中检测到，如痰、支气管抽吸物和支气管肺泡灌洗标本。在这些标本中，最常见的寄生虫包括类类圆线虫幼虫、钩虫和似蚓蛔线虫幼虫、并殖吸虫属的卵、棘球绦虫原节和游离钩管、溶组织内阿米巴滋养体、微孢子菌孢子和隐孢子虫卵囊。标本

通常制作湿片进行检查，但永久染色制片也适用于原虫检测。使用的染色剂类型，取决于怀疑的微生物。隐孢子虫卵囊的最佳检测方法是改良抗酸染色，而微孢子菌孢子的检测则常用荧光染色或改良三色染色。

脑脊液·脑脊液可制作湿片或永久染色，来检查锥虫（布氏锥虫）、自由生活阿米巴（FLA）（福氏耐格里阿米巴、狒狒巴拉姆希阿米巴、棘阿米巴属）、罕见的猪带绦虫（猪囊虫病幼虫形态）、粪类圆线虫、细粒棘球绦虫和各种微丝蚴也可以查[8]。标本应离心，沉淀部分待检。如果查福氏耐格里阿米巴，重要的是不要冷藏标本。

组织抽吸物、脓肿标本、包囊标本和活检·在组织抽吸物、脓肿标本、包囊标本和活检中可能发现多种寄生虫，应根据临床表现和疑似寄生虫选择制片方式和染色剂类型。除了湿片，组织抽吸物进行吉姆萨染色和组织"压触准备"（印片）特别有益于识别原虫，包括血鞭毛虫、布氏锥虫、利什曼原虫属和FLA[8]。利什曼原虫属无鞭毛体常见于巨噬细胞，标本包括骨髓、肝、淋巴结、脾抽吸物[8]。抽吸物或活检物质进行培养，可提高检测的敏感性，并在治疗需要时确定感染病原的种属（参见本章"寄生虫培养技术"部分）。布氏锥虫也可见于淋巴结抽吸物。溶组织内阿米巴可引起肝脓肿，少见部位是肺、脑和其他器官。FLA（福氏耐格里阿米巴、狒狒巴拉姆希阿米巴、棘阿米巴属）主要见于脑组织。三色染色是检测溶组织内阿米巴的首选方法，其他所有都可以用湿片和吉姆萨染色检测。需要注意的是，溶组织内阿米巴滋养体的数量通常很少，在坏死的宿主细胞中可能难以识别；因此，对

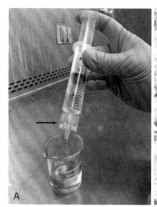
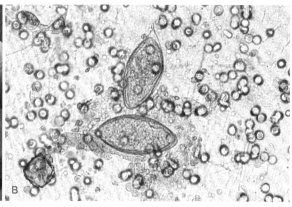

图7.9　使用Nucleopore Track-Etched膜（GE Healthcare Life Sciences，Pittsburgh，Pennsylvania）过滤尿液埃及血吸虫卵（A）的检测。之后去掉过滤装置（箭头），滤膜显微镜检查可见虫卵（B）的存在。此图显示两个埃及血吸虫卵（图中心，未染色，200×）。整个图中可见的小圆是膜上的孔。（引自Mayo Clinic Clinical Parasitology Laboratory）

抽吸物或活检标本进行培养、抗原检测或PCR可能是有用的[8]。培养或PCR也推荐用于增强FLA、福氏耐格里阿米巴和棘阿米巴属的检测（参见本章"寄生虫培养技术"部分）[8]。

在组织吸出物、包囊标本和活检中最常见的蠕虫是棘球绦虫属、猪带绦虫（囊虫病幼虫形式）和粪类圆线虫幼虫（超感染综合征）。这些通常可以用湿片，但也可以用各种染液来染色显示，包括吉姆萨染色和三色染色[8]。提交检测旋盘尾丝虫、链尾曼氏线虫的皮肤活检（如无血皮肤剪片）应置于1 mL生理盐水中，室温孵育4 h[25]。然后检查皮肤剪片和生理盐水看活动的微丝蚴。最后，对于疑似旋毛虫病的人类肌肉（或动物肉）活检，通常采用两张玻片（"挤压准备"）夹住新鲜标本，或使用旋毛虫镜以类似方式压迫肌肉进行检查[25]。膀胱和直肠活检也可用于检查血吸虫属的卵[25]。还可提交标本，用于血吸虫卵或旋毛虫幼虫的常规组织学鉴定。

皮肤刮片诊断疥疮·皮肤碎屑是检测疥螨的卵和粪便颗粒的首选标本[8]。用手术刀从感染部位取标本。在刀片上滴一滴矿物油，然后让它流到取样的皮肤上，这样有助于螨虫附着在刀片上[8]。因为螨虫生活在表皮内，应该大力刮擦该区域，这样才能在油中看到血点。然后，使用一个木棒将材料转移到一个玻璃载片上。再加一滴油，把材料混合在一起。然后，既可以加盖片立即检查，也可以加盖片胶粘在一起以便运送到实验室[8]。本方法也可用于蠕形螨的检测。采集和检查皮肤刮片时，应戴手套，因为疥螨的传染性很强。

角膜刮片·角膜刮片可用于检测棘阿米巴属的包囊和滋养体，也可用于检测微孢子菌的孢子[8]。虽然吉姆萨染色足以检测棘阿米巴属，但微孢子菌的检测应采用改良的三色蓝或荧光染色[钙荧光白或特异性直接荧光抗体法（DFA）][8]。涂片对检测阿米巴角膜炎通常不敏感，因此也应对角膜标本进行培养和（或）PCR。拭子是采集用于检测眼部标本的次优方法[24]。

■ 寄生虫培养技术

多种寄生虫都有培养方法，包括大多数原虫和一些蠕虫。然而，由于要求不频繁及方法和相关质量控制的复杂性，很少在临床实验室进行培养，因此通常仅限于专业公共卫生实验室（如CDC）和研究环境。临床最常见的寄生虫是阴道毛滴虫、利什曼原虫属、锥虫属、棘阿米巴属、福氏耐格里阿米巴和溶组织内阿米巴。也可以对某些线虫进行培养，如本章前面描述的Harada-Mori滤纸条培养。这些技术在其他文献也有详细描述[8,9,25]，兹不赘述。根据其他生物体的存在与否，可将培养分别描述为有异种生物或没有异种生物。临床环境中可能遇到的无菌培养的例子包括阴道毛滴虫和利什曼原虫属的无菌培养。阴道毛滴虫可以在多种营养培养中生长，并有一种商品化的培养系统（InPouchTV, Biomed Diagnostics, Inc., White City, Oregon）。培养对阴道内阴道毛滴虫的检测灵敏度高于湿片，但和NAAT敏感性相比仍较低。利用NNN培养基（Novy-MacNeal-Nicolle）可有效地培养利什曼原虫和克氏锥虫[31-33]。美国CDC为美国医疗机构提供了一套采集工具，可以用于培养和种属鉴定。

有异种生物的培养法常用于肠道阿米巴和一些FLA（棘阿米巴属、福氏耐格里阿米巴）[8]。粪便标本培养肠道阿米巴时，致病性和非致病性微生物都有生长，包括粪便细菌。细菌作为食物来源，有利于阿米巴繁殖[8]。对于棘阿米巴属、福氏耐格里阿米巴的培养，标本中通常没有足够的细菌作为食物来源，因此在接种标本之前，将细菌（如大肠埃希菌）加入培养基中。当培养基中只加入一种微生物时，称为单一异种生物的培养[8]。常用的一种方法是无营养琼脂培养，在添加标本（如角膜刮片、隐形眼镜、脑脊液、脑活检）之前将琼脂表面覆盖一层细菌。福氏耐格里阿米巴滋养体对冷敏感，因此标本在培养前不应冷藏。FLA之一狒狒巴拉姆希阿米巴可引起中枢神经系统感染，值得注意的是，用这种方法时它不生长[8]。

■ 免疫诊断方法

免疫诊断方法是支持寄生虫感染诊断或筛查的重要工具。它们也常用于流行病学研究。在寄生虫感染较为普遍的发展中国家，免疫诊断试验的实用性受制于急性感染的低阳性预测值。常见寄生虫抗原或抗体的检测方法有多种，包括EIA、侧流免疫层析法（LFICA）、间接免疫荧光法（IFA）、直接荧光抗体法（DFA）、免疫印记法、Western blot、放射免疫法和免疫扩散法。一些针对常见寄生虫的检测方法已经商品化。对于较少见的感染（如肺吸虫病），血清学检测通常在包括 CDC 在内的专门参考实验室进行。下面部分将回顾商品化的可用于检测最常见寄生虫的抗原和抗体的方法原理。

抗原检测

大多数商品化可用的检测方法是检测肠内原虫的抗原，如溶组织内阿米巴、十二指肠贾第鞭毛虫和隐孢子虫属。最常用的两种商品化方法是 EIA 和 LFICA（表 7.7）。商品化试剂也可用于检测脆弱双核阿米巴、一些微孢子菌属、疟原虫属、班氏吴策丝虫和阴道毛滴虫[8]。

表 7.7 商品化可用的特定的寄生虫抗原检测免疫分析法

分析目标	制 造 商	试 剂 盒	方法学
隐孢子虫	Alere（TechLab）	Cryptosporidium II	EIA
	Trinity Biotech Uni-Gold	Cryptosporidium	LFICA
	Remel（Thermo Scientific）	Xpect Cryptosporidium	LFICA
	Remel（Thermo Scientific）	ProSpecT Cryptosporidium	EIA
	IVD Research, Inc.	Cryptosporidium stool antigen detection	EIA
溶组织内阿米巴	Alere（TechLab）	E. histolytica II	EIA
	Alere（TechLab）	E. histolytica QUIK CHEK	LFICA
	Remel（Thermo Scientific）	ProSpecT E. histolytica	EIA
	Cellabs	Entamoeba CEIA Path	EIA
十二指肠贾第鞭毛虫*	Alere（TechLab）	Giardia II	EIA
	Trinity Biotech	Uni-Gold Giardia	LFICA
	Remel（Thermo Scientific）	Xpect Giardia	LFICA
	Remel（Thermo Scientific）	ProSpecT Giardia Microplate	EIA
	Remel（Thermo Scientific）	ProSpecT Giardia EZ Microplate	EIA
	IVD Research, Inc.	Giardia Stool Antigen Microwell	EIA
贾第鞭毛虫 / 隐孢子虫	Alere（TechLab）	Giardia/Cryptosporidium QUIK CHEK	LFICA
	Alere（TechLab）	Giardia/Cryptosporidium CHEK	EIA
	Remel（Thermo Scientific）	Xpect Giardia/Cryptosporidium	LFICA
	Remel（Thermo Scientific）	ProSpecT Giardia/Cryptosporidium Microplate	EIA
	IVD Research, Inc.	Giardia/Cryptosporidium Combo Stool Antigen Detection Microwell	EIA
	Meridian Bioscience, Inc.	ImmunoCard STAT! Crypto/Giardia	LFICA
	Meridian Bioscience, Inc.	MERIFLUOR Cryptosporidium/Giardia	DFA
阴道毛滴虫	Genzyme Corp.	OSOM Trichomonas Rapid Test	LFICA
	Xenotope Diagnostics Inc.	XenoStrip-Tv Trichomonas	LFICA
疟原虫属†	Alere	BinaxNOW Malaria	LFICA
	BIO-RAD	OptiMAL	LFICA
	Premier Medical Corp.	First Response Malaria P.F/P.v Antigen Strips	LFICA
	Apacor	CareStart Malaria（Pan）	LFICA
	Alere	SD BIOLINE Malaria Ag	LFICA
班氏吴策丝虫	Alere	BinaxNOW Filariasis	LFICA

注：* 也称为小肠贾第鞭毛虫和蓝氏贾第鞭毛虫。† BinaxNOW Malaria test 是美国 FDA 批准用于体外诊断（IVD）的唯一一种商品化试剂。在美国以外还有许多其他的检测方法，其中一些具有优越的性能。此处是 WHO 和创新诊断基金会（Foundation for Innovative New Diagnostics, FIND）在检测恶性疟原虫方面得分较高的几个项目。EIA，酶联免疫测定；LFICA，侧流免疫层析法；DFA，直接荧光抗体。（本表修改自：Fritsche TR, Pritt BS. Medical parasitology. In: *Henry's Clinical Diagnosis and Management by Laboratory Methods.* 23rd ed. Philadelphia: Elsevier; 2016.）

酶联免疫测定·EIA 在寄生虫学实验室中广泛使用，通常具有既定的性能，在实验室许多其他检查也都有应用。与 O&P 检查相比，它们通常对粪便原虫的检测具有良好的敏感性和特异性[24]。大多数 EIA 方法需要 2～3 h 才能完成，可以手动读取或使用分光光度计读取。EIA 通常使用含有固定化单克隆抗体（捕获抗体）的微滴度板，该抗体对应感兴趣的寄生虫抗原。将检测样品与偶联抗体（如抗寄生虫抗原的多克隆抗体）混合，加到含有单克隆抗体的微滴度板。当清洗去除未结合的抗体时，如果抗原存在，免疫复合物将形成并保持结合。之后添加底物，如果存在抗原 / 抗体复合物，酶反应（如过氧化物酶）会显色[8]。

侧流免疫层析法·LFICA 可用于检测粪便、血液和阴道 / 宫颈标本中的寄生虫抗原（表 7.7）。一般来说，设计 LFICA 为了用于现场检测，并且操作起来相对简单。结果通常在很短的时间内（15～30 min）就可得到。然而，重要的是，要注意分析灵敏性和特异性可能低于报道的 EIA[8]。典型的试验设计包括硝化纤维素膜试纸条，试纸条的检测线上固定了小鼠或兔对感兴趣的寄生虫抗原的"捕获"抗体。试纸条的另一部分固定有山羊抗鼠或抗兔 Ig 作为检测对照。为了进行检测，将直接或稀释的标本添加到加载室中。在加载室，标本迁移到包含固定抗体的偶联衬垫中。这些抗体与胶体金或彩色胶乳颗粒结合，对目标寄生虫抗原具有特异性。如果标本中存在寄生虫抗原，则形成抗原 / 抗体复合物，这些复合物通过毛细管作用沿硝化纤维素试纸带迁移，直至到达对照和试纸线。如果标本中目标抗原阳性，就会形成免疫复合物，形成可以看到的彩色的线或点（图 7.10）。阳性质控线总应该存在，以确保检测的操作正确。

LFICA 可用于隐孢子虫属、溶组织内阿米巴、溶组织内阿米巴 / 不相称内阿米巴、贾第鞭毛虫属、疟原虫属和班氏吴策丝虫（表 7.7）。这些检测方法的敏感性和特异性各不相同，在该病流行程度较高的地区最高。而且，并不是所有的检测都是物种特异性鉴定。例如，一些内阿米巴属抗原检测，可同时检测溶组织内阿米巴和不相称内阿米巴，而不加区分。由于某些检测的敏感性和特异性有限，可能会推荐进行额外的实验室检测以确认阴性结果。

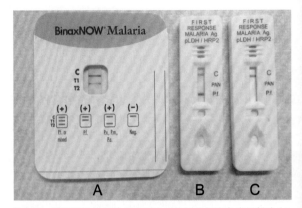

图 7.10　两种用于快速检测疟原虫属抗原的侧流免疫层析法（A, BinaxNOW Malaria, Alere, Walham, Massachusetts; B 和 C, First Response Malaria Ag Combo, Premier Medical Corp., Denver, Colorado）。A、B 为恶性疟原虫阳性结果，C 为有效检测时阴性对照控制线结果

抗体检测

检测寄生虫特异性 IgM 和（或）IgG 类抗体有助于估计其地理分布、感染的流行程度、确定以前的暴露状态并支持临床诊断。在后一种情况下，检测 IgM 或血清 IgG 滴度在基线和恢复期标本之间增加 4 倍对于诊断近期感染是必要的。抗体的检测尤其适用于一些系统性寄生虫感染（如弓浆虫病、恰加斯病、囊虫病），在这些感染中，侵入性标本不易采集，传统镜检结果为阴性。一般来说，抗体检测方法对限于胃肠道的寄生虫用处不大，因为往往不能形成可检测到的免疫反应[8]。

用于检测抗体的方法包括各种捕获夹心法（CLIA、MEIA、ECLIA）、间接免疫荧光法，以及简单的 EIA。免疫夹心试验的原理是通过单克隆抗体捕获感兴趣的抗体，单克隆抗体与粒子（如磁珠）结合，并与固体表面结合。与标签或酶结合的偶联抗体与寄生虫抗原复合物，加入含有单克隆抗体的反应板。如果寄生虫的抗体存在，将通过酶、荧光或化学发光反应来检测。

检测冈地弓浆虫、克氏锥虫和细粒棘球绦虫抗体有商品化试剂。寄生虫感染抗体检测方法的一个众所周知的局限性是，由于与其他密切相关的寄生虫有交叉反应，所以可能出现假阳性结果。例如，棘球绦虫属和猪带绦虫之间可能有明显的血清学交叉反应。

■ 分子诊断方法

寄生虫感染的分子诊断方法传统上是在专门的

参考或研究实验室中，使用实验室开发的分析方法进行[34,35]。对于大多数寄生虫感染仍是如此。然而近年来，几种检测方法已广泛应用于肠道病原体和阴道毛滴虫的分子诊断（表7.8）。大多数商品化可用的肠道病原体检测方法还可以使用病原特异性引物和（或）探针来检测胃肠炎的其他常见细菌和病毒原因。与显微镜检查或抗原方法相比，分子方法的敏感性和特异性较高，范围在90%～100%。使用的方法各不相同，但大多数检测方法使用PCR原理来扩增寄生虫DNA。扩增产物的检测采用特异性荧光探针（实时PCR，图7.11），DNA插入染料，或珠粒悬浮阵列。其他扩增方法包括环介导等温扩增

（LAMP）、核酸序列扩增（NASBA）、链置换扩增（SDA）和依赖解旋酶的扩增试验（HDA）[34,35]。

已开发和验证了许多用于寄生虫的分子方法，包括肠道原虫、肠道蠕虫疟原虫属、巴贝虫属、冈地弓浆虫。用于寄生虫检测最常见的核酸靶点包括5.8S rDNA、18S rDNA、内间隔区1和2及小亚基rDNA[34-36]。分子方法特别适用于急性感染的诊断和不易用显微镜或某些免疫诊断方法鉴别的生物体种属确定（如溶组织内阿米巴和不相称内阿米巴）。许多分子方法的局限性包括需要高度专业化的实验室配置、昂贵的试剂和仪器及操作和解释分析的高技能人员。一些较新的商品化分子分析方法更简单、

表7.8　寄生虫检测特定的商品化分子方法

制造商	试剂盒	对　　象	可接受的标本类型	方　法　学	FDA-IVD/ CE-IVD
肠道原虫					
Beckton, Dickinson	BD MAX Enteric Parasite Panel	隐孢子虫属、溶组织内阿米巴、十二指肠贾第鞭毛虫	未加防腐剂粪便，福尔马林固定的粪便	标本直接到结果，实时PCR	是/是
BioFire Diagnostics	FilmArray Gastrointestinal Panel	隐孢子虫属、卡叶环孢子虫、溶组织内阿米巴、十二指肠贾第鞭毛虫	加防腐剂粪便	标本直接到结果，巢式PCR，熔解曲线分析	是/是
Luminex	xTAG Gastrointestinal Pathogen Panel	隐孢子虫属、溶组织内阿米巴、十二指肠贾第鞭毛虫	未加防腐剂粪便	提取DNA，PCR，珠悬浮阵列	是/是
R-Biopharm	RIDAGENE Parasitic Stool Panel	微小隐孢子虫、脆弱双核阿米巴、溶组织内阿米巴、十二指肠贾第鞭毛虫	粪便，无特殊要求	提取DNA，实时PCR	否/是
Savyon Diagnostics	Gastrointestinal Panel	人芽囊原虫、隐孢子虫属、脆弱双核阿米巴、溶组织内阿米巴、不相称内阿米巴、十二指肠贾第鞭毛虫	未加防腐剂粪便	提取DNA，NanoCHIP XL阵列	否/是
AusDiagnostics	Faecal Pathogens A	人芽囊原虫、隐孢子虫属、脆弱双核阿米巴、溶组织内阿米巴、十二指肠贾第鞭毛虫	未加防腐剂粪便	提取DNA，串联PCR	否/否
阴道毛滴虫					
Cepheid	Xpert Trichomonas vaginalis	阴道毛滴虫	女性尿液，宫颈内拭子，阴道拭子	标本直接到结果，实时PCR	是/是
Quidel	Amplivue Trichomonas Assay	阴道毛滴虫	阴道拭子	依赖解旋酶的扩增试验	是/是
Gen-Probe	APTIMA Trichomonas vaginalis Assay	阴道毛滴虫	宫颈内拭子，阴道拭子，PreservCyt制备的Thin Prep	转录介导的扩增，杂交保护试验	是/是
Beckton, Dickinson	BD ProbeTec Trichomonas vaginalis (TV) Qx Amplified DNA Assay	阴道毛滴虫	女性尿液，宫颈内拭子，阴道拭子	链置换扩增	是/是
Beckton, Dickinson	BD Affirm VP Ⅲ	阴道毛滴虫、阴道加德纳菌、念珠菌属	阴道拭子	DNA杂交探针	是/是

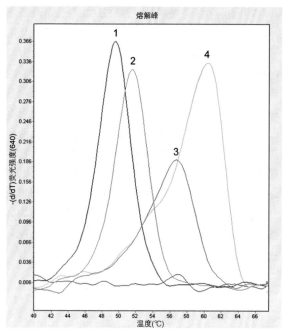

图7.11　实验室研发的检测疟原虫属的实时 PCR 熔解曲线峰[360]。属特异性引物扩增后，通过使用杂交探针和熔解温度来分析物种。特异性的峰包括卵形疟原虫（1）、间日疟原虫（2）、三日疟原虫（3）和恶性疟原虫（4）。（引自：Pritt BS. Protozoal infections. In: Procop GW, Pritt BS, editors. *Pathology of Infectious Diseases: A Volume in the Series: Foundations in Diagnostic Pathology*. Philadelphia: Elsevier; 2015: 610−43）

标本直接到结果、允许在不同设置中实现。然而，目前大多数检测的成本仍然很高，从而限制了它们对资源贫乏国家的潜在影响，而这些国家寄生虫流行率高。

■ 质量保证、质量改进和安全

与任何实验室检测一样，必须将适当的质量保证和质量控制措施纳入所有寄生虫检测过程。一份完整和编写良好的操作规程应随时提供并每年审查。参考文本和图谱以及阳性制片和标本也应容易得到。所有对寄生虫进行检测的实验室工作人员必须定期接受能力评估，并参加对其所负责的检测能力的测定。这对寄生虫尤其重要，因为它们在非地方流行性的环境中可能不常见，但准确识别它们却非常重要[8]。

记忆要点

- 显微镜镜检仍然是检测和鉴定许多寄生虫的金标准。
- 血液和粪便是提交寄生虫学检查的最常见标本。其他重要标本类型包括尿液、痰液、十二指肠抽吸物、组织活检、包囊标本和脓肿标本、皮肤刮片等。
- 对特定寄生虫有培养方法，但很少使用，除非在专门的参考实验室和研究机构。
- 抗原检测方法广泛用于肠道原虫和疟原虫属的检测。
- 寄生虫系统性感染不易采样时，抗体检测方法是最为有用的检测证据。
- 核酸扩增实验在肠道原虫、冈地弓浆虫、阴道毛滴虫等的寄生虫检测和鉴定中越来越重要。
- 福尔马林和其他防腐剂可以降低但不能完全消除提交实验室分析的标本的感染性风险。

虽然实验室获得的寄生虫感染罕见，但采集和处理提交实验室进行寄生虫检测的标本应小心，因为许多标本类型，包括粪便标本，可能含有有感染性的寄生虫。此外，标本中可能还存在其他细菌、病毒和真菌病原体。福尔马林或其他固定剂可以降低感染风险，但不能消除。在处理新鲜（未加防腐剂）标本、蠕虫/蠕虫节片和节肢动物时，建议佩戴手套和防护眼镜[8]。对疑似特定状态（如埃博拉病毒感染）的患者，可能需要采取额外的防护措施[37]。

最后，危险的化学物质如含汞的固定剂和乙醚应该尽可能地消除。现在有几种无汞试剂，乙酸乙酯也可以代替乙醚[19]。与标准试剂相比，重金属替代品的性能可能有变化。因此，在实验室报告患者标本结果之前，任何程序或试剂的更改都需要得到充分验证。

血液和组织原虫

血液和组织中原虫包含很多具有遗传多样性的物种，包括顶复亚门中成员（疟原虫属、巴贝西虫属和刚地弓浆虫）、血鞭毛虫（又称动质体：布氏锥虫、克氏锥虫、利什曼原虫属）及一些 FLA（福氏耐格里原虫、棘变形虫属、狒狒巴拉姆希阿米巴；参见表 7.2）。丝虫幼虫（微丝蚴）也可以在血液里找到，在本章后面"血和组织蠕虫"部分会涉及。

红细胞内寄生虫：疟原虫属和巴贝虫属

疟原虫属（疟疾）

疟疾是由疟原虫属的顶复体寄生虫（血孢子虫目）引起的蚊子传播的血源性感染。引起人类疟疾的有4个种：恶性疟原虫、三日疟原虫、间日疟原虫和卵形疟原虫[38]。其他引起动物感染的种类偶尔也会引起人类感染，如最近认为在东南亚一些地区诺氏疟原虫是人类重要的感染源[39]。

流行病学·疟疾（malaria），来源于意大利语"mal aria"，意思是"坏空气"，可以认为是世界上最重要的感染之一。它是一种古老的疾病，在人类进化过程中，已经出现了一些突变，这些突变对预防严重的疟疾有一些保护性的益处。最熟知的是镰状细胞的遗传性状、血红蛋白C、血红蛋白E、遗传性球形红细胞增多症、α和β珠蛋白生成障碍性和葡萄糖-6-磷酸脱氢酶缺乏（G-6-PD）。

根据2015年WHO全球疟疾报告，32亿人处于疟疾的危险中，还有数百万人没有可靠的手段和药物来预防和治疗疟疾[2]。2015年，估计有2.14亿人感染疟疾（范围在1.49亿～3.03亿），438 000人死亡（范围在236 000～635 000）。与疟疾有关的死亡中，5岁以下儿童达306 000人[2]。尽管间日疟原虫也在温带发现，在美国曾经也广泛流行，当今疟疾还是主要在热带和亚热带流行[40]。恶性疟原虫和间日疟原虫是全世界最常见的两种类型，其次是三日疟原虫和卵形疟原虫[41]。2015年，WHO确定非洲区域占新病例的88%，东南亚地区占10%，地中海东部地区占2%[2]。2015年大约80%的疟疾相关死亡病例来自15个国家，其中大多数发生在撒哈拉以南的非洲。在CDC的黄皮书中列出疟疾流行的国家[41]。在非流行的国家，疟疾主要见于移民和旅行者。大多数输入性疟疾都是在旅行到过疫区探访朋友和亲属（visit friends and relatives，VFR）的患者中检出，因为这些人旅行前通常没有寻求医学建议。在2013年，有1 727例输入性疟疾报告给CDC，其中70%是VFR[42]。

尽管这些数据让人忧虑，但广泛的全球疟疾行动已经使疟疾的发生率和死亡率有很大下降。2000—2015年，发生率下降37%，死亡率下降60%[2]。此外，在所有伤残调整生命年（disability-adjusted life year，DALY）的原因中，疟疾已经从2000年排名第9位降至2012年排名第12位[43]。这些成功都归因于在控制按蚊媒介方面的广泛努力，提供了高效的基于青蒿素的组合疗法和在妊娠期间歇性预防治疗。

生活史·人疟原虫属有一个复杂的生活史，它包括在按蚊属体内的有性繁殖和在人类宿主体内无性繁殖（图7.12）。一个初始无症状肝脏阶段先于红细胞感染8～40天（取决于不同种类），间日疟原虫和卵形疟原虫感染的休眠体期在肝脏，可能在数周、数月、数年后复苏，理解这些非常重要。另外，人获得感染的少见途径是经胎盘传播（先天性感染）和通过输血感染[38]。感染无性形式见于人类，但如果血液标本在检测前延长在室温放置时间，少见的出丝的配子（雄）和动合子（有性生活史阶段）会在人类血液里面见到[8]。

临床疾病·疟疾可以从无症状到严重威胁生命（表7.9）。典型的症状是疟疾热发作，即寄生虫破坏红细胞，随后寄生虫抗原释放入外周血导致宿主细胞因子产生，发热突然开始。随着长期感染，红细胞可能开始同步破裂，导致经典（但少见）的发热周期（表7.9）。严重感染的体征和症状包括一般性抽搐、低血糖、呼吸性窘迫、肾衰竭、循环衰竭和不可逆昏迷[44]。无免疫功能人群、孕妇（和她们胎儿）和婴幼儿都有严重感染的极大风险[2]。恶性疟原虫发病率和死亡率最高，这部分归因于它能感染各个年龄段人群红细胞，导致高水平的寄生虫血症、贫血、黄疸和脾大[38]。与之相较，其他疟原虫则倾向于感染老年人（三日疟原虫）和儿童（间日疟原虫和卵形疟原虫）的红细胞，导致有意义的少量破坏。恶性疟原虫感染的红细胞堵塞在小血管里，这是因为受体介导细胞粘连到内皮细胞和红细胞，导致感染的细胞堆积在微血管中。这种现象叫堵塞（sequestration），跟局部组织缺氧、细胞因子释放、代谢性酸中毒有关，特别是在脑部、肾脏和肺部[38]。堵塞也发生在胎盘，是由于感染的红细胞粘连在合胞体滋养层导致不良胎儿结果[45]。其他疟原虫不导致堵塞，所以死亡率低。当然间日疟原虫和诺氏疟原虫也有造成致命感染的少见报道[39,45]。鉴于疟疾有广泛的临床症状和威胁生命的潜在风险，在去过疫区和有不能解释发热的所有患者都要考虑疟疾。

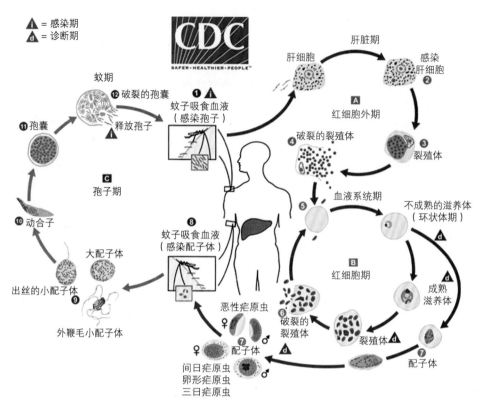

图7.12　疟原虫的生活史。人类最常见的疟疾感染途径是通过已感染的雌按蚊的叮咬。蚊媒介进食血液时（1），将能引起感染（i）的孢子体注入血液，然后这些孢子体运送至肝脏去感染肝细胞（2）。在接下来的5～15天里，寄生虫在肝细胞经历无性生殖——通过一个叫红细胞外裂体生殖的无性生殖过程（A）形成裂殖（3）。被感染的肝细胞最后破裂释放数以千计的裂殖子入血（4）。卵形疟原虫和间日疟原虫也会以休眠阶段滞留肝脏，在感染后的数周到数月后激活造成疾病复发。其他种类不会有这个休眠期，不会引起疾病复发。裂殖子感染红细胞（5），裂解红细胞，无性生殖形成裂殖体（B）。随着裂殖体破裂，新的裂殖子释放入血染其他红细胞，从而继续这种无性生殖生活史（6）。红细胞感染、破裂、释放孢子，每1～3天循环一次，数天后会导致数百万计的红细胞有潜在感染。一些未成熟裂殖体发展成母大配子体和公大配子体（7，有性繁殖的前体），而不是裂殖体。血液里可检测的诊断阶段（d），是不成熟的滋养体（环状体阶段）、成熟滋养体、不成熟和成熟的裂殖子、配子体。配子体对蚊子来说是感染形式。雌性按蚊在进食血液过程（8）中摄取配子体，配子体（雄性）在出丝（9）过程中释放配子，这些在孢子发生周期（C）穿透配子（雌性）形成动合子（10）。动合子侵入蚊子的中肠壁，发展成卵囊（11）。经过8～15天，卵囊成熟、破裂，释放出数以千计的孢子（12），孢子可以到达唾液腺，也可以在下一次蚊子进食血液种植到新的宿主体内（1）。（引自：CDC，Division of Parasitic Diseases and Malaria [DPDx]: http://www.cdc.gov/dpdx/）

表7.9　人感染疟原虫特征

特　　征	恶性疟原虫	三日疟原虫	间日疟原虫	卵形疟原虫
发热周期	36～48 h	72 h	44～48 h	48 h
红细胞期感染	所有阶段	衰老细胞	年轻细胞	年轻细胞
感染的红细胞形成堵塞	有	无	无	无
严重程度 *	中到重度，威胁生命	轻到中度	中到重度，很少威胁生命	轻度
牵连中枢神经系统	常见	少见	罕见	少见
肾脏症状	少见	常见	罕见	少见
宿主炎症反应程度	强	弱	非常强	弱
造成疾病复发的能力	不能	不能，但可能复发	能（归因于休眠体激活）	能（归因于休眠体激活）
流行地区	热带、亚热带大片地区，特别是非洲和亚洲	狭窄区域，热带地区	热带、亚热带和温带大片地区，大部分在西非	撒哈拉以南非洲和东南亚热带的部分区域

注：* 在已有免疫的患者中可发现轻度疾病。本表修改自：Pritt BS. Plasmodium and babesia. In: Jorgensen JH, Pfaller MA, Carroll KC, et al., editors. *Manual of Clinical Microbiology*. Washington, DC: ASM Press; 2015.

很多药物用于预防和治疗疟疾，包括基于青蒿素的组合疗法（artemisinin-based combination therapy，ACT）。这个时候，尽管通过 CDC 疟疾热线查询青蒿琥酯可以使用，但在美国已经应用的 ACT 只有蒿甲醚-苯芴醇（复方蒿甲醚，诺华）[46]。治疗的选择有复杂性，因为恶性疟原虫广泛耐药，间日疟原虫也较少程度上对奎宁和其他抗疟药物耐药[47]。因此，了解引起感染的种类、旅行史、寄生虫血症的程度、患者的临床状况、患者药物治疗和药物过敏是很重要的，这将有助于指导治疗[46]。感染间日疟原虫和卵形疟原虫的患者必须给予伯氨喹，除了它是一个主要抗疟疾的药物，它还可以根除肝脏休眠体[47]。伯氨喹可以引起 G-6-PD 患者的溶血性贫血，因此推荐在初始化疗前筛查这种疾病。

除了抗疟疾药物治疗，对于呼吸衰竭、肾衰竭、乳酸血症和缺氧的患者支持治疗很有必要。换血疗法适应证：寄生虫负载超过 10% 的循环红细胞[48,49]。

实验室诊断·疟疾是一种可能威胁生命的疾病，疟疾检测应立即进行，需保证每周工作 7 天，每天 24 h[17]。厚薄血涂片是诊断疟疾的金标准，但需要精准筛查和专业性足够的解释。如果这些专业技术不能利用，实验室应考虑使用一种快速的疟疾 LFICA 检测，或立即运送标本至邻近的实验室。在过去的 10 年，疟疾分子生物学试验（主要是 PCR）已经在参比实验室和公共实验室应用。尽管这些试验和常用的血涂片相比有一样或更高的敏感性和特异性，但它们不够快速，很少作为初始诊断试验。最后，疟疾血清学在有些情况下可能有用，主要是流行病学研究，但在检测急性感染上很少或没有什么作用。

检测单个血液样本可能不能排除对疟疾的诊断。临床与实验室标准研究所（CLSI）建议，在排除疟疾诊断前，每 6～8 h 重复检测血涂片一次，持续 3 天[17]。对于 LFICA 或 PCR 重复检测没有相同的指南。

显微镜检查：像前面提及的，吉姆萨染色薄厚血涂片显微镜检查依然是诊断疟疾的金标准。如前面的章节所描述，至少需要准备 2 张薄血涂片和 2 张厚血涂片[17]。检测疟原虫时，厚血涂片比薄血涂片敏感 20 倍以上，因此它是筛选时优先选择的方法（图 7.3）。报告检测阈值是每毫升血液 10～50

个寄生虫，尽管具体条件可能不同（如 500 个寄生虫 /μL 血液的情况）[50]。薄血涂片相反，它是确定感染疟原虫种类的理想方法，因为用这种方法红细胞保持完整（图 7.4）。种类鉴定基于一些形态学特征，如图 7.3、图 7.4 及图 7.13～图 7.20。其中最重要的特征是被感染红细胞的大小、胞质内容物存在与否（当染色 pH 7.0～7.2）和寄生虫存在的阶段（表 7.10、图 7.13～图 7.20）。重要的是，除了恶性疟原虫，其他种类在所有阶段（早期和晚期滋养体、裂殖体、配子体）一般都可以在外周血涂片看到，恶性疟原虫只有早期的裂殖体（环形体）和配子体能够见到。这是因为恶性疟原虫无性形式晚期（晚期滋养体和裂殖体）会含在红细胞里，而红细胞被隔离在微血管中。尽管罕见，恶性疟原虫晚期的无性形式出现在外周血说明非常严重，是暴发性感染。检查疟疾血涂片时，寻找其他血寄生虫（锥虫、微丝蚴）、细菌（埃立克体属 / 嗜吞噬细胞无形体在中性粒细胞内的桑葚胚，引起回归热的伯氏疏螺旋体）和真菌（如荚膜组织胞浆菌）也很重要。大约 5% 的病例有多种疟原虫的混合感染。最后，区别疟原虫和外形相似的巴贝虫也很有必要（表 7.11）。

用薄厚血涂片来确定感染红细胞的比例，这对预测预后、决定治疗路径和监测治疗的反应都很有用。达此目的有一系列广泛应用的规则[17,23,24,51]。

其他一些显微镜检查也已用于疟疾检查，包括疟原虫色素和核酸染色。其中一个常用的方法是 QBC 疟疾试验（Drucker Diagnostics，Port Matilda，Pennsylvania），这个试验在离心血中用荧光吖啶橙染料来显示寄生虫[38]。这个方法和其他荧光染色方法可以降低筛查时间，提高敏感性，但需要荧光显微镜，对非特异荧光染色模式可能难以解释。

抗原检测：大量 LFICA 抗原检测方法已有商用，越来越多用于筛查，在有些情况下作为基本诊断试剂。通常可用的靶标包括富含组胺酸的蛋白 Ⅱ（HRP-Ⅱ）、寄生虫乳酸脱氢酶和寄生虫醛缩酶。最近，WHO 与其他一些国家和国际组织合作，用取自患者的恶性疟原虫、间日疟原虫评估 164 种试验的性能。结果报道检测这些寄生虫的敏感性和特异性有很大差异[52]。在热稳定性和使用的简便性方面，彼此不一致性很大。现在，美国只有一个单独

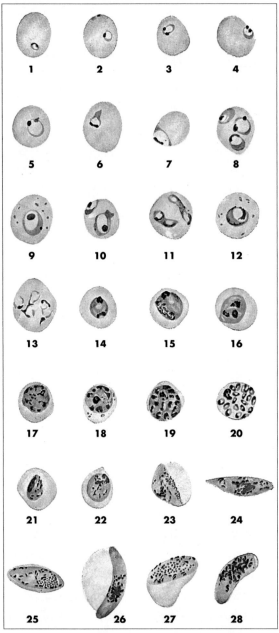

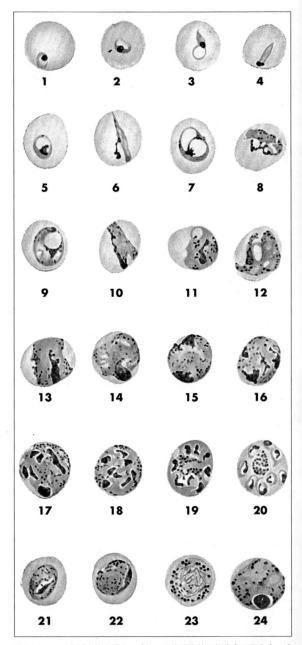

图7.13 恶性疟原虫的生活史。恶性疟原虫感染的红细胞一般有正常的大小。早期滋养体是在外周血最常见的形式，经常能见到小而精致的环，小于红细胞直径的1/3（1～4）。嵌花（2）和"耳机"（3，4）样结构也可见。多样的感染细胞常见。成熟的滋养体（5～15）呈现出细胞质和染色质增多。当染色质分开，产生超过1个以上的染色质斑点（16～19），滋养体变为早期裂殖体。最终包含有8～24个分裂好的裂殖子的成熟裂殖体形成（20），它将破裂释放单个的可以感染一个新红细胞的裂殖子。Maurer裂点（大的紫红色逗点样胞质内容物）在吉姆萨中性pH（7.0～7.2）染色中偶尔可以看到（9，12）。一些寄生虫形成早期的配子体而不是裂殖体（21～24），成熟到雌性配子体（25，26）或雄性配子体（27，28）。（经允许引自：McPherson RA, Pincus MR, Henry JB. *Henry's Clinical Diagnosis and Management by Laboratory Methods.* 21st ed. McPherson RA, Pincus MR. editors. Philadelphia: Saunders; 2007）

图7.14 三日疟原虫的生活史。感染三日疟原虫的红细胞有正常大小，或较小。早期滋养体（环；1）有一个相当厚的细胞质的带，显示随着成熟细胞质和染色质会增加（2～5）。滋养体后期会呈现带状（6，10）、篮状（9）和其他形状（7，8，11～14）。当染色质分开，产生超过1个以上染色质斑点（15～19），滋养体变为早期裂殖体。最终包含有6～12个分裂好的裂殖子的成熟裂殖体形成（20）。当裂殖子以一个色素为中心排成一串，特征性的"花纹样体"裂殖体就形成了。成熟的裂殖体将破裂释放单个的可以感染一个新红细胞的裂殖子。一些寄生虫形成早期的配子体而不是裂殖体（21、22），成熟到雌性配子体（23）或雄性配子体（24）。（经允许引自：McPherson RA, Pincus MR, Henry JB. *Henry's Clinical Diagnosis and Management by Laboratory Methods.* 21st ed. McPherson RA, Pincus MR. editors. Philadelphia: Saunders; 2007）

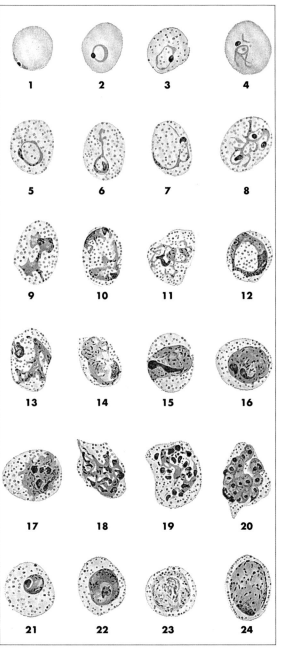

图7.15 间日疟原虫的生活史。早期滋养体感染的红细胞可正常大小（1）或轻微增大（2）。随着滋养体的成熟（3～15），红细胞均变大，Schuffner 小点（许多小的蓝紫色胞质内容物）出现（当染色 pH 在 7.0～7.2），接着寄生虫呈现阿米巴形状有伪足样突起。不太常见的是双重感染的细胞（10）。当染色质分开，产生超过 1 个以上染色质斑点（16～19），滋养体变为早期裂殖体。最终包含有 12～24 个分裂好的裂殖子的成熟裂殖体形成（20），它将破裂释放单个的可以感染一个新红细胞的裂殖子。一些寄生虫形成早期的配子体而不是裂殖体（21、22），成熟到雌性配子体（23）或雄性配子体（24）。（经允许引自：McPherson RA, Pincus MR, Henry JB. *Henry's Clinical Diagnosis and Management by Laboratory Methods.* 21st ed. McPherson RA, Pincus MR. editors. Philadelphia: Saunders; 2007）

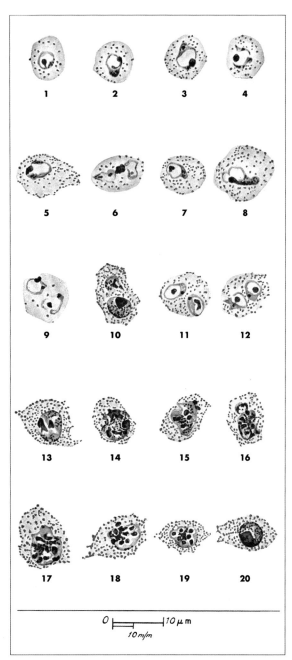

图7.16 卵形疟原虫的生活史。早期滋养体感染的红细胞有正常大小（1）或轻微增大（2）。随着滋养体的成熟（3～15），红细胞均变大，Schuffner 小点（许多小的蓝紫色胞质内容物）出现（当染色 pH 在 7.0～7.2）。寄生虫一般比间日疟原虫更紧凑，尽管阿米巴形态也可以偶尔见到。偶尔，可见感染 2 个或 2 个以上滋养体（11、12）或两个配子细胞（10）的细胞。当染色质分开，产生超过 1 个以上染色质斑点（13～16），滋养体变为早期裂殖体。最终包含有 6～14 个分裂好的裂殖子的成熟裂殖体形成（17～19），它将破裂释放单个的可以感染一个新红细胞的裂殖子。一些寄生虫形成早期的配子体而不是裂殖体（20）。（经允许引自：McPherson RA, Pincus MR, Henry JB. *Henry's Clinical Diagnosis and Management by Laboratory Methods.* 21st ed. McPherson RA, Pincus MR. editors. Philadelphia: Saunders; 2007）

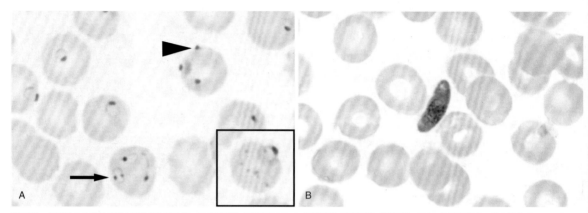

图7.17 在外周血中恶性疟原虫感染的初始阶段：早期滋养体（环形体）（A）和特征性"香蕉型"的配子体（B），吉姆萨染色，薄血涂片（1 000×）。A，显示多样的感染红细胞，有"嵌花"状（箭头）、"耳机"状（箭）和胞质内 Maurer 裂点（插图）。恶性疟原虫晚期的滋养体和裂殖体被封闭在全身各器官，在外周血无法看到。（经允许引自：Pritt BS. *Parasitology Benchtop Reference Guide: An Illustrated Guide for Commonly Encountered Parasites.* Northfeld, IL: College of American Pathologists; 2014）

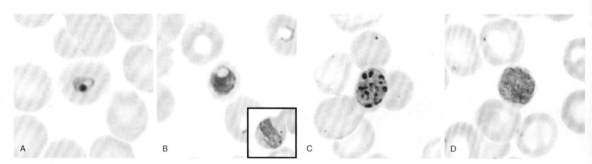

图7.18 三日疟原虫吉姆萨染色薄血涂片的代表性形态（1 000×）：早期滋养体（环形体）（A）和晚期阿米巴样滋养体（B）呈现"篮"状（中间）和"带"状（插图），成熟的裂殖体在中心为疟原虫色素的"花纹样体"结构里（C）、配子体（D）。注意感染的红细胞比起周围非感染的红细胞大小正常或小一些。（经允许引自：Pritt BS. *Parasitology Benchtop Reference Guide: An Illustrated Guide for Commonly Encountered Parasites.* Northfeld, IL: College of American Pathologists; 2014）

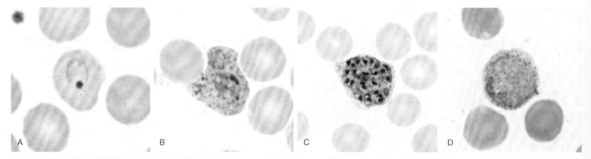

图7.19 间日疟原虫吉姆萨染色薄血涂片的代表性形态（1 000×）：早期滋养体（环形体）（A）和晚期阿米巴样滋养体（B）、成熟的裂殖体（C）、配子体（D）。注意感染的红细胞有增大，形状会受周围细胞轮廓影响，Schuffner 小点和疟原虫色素在 B～D 都可见。（经允许引自：Pritt BS. *Parasitology Benchtop Reference Guide: An Illustrated Guide for Commonly Encountered Parasites.* Northfeld, IL: College of American Pathologists; 2014）

的 LFICA（BinaxNow Malaria Test, Alere Inc., Waltham, Massachusetts）通过 FDA 认可，用于疟疾诊断（图7.10）。根据 WHO 研究，这种试剂对于浓度在 2 000～5 000 个 /μL 的恶性疟原虫的检测敏感性为 100%，但浓度在 200 个 /μL 时敏感性只有 91.1%。检测非恶性疟原虫敏感性的意义低，检测间日疟原虫浓度在 2 000～5 000 个 /μL 和 200 个 /μL 敏感性只有 85% 和 10%[52]。在一项临床前瞻性研究中，研究者报道整体上 BinaxNow 的敏感性和特异性分别是 84.2% 和 99.8%[53]。这项研究也检测到一例恶性疟原虫感染错误鉴定为非恶性疟原虫的案例。考虑到这些结果，所有阴阳性 BinaxNow 疟疾试

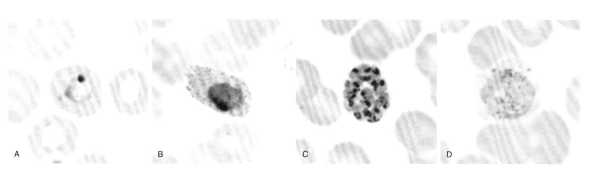

图7.20 卵形疟原虫吉姆萨染色薄血涂片的代表性形态（1 000×）：早期滋养体（环形体）（A）和晚期阿米巴样滋养体（B）、成熟的裂殖体（C）、配子体（D）。注意感染红细胞比非感染红细胞增大，在 B 图中可见 Schuffner 小点。一些感染的红细胞也有特征性卵圆形状（B、D）和有毛缘的（锯齿状）（B）。（经允许引自：Pritt BS. *Parasitology Benchtop Reference Guide: An Illustrated Guide for Commonly Encountered Parasites.* Northfeld, IL: College of American Pathologists; 2014）

表7.10　导致人疟疾疟原虫在薄血涂片上比较

种类*	感染 RBC 表现	胞质内容物†	RBC 感染的程度	特　征
恶性疟原虫	正常大小 多重感染 RBC 常见	少 见 Maurer 裂点	高	常见只有环状体和配子体。精致的环＜ RBC 直径 1/3，嵌花和耳机状、香蕉状的配子体；细碎的棕黑色素，通常是一团。成熟裂殖体（少见，除了严重感染）有 8～24 个裂殖子。寄生虫血症比例可超过 2%
三日疟原虫	小到正常形态	少 见 Ziemann 小点	低	所有阶段均可见；小而粗糙的环＜ RBC 直径 1/3，生长中的环形成篮状、带状、鸟眼状。有 8～24 个裂殖子的裂殖体偶尔出现在"花纹样体"结构中；椭圆的配子体。粗糙的棕色色素。寄生虫血症比例小于 2%
间日疟原虫	体积增大，多重感染的 RBC 不少见	Schuffner 斑点（小点）	低	所有阶段均可见；环形体＜ RBC 直径 1/3，阿米巴形态；裂殖体有 8～24 个裂殖子；卵圆形配子体；细碎的黄棕色色素；寄生虫血症比例小于 2%
卵形疟原虫	体积增大，卵圆形、偶见有毛缘	Schuffner 斑点（小点）	低	所有阶段均可见；小粗糙的环＜ RBC 直径 1/3，比间日疟原虫紧凑；裂殖体有 6～14 个裂殖子。卵圆形配子体。粗糙棕色色素，寄生虫血症比例小于 2%

注：*动物感染种类，如诺氏疟原虫，不包含在此表中。诺氏疟原虫地理学上限于东南亚地区。†内容物用 pH 7.0～7.2 吉姆萨染色下呈现最佳可视效果。RBC，红细胞。本表修改自：Fritsche TR, Pritt BS. Medical parasitology. In: *Henry's Clinical Diagnosis and Management by Laboratory Methods.* 23rd ed.Philadelphia: Elsevier; 2016

表7.11　疟原虫和巴贝虫形态学比较

形态学特征	恶 性 疟 原 虫	果 氏 巴 贝 虫
被感染 RBC 大小	正常	正常
外周血阶段	环形体；少见"香蕉状"配子体。可能有较高的 RBC 传染性	只有环形体。可能有较高的 RBC 传染性
环形体特征	小体积，＜ RBC 直径 1/3，嵌花和耳机状、香蕉状的配子体。多重感染 RBC 常见	小体积，RBC 直径 1/6～1/3；不规则的纺锤体和阿米巴样形态；单个或多个染色质斑点。少见，"马耳他十字"。多重感染 RBC 常见
胞质内容物存在	少见 Maurer 裂点	无
胞外形式	少见	常见
色素	棕黑色	无

注：RBC，红细胞

验结果都应使用传统血涂片镜检进行确认。镜检对于检测混合感染和确定寄生虫血症的程度还是十分重要的。

抗体检测：血清学检测用 EIA 和 IFA 方法，其中有不同的人疟原虫提取的抗原[54-56]。如先前所及，血清学试验主要用于流行病学研究和献血者筛查[38]。

确定之前的暴露史，特别是对于复发的、来自非地方流行地区且未经治疗的感染患者，非常有用[38]。

分子生物学诊断：一些分子生物学诊断试验已经用于疟原虫核酸的检测，包括 PCR、DNA/RNA 杂交和环介导等温扩增法（图7.11）[34, 35]。目前这些都是未经 FDA 批准，实验室自己研发的方法，并广泛用于研究、公共卫生和参比实验室。与常用的显微镜镜检相比，根据检测的设计，这些检测能提供更加敏感和出众的针对混合感染的检测。但是这需要昂贵的试剂和设备、高水平的专业技术和适用于高复杂试验的实验室设施，所以一般不太适合应用在流行地区[34, 35]。分子生物学试验的主要作用是确认诊断，在流行地区对亚临床水平的感染进行检测，疟原虫混合感染的识别及形态学不理想时种类的鉴定。分子生物学方法在抗疟药物耐药相关单核苷酸多态性检测中非常有用[34, 35]。

其他：其他实验室方法很少用于诊断。组织病理学不常用于检测急性感染，但对尸检研究很重要。在组织中，小血管中红细胞里的疟原虫色素（寄生虫衍生的血红蛋白分解产物）认为是基本的疟疾证据。"环形出血"在脑疟疾中很常见（图7.21）。

一些新的、有前途的实验技术包括在全血标本中检测疟原虫色素的激光解吸质谱[57]和通过完整皮肤检测疟原虫色素产生的纳米气泡[58]。

巴贝虫属（巴贝虫病）

巴贝虫病是由巴贝虫属中的顶复门寄生虫（梨形虫目）引起的血源性蜱传播的感染。它主要是一

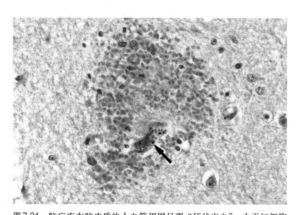

图7.21 脑疟疾在脑皮质的小血管周围呈现"环状出血"。由于红细胞内血红素色素的存在，证明在血管内是多重感染的红细胞（箭头，H&E，400×）。（经许可转载自：Protozoal infections. In: Procop GW, Pritt BS, editors. *Pathology of Infectious Diseases: A Volume in the Series: Foundations in Diagnostic Pathology.* Philadelphia: Elsevier; 2015: 610-43）

种动物源性疾病，但人类可通过硬蜱属叮咬而感染几种巴贝虫属虫种[38, 59]。

流行病学·与疟疾不同，巴贝虫病是主要发生在温带气候的疾病。美国高度流行的地区是东北和上中西部的州，以及中南部和大西洋地区，这些地区果氏巴贝虫是主要的病原体，肩突硬蜱是媒介蜱[59]。太平洋西北部中少数病例是由 *Babesia duncani* 引起，并且由太平洋硬蜱传播，而密苏里州、肯塔基州和华盛顿州类似分离巴贝虫的生物感染的患者也已报道[59-61]。2011年，共有来自18个流行州报告给 CDC 1 124 例巴贝虫病，其中大多数病例来自7个州（明尼苏达州、罗得岛州、康涅狄格州、威斯康星州、新泽西州、马萨诸塞州和纽约州）[62]。大部分患者的年龄为60岁或更大。

欧洲发生巴贝虫病的病例明显少，迄今为止报道了大约30例病例[59, 63]。其中，分散巴贝虫是引起大多数病例的原因，而果氏巴贝虫和 *B. venatorum* 病引起的病例数则较少[59]。在欧洲 *Ixodes ricinus* 是主要的媒介蜱。在其他地方——日本、韩国、中国（包括中国台湾）、印度、南非、埃及、莫桑比克、墨西哥和哥伦比亚，少数由未命名物种而引起的人类巴贝虫病病例也有报道[59]。

生活史·与疟疾一样，巴贝虫病主要通过感染病媒的叮咬而获得（图7.22）。不同于疟疾，它没有肝脏阶段，寄生虫立即侵入并在红细胞繁殖。此外，其滋养体、裂殖子和配子阶段在形态上是相似的，表现为圆形环、椭圆形环和多形环阶段。在美国，当媒介蜱在积极寻找吸食血液时，巴贝虫病感染主要发生于春夏秋季[62]。不常见的是，人类通过胎盘垂直感染，或者输入已感染的血液（全血或血液来源的血小板）[64]。尽管流行地区的一些血液中心已经开始检查这种寄生虫的血液标本，但目前并没有 FDA 批准的用以检测献血者巴贝虫病的筛查试验[65]。

临床疾病·大多数由果氏巴贝虫引起的巴贝虫病患者并无症状。如若出现症状，通常包括发热、头痛和肌痛[38]。其中，老年人、免疫功能低下者和脾脏不全的患者有严重危及生命的风险；其并发症可能包括溶血性贫血、肝脾肿大、血尿、黄疸、弥散性血管内凝血（disseminated intravascular coagulation，DIC）、呼吸衰竭、急性肾衰竭、充血性心力衰竭、

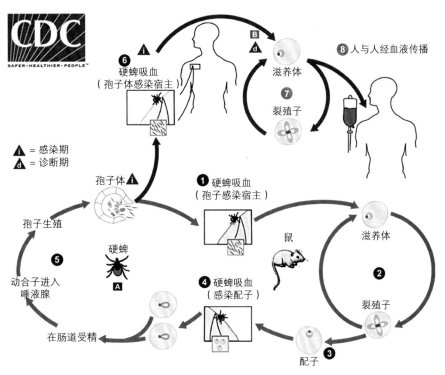

图7.22 巴贝虫的生活史。巴贝虫感染的硬蜱叮咬不同动物，感染性孢子（i）引入宿主（1）并形成感染。不像疟原虫属，巴贝虫没有肝脏阶段；虫体直接侵入红细胞并成为滋养体（2）。然后他们进行无性繁殖，形成由4个暂时性的裂殖子组成四联球体（"马耳他十字"形式）。还形成了形态学上不能区分的配子体（3），这是媒介蜱的感染形式。随后硬蜱属叮咬，进食血液（A），他们进行有性生殖并形成孢子体（5）。巴贝虫病主要是一种动物源疾病，但人类也可能通过感染蜱虫的叮咬而感染（6）。滋养体和裂殖子是血液中的诊断形式（d）。不太常见的是，人类通过接受献血或经胎盘传播而感染。（由 CDC DPDx 提供，http://www.cdc.gov/dpdx/）

昏迷和死亡（表7.5）[63]。大多数分散巴贝虫感染的患者已经是免疫功能低下并且患有严重疾病，并且在美国大多数类分散巴贝虫样感染的患者具有相似的特征[59]。迄今为止，仅描述仅有很少 B. venatorum 感染病例，但该疾病似乎是温和的[63]。

巴贝虫病通常使用阿托伐醌和阿奇霉素或克林霉素和奎宁联合治疗[47]。支持疗法包括血管升压药、机械通气和透析，输血有时也是必要的[66]。与疟疾一样，高水平的寄生虫血症（≥10%）时应该积极考虑换血疗法[38,67]。

实验室诊断·以类似于疟疾的方式，收集和检查厚薄血膜，进行急性巴贝虫病的检测。由于巴贝虫病潜在危及生命的特点，特别是在免疫功能低下和脾功能不足的患者中，应该能够急查。血清学检测在急性疾病的诊断中几乎没有作用，但可用于检测慢性感染，用来筛查献血者和进行流行病学研究[38]。尽管 PCR 可以由特定的参考和公共卫生机构提供，但目前仍没有 FDA 批准的抗原或分子检测方法。少数情况下，在诸如 CDC 的公共卫生实验室中也可以在进行体内培养。重要的是，需要注意其他感染源（如伯氏疏螺旋体、嗜吞噬细胞无形体、Borrelia miyamotoi、波瓦桑病毒）也可能由硬蜱传播，因此可能也需要对这些病原进行检测。

显微镜检查：以与前面描述的疟疾相同的方式来检查血液，包括寄生虫血症百分比计算。一个重要的考虑因素是巴贝虫属与形态相似的疟原虫属的不同（表7.11），尤其是当患者的旅行史不明时。特别要注意，恶性疟原虫与巴贝虫属有几种相同形态特征；它们都主要以细胞内环状形式存在，可能导致较高的寄生虫血症水平，并可产生多重感染细胞。然而，巴贝虫通常在大小和形状上表现出比恶性疟原虫更多的多形性，更可能具有细胞外形式，并且可以表现出特征性（尽管不常见）四分体（"马耳他十字"）形式（图7.23）。巴贝虫也不产生疟原虫色素，并且它们没有像疟原虫的形态上不同的配子体[38,67]。值得注意的是，仅通过形态学不可能区分人感染的巴贝虫属。但病原体通常可以通过患者的旅行史来推断。

抗体检测：通常在发病后2周可检测到抗体，并且在感染后几年仍可检测到[59,69]。检测针对果氏巴贝虫血清抗体的优选方法是 IFA，在美国和欧洲有用于果氏巴贝虫的商业试剂盒。已报道的果氏巴贝虫 IFA 的敏感性和特异性分别为88%～96% 和90%～100%[67,70]。类风湿关节炎和其他结缔组织疾病患者可能出现假阳性结果，并且在免疫功能低

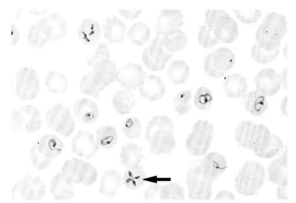

图7.23　在吉姆萨染色的外周薄血膜上看到的巴贝虫感染。注意高比例的感染细胞，不规则形状的环形体，多重感染的红细胞和四分体（"马耳他十字"）形态（箭头，1 000×）。当仅看到环形时，它们必须与恶性疟原虫的相似环区分开。（经允许引自：Fritsche TR, Pritt BS. Medical parasitology. In: *Henry's Clinical Diagnosis and Management by Laboratory Methods.* 23rd ed. Philadelphia: Elsevier; 2016）

下或无脾患者报道有假阴性结果。与其他巴贝虫属抗体似乎没有显著的交叉反应，因此建议对每个物种进行特异性 IFA 分析。

分子诊断：已有针对分散巴贝虫和果氏巴贝虫的实验室开发的 PCR 检测。如果它们可以快速进行，则可以用于初始检测。与厚血膜检查相比，这些检测通常具有更高的检测灵敏度，其报道的检出限为 < 0.000 1% 寄生虫血症[34, 35]。

■ **血鞭毛虫**

血鞭毛虫是一种原生动物，其特征是存在称为动基体的大线粒体。这种结构可以通过光学显微镜观察到，并且是运动和非运动形式的寄生虫的重要的可识别的形态特征（图 7.24）。感染人类的两种血鞭毛虫是锥虫和利什曼原虫。两种主要的人类病原体是布氏锥虫和克氏锥虫。据报道，在美洲，让氏锥虫也会引起人类的无症状感染，必须与已知的病原体区分开来。有多种利什曼原虫属感染人类，感染的严重程度和类型因感染物种、前期接触和宿主的免疫状态而异[8, 12, 73]。锥虫和利什曼原虫都通过感染的节肢动物载体而传播给人类。

布氏锥虫

人类非洲锥虫病（human African trypanosomiasis, HAT），也称为非洲昏睡病，是 WHO 认可的 17 种被忽视的热带疾病之一[3]。布氏锥虫有两种形态无法区分的亚种而导致不同形式的人类疾病：*T. brucei rhodesiense* 导致东非睡眠病（急性非洲锥虫病），*T. brucei gambiense* 导致西非昏睡病（慢性非洲锥虫病）。两者都通过感染的舌蝇（舌蝇属）的叮咬来传播。

流行病学 · 布氏锥虫主要分布在撒哈拉以南非洲地区。布氏冈比亚锥虫在西非和中非的 24 个国家流行，并且占人类病例的大多数（> 97%）。相比之下，布氏罗得西亚锥虫在非洲东部和东南部的 13 个国家流行，认为主要是动物源性寄生虫病，仅报道有约 3% 的人类感染病例[74]。因多次控制努力的成功，报道的病例数量显著下降。1999—2014 年，西非锥虫病

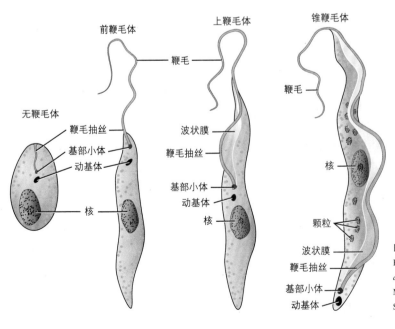

图7.24　血鞭毛虫形态。（经允许引自：McPherson RA, Pincus MR, Henry JB. *Henry's Clinical Diagnosis and Management by Laboratory Methods.* 21st ed. McPherson RA, Pincus MR. editors. Philadelphia: Saunders; 2007）

新发病例从 27 862 例下降至 3 679 例（77%），东非锥虫病新发病例从 619 例下降至 117 例（71%）[74]。

生活史 · 在人体的生活史相对简单。感染的舌蝇吸取血液，将感染性（循环后期）的锥鞭毛体注入皮肤。它们进入循环系统后转变为血液布氏锥虫（图 7.24），并遍布身体。然后到达淋巴管，最终进入脑脊液。运动型布氏锥虫是在人类体内看到的唯一阶段（相比于克氏锥虫，它也具有无动力的无鞭毛阶段），并且通过二分裂在血液和其他体液中复制。当舌蝇从受感染的宿主中摄取血液时，它变得有感染性。然后寄生虫经历进一步复制形成多环状的布氏锥虫，并从肠道迁移，转化为上鞭毛体。它们在舌蝇唾液腺中繁殖并转化为循环后期锥鞭毛体，并可注入下一个宿主[8,75]。

临床疾病 · HAT 通常发生在三个阶段，从接种部位的锥虫下疳开始。接下来是血淋巴期，在此期间可以在血液和淋巴结中发现锥虫。此时患者可能出现发热、瘙痒和淋巴结肿大[73]。在感染的第三（晚期）阶段（脑膜脑炎阶段），锥虫进入脑脊液并引起头痛、精神状态改变、嗜睡、意识丧失，最终昏迷和死亡。这三个阶段在西非锥虫病中最为明显，其具有更为长期的病程。可能有明显的颈后淋巴结肿大，称为 Winterbottom 征。相比之下，东非锥虫病是一种急性和快速进展性的发热性疾病，患者可能在中枢神经系统受累前死亡[74]。诊断通常基于临床表现和旅行/接触史。所有感染病例均需要抗锥体病治疗[75]。治疗方案的选择因感染亚种和疾病分期而异。喷他脒和苏拉明分别用于治疗布氏冈比亚锥虫和布氏罗得西亚锥虫的早期感染，而依氟鸟氨酸和美拉胂醇（一种砷衍生物）用于布氏冈比亚锥虫和布氏罗得西亚锥虫晚期（脑膜炎）感染。所有这些药物都会产生潜在的不良反应和毒性，但对于美拉胂醇来说是最严重的，这会导致 5%～10% 接受该药物治疗的患者出现危及生命的脑病[75]。约有一半患有美拉胂醇诱导脑病的患者发生死亡[75]。

实验室诊断 · 诊断的主要方法是检查外周血，并在晚期疾病中检查 CSF，检测是否存在锥虫。在吸入的下疳液、淋巴结和骨髓中也可以看到锥虫。通常在血液和 CSF 中检测到高的总 IgM 水平，而在 CSF 中可发现细胞增多（单核细胞 50～500 个/μL）。在流行区域，通常也使用抗原或抗体的检测，并且

提供比显微镜检查更高的灵敏度。而分子和培养方法并不广泛，主要用于研究[8]。

显微镜检查：细胞外锥鞭毛可以在常规的厚薄血膜中识别，但通常以较低的数量存在，因此通常使用浓缩技术如血沉棕黄层制备和微型阴离子交换离心来提高诊断灵敏度[8,17,75,76]。布氏锥虫的两个亚种在形态上是难以区分的。它们是细长的细胞外生物，长度为 14～33 μm，后端有一个小的动基体和位于中心的细胞核（图 7.24 和图 7.25A）。单个鞭毛起源于动基体，沿着虫体的纵向以起伏膜的方式运动，使身体在前端形成自由的鞭毛。旅行史通常足以区分布氏锥虫与克氏锥虫和朗杰尔锥虫，因为后者仅在美洲有发现。

抗原检测：有文献提到，EIA 和卡片间接凝集试验可用于检测血液、血清和 CSF 中的布氏锥虫抗原。卡片间接凝集锥虫病试验（TrypTect CIATT）的评估显示，对布氏锥虫亚种的检测灵敏度 >

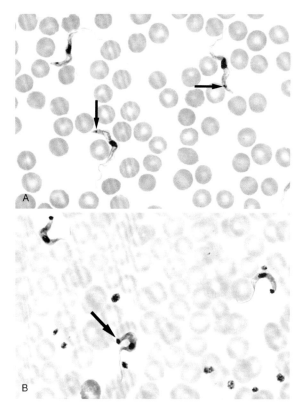

图 7.25　外周血中的布氏锥虫（A）和克氏锥虫（B）的锥鞭毛阶段（吉姆萨染色，1 000×）。区分这两种生物的最可靠方法是检查动基体的大小（箭头），其在克氏锥虫中较大。（经允许引自：Fritsche TR, Pritt BS. Medical parasitology. In: *Henry's Clinical Diagnosis and Management by Laboratory Methods.* 23rd ed. Philadelphia: Elsevier; 2016）

95%，并且对淋巴结吸出物的常规显微镜检查、离心血液和 CSF 具有优越的性能[77]。该研究特异性为 100%。遗憾的是，抗原检测应用并不广泛。

抗体检测：锥虫病的卡片凝集试验（CATT）是用于血清学检测 HAT 的主要方法。CATT 检测到与布氏锥虫的变异表面糖蛋白 LiTat 1.3 反应的抗体，并报道了其敏感性为 87%～98%[78]，尽管它可能会遗漏缺乏编码 LiTat 基因的寄生虫感染病例。它广泛用于血液、血清或血浆的群体筛查，但仅用于检测冈比亚布氏杆菌的抗体。对流行区域的最终抗体稀释倍数 ≥ 1∶16 的个体，推荐使用喷他脒治疗[8]。

分子学诊断：一些用于检测布氏锥虫的 NAAT 已经有报道，但是在本章撰写阶段，这些检测都没有经 FDA 批准或 CE 认证[34, 35]。它们主要用于研究目的，当其临床表现和单独的地理暴露不明显时，也可以用于区分东部和西部非洲亚种。

其他：HAT 的组织学特征是非特异性的，可能包括脑和心肌中的淋巴浆细胞性淋巴瘤和组织细胞浸润，在大脑的血管周围间隙中有大量负载抗体的浆细胞（如桑葚胚或莫特）[79]。

克氏锥虫（美洲锥虫病）

美洲锥虫病，也称为查加斯病，是一种流行于美洲的通过媒介传播的动物源性疾病[80]。它是 WHO 认可的 17 种被忽视的热带疾病之一[3]，也是 CDC 认可的 5 种被忽视的寄生虫感染之一。它是由克氏锥虫引起的，这是一种以血液型和组织型都有的方式存在于人类的血鞭毛虫，并通过锥蝽虫的叮咬传播[8, 81]。

流行病学·估计全世界有 600 万～700 万人受到感染，大多数受感染者在拉丁美洲且生活贫困[82]。常见的锥蝽媒介属于红猎蝽属、蝽属和大锥蝽属，这些物种遍布美洲许多地区，包括美国的部分地区[81]。锥蝽媒介的属和种类因国家而异，甚至在生态位置中也有所不同。一些锥蝽虫在森林的（即野生）中涉及动物宿主感染，其他则寄生于农村地区简陋的房子，已经适应了依赖人类为食的住家生活[83]。

基于估计的拉丁美洲流行率数据和迁移率，据 CDC 估算，有 300 000 名南美锥虫患者生活在美国[80]，美国大多数受感染的人被认为在拉丁美洲获得感染。然而，得克萨斯州和路易斯安那州报道了本土（当地获得）病例，并且发现该地区多达 50% 的锥蝽感染了克氏锥虫[80]。目前，其对人类的传播风险似乎非常低并受地域的限制[80]。

生活史·与布氏锥虫相比，克氏锥虫的生活史相对复杂。在锥蝽臭虫粪便中存在感染性（循环后期）锥鞭毛体，并且在感染的锥蝽摄取血液后，这些可以接种到咬合部位或附近的黏膜（图 7.26）[81]。

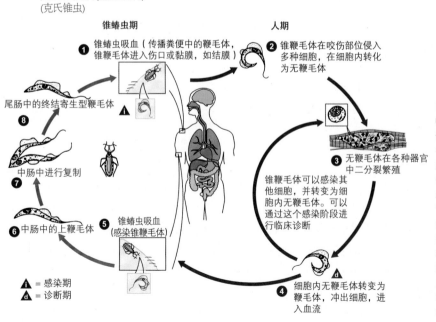

美洲锥虫病(查加斯病)
(克氏锥虫)

锥蝽虫期　　　　　　　　人期

❶ 锥蝽虫吸血（传播粪便中的鞭毛体，锥鞭毛体进入伤口或黏膜，如结膜）

❷ 锥鞭毛体在咬伤部位侵入多种细胞，在细胞内转化为无鞭毛体

❽ 尾肠中的终结寄生型鞭毛体

△ⁱ

❼ 中肠中进行复制

❸ 无鞭毛体在各种器官中二分裂繁殖

锥鞭毛体可感染其他细胞，并转变为细胞内无鞭毛体。可以通过这个感染阶段进行临床诊断

❻ 中肠中的上鞭毛体

❺ 锥蝽虫吸血（感染锥鞭毛体）

△ⁱ = 感染期
△ᵈ = 诊断期

❹ 细胞内无鞭毛体转变为鞭毛体，冲出细胞，进入血流

图7.26　克氏锥虫的生活史。锥蝽虫吸取血液（1），它在其粪便中释放感染性的环状锥鞭毛体（i）。通过这些无意行为接种到咬伤或黏膜中，这是人类感染的常见原因。然后锥鞭毛体在咬伤部位侵入局部宿主细胞（2）并转化为非运动的无鞭毛体（3）。无鞭毛体在各种器官中通过二分裂繁殖，并可能导致严重的局部病变。无鞭毛体将周期性地转变为运动的锥鞭毛体，其在血流中循环（4）并可以在外周血液检查中看到（d）。如果循环的锥鞭毛体在随后的血液中被锥蝽虫吸收（5），那么在虫的中肠（6～8）可以继续复制。（由 CDC DPDx 提供，http://www.cdc.gov/dpdx/）

这种形式的传播不同于其他媒介寄生虫感染，其中感染形式通常通过媒介的唾液引入宿主。不太常见的是，人类通过摄入受感染的锥蝽臭虫粪便污染的食物或饮料，以及通过接受感染的输血或器官移植而感染克氏锥虫。先天性感染也有可能，一旦进入体内，寄生虫就会在细胞内非运动的无鞭毛体和细胞外运动的锥鞭毛体之间交替出现[81]。

临床疾病·疾病有两个主要阶段：急性和慢性[80]。最早的感染迹象包括局部肿胀和感染部位的红斑。当接种到结膜时，这可能包括查加斯形成（皮下肿胀）和单侧眶周水肿（Romaña 征）。也可能出现局部淋巴结病[8]，感染后 2～3 周可见急性全身症状和体征，但仅发生在感染者的一小部分（约 1%）[8]。临床表现为高热、肌痛、弥漫性皮疹、肝脾肿大、淋巴结肿大、角膜炎、四肢和面部皮下水肿、急性心肌炎和脑膜脑炎。心肌炎与心肌细胞内无鞭毛体的复制和宿主反应直接相关，导致传导异常、收缩功能丧失和死亡。5 岁以下的儿童最有可能患有严重的急性疾病。急性期持续 8～12 周，之后寄生虫血症降至不可检测的水平，患者进入慢性感染阶段[8]。慢性期可能无症状，患者的体格检查、心电图和影像学均正常。这种情况有时称为疾病的不确定阶段，它可以持续数年至数十年。值得注意的是，在此期间，患者仍然可以将感染传染给叮咬的锥蝽虫，也可以通过捐赠的血液或器官传染，这是要注意的[8]。

20%～30% 的患有不确定疾病的个体最终会发展成慢性症状的查加斯病，并且经历三种"巨型"综合征中的一种或多种：巨型心肌病（心肌病）、巨型食管和巨结肠[8]。相关的病理认为是由复杂的寄生虫、宿主、社会和环境因素造成的，并且不能认为仅仅与复制的鞭毛体破坏有关。心脏扩大和心脏传导异常是慢性查加斯病最常见的表现[8]。硝呋替莫和苯并咪唑是急性南美锥虫病最常用的治疗方法，但它们在慢性病中几乎没有什么用处。对于患有南美锥虫病的终末期心脏或胃肠道表现的患者，可能需要长期支持疗法，包括饮食调整和起搏器使用[8]。

实验室诊断·实验室诊断的最佳方法取决于感染阶段。血液涂片镜检在急性疾病形成期间是最有用的，因为锥鞭毛体大量存在并且可在感染后 10 天检测到。还可以使用外周血进行抗原和基于分子的检测方法。寄生虫血症的水平在感染的第一个 90 天内显著降低，并且在不确定阶段和慢性阶段期间，锥鞭毛体很少或不存在，因此需要使用替代的诊断方式。血清学检测最常用于检测慢性感染，而 PCR 和动物接种则较少用于诊断[8]。

显微镜检查：使用与疟疾和布氏锥虫相同的方法在外周血中检测到克氏锥虫的锥鞭毛体。在厚薄的血膜和血沉棕黄层制备中可以看到寄生虫，并且必须区别于布氏锥虫和让氏锥虫类似的锥鞭毛体。在淋巴结和脉瘤吸出物中也可以看到无鞭毛体和锥鞭毛体。

克氏锥虫的无鞭毛体小（直径 1～5 μm），为圆形到椭圆形，并且具有细胞核和杆状动基体（图 7.24）。克氏锥虫的锥鞭毛体是细长的，长度从 12～30 μm 不等，并且在后端具有大的动基体和位于中心的核（图 7.24 和图 7.25B）。单个鞭毛起源于动基体，沿着虫体的纵向以起伏膜的方式运动，使身体在前端形成自由的鞭毛。较大尺寸的后部动基体是区分克氏锥虫与和让氏锥虫最可靠的特征。克氏锥虫锥鞭毛体也通常设定为"C"阵列，尽管这是一种不太可靠的形态特征。患者的旅行史通常区别美洲和非洲锥虫。

抗原检测：已有报道描述了使用尿液和血清的抗原检测方法，并且在一些流行国家中用于筛选献血者。检测尿液中抗原也可用于早期诊断查加斯病，用于具有可疑血清学结果的患者的验证检测，以及用于流行病学研究。

抗体检测：血清学检测通常用于诊断慢性查加斯病，也用于献血者筛查。已经描述了一些检测形式，包括 EIA、IFA、补体和间接血细胞凝集[8,81]。据报道，重组抗原和合成肽的使用在地方性环境中提供的灵敏度和特异性＞90%[84,85]。然而，让氏锥虫感染和利什曼病患者的交叉反应性已有报道[8]，建议进行至少两种不同血清学检测的验证检测[81]。

一些血清学检测是 FDA 批准的，包括 ORTHO 克氏锥虫 EIA 检测系统（Ortho-Clinical Diagnostics Inc., Raritan, New Jersey），批准用于筛查血液和器官供体[86]。2010 年 FDA 发布了指南，使用血清学检测进行供体筛查，以降低血液制品中克氏锥虫传播的风险，其中包括使用 FDA 批准的试剂盒对每个供体进行一次性检测[87]。FDA 推荐，无限期延迟反复检测克氏锥虫抗体呈反应性的供者献血[87]。

培养：可以在 NNN（Novy-MacNeal-Nicolle）培养基或合适的动物模型中培养血液、抽吸物和组织。这些方法不常见，但可以增加慢性疾病或低度寄生虫血症的检测[8]。

分子诊断学：NAAT 和特异性 PCR 可用于急性和先天性疾病的基本检测，并监测对治疗的反应[8]。一些检测具有非常高的分析灵敏度，可在 20 mL 全血中检测出至少一个寄生虫[8,34,35]。

其他：在流行区，动物接种诊断用于检测低度和慢性感染。使用该方法，无锥虫的锥蝽可以在患者身上吸食，以评估是否感染。然后每个月检查虫子的粪便，共 3 个月，以确定是否存在上鞭毛体[8]。

有时，组织活检和组织病理学检查可以识别感染组织中的无鞭毛体。寄生虫最常见于心脏，很少见于其他组织[79,10]。组织切片通常显示"假性包囊"内的无鞭毛体的集合，这与炎症和纤维化中的淋巴浆细胞相关（图 7.27A）。克氏锥虫的无鞭毛体

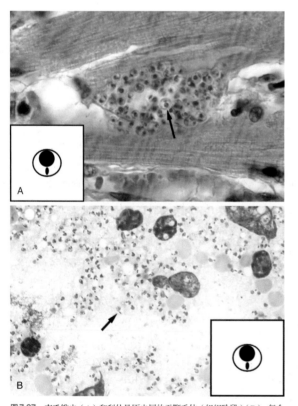

图 7.27 克氏锥虫（A）和利什曼原虫属的无鞭毛体（组织阶段）（B）。每个无鞭毛体（箭头）包含细胞核和杆状动基体（插图）（A, H&E 染色；B, 吉姆萨染色，1 000×）。（修改自：Pritt BS. Protozoal infections. In: Procop GW, Pritt BS, editors. *Pathology of Infectious Diseases: A Volume in the Series: Foundations in Diagnostic Pathology*. Philadelphia: Elsevier; 2015: 610-43）

需要区别于利什曼原虫属的无鞭毛体及像荚膜组织胞浆菌这样的小酵母菌[79]。这通常可以通过受感染细胞/组织的类型、虫体聚集的大小和使用真菌染色反应来完成。

利什曼原虫种（利什曼病）

利什曼病是由利什曼原虫属中的血鞭毛虫引起的网状内皮系统疾病[8,88]。有 3 种主要的疾病形式：内脏利什曼病（VL）、皮肤利什曼病（CL）和黏膜皮肤利什曼病（MCL）。疾病的类型和严重程度取决于几个因素，包括感染的寄生虫种类、宿主免疫力和先前的暴露。感染人类的所有物种都通过白蛉（旧大陆）或罗蛉（新大陆）属中感染的白蛉的叮咬来传播，并且有动物宿主[8]。

流行病学·WHO 将利什曼病视为 NTD，估计每年有 90 万～130 万新病例（100 万例 CL 病例，300 000 例 VL 病例）和每年多达 30 000 例死亡病例[88]。该虫在全球 98 个国家流行[88]。大多数（95%）CL 病例发生在美洲、中东、地中海盆地（包括西班牙和意大利的部分地区）和中亚，其中超过 2/3 的病例发生在巴西、哥伦比亚、阿富汗、伊朗、阿尔及利亚和阿拉伯叙利亚共和国[88]。在得克萨斯州南部也发现了 CL 的特有病灶。致病物种包括旧大陆的硕大利什曼原虫、热带利什曼原虫和埃塞俄比亚利什曼原虫，以及新大陆物种的墨西哥利什曼原虫、委内瑞拉利什曼原虫、亚马孙利什曼原虫和秘鲁利什曼原虫[8]。皮肤病的地方地理名称包括东方疖、德里疖、巴格达疖、阿勒颇病和糖胶树胶工人溃疡。相比之下，大多数 VL 病例发生在埃塞俄比亚、苏丹、印度、孟加拉国和巴西[88]。杜氏利什曼原虫和婴儿利什曼虫（旧大陆）和恰氏利什曼原虫（新大陆）是主要的病原体。值得注意的是，婴儿利什曼原虫和查加斯利什曼原虫具有许多遗传相似性，许多人视为同一生物体或同一生物体的亚种[89]。正在进行的控制和消除计划在减少印度、孟加拉国和尼泊尔 VL 方面取得了显著进展。最后，MCL 仅在美洲的部分地区被发现，其中近 90% 的病例发生在巴西、玻利维亚和秘鲁，并且是由巴西利什曼原虫和利什曼原虫亚属中的相关物种引起。

生活史·人类主要通过感染的白蛉叮咬静脉获得利什曼原虫感染（图 7.28）。与克氏锥虫一样，运动寄生虫在接种后不久就会成为细胞内无鞭毛体；

利什曼病
(利什曼原虫)

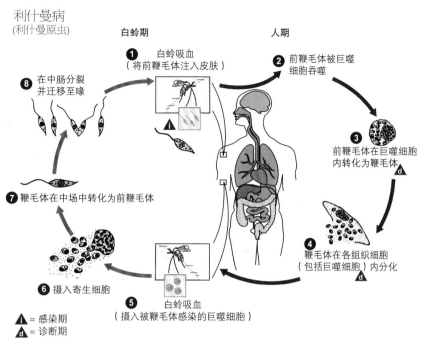

白蛉期　　　　　　　　人期

❶ 白蛉吸血
（将前鞭毛体注入皮肤）

❷ 前鞭毛体被巨噬
细胞吞噬

❽ 在中肠分裂
并迁移至喙

❸ 前鞭毛体在巨噬细胞
内转化为鞭毛体

❼ 鞭毛体在中场中转化为前鞭毛体

❹ 鞭毛体在各组织细胞
（包括巨噬细胞）内分化

❻ 摄入寄生细胞

❺ 白蛉吸血
（摄入被鞭毛体感染的巨噬细胞）

▲ⁱ = 感染期
▲ᵈ = 诊断期

图7.28　利什曼原虫属的生活史。人类通过感染的白蛉（1）的叮咬感染，在感染血液的同时将感染性前鞭毛体（i）注入皮肤。前鞭毛体立即被宿主巨噬细胞吞噬（2）并转化为杜氏利什曼无鞭毛体（3）。根据利什曼原虫属，受感染的巨噬细胞可能留在皮肤中或定位于其他器官，包括骨髓、肝脏、脾脏和黏膜。无鞭毛体在巨噬细胞（4）中通过二分裂繁殖，并且可以在随后的血液中被白蛉摄取（5）。寄生虫在白蛉中转变成前鞭毛体形式（6～8）。无鞭毛体是感染的诊断形式（d），可见于受感染器官的抽吸物或活组织检查中。（由 CDC DPDx 提供，http://www.cdc.gov/dpdx/）

在这种情况下，它们被巨噬细胞和其他单核吞噬细胞吞噬，并通过二分裂在这些细胞内繁殖。与克氏锥虫不同，前鞭毛体仅偶尔出现在皮肤标本中，并且不存在血液循环的形式[90]。

临床疾病。大多数感染患者无症状，只有一小部分患者发展为临床疾病。皮肤利什曼病是最常见的感染形式，表现为身体暴露部位的皮肤损伤。原发性皮肤病变通常出现在白蛉咬伤后2～8周，并且通常在咬伤部位出现霜状、无痛性的丘疹。随着时间的推移，病变通常发展为溃疡，具有渗出性坏死中心和凸起的边界。病变通常随着时间的推移而愈合，但卫星病变可能出现并与初始溃疡合并，并且可能发生孢子突出淋巴扩散，特别是对于硕大利什曼原虫感染[8]。由于不同的利什曼原虫属，在疾病中已经注意到其他细微差异。在东半球，硕大利什曼原虫引起"农村"疾病，其特征是短暂的"湿"（渗出性）溃疡，而热带利什曼原虫引起"城市"疾病，伴有干燥、长期的溃疡，以及"利什曼病累犯"。有趣的是，热带利什曼原虫也可能引起 VL，如在沙漠风暴行动中服役的军人所见，另一种旧大陆物种埃塞俄比亚利什曼原虫，会导致一种侵袭性的 CL，可能会转移到其他区域，引起弥漫性皮肤利什曼病。这种形式的疾病会产生类似麻风病的黏膜和结节性

皮肤病变[8]。新大陆 CL 的形式与旧大陆 CL 的形式非常相似，但重要的例外是，一些物种能够转移到鼻腔、颊部和咽黏膜并引起 MCL。由墨西哥利什曼原虫引起的新大陆 CL 通常导致单个溃疡在相对短的（即6个月）时间内愈合。然而，该物种在高达40%的病例中也涉及耳垂，并且可能导致破坏性慢性病变（chiclero 溃疡）。由亚马孙利什曼原虫引起的新大陆 CL 也可能表现为单一溃疡，但很少会引起弥漫性皮肤病变，如埃塞俄比亚利什曼原虫 CL 引起的皮肤损伤[8]。由巴西球菌引起的皮肤病变通常需要更长的时间来治愈新大陆物种，可在1%～3%的病例中传播至头颈部黏膜，从而产生 MCL[8]。

MCL，也称为鼻咽黏膜利什曼病，可能与 CL 同时发生，或在最初皮肤感染后数月至数年发生[8]。黏膜受累通常始于水肿、红斑及偶尔出血，这种表现后来发展为侵蚀、溃疡，并最终破坏软组织和软骨[8]。死亡很少见，但可能由继发细菌感染或吸入性肺炎而引起[8]。

VL 是最严重的疾病形式，如果不治疗可能是致命的[8]。早期感染通常是亚临床的，但可以无鞭毛体的形式在肝脏、脾脏和骨髓中的巨噬细胞内繁殖[8]。在免疫初治患者中，症状可能更多，急性、高热、体重减轻和腹泻[8]。这种疾病在印度

被称为黑热病，因为通常观察到相关的皮肤变黑。卡拉－扎尔真皮利什曼病（post-kala-azar dermal leishmaniasis，PKDL）是一种特殊形式的 VL，其中广泛的皮肤病变在治疗后的 6 个月至数年发展。皮肤病变包含许多寄生虫，因此具有 PKDL 的个体是疾病的重要储存体。

VL 可能被细胞介导的免疫反应所包含，甚至治愈。但是患有严重症状性疾病的宿主包括幼儿、非免疫个体（如旅行者、士兵）、营养不良的个体和患者、艾滋病患者，其感染风险是增加的[8,92]。不幸的是，同时感染 HIV 的患者对治疗的反应普遍较差。

治疗的选择取决于多种因素，包括疾病的类型（CL、VL、MCL）、严重程度和解剖位置，并且必须针对感染患者进行个体化治疗，最好通过专家咨询[90]。所有患有内脏和皮肤黏膜感染的患者应该接受治疗。此外，当致病物种能够引起 MCL 时，治疗适用于在拉丁美洲获得的 CL 患者[8]。在这些情况下，含锑化合物包括五价锑（SbV；未在美国许可）和葡萄糖酸锑钠（戊聚糖，葛兰素史克）一直是治疗的主要方法，尽管脂质体两性霉素 B 脱氧胆酸盐和米替福新也被 FDA 批准用于 VL 的治疗[90]。由不引起 MCL 的物种引起 CL 的患者可以用不同的方法治疗，包括不做治疗（等待自愈）、局部治疗（冷冻疗法、热疗、SbV 病灶内给药、外用巴龙霉素）和全身治疗（SbV、两性霉素 B 脱氧胆酸盐、酮康唑、氟康唑、米替福新）[47,90]。

实验室诊断·在许多流行地区，主要根据临床症状和流行病学因素进行诊断[8]。然而，利什曼病的临床鉴别诊断可能很广泛，并且只要有可能，首先要确认感染。最常见的诊断方法是通过观察吸出物或活检物质中的无鞭毛体[8]。在 CL 中，应对最活跃的病变进行取样，从溃疡边缘进行抽吸或活组织检查。吉姆萨是最常用的染色剂。当怀疑 VL 时，可以获取血液（用于血沉棕黄层制备）、骨髓、淋巴结或脾脏吸出物，以及肝脏活组织检查[8]。脾脏抽吸物检出率最高（＞95%）但存在脾脏破裂的风险，因而通常不在非疫区的环境中进行。血清学也常用于间接检测 VL，报道的灵敏度＞90%。除光学显微镜检查和血清学外，培养和分子学检测可在专业中心进行。培养比单独的显微镜能提供更高的灵敏度，并为同工酶和分子研究提供了充足的材料。在一项研究中，苏木精－伊红（H&E）染色组织切片的敏感性仅为 CL 诊断的 14%，而印迹检查为 19%，活组织检查 / 吸出物质的培养为 58%。结合这些方法可以获得更高的灵敏度（67%）[93]。最后，可以对培养材料或直接在临床标本上进行分子研究，并提供所有直接方法的最高检出率，报道的敏感性为 72%～100%[94]。

显微镜检查：由于它们的体积小，利什曼原虫无鞭毛体最常用的是吉姆萨染色的风干血沉棕黄色层、吸出物和印模涂片。它们也可以在福尔马林固定石蜡包埋的切片上看到，但诊断形态特征更难识别（参见本章后面的"其他"部分）。无鞭毛体是圆形到椭圆形，小（1～5 μm），并且具有细胞核和杆状动基体（图 7.24 和图 7.27B）[8]。它们在形态上与克氏锥虫的无鞭毛体无法区分，但仅在巨噬细胞内发现，并且在组织中不形成假囊。不太常见的是，从皮肤损伤表面的刮片中可能会出现前鞭毛体。值得注意的是，各种人类感染的利什曼原虫属，在形态学上难以区分，因此培养和 PCR 等其他技术对于物种鉴定是必要的[8]。在评估新大陆 CL 患者时，这或许尤为重要，因为其有可能进展为 MCL。

抗体检测：抗利什曼原虫抗体的血清学检测是检测 VL 的替代方法，但对 MCL 和 CL 的作用有限。另外也描述了多种方法，包括 IFA、EIA、LFICA 和直接凝集试验（DAT）。EIA 是商业上可获得的，报道的敏感性范围为 86%～99%，这取决于种类[95,96]。EIA，特别是使用重组 K39 抗原时，也可广泛应用并且由于其易用性和能力而获得普及。由于多种不同的利什曼原虫属，他们报道 VL 的敏感性＞90%。值得注意的是，与所有寄生虫感染一样，抗体在疾病消退后数月仍可检测到，因此不能用于区分活动和既往感染。它们在免疫功能低下患者也可能是假阴性，并且与其他血液鞭毛虫有出交叉反应[92]。

培养：每当需要物种鉴定来确定预后和选择治疗时，都应该尝试培养[8]。它也比单独的显微镜检查更敏感。样本应无菌采集，并在 NNN 或其他支持培养基中培养[8]。培养可能在接种后 2 天检测到前鞭毛体，但在报道阴性结果之前应进行 4 周检查[8]。CDC 提供培养服务，也可以利用同工酶或分子分析进行物种鉴定。

分子诊断学：NAAT 越来越多地用于利什曼病的

初步检测和鉴别，并已用于组织标本、全血和血沉棕黄层制备[34,35]。直接检测方法的灵敏度和特异性最高，报道分别为72%～100%和82%～100%[34,94]。遗憾的是，分子检测仅限于专业参考和研究机构，主要是实验室开发的检测。还有一个FDA批准的利什曼原虫PCR（SMART Leish，Cepheid，Sunnyvale，California），其使用仅限于美国国防部[34,35]。

其他：利什曼虫素皮肤试验，也称为黑山试验，在疫区CL的常用检测但高度变异[8]。它与结核菌素皮肤试验的原理相同，其中寄生虫抗原（杀死前鞭毛体）皮肤注射，并且在注射后48 h和72 h观察该部位是否存在迟发型超敏反应[8]。该试验可用于流行病学研究但不能区分种类。它在非流行病环境中并不广泛使用。组织病理学是诊断利什曼病的另一种常用方法，特别是在可能患有CL的患者的非地方性环境中。不幸的是，无鞭毛体在福尔马林激活期间缩小，因此识别诊断核和动基体更加困难[10,79]。无鞭毛体必须区别于与之相似的小的胞内颗粒，包括小酵母（如荚膜组织胞浆菌）[79]。使用六胺银真菌染色时，利什曼原虫无鞭毛体阴性，这有助于区分彼此。

记忆要点 疟原虫、巴贝虫和血液鞭毛虫

· 疟疾和巴贝虫病是可能危及生命的疾病，应立即进行检测。

· 厚薄血膜的显微镜检查仍然是检测疟原虫和巴贝虫属感染的金标准。

· 快速抗原检测方法可用于初步疟疾筛查，但应尽可能通过常规显微镜检查来确定。

· 不建议血清学用于诊断急性疟疾和巴贝虫病。

· 感染虫属的种类（仅疟原虫）和寄生虫血症百分比对指导治疗和预测预后很重要。

· 克氏锥虫的锥鞭毛体可能存在于血液、脑脊液和淋巴结中。

· 克氏锥虫有无鞭体和锥鞭毛体两种形式，前者存在于血液中，而后者仅见于组织活检组织。

· 利什曼原虫属仅在人类中视为无鞭毛体，并且可以在皮肤、脾脏、肝脏、淋巴结和骨髓活组织检查/抽吸物中鉴定。

刚地弓浆虫（弓浆虫病）

弓浆虫病由原生寄生虫弓浆虫引起，可感染包括人类在内的多种动物。该病是美国CDC认定的5种被忽视的寄生虫感染之一，并且是免疫缺陷宿主致残和死亡的一项重要原因（表7.5）[4]。

流行病学·弓浆虫在全球范围内都有分布，除了各种野生动物和家畜，还可感染人类。据估计，全世界有25%～30%的人口受到感染，仅美国报道的患病率就高达10%～22%[4,98,99]。根据CDC的数据，弓浆虫病是导致美国食品传播疾病死亡的第二大主要原因[4]。血清流行病学感染率在不同国家和社会经济群体之间存在显著差异，萨尔瓦多和法国等一些国家的血清效价率甚至高达75%[99,100]。

生活史·人类可经多种途径感染弓浆虫，主要的暴露途径可能因国家而异。两种最常见的感染途径是摄入含有包囊的肉类，以及含有弓浆虫囊合子的食物、水和其他环境来源感染（图7.29）[98]。传播也可能通过接受感染的血液或器官捐赠发生，并可通过胎盘发生先天性感染[4]。

临床疾病·绝大多数（约90%）感染的患者完全无症状，其余10%患者出现自限性单核细胞增多样综合征，伴有发热、不适和淋巴结炎[99]。急性感染后，寄生虫进入休眠状态，除非其后患者免疫功能受损，否则并不表现出症状。通常与弓浆虫病相关的免疫损害状态有艾滋病（$CD4^+$ T淋巴细胞<$0.1×10^9$/L）和器官移植后或肿瘤治疗后接受免疫抑制治疗。在实体器官移植受者中，血清阳性供者血清阴性受者（D+/R−）的感染风险最高[99]。

免疫缺陷宿主中最常见的弓浆虫病是脑炎（表7.5）。受影响的患者通常表现为运动或感觉缺陷、精神状态改变、嗜睡、发热、癫痫和舞蹈症[101]。免疫缺陷患者的其他疾病有肺炎、心肌炎、绒毛膜视网膜炎、膀胱炎、肝炎和多器官衰竭[98]。先天性感染也可能导致新生儿严重疾病，包括失明、癫痫、发育迟缓和死胎[102]。婴儿在出生时可能无症状，但通常会在后期出现眼部和神经系统症状[102]。疾病的风险及严重程度与母亲有无症状无关，但与母亲感染时的妊娠年龄密切相关。妊娠早期发生母体感染，传播给胎儿的发生率较低（9%），但有78%的病例出现了严重的胎儿弓浆虫病[99,102]。反之，当母体感染发生在妊娠晚期时，传播给胎儿的

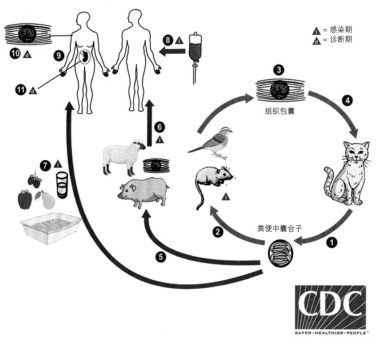

图7.29 弓浆虫的生活史。猫科动物是弓浆虫唯一已知的终宿主。受感染的猫（野生或家养）在其粪便中排出囊合子（1），它们在环境中成熟并可感染其他各种动物，使其成为中间宿主。在自然环境中，囊合子通常在鸟类和啮齿动物摄取后转化为快速分裂的速殖子并感染神经和肌肉组织。一旦进入组织，速殖子将形成含有缓殖子的组织包囊（3）。新的猫科动物宿主在摄入受感染动物的组织包囊后会感染（4）。而其他动物，包括人类食用的动物，也可在摄入环境中的囊合子后形成组织包囊（5）。然后人类可以通过摄入来自这些动物的未煮熟肉中的组织包囊（i）而感染（6）。人类也会通过摄入受污染的食物和水中的囊合子（i），或者在处理过猫粪后无意中摄入被污染的手上的囊合子而感染（7）。最后，人类可以通过输血（8）、器官移植和经胎盘感染弓浆虫（9）。正如在其他动物中所见，人类会在脑、肌肉和其他器官中形成组织包囊（10）。通常通过血清学诊断感染，但组织包囊和游离的速殖子也可以直接从感染的组织中观察到（d），并且可以在组织、脑脊液、羊水（11）和其他来源的标本中检测到寄生虫DNA（d）。（由CDC DPDx提供，http://www.cdc.gov/dpdx/）

发生率最高（59%），但90%的新生儿在出生时无症状。尽管没有症状，但也应对感染的婴儿给予治疗，因为他们其后通常会出现发育迟缓或绒毛膜视网膜炎[99]。

治疗方法因感染的类型和严重程度以及宿主的免疫状态而异。免疫功能正常且症状较轻的患者通常不需要治疗，而免疫功能低下且患有内脏疾病的患者通常给予乙胺嘧啶、磺胺嘧啶联合亚叶酸（甲酰四氢叶酸）进行治疗[47]。对于免疫功能严重受损的患者建议尽可能长时间的给予治疗和（或）预防[98]。如果可能，免疫重建是治疗的重要组成部分。在孕妇中，螺旋霉素是妊娠早期（第一妊娠期和第二妊娠早期）感染的推荐治疗方法，而甲酰胺和磺胺嘧啶与甲酰四氢叶酸在后期（第二妊娠晚期和第三妊娠期）给予[47,102]。预后取决于感染的类型和程度。大多数先天性畸形都是不可逆转的[102]。

实验室诊断·多种方法可被用于诊断弓浆虫病，而首选方法主要取决于患者的免疫状态[103]。血清学检测通常用于免疫功能正常的个体，包括可能产生可检测的免疫应答的孕妇。血清学检测还可用于区分其他临床表现相似的感染，如急性HIV和单核细胞增多症。而通常建议使用分子或显微镜方法评估免疫功能低下的患者[103]。

显微镜检查：弓浆虫在镜下既可以见到休眠包囊也可以见到活跃复制的速殖子（图7.30）。速殖子是长度为4～5 μm的弧形生物，在感染细胞内、外均可以看到[79]。另外，组织包囊的直径范围为10～100 μm，包含数百个较小的，长度为3～4 μm的缓殖体。标本类型取决于宿主和临床表现。寄生虫可见于羊水、脑脊液、血液、支气管肺泡灌洗液（BALF）和多种组织类型，但检测灵敏度取决于寄生虫载量，阴性结果可能无法可靠地排除感染[79,103]。吉姆萨或瑞氏染色的印迹涂片可以较好地展示寄生虫形态，但也可以使用常规苏木精-伊红染色和寄生虫特异性免疫组织化学染色来观察虫体。在没有相关组织炎症反应的情况下仅对包囊进行鉴定，可以提示隐性而非显性感染。

抗体检测：如前所述，血清学检测广泛用于评估有症状的、免疫功能正常的个体（包括孕妇）感染弓浆虫的状况。它还用于筛选器官捐献者。在这些人中，弓浆虫抗体IgM和IgA在感染的第一周形成，并在接下来的6～12个月内逐渐减少[104]。IgG抗体可在IgM上升后的2～3周检测到，并且也会随着时间的推移逐渐减少，但通常终身可检测到[104]。使用血清学检测诊断先天性感染可能具有挑战性，因为IgG抗体容易穿过胎盘循环。因此应

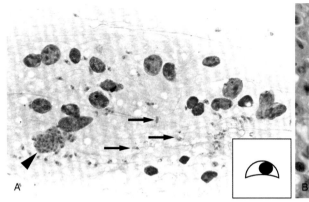
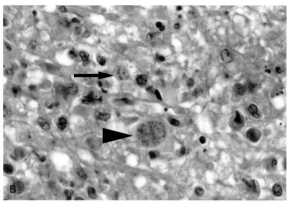

图7.30 刚地弓浆虫感染。最容易观察到寄生虫的形态是在干燥的印模涂片上（A），可以看到单个弧形的速殖子（箭，插入）和包囊（箭头）。速殖子形状在组织中很难鉴别（B，箭），但包囊（箭头）比速殖子（B，箭）更容易识别。（经允许引自：Pritt BS. Protozoal infections. In: Procop GW, Pritt BS, editors. *Pathology of Infectious Diseases: A Volume in the Series: Foundations in Diagnostic Pathology.* Philadelphia: Elsevier; 2015: 610–43）

提交配对的母体和新生儿血清，以便在弓浆虫参比实验室进行检测。同时建议检测胎儿 IgM 和 IgA 抗体。IgG 亲和力检测也可用于确定是否是近期获得感染，其值在初发感染时较低，但在随后的数周至数月内逐渐增加[102]。血清学检测还可以结合分子诊断一起来进行先天性感染的诊断[102]。

其他：可以通过辨认苏木精–伊红染色的福尔马林固定石蜡包埋（FFPE）组织切片中的包囊和速殖子来诊断弓浆虫病，虽然寄生虫在这些制备中比在印迹涂片中更难以识别（图 7.30）[10]。当看到弓浆虫包囊时，必须与其他小的细胞内的物质区分开来，如克氏锥虫原虫，利什曼原虫和荚膜组织胞浆菌[79]。市场上有许多单克隆和多克隆抗体免疫组化和免疫荧光试剂，可能有助于福尔马林固定石蜡包埋（FFPE）组织切片中弓浆虫的确定[79]。

自由生活阿米巴（FLA）

福氏耐格里阿米巴（原发性阿米巴脑膜炎）、棘阿米巴（阿米巴角膜炎、肉芽肿性阿米巴脑炎）和巴拉姆希阿米巴（肉芽肿性阿米巴脑炎）

FLA 在环境中广泛存在，但仅有极少数引起人类疾病[105]。虽然有许多已知的种属，但主要的人类病原体是福氏耐格里阿米巴、棘阿米巴和巴拉姆希阿米巴[106,107]。*Paravahlkampfia francinae* 和 *Sappinia pedata* 也曾引起罕见的人类感染[108,109]。福氏耐格里阿米巴引起原发性阿米巴脑膜脑炎（PAM），而棘阿米巴和巴拉姆希阿米巴则引起肉芽肿性阿米巴脑炎（GAE）。棘阿米巴还可引起阿米巴性角膜炎（AK）。致病性和非致病性阿米巴也可作为多种细胞内病原体的环境宿主，包括单核细胞增生李斯特菌、嗜肺军团菌和霍乱弧菌。

流行病学·FLA 在全世界都有分布。棘阿米巴是 FLA 中最常见、分布最广的一种，在淡水和咸水、氯化水、土壤、污水、空调设备、供暖系统、牙科和医疗设备，甚至在健康人的鼻子和喉咙中都有发现[107,110]。已描述的几种基因型（T1–T17）中 T4 基因型（*A. castellanii*，*A. lugdunensis*，*A. polyphaga*，*A. royreba*，*A. mauritaniensis*，*A. rhysodes* 和 *A. triangularis*）与人类感染关系最为密切[111]。由于棘阿米巴在环境中分布广泛，人类通常暴露于此，健康个体中约 80% 的血清阳性率可以支持这一点[112]。而巴拉姆希阿米巴最常见于土壤中，较少见于水源中。在美国，大多数巴拉姆希阿米巴感染病例都是由西南部报道的[113]。尽管巴拉姆希阿米巴引起的肉芽肿性阿米巴脑炎在免疫功能正常的患者中也有报道，但棘阿米巴和巴拉姆希阿米巴引起的肉芽肿性阿米巴脑炎主要见于免疫缺陷个体（表 7.5）[114]。阿米巴角膜炎主要见于不正确地储存、处理或消毒隐形眼镜的隐形眼镜佩戴者。感染的具体危险因素包括用自来水冲洗隐形眼镜，在游泳、洗澡或使用热水浴缸时佩戴隐形眼镜。据美国 CDC 的保守估计，美国每 100 万隐形眼镜使用者中有 1～2 个患病者[115]。

福氏耐格里阿米巴常见于温暖的淡水资源，包括湖泊、河流、地热温泉和未经处理的生活用水[107]。历史上，美国的大部分病例都发生在南方，但现在北至明尼苏达州地区也已经有病例报道[116]。据美国

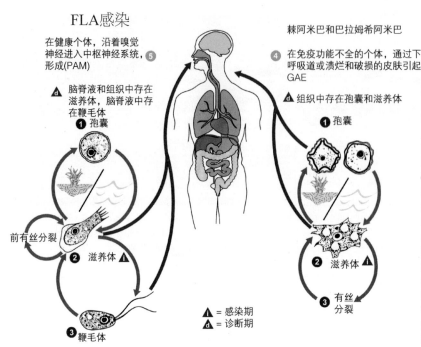

FLA感染

在健康个体，沿着嗅觉神经进入中枢神经系统，形成(PAM) **⑤**

脑脊液和组织中存在滋养体，脑脊液中存在鞭毛体 **(d)**

① 孢囊

前有丝分裂

② 滋养体 (i)

③ 鞭毛体

棘阿米巴和巴拉姆希阿米巴

④ 在免疫功能不全的个体，通过下呼吸道或溃烂和破损的皮肤引起GAE

组织中存在孢囊和滋养体 **(d)**

① 孢囊

② 滋养体 (i)

③ 有丝分裂

(i) = 感染期
(d) = 诊断期

图7.31 福氏耐格里阿米巴、棘阿米巴和巴拉姆希阿米巴的生活史。这些原虫通常以非寄生的形式生活在环境中，很少引起人类疾病。福氏耐格里阿米巴在环境中表现为包囊、滋养体和鞭毛状，而棘阿米巴和巴拉姆希阿米巴仅表现为包囊和滋养体（1～3）。后两种生物的滋养体（i）通过被吸入或经破损皮肤感染人类（4）并经血行向中枢神经系统播散，引起GAE。棘阿米巴也能进入眼睛，特别是戴隐形眼镜的人，并引起严重AK。在GAE和AK（d）的组织中发现包囊和滋养体（i），而福氏耐格里阿米巴滋养体（i）通过鼻进入人体，穿过鼻黏膜（5），然后沿着嗅觉神经进入中枢神经系统，形成PAM。在脑脊液和大脑中可以看到滋养体，较少见情况下可在脑脊液（d）中见到鞭毛形式。（由CDC DPDx提供，http://www.cdc.gov/dpdx/）

CDC 的监测，在 1937—2013 年发现了 142 例原发性阿米巴脑膜脑炎，其中 76% 的患者是男性，83% 是儿童（8 个月到 66 岁，中位数 12 岁）[116]。大多数病例与娱乐用水有关，但与使用未充分处理的生活用水进行鼻腔冲洗有关的病例也有报道[117]。

生活史 · FLA 在人类中的生活史见图 7.31。福氏耐格里阿米巴通过嗅黏膜进入体内，沿着嗅神经通过筛状板向嗅球移动到邻近的脑膜和皮质（图7.32A）[116]。从那里，它扩散到整个中枢神经系统，导致水肿、坏死，最终导致脑疝和死亡。而巴拉姆希阿米巴和棘阿米巴通过呼吸道或皮肤破损进入体内并血液传播至中枢神经系统。棘阿米巴也可以通过受污染的隐形眼镜或角膜创伤进入眼睛[107]。

临床疾病 · PAM 通常以脑膜刺激征开始，如严重的头痛、颈部僵硬、发热和呕吐，并在几天内快速进展至精神状态改变、昏迷和死亡[116]。几种方法可用来治疗原发性阿米巴脑膜脑炎患者，包括全身和鞘内注射两性霉素 B、咪康唑、利福平和米替福新，以及全身冷却（治疗性低温）。尽管给予积极的干预措施，患者的死亡率仍超过 97%。目前，美国 CDC 已直接向患者提供用于 PAM 感染的患者紧急治疗药物米特福辛（miltefosin），因为使用这种药物似乎在提高生存率上具有优势[118]。

相反，GAE 是慢性或亚急性感染，表现为头痛、精神状态改变、局灶性神经功能缺损，如果不治疗，最终会导致死亡[107]。棘阿米巴和巴拉姆希阿米巴还会引起肉芽肿性皮肤病变，可能发生在中枢神经系统受累之前。潜伏期尚不清楚，但可能长达数周至数月。同样，临床过程可能持续数天至数月。虽然有很多药物，包括两性霉素 B、巴龙霉素、唑类、甲硝唑、大环内酯类磺胺嘧啶和米替福新，但效果都有限，没有特别推荐的治疗方法[119]。免疫功能正常和免疫功能低下患者死亡率均超过 95%[114]。

患有 AK 的患者通常表现为单侧严重眼痛（与临床发现不成比例）、红斑、视力模糊、异物感、畏光和过度撕裂[107,120]。双侧发病的情况不太常见。AK 是一种潜在的威胁视力的感染，需要积极治疗。局部用药如氯己定和聚六亚甲基双胍通常要求较长时间（6 个月至 1 年或更长时间），而严重或难治性病例可能需要进行角膜移植[47,107]。残留包囊的存在可导致疾病复发[115]。

实验室诊断 · 诊断的第一步是基于临床发现获得高度的疑似病例。不幸的是，PAM 和 GAE 的诊断具有挑战性，通常在尸检中发现。脑脊液、脑组织、角膜拭子镜检，角膜活检结合培养是最常用的诊断方法。最近，实验室开发的 PCR 检测已在专业

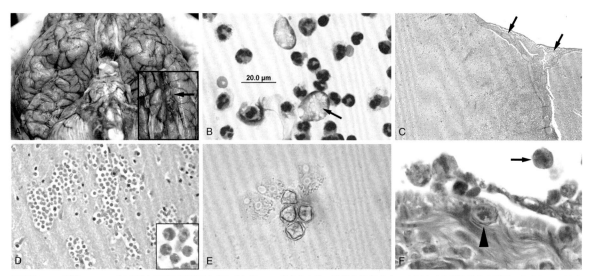

图7.32 FLA 感染。A，一名死于福氏耐格里阿米巴感染引起的 PAM 患者的大脑。脑膜弥漫性出血，左侧嗅球大部分消失（插图，箭头）。B，福氏耐格里阿米巴脑脊液滋养体，呈淡色泡状细胞质，核小，中央核糖体大（箭头）。还存在大量中性粒细胞（吉姆萨，细胞离心涂片 1 000×）。C，A 和 B 所示病例的 PAM 组织病理学。低倍（H&E，40×）显示软脑膜炎症（箭头）延伸到皮质的周围薄壁组织。D，C 图的高倍图像（400×）展示了没有炎症的滋养体岛。使用油镜（插图 1 000×）可以最好地展示小滋养体的形态。E，在覆盖大肠埃希菌或产气肠杆菌作为食物来源的非营养琼脂上生长的棘阿米巴滋养体和包囊。注意形态与图 B 中的滋养体相似，包括空泡化的细胞质。细胞核小。核糖体大，包囊有双层壁。F，脑组织中棘阿米巴滋养体（箭头）和包囊（箭头）（H&E，1 000×）。（经允许引自：Pritt.BS Protozal infections. In: Procop GW, Pritt BS, editors. Pathology of Infectious Diseases: A Volume in the Series: Foundations in Diagnostic Pathology. Philadelphia: Elsevier; 2015: 610-43. Image A courtesy of Geoffrey Witrak, M.D）

参比实验室和公共卫生实验室使用，用于检测这些相同类型的标本，并提供比培养更快速的诊断。强烈推荐培养和（或）PCR，因为它们是从临床标本中检测 FLA 的最灵敏的方法[107]。由于 FLA 抗体的血清阳性率很高，血清学检测不作为常规检测，也没有临床用途。

显微镜检查：PAM 几乎总是在尸检中才诊断出来，但活体的诊断可以通过直接在湿片上识别 CSF 中活动的滋养体而迅速作出。通过检查样本离心后的沉渣，可以提高 CSF 检测的灵敏度。吉姆萨或瑞氏染色的细胞离心涂片也会显示出特征性的滋养体，以及较少见的鞭毛形式，通常存在于大量相关的中性粒细胞中（图 7.32B）[107]。滋养体最大尺寸为 10～35 μm，小核，大核仁（图 7.32B 和 D）。该细胞核是 FLA 的特征，可以将它们与宿主细胞区分[79]。如果暴露在温热的蒸馏水中，滋养体会在 2～3 h 内转变成鞭毛形式[107]。值得注意的是，组织中没有的福氏耐格里阿米巴的包囊形式。

湿片也可以由脑组织制成，用于检查棘阿米巴和巴拉姆希阿米巴的滋养体和包囊。滋养体最大尺寸为 15～45 μm，小核，大核仁，与福氏耐格里阿米巴的滋养体类似（图 7.32F）。在液体培养基中，棘阿米巴滋养体可以产生特征性的棘突（刺状突起），有助于将它们与其他阿米巴区分。棘阿米巴的包囊是双壁的，具有外皱纹壁（外胚层）和内部多边形，圆形或星形内壁（内囊）。棘阿米巴属包囊的直径为 3～20 μm，而巴拉姆希阿米巴的包囊略大（10～30 μm）；然而，仅通过形态学不可能可靠地区分巴拉姆希阿米巴与棘阿米巴属。幸运的是，这种分别对于治疗并不重要。

用于诊断 AK 的理想标本是角膜活组织检查或拭子，并且应当送检这些用于培养和（或）组织病理学检查。

培养：福氏耐格里阿米巴和棘阿米巴都可在培养基中生长。推荐的培养方法是将新鲜的标本（CSF 沉积物、脑组织或角膜组织、隐形眼镜）放在已经覆盖大肠埃希菌或产气肠杆菌作为食物来源的非营养琼脂（用 Page's ameba saline 制成的 1.5%，Difco 琼脂）上[107]。值得注意的是，福氏耐格里阿米巴对温度极敏感，可能在冷藏期间死亡。因此，用于阿米巴培养的 CSF 标本不应冷藏。接种后，将培养基在室温下孵育并每天使用低放大倍数（10 倍物镜）观察 7 天，寻找特征性滋养体和包囊（图 7.32E）。不幸的是，巴拉姆希阿米巴不会以这种方式生长，不过可以在肺成纤维细胞或其他细胞系中生长[107]。FLA 也可以在无菌培养基中生长，虽然这种培养方式和细胞培养不是临床实验室中常规进行的项目[107]。

分子诊断：在文献中已经描述了几种用于检测 FLA 的常规和实时 PCR 测定，包括针对由 CDC 开发的 18S rRNA 基因的三链体 Taqman 探针的测定[34,35,121,122]。这些检测方法可用于检测脑脊液、眼部和中枢神经系统标本，包括新鲜组织和 FFPE 组织，并可提供低至每次反应 1 个变形虫的检测灵敏度。因此，PCR 如果可用的话，敏感且快速，可以成为培养的替代。由于 FLA 在环境中广泛存在，因此必须采取措施防止 PCR 试剂和反应的污染。目前，还没有 FDA 批准或欧洲共同体认证（CE-marked）的检测。

其他：组织病理学在患者生前诊断 PAM 或 GAE 的方面应用有限，但在皮肤（及不太常见的标本——肺）活检中可用于识别棘阿米巴和巴拉姆希阿米巴，而在角膜活检中识别棘阿米巴[10,79]。在脑组织活检中，棘阿米巴和巴拉姆希阿米巴的滋养体和包囊常见于皮质血管周围（反映其血源性播散路径）和坏死灶（图 7.32F）。相比之下，福氏耐格里阿米巴滋养体通常集中在脑膜周围，可见浸润周围脑实质（图 7.32C 和 D）[79]。如本章前面所述，在人类感染福氏耐格里阿米巴时未见包囊。尽管可能被误认为宿主细胞如巨噬细胞，但在常规的 H&E 染色切片上可以很容易地识别出滋养体和包囊[10]。包囊可被 GMS 和 PAS 染色[7]。

肠道和泌尿生殖道原虫和微孢子菌

根据 2012 年 WHO 全球健康评估报告，腹泻疾病造成的伤残调整寿命年（DALY）估计达 1 亿，使其成为全球 DALY 的第五大最常见原因[123,124]。由疾病导致的 DALY（约 2 900 万）中的大多数发生在 1～5 岁的儿童身上，具有较高的相关发病率和死亡率[123,124]。肠内原虫造成了约 3.5 亿例腹泻，导致全球约 300 万 DALY 和 30 000 多人死亡，从而突出了这类生物作为人类疾病病因的重要性[125]。

许多不同的原虫群都能感染肠道和泌尿生殖道，包括变形虫、鞭毛虫、球孢子虫和纤毛虫。按照惯例，微孢子菌通常也被归入肠道原虫，尽管现在认为它们是非常特殊的真菌[16]。这些微生物传统上是通过粪便标本的显微镜检查来识别的，尽管在临床微生物学实验室中越来越多地使用病原体特异性抗原和分子检测。肠道原虫是一种形态特征细微、重叠的微小生物，其显微镜鉴定是临床寄生虫学研究的难点之一。显微镜工作者必须熟悉致病和非致病性物种的外观，并能够将它们之间以及与粪便中的各种宿主细胞、酵母、花粉和其他物体区分开来。用于鉴别肠道原虫的形态学特征包括大小、细胞核数量、染色质特征、细胞质特征和染色特征（表 7.12～表 7.14，图 7.33～图 7.38）。

本节将重点介绍感染人类最重要的肠道原虫，包括变形虫、鞭毛虫、纤毛虫、球孢子虫和人芽囊原虫，泌尿生殖道原虫、阴道毛滴虫也包含在内。

■ 阿米巴

能在人体肠道内生存的阿米巴有内阿米巴属、布氏嗜碘阿米巴和微小内延阿米巴[8]。脆弱双核阿米巴有时也因其形态学特征而与阿米巴归为一类，但事实上，它是一种具有内化鞭毛的阿米巴性鞭毛虫（表 7.12）。这种微生物稍后将在"鞭毛虫"中讨论。由于其形态学上与阿米巴相似，可见于本章的表格和图表。

在肠道阿米巴中，只有溶组织内阿米巴是一种公认的人类病原体[126]。另一种已知感染人类的内阿米巴属是哈氏内阿米巴、结肠内阿米巴、波列基内阿米巴、迪斯帕内阿米巴、E. moshkovskii 和 E. Bangladeshi[126,127]。迪斯帕内阿米巴是一种常见的共生微生物，在形态学上与溶组织性阿米巴难以区分，仅使用显微镜进行实验室诊断，否则结果复杂化[128]。最近所描述的 E. bangladeshi 和 E. moshkovskii 在形态上与溶组织内阿米巴也无法区分。目前尚不清楚这两种阿米巴的致病潜力。最后，牙龈内阿米巴是一种口腔原虫，常见于口腔卫生不佳的患者。布氏嗜碘阿米巴和微小内延阿米巴是常见的共生微生物。

所有阿米巴都有相似的生活史；通过摄入一种对环境有抵抗力的包囊而引起感染。滋养体生活在肠腔内，以细菌为食。溶组织内阿米巴，这种已知的病原体具有同样的生活史，它仅仅是侵入肠道黏膜致病，并且罕见[126]。

表7.12　肠道阿米巴形态学比较（按体积由小到大排列）

微生物	通常（可见的）大小范围	细胞核特点（包囊和染色体）		核 仁	胞 质
		细胞核数量	外周染色质		
哈氏内阿米巴	包囊：6～8（5～10） 滋养体：8～10（5～12）	包囊：1～4 滋养体：4	细均匀分布	圆形，小，通常偏一侧	• 包囊：具圆形末端的拟染色体 • 滋养体：细颗粒状，可能含有被吞噬的细菌
微小内蜒内阿米巴	包囊：6～8（5～10） 滋养体：8～10（6～12）	包囊：4 滋养体：1	无	"点状"大，居中；三色染色为红色	• 包囊：无拟染色体 • 滋养体：液泡状，颗粒状，可能含有被吞噬的细菌和酵母
脆弱双核阿米巴*	包囊：N/A* 滋养体：9～12（5～15）	包囊：N/A* 滋养体：1～2	无	不规则形，呈"破碎状"（没有单独的染色体）	• 包囊：N/A* • 滋养体：细颗粒，很少含有摄取的红细胞
布氏嗜碘阿米巴	包囊：10～12（5～20） 滋养体：12～15（8～20）	包囊：1 滋养体：1	无	"点状"大，居中	• 包囊：无拟染色体，常有明确的碘染色物质 • 滋养体：液泡状，颗粒状，可能含有被吞噬的细菌和酵母
波列基内阿米巴	包囊：11～15（9～18） 滋养体：15～20（10～25）	包囊：1（少数为2） 滋养体：1	细均匀分布，聚集 +/−	圆形，不规则或弥散，由小到大	• 包囊：许多大小不一的拟染色体 • 滋养体：大量的液泡，粗颗粒，可能含有被吞噬的细菌和酵母
溶组织内阿米巴 / 不相称内阿米巴 迪斯帕内阿米巴 / *E. moshkovskii/E.* *bangladeshi*	包囊：12～15（10～20） 滋养体：15～20（10～60）	包囊：1～4 滋养体：1	细均匀分布	圆形，小，通常居中	• 包囊：具圆形末端的拟染色体 • 滋养体：细小颗粒状，可能含有被吞噬的细菌。侵袭性疾病中溶组织内阿米巴可能含有摄入的红细胞
结肠内阿米巴	包囊：15～25（10～35） 滋养体：20～25（15～50）	包囊：1～8 滋养体：1	粗糙，不规则成群聚集	圆形至不规则形，通常居中	• 包囊：末端分裂的拟染色体 • 滋养体：液泡状，粗颗粒，可能含有被吞噬的细菌和酵母

注：* 脆弱双核阿米巴是一种阿米巴性鞭毛虫，但由于其鞭毛内化，所以与鞭毛虫相似。包囊期的存在尚未得到证实。N / A，不适用。本表修改自：Pritt BS. Parasitology Benchtop Reference Guide: An Illustrated Guide for Commonly Encountered Parasites. Northfield, IL: College of American Pathologists; 2014

表7.13　鞭毛虫形态比较（按体积由小到大排列）

微生物	通常（可见的）大小范围	核的数量	性 状	其他特征
肠内滴虫	包囊：4～7（4～9） 滋养体：6～7（4～9）	包囊：1 滋养体：1	包囊：梨形 滋养体：梨形或椭圆形	• 包囊：细胞核附近细胞质突出；外观与迈氏唇鞭毛虫包囊相似，但较小 • 滋养体：突出的胞质体延伸至胞体的一半
人肠滴虫	包囊：6～8（4～10） 滋养体：8～9（4～10）	包囊：1～4 （通常为2） 滋养体：1	包囊：椭圆形 滋养体：梨形或椭圆形	• 包囊：外观与微小内蜒内阿米巴包囊相似 • 滋养体：鞭毛向外侧或后方自由伸展，胞体一侧扁平
迈氏唇鞭毛虫	包囊：8～9（6～10） 滋养体：10～15（6～24）	包囊：1 滋养体：1	包囊：卵圆形，前端有旋钮 滋养体：泪滴形	• 包囊：细胞核附近细胞质突出 • 滋养体：突出的细胞质延伸至胞体的 1/3 ～ 1/2，螺旋槽在腹侧表面
人五毛滴虫	包囊：8～9（6～10） 滋养体：11～12（8～20）	包囊：N/A 滋养体：1	包囊：N/A 滋养体：梨形	• 包囊：N/A • 滋养体：波状膜沿胞体延伸，突出的纵向轴突贯穿胞体，后端突出
十二指肠贾第鞭毛虫	包囊：11～12（8～19） 滋养体：12～15（10～20）	包囊：4 滋养体：2	包囊：椭圆形 滋养体：泪滴形	• 包囊：中央轴突和弯曲的中心体 • 滋养体：吸盘占据 ≥ 1/2 腹侧表面，中央轴突和弯曲的中心体

注：N/A，不适用。本表修改自：Pritt BS. Parasitology Benchtop Reference Guide: An Illustrated Guide for Commonly Encountered Parasites. Northfield, IL: College of American Pathologists; 2014

表7.14　隐孢子虫、球孢子虫和微孢子菌形态比较

物　种	大小（μm）	形　状	改良抗酸染色	在粪便中经过时的状态
隐孢子虫属	4～6	圆　形	阳性	形成孢子（有传染性）
圆孢子球孢子虫	8～10	圆　形	阳性	未形成孢子（无传染性）
贝氏囊孢子虫	（25～30）×（10～20）	椭圆形	阳性	未形成孢子（无传染性）
人肉孢子虫	（15～20）×（15～20）	椭圆形	阴性	未形成孢子（无传染性）
微孢子菌属	（0.8～4）	圆　形	阴性	有传染性

阿米巴							
	溶组织内阿米巴	哈氏内阿米巴	结肠内阿米巴	波列基内阿米巴*	微小内蜒内阿米巴	*Iodamoeba bütschlii*	脆弱双核阿米巴
滋养体							
包囊							无包囊

*稀有，可能是动物起源的

图7.33　肠道内的阿米巴和脆弱双核阿米巴的形态学。（经许可引自：McPherson RA, Pincus MR, Henry JB. Henry's Clinical Diagnosis and Management by Laboratory Methods. 21st ed. McPherson RA, Pincus MR. editors. Philadelphia: Saunders Elsevier; 2007）

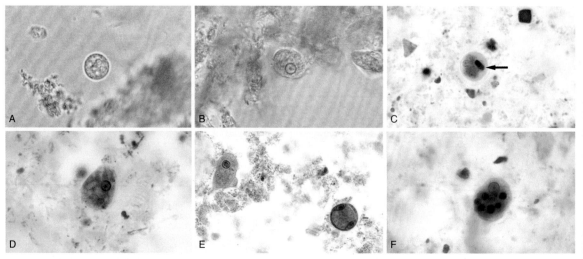

图7.34　溶组织性内阿米巴见于湿片（A和B）和惠特利三色染色（C～F）（1 000×）。图像没有按比例显示。A，四核包囊。B，滋养体。C，包囊，显示4个核中的3个，有圆形末端的色素样体（箭头）。D，滋养体。滋养体（左）和未成熟的双核包囊（右）。F，滋养体，胞质中有吞噬的红细胞。摄入红细胞的存在使我们可以推测出溶组织内阿米巴。（C和D经许可引自：Pritt BS. Protozoal infections. In: Procop GW, Pritt BS, editors. Pathology of Infectious Diseases: A Volume in the Series: Foundations in Diagnostic Pathology. Philadelphia: Elsevier; 2015:610–43. E经许可引自 Fritsche TR, Pritt BS. Medical parasitology. In: Henry's Clinical Diagnosis and Management by Laboratory Methods. 23rd ed. Philadelphia: Elsevier; 2016. F 由 CDC DPDx 提供，http://www.cdc.gov/dpdx/）

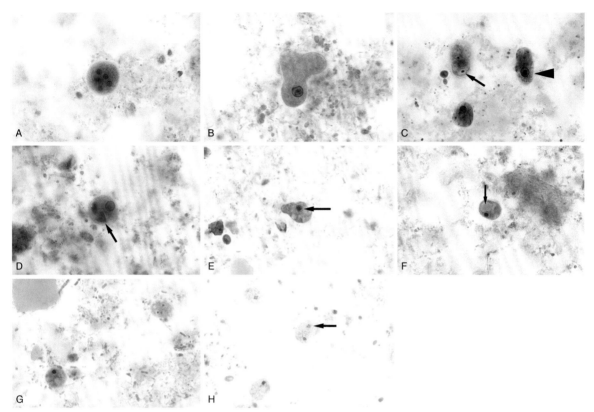

图7.35 肠道阿米巴。惠特利三色染色，1 000×，除非另有说明。A，结肠内阿米巴成熟包囊，8 个细胞核中有 5 个清晰可见。B，结肠内阿米巴滋养体。除体积较大外，与溶组织性阿米巴无明显区别。C，波列基内阿米巴滋养体摄入的细菌（箭头）。滋养体中存在一个巨大的不规则的核小体（箭头）。D，波列基内阿米巴包囊，尾端不规则的染色体（箭头）。E，布氏嗜碘阿米巴滋养体。注意细胞核中央有一个大的红染核小体（箭头）。F，布氏嗜碘阿米巴包囊特征性空泡（箭头）。G，微小内蜒内阿米巴滋养体（左下）、包囊显示 4 个中的 3 个（右上）。H，脆弱双核阿米巴滋养体表现出特征性的"碎片状"细胞核（箭头）。（H经许可引自：Pritt BS. Parasitology Benchtop Reference Guide: An Illustrated Guide for Commonly Encountered Parasites. Northfield, IL: College of American Pathologists; 2014）

溶组织内阿米巴（阿米巴病）

溶组织内阿米巴是导致阿米巴结肠炎的原虫，阿米巴结肠炎是发展中国家常见的胃肠炎[129]。较不常见的是，它会引起肠道外疾病，最常见的形式是阿米巴肝脓肿[126]。

流行病学· 世界各地都有溶组织内阿米巴的感染，但最常见的报道来自卫生条件差、资源贫乏的国家，特别是在热带地区[126]。遗憾的是，现有流行率数据的准确性取决于检测方法，由于溶组织内阿米巴和 Entamoeba spp.，E. dispar，E. moshkovskii，E. bangladeshi 形态上的相似性，利用基于显微镜的研究计算出的比率偏高（表 7.12）[126]。迪斯帕内阿米巴是这些内阿米巴属中较为常见的一种，在流行地区可能是溶组织内阿米巴的 10 倍以上[130]。使用能够识别和区分各种内阿米巴的新方法进行的研究估计，世界人口的 1%（约 7 000 万人）感染了溶组织内阿米巴，每年有 3 400 万～5 000 万有症状的病例，主要发生在非洲和东南亚。

实际患病率因地理位置的不同而有显著差异。来自南非、埃及和科特迪瓦的研究使用能够明确识别溶组织阿米巴的方法显示，无症状携带的患病率从 0 到大于 21% 不等[131]。在印度北部和中国，血清流行病学和 PCR 数据显示，总患病率约为 11.1%[132, 133]，而沙特阿拉伯西北部报道的患病率为 16.5%[134]。溶组织内阿米巴感染在发达国家要少见得多。报道的患病率为 0.2%～12.5%，较高的患病率来自暴发的情况[135]。在这些国家，溶组织阿米巴感染的病例多见于有前往发展中国家旅行史或新移民的患者，以及免疫功能低下的患者，特别是 HIV 感染患者（表 7.5）[135]。来自国际 GeoSentine 相关医院的数据显示，2007—2011 年被诊断为溶组织内阿米巴感染的大多数回国旅行

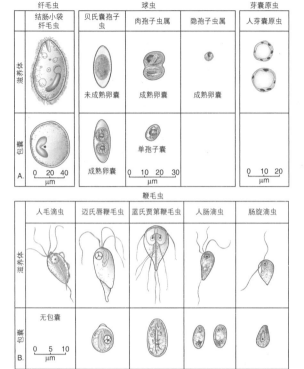

图7.36 肠道纤毛虫、球孢子虫、芽囊原虫和鞭毛虫。（引自：Publication No. [CDC] 848116. Washington, D.C., 1984., US Department of Health and Human Services）

者都去过墨西哥、印度、印度尼西亚和泰国[41]。

生活史·与其他肠道阿米巴一样，溶组织内阿米巴感染是在摄入成熟的溶组织内阿米巴包囊污染的食物或水后获得的（图7.39）。在肠腔内，包囊通过一种称为脱囊的过程成为滋养体。定植的个体可脱落成熟和不成熟的包囊，这些包囊可以通过显微镜在粪便中检测到。当滋养体附着在管腔内壁细胞表面时，就会发生非侵入性、无症状感染。滋养体也可能在粪便中脱落。但与包囊不同的是，它易受环境因素的影响，因此并非总能通过 O&P 检查检测出来。滋养体很少侵犯肠道上皮，引起肠胃炎。当侵入的滋养体从肠道进入门静脉血流并迁移到肝脏（主要）和肺、脑等其他器官时，就会发生肠道外疾病[129, 136]。

临床疾病·大多数确诊的溶组织内阿米巴感染的个体是无症状的，只有少数会发展成有症状的疾病。纵向研究显示，如果不治疗，4% ～ 10%的感染患者在感染后一年内会出现肠道疾病的症状[137, 138]。症状出现后，从自限性腹泻到阿米巴痢疾，阿米巴痢疾引起大量的带血痢疾和腹痛。在严重的病例中，可能会出现广泛的溃疡（图7.40A）、

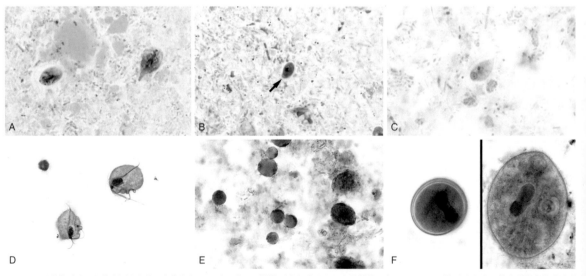

图7.37 肠道鞭毛虫、人芽囊原虫和结肠小袋绕虫。A，十二指肠贾第鞭毛虫包囊（左）和滋养体（右）。B，迈氏唇鞭毛虫包囊（箭头所指为前端透明结节）。C，迈氏唇鞭毛虫滋养体。D，阴道毛滴虫滋养体。E，人芽囊原虫包囊。F，结肠小袋绕虫包囊（左）和滋养体（右），可见明显的"芸豆"状大核。A～C 和 E 用惠特利三色染色，D 和 F 用吉姆萨染色；均为 1 000 ×。（A 引自：Pritt BS. Protozoal infections. In: Procop GW, Pritt BS, editors. Pathology of Infectious Diseases: A Volume in the Series: Foundations in Diagnostic Pathology. Philadelphia: Elsevier; 2015: 610 –43。B 和 E 经许可引自：Fritsche TR, Pritt BS. Medical parasitology. In: Henry's Clinical Diagnosis and Management by Laboratory Methods. 23rd ed. Philadelphia: Elsevier; 2016。C 和 F 经许可引自：Pritt BS. Parasitology Benchtop Reference Guide: An Illustrated Guide for Commonly Encountered Parasites. Northfield, IL: College of American Pathologists; 2014）

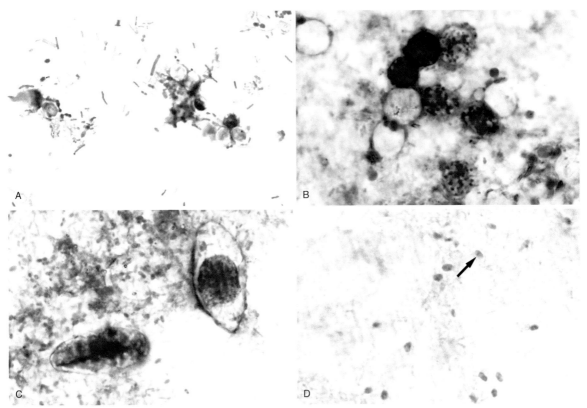

图7.38 粪便永久染片中的隐孢子虫、球孢子虫和微孢子菌。A，隐孢子虫卵囊。B，环孢子虫卵囊。C，贝氏囊孢子虫卵囊，每个卵囊都有一个单孢子母细胞。D，微孢子菌孢子。有些孢子呈条带状（箭头），这有助于它们与酵母菌区分。A～C 采用改良抗酸染色法，D 采用改良（强）三色染色法染色。均为 1 000 ×。（A～C 引自：Pritt BS. Parasitology Benchtop Reference Guide: An Illustrated Guide for Commonly Encountered Parasites. Northfield, IL: College of American Pathologists; 2014。D 经许可引自：Pritt BS. Protozoal infections. In: Procop GW, Pritt BS, editors. Pathology of Infectious Diseases: A Volume in the Series: Foundations in Diagnostic Pathology. Philadelphia: Elsevier, 2015: 610-43）

中毒性巨结肠、阿米巴瘤（肠内炎性肿块的形成）和肠道穿孔等并发症[139]。

阿米巴肝脓肿（amebic liver abscess, ALA）是由溶组织内阿米巴引起的最常见的肠外阿米巴病，约 5% 有肠道阿米巴病史的患者发生这种疾病（图7.40B）[139,140]。ALA 患者常见发热、右上腹部疼痛、急性肝压痛。患者可能出现腹泻，尽管大便 O&P 检查在超过 50% 的病例中可能为阴性。实验室检查时可见白细胞增多、碱性磷酸酶升高和肝脏转氨酶升高。疾病通常进展相对较快，如果不及时治疗，可能会致命。ALA 一个最重要的并发症是脓肿破裂并延伸至腹膜或横膈膜至肺和心脏。虽然罕见，但也可能会发生血源性传播到其他器官，必须将阿米巴脑病与 FLA 感染区分开来[139]。

为了防止进展为有症状的疾病，并引起环境污染，无症状的溶组织内阿米巴携带者需常规接受

药物治疗，如帕罗霉素或富鲁酸双氧氟沙尼，治疗 7～10 天，这些药物可有效地集中在肠腔内[47]。阿米巴结肠炎的治疗使用硝基咪唑类药物，甲硝唑服用 7～10 天，然后按照无症状携带者的规定服用药物[47]。经皮肝脓肿引流一般不推荐，除非患者在 5～7 天内对治疗没有反应，且有脓肿破裂的危险。对细菌重复感染的 ALA 应给予抗菌治疗[141]。

实验室诊断·溶组织内阿米巴实验室检测最常用的方法是显微镜检查、粪便抗原检测及 NAAT。血清学最适用于检测肠外和侵入性疾病，而培养通常仅限于专业研究和公共卫生实验室。

显微镜检查：溶组织内阿米巴最常见的诊断是通过粪便标本的显微镜检查[8]。根据感染的不同阶段，粪便中可能同时发现包囊和滋养体。从脓肿吸出的物质中也可以检测到滋养体。吸取物的最后一部分最有可能含有诊断性滋养体，因为它们通常集

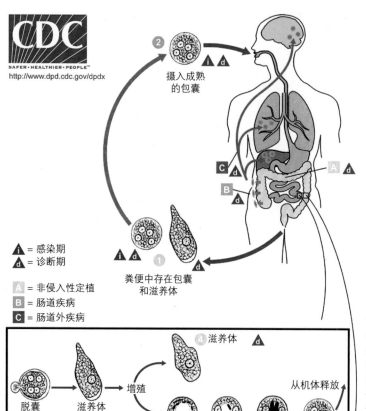

图7.39 溶组织性内阿米巴的生活史。包囊和滋养体都可以在粪便中通过（1），可使用直接的、浓缩和永久染色的粪便标本进行检测（d）。包囊是感染性（i）阶段，当摄入受污染的食物或水时（2），会导致后续感染。脱囊（3）发生在小肠，可能导致非侵入性定植（A），侵入性肠道疾病（B），甚至肠道外播散（C），涉及肝脏（最常见）、肺、大脑和其他器官。滋养体通过二分裂增殖（4）。在肠道内，一些滋养体会包裹（5）形成一个包囊，包囊内有1～4个细胞核。另一种肠道阿米巴有类似的生活史，但没有侵入性或肠外阶段。（由CDC DPDx提供，http://www.cdc.gov/dpdx/）

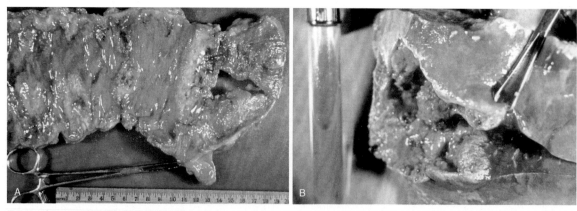

图7.40 溶组织内阿米巴感染，表现为严重的阿米巴结肠炎（A）和阿米巴肝脓肿（B）。从阿米巴肝脓肿（B中试管）中吸取的物质类似于"果酱"。（由CDC Public Health Image Library提供）

中在脓肿的侵袭边缘。肠外标本见不到包囊[8]。

　　粪便或脓肿液的湿片检查可用于检测活动滋养体（其特征为"定向"运动），但不适用于观察详细的形态学特征[8]。此外，如果在采集后1 h内没有对样品进行分析，它们的灵敏度就会降低[142]。

用浓缩标本制成的湿片可提高检测效果（图7.34）。永久性染色涂片（如三色涂片或苏木精铁涂片）可改善对湿片上的包囊和滋养体的检测和表征。大肠阿米巴的包囊10～15 μm长，特点是有四核的成熟包囊和1～2个细胞核的不成熟的包囊（表

7.12、图7.33和图7.34）[8]。在一个成熟的包囊中，每个细胞核包含一个中央核小体和染色质，染色质均匀地分布在核膜周围。细胞质可以是细颗粒状的，并含有一个矩形或椭圆形的染色质体，端部钝或圆（图7.34C）。未成熟包囊的特征是细胞质内有大液泡和糖原团块（图7.34E）。滋养体的大小不同，介于15～20 μm，形状为圆形卵形体，特点是单个核的存在（图7.34B、D和E），类似于包囊形成，滋养体包含一个小的核心，集中位于染色体和外围染色质。细胞质呈细颗粒状，可能存在摄入的细菌或碎片。在滋养体细胞质中存在摄取的红细胞构成了溶组织内阿米巴的初步鉴定（图7.34F）[142-144]。此外，从任何睾丸外部位检测到的形态一致的滋养体可以诊断溶组织内阿米巴。此外，该阿米巴无法与E. dispar、E. moshkovskii、E. bangladeshi区分。也必须考虑与其他内阿米巴相区别（表7.12）。除了这些局限性，显微镜检查的敏感性和特异性低于抗原和分子扩增方法，尤其是在低患病率地区[142]。

抗原检测：在没加防腐剂粪便样本中检测溶组织内阿米巴抗原有几种商业检测方法（表7.7），包括EIA和LFICA分析。根据制造商的研究，溶组织内阿米巴抗原检测的敏感性和特异性为90%～100%。TechLab E. histolytica II EIA（TechLab，Blackburg，Virginia）试验是FDA批准的唯一用于粪便样本中特定检测溶组织内阿米巴的检测方法。TechLab E. histolytica II 和 Entamoeba CEIA（Cellabs，Australia）试验通过与固定在微滴度板孔上的多克隆抗体结合，检测溶组织内阿米巴和E. dispar的半乳糖黏附素抗原。与过氧化物酶结合的单克隆抗体与溶组织内阿米巴特异性的黏附蛋白表位特异性结合。澳大利亚进行的一项研究将这两项EIA试验与实验室开发的特异性检测E. histolytica、E. dispar和E. moshkovskii的PCR检测方法进行了比较，该试验使用了279份粪便样本，显微镜检查结果显示内阿米巴属三种中任意一种为阳性。两种EIA方法的效果均不理想，对CEIA Path的敏感性和特异性分别为28%和100%，对TechLab的敏感性和特异性分别为0和99.1%[145]。因此，在解释患者结果时，必须考虑这些EIA检测在低流行地区的作用。对溶组织内阿米巴流行国家的研究表明，与培养/同工酶分析相比，TechLab分析的敏感性和特异性不同，分别为14.3%～85%和98.4%～100%[146, 147]。

在美国境外已经使用一种新的第三代IC检测方法 E. histolytica Quik Chek，（TechLab）检测溶组织内阿米巴。这种分析用于床旁检测，执行起来相对简单，大约30 min就可以得到结果，并根据是否有一条线进行直观解释。利用从南非和孟加拉国收集的患者粪便样本，将 E. histolytica II EIA 和 ProspecT（Remel/ThermoFisher）两种方法进行了比较[148]。以 E. histolytica II EIA 为参照法，Quik Chek 的灵敏度为98%，特异度为100%；以 ProspecT 为参照法，Quik Chek 的灵敏度为97%，特异度为100%。总的来说，34个样本的 Quik Chek 检测结果与 PropsecT 检测结果不一致，PCR 分析显示后者与 E. dispar 存在交叉反应，导致假阳性[148]。其他一些检测方法已经商业化，包括 RIDASCREEN 内阿米巴（R-Biopharm 公司）和 E.histolytica/dispar 粪便抗原检测（IVD Research 公司）。值得注意的是，这些检测并不能区分溶组织内阿米巴和 E. disar。

抗体检测：多种商品化EIA方法可用于检测溶组织内阿米巴抗体，其敏感性和特异性分别为92.5%～100%和90.9%～100%。血清标本中溶组织内阿米巴抗体的检测主要用于支持阿米巴肝脓肿的诊断，因为超过95%的肝脏受累患者血清呈阳性。这对于粪便样本常规显微镜镜检溶组织内阿米巴包囊或滋养体呈阴性的大量病例尤其有用。肠道感染患者血清阳性率明显下降；据报道，侵袭性肠道疾病患者的血清阳性率为70%～85%，而无症状携带者的血清阳性率仅为10%[149]。因此，抗体检测只能与镜检、抗原检测或分子诊断结合使用。值得注意的是，只有溶组织内阿米巴（而没有其他内阿米巴）能产生抗体反应。因此，血清学阳性可以证实患者接触了致病性阿米巴，然而在高流行地区，这一信息的价值可能是有限的。

分子诊断：近年来，在诊断溶组织内阿米巴方面的新进展是将几种经FDA批准的商业化分子分析方法引入市场（表7.8）[150]。实验室开发的方法已经用于溶组织内阿米巴DNA的检测，大多数已发表的研究表明，与显微镜和抗原分析相比，PCR的敏感性和特异性显著提高。目前所有检测溶组织内阿米巴的方法可检测包括其他寄生虫、细菌和病毒的胃肠道病原体组（表 7.8）。这些试剂盒复杂程度多种多样，从简单的、全自动的、标本直接得出结果的方式，到需要专业的实验室设备以确保准确性的方式。分子分析的敏感性和特异性在一些多中心和一对一的比较研究中已有报道[151-154]。然而，这些研究中有许多是在溶组织内阿米巴感染率较低的国家进行的，只能在很少的阳性样本上进行敏感性评估。大多数分子方法用于专门检测溶组织内阿米巴 DNA；然而，使用 BioFire (R) FilmArray (R) Panel (bioMérieux) 时，假阳性结果可能会出现在高浓度 E. dispar（≥ 10^5 卵囊/mL）的情况[155]。分子诊断检测的一个主要局限性是检测成本明显高于其他诊断方法。因此，它可能不适用于对寄生虫感染诊断影响最大的发展中国家。

培养：溶组织内阿米巴可以在实验室中使用单种培养技术从临床样本中培养出来[19]。随着培养物的生长，溶组织内阿米巴可以与其他阿米巴区分开来，这一过程通常是通过同工酶分析完成的，同工酶分析是一种电泳方法，它产生的条带模式对每个物种来说都是独一无二的。NAAT 可以用来代替同工酶分析，最近，MALDI-TOF-MS 显示将来有望简化溶组织内阿米巴和 E. disparfrom 在单种培养中的鉴定过程[156]（关于这项技术的其他信息见第 1 章）。无论如何，培养和随后的鉴定是一个漫长、昂贵、劳动密集的过程，临床实验室并不经常使用。此外，培养不如显微镜检查敏感，而且由于目前分子方法简单，其诊断价值也有限[157]。

其他：组织病理学通常不用于初步诊断，但可用于非典型病例的感染检测。在肠道活检中，黏膜糜烂和溃疡较为常见，可见特征性"瓶状"溃疡（图 7.41A）[10]。在黏膜下层溃疡的前缘最容易发现滋养体（图 7.41B），其形态特征与粪便中的相似，在细胞质中摄入了红细胞。在肠外脓肿边缘也可见滋养体，但在抽吸脓肿液中很少发现，组织内见不到包囊。

■ 鞭毛虫

一些鞭毛虫存在于人类肠道中，而阴道毛滴虫是一种泌尿生殖系统鞭毛虫，可引起男性和女性患病[8]。在人类肠道中发现的鞭毛虫中，只有十二指肠贾第鞭毛虫，可能还有脆弱双核阿米巴是确定

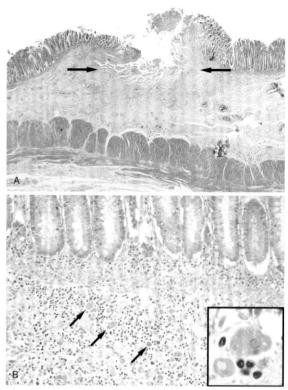

图7.41 溶组织性内阿米巴组织病理学。在低倍镜下（A），注意溃疡底部（箭头）比顶部（箭头）更宽，形成"烧瓶"形状（H&E，40×）。阿米巴滋养体最容易在黏膜下溃疡的前缘（B，箭头）（H&E，200×）。偶见滋养体吞噬红细胞（B，插图，1 000×）。（经许可引自：Pritt BS. Protozoal infections. In: Procop GW, Pritt BS, editors. Pathology of Infectious Diseases: A Volume in the Series: Foundations in Diagnostic Pathology. Philadelphia: Elsevier; 2015: 610-43）

的病原体。在粪便标本中也可以看到 Chilomastix mesnili、Pentatrichomonas hominis、Enteromonas hominis 和 Retortamonas intestinalis 这些共生微生物。这些共生微生物与临床疾病没有明确的联系。但值得一提的是，由于它们的形态与本节中描述的致病性鞭毛虫相似（表 7.12、表 7.13）。它们也以类似方式传播给人类，因此它们出现在粪便中可能表明患者感染其他寄生虫的风险有增加[8]。

十二指肠贾第鞭毛虫（贾第鞭毛虫病）

十二指肠贾第鞭毛虫（即蓝氏贾第鞭毛虫，或小肠贾第鞭毛虫）是世界上最常见的胃肠道寄生虫之一[8]。它能感染多种动物，包括其他哺乳动物（如海狸）、鸟类和爬行动物[8]。

流行病学·在资源丰富和资源贫乏的环境中均可发现其感染，并导致流行性和地方性感染。在卫生条件差的热带地区，感染通常是地方性的，感染

主要在人与人之间传播，随着时间的推移而出现临床免疫。儿童经常受到感染，并向粪便中排放大量微生物[158]。相反，散在性流行可发生在资源丰富、卫生条件良好的环境中，通常通过食用受污染的食品、市政供水或未经处理的地下水中的贾第鞭毛虫包囊传播。人类没有预先存在的免疫力，因此在儿童和成人中均可出现有症状的疾病[158,159]。

全球流行病学数据显示，发达国家的患病率低至0.4%，发展中国家高达30%[135,160]。十二指肠贾第鞭毛虫病是一种在美国全国范围内报道的疾病，因此其发病率有很好的数据。在2011—2012年的报告中，2011年和2012年的贾第鞭毛虫病发病率分别为6.4/10万和5.8/10万，其中西北部各州的发病率高于西南部各州[（4.6～4.8）/10万 vs.（8.5～9.4）/10万][159]。在加拿大，据报道平均发病率为19.6/10万（1999—2002年）[162]。北美的感染率在夏季达到高峰，这反映出它与露营者和徒步旅行者摄入受污染的地表水有关。其他高感染率人群为旅行者、日托

儿童（及其监护人）和男男性行为者[8]。许多由水传播的大规模暴发都与受污染的城市供水有关。

生活史·贾第鞭毛虫病通过粪口途径感染（图7.42）[160,163]。贾第鞭毛虫的包囊能在环境中存活很长一段时间，并能抵抗低温和氯。一旦摄入受污染的食物、水或污染物，十二指肠包囊就会进入小肠，在小肠中蜕变为滋养体（每个包囊成为两个）。在肠腔内，滋养体通过二分裂增殖，并通过腹侧凹吸盘附着在管腔内壁细胞上。包囊形成于结肠内，这可能是由于环境的pH低。在临床标本中可以发现包囊和滋养体，其中包囊最常见于无症状的患者，而滋养体常见于腹泻标本[8]。

临床疾病·十二指肠贾第鞭毛虫可引起一系列临床表现，从无症状携带到严重腹泻，伴有腹部绞痛、胀气、腹胀、吸收不良和体重减轻，也经常有恶臭、油腻的大便。贾第鞭毛虫病是一种急性、自限性腹泻疾病，持续7～10天，但也可出现慢性症状，包括类似乳糜泻的吸收不良综合征[163]。在美

贾第鞭毛虫病

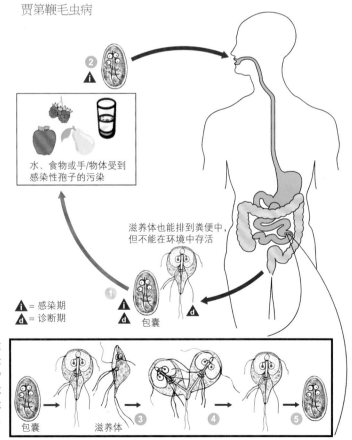

图7.42　十二指肠贾第鞭毛虫的生活史。受感染的人群会在粪便中排出滋养体和包囊（1）。这些是通过虫卵和寄生虫检查的诊断阶段（d）。传染性包囊（i）可污染食物、水或手/污染物，并导致他人感染（2）。脱囊发生在小肠中，释放滋养体（3），滋养体通过二分裂在小肠中复制（4）。一些滋养体脱囊形成感染性包囊（5），然后进入环境并感染他人。（由CDC DPDx提供，http://www.cdc.gov/dpdx/）

国，治疗贾第鞭毛虫病的药物包括替硝唑和甲硝唑，虽然后者的此适应证没有获得 FDA 批准[47]。其他可选药物包括帕罗霉素、硝唑胺和喹那克林（在美国不可用）[47, 163]。

实验室诊断·通过粪便标本中包囊或滋养体的显微镜鉴别和粪便抗原或分子检测进行诊断。血清学检查并非特别有用，在高流行区可能存在高血清学阳性率。

显微镜检查：十二指肠贾第鞭毛虫包囊或滋养体的检测，传统上是通过粪便标本或十二指肠液（如抽吸物、吞线试验）的显微镜检查来完成的。湿片和永久性染色涂片均可显示微生物的特征（图 7.36 和图 7.37A）。滋养体在直接湿片（主要是在疾病急性期收集的液体粪便或十二指肠抽吸液中）上表现出典型的"落叶"运动[8]。粪便浓缩物和永久染色涂片检查可提高检出率[8]。然而，需要注意的是，贾第鞭毛虫是零星脱落的，为了获得最佳的显微镜敏感性，需要对多个标本（最多 7 个）进行检查。包囊为椭圆形，大小 10～15 μm，在未成熟和成熟的包囊中分别有 2～4 个核（图 7.37A）。细胞核下方是中央胞质内原纤维（轴突）和弯曲的中间体[164]。包囊的细胞质通常从细胞壁折回。滋养体通常呈"梨""风筝"或"泪珠"形状，大小 10～20 μm，前端有两个细胞核（图 7.36，图 7.37A）。从侧面看，滋养体明显变薄，并向后端逐渐变细。

抗原检测：贾第鞭毛虫有几种商品化的抗原检测方法，包括 EIA、直接荧光抗体检测（DFA）和床旁 LFICA（表 7.7）。这些检测在高流行地区或暴发期间的敏感性和特异性很高，分别在 90% 和 100% 之间。20 世纪 80 年代末首次引入商品化贾第鞭毛虫 EIA 方法，与传统显微镜检查相比，其灵敏度和特异性均有显著提高[165, 166]。在不同的患者组中用这些方法进行评估，包括儿童、难民和住院患者，其敏感性和特异性分别为 95% 和 100%。然而，与显微镜检查一样，需要对多个粪便样本进行检测，才能将一个样本 81.6% 的灵敏度提高到三个样本 94.7% 的灵敏度[165]。Garcia 和 Shimizu 对贾第鞭毛虫和（或）隐孢子虫抗原的几种商品化 EIA 和 DFA 进行了一对一的比较[167]。他们发现所有这些检测方法的敏感性（94%～100%）和特异性（100%）是相当的，这表明选择哪种检测方法应该根据每个

实验室的需要来决定。最近，LFICA 已经可以用于床旁检测或在资源有限的环境中进行检测。这些 LFICA 不需要什么操作，并且可在 30 min 内提供结果。在孟加拉国的儿科人群中进行评估时，其性能特征与 EIA 相当，但低于 PCR 检测，敏感性分别为 100% 和 94%，特异性为 100%[168]。一般来说，使用抗原检测方法对多个标本进行检测可以提高灵敏度。

分子诊断：所有商业化的检测寄生虫的分子胃肠板均包括十二指肠贾第鞭毛虫（表 7.8）。在许多检测中，与显微镜或抗原检测相比，其敏感性为 100%，特异性为 96.9%～100%[151-154]。除了提高分析性能，即使临床医师在鉴别诊断中没有贾第鞭毛虫，分子板也有检测贾第鞭毛虫的优势。在一项研究中，在没有特定的贾第鞭毛虫检测要求时，31 个样本中检测到贾第鞭毛虫，呈现出 79% 的阳性结果[154]。此外，在 2%～21% 的病例共感染贾第鞭毛虫，这取决于所检测的患者人群[151, 154]。

其他：很少使用组织病理学来诊断贾第鞭毛虫病，但它有助于发现非典型症状（如类乳糜泻）患者的寄生虫。小肠活检可见小肠绒毛间的滋养体，呈现特征性形态特征（图 7.43）[10]。

脆弱双核阿米巴（脆弱双核阿米巴感染，脆弱双核阿米巴病）

脆弱双核阿米巴是一种阿米巴鞭毛虫，它的名字源于它有两个核，并且在排泄时迅速分解[169]。脆弱双核阿米巴感染结肠，并与腹泻有关，主要发生在幼儿中，尽管其作为病原体的作用没有普遍接受[8, 169]。如前所述，它没有外部鞭毛，在形态上类似阿米巴。因此，在图表和表格中，它通常与阿米巴一起分组（列为一组）（图 7.33、表 7.12）。

流行病学·脆弱双核阿米巴是一种常见的肠道原虫，在世界范围内均有分布[149]。尽管其分布广泛，但各地患病率可能存在很大差异，从布拉格的 0 到德国的 42% 不等[169]。感染率受到卫生水平和人群的影响。据报道，军人、传教士、寄生虫学的学生和精神科机构的人员感染率更高[169]。在巴西，一项在卫生条件不完善地区进行的流行病学研究显示，脆弱双核阿米巴是继芽囊原虫属（检出率为 45%～71%）之后的第二类常见寄生虫（检出率为 13.6%～18.4%）[170]。这一数据与 2007 年埃及的一

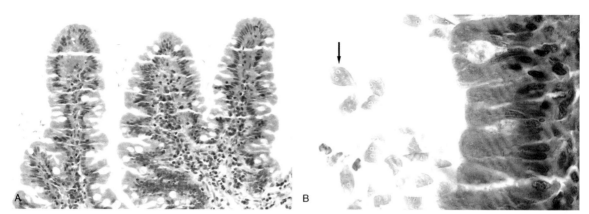

图7.43 小肠活检示十二指肠贾第鞭毛虫。A，小肠绒毛间低倍镜下可见滋养体（H&E，200×）。B，在高倍镜下（1 000×），可以观察到它们特有的"泪滴"形状（箭头）。（经授权引自：Pritt BS. Protozoal infections. In: Procop GW, Pritt BS, editors. *Pathology of Infectious Diseases: A Volume in the Series: Foundations in Diagnostic Pathology*. Philadelphia: Elsevier; 2015: 610–43）

项研究相似，该研究显示脆弱双核阿米巴显微镜阳性率为8.9%，培养阳性率为29.8%，仅次于芽囊原虫属，其显微镜检阳性率为33.3%[171]。需要注意的是，所使用的诊断方法对脆弱双核阿米巴的检测有很大的影响。这种微生物主要（而不是全部）以滋养体的形式存在于人体内，当只检查粪便的湿片时很容易被忽略[169]。对这种微生物敏感的形态学检测需要粪便涂片永久染色的方法，另外，分子扩增方法可提高敏感性。因此，仅用湿法制剂检测脆弱双核阿米巴的方法，其检出率较低。

生活史 · 脆弱双核阿米巴的生活史在很大程度上仍是未知的。脆弱双核阿米巴是通过粪口途径传播的，类似于其他阿米巴。然而，到目前为止，包囊（的形式）尚未确定，滋养体（的形式）是脆弱的，因此不能承受环境压力[169]。最近的一项研究报道，从临床样本中发现了一种与小鼠模型分离的脆弱双核阿米巴包囊形态相同的包囊和囊前形态，从小鼠模型来看，这可能是解释从一个宿主向另一个宿主传播的重要缺失环节[172]。然而，还需要进一步的研究来证实包囊期[172,173]。关于传播如何发生的另一种假说是，该微生物在体内与蛲虫卵密切相关，至少在短时间内，它能使滋养体在环境中生存[173]。这一假设源于在几项研究中观察到的脆弱双核阿米巴和蛲虫的高共感染率，包括瑞典最近的一份报道显示，这两种寄生虫之间的共感染率高达95%[169,174]。其他线虫的卵，包括蛔虫和毛首鞭虫，也认为是潜在的载体[169]。

临床疾病 · 脆弱双核阿米巴的致病性一直是一个有争议的话题，尽管最近的数据支持脆弱双核阿米巴在引起疾病方面的作用。小鼠模型显示脆弱双核阿米巴感染后钙保护素水平升高。钙保护素是一种与胃肠道炎症相关的生物标志物，可使脆弱双核阿米巴致病[175]。对人类而言，已报道的病例表明，在出现腹泻等胃肠道症状的患者中，使用甲硝唑（或四环素、碘喹诺和帕罗霉素）治疗可以缓解症状，但根除的速度取决于治疗方案，从12.5%到100%不等[47,176]。然而，一项随机、双盲、安慰剂对照的甲硝唑治疗丹麦儿童脆弱双核阿米巴队列的临床试验结果显示，与安慰剂组相比，甲硝唑治疗的丹麦儿童脆弱双核阿米巴没有更好的结果和清除效果[177]。需要进一步研究以确定这种寄生虫真正的致病性。

实验室诊断 · 脆弱双核阿米巴的鉴定主要是通过显微镜来完成的。由于它易碎的特性，粪便标本涂片应在不浓缩的情况下，进行迅速固定和永久染色。分子扩增方法显著提高了灵敏度，在美国境外也有商品试剂盒。也可以采用培养的方法，但它在很大程度上仅限于研究环境。目前还没有针对脆弱双核阿米巴的商品化免疫诊断方法。

显微镜检查： 尽管最近报道了一种所谓的包囊形式，通常滋养体在涂片或湿片中可以看到的唯一形式。滋养体大小为5～15 μm，含有由4～8个颗粒点组成的核染色质碎片[164]。多达80%的滋养体是双核的，其余为单核[8]。虽然脆弱双核阿米巴属于滴虫，但鞭毛内化，在永久性染色涂片上很少见到（图7.33和图7.35H）。不建议在湿片上鉴定脆弱双核阿米巴

双核阿米巴，因为观察核的视觉效果不佳，滋养体的大小可能与其他原虫重叠[169]。直接湿片可观察到无方向性运动。

分子诊断：脆弱双核阿米巴的分子方法通常针对核糖体DNA的小亚基[36]。与显微镜检查方法相比，分子方法可显著提高脆弱双核阿米巴的检出率[36]。包括脆弱双核阿米巴在内的三种分子胃肠板已在美国境外的市场上销售（表7.8）[150]。制造商报告的性能特征很高，敏感性为97.4%～100%，特异性为100%，周转时间在2～4 h。在威尔士公共卫生实验室的一项研究中，Savyon诊断小组在1 000份样本中的45份检测到脆弱双核阿米巴，除了一份样本，所有样本都通过另一种分子分析方法确认[151]。在被检测的45个样本中，36个样本中只有脆弱双核阿米巴。AusDiagnostics Fecal Pathogens Panel（AusDiagnostics Pty. Ltd., Beaconsfield, Australia）在澳大利亚悉尼发现的脆弱双核阿米巴是显微镜检查的2倍（5.5% *vs.* 2.1%）[178]。未检测到与其他病原体的交叉反应，特异性为100%。随着分子分析越来越简易，对诊断和流行病学研究的影响将提高我们对脆弱双核阿米巴在胃肠炎中的作用的认识。在编写本章时，还没有FDA批准的脆弱双核阿米巴的检测方法。

阴道毛滴虫（滴虫病）

阴道毛滴虫是世界范围内最常见的性传播感染（STI）之一，也是美国最常见的人类寄生虫感染之一[8]。遗憾的是，它受到的关注远远少于其他性传播疾病和寄生虫感染，很大程度是由于对其产生的公共卫生的影响缺乏了解。

流行病学 · 阴道毛滴虫是世界范围内最常见的非病毒性性传播病原体。据估计，每年有2.48亿例新发病例，比衣原体、梅毒和淋病病例的总和还要多[179]。滴虫病的流行程度差别很大，根据所研究的人群和使用的方法，发病率从小于1%到38%不等[31, 180]。然而，因为常规的阴道筛查并不常见，滴虫病在包括美国在内的大多数国家都不是一种需要报道的疾病，其真正的流行程度可能被低估了。使我们对滴虫病流行情况的理解更为复杂的是，诊断中广泛使用"湿片"检查，这种检查具有操作人员特异性，敏感性和特异性较差[179]。在美国，估计有370万人被感染，每年估计有110万人

新发感染[181]。与男性相比，女性更容易受到阴道感染，更容易出现症状[179]。据估计，美国有140万男性和230万女性受到影响。与其他非病毒性传播感染不同的是，在51～60岁的人群中发病率最高[179, 181, 182]。在种族群体中存在显著差异，非西班牙裔黑种人妇女的感染率最高（13.3%），其次是墨西哥裔美国妇女（1.8%）和非西班牙裔白种人妇女（1.3%）[183]。

生活史 · 阴道毛滴虫滋养体主要通过性交传播，有很少的研究表明可通过污染物的非性传播。没有包囊形式，因此这些微生物在生殖道外迅速死亡。滋养体在泌尿生殖道黏膜中以二分裂形式增殖，与黏膜上皮表面结合可引起微小溃疡[8]。

临床疾病 · 大多数感染阴道毛滴虫的男性和女性患者是无症状的。在女性中，感染可累及尿道、外阴和阴道，导致排尿困难、腹痛、瘙痒，并产生绿黄色、恶臭的泡沫状分泌物[179]。子宫颈黏膜出现点状出血（所谓的"草莓子宫颈"外观）在阴道镜检查中常见[31, 179]。如果不治疗，感染可能会持续数月至数年。研究表明，未经治疗的感染会使感染HIV的风险增加约2倍，并增加孕妇早产的风险[31, 184]。HIV和阴道毛滴虫感染的患者患盆腔炎的风险也会增加，盆腔炎是一种潜在的威胁生命的疾病[185]。鉴于这些风险，美国CDC建议对所有阴道分泌物检查的妇女进行阴道毛滴虫感染的检测[186]。

男性感染的研究不如女性充分，部分原因是缺乏获得FDA许可的男性阴道毛滴虫感染的检测方法。根据研究报道，主要是无症状的感染，尽管在一小部分患者中可见尿道炎、附睾炎和前列腺炎[31]。值得注意的是，感染阴道毛滴虫的HIV阳性男性的精液中可检测到的HIV浓度高于未感染阴道毛滴虫的HIV阳性的男性[187]。

硝基咪唑类药物，如甲硝唑和替硝唑，是目前美国唯一批准用于治疗阴道毛滴虫感染的抗微生物药物[47]。由于再次感染很常见，建议在治疗后3个月内再次检测[29]。对患者及其性伴侣进行治疗可能有助于防止再次感染（复发）。不幸的是，感染HIV的患者可能比未感染HIV的患者需要更长时间的治疗，4%～10%的阴道毛滴虫感染患者检测到甲硝唑耐药性[29, 184]。

实验室诊断·实验室诊断常用的方法有多种，包括常规镜检、抗原检测、培养方法和分子方法[188]。培养以前认为是实验室诊断的金标准方法。然而，培养发展相对缓慢，也没有新的商品化 NAAT 那么敏感，后者可以说是新的金标准。对临床医师来说，熟悉其所在机构使用的方法是很重要的，因为检测方法的敏感性和特异性差异很大。

显微镜检查：显微镜通常是实验室和医师办公室用于快速检查阴道分泌物的阴道毛滴虫滋养体。也可以检查尿液、尿道分泌物和前列腺液。滋养体表现出一种典型的"抽动"运动，这有助于它们的识别。湿片的操作相对简单，可提供即时、可操作的结果以实现患者护理。涂片吉姆萨染色也可以用来观察滋养体的独特特征。滋养体为梨形，最大尺寸 7～30 μm，有一层波形膜，几根鞭毛，细胞核突出，核糖体小（图 7.37D）[8]。它们与肠道共生寄生虫人毛滴虫的滋养体类似，但体积更大，且波形膜只延伸到身体的一半长度[164]。遗憾的是，显微镜检查的灵敏度一般较差（40%～65%），依赖于对滋养体运动性的检测，当微生物暴露在外部环境中时，滋养体运动性会迅速丧失[31, 179, 188]。

抗原检测：可用于毛滴虫抗原快速检测的商品化检测方法较少（表 7.7），其中一个是 OSOM 滴虫快速检测（Genzyme Corp.，Sanofi Genzyme，Cambridge，Massachusetts），这是一种免疫层析横向流动检测方法，使用阴道拭子在大约 10 min 内就能出结果。在一项研究中，OSOM 检测对有症状女性的敏感性为 92%，与分子分析（88%～92%）相当，明显高于培养（88%）和显微镜检查（38%）[189]。在低流行人群中，OSOM 检测的敏感性为 94.5%，与湿片（89.4%）相比高，但低于分子法（98.4%）[190]。

培养：毛滴虫培养很少在临床实验室常规进行，主要用于培养微生物进行抗微生物药物敏感性试验。最常用的方法是使用改良的金刚石培养基对阴道或尿道分泌物进行培养，在培养基中培养 7 天，每天进行显微镜分析。与抗原和（或）分子方法相比，培养的敏感性和特异性分别为 75%～96% 和 100%[184]。INPOUCH TV（Biomed diagnostics，Inc.，White City，Oregon）这款商品化设备，可以简化诊断实验室的培养过程。

分子诊断：FDA 批准了几种分子诊断方法，仅针对女性滴虫病筛查和诊断（表 7.8）。阴道毛滴虫的商品化板条（平台）经常与其他性传播疾病的检测相结合，包括沙眼衣原体和淋病奈瑟菌。这些检测方法在以下几个方面存在差异：靶核酸（DNA 比 RNA）、扩增方法（基于核酸探针的检测、PCR、解旋酶依赖性扩增或转录介导扩增）、批准的标本类型（阴道拭子比尿液）、平台大小（小比大）、检测通量（低比高）和检测复杂性（中比高）。还有一些实验室开发的试验[35]。总的来说，分子方法在滴虫病的筛查和诊断中具有最高的敏感性和特异性[34, 35, 188]。影响分子检测敏感性和阳性预测值的因素包括标本类型（尿液样本的敏感性较低）和患者的临床表现（无症状患者的敏感性较低）。遗憾的是，目前还没有 FDA 批准的用于男性标本的检测。

BD Affirm Vaginal Panel（VP）Ⅲ（Becton Dickinson，Sparks，Maryland）是 1992 年以来经FDA 批准的用于有症状女性滴虫病诊断的检测方法。它是一种利用核酸探针检测阴道毛滴虫、阴道加德纳菌和念珠菌属的非扩增性分子分析方法[191]。与常规临床检查和湿片检测相比，Affirm VP Ⅲ明显更易检测到这些微生物。

分子扩增方法进一步提高了灵敏度。GEN-PROBE APTIMA（Hologic，Malborough，Massachusetts）是 2011 年 FDA 批准的第一个基于扩增的阴道毛滴虫分子检测方法。该检测是一种转录介导的扩增（TMA）试验，靶向女性尿液、宫颈内拭子、阴道拭子和 PreservCyt 收集的薄标本中阴道毛滴虫核糖体 RNA，其敏感性和特异性分别为 95% 和98%。与复合金标准相比，APTIMA TV 和 Affirm VP Ⅲ 试验对这两种方法的敏感性分别为 98.1% 和46.3%。FDA 最新通过的检测方法是 Xpert TV 检测（Cepheid，Sunnyvale，California），这是一种对有症状或无症状妇女的尿液、宫颈内和阴道拭子进行的样本应答实时 PCR 检测。在澳大利亚最近的一项研究中，Xpert TV 试验与尿液样本的在用分子方法进行了比较。与实际在用的检查的总体一致性为 97.4%，阳性和阴性百分比分别为 95.0% 和100%[192]。

其他：阴道毛滴虫滋养体偶见于巴氏染色子宫颈涂片（即巴氏涂片）中，但敏感性较差，且缺乏吉姆萨染色制剂的明确特征。

纤毛虫

结肠小袋纤毛虫（小袋虫病）

结肠小袋纤毛虫于 1857 年首次被发现，是已知仅感染人类的原虫[193]。它也是人类最大的原生寄生虫。它会引起胃肠炎和痢疾综合征，类似阿米巴病。

流行病学·结肠小袋纤毛虫在世界范围内分布，但报道的患病率（＜1%）低于其他胃肠道寄生虫。在南美洲、新几内亚和中东，特别是在与猪（结肠小袋纤毛虫的天然宿主）密切接触的人群中，有更高的感染率[193]。在美国，人类感染较罕见。

生活史·结肠小袋纤毛虫的生活史与溶组织内阿米巴非常相似[8]。感染通常是通过受污染的食物或水摄入耐受环境的包囊而获得的。然后，随着结肠中活跃的分裂滋养体形式的释放，在小肠中出芽和脱囊。滋养体通常定植于结肠，但很少侵入肠道并引起症状性感染。它们很少能通过血液传播到其他器官[8]。

临床疾病·小袋虫病大多无症状。偶尔会出现长期或间歇性腹泻，伴有腹痛和体重减轻。有报道称在罕见的情况下，出现严重表现，包括暴发性结肠炎伴带血痢疾和肠道外感染（如涉及肺和膀胱）[193]。患者通常对四环素、碘喹诺或甲硝唑治疗有反应[8,47]。

实验室诊断·结肠小袋纤毛虫的诊断主要是通过对新鲜或保存的粪便样本进行显微镜检查、湿片或永久染色涂片来完成的。滋养体形态独特，体积大（40～100 μm），有纤毛，为突出的"芸豆"形——形状较大的微核和较小的微核（图 7.36 和图 7.37F）[164]。细胞质中可见大量的收缩液泡和食物液泡。在新鲜粪便湿片上，可以观察到结肠小袋纤毛虫滋养体的旋转（钻孔）运动特征。包囊在结构上呈圆形、椭圆形，直径 50～70 μm，一个"芸豆"形的大核。与其他肠道原虫一样，为了检测结肠小袋纤毛虫滋养体和包囊，可能需要对数天内收集的多个粪便样本进行评估。除了粪便，结肠小袋纤毛虫的滋养体偶尔见于支气管肺泡灌洗标本中[193,194]。值得注意的是，纤毛化的呼吸道上皮细胞和脱落的纤毛簇（即纤毛细胞变性崩解）在呼吸道标本中很常见，不应误诊为结肠小袋纤毛虫的纤毛化滋养体。

在肠道活检中也可以发现结肠小袋纤毛虫的滋养体[10]。黏膜和黏膜下层常可见侵袭性滋养体，伴溃疡，呈瓶状，类似于阿米巴病[10]。

球孢子虫和隐孢子虫

球孢子虫由一大群专性胞内寄生的顶腹门寄生虫组成，包括囊异孢子虫（原异孢子虫）、环孢子虫和肌孢子虫属。隐孢子虫传统上也被归类为球孢子虫，但最近根据分子分析，它被重新归类为簇虫。无论如何，隐孢子虫与球孢子虫有许多共同的临床、实验室和形态学特征，因此本节将对它们进行讨论。

这四个属感染肠道，在免疫能力强的宿主中引起自限性水样腹泻，在免疫功能低下的宿主中引起严重的慢性疾病（表 7.5）[8]。囊异孢子虫、环孢子虫和隐孢子虫的卵囊经改良抗酸染色（如 Kinyoun 冷染法）呈阳性，因此必须根据大小和其他形态学特征进行区分（表 7.14、图 7.36 和图 7.38）。

隐孢子虫种（隐孢子虫病）

1976 年发现首例隐孢子虫感染人类病例。到 1980 年代初，注意到病例显著增加，主要与新出现的艾滋病流行有关[195]。

流行病学·隐孢子虫分布于全球，可感染多种动物，包括牛、羊。两种最常见的感染人类的物种是微小隐孢子虫和人型隐孢子虫，尽管许多其他人畜共患病隐孢子虫也能够感染人类。隐孢子虫的患病率受季节、环境暴露和宿主免疫状况等因素的影响[195]。最近在撒哈拉以南非洲和东南亚对 5 岁以下儿童进行的流行病学调查显示，隐孢子虫是与轻度至重度腹泻有关的第二大常见病原体，仅次于轮状病毒[196]。在 1 岁以下的婴儿中观察到的发病率最高（每年约 3.5/100 儿童，而 2～5 岁组每年为 0.1/100 儿童）。同样，加拿大的一项流行病学研究报道说，每年每 10 万人口中有 6 人感染，大多数感染发生在 1～9 岁的儿童中[162]。

隐孢子虫病在美国是一种需要报告的疾病。在 2011—2012 年，所有 50 个州和哥伦比亚特区都报道了隐孢子虫病病例，2011 年的总发病率为每 10 万人中 3.3 例，2012 年为每 10 万人中 2.6 例[197]。一些隐孢子虫病的暴发与饮用受污染的饮用水和再生加工用水有关。在最近的调查中，大约 5% 的报道病例与暴发有关，这些病例最常发生在夏季[197]。在美国，许多疾病在社区游泳池、水上公园和日托中心暴发。接触受感染的牲畜（如在宠物动物园）

也有感染的风险[8]。美国已知最大的一次疫情发生在1993年的威斯康星州的密尔沃基市，40多万人通过受污染的市政供水而感染[198]。在这次暴发期间，至少有104人死于感染，主要是老年人和免疫功能低下人群。

免疫功能低下的患者，特别是细胞免疫功能受损的患者，如HIV患者、器官移植接受者和原发性免疫缺陷患者的隐孢子虫病发病率通常高于免疫功能正常的宿主（表7.5）。在HIV感染者中，已公布的隐孢子虫感染率在伊朗为1.5%，在法国为37.3%，CD4+计数越低，感染率越高[199]。

生活史·隐孢子虫主要通过摄入受污染食物和水中的卵囊传播（图7.44）。感染宿主的生活史复杂，包括感染肠细胞的无性和有性生殖周期。与球孢子虫不同，隐孢子虫寄生虫在细胞内复制，但在细胞质外，就在细胞膜下（即细胞内、细胞外）。最终，厚壁的卵囊被释放到粪便中并污染环境[8]。

临床疾病·隐孢子虫病的症状通常在接触后1周内出现，但据报道，范围在1～30天[8]。免疫力强的人最常见的症状是在5～10天的时间内出现自限性的大量水样腹泻（每天5～10次排便）和吸收不良，不经治疗即可缓解。还可能出现腹痛、发热、头痛、恶心、呕吐、体重减轻和低热。相比之下，免疫功能受损的个体可能会出现严重的、可能危及生命的腹泻。感染还可播散到胆道和呼吸道。硬化性胆管炎、胰腺炎和肺炎是常见的并发症[8]。严重疾病风险增加的患者包括艾滋病患者、非霍奇金淋巴瘤患者、白血病患者、严重营养不良患者及因恶性肿瘤或器官移植而接受化疗的患者[92]。

尼他唑胺是FDA批准用于免疫功能强的宿主隐孢子虫病的治疗[8,47]。其他治疗方法也已使用，并取得了不同程度的疗效，包括帕罗霉素、阿奇霉素、利福昔明和利福平。不幸的是，这些治疗方法在免疫功能低下的宿主中应用是有限的，而免疫重建是唯一被证明有效的方法[195,199,200]。液体和电解质疗

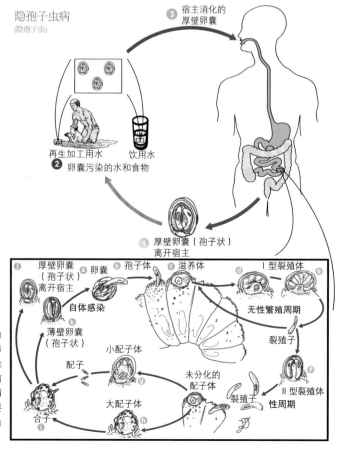

图7.44 隐孢子虫属的生活史。厚壁感染性（孢子状）卵囊由受感染的个体在粪便中脱落（1），并可能污染食物、水或手/污染物（2）。消化后（3），卵囊感染肠上皮细胞，经过复杂的有性和无性生殖周期（a～k），最终产生新的厚壁卵囊。卡叶环孢菌和贝氏囊孢子虫具有相似的生活史，但有两个重要的例外，即两个微生物的卵囊都以非孢子、非传染性的形式脱落（感染前需要在环境中孵育），寄生虫在宿主细胞的细胞质内进行复制。（由CDC DPDx提供，http://www.cdc.gov/dpdx/）

法适用于大量液体流失的患者[201]。

实验室诊断·实验室诊断常用方法，包括粪便染色制剂的检查（使用改良的抗酸染色剂或其他方法）、抗原检测方法及最近的 NAAT[8,34,35]。培养和血清学并非临床上有用的方法。

显微镜检查：隐孢子虫卵囊很小，因此在新鲜或浓缩粪便标本的片中很容易被忽略。它们也很难在永久染色的切片上显示出来，因此通常通过在浓缩的粪便标本上使用改良的抗酸染色剂或改良的番红染色进行鉴别，这种染色剂将卵囊染成深粉红色[19]。染色的强度变化很大，并不是所有的卵囊都会着色。Weber 及其同事在一项经典研究[202]中发现，改良抗酸染色 100% 检测出的浓度为每克水样粪便中 1 万个卵囊，每克成型粪便中 50 万个卵囊。检测卵囊也可以使用荧光染色，如奥拉明-罗丹明（auramine-rhodamine），与抗酸染色相比，有更高的灵敏性，但特异性较低[195]。卵囊很小（直径 4～6 μm），圆形结构，包含内部子孢子（图 7.36 和图 7.38A）。

抗原检测：对于隐孢子虫属抗原的检测，目前有几种商品化的检测方法，包括基于 DFA（图 7.45B）和基于 EIA 的检测方法，它们通常比显微镜检查具有更高的灵敏性（表 7.7）。其中许多检测方法很简便，并可专门同时检测隐孢子虫和贾第鞭毛虫的抗原（图 7.45）。鉴于隐孢子虫和贾第鞭毛虫在美国很常见，一些实验室选择提供这两种寄生虫的抗原检测作为评估寄生虫致病原因的主要方法，O&P 用于有国外旅行史的患者[8]。

不同的商品化检测方法敏感性和特异性有所不同。在一项研究中，将几种抗原测定方法的性能与改良抗酸染色法进行了比较[203]。DFA 对隐孢子虫/贾第鞭毛虫的敏感性最高，为 97.4%，其次是三种 EIA 组合试剂盒，敏感性为 91.4%～93.4%，最后是 RIDASCREEN（R）（R-biopharm，Darmstadt，Germany），敏感性为 84.9%。在这项研究中，改良抗酸染色的敏感性为 75.5%。所有方法特异性均为 100%。其他研究人员使用 LFICA 报道了假阳性结果[204,205]。同样，明尼苏达州卫生部门的研究人员发现，与 DFA 和 EIA（97%）等非快速检测隐孢子虫属相比，LFICA 的阳性预测值（56%）较低[206]。尽管有这些局限，LFICA 是一个有吸引力的选择，因为它们相对快速，易于执行，并且比显微镜检查更敏感。鉴于分析方法的不同，操作者熟悉其实验室中使用的分析方法的性能特征是很重要的。

分子诊断：随着市面上可买到的胃肠道病原体板数量的增加，利用分子方法诊断隐孢子虫病更为简易（表 7.8）。在 BioFire GI FilmArray 胃肠板的多中心临床试验研究中，敏感性和特异性分别为 100% 和 99.6%[153]。在 BioFire GI Panel 和 Luminex xTAG 胃肠道病原体板（GPP）（Luminex，Austin Texas）的一对一比较中，获得了类似的敏感性和特异性，尽管只有少数样本（< 10）隐孢子虫属呈阳性[152]。Claas 及其同事报道，根据不同的比较方法，使用 xTAG GPP 检测隐孢子虫的灵敏度为

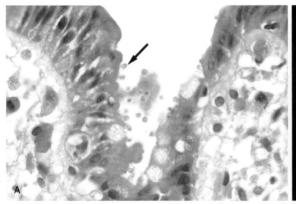
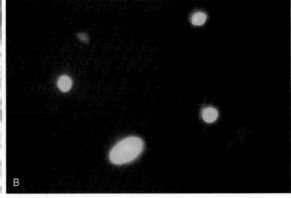

图7.45　A，隐孢子虫属寄生虫（箭头）感染肠上皮细胞顶端部分（H&E，1 000×）。寄生虫在细胞胞内，但在细胞质基质外。B，直接荧光抗体（DFA）通常用于检测和（或）证实隐孢子虫病。这张图片显示了 3 个圆形荧光性隐孢子虫属卵囊和 1 个更大的中央卵圆形的贾第鞭毛虫包囊。（经许可引自：Pritt BS. Protozoal infections. In: Procop GW, Pritt BS, editors. Pathology of Infectious Diseases: A Volume in the Series: Foundations in Diagnostic Pathology. Philadelphia: Elsevier; 2015: 610–43）

90%～100%[154]。在本研究中，隐孢子虫阳性的所有样本均来自临床医师没有特定要求隐孢子虫检测样本，这是使用综合板进行胃肠道疾病诊断的优势所在。

其他：隐孢子虫寄生虫在肠道活检中可见，在肠细胞表面呈圆形（图7.45A）。实际上，寄生虫在细胞内，但位于细胞膜之下，在细胞质基质的外面[10]。

环孢子虫（环孢子虫病）

环孢子虫以前被认为是一种蓝藻，但现在认为是一种球孢子虫寄生虫[207]。环孢子虫是已知的唯一能感染人类的物种，并在免疫能力强和免疫功能低下的宿主中引起腹泻[8]。

流行病学·与隐孢子虫病不同，环孢子虫病主要发生在卫生条件差的发展中国家，中美洲和南美洲的发病率高达18%[207]。在发达国家，环孢子虫感染病例与前往流行区域旅行或食用从流行区域进口的受污染食品有关[135]。在美国，环孢子虫病是一种需要报告的疾病。从危地马拉进口的受污染的树莓及从墨西哥进口的蔬菜和草药，都与重大疫情有关[208-210]。

生活史·环孢子虫的生活史与隐孢子虫非常相似（图7.44），但重要的例外是卵囊以非孢子、非传染性的形式在环境中排泄。孢子形成需要在22～32℃的环境中进行1～2周，因此不能像隐孢子虫那样进行人与人的传播。感染发生在进食受粪便污染的食物或水中的有孢子的卵囊后。在小肠中，有孢子的卵囊经过脱囊，释放出孢子体，这些孢子体侵入并穿透小肠的上皮细胞，在其细胞质中进行无性繁殖和有性繁殖，最终在粪便中形成包囊并释放出无孢子的厚壁卵囊[207]。

临床疾病·环孢虫病的临床表现因患者人群和患病率而异。在摄入有孢子的卵囊7～14天后出现的症状包括"爆炸性"水样腹泻、腹痛、胀气、发热和疲劳。在流行区域，环孢虫病可能无症状，尽管年幼的儿童通常出现症状，这表明对感染的免疫力随着时间的推移和持续接触而增强。在发达国家，环孢病几乎总是有症状的。较严重和较长时间的疾病发生在免疫抑制患者，包括艾滋病患者（表7.5）。该微生物很少会播散到胆道，甚至呼吸道[212]。

如果不治疗，症状可能持续数周。甲氧苄啶-磺胺甲噁唑（TMP-SXT）是治疗环孢虫病的首选药物，建议对HIV感染者采用延长治疗方案[8, 47]。其他治疗方案包括环丙沙星或硝唑嗪。与其他原因引起的腹泻一样，大量失水的患者可能需要补充液体和电解质[135, 207]。

实验室诊断·环孢子虫感染的诊断通常采用改良抗酸染色法，与检测隐孢子虫相同。也可以使用商品化的NAAT。

显微镜检查：在改良抗酸染色上，环孢子虫卵囊与隐孢子虫卵囊外观相似。它们呈圆形，微皱，深粉红色结构，有未染色的"鬼影"细胞和浅染的卵囊（图7.38B）。通常可看到内部颗粒。卵囊的大小为8～10 μm，大约是隐孢子虫卵囊的2倍大小。因此，利用校准良好的目测千分尺测量卵囊的大小，以准确鉴定和区别鉴别环孢子虫和隐孢子虫卵囊是十分必要的。使用改良的番红染色可获得更均匀的染色[21]。使用光学显微镜也可以在湿片上观察到环孢子虫卵囊，并使用紫外荧光显微镜（设置在330～365 nm或450～490 nm处的紫外激发滤光片）观察到亮蓝色到绿色的自发荧光[8, 19]。

分子诊断：利用分子方法检测环孢子虫的数据有限。根据几个实验室开发的检测报道，与显微镜检查相比，灵敏度有所提高[36]。BioFire GI Panel也包括环孢子虫靶标，报道的敏感性和特异性为100%（表7.8）[153]。该小组在改进环孢子虫检测方面的作用在2013年美国暴发期间表现得很明显，比内布拉斯加州实验室对BioFire GI小组进行验证研究的第一例确诊病例早了1周得到确认[213]。

其他：在标准的组织切片中，偶尔可以在小肠的肠细胞细胞质中看到环孢子虫[10]。可见无性期和有性期。

贝氏囊孢子虫（囊孢子虫病）

流行病学·贝氏囊孢子虫（以前称为贝利等孢子球孢子虫）是世界范围内一种罕见的胃肠炎病因，在南美洲、非洲和中东等热带地区报道的患病率较高。贝氏囊孢子虫在HIV阳性患者和其他免疫功能低下的个体，如造血干细胞受体和器官移植患者中患病率也较高[92, 199]。

生活史·贝氏囊孢子虫的生活史与隐孢子虫非常相似（图7.44）。寄生虫感染小肠上皮细胞，经历无性繁殖和有性繁殖周期，最终导致厚壁卵囊的产生，并在粪便中脱落。与卡环孢子虫一样，卵囊通过时没有孢子，需要数天才能在环境中形成孢子。在非孢子形式中，每个卵囊包含1个单个的孢子母细胞。当孢子形成时，成孢细胞分裂产生2个成孢细胞，这些成孢细胞发育成含有4个子孢子的孢子囊，人类感染是通过摄入含有卵囊的孢子虫而发生的[214]。

临床疾病·在大约1周的潜伏期后，免疫能力强的宿主感染表现为腹泻性疾病并伴有绞痛性腹痛，也可导致吸收不良和体重减轻。与其他原虫感染不同，环孢虫病与嗜酸性粒细胞有关[8]。感染一般是自限性的，并在2~3周后消退[135]。在免疫缺陷患者、婴儿和儿童中，腹泻可能很严重，甚至危及生命，特别是在艾滋病患者中（表7.5）[215]。有报道称，在这一人群中，可向胆道、肝脏、脾脏和淋巴结传播[216,217]。TMP-SXT是治疗环孢虫病的首选药物，免疫功能低下的患者推荐延长治疗方案[8,47]。大量液体流失的患者可能需要补充液体和电解质。

实验室诊断·贝氏囊孢子虫的检测主要是通过粪便标本的显微镜检查。还要注意到周围嗜酸性粒细胞，这在寄生虫感染中是罕见的[8]。建议对多个粪便样本进行检测，以获得最佳的敏感性，因为卵囊可能间歇性地少量通过[8]。十二指肠标本检查（如穿刺或吞线试验）可增加敏感性[8]。卵囊有独特的形态，改良抗酸染色为深红色。它们也可以用明视野、荧光显微镜和差分干涉对比在湿片中观察到[8]。卵囊为椭圆形，（25~30）μm×（10~20）μm，并在粪便中通过后含有单个孢子母细胞（图7.36和图7.38C）[135,136,164]。如果粪便放置一段时间后再放入固定剂，可以看到2个孢子母细胞。在组织活检中，在标准的组织切片中，偶尔可以在小肠的肠细胞内看到贝氏囊孢子虫，可见无性期和有性期。这种寄生虫比环孢子虫大，这有助于对它们进行区分[8,10]。

肉孢子虫属（肉孢子虫病）

肉孢子虫是一种独特的球孢子虫原虫，需要两个宿主来完成它的生活史[218,219]。人类常是终宿主并导致肠道感染。然而对于一些未知的人畜共患的肉孢子虫属，人类成为其偶然中间宿主的情况少将，并引起组织（肌肉）的病变[8,219]。未煮熟的猪肉或牛肉分别含有肉孢子虫或人肉孢子虫组织包囊，人类食用后会引起肠道感染。全世界都发现了肠内结节病的病例，但对结节病感染的确切流行病学还没有很好的定义。世界范围内已发现肠型肉孢子虫病病例，但尚未对肉孢子虫病感染的确切流行病学进行明确界定。患者通常在摄入后几小时内出现恶心、呕吐和腹泻[219]。感染通常是自发清除的，无论是肠道或组织的肉孢子虫病，目前还没有已知的治疗方案，虽然阿苯达唑可能有一些疗效[220]。在肠道中，缓殖子从摄入的组织包囊中释放出来，感染小肠上皮细胞。然后进行有性繁殖，产生包含2个包囊的卵囊（图7.36）。每个孢子囊含有4个子孢子。单个包囊和孢子卵囊在粪便样本中均可见到。当中间宿主（很少是人类）摄取孢子囊时，便释放出孢子体，这些孢子体侵入肠道上皮细胞，分裂形成分裂体。裂殖子释放出的分生子侵入肌细胞，发育成含有许多慢殖子的肌囊[219]。当人类是偶然中间宿主时，可出现短暂的肌痛、水肿和肌肉无力[8,219,220]。

在粪便样本中找到卵囊或孢子囊可诊断肠肉孢子虫病，肌肉疾病的诊断是通过肉孢子虫的组织活检[10,219,220]。粪便中的卵囊长15~20 μm，宽15~20 μm，见于湿片中，在紫外线显微镜下可观察到自发荧光。

■ 原生藻菌

人芽囊原虫（芽囊原虫病）

人芽囊原虫是一种不常见的微生物，能感染人和动物的肠道[221]。这种生物以前被归类为鞭毛虫的退化包囊和酵母，但现在它被称为原生藻菌[16]。人芽囊原虫属是基因多样化的微生物，有几种亚型（9~17），它们来自多种动物和爬行动物[135,222]。基因型3是人类最常见的分离基因型之一[135,221]。

流行病学·芽囊原虫属已在世界各地的人类粪便样本中得到确认，通常从进行O&P检查的粪便标本中分离出来[221]。它也常见于无症状人群的粪便样本中。在发展中国家，芽囊原虫病的患病率可高达50%，部分原因是卫生条件差；在发达国家，患病率为1%~10%[135]。

生活史·芽囊原虫属的生活史还不完全清楚[221]。通过粪-口途径引起传播，包括摄入被包囊污染的食物和水。

临床疾病·自20世纪初发现芽囊原虫属后，对其致病性一直存在争论。Andersen和Stensvold综述了引起这一争议的几个原因，包括无症状患者中芽囊原虫属的普遍恢复，目前还没有发现致病性或毒力标志物[223]。在有症状的患者中，非特异性的胃肠炎症状包括自限性腹泻、恶心和腹痛。当需要（决定）治疗时，已经使用的治疗方法包括甲硝唑、三甲氧嘧啶-磺胺甲噁唑、碘喹啉和硝唑嗪[222]。

实验室诊断·人芽囊原虫感染几乎主要通过传统的显微镜（即 O&P 检查）来鉴定。这种生物也会在有异种生物和无异种生物培养基中生长，尽管这种方法主要用于研究[221]。分子诊断也可在一些专门的中心获得，但在临床实验室中常用[8]。

显微镜检查：已鉴定出微生物的 4 种类型：液泡型、颗粒型、阿米巴样和包囊[221]。芽囊原虫病的诊断依赖于使用永久性三色染色法对粪便样本进行检测。最常见的恢复形式是液泡型，为圆形结构，大小为 4~15 μm（图 7.36 和图 7.37E）。连续几天收集多个粪便标本可以提高这种肠道寄生虫的回收率。由于这种生物可能被误认为是脂肪球、酵母菌和环孢子虫卵囊，因此在湿片上进行显微镜鉴定可能很有挑战性[8]。

分子诊断：实时 PCR 可用于芽囊原虫属的检测，为其亚型检测提供了比 O&P 试验更高的敏感性和特异性[36]。包括芽囊原虫属检测在内的两个新的 GI 分子板现已上市，但尚未被 FDA 批准用于体外诊断（表 7.8）。关于这些检测结果的同行评议数据目前还没有，但是制造商的数据表明，灵敏度和特异性达 100%，与显微镜相比检出率提高了。

原虫样真菌

微孢子菌（微孢子菌病）

微孢子菌是专性细胞内微生物，在世界范围内广泛分布[8,224]。如前所述，微孢子菌以前归类为寄生虫，但现在已知与真菌关系最密切[225]。微孢子菌能够感染多种脊椎动物和无脊椎动物，几乎可以感染宿主的任何器官[224]。已经确定的微孢子菌有超过 150 属和超过 1 200 种，但目前已知的感染人类的只有 14 种[224]。比氏肠微孢子菌和脑炎微孢子菌是引起人类肠道感染的两种最常见的微孢子菌，而其他脑炎微孢子菌属和其他微孢子菌属（如 *Vittaforma*、*Anncaliia*、*Trachipleistophora*、*Pleistophora*）可引起其他器官感染[36,135,224]。

流行病学·在 1985 年以前，只有罕见的人类微孢子菌病病例报道，但是随着艾滋病的流行和人们认识到 HIV 感染者中存在危及生命的微孢子菌病，这种情况发生了巨大的变化。目前已知微孢子菌是导致各种临床症状的机会性病原体，包括儿童、旅行者和老年人的自限性腹泻、戴隐形眼镜者的角膜感染、免疫功能受损者，包括艾滋病和移植患者的严重胃肠道和播散性感染[92,225-227]。

尽管报道的检出率因地理位置和检测方法的不同而有很大差异，但在免疫能力强和免疫功能低下的宿主中都发现了微孢子菌感染的证据[224]。献血者、孕妇、屠宰场工作人员和病因不明的腹泻患者的血清学阳性率为 1.3%~22%，而同性恋男性的阳性率明显升高（高达 42%）[224]。使用基于分子检测方法检测无症状和有症状人群的尿液、粪便和呼吸道标本中的微孢子菌 DNA，已经报道了更高的感染率[224,228-231]。在没有抗反转录病毒治疗的发展中国家，微孢子菌病仍然是 HIV 阳性人群的一种常见感染，而在发达国家，由于治疗方法的进步，艾滋病患者的微孢子菌病发病率已从艾滋病流行期间的高峰显著下降[226]。

生活史·微孢子菌最常见的传播途径是摄入或吸入对环境有抵抗力的孢子[225]。性接触也可能导致感染[224]。在肠道疾病中，孢子侵入小肠和大肠内壁的上皮细胞，使用一种称为极小管的独特的注射器样装置（图 7.46）。一旦进入细胞，微孢子菌的孢子质通过一系列的二分裂和多重分裂进行复制，释放出成熟的孢子，这些孢子将在宿主粪便的（环境）中脱落。在此过程中，宿主细胞破裂，出现感染的临床表现。

临床疾病·临床表现因宿主的免疫状态和受感染的器官系统而异。肠道感染可导致儿童和旅行者出现自限性水样腹泻，但也可导致免疫功能受损的宿主出现慢性腹泻、腹痛、体重减轻和脱水[135]。由微孢子菌引起的其他临床表现包括肝炎、间质性肾炎、角膜炎、角膜结膜炎、肌炎、鼻窦炎、气管支气管炎、肺炎和脑炎[225]。微孢子菌也能感染移植器官并导致移植失败。免疫缺陷个体感染如果不治疗可能是致命的[224]。在美国，阿苯达唑是治疗肠道和播散性感染最常用的药物。阿苯达唑对 E.bieneusi 的治疗效果较差，推荐口服烟曲霉素[224]。不幸的是，烟曲霉素在美国是不可用的，它可以导致多达 50% 的患者严重的血小板减少。对于 *Anncaliia* 或

微孢子菌病

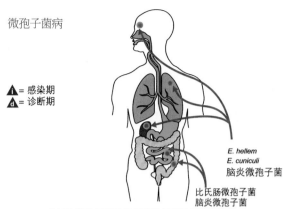

▲i = 感染期
▲d = 诊断期

E. hellem
E. cuniculi
脑炎微孢子菌

比氏肠微孢子菌
脑炎微孢子菌

比氏肠微孢子菌和脑炎微孢子菌的细胞内发育

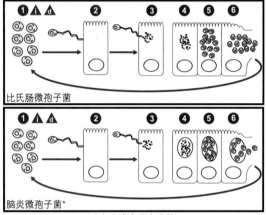

比氏肠微孢子菌

脑炎微孢子菌*

*E.hellem和E.cuniculi也存在胞内发育阶段

图7.46 脑炎微孢子菌和比氏肠微孢子菌的生活史——最常见的感染人体肠道的微孢子菌。通常认为主要通过摄入或吸入感染性(i)、环境抵抗力强(1)的孢子感染。孢子内含一个紧密缠绕的小管,它能强有力地挤压并刺穿邻近的细胞(2)。孢子质经小管感染宿主细胞胞质(3),在胞质内进行复制(4)形成新的孢子(5)。随着孢子数量的增加,它们充满宿主细胞的细胞质,最终导致宿主细胞的破裂(6)。释放的孢子能感染新的细胞。虽然部分微孢子菌仅感染肠道,但是有些能够传播到其他器官,包括肺和大脑。通过检测粪便或其他标本中的孢子(d)进行形态学诊断。(由CDC DPDx提供,http://www.cdc.gov/dpdx/)

Trachipleistophora 引起的播散性疾病,可以在治疗方案中添加伊曲康唑,对于眼部感染,建议局部使用烟曲霉素[47]。如果可能,免疫重建是治疗的一个重要组成部分[224]。

实验室诊断·实验室鉴定最常用的方法是用光学或荧光显微镜对孢子进行显微检测[8,224]。单靠显微技术无法鉴定感染物种,通常采用透射电镜和分子方法来鉴定[8]。商品化的免疫荧光技术也可以检测常见的肠道微孢子菌。血清学检查一般不常用,因为在一般人群中,既往暴露的比率很高[8]。

显微镜检查:微孢子虫由于体积小,需要特殊

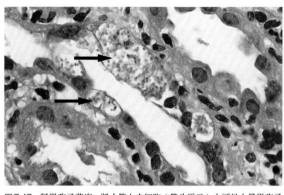

图7.47 肾微孢子菌病。肾小管上皮细胞(箭头所示)内可见大量微孢子菌孢子(苏木精–伊红染色,1 000×)。(经允许修改自:Pritt BS. Protozoal infec- tions. In: Procop GW, Pritt BS, editors. *Pathology of Infectious Diseases: A Volume in the Series: Foundations in Diagnostic Pathology.* Philadelphia: Elsevier; 2015: 610–43)

的染色剂,对微孢子病的实验室诊断具有挑战性。粪便、尿液、呼吸道和其他标本可以使用改良的三色染色(也称为强三色染色)进行检测,其中2R染色的浓度是标准三色染色浓度的10倍[225]。微生物的最大维度大小(尺寸)为0.8～4 µm,这取决于感染的物种,肠道感染的孢子体积更小(图7.38D)。卡尔科弗卢尔荧光增白剂和其他荧光剂也可用于孢子的快速鉴定,但它们是非特异性的,真菌也会染色[135,225]。

分子诊断:针对核糖体DNA的小亚基,已经发展了几种传统的和实时的PCR检测方法,以检测及在某些情况下,区分不同种的微孢子菌[36]。

其他:在标准的组织切片上看到可以微孢子菌孢子,但是由于体积小而难以识别(图7.47)[10,79,227]。

记忆要点 肠道原虫

· 肠道原虫是世界范围内腹泻的重要原因,在发展中国家患病率较高。

· 传播通常通过粪–口途径。

· 临床疾病通常是自限性的,但在免疫抑制个体中可能更为严重且持续时间长。

· 实验室诊断最常用的方法是粪便标本的显微镜分析,尽管抗原和分子检测方法能够提供更高的敏感性。

· 能够检测一些肠道原虫的部分高敏感性分子检测板现已上市。

肠道蠕虫

肠道蠕虫是引起全球范围高发病率和死亡率的多细胞寄生生物[124,125]。与肠道原虫一样，肠道蠕虫也是引起腹泻的重要原因，一些寄生虫还能造成肠道外症状（如吕弗勒综合征、脓毒症、胆管肿瘤、脑囊尾蚴病）。本节集中讨论最典型的肠道蠕虫，包括线虫纲（蛔虫）、绦虫纲（绦虫）和吸虫纲（吸虫）。

一些蠕虫的生活史相对简单（只涉及人类宿主）。而其他蠕虫拥有一个或多个宿主。人类可能是终宿主或中间宿主，在人畜共患病中，通常为死亡终宿主[8]。人类有很多感染途径。一些寄生虫（如蠕形住肠蛲虫、微小膜壳绦虫）从宿主体内排出后很快具有传染性，因此可以直接从一个人传染给另一个人。而其他寄生虫必须在环境中（似蚓蛔线虫、毛首鞭形线虫、钩虫、粪类圆线虫）或其他宿主中（大部分绦虫和吸虫）经历孵化阶段才具有传染性。了解蠕虫的生活史对于理解人类宿主相关病理学以及何种标本类型最适于感染的鉴定至关重要。

大多数肠道蠕虫通过鉴定粪便、痰或尿液中的虫卵或幼虫进行诊断[8]。虫卵和幼虫的大小、形态

特征对病原体的鉴定及与相似蠕虫和拟寄生虫的鉴别至关重要（图7.48～图7.51）[164]。重要的外部特征包括卵壳的厚度和卵盖（盖状开口）的有无、鳃盖肩、棘刺、腮突、外乳突和两极突。虫卵的发育程度（如含蚴与未含蚴）和卵内小钩（绦虫卵的特征）也是重要的鉴别特征[8]。血清学和分子学试验也有助于某些肠道蠕虫的检测[8]。

线虫

线虫，通常被称为蛔虫，是一种无环节、锥形、细长的圆柱形生物，雌雄异体并拥有完整的消化道[8]。成虫的大小从几毫米到大于30 cm不等，可识别的外部特征有助于它们的鉴定（图7.52）。有些在肠腔内自由运动（如蠕形住肠蛲虫、似蚓蛔线虫），其他的则吸附或嵌入肠壁内（毛首鞭形线虫、钩虫、粪类圆线虫、菲律宾毛细线虫、旋毛虫属）。症状的轻重通常与感染的程度相关，寄生虫载量高的患者最有可能出现感染症状[8]。不同的情况下，会感染多种不同的肠道线虫属。

线虫是全世界引起感染最常见的寄生虫。WHO

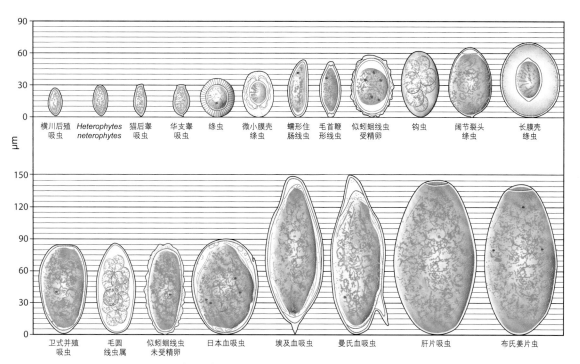

图7.48 蠕虫虫卵。（由CDC Division of Parasitic Diseases and Malaria 提供）

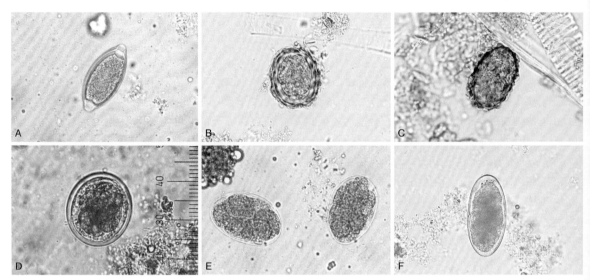

图7.49　浓集湿便（未染色，400×）镜下的线虫（蛔虫）虫卵。A，毛首鞭形线虫两端特征性的塞状凸起。B，似蚓蛔线虫，受精卵。C，似蚓蛔线虫，未受精卵。D，似蚓蛔线虫，无卵壳（缺少外乳突）。E，钩虫。F，毛圆线虫属。（A、B、E 经允许引自：Pritt BS. Parasitology Benchtop Reference Guide: An Illustrated Guide for Commonly Encountered Parasites. Northfield, IL: College of American Pathologists; 2014）

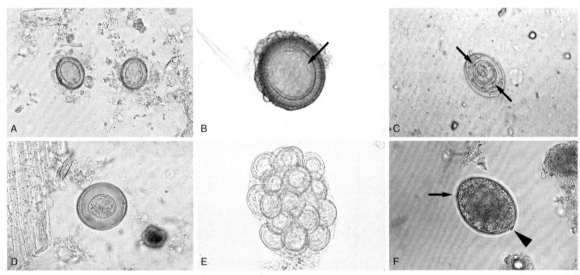

图7.50　未染色浓集湿便中的绦虫纲（绦虫）虫卵。A，带绦虫属虫卵卵壳厚，有放射状条纹，卵内有小钩（400×）。B，高倍镜下带绦虫属虫卵内的小钩（箭头所示，1 000×）。C，微小膜壳绦虫，箭头所示虫卵两侧纤维造成两极增厚（400×）。D，长膜壳绦虫，内膜和外壳间缺少两侧纤维（400×）。E，犬复孔绦虫卵囊中含有超过 15 枚虫卵（200×）。F，裂头绦虫属，与其他肠道绦虫不同，其虫卵拥有一个卵盖（盖状开口，箭头所示）、一个鳃盖（大箭头所示）且卵内没有带钩的六钩蚴。（A 和 D 经许可引自：Fritsche TR, Pritt BS. Medical parasitology. In: Henry's Clinical Diagnosis and Management by Laboratory Methods. 23rd ed. Philadelphia: Elsevier; 2016。C 和 F 由 CDC Public Health Image Library 提供。E 由 Mayo Clinic Parasitology Laboratory 提供）

估计总感染宿主多达 10 亿例，其中 2010 年新增 2 500 多万例[124, 125]。本章节涵盖了主要寄生于人类肠道的重要线虫，而主要的血液或入侵组织的线虫在本章节后的"血液和组织蠕虫"部分进行介绍（表7.3）。

　　本章讨论的所有线虫除蠕形住肠线虫外，必须在土壤中经历孵化和成熟期才具有传染性（即土源性蠕虫）。这具有重要的流行病学意义，因为

这些寄生虫的生活史依赖于粪便污染的土壤，而人类会接触到受污染土壤中的虫卵或幼虫。因此，经土壤传播的寄生虫病在卫生条件差、垃圾处理设施缺乏的地区广泛存在，被 WHO 称为被忽视的热带疾病[3]。这类感染在美国和其他发达国家并不常见，而不需要土壤孵化阶段的蠕形住肠线虫感染在这些地区比较常见[8]。

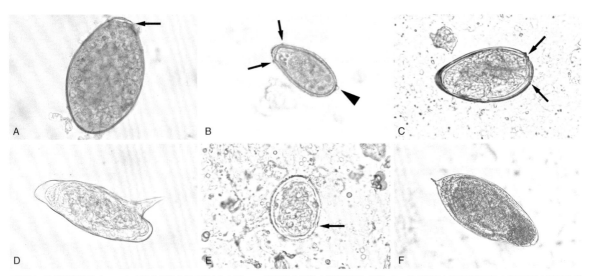

图7.51 浓集湿便镜下（400×）未染色的吸虫纲（吸虫）虫卵。A，肝片吸虫有盖（箭头所示）虫卵。B，华支睾吸虫卵肩峰样突起（箭头所示）和结节样小疣（大箭头所示）。C，并殖吸虫属虫卵肩峰样突起（箭头所示）D，曼氏血吸虫虫卵的侧刺。E，日本血吸虫虫卵未发育的刺，湄公血吸虫拥有相似结构。F，埃及血吸虫尾端棘刺，粪便中的间插血吸虫拥有相似结构。（B～F 经许可引自：Fritsche TR, Pritt BS. Medical parasitology. In: Henry's Clinical Diagnosis and Management by Laboratory Methods. 23rd ed. Philadelphia: Elsevier; 2016）

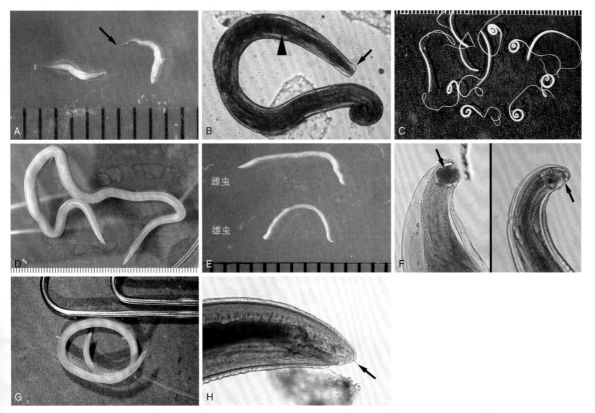

图7.52 线虫成虫。A，蠕形住肠线虫雌虫特征性的尖尾（箭头所示）。B，蠕形住肠线虫雄虫特征性的卷尾，雄虫和雌虫都有头翼（箭头所示）和食管球（大箭头所示）（未染色，40×）。C，毛首鞭形线虫雄、雌虫。可通过卷尾识别雄虫。前端明显比尾端扁平。D，似蚓蛔线虫成虫。E，钩虫雄虫和雌虫。F，美洲板口线虫（左）和十二指肠钩口线虫（右）口囊部。箭头分别指示板齿和钩齿（未染色，200×）。G，异尖线虫幼虫，与似蚓蛔线虫幼虫相似，可通过其尾部尖刺（尾突）及内部结构进行鉴别。H，异尖线虫尾突（箭头所示）。图片未按等比例显示，刻度以 mm 为单位。（A、E 和 F 引自：Pritt BS. Parasitology Benchtop Reference Guide: An Illustrated Guide for Commonly Encountered Parasites. Northfield, IL: College of American Pathologists; 2014。B 和 D 由 University of Kentucky Julie Ribes 博士提供。C、G 和 H 引自：Fritsche TR, Pritt BS. Medical parasitology. In: Henry's Clinical Diagnosis and Management by Laboratory Methods. 23rd ed. Philadelphia: Elsevier; 2016）

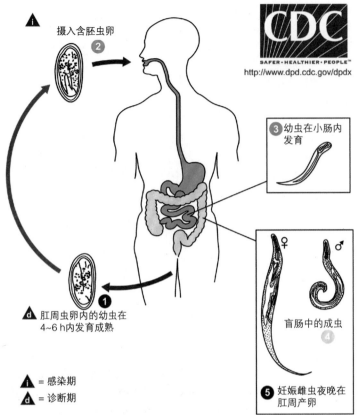

摄入含胚虫卵 ②

③ 幼虫在小肠内发育

♀ ♂

盲肠中的成虫 ④

① 肛周虫卵内的幼虫在4~6 h内发育成熟

⑤ 妊娠雌虫夜晚在肛周产卵

ⓘ = 感染期
ⓓ = 诊断期

图7.53　蠕形住肠线虫生活史。成年雌虫在肛周产卵（1），4～6 h内虫卵具有传染性。虫卵通过粪-口途径造成自身重复感染，并可通过污染的手指、污染物或空气中传播给其他人（2）。虫卵在小肠中孵化为幼虫（3），进而成熟为成虫，寄生于大肠（4）。雌虫在夜间移行至肛门处产卵（5）。从摄入感染性虫卵至雌虫产卵大约需要1个月。成虫寿命约2个月。（由 CDC DPDx 提供，http://www.cdc.gov/dpdx/）

大多数肠道线虫通过镜检粪便标本进行鉴定。分子学方法已经用于线虫的鉴定，但主要局限于专业研究和参考中心[34,35]。高成本和复杂性使这些方法在流行区无法开展，而感染流行率低的地区对这些方法需求相对较低。

蠕形住肠线虫（蛲虫病、蛲虫症、蛲虫感染）

流行病学·蠕形住肠线虫，俗称蛲虫，最近的研究显示全球流行率从 0.5% 至 54.9% 不等[232]。在美国等发达国家，蠕形住肠线虫是最常见的感染性寄生虫，在学龄儿童中流行率最高[233]。其人-人的直接传播方式造成了高感染率[8]。它主要是儿童寄生虫，但在某些机构（如托儿所）和家庭环境中也经常传染给成年人。

生活史·成虫主要寄生于人类的盲肠部，在阑尾和近大肠端也有发现。交配后，受孕的雌虫在夜间移行至肛门，并在肛周表面产下 1 万多枚虫卵（图 7.53）。卵在 4～6 h 内具有传染性，可以感染其他宿主，也会形成自身感染[8]。

临床疾病·肠胃炎可能无症状。最常见的症状是夜间肛周瘙痒（夜间肛门瘙痒）[8]。严重感染可能引起失眠及烦躁。寄生于阑尾的成虫可造成阑尾炎。少部分成年雌虫移行至肠道外进入女性生殖道，引起阴道、子宫、输卵管和（或）腹膜的局部炎症性肉芽肿[8]。罕见其他部位成虫和虫卵的报道[234]。

可使用阿苯达唑、甲苯达唑、伊维菌素或双羟萘酸嘧啶治疗蛲虫病。初次给药 2 周后再次给药以消除潜在的感染复发[47,233]。家庭成员及密切接触者通常也应接受治疗。

实验室诊断

显微镜检查：通常通过透明胶带法（"思高胶带"或"透明胶条"法）在肛周查出虫卵（偶尔是雌虫）诊断蠕形住肠线虫[8]。可以使用商品化采集器收集标本（图 7.8）。应在清晨患者洗澡或排便前采集标本。感染的诊断可能需要采集多份标本[235]。尽管只能检测出 5%～10% 的病例，O&P 方法是检查虫卵的常规方法，只是用得较少[8]。

蠕形住肠线虫虫卵无色、卵圆形、一端扁平，长 50～60 μm，宽 20～30 μm（图 7.8）。成年雌虫

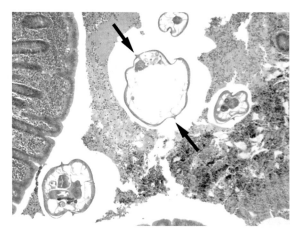

图7.54 组织中的蠕形住肠线虫（苏木精-伊红染色，100×）。肠腔的横切面可见成虫。注意箭头处的内部器官及侧翼。（经许可引自：Fritsche TR, Pritt BS. Medical parasitology. In: Henry's Clinical Diagnosis and Management by Laboratory Methods. 23rd ed. Philadelphia: Elsevier; 2016）

长 8～13 mm，宽 0.3～0.5 mm，有一条长而尖的尾巴（图 7.52A）。成年雄虫较为罕见，体型较小，长 2.5 mm，宽 0.1～0.2 mm，虫尾卷曲呈钝形[8, 164]。雄虫和雌虫在前（颈）端突出处都有侧翼（图 7.52B）。

其他：在标本尤其是阑尾的横切面和纵切面组织学制备过程中可见蛲虫（图 7.54）[10]。很容易通过侧翼及雌虫子宫内的特征性虫卵进行识别。

毛首鞭形线虫（鞭虫病、鞭虫感染）

流行病学·毛首鞭形线虫是一种土源性蠕虫，通常发现于卫生条件较差的热带及亚热带地区[236]。报道的流行率从巴基斯坦的 0.6% 至马来西亚的 95.5% 不等[237]。然而，鞭虫病是一种全球性的感染，最近的调查显示鞭虫是全球第二常见的肠道线虫，据估计，每年造成约 4.646 亿例感染（57 万 DALY）[123,238]。全球约有 8 亿人感染过鞭虫[236]。

生活史·毛首鞭形线虫的生活史与蠕形住肠线虫非常相似，两者的重要区别是鞭虫卵脱落时不具有传染性。虫卵进入粪便后，在土壤发育成胚胎，15～30 天内具有传染性[236]。人类通过接触污染的食物或双手摄入成熟的虫卵。虫卵在小肠内孵化，成虫通过将细长的前端嵌入肠黏膜固定在宿主的盲肠和结肠中[236]。成虫存活约 1 年，雌虫在感染后 60～70 天产卵。每只雌虫每天在粪便中产 3 000～20 000 枚卵[236]。

临床疾病·鞭虫病大多无症状，但严重感染（＞300 虫）与腹痛、腹泻、缺铁性贫血、生长迟缓

有关，在严重情况下出现以严重、频繁、血性、黏液性腹泻、便秘和潜在直肠脱垂为特征的"鞭虫痢疾"综合征[236, 237]。临床使用阿苯达唑、甲苯咪唑或伊维菌素进行治疗[47, 236]。

实验室诊断

显微镜检查：镜检湿片便可见特征性的"桶"状虫卵，长 50～55 μm，宽 20～25 μm，两端各有一个明显的透明"塞"状凸起（图 7.48 和图 7.49A）。在流行地区，使用改良加藤（Kato-Katz）厚涂片法或其他方法有助于临床评估感染程度和治疗反应[236]。

有时在结肠或直肠镜检查时会检测并取出成年雌虫和雄虫，并将其送至实验室进行鉴定。成虫呈白色至棕色，长 35～50 mm，前端鞭状，故俗称"鞭虫"（图 7.52C）。雄虫尾端向腹面卷曲，雌虫尾端长直而细尖[8, 236]。

其他：成虫在组织切片中不常见。发现虫体时，可通过嵌入肠黏膜的细长前端和游离在肠道内的粗大后端进行鉴定（图 7.55）[10]。

似蚓蛔线虫（蛔虫病）

流行病学·似蚓蛔线虫是最大的人肠道寄生线虫，也是全球最常见的寄生虫[239]。猪蛔虫主要从猪体内分离，形态学和遗传学上无法与似蚓蛔线虫区分，因此通常认为是同一物种[240]。似蚓蛔线虫是一种土源性蠕虫，虫卵必须在温暖潮湿的土壤中发育成熟至感染期[237]。因此，蛔虫在卫生条件较差的热带和亚热带地区流行率最高[237]。2010 年WHO 估计的疾病负担将蛔虫病列为最常见的食源性感染。2013 年，似蚓蛔线虫造成 130 万 DALY，约占所有肠道线虫的 30%[123, 125]。

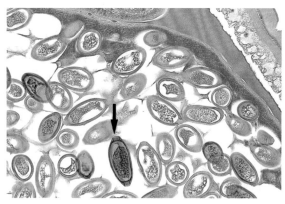

图7.55 毛首鞭形线虫雌虫苏木精-伊红染色，雌虫子宫内两端凸起的特征性虫卵。（箭头所示，100×）

生活史·似蚓蛔线虫的生活史见图 7.56，与毛首鞭形线虫相似，一个重要的区别是蛔虫幼虫在成熟前必须经过肺部移行阶段[239]。该阶段也是部分钩虫及粪类圆线虫生活史的一部分。了解这一感染阶段非常重要，因为它与一种自限性呼吸综合征相关，此阶段可在痰中发现幼虫。成虫在小肠内寄生和交配。妊娠的雌虫一天可产 20 万枚卵，虫卵随粪便排出，这是感染的诊断阶段[8]。

临床疾病·蛔虫感染通常无症状，宿主在不知情的状态下排出不含胚的虫卵。在感染的肺部移行阶段，患者可经历称为吕弗勒综合征的自限性感染，表现为干咳、胸痛、发热、肺炎及嗜酸性粒细胞增多。该综合征在有近期接触史的患者中最常见[83]。

发病时，携带成虫的相关症状包括腹部不适、恶心及食欲不振[239]。严重感染尤其是儿童，可发生危及生命的小肠梗阻。由于成虫没有固定在肠黏膜上，它们在肠腔内自由移动，偶尔会移行至胆道系统、胰腺管或口鼻外。蛔虫的治疗选择包括阿苯达唑、甲苯咪唑或伊维菌素[47,239]。肠梗阻发生时，可能需要手术干预[237]。

实验室诊断·通常通过直接或浓缩法在湿便中检出特征性虫卵进行诊断[239]。受精卵和未受精卵均可检出（图 7.48）。受精卵（图 7.49B）呈圆形或椭圆形，最大可至 45～75 μm，卵壳厚，内部可见未发育成胚胎的卵细胞；未受精卵（图 7.49C）较狭长，最大可至 80～90 μm，卵壳较薄，内含未分化的细胞质[239]。

在流行地区，改良加藤厚涂片法或其他方法定量检测虫卵可有助于临床评估感染程度和治疗效果[236]。每张涂片（2 mg 粪便）检出少于 20 枚虫卵提示轻度感染，每片大于 100 枚虫卵则表示严重感染[83]。

粪便或内镜检查偶见成虫，将其送至实验室进行鉴定。成虫灰白色，卵壳发亮。成年雌虫长 20～35 cm，尾端长直，雄虫长 15～31 cm，尾端常卷曲（图 7.52D）[239]。

钩虫（钩虫感染、钩虫病、美洲板口线虫感染、皮肤幼虫移行症）

流行病学·两种钩虫，美洲板口线虫和十二指肠钩虫，据估计造成全球约 4.389 亿例感染，是继蛔虫病后第二常见的人类蠕虫感染[238,241]。与蛔虫病

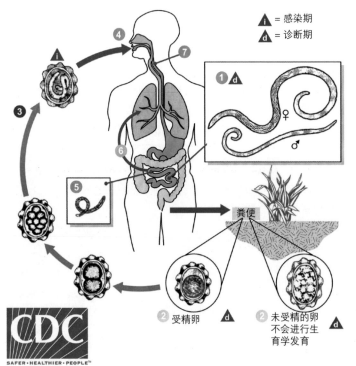

图 7.56　似蚓蛔线虫生活史。雄虫与雌虫寄生与小肠（1，d）。雌虫每天产 20 万枚卵，这些受精卵与未受精卵随粪便排出（2，d）。在适当的环境条件下（足够的湿度、阴凉及温暖），受精卵在土壤中发育（3）并具有传染性，成熟过程大约需要 18 天。人类通过摄入被感染期虫卵（i）污染的食物或水而感染（4）。虫卵在小肠内孵化为幼虫（5），幼虫侵入肠黏膜，经门脉循环入肺（6）。幼虫在肺部经过 10～14 天成熟，经支气管移行到口咽部并被吞咽（7）。幼虫到达小肠成熟为成虫。从最初的感染到雌虫产卵的整个过程需要 2～3 个月。成虫寿命可达 2 年。（由 CDC DPDx 提供，http://www.cdc.gov/dpdx/）

和鞭虫病类似，这些土源性线虫在卫生条件较差的热带及亚热带国家更加流行。幼虫而非虫卵，是这种寄生虫的感染阶段。幼虫生活在土壤中，经皮肤进入人体。由于幼虫对环境因素的抵抗力不如虫卵，因此它们只能存活在湿度、光照、温度适宜的地区[241]。

发展中国家钩虫的流行率从尼日利亚的 4.5% 至越南的 58.1%[237]。两种钩虫在美洲、非洲和亚洲均有发现，其中美洲板口线虫在美洲占主导地位，称为新世界钩虫。十二指肠钩虫仅在北美、中东和南欧有发现，因此称为旧世界钩虫[241]。罕见的人畜共患钩虫——锡兰钩口线虫，可引起症状类似的肠道疾病，主要分布于东南亚地区。

其他人畜共患钩虫（犬钩口线虫、巴西钩口线虫和狭头钩口线虫）可穿透人体皮肤但无法深入，造成皮肤幼虫移行症（cutaneous larva migran，CLM）。罕见犬钩口线虫幼虫经血流进入肠道引起嗜酸性肠炎，还可引起弥漫性单侧亚急性神经视网膜炎[241]。皮肤幼虫移行症常见于未驱虫犬类分布的温暖潮湿地区[83]。

生活史·十二指肠钩虫和美洲板口线虫的生活史与似蚓蛔线虫类似（图 7.56），不同之处在于人类通过土壤中钩虫幼虫经皮肤感染而非摄入虫卵。进入人体后，幼虫移行至肺部，穿过肺泡经支气管上行至口咽部。然后经吞咽至小肠后发育为成虫[241]。成虫通过特殊的口器附着在肠壁上，以吸食宿主血液为生。十二指肠钩虫拥有钩齿结构，美洲板口线虫拥有板齿。成虫可存活 1～2 年或更长时间，雌虫每天可产 20 万枚卵。虫卵经粪便进入环境，在温暖潮湿的土壤中发育成杆状蚴（L1），1～2 周后发育为具有传染性的成熟丝状蚴（L3）[241]。有趣的是，十二指肠钩虫也可经乳腺及口腔传播[241]。

临床疾病·轻度肠道感染通常无症状。然而，宿主可能出现与钩虫生活史相关的症状：幼虫进入体内时出现称为钩虫痒病的自限性瘙痒皮疹，丝状蚴移行至肺部时可发生吕弗勒综合征[241]。肠道感染最常见的症状是虫体附着处失血造成的缺铁性贫血[241]。十二指肠钩虫感染可导致比美洲板口线虫更严重的贫血，因为每只十二指肠钩虫成虫每天可造成 0.15～0.25 mL 失血，相比之下美洲板口线虫成虫每天造成 0.03 mL 失血[83]。严重感染可能与儿童代谢异常、生长及发育迟缓有关。

重度感染的婴儿可出现严重贫血，并可能导致致命的心功能不全[241]。有效的治疗方法包括补铁治疗及抗寄生虫药物如阿苯达唑、甲苯咪唑或双羟萘酸噻嘧啶[47, 237, 241]。

皮肤幼虫移行症特征是幼虫进入部位出现强烈的瘙痒性皮疹，通常呈匐形狼疮样[241]。感染呈自限性，不经治疗 4～8 周即可治愈。而局部或口服抗蠕虫药物如噻苯达唑、阿苯达唑、甲苯达唑或伊维菌素可缩短病程[242]。

实验室诊断·粪便查虫法是实验室诊断钩虫感染最常用的方法。也可以使用培养及分子学方法，但这些方法仅适用于专业研究及参考机构。

显微镜检查：通常通过直接或浓缩法在粪便标本中检查虫卵来诊断钩虫感染。多天采集多份标本提高检出率。钩虫卵呈椭圆形，卵壳薄，长 60～75 μm，宽 35～40 μm（图 7.48 和图 7.49E）。无法通过虫卵区分人肠道钩虫的种类。钩虫卵必须与外观相似的毛圆线虫属虫卵鉴别开来，后者较长，一端呈锥形（图 7.49F）。

在流行地区，改良加藤厚涂片或其他方法定量测虫卵可以有助于临床评估感染程度及治疗效果[236]。每张玻片（2 mg 粪便）少于 5 枚虫卵提示轻度感染，每片大于 25 枚出来提示严重感染[83]。

粪便中通常不易发现钩虫幼虫，但在标本检查或添加固定剂之前，室温下放置一段时间可能发现幼虫，因为这给虫卵提供了合适的孵化条件[8]。当发现幼虫时，必须与粪类圆线虫（本章后面讨论）幼虫鉴别开来。

直肠镜检查过程中偶见成虫，送至实验室进行鉴定。虫体呈灰白色，卵壳光滑。雌虫长 9～13 mm，宽 0.4～0.7 mm，雄虫长 5～11 mm，宽 0.3～0.5 mm（图 7.52E）。镜检虫体口囊结构可鉴别十二指肠钩虫和美洲板口线虫（图 7.52F）[241]。

培养：已有多种钩虫和类圆线虫的浓集和培养方法。虽然粪便琼脂培养法可用于临床实验室检测粪类圆线虫及钩虫，但这些方法目前主要用于研究目的。

其他：小肠活检罕见钩虫，钩虫通过特殊的口囊结构附着在肠黏膜上[10, 241]。

粪类圆线虫（圆线虫病、线虫感染）

流行病学·粪类圆线虫全球分布，在卫生条件

类圆线虫病
(粪类圆线虫)

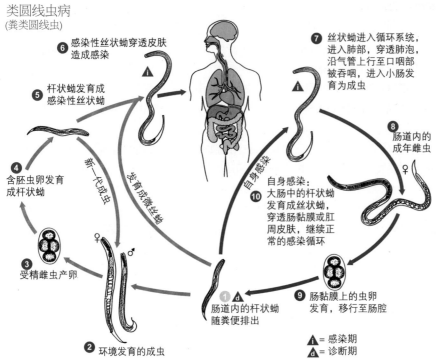

6 感染性丝状蚴穿透皮肤造成感染

5 杆状蚴发育成感染性丝状蚴

7 丝状蚴进入循环系统,进入肺部,穿透肺泡,沿气管上行至口咽部被吞咽,进入小肠发育为成虫

4 含胚虫卵发育成杆状蚴

新一代成虫

发育成微丝蚴

自身感染

8 肠道内的成年雌虫

10 自身感染:大肠中的杆状蚴发育成丝状蚴,穿透肠黏膜或肛周皮肤,继续正常的感染循环

3 受精雌虫产卵

9 肠黏膜上的虫卵发育,移行至肠腔

1 **d** 肠道内的杆状蚴随粪便排出

2 环境发育的成虫

▲ = 感染期
i = 诊断期

图 7.57 粪类圆线虫生活史。感染患者的杆状蚴随粪便排出(1,d),可以在环境中发育为成虫(2~5)或感染性丝状蚴(6,i)。感染性丝状蚴穿透人体皮肤,经循环系统移行至肺部。与似蚓蛔线虫相似,幼虫穿透肺泡沿支气管上行至口咽部被吞咽(7)。进入肠道后,雌虫能在没有雄虫受精的情况下产卵(8),称为孤雌繁殖。雌虫在肠黏膜上寄生并产卵(9),虫卵在肠道内孵化为杆状蚴。部分杆状蚴随粪便排出(1,d),其他成为丝状蚴(10)穿透肠黏膜或肛周皮肤,进入肺部完成自身感染循环。免疫抑制患者是高度感染综合征的高危人群并可能危及生命。(由CDC DPDx 提供,http://www.cdc.gov/dpdx/)

差的热带、亚热带及部分温带地区流行率较高。与钩虫相同,粪类圆线虫的感染阶段是丝状蚴,需要温暖、阴暗、潮湿的土壤。最近研究估计全球多达1亿人感染粪类圆线虫[243]。感染在美国罕见,但在移民和旅游者中可能发现。南部农村(如阿巴拉契亚)的贫困地区也会出现小规模流行[244,245]。

罕见人畜共患类圆线虫,如 *S. füelleborni kellyi* 可导致人类自限性感染,主要发生与巴布亚新几内亚,其他类圆线虫属的感染也有报道[245,246]。

生活史·粪类圆线虫的生活史很独特,雄虫无法寄生于人体内,人体内寄生的雌虫通过无性繁殖产卵[245]。虫体可在环境中间接发育,在免疫活性正常的宿主中引起较低程度的自身感染,这使感染可持续数十年(图 7.57)。与钩虫类似,感染性丝状蚴穿过皮肤进入人体,经循环系统移行至肺部。然后沿支气管上行至口咽部,经吞咽最终进入肠道。生活史大约 2 个月,成虫可存活 1~2 年。成年雌虫长 2~3 mm,于小肠中产卵。虫卵迅速孵化为杆状蚴随粪便进入环境[245]。在自身感染周期中,杆状蚴不随粪便排出,而是发育成丝状蚴,穿过肠黏膜或肛周皮肤进入循环系统,该周期完全在人体内完成[8,245]。偶有幼虫随机移行至皮肤或其他器官。

在免疫功能低下的宿主中,自身感染周期可能加速并放大,从而导致一种称为高度感染综合征的潜在致命的疾病。在这种综合征中,大量丝状蚴离开肠道,并通常携带肠道细菌。它们通过门静脉循环进入肺、脑及其他器官。

临床疾病·粪类圆线虫感染通常无症状,尽管在急性和慢性感染阶段都可能出现短暂的外周嗜酸性粒细胞增多[245]。发病时症状可能包括幼虫穿透部位的自限性皮疹(钩虫痒)、短暂干咳、虫体刚进入肺时的气喘(吕弗勒综合征),以及肠道寄生时的腹痛、恶心和腹泻。粪类圆线虫幼虫自身感染阶段的皮下移行也可能引起累及臀部和腰部的丝状荨麻疹[245]。这种症状称为幼虫流,是粪类圆线虫病的病理学特征。

有高度感染风险的免疫功能低下人群包括接受免疫抑制治疗的移植患者和人嗜 T 淋巴病毒 1 型(HTLV-1)感染患者[245]。艾滋病并不是易感因素。高度感染的症状包括腹痛、腹胀、呼吸衰竭及咯血。幼虫移行时携带的肠道菌群(革兰阴性杆菌)可造成细菌性脓毒症及脑膜炎,严重可导致脓毒性休克及死亡[245]。

伊维菌素是治疗粪类圆线虫的首选药物[47]。广谱抗生素可用于播散性感染[244, 245, 247]。

实验室诊断·粪类圆线虫病通常是非特异性症状，因此临床医师必须对感染高发地区的患者保持高度怀疑并开展适当的实验室检查。间接法和直接法都可用于诊断，包括血清学、粪便直接查虫法和浓集培养技术[8]。

显微镜检查：与其他经土壤传播的蠕虫不同，通常是通过镜检湿便中的丝状蚴（偶见杆状蚴）而不是虫卵诊断粪类圆线虫。但直接查虫法的敏感性大约只有30%，有时需要多天多次采集粪便标本（最多7份）进行幼虫的鉴定[247]。十二指肠抽吸物检查和吞线试验可提高敏感性。浓集法（贝尔曼漏斗法）和粪便琼脂培养法可大大提高敏感性，在稍后的实验室技术介绍部分进行讨论。

丝状蚴长180～380 μm，特征为短口囊、占体长 1/2 的食管和可见的交和刺（图7.58）。粪便中罕见虫卵及成虫，发现时可提示严重感染[83]。高度感染或播散性感染中，可在痰、脑脊液等其他标本中检出幼虫[8]。在非粪便标本中检出粪类圆线虫时，应立即报告临床，因为高度感染是一种潜在危及生命的疾病[245]。

如前文所述，粪便标本中罕见钩虫幼虫，必须与粪类圆线虫幼虫鉴别开。可以通过仔细的病理检查和识别重要的外部特征进行鉴别（图7.59和图7.60）。

抗体检测：粪类圆线虫血清学检查通常作为感染的间接证据。商品化及实验室开展的多种酶免疫方法已经评估并显示出高敏感性（88%～95%）[247, 248]。

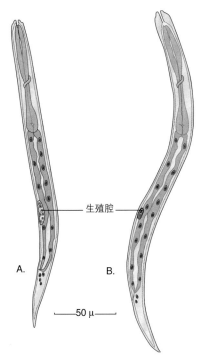

图7.59 粪类圆线虫（A）和钩虫（B）杆状蚴对比图。前者口囊部更短小，生殖腔更大。（经许可引自：McPherson RA, Pincus MR, Henry JB. Henry's Clinical Diagnosis and Management by Laboratory Methods. 21st ed. McPherson RA, Pincus MR. editors. Philadelphia: Saunders Elsevier; 2007）

然而这些方法由于其他蠕虫抗原的交叉反应容易产生假阳性结果，报道的特异性低达30%[247]。此外，血清学检查无法区别既往感染和活动感染[249]。血清学方法适用于接受免疫抑制治疗的移民筛查（如移植患者和恶性肿瘤患者）[8]。

培养：如本章前面"粪便寄生虫检测的其他形态学方法"所述，多种培养及浓集方案已用于提高粪类圆线虫幼虫的检出率。必须强调的是，培养的粪便标本不能冷藏，这样会杀死幼虫造成假阴性结果。最简单且敏感性最高的方法是粪琼脂培养法，即把标本涂布于透明琼脂平板上，密封室温培养。定期检测平板是否有幼虫生长痕迹（图7.7）[247, 248]。

其他：小肠活检可见粪类圆线虫幼虫、成虫及虫卵（图7.61）[8, 10, 250]。毛细线虫病拥有相似的组织学外观，但可以通过虫卵两端特征性突起进行鉴别[250]。粪类圆线虫虫卵与钩虫相似，可见于小肠壁，但粪便中罕见[8]。十二指肠抽吸物和痰标本的细胞学制片可见幼虫。

毛圆线虫属（毛圆线虫病）

毛圆线虫属（东方毛圆线虫、蛇形毛圆线、不

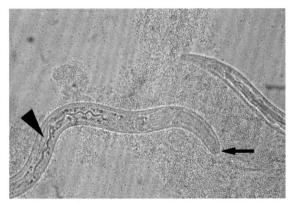

图7.58 粪便中的粪类圆线虫杆状蚴拥有短小的口囊（箭头所示）和明显的生殖腔（大箭头所示）（未染色湿便，1 000×）

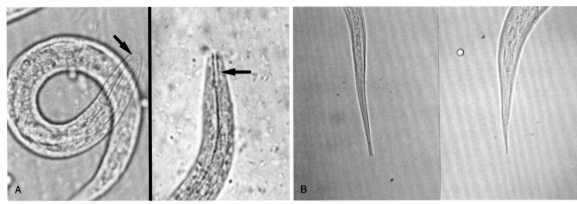

图7.60 粪类圆线虫和钩虫杆状蚴（A）及丝状蚴（B）对比图。A，粪类圆线虫杆状蚴（左）口囊部明显短于钩虫（右）。B，粪类圆线虫丝状蚴尾部分叉（左），钩虫尾部细尖（右）。（A经许可引自：Pritt BS. Parasitology Benchtop Refer- ence Guide: An Illustrated Guide for Commonly Encountered Parasites. Northfield, IL: College of American Pathologists; 2014。B经许可引自：Fritsche TR, Pritt BS. Medical parasitology. In: Henry's Clinical Diagnosis and Management by Laboratory Methods. 23rd ed. Philadelphia: Elsevier; 2016）

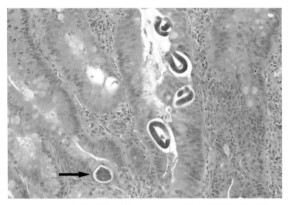

图7.61 粪类圆线虫感染累及小肠，可见4条幼虫及1枚虫卵（箭头所示）（苏木精–伊红染色，200×）。活检标本中偶见雌虫。值得注意的是，虫卵在肠道内孵化，因此粪便中仅可见幼虫

等刺毛圆线虫、短毛圆线虫）主要寄生于食草动物，但也能引起人畜共患病[8]。在人类与食草动物密切接触的地区感染率更高[8]。

毛圆线虫是一种土源性蠕虫，需要温暖的环境完成生活史。与钩虫不同，毛圆线虫幼虫不会直接穿透皮肤，而是通过摄入感染性幼虫感染。摄入的幼虫孵化为成虫，在小肠内寄生并交配，未受精卵随粪便排出[8]。

毛圆线虫感染通常无症状，但严重感染可能出现轻微的胃肠道症状如腹痛、腹泻、腹胀及荨麻疹。使用阿苯达唑或甲苯达唑进行抗寄生虫治疗可以缓解大多数患者的症状[251]。

通过检测感染宿主粪便中毛圆线虫属虫卵进行实验室诊断。虫卵呈椭圆形、壳薄、长75～95 μm、宽40～50 μm，一端呈锥形（图7.48，图7.49）。流行病区常见与钩虫的混合感染，因此将它的虫卵与小而圆的钩虫卵鉴别开是很重要的[251, 252]。

本章剩下的两种肠道线虫非土源性，而是经食用未煮熟的水产品感染的人畜共患寄生虫。毛细线虫属可以在人体内完成生活史，而异尖线虫属、分伪地新线虫无法完成。

毛细线虫属（毛细线虫病）

菲律宾毛细线虫是最常见感染人类的种，引起肠道毛细线虫病。报道的病例集中于菲律宾、泰国及埃及[253, 255]。少见肝毛细线虫引起人类肝毛细线虫病（参见本章"血液及组织蠕虫"）。毛细线虫属的生活史涉及鱼类及最重要的食鱼鸟类[256]。人类通过生吃或进食未煮熟含有感染性幼虫的鱼类而感染菲律宾毛细线虫。幼虫在小肠内发育至成虫，钻入肠黏膜进行感染。雌虫产卵，虫卵进入粪便。与粪类圆线虫类似，一些虫卵可在肠道孵化，释放出幼虫导致自身感染，最终引起高度感染[8, 256]。

肠道毛细线虫病通常表现为慢性腹泻及腹痛。严重的自身感染/高度感染可能危及生命。此外，蛋白丢失性肠病可导致体重减轻、恶病质及死亡[256]。治疗方案包括阿苯达唑和甲苯达唑[253, 255, 256]。

通过湿便查见特征性虫卵进行菲律宾毛细线虫的实验室诊断。虫卵呈椭圆形，长35～45 μm，宽20～25 μm，两侧拥有类似毛首鞭形线虫的突起结构。但其卵壳表面呈条纹状，而非鞭虫的光滑卵壳[8]。重度感染可见幼虫及成虫。多天多次送检粪

便可提高敏感性[256]。组织活检可见幼虫、虫卵及成虫，必须与粪类圆线虫鉴别开[10]。鉴定这些线虫的最好方法是识别特征性的虫卵[256]。

异尖线虫属及分伪地新线虫（异尖线虫感染、异尖线虫病）

异尖线虫病，又称异尖线虫感染，一般由异尖线虫属异尖线虫和分伪地新线虫引起。异尖线虫是本章讨论的唯一在人体内无法发育的肠道线虫，因此认为人类是偶发的终宿主[257]。感染主要发生于食用生的或未煮熟的咸水鱼（如鳕鱼）、鲑鱼及鱿鱼的地区。大多数病例报道来自日本，欧洲及美国也有报道[258]。

异尖线虫成虫寄生并交配于海洋哺乳动物（如海豚）的胃黏膜。妊娠的雌虫在海水中产卵，虫卵经过几个发育阶段为感染性幼虫，幼虫被鱼类或甲壳类动物摄入[8]。在宿主体内感染性幼虫进一步发育并定植于肌肉组织。当海洋哺乳动物吞食鱼类时，这些幼虫进入胃中发育为成虫[8]。人类通过食用未煮熟的带虫卵鱼类进入这个循环。幸运的话，幼虫将在数小时至数天内通过口腔从患者体内排出[257]。其他情况下，幼虫通过嵌入海洋哺乳动物的胃或肠道内重复其生活史，产生强烈的上腹部疼痛、恶心和呕吐。若不经内镜清除会变成慢性疾病。极少数情况下，幼虫穿透腹腔，引起肠道外症状[259]。一些寄主在感染异尖线虫时会发生变态反应，如荨麻疹和过敏，这种情况无论幼虫是否死亡都可能发生[8]。主要的治疗方法是通过内镜或肠镜清除[258]。严重情况下需要手术介入。也可使用阿苯达唑进行治疗[257]。

通过鉴定内镜检查中取出的、患者排出的或胃肠道活检中发现的异尖线虫幼虫进行实验室诊断（图7.62）[8,10]。成虫细小呈灰白色，外壳光滑，长10～50 mm，宽0.3～1.2 mm（图7.52G）。拥有类似于似蛔蚓线虫的三个唇瓣，两者可以通过异尖线虫尾部尖刺（尾突）（图7.52H）及细小的尖齿进行鉴别。

■ 绦虫

绦虫，通常称为带虫，是节段扁平（扁形虫），有三个不同的解剖部分：头节（头）、颈节和体节。带虫通过其头节附着在肠黏膜上，头节可能包含吸盘、小钩或钩槽（吸槽），具体取决于感染物种。颈节是蠕虫分殖活跃的部分，在那里形成新的独立单

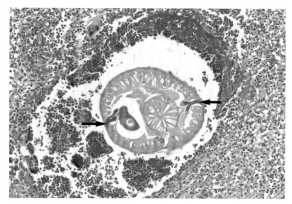

图7.62　胃异尖线虫病。胃黏膜中异尖线虫的横切面，与宿主嗜酸性和中性粒细胞活跃相关。该虫可通过特征性侧线（箭头所示）进行鉴别（苏木精-伊红染色，200×）

元，称为节片。每个节片包含雄性和雌性生殖单元，它们将产生几百到数千个卵。体节由多个节片组成，最成熟的节片在远端。节片的数量有物种特异性，决定了绦虫的最终长度[260]。

据估计，全世界有6 500万人感染了绦虫，2010年估计有596 838人感染了棘球绦虫和猪肉绦虫[83,125]。人常作为终宿主，成虫寄居在肠道中。然而，人类也可以作为幼虫阶段的中间宿主，这通常是一种更严重的感染形式[8]。本节将重点介绍最常见的感染人类肠道的绦虫：绦虫属、膜壳绦虫属、犬复孔绦虫和裂头属。关于感染方式的讨论，在本章后面"血液和组织寄生虫"中阐述。

根据其头节和节片的特征，可以区分肠道绦虫（图7.63和图7.64）。虫卵也能与其他肠蠕虫进行鉴别，因为除了裂头绦虫属，它们含有一个六钩蚴（图7.48和图7.50）。当在组织切片中看到时，成虫和幼虫都有称为钙质小体的钙化小体，这有助于它

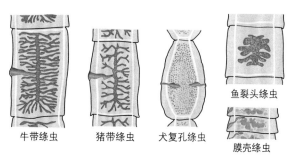

图7.63　人绦虫妊娠节片的比较（节片未按比例显示）。（经 McPherson RA、Pincus MR、Henry JB.Henry 授权，引自：McPherson RA, Pincus MR. Henry's Clinical Diagnosis and Management by Laboratory Methods. 21st ed. Philadelphia: Saunders Elsevier, 2007）

牛带绦虫　　猪带绦虫　　犬复孔绦虫　　鱼裂头绦虫　　膜壳绦虫

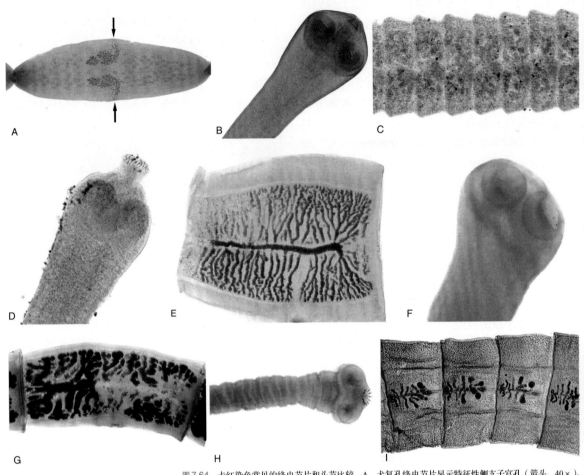

图7.64 卡红染色常见的绦虫节片和头节比较。A，犬复孔绦虫节片显示特征性侧支子宫孔（箭头，40×）。B，犬复孔绦虫头节，有4个吸盘和1个可伸缩的顶突（100×）。C，微小膜壳绦虫节片（40×）。D，微小膜壳绦虫头节，有4个吸盘和1个可伸缩的顶突（100×）。E，猪带绦虫节片（20×）。注入印度墨汁的子宫以突出分支；注意，中央子宫干每侧有超过15个初级子宫分支脱落。F，牛带绦虫头节，带4个吸盘（100×）。本物种没有顶突。G，注入印度墨汁（20×）的猪带绦虫节片。注意，中央子宫干每侧有13个或更少的初级子宫分支。H，猪带绦虫，有4个吸盘和1个顶突（40×）。I，阔节裂头绦虫节片，每片都有一"汉字"图案型子宫（20×）。J，阔节裂头绦虫头节有2个吸槽，而不是吸盘。（I引自：Fritsche TR, Pritt BS. Medical parasitology. In: *Henry's Clinical Diagnosis and Management by Laboratory Methods.* 23rd ed. Philadelphia: Elsevier; 2016。E、G和H由CDC DPDx提供，http://www.cdc.gov/dpdx/）

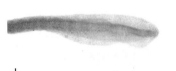

们与其他肠蠕虫进行鉴别[10]。本节中讨论的所有绦虫都有带内钩子的虫卵，但裂头绦虫属除外。

牛带绦虫和猪带绦虫（猪带绦虫病）

绦虫病是由牛带绦虫、猪带绦虫和亚洲带绦虫的成虫引起的感染的名称。在感染阶段，成虫附着在小肠壁上，然后在粪便中排出节片和卵。

流行病学·带绦虫属是全世界报道最常见的绦虫感染之一。牛带绦虫，通常被称为牛肉绦虫，全球普遍估计为6 000万感染者。亚洲、拉丁美洲、中东和非洲东部报道了更高的患病率[260]。猪带绦虫认

为是两种绦虫中更重要的一种，它可能引起脑囊虫病，这是全世界获得性癫痫的主要原因[125, 260]。猪带绦虫遍布世界，多因食用未煮熟猪肉而感染，拉丁美洲、东欧、中国、印度和巴基斯坦，人体感染患病率更高[8]。2010年估计有37万由猪带绦虫（绦虫病和囊尾蚴病）引起的症状性疾病（新病例），其中超过28 000人死亡。带绦虫病和囊尾蚴病都被WHO列为NTD。亚洲带绦虫仅限于亚洲地区，包括中国、韩国、印度尼西亚和泰国[262]。

生活史·人类是牛带绦虫和猪带绦虫的终宿主，

分别摄入被感染性幼虫（囊尾蚴）污染的牛肉或猪肉后受到感染（图 7.65）。食入后，囊尾蚴（单个囊尾蚴）在小肠内发育为成虫，并通过其特殊的头节附着在黏膜上。每只蠕虫产生数千个节片，最终会从主体分离出来，并在宿主粪便中脱落。虫卵可能污染环境（如草），然后被放牧的牛或猪摄入，这是中间宿主[260, 263]。

临床疾病·人类携带绦虫（成虫肠道感染）通常无症状[8]。据报道仅有轻度腹部绞痛，但患者一般不知道感染，除非他们观察到粪便中有节片。治疗绦虫病通常选用吡喹酮[47, 260, 263]。感染猪带绦虫的最常见风险是通过摄入节片中的虫卵致囊尾蚴病[8]。

实验室诊断·具体如下。

显微镜检查：绦虫病的诊断通过对湿片中的绦虫卵进行显微镜检查。绦虫卵呈圆形，大小为 30～35 μm，内有 6 个折射钩和 1 个具有明显放射状条纹的外壳（图 7.48 和图 7.50A～B）。对数天内收集的多个粪便样本及粪便浓缩进行检测，可能有助于重获虫卵和节片，提高显微镜检测的灵敏度[262]。特别注意它们通常在感染 3 个月后才在粪便中脱落[262]。

牛带绦虫和猪带绦虫的虫卵在形态上基本相同。一些研究报道使用姜－尼抗酸染色来鉴别牛带绦虫卵，但这种方法既不敏感也不特异[264]。因此，最好通过对孕节或成虫头节的形态学检查进行物种鉴定（图 7.63 和图 7.64）[8]。分子学方法也可应用[265]。

带绦虫成熟节片长度大于宽度，据此它们可以与另一种人类的肠道大绦虫裂头绦虫属节片区别开来。值得注意的是，未成熟的带绦虫节片可能宽度大于长度，因此仔细检查节片结构和卵（如果存在）对鉴定也很重要。处理节片时必须小心，因为猪带绦虫的卵对人类有传染性，如果摄入可能导致囊尾蚴病。首先用乳酚清洗节片，以便更好地观察内部结构，然后在两张载玻片之间按压节片，以便观察子宫结构并计算从子宫干两侧产生的子宫侧支的数量。使用 25 号或 27 号（结核菌素）注射器将印度墨汁注入清除节片的外生殖器孔，可增强子宫分支的可视性。牛带绦虫节片在中央子宫干两侧各有 13 个以上的初级分支，而猪带绦虫节片少于 13 个（图 7.63、图 7.64E 和图 7.64G）。虽然应用印度墨汁是一种常见的描述方法，但执行难并高度依靠操作者水平。这两个物种之间的其他差异包括成虫的长度和头节的特征。牛带绦虫长度可超过 5 m，而猪带绦虫长度通常较短。牛带绦虫的头节是无钩顶突，而猪带绦虫的顶突上有独特的小钩（图 7.64F～H）[8]。

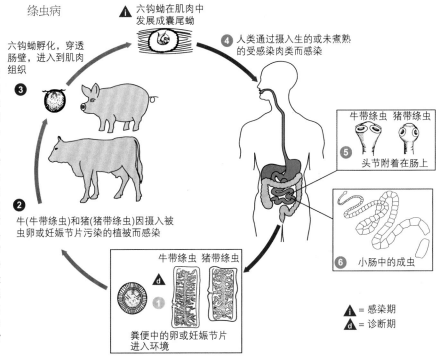

图 7.65 牛带绦虫和猪带绦虫（肠道感染）的生活史。节片和卵被释放到受感染人（1，d）的粪便或内衣中，然后被合适的中间宿主（2）摄取。一旦摄入，虫卵孵化并释放一个六钩蚴（3），它穿透肠壁，播散入血液进入肌肉组织。在肌肉中，六钩蚴发展成囊尾蚴（i），在宿主体内存活数年。人类（终宿主）在食用含有囊尾蚴的未煮熟的肉时会受到感染（4）。囊尾蚴随后在 2 个月的时间内发育成成虫，利用其特殊的头节附着在肠壁上（5）。每个绦虫颈节有生发能力的区域产生节片，使绦虫延长（6）；成熟的牛带绦虫可达 5 m，而猪带绦虫可达 7 m。重要提醒，人类也可以作为猪带绦虫的中间宿主，这种感染称为囊尾蚴病。（由 CDC DPDx 提供，http://www.cdc.gov/dpdx/）

绦虫病

i 六钩蚴在肌肉中发展成囊尾蚴

六钩蚴孵化，穿透肠壁，进入到肌肉组织

4 人类通过摄入生的或未煮熟的受感染肉类而感染

3

牛带绦虫 猪带绦虫
5 头节附着在肠上

2

牛（牛带绦虫）和猪（猪带绦虫）因摄入被虫卵或妊娠节片污染的植被而感染

牛带绦虫 猪带绦虫
6 小肠中的成虫

牛带绦虫 猪带绦虫
1
d

粪便中的卵或妊娠节片进入环境

i = 感染期
d = 诊断期

其他：组织病理学检查有助于展示重获绦虫节片的子宫分支模式。如果该方法用于物种鉴定，则在切片前指导组织学实验室如何确定标本的方向非常重要，以便子宫分支从子宫颈上脱落时可以看到。

微小膜壳绦虫/缩小膜壳绦虫（膜壳绦虫病）

微小膜壳绦虫通常被称为短膜壳绦虫，因为它的体积小（15～40 mm 长）[266]。一个较大（20～60 cm 长）的相关物种，缩小膜壳绦虫，通常是啮齿动物的寄生虫，感染人类罕见[266]。

流行病学·微小膜壳绦虫是最常见的绦虫感染，在全世界都有发生[266]。据估计，全世界有 5 000万～7 500 万例绦虫感染[260]。在儿童、住院患者和免疫受损宿主中发病率最高[260]。缩小膜壳绦虫，啮齿动物绦虫，很少引起人类感染，尽管已有来自几个国家的病例报道[267]。

生活史·膜壳绦虫属的生活史是复杂的，包括中间节肢动物宿主和最终的人类或啮齿动物宿主（图 7.66）。感染可通过误食含有囊虫类的节肢动物、人对人或外部自体感染，通过食用受虫卵污染的食物、水或手/污染物，或通过小肠内孕节释放的虫卵（仅微小膜壳绦虫）获得[8]

临床疾病·膜壳绦虫感染通常无症状[266]。当出现症状时，可能包括轻微的腹痛和腹泻[260, 267]。吡喹酮是首选的治疗方法[47, 266]。

实验室诊断·膜壳绦虫的诊断主要是通过检测粪便浓缩湿片中的特征虫卵（图 7.48，图 7.50C和 D）[266]。微小膜壳绦虫卵是椭圆形的，大小为30～50 μm，外壳光滑，折射性好，内层有两极，有 4～8 根极丝。缩小膜壳绦虫卵与微小膜壳绦虫卵外观相似，但较大（60～80 μm），且不具有由内膜产生的极丝。在每一个微小膜壳绦虫和缩小膜壳绦虫卵内，通常可见 6 个钩的六钩蚴[8, 164, 266]。

在结肠镜检查过程中，可能会遇到成虫，并将其取出，送至微生物学实验室进行鉴定（图 7.63，图 7.64C 和 D）。

犬复孔绦虫（犬复孔绦虫感染）

流行病学·犬复孔绦虫，又叫犬绦虫，是人类感染的一个相对常见的原因[268]。欧洲、美洲和亚洲报道有感染病例，通常来自与狗和猫接触更频繁的儿童[269]。

生活史·犬复孔绦虫的自然生活史包括犬或猫的终宿主和中间跳蚤宿主[268]。人是偶然宿主，不参与寄生虫的生活史。人体感染发生在无意中摄入含有感染性囊尾蚴的跳蚤之后。囊尾蚴在宿主小肠内发育成成熟的蠕虫，通过钩状的头节附着在小肠

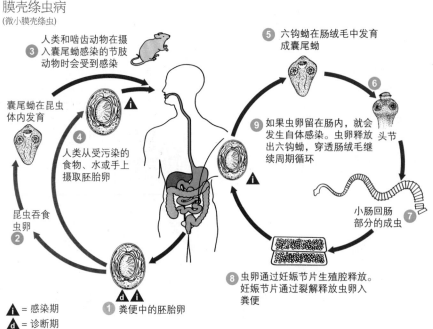

膜壳绦虫病
（微小膜壳绦虫）

3 人类和啮齿动物在摄入囊尾蚴感染的节肢动物时会受到感染

囊尾蚴在昆虫体内发育

4 人类从受污染的食物、水或手上摄取胚胎卵

昆虫吞食虫卵 2

1 粪便中的胚胎卵

▲i = 感染期
▲d = 诊断期

5 六钩蚴在肠绒毛中发育成囊尾蚴

6 头节

9 如果虫卵留在肠内，就会发生自体感染。虫卵释放出六钩蚴，穿透肠绒毛继续周期循环

小肠回肠部分的成虫 7

8 虫卵通过妊娠节片生殖腔释放。妊娠节片通过裂解释放虫卵入粪便

图7.66 微小膜壳绦虫的生活史。人类感染后脱落胚胎卵在粪便（1，d，i）中，当节肢动物中间宿主（2）如甲虫或跳蚤吞食时，这些胚胎卵发育成六钩蚴。人类和啮齿动物在摄入囊尾蚴感染的节肢动物时会受到感染（3）。人类也可能因摄入受虫卵污染的食物、水或手/污染物而受到感染（4）。摄入后，六钩蚴孵化并侵入肠壁，在人类（或啮齿动物）宿主（5）中形成囊尾蚴。发育后，囊尾蚴破坏肠壁抽出头节（6），并附着于回肠黏膜（7）。随着成虫的生长，它会形成含有虫卵的连续的后代。卵从孕片中释放在粪便（8，i）中。如果卵在脱落前在肠内孵化（9），则可能发生内部自体感染，而如果随后摄入宿主脱落的卵，则可能发生外部自体感染（4）。内部自体感染周期可以使膜壳样变在人类宿主中持续数年。相关的绦虫，小绦虫的生活史相当简单，没有内部或外部的自身感染周期。（由 CDC DPDx 提供，http://www.cdc.gov/dpdx/）

上。当节片成熟时，它们与绦虫体分离，进入粪便。卵可从节片排出，也可在粪便中发现，通常以卵包的形式出现[8, 268]。

临床疾病·大多数感染是无症状的[268]，当出现症状时，可能包括轻微的腹痛或不适。感染通常只有在粪便或尿布中观察到活动的节片时才有怀疑，吡喹酮是首选治疗方法。在美国未批准用于4岁以下儿童，但已成功用于该人群治疗犬类传染病[47, 269]。氯硝柳胺也可使用，但在美国不可用[268]。如果不治疗，大多数感染会在6周内自行消退[268]。

实验室诊断·感染通常是由粪便中的节片或卵包的鉴定引起的[268]。卵包通常含有5～15个卵，周围有一层薄薄的外膜。虫卵呈圆形至椭圆形，直径35～40 μm，含有6个钩的六钩蚴（图7.50E）。节片很小，长12 mm×3 mm，有2个生殖孔（图7.63、图7.64A和B）。它们可以单链或短链传递，据说新鲜时类似黄瓜种子，干燥时类似稻谷[8, 268]。

裂头绦虫属（裂头绦虫病）

有几种裂头绦虫属可以感染人类，包括阔节裂头绦虫、*D. Cordatum*、*D. Lanceolatum*、*D. Daliae*、*D. Strudicum*、*D. Nihonkaiense*、*D. Pacificum*、*D.*

Ursi 和 *D.Yonagoensis*[270]。其中阔节裂头绦虫和 *D. Nihonkaiense* 认为是最重要的人类病原体[270]。人类与其他哺乳动物和鸟类一起作为终宿主，而甲壳类和鱼类则作为中间宿主。裂头绦虫属是人类最长的绦虫，其长度超过10～15 m，由3 000多个节片组成。裂头绦虫通常被称为"阔节绦虫"，因为它的节片宽度大于长度[271]。

流行病学·裂头绦虫病在世界范围内有分布，估计有2 000万感染个体[270]。病例主要来自鱼未加工或最少加工（如酸橘汁腌鱼）的国家，如日本、智利和阿根廷[260, 270]。然而，这些菜肴越来越受欢迎，导致来自美国和欧洲的病例增多[270]。

生活史·裂头绦虫属的生活史复杂，涉及3个宿主和几个发育阶段（图7.67）[271]。人感染发生在食用含有裂头蚴（单数，裂头蚴）的未煮熟的鱼之后，这是一种寄生虫的幼虫阶段[271]。在小肠中，裂头蚴经历了几个发育阶段，发育成为成虫，通过其头节的两个双边钩槽附着在肠黏膜上。每天粪便中可能会有多达100万个未成熟卵脱落。分离的节片链通常也会脱落，这可能是它们感染宿主的第一个线索。在确定的人类宿主中，阔节裂头绦虫能存

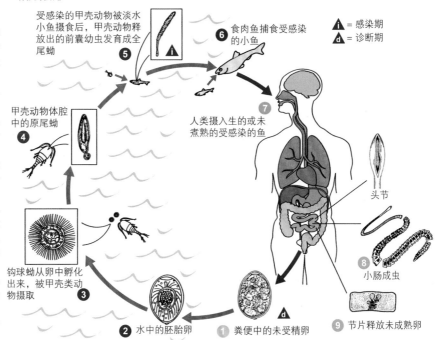

裂头绦虫病
(裂头绦虫属)

图7.67 裂头绦虫生活史 人类感染后在粪便（1, d）中脱落未受精卵。如果进入水中，将使（2）释放成有活力的钩球蚴（3）。钩球蚴被甲壳纲动物（第一中间宿主）吞食，发育成前尾蚴幼虫（4）。如果感染的甲壳类动物被淡水鱼吞食，那么幼虫从甲壳类动物中释放出来，并发展成多囊类幼虫（5, i）。鱼类作为第二中间宿主，也可以作为辅助宿主；也就是说，感染可以通过捕食从一条鱼传递到另一条鱼，而不会出现进一步的寄生虫发展。人类（和许多其他哺乳动物）是终宿主，当吞食未煮熟的受感染的鱼时会受到感染（7）。与绦虫病一样，幼虫发展成熟的成虫，利用专门的口器附着在肠壁上。节片由有生有活力的颈节产生，成虫伸长并达到15 m（8）的长度。未成熟卵和节片链随后释放到粪便中（9）。（由CDC DPDx 提供，http://www.cdc.gov/dpdx/）

受感染的甲壳动物被淡水小鱼摄食后，甲壳动物释放出的前囊幼虫发育成全尾蚴 5

食肉鱼捕食受感染的小鱼 6

i = 感染期
d = 诊断期

甲壳动物体腔中的原尾蚴 4

人类摄入生的或未煮熟的受感染的鱼 7

头节

小肠成虫 8

钩球蚴从卵中孵化出来，被甲壳类动物摄取 3

2 水中的胚胎卵

1 粪便中的未受精卵

9 节片释放未成熟卵

活 30 年或更长时间[136, 270, 271]。

临床疾病·与其他肠道感染一样，大多数患者无症状[271]。出现症状时，可能包括腹痛和不适、体重减轻、腹泻和呕吐。感染的一个独特特征是由维生素 B₁₂ 缺乏引起的巨幼细胞性贫血[271]。这是由于阔节裂头绦虫能够引起维生素 B₁₂-内因子复合物的解离并消耗宿主的维生素 B₁₂ 储备。很少有严重的感染会引起肠梗阻。用尼氯沙明或吡喹酮治疗裂头绦虫病。严重的巨幼细胞性贫血患者可能需要服用维生素 B₁₂[270]。

实验室诊断·实验室诊断是通过鉴定粪便中的虫卵或节片。虫卵呈椭圆形，长 55～75 μm，宽 40～50 μm，一端有一个卵盖，另一端有一个小棘（图 7.48 和图 7.50F）节片宽度大于长度，子宫呈玫瑰状（据说类似于汉字）（图 7.63，图 7.64 I 和 J）[8, 271]。未成熟的猪带绦虫和牛带绦虫也可以宽度大于长度，因此鉴别子宫内的虫卵是一个有用的形态学特征。

■ 吸虫

吸虫（Trematodes），也叫 flukes，是一大类扁虫（扁形动物门），其身体对称，体表覆盖着角质层（图 7.68）[8]。所有人类感染的物种都有一个口吸盘，通过它张口，以及一个用于附着的腹吸盘。大多数是雌雄同体的物种，有雄性和雌性生殖器官，而只有血吸虫（血吸虫）有独立的性别（参见本章后面的"血液和组织蠕虫"）[8]。

感染人类的雌雄同体物种由两个中间宿主［蜗牛和水生生物（鱼、甲壳类动物或植物）］的生活史所决定[8]。人类通过摄入含有寄生虫幼虫阶段的第

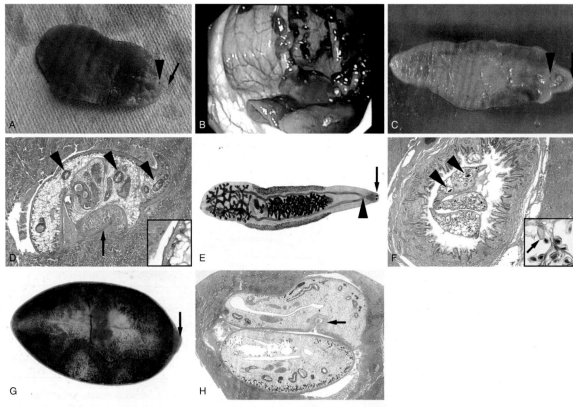

图 7.68　肠道和肝脏吸虫。A，布氏姜片吸虫成虫，有明显的口吸盘（箭头）和腹吸盘（箭头）。成虫体长可达 7.5 cm。B，结肠镜检查时拍摄的图像显示肠壁上附着大量的布氏姜片吸虫。较小的吸虫，拟人腹盘吸虫也存在。C，肝片吸虫成虫，显示口吸盘（箭头）和腹吸盘（箭头）。注意突出的锥形前端。成虫体长可达 3 cm。D，肝片吸虫成虫经肝实质迁移。横切面可见多个肠分支（箭头），以及腹吸盘（箭头）的一部分（H&E，100×）。插图显示角质层缘（1 000×）。E，华支睾吸虫成虫，口吸盘（箭头）和食道（箭头）分裂为 2 个肠分支（卡红染色，20×）。成虫体长 1～2.5 cm。F，胆管中 3 个华支睾吸虫成虫（H&E，40×）。注意横断面（箭头）只有 2 个肠分支和子宫内虫卵。插图显示了卵的特征，包括卵盖（箭头，1 000×）。G，卫氏肺吸虫成虫。箭头指示前端。成虫体长可达 1.2 cm。H，肺里的 2 个肺吸虫成虫。虽然吸虫是雌雄同体，但它们通常成对出现。可见部分吸盘（箭头）（H&E，100×）图像未按比例显示。（A、B 经 Dr. Sandeep T., Bangalore, India 许可。G 经授权引自：Fritsche TR, Pritt BS. Medical parasitology. In: Henry's Clinical Diagnosis and Management by Laboratory Methods. 23rd ed. Philadelphia: Elsevier; 2016）

二中间宿主而感染，因此产生的感染被定义为食源性吸虫病。摄入后，幼虫发育成成虫，并定位于各种器官，如肝脏（如肝片吸虫、华支睾吸虫和后睾吸虫属）、肠道（如布氏姜片吸虫）和肺（如肺吸虫）。虫卵由成虫产生，由宿主在痰或粪便中传播，这取决于受感染的有机体。在所有感染人类的蠕虫中，虫卵的大小变异性最大，从小于 30 μm 到大于 150 μm 不等（图 7.48 和图 7.51）[8]。它们有壳盖，一个盖子状的开口，使受孕幼虫能从虫卵中逃脱而进入水中。鱼绦虫——裂头绦虫是另一种常见有卵盖的人类寄生虫。诊断通常是通过对粪便样本直接镜检和对浓缩物显微镜检查来鉴定虫卵。推荐使用福尔马林乙酸乙酯浓缩法来最佳回收有盖虫卵，而硫酸锌浮选法则不太令人满意[19]。

据 WHO 估计，2010 年全球 70 多个国家约有 5 600 万人感染食源性吸虫[261]。据 WHO 估计，2010 年全球新增感染超过 200 000 人，导致约 7 500 人死亡，高达 200 万 DALY[125]。这是因为吸虫对生活在热带和亚热带地区的人有重大影响。WHO 已将食源性吸虫病归类为 NTD[261]。以下章节将重点讨论人类肠道 / 胆道中最常见的吸虫：肝片吸虫、布氏姜片吸虫、华支睾吸虫和后睾吸虫属。此处未讨论的其他较不常见的肠道吸虫包括异形异形吸虫、横川后殖吸虫、棘隙吸虫属、拟人腹盘吸虫、鲑隐孔吸虫、*Phaneropsolus bonnei*、*Prosthodendrium molenkampi*[8]。肺吸虫通过肠道进入人体，但主要位于胃肠道之外，因此在"血液和组织蠕虫"部分与血吸虫一起讨论。

布氏姜片吸虫（姜片虫病）

布氏姜片吸虫（*Fasciolopsis buski*）是人类最重要的肠道吸虫。它也是感染人类最大的吸虫，长达 7.5 cm[272]。

流行病学 · 姜片虫病在亚洲和印度次大陆最为常见，特别是在人类通常食用未煮熟的淡水植物并与家猪密切相关的地区。据 WHO 估计，2010 年有多达 24 200 人新感染了肠道吸虫，造成近 20 万 DALY[125]。

生活史 · 布氏姜片吸虫的生活史与感染人类的其他吸虫相比相对简单（图 7.69）[272]。人类通过摄入囊蚴污染的水生植物（如水栗子）而感染。然后寄生虫成熟，寄生在小肠内，在小肠内产生大的有盖卵，这些卵释放在粪便中。当虫卵进入

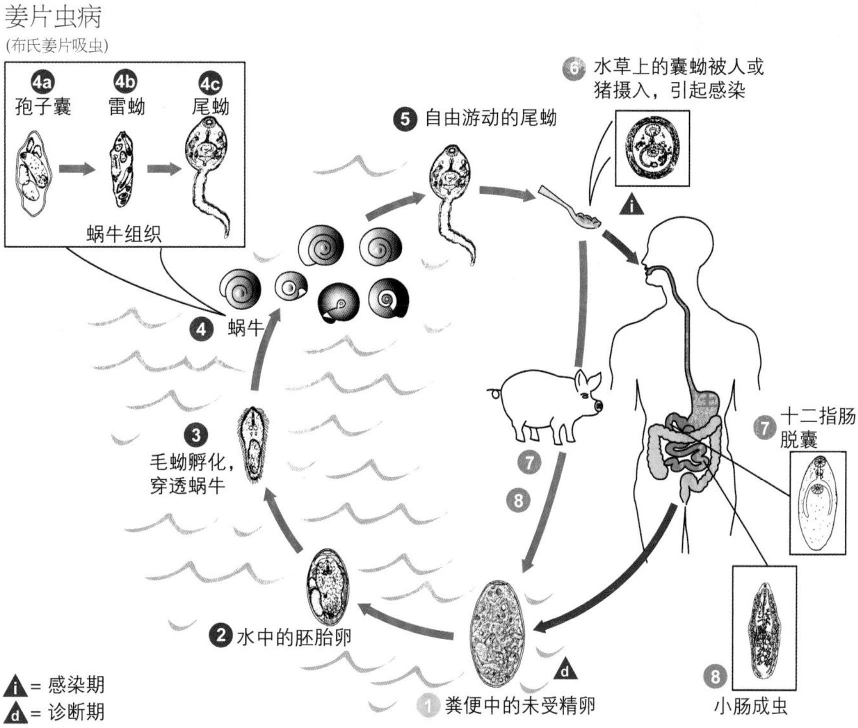

图 7.69 布氏姜片吸虫的生活史。含胚卵随感染者的粪便（1，d）排出，在水中发育成熟（2）。然后它们孵化释放有活力的毛蚴（3），感染第一中间宿主蜗牛（4）。在蜗牛（4a～4c）中经过一系列发育阶段后，自由游动的尾蚴被释放到水中（5），在各种水生植物（6，i，第二中间宿主）上形成后尾蚴。人类和猪（终宿主）通过摄入水生植物上的后尾蚴而受到感染。食入后，寄生虫在十二指肠（7）内排出，并在小肠（8）内发育成成虫。布氏姜片吸虫在终宿主中有一个相对简单的生活史，在其整个生活史中一直留在小肠中。相比之下，华支睾吸虫、后睾吸虫属和肺吸虫离开肠道迁移到其他器官。（由 CDC DPDx 提供，http://www.cdc.gov/dpdx/）

姜片虫病
（布氏姜片吸虫）

4a 孢子囊　4b 雷蚴　4c 尾蚴
蜗牛组织

6 水草上的囊蚴被人或猪摄入，引起感染

5 自由游动的尾蚴

4 蜗牛

3 毛蚴孵化，穿透蜗牛

2 水中的胚胎卵

1 粪便中的未受精卵

7 十二指肠脱囊

8 小肠成虫

▲ = 感染期
d = 诊断期

水中时，它们会发生胚胎化、孵化，并导致蜗牛（第一中间宿主）和水生植物（第二中间宿主）的感染。猪也是一个终宿主，因此可以维持其自然界的生活史[272]。

临床疾病·大多数病例无症状，症状通常较轻，可能包括腹泻、呕吐、腹痛和发热。在重度感染中，可能会发生吸收不良、消化不良、腹水和肠梗阻[272,273]。治疗主要用吡喹酮[47]。

实验室诊断·实验室诊断是通过显微镜鉴定未受精卵，或更不常见的是粪便或呕吐物中的成虫[8,272]。这些虫卵是人类所见最大的虫卵之一，长130～150 μm，宽60～90 μm（图7.48和图7.51A）[8,164]。虫卵呈椭圆形、黄棕色、薄壳，卵盖不明显。值得注意的是，在显微镜检查中，虽然布氏姜片吸虫和肝片吸虫虫卵不可区分，但肝片吸虫虫卵的近端通常有一个粗糙的区域。建议通过临床相关特征来区分这两种吸虫的感染情况[272,274]。成虫通常在结肠镜检查时发现并将其移交至临床微生物学实验室（图7.68A和B）。布氏姜片吸虫吸盘呈棕褐色，前端圆形，吸盘发育不良，长度从2 cm到7.5 cm不等，宽度从0.8 cm到2 cm不等[272]。

肝片吸虫（肝吸虫病）

肝吸虫病是由肝片吸虫感染的。不太常见的情况是，人类可能是大型食草动物的寄生吸虫的偶然宿主[274]。

流行病学·据WHO估计，在全世界70多个国家，240万或更多人群感染了肝吸虫，在非洲和亚洲发现了肝吸虫和大片吸虫，而在美洲、欧洲和大洋洲仅发现肝吸虫[261]。2010年估计有10 635例新发的肝吸虫病病例（估计范围6 888～24 100例）[125]，造成90041 DALY。在美国，大多数病例是由肝吸虫引起的，并且由移民和回程旅客的病例造成[275]。然而，也报道了罕见的本地病例[275]。

生活史·其生活史与布氏姜片吸虫相似（图7.69），但不同的是肝片吸虫和大片吸虫的成虫最终位置在人肝脏中[274]。人通过摄入含有后尾蚴幼虫阶段的淡水植物（如豆瓣菜）而感染。摄入后，尾蚴通过肠壁进入腹腔，最终进入肝脏。然后，吸虫通过肝实质转移，直到到达肝胆管，在那里它们发育成成虫。虫卵被释放到胆汁中，然后在粪便中排出[274]。除人类以外的终宿主包括绵羊、奶牛和其

他食草动物[274]。

临床疾病·肝吸虫病的临床症状取决于感染的阶段。在急性移行期，患者可能会出现腹痛、发热、体重减轻和荨麻疹[274]。可观察到肝肿大和周围嗜酸性粒细胞增多。一旦成虫在胆管内形成，感染变为慢性，该疾病大多是亚临床的[273,274]。并发症包括胆道炎症和梗阻[274]。吸虫偶尔会转移到肝外部位，包括肺和皮下组织，引起特定部位的表现。与其他吸虫感染不同，肝吸虫感染对吡喹酮无反应，因此在美国使用三氯苯达唑进行治疗[274]。在美国，三氯苯达唑只能通过CDC根据研究方案获得。

实验室诊断·实验室诊断主要是通过显微镜鉴定粪便中的未受精卵。值得注意的是，在摄入受感染的绵羊肝或牛肝时，肝吸虫将进行传播，因此，卵的检测应与临床表现相关。抗体检测也可能有用，特别是在早期侵入症状阶段，成虫尚未寄生在胆道，因此粪便中没有卵[274]。抗体检测也可能有助于检测异位感染和区分活动感染。抗体一般在感染后2～4周内可检测到，而在粪便中发现虫卵则需要5～7周[274]。

显微镜检查：肝片吸虫卵是最大的人类寄生虫卵之一，长130～150 μm，宽60～90 μm（图7.48和图7.51）[8,164]。卵圆形，黄褐色，薄壳，有一个小的、模糊的卵盖。大片吸虫卵形状相似，但一般较大，达到长200 μm。值得注意的是，在显微镜下，布氏姜片吸虫和肝片吸虫的卵是无法区分的，尽管肝片吸虫的末端通常有一个粗的区域。建议根据临床相关症状以区分两个感染吸虫[272,274]。

成虫偶尔会在内镜下逆行胆管造影术（ERCP）中遇到，并将其提交给实验室（图7.68C）。成虫为棕褐色，体宽，前部呈圆锥形[274]。肝片吸虫长3 cm，宽1.5 cm，而大片吸虫长可达7.5 cm[274]。

抗体检测：使用带有排泄分泌抗原的酶联免疫法可进行血清学检测，并用免疫印迹确认阳性或可疑结果[274]。敏感性一般较高（> 95%），但与其他吸虫感染（如血吸虫病）可能发生交叉反应[274]。检测仅限于专业参比中心，而不是广泛应用于非流行地区。

其他：在肝脏活组织检查中偶尔会遇到肝片吸虫，在肝实质或胆管内可见吸虫迁移（通常伴有明

显的炎症和瘢痕）。肝片吸虫与其他肝吸虫、华支睾吸虫和后睾吸虫属的区别在于其较大的尺寸、表皮棘和横切面上的多个肠分支（图 7.68D）[10]。

华支睾吸虫和后睾吸虫属（华支睾吸虫病、后睾吸虫病）

华支睾吸虫病是由华支睾吸虫引起的，华支睾吸虫病是由中国或东方的肝吸虫引起，而后睾吸虫病是由两种吸虫引起的：泰国肝吸虫（东南亚的肝吸虫）和猫后睾吸虫（猫肝吸虫）[276, 277]。这三种吸虫病都能栖息在人的胆道上，华支睾吸虫和泰国肝吸虫已证明能引起胆管疾病——一种潜在的危及生命的恶性肿瘤[276, 277]。已证明能引起人类恶性肿瘤的唯一其他寄生虫是埃及裂体吸虫——一种血液吸虫。

流行病学 · 2010 年，华支睾吸虫和后睾吸虫分别导致约 30 000 例和 16 000 例食源性疾病[125]。华支睾吸虫和泰国肝吸虫在东亚和东南亚的部分地区（包括中国、泰国和越南）流行，而后睾吸虫的地理分布范围更广，从东欧到西伯利亚和中亚[261]。除人类外，这些吸虫是各种以鱼为食的哺乳动物的寄生虫[261]。与其他肝脏吸虫相似，美国报道的感染主要是输入性病例[275]。

生活史 · 华支睾吸虫属和后睾吸虫属的生活史与姜片吸虫属的生活史相似，但不同的是，其第二中间宿主是鱼而不是水生植物。华支睾吸虫/后睾吸虫的生活史比姜片吸虫属的生活史更直接通往肝胆管[276, 277]。后囊蚴进入胆道，通过壶腹部迁移到肝脏。然后吸虫在肝胆管内发育成虫。卵随粪便排出体外，进入胆汁。如果含有卵的粪便被中间的蜗牛和鱼类宿主摄入后并排入水中，那么生活史将继续[8]。

临床疾病 · 大多数华支睾吸虫和泰国肝吸虫感染患者无症状。如果出现症状，可能包括腹泻、便秘、消化不良和腹痛。严重感染也可能与胆道梗阻有关[276, 277]。在慢性、长期感染中，可能发生胆管炎、胰腺炎和胆管癌。

猫后睾吸虫致后睾吸虫病引起的症状略有不同[277]。患者在感染的急性阶段更有可能出现症状，并可能出现类似于钉螺热（见血吸虫病）的综合征，伴有发热、皮疹、面部水肿、关节痛、淋巴结病和嗜酸性粒细胞增多[277]。慢性感染与泰国肝吸虫相似，尽管没有足够的证据表明感染与胆管癌之间存在因果关系[261, 273]。华支睾吸虫病和泰国肝吸虫的治疗选择是吡喹酮[261]。

实验室诊断 · 实验室诊断最常见的方法是显微镜下鉴定粪便中的特征性卵[8, 276, 277]。虫卵是人类感染中最小的虫卵，（19～30）μm ×（10～20）μm[8, 164]。卵呈卵圆形，黄棕色，有肩峰和一个结节样凸起（图 7.48 和图 7.51B）华支睾吸虫和后睾吸虫卵在显微镜检查上基本上不可辨别，而且也与小肠吸虫的卵（如异形异形吸虫、后殖吸虫）非常相似，尽管后者没有凸出的肩峰或不规则的旋钮[8]。

成虫偶尔会在 ERCP 中遇到，并将其提交给实验室（图 7.68E）。华支睾吸虫成虫呈棕褐色，长 1～2.5 cm，宽 0.3～0.5 cm。后睾吸虫成虫与其外观相似，但较小，长约 1 cm[276, 277]。睾丸和卵黄腺的特征可以用来区分吸虫[276, 277]。

抗体检测：血清学检测有助于诊断，尤其是在粪便中不易识别虫卵的轻微感染中[8]。在非地方病流行区域不易进行检测。

其他：成虫有时可在肝脏活检中胆管内看到。华支睾吸虫和后睾吸虫属可通过其大小较小、缺乏表皮刺和肠分支小（2 个 vs. 多个）的横截面（图 7.68F）与肝吸虫区别开来。

记忆要点 肠道蠕虫

· 诊断通常是通过粪便样本中的特征性虫卵鉴定来完成。

· 样本中检测到粪类圆线虫幼虫、猪带绦虫和牛带绦虫卵说明存在感染，应谨慎处理。

· 类圆线虫高度感染综合征是威胁生命的感染，须迅速报告临床小组。

· 肠道线虫感染通常用阿苯达唑、甲苯达唑或伊维菌素治疗。

· 绦虫成虫和肝吸虫感染通常用吡喹酮治疗，但需要三氯苯达唑的肝吸虫除外。

血液和组织蠕虫

◼ 线虫类

丝虫（丝虫病）

丝虫是脊椎动物常见的媒介传播寄生虫。成虫是细长的蠕虫，长达 20 cm，栖息在宿主的各种组织中，包括淋巴管、血管、皮下组织、腹膜和胸膜。成虫产生微丝蚴（幼虫），因感染物种而异，出现在血液或皮肤中。之后，微丝蚴在相应的节肢动物宿主血液中生长并继续发育成可以传播到新宿主中的感染阶段。有些微丝蚴在白天（日周期性）或夜晚（夜周期性）从成年雌性中释放，而其他微丝蚴没有特定的周期。

丝虫病的诊断通常通过鉴定血液或皮肤样本中的特征性微丝蚴来进行。少见的是，通过分离出成虫来鉴定。在常规厚血膜和薄血膜上可以看到血液微丝蚴，但使用浓度法如 Knott 浓度和核孔膜过滤方法可提高检测灵敏度（参见本章前面的"实验室方法"部分）[17]。在未固定的湿血片中可以看到活动的微丝蚴，而吉姆萨染色的涂片可以仔细检查鉴别形态特征。用于识别微丝蚴种类的主要特征是尺寸（长度和宽度）、鞘的存在与否及其染色特征、尾部形状、核内部的形状及头尾部细胞核的分布（图 7.70 和图 7.71）[8]。获取血液样本的理想时间取决于微丝蚴的种类。淋巴丝虫病（班氏丝虫和布氏丝虫）表现出夜间周期性，因此最好在晚上 10 点到凌晨 2 点之间采集血液。

相比之下，罗阿丝虫表现出日周期性，血液最好在中午采集。*Mansonella perstans* 和奥氏曼森线虫是非周期性的。盘尾丝虫和链尾曼森微丝蚴主要存在于皮肤中，因此应进行皮肤或活组织而并非血液检查。

班氏丝虫和布氏丝虫属（淋巴丝虫病）

淋巴丝虫病是由班氏丝虫、马来丝虫和东帝汶布氏丝虫引起的[278]。班氏丝虫是最常见的人类感染的丝虫，约占 90%[261]。班氏丝虫分布在大部分热带和亚热带地区，包括非洲、印度、东南亚、拉丁美洲、西印度群岛和南太平洋岛屿的部分地区[278]。相比之下，马来丝虫仅限于亚洲，而东帝汶布氏丝虫仅在印度尼西亚的一些岛屿上发现[278]。

淋巴丝虫病是全球致残的主要原因，WHO 将其列为被忽视的热带疾病[261]。据 WHO 估计，全世界有 1.2 亿人感染淋巴丝虫病，近 1 500 万人（大多数是女性）有淋巴水肿或下肢象皮病的症状，近 2 500 万男性有生殖器积水或象皮病[261]。在全世界范围内，使用大规模的食品药品监督管理局（Mass Drug Administration，MDA）批准的阿苯达唑、伊维菌素或二乙基卡马嗪（DEC）联合媒介控制策略，在减轻全世界淋巴丝虫病的负担方面取得了显著的成功[261]。库蚊是班氏丝虫的主要传播媒介。按蚊和伊蚊也在某些地区传播[261]。布氏病是由曼氏丝虫

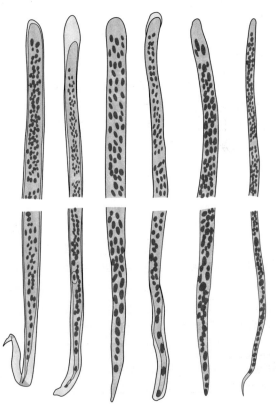

班氏丝虫　马来丝虫　面盘尾丝虫　罗阿丝虫　曼森丝虫　奥氏曼森线虫

图 7.70　人类中发现的常见微丝蚴的前部和后部区域。班氏丝虫（1），马来丝虫（2）和罗阿丝虫（4）有鞘，而盘尾丝虫（3）、曼森线虫（5）和奥氏曼森线虫（6）没有。值得注意的是，盘尾丝虫微丝蚴通常存在于皮肤剪中，必须与链尾曼森线虫微丝蚴区别开来。（经允许引自：McPherson RA, Pincus MR, Henry JB. Henry's Clinical Diagnosis and Management by Laboratory Methods. 21st ed. McPherson RA, Pincus MR. editors. Philadelphia: Saunders Elsevier; 2007）

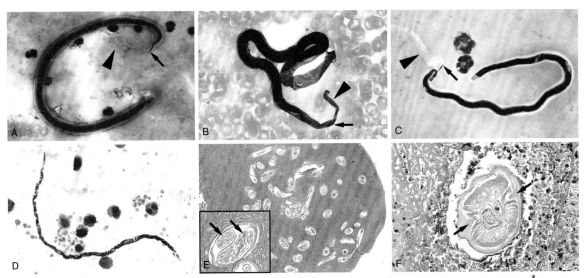

图7.71 吉姆萨中染色厚片（A、C、D）和薄片（B）（1000×）的微丝蚴。A，班氏丝虫，注意大部分透明的鞘（大箭头）和核（箭头）没有到达尾部末端。B，马来丝虫微丝蚴，深粉红色染色鞘（箭头），尾部近端和终末核间距大（箭头指向终末核）。C，罗阿丝虫的透明鞘（箭头）和核（箭头）延伸到尾部顶端。D，曼森线虫。注意，没有鞘层，微丝蚴的直径小于这里显示的其他微丝蚴。E，盘尾丝虫病纤维结节中雌雄蠕虫的多个横截面和纵截面（H&E，20×）。插图显示了雌性蠕虫的"双轮"子宫管（箭头），其中包含许多微丝蚴（200×）。F，横切面上可见恶丝虫属的肺结节，尽管其部分退化状态，两侧内表皮脊清晰可见（箭头）（H&E，400×）

传播的，而按蚊则不常见[261]。成虫居住在淋巴管中，通常在夜间将微丝蚴释放到血液中（图7.72）。然后微丝蚴通过夜行蚊子的叮咬捕获，并在蚊子体内进一步发育，然后传给另一个宿主[278]。

大多数感染患者无症状。然而，成虫在淋巴管中引起淋巴管炎和淋巴结病，并且随着慢性和反复感染，患者可能会发展为阻塞性纤维栓塞并导致淋巴水肿[278]。严重瘢痕可导致象皮病，下肢和腹股沟

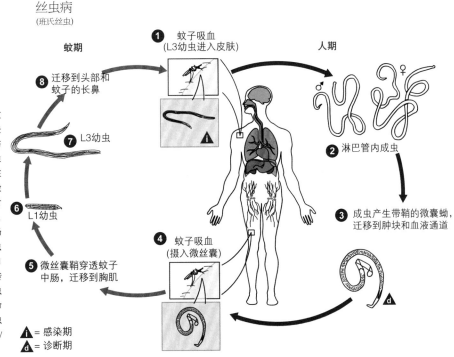

丝虫病
（班氏丝虫）

表7.72 班氏丝虫的生活史。蚊子吸血时，L3幼虫（i）经皮肤伤口感染人类（1）。幼虫进入伤口，在淋巴管中成熟（2）。雄性和雌性蠕虫交配，雌性释放出在外周血和淋巴管中循环的有鞘微丝蚴（D）。蚊子在吸血的同时摄入循环的微丝蚴（4）。然后，微丝蚴脱鞘，感染蚊子的中肠和胸肌（5～7）。第三阶段幼虫（i）最终迁移到蚊子的头部和口器，然后可以在随后的吸血中传播到新的宿主中。（8）马来丝虫和东帝汶丝虫有几乎相同的生命周期，也会引起人类的淋巴丝虫病。（由 CDC DPDx 提供，http://www.cdc.gov/dpdx/）

最常见。一些人（主要是在印度）也可能经历一种称为肺热带嗜酸性粒细胞增多综合征的疾病[278,279]。这种综合征是由明显的免疫反应引起的，与肺毛细血管中微丝蚴的破坏和嗜酸性粒细胞的聚集和脱粒有关。患者通常出现发热、夜间喘息、咳嗽和嗜酸性粒细胞增多的症状。如果不立即治疗，可能导致永久性肺损伤[279]。班氏丝虫和布氏丝虫感染患者用DEC治疗，以杀死循环系统内的微丝蚴和具有破坏性的成虫。遗憾的是，慢性瘢痕和象皮病是不可逆的，必须使用支持性治疗。

通过在晚上10点到凌晨2点之间获得的外周血标本中发现特征性的微丝蚴来确诊。班氏丝虫微丝蚴在染色的血膜中的长度为240～300 μm，在2%福尔马林制剂中的长度为275～320 μm[278]。吉姆萨染色后可见透明的鞘膜，有时呈现为阴性的轮廓。然而，在血膜上无法可靠地识别鞘，不应将其用作主要诊断特征（图7.70和图7.71A）[278]。体核松散，尾端无体核区。布氏微丝蚴也被包裹起来。马来丝虫的鞘通常用吉姆萨染成鲜艳的粉红色，而东帝汶丝虫的鞘是透明的。马来丝虫在血液涂片中的长度为175～230 μm，在2%福尔马林中的长度为240～300 μm[278]。它们有一个锥形的尾巴和相互间隔的末端和亚末端核（图7.70和图7.71B）。东帝汶丝虫略长（染色后的血涂片中平均长度为310 μm，福尔马林中平均长度为340 μm），外观相似。由于数量较少，建议使用浓缩法检测微丝蚴[278]。

包括LFIC在内的抗原检测方法，可以在流行地区用于检测班氏丝虫，并可用于一天中任何时间采集的血液[278]。它们目前在美国不可用。抗体检测方法也可用于班氏丝虫和马来丝虫，并可用于检测非流行地区患者[278]。经会诊后，CDC可以进行测试。很少有成虫出现在淋巴结和淋巴组织的组织切片中[280]。

罗阿丝虫 · 通常被称为非洲眼线虫，成虫通过皮下组织迁移并释放微丝蚴进入血液。目前只有非洲有确诊报道[281]。成虫持续的皮下迁移会产生短暂的相关炎症反应，称为卡拉巴丝虫肿，伴随着高嗜酸性粒细胞增多[281]。在结膜下迁移过程中偶尔会发现成虫，在这段时间内，成虫可以被取出，以进行明确的鉴定。治疗很复杂，需要专家会诊。DEC是首选的药物，但在重度微丝蚴负荷（≥8 000/mL）的患者中存在致命性脑病的风险[47]。在DEC治疗之前，阿苯达唑或治疗性血浆置换可用于降低微丝蚴载量。

感染通过携带的斑虻（虻属）叮咬传播给人类，斑虻将L3幼虫传播到叮咬伤口中[281]。迁移的成虫在白天（日周期性）向血液中释放微丝蚴，这与斑虻昆虫的叮咬程度相对应。微丝蚴在随后的吸血时被吸走后，在传播给另一个宿主之前，在斑虻体内进行进一步的发育。通常通过鉴定外周血标本中的微丝蚴进行诊断。

罗阿丝虫的微丝蚴在吉姆萨染色时有一个透明的鞘膜。它们在血涂片中的长度为230～250 μm，在2%福尔马林制剂中的长度为270～300 μm[281]。与班氏丝虫和布氏丝虫相比，其细胞核一直延伸到尖尾末端（图7.70和图7.71C）。与其他有鞘的微丝蚴一样，在血膜上识别鞘层不明显，因此不能作为主要的诊断特征。为了提高灵敏度，建议采用浓集方法。有时，会从结膜上取出成虫，然后送进实验室。虫体是黄褐色的细长蠕虫，长40～70 mm，宽0.45～0.60 mm[281]。罗阿丝虫成虫必须与恶丝虫属区别开来，恶丝虫属也可以表现出结膜下迁移。仔细检查蠕虫的形态和与移动史的相关性是进行鉴别的必要条件；罗阿丝虫仅在非洲有明确的报道且拥有脊凸，而恶丝虫属分布遍布全球且拥有脊刺[281]。

盘尾丝虫病 · 又称"河盲"，是一种皮肤和眼睛的慢性寄生虫感染，是流行地区致盲的主要原因。感染主要发生在撒哈拉以南非洲热带地区，拉丁美洲和也门的病例较少。据WHO估计，有1.2亿人有感染风险，并将盘尾丝虫病列为14种神经管畸形病之一。携带虫体的黑蝇（蚋属）叮咬时，L3幼虫经伤口感染人类（图7.73）[282]。这些苍蝇主要在偏远的农村地区发现，并在快速流动的溪流和河流中繁殖，因此被称为"河盲症"。经黑蝇传染后，L3幼虫发育成成年雄虫和雌虫，生活在一种称为盘尾丝虫瘤的皮下纤维结节中（图7.71E）。这些结节直径可达4 cm，包含多个雄性和雌性[282]。每只雌性每天能释放多达1 000条微丝蚴进入周围组织。成虫在盘尾丝虫瘤中可存活约15年，并释放微丝蚴9年或更长时间[282]。然后，在随后的吸血过程中，微丝蚴被黑蝇捕获，并在传播给另一个宿主之前进行进一步的发育。

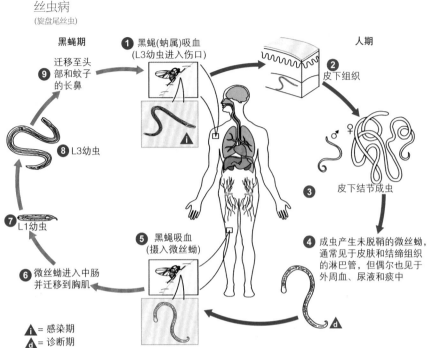

丝虫病
(旋盘尾丝虫)

黑蝇期

9 迁移至头部和蚊子的长鼻

1 黑蝇(蚋属)吸血
(L3幼虫进入伤口)

人期

2 皮下组织

8 L3幼虫

7 L1幼虫

3 皮下结节成虫

表 7.73　旋盘尾丝虫的生活史。蝇（蚋属）在吸血的同时将 L3 幼虫（i）引入皮肤伤口感染人类（1）。幼虫进入皮下组织（2）并在皮下结节中成熟为成虫（3）。雄性和雌性蠕虫交配，雌性则释放出无鞘微丝蚴（d），这些微丝蚴主要在皮肤和淋巴管内迁移（4）。黑蝇在吸血的同时摄入微丝蚴而被感染（5）。然后微丝蚴穿过黑蝇的中肠，转移到胸肌（6～8）。第三阶段幼虫（i）最终迁移到黑蝇的头部和口器，并在随后的吸血（8）期间传播到新的宿主。（由 CDC DPDx 提供，http://www.cdc.gov/dpdx/）

5 黑蝇吸血
(摄入微丝蚴)

6 微丝蚴进入中肠并迁移到胸肌

4 成虫产生未脱鞘的微丝蚴，通常见于皮肤和结缔组织的淋巴管，但偶尔也见于外周血、尿液和痰中

i = 感染期
d = 诊断期

与盘尾丝虫病相关的最重要的病理学是由迁移的微丝蚴引起的。通过皮肤的迁移会导致衰弱性皮炎，出现瘙痒、色素脱失和皮肤弹性丧失，而眼睛的感染会导致永久性瘢痕和失明[282]。盘尾丝虫瘤通常被认为是一个可触及的结节，但可能是在深部而不易察觉。这种病通常在非洲患者的下半身和中美洲患者的上半身。伊维菌素是首选的治疗方法，因为它可以杀死微丝蚴并使雌性成虫不育[282]。强力霉素也可用于杀死内生共生的沃尔巴克体细菌，这些细菌生活在成虫中，是成虫存活和胚胎发育所必需的[261]。可能的话，可以进行结节切除术以消除微丝蚴的来源。使用大剂量伊维菌素在治疗感染和预防失明方面取得了巨大成功，并成功地消除了厄瓜多尔和哥伦比亚的盘尾丝虫病[261, 282]。

通过鉴定微丝蚴或成虫进行诊断。微丝蚴在皮肤活检中最常见，但在血液、尿液和痰中不常见[282]。皮肤活检应在潜在的盘尾丝虫瘤附近或髂嵴或肩胛骨等骨质突出处进行，并且应浅到不会产生出血（即"无血皮肤剪"）。这将防止其他物种的循环微丝蚴进入标本，使诊断复杂化。皮肤活检物应该放在生理盐水或蒸馏水中，这会导致微丝蚴在30～60 min 内从皮肤上脱落。然后可以在湿式制剂

中检查盐水或水中是否存在运动性微丝蚴。如果发现，可以将它们固定并用吉姆萨染色以进行准确鉴定[282]。扭曲的盘尾丝虫的微丝蚴是无鞘的，长度为300～315 μm。尾巴尖且经常弯曲；细胞核不延伸到尾巴的顶端（图 7.70）。它们必须与存在于皮肤中的链尾曼森线虫微丝蚴区别。

曼森线虫（曼森线虫病）·有几种曼森线虫可感染人类，一般认为它们可以造成相对较轻的症状。然而，它们释放微丝蚴进入血液或皮肤，因此需要区别于其他更具致病性的微丝蚴。常现曼森线虫在非洲和南美的热带地区被发现，而奥氏曼森线虫只在拉丁美洲和加勒比地区出现，而链尾曼森线虫只在非洲出现[283]。人类通过一种蚊类（库蚊属）的叮咬而感染，这种蚊类将 L3 幼虫引入叮咬伤口。奥氏曼森线虫也可能通过黑蝇的叮咬而传播[283]。奥氏曼森线虫、常现曼森线虫和链尾曼森线虫的成虫分别位于皮下组织、腹膜 / 心包腔和真皮中。雌性将无鞘微丝蚴释放到血液（奥氏曼森线虫、常现曼森线虫）或皮肤（链尾曼森线虫）中，然后在随后的进食中被媒介昆虫吸入。不同于班氏丝虫、布氏丝虫和罗阿丝虫的微丝蚴，这些微丝蚴的释放是非周期的（即每天不会在特定的时间发生）。微丝蚴在传到

另一个宿主之前在媒介动物体内进一步发育[283]。患者一般无症状[283]。首选治疗方法不明确，但可使用伊维菌素[283]。

通过在血液中发现常现曼森线虫和奥氏曼森线虫的微丝蚴，或在皮肤剪中发现链尾曼森尾虫的微丝蚴进行诊断。所有曼森线虫的微丝蚴都非常小且没有鞘（图 7.70 和图 7.71D）。常现曼森线虫微丝蚴在血液涂片中的长度为 190～200 μm，在 2% 福尔马林制剂中的长度为 180～225 μm。尾巴是钝的，而不是尖的，体核延伸到尾巴的末端[283]。相比之下，奥氏曼森线虫微丝蚴在血液涂片中的长度为 160～205 μm，在 2% 福尔马林制剂中的长度为 200～255 μm。尾巴呈锥形，通常弯成钩子，核不会延伸到尾巴的顶端。与旋盘尾丝虫相似，链尾曼森线虫的微丝蚴寄生于皮肤中，但相对较小（180～240 μm），通常有一条弯成钩状的钝圆尾巴。与旋盘尾丝虫微丝蚴相比，其体核也延伸到尾部的顶端。

恶丝虫病·恶丝虫病是由几种恶丝虫引起的人畜共患感染病。人类肺部感染主要由恶毒丝虫即犬心虫引起，很少由匐行恶丝虫引起，而皮下和眼部感染主要由匐行恶丝虫、细丝虫和其他物种引起[284]。恶丝虫分布于世界各地。通常通过蚊虫叮咬将 L3 幼虫经伤口传染给人类[284]。

犬恶丝虫生活在犬宿主的肺动脉中，并向血液中释放微丝蚴，蚊子可以在随后的吸血中吸入这些微丝蚴。这种寄生虫遍布全球，并且存在于美国未定期驱虫的狗群集中的地区。当传染到人体中时，犬恶丝虫缺乏在肺动脉中存活的能力，而是在肺中栓塞，停留在小口径的血管中。患者通常无症状，感染仅在胸部 X 线片上显示为"钱币形损害"[284]。一些患者出现胸痛、发热、咳嗽、虚弱、咯血和轻度嗜酸性粒细胞增多。诊断可根据临床和放射学检查结果，也可通过疑似肿瘤患者切除的肺结节进行诊断（图 7.71F）。

在皮下感染中，幼虫可能在组织中迁移，包括结膜或被包裹在肉芽肿结节中[284]。此类患者通常会出现迁移的疼痛性结节。已有多部位结节的报道，包括面部、乳房和结膜处。通常通过手术切除和组织学检查进行诊断[284]。结膜下蠕虫必须与罗阿丝虫成虫区分开来[284]。

记忆要点 丝虫

· 感染以肉眼可见的成虫（丝虫）及其显微镜下的子代（微丝蚴）为特征。
· 采血时间应与推测的微丝蚴的周期性释放相对应；班氏丝虫和布氏丝虫具有夜间周期性，而罗阿丝虫具有昼间周期性。
· 利用形态特征（如大小、鞘的存在与否、尾的形状和内核的特征）来鉴别微丝蚴。
· 利用皮肤活检物或活组织切片对旋盘尾丝虫和链尾曼森线虫的微丝蚴进行鉴定。

麦地那龙线虫（麦地那龙线虫病）

麦地那龙线虫病，也称为几内亚蠕虫病，是由麦地那龙线虫感染引起的。由于有效的根除运动，这种感染的流行率在全世界范围内显著下降，只有 4 个撒哈拉以南国家（南苏丹、埃塞俄比亚、马里和乍得）仍存在感染。据估计，1986 年后，每年有 350 万例病例，而截至 2015 年，仅报道了 22 例病例[261]。其不能完全根除的障碍是政治上的不稳定及最近发现狗可能感染麦地那龙线虫。

人类通过在未经过滤的水中摄入受感染的桡足类而感染。桡足类微观甲壳类动物也称为水蚤，是麦地那龙线虫的中间宿主，含有寄生虫的幼虫形态。摄入后，幼虫被释放到最终宿主的胃中并穿透胃壁进入腹膜腔。在这里，蠕虫成熟为成虫并交配。然后雄性死亡，而雌性在皮下组织内迁移到达皮肤。下肢最常受影响。感染后大约 12 个月，雌性诱导皮肤表面形成疼痛的水疱，这促使患者寻求与水接触以缓解局部不适。水疱破裂释放出成千上万的幼虫到水中，然后这些幼虫就可以感染其他桡足类。可以使用相对简单的策略来预防人类感染，如使受感染者远离饮用水源、饮用前过滤水、提供改善饮用水供应的途径及向监测网络报道病例等[261]。

感染很少致命，但会导致疼痛、虚弱，严重限制患者数周的工作效率[261]。也可能发生继发性细菌感染。对于麦地那龙线虫病没有有效的药物治疗[261]。相反，雌性蠕虫必须在 1～3 周的时间内手动取出，通常是将其慢慢拉出并缠绕在棒上。雌性是一种长度为 60～100 cm 的线状蠕虫[261]。

该区域还必须通过清洗和施用局部抗生素来保持清洁[261]。在流行地区很容易识别感染，因此不需要进一步检测进行诊断。

旋毛虫属（旋毛虫病，旋毛虫病）

旋毛虫病是由旋毛虫属的几种物种引起的。旋毛虫病是一种人畜共患病，在森林和家养循环中感染各种哺乳动物、鸟类、爬行动物和其他动物[285,286]。旋毛虫是与人类疾病有关的经典病原体，在全世界都有发现，而引起人类旋毛虫病的其他已知物种有假旋毛虫（全世界）、土生旋毛虫（北极）、尼尔森旋毛虫（非洲）、布里托维旋毛虫（欧洲和西亚）和巴布亚旋毛虫（巴布亚新几内亚和泰国）[285]。

旋毛虫幼虫感染肌肉细胞，通过捕食或食腐从寄主到寄主进行感染。所有种类的旋毛虫包裹在肌细胞内，但假旋毛虫和巴布亚旋毛虫除外，它们使用其他方法在肌细胞内存活[285]。

流行病学·旋毛虫属已在 66 个国家的野生动物和家畜中被发现[287]。有来自 55 个国家的人感染

病例的报道，最常见于经常食用生肉或未煮熟肉类的地区[287]。较早的调查表明，全世界有 1 000 万人受到感染[287]。对 1986—2009 年间旋毛虫病暴发的综述记录了来自 41 个国家的 65 818 例病例，其中 42 例死亡[286]。该研究中最多的病例来自中国（802 例）、智利（667 例）、美国（632 例）、法国（586 例）、罗马尼亚（521 例）、土耳其（418 例）、意大利（382 例）、西班牙（237 例）和保加利亚（228 例）[286]。包括肉类检验在内的公共和兽医卫生措施大大提高了美国和欧洲猪肉的安全性，但散养的食用猪和野生动物（如野猪、熊、海象）仍存在隐患。

生活史·包括人类在内的多种动物都可以作为旋毛虫的最终和潜在中间宿主（图 7.74）[285]。宿主通过摄取含有活的旋毛虫幼虫的未煮熟的肉感染，导致小肠中成虫进入短暂生殖期。成年雌性将幼虫释放到肠黏膜中，然后进入循环并迁移到横纹肌。当幼虫穿透肌肉细胞时，它会引发一系列永久性的表型变化，将其转化为"哺育细胞"[288]。哺育细

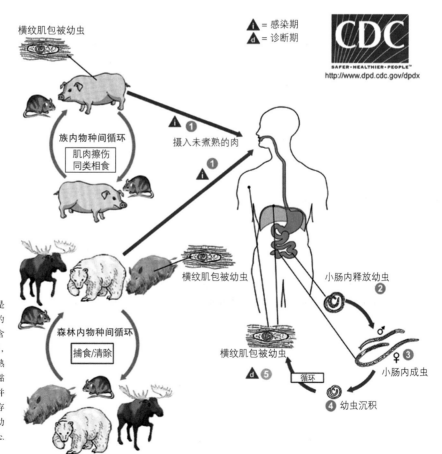

图7.74 旋毛虫的生活史。旋毛虫病是一种人畜共患病，通常存在于食肉动物的家养周期和野外饲养周期。人类在摄入含有幼虫的未煮熟肉类时会感染旋毛虫（1，i）。幼虫在小肠（2）中释放，发育为成熟雄虫和雌虫（3）。成虫交配，雌虫在肠黏膜中产下幼虫（4）。幼虫进入血液迁移并聚集至横纹肌（5，d）。成虫在小肠内存活约 4 周，雌虫在感染 1 周后开始释放幼虫。（由 CDC DPDx 提供，http://www.cdc.gov/dpdx/）

胞在寄主体内给予幼虫生命支持，但幼虫最终会发生钙化和死亡。如果其他宿主通过食用、捕食或食腐摄入受感染的肌肉，虫体的生活史得以延续[285]。正如所料，人类通常是旋毛虫的最终宿主。

家养循环通常涉及猪和啮齿动物，人类通过食用未煮熟的猪肉而感染。这是全世界最常见的人类感染途径。马和其他家畜也可能参与其中[285]。野外循环在某些地区的人类感染中也起着重要作用，人类通过食用未煮熟的感染的熊、野猪和驼鹿肉类而受到感染[285]。

临床疾病·临床表现取决于蠕虫载量和感染阶段。轻度感染患者通常无症状或在肠道感染阶段仅有轻度症状，患者可能会出现胃肠道症状，如腹泻和腹痛。这个阶段是短暂的，随后是幼虫迁移阶段，通常是感染后1周。幼虫向肌肉的迁移与发热、肌痛、头痛、皮疹、分裂出血、结膜炎、面部水肿和嗜酸性粒细胞增多有关[285]。很少有因累及心脏和中枢神经系统而危及生命的发生，因此由旋毛虫病引起的死亡相对罕见[286]。建议及时给予阿苯达唑或甲苯咪唑以杀死成虫并停止其他幼虫释放到循环中[47, 285]。然而，这些药物对完全在肌细胞内的幼虫的作用可能有限。在严重的情况下，可以给予皮质类固醇以缓解肿胀[285]。

实验室诊断·根据患者的临床症状、食用未煮熟肉类的历史、与已知暴发的相关性、嗜酸性粒细胞增多和（或）血清学检测进行诊断[285]。也可以进行验证性肌肉活检，并可以通过分子检测鉴定感染物种[285]。重要的是抗体在感染后3～5周可能无

法检测到，因此可能需要重复检测样本[285]。

显微镜检查：在活检肌肉的压片中可以看到卷曲的幼虫，特别是三角肌或腓肠肌（图7.75A）[285]。胃蛋白酶消化可用于提高幼虫的可视性。

抗体检测：市面上有几种不同的检测方法，可以使用EIA、乳胶凝集和间接免疫荧光法检测旋毛虫的IgM、IgG和IgE类抗体[285]。抗原可能来源于培养幼虫的排泄分泌产物或肌肉中旋毛虫幼虫的粗提取物[285]。可使用蛋白质免疫印迹进行检测以确认。

其他：旋毛虫幼虫可在肌肉组织活检的纵剖面和横剖面上看到（图7.75B）。随着时间的推移，它们往往会死亡并钙化。

弓蛔虫属和原肠贝蛔虫（内脏幼虫移行、眼幼虫移行、神经幼虫移行、弓蛔虫病、贝蛔虫病）

人的弓蛔虫病是由狗蛔虫、犬弓蛔虫感染引起的，少由猫弓蛔线虫引起，而贝蛔虫病是由浣熊蛔虫、贝氏蛔虫感染引起的[289-291]。贝氏蛔虫可能对人类造成危险[289]。弓形虫和贝氏蛔虫都能引起让人虚弱的感染，即内脏、眼和神经幼虫迁移，幼虫分别在不同的器官、眼和脑进行迁移。

流行病学·弓形虫病和贝氏蛔虫的真实发病率尚不清楚。美国也没有疾病报道，也没有监测系统来跟踪病例[289, 291]。然而，有限的数据以血清学研究和病例报道的形式出现。1988—1994年在美国对30 930名年龄不大于6岁的儿童进行的一项全国血清学研究中，有13.9%的受试者检测到弓形虫抗体，非西班牙裔黑种人（21%）的检测率明显

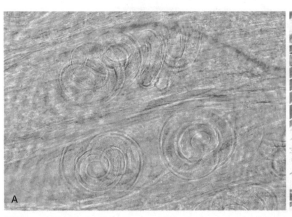
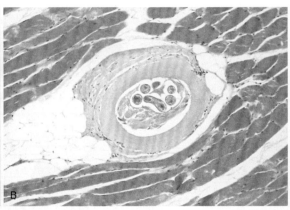

图7.75　肌肉中的旋毛虫幼虫包囊（A，未染色，压片，200×）。组织切片中可见幼虫的横切面和纵切面（B，HE染色，100×），而不是在压片中的三维形态。大多数包裹在横纹肌内，但假旋毛虫和巴布亚旋毛虫除外

高于非西班牙裔白种人（12%）或西班牙裔美国人（10.7%）[292]。阳性率的增加与社会经济地位低下和养狗有关[292]。已经确定的其他相关危险因素是食土癖（土壤的摄入）和温暖潮湿的环境，在那里卵能在土壤中长期存活[291]。内脏幼虫移行（VLM）患者平均年龄 2～7 岁，眼部幼虫移行（OLM）患者平均年龄 8～16 岁[291,47]。

美国 CDC 已确认，在美国，由于受感染个体的数量、疾病的潜在严重程度以及治疗和预防感染的能力，弓蛔虫病是一种被忽视的寄生虫感染[4]。根据 CDC 的估计，由于弓蛔虫病，每年至少有 70 人因弓蛔虫属的眼部幼虫移行而失明[4]。

与弓蛔虫病相比，贝里斯蛔虫病更加少见。迄今为止，北美仅有 25 例因贝里斯蛔虫菌引起的内脏幼虫移行征（包括神经系统受累）[289]。大多数（64%）男性患者年龄小于 10 岁，其中 75% 年龄小于 2 岁[289]。有 16 名患者疑似患有食土癖或异食癖，据报道 10 名患者有发育迟缓或异常行为[289]。

大多数感染（68%）发生在五大湖周围的北美地区，包括美国中西部和东北部以及加拿大安大略省[289]。鉴于无症状或未确诊病例的可能性，贝里斯蛔虫感染的患病率可能远高于报告的水平[289]。有趣的是，浣熊（最终的宿主）最初仅生活在北美和中美洲，但后来被引入欧洲和亚洲作为宠物或狩猎，导致这些地区的其他人类感染[289]。

生活史·弓蛔虫的生命周期如图 7.76 所示。感染可直接在终末宿主（如经胎盘或经乳汁途径）之间传播，也可通过诸如家兔之类的中间宿主传播。人类通过无意中摄入环境中的虫卵或在中间宿主的未煮熟的肉中摄取幼虫而感染。摄入后，来自虫卵或感染肉类的幼虫离开肠道，并通过各种组织广泛迁移。幼虫不能完成发育，但在迁移过程中可能造成很大程度的组织损伤。

贝里斯蛔虫的生命周期与弓蛔虫相似[289]。与弓蛔虫一样，人类摄入环境中的虫卵感染（通常在浣熊的粪便中发现），而幼虫在组织中迁移，而无法

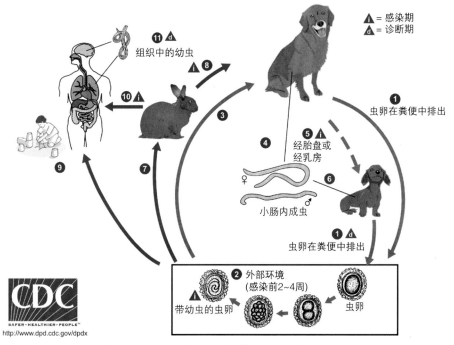

表 7.76　弓蛔虫的生活史。弓蛔虫病主要是由犬弓蛔虫引起的，不太常见的是由猫弓蛔线虫引起的。这种人畜共患病通常见于狗。虫卵随终宿主的粪便排出（1）并在环境中脱胚（2）。随后狗（和猫）可以通过摄入感染性卵（3，i）而感染。摄入后，幼虫孵化并穿透肠壁进入循环。在幼犬体内，幼虫通过血液迁移到肺部，然后通过支气管树向下迁移到食道。幼虫在肠中成熟，雌虫产卵经粪便中（4）。这种感染循环也可能发生在成年狗身上，但更常见的是，幼虫会在组织中大量繁殖并进入休眠期。感染可在妊娠期间重新激活，并通过经胎盘或经乳汁途径感染幼犬（5，6）。狗也可以通过食用像兔子这样的中间宿主而感染（7，8）。人类是偶然宿主，在环境（9）中偶然摄入感染性卵或未煮熟的中间宿主（10）而受到感染。在人类中，幼虫穿透肠壁并在各种组织中广泛迁移，包括肝脏、肺、心脏、肌肉（内脏幼虫迁移）、眼睛（眼幼虫迁移）和脑（神经幼虫迁移）（11）。幼虫不能在人体内进一步发育，但在迁移过程中会造成严重损害。（由 CDC DPDx 提供，http://www.cde.gov/dpdx）

完成其生命周期。与弓蛔虫属的一个重要区别是，贝里斯蛔虫的幼虫在人类体内继续生长，因此可能造成更大程度的组织损伤。

临床疾病·最常见的弓蛔虫病表现是内脏幼虫移行症、眼部幼虫移行症和隐性感染。肝和肺是最常见的受累器官。不太常见的是，心脏和中枢神经系统（即神经幼虫迁移症）受到累及[291]。感染程度与摄入的蠕虫数量有关，这似乎也适用于贝里斯蛔虫病。内脏幼虫移行症、眼部幼虫移行症和神经幼虫迁移症主要与症状性贝里斯线虫病有关[289]。

症状因涉及的器官而异。内脏幼虫移行症通常与发热、咳嗽、皮疹、肝脾肿大、体重减轻和嗜酸性粒细胞增多有关，心脏和肺部受累可能导致死亡[293]。眼部幼虫移行可引起视觉障碍、视网膜脱离、全眼炎和肉芽肿，这些肉芽肿可能被误认为是视网膜母细胞瘤[293]。神经幼虫移行是贝氏线虫感染的一个特别重要的并发症。这些病例与急性发作的虚弱、共济失调、嗜睡和运动技能丧失有关，可能发生皮质失明、癫痫、瘫痪、昏迷和死亡[289]。

实验室诊断·内脏幼虫移行症、眼部幼虫移行症和神经幼虫迁移症的诊断主要通过对贝氏线虫和弓蛔虫的血清学检测，与临床表现、异食癖病史或幼犬接触史（弓形蛔虫）或浣熊（贝氏线虫）接触相关。在组织切片或眼科检查中很少见到幼虫[289-291, 293]。由于幼虫无法发育为成虫，无法产卵，因此不需要进行粪便检查。

通常使用来自培养的幼虫或含胚卵的幼虫期抗原，利用免疫印迹法来检测弓蛔虫属抗体[293]。灵敏度在73%至大于90%[293]。注意，抗体的检测并不总是表明疾病的活跃期，特别是在已知背景血清学阳性率高的人群中[290, 291, 293]。弓形虫血清可通过专门的参比和公共卫生实验室获得。

用免疫印迹法、免疫荧光法和酶免疫分析检测贝氏线虫抗体[289]。两种寄生虫的血清学检查之间可能存在交叉反应[289]。血清学检测主要在CDC进行。

其他线虫：广州管圆线虫、血管圆线虫、颚口线虫、肝毛细线虫

许多少见的线虫也可能引起人体组织感染。感染通常仅限于特定的位置。其中，临床上最重要的是广州管圆线虫、血管圆线虫、棘颚口线虫、短棘颚口线虫和肝毛细线虫。

广州管圆线虫，又称鼠肺虫，是人类嗜酸性脑膜脑炎最常见的病因[294]。据报道，在东南亚、非洲、加勒比海地区及包括夏威夷在内的南太平洋部分地区偶尔有感染报道[295]。在路易斯安那州和墨西哥湾沿岸河口的蜗牛中也发现了广州管圆线虫[296]。人类通过食用受感染的蛞蝓和蜗牛而感染，通常是在未煮熟的农产品中[294, 295]。摄入后，幼虫迁移到大脑，最终死亡并引起强烈的嗜酸性炎症反应[294]。症状包括脑膜炎、严重头痛、恶心、呕吐、癫痫和神经系统改变[294]。大多数患者都能完全康复。治疗方法是止痛药和皮质类固醇[294]。诊断主要基于临床症状，包括接触史和嗜酸性粒细胞增多。很少有幼虫出现在脑脊液中[294]。CDC也可以对脑脊液标本进行分子学检测[294]。

血管圆线虫是引起肠/腹管圆线虫病的原因。主要在哥斯达黎加和其他拉丁美洲国家发现[294]。像广州管圆线虫一样，人类通过摄入含有感染性幼虫的蛞蝓或蜗牛而受到感染[294]。随后，幼虫迁移到小肠的小动脉，并可发育为成虫。成熟雌虫将卵释放到肠壁，引起强烈的嗜酸性宿主反应[294]。患者通常出现严重腹痛和"急腹症"。临床可以进行疑似诊断，但通常通过在肠活检中检出卵、幼虫和（或）成虫来进行诊断[294]。目前尚无有效的治疗方法。许多感染是自限性，但在严重的情况下可能需要手术治疗[294]。

棘颚口线虫和短棘颚口线虫通过幼虫在不同器官迁移引起内脏幼虫移行症样综合征。皮肤、眼睛和中枢神经系统也可能受到影响[297]。大多数人类感染来自亚洲部分地区，如日本、泰国及墨西哥[297]。人类通过食用未煮熟的鱼、青蛙、蛇和家禽，或含有受感染的桡足类的饮用水感染[297]。临床表现因所涉及的器官而异。患者可能出现咳嗽、腹痛、血尿、视觉和神经系统紊乱[297]。皮肤受累可导致类似皮肤幼虫移行症的综合征[297]。诊断通常基于临床表现，结合血清学检查或组织活检中检出幼虫的鉴定。目前美国尚未提供血清学检测[297]。

肝毛细线虫通常是啮齿动物的寄生虫，但当人类（通常是儿童）在土壤中摄入虫卵时，会引起皮肤幼虫移行症样综合征[298]。摄入后，幼虫从卵中

孵化，成熟后移入肝脏。妊娠雌虫会将卵直接排入肝脏。在自然界中，捕食者摄入含感染性虫卵的肝脏被感染。全世界人类病例罕见。患者出现嗜酸性粒细胞增多和急性肝炎的症状和体征[298]。感染也可能播散到其他器官，并可能致命[298]。治疗方法为甲苯咪唑或阿苯达唑[47,298]。通常是通过组织活检或尸检确定特征卵诊断。虫卵长 50～70 μm，宽 30～35 μm。两极有凸起，与旋毛虫卵相似，但可以通过其外壳上显著的条纹来区分。值得注意的是，在人类感染的情况下，肝毛细线虫卵通常不会脱落在粪便中[298]。当在粪便中观察到时，它们可能是由摄入感染的动物肝脏而导致假阳性。

绦虫

导致人体组织感染的最重要的绦虫是引起囊尾蚴病的猪带绦虫和引起囊性包虫病的细粒棘球绦虫。其他棘球绦虫和猪带绦虫及迭宫绦虫引起人体组织感染少见。当在组织标本中看到幼虫（和成虫）绦虫时，通过嗜碱性层积体（称为钙质小体）的存在，很容易将其与其他蠕虫区分开来[10]。有吸盘和钩子的原头蚴也是绦虫的诊断特征[10]。

猪带绦虫（囊尾蚴病）

囊尾蚴病是由猪绦虫、猪带绦虫幼虫感染而成。与通过未煮熟的肉中摄入囊尾蚴获得的绦虫病（肠道猪带绦虫和牛带绦虫感染）不同，囊尾蚴病是通过摄入受污染的食物、水或手/污染物中的卵获得的[299]。

流行病学 · 猪带绦虫在卫生条件差、散养猪和屠宰不受管制的国家流行[261]。2010 年，由于囊尾蚴病对公共卫生的重大影响，WHO 将其列入了 NTD 名单。2010 年，WHO 食源性疾病负担流行病学参考组估计，囊尾蚴病造成 28 114 例死亡和近 280 万 DALY[125]。脑囊虫病是临床上最重要的疾病之一。据 WHO 估计，流行地区 30% 的癫痫病例是由囊尾蚴病引起的[261]。

囊尾蚴病在美国也被列为一种被忽视的寄生虫感染[4]。该病主要见于流行国家的移民，但也报道了罕见的本地传播病例[300]。加利福尼亚州的一项血清学调查报告，总体患病率为 1.8%，移民和原住民中的检出率分别为 2% 和 1.7%[301]。同样，纽约市一个正统犹太社区的检出率为 1.3%[302]。1991 年在该社区暴发神经囊尾蚴病的随访中进行了血清学调查；传染源是移民，他们感染了肠绦虫，并且通过他们的粪便传播了感染性卵[302]。

生活史 · 猪带绦虫的生命周期如图 7.65 所示。如前所述，人类通常是这种绦虫的最终宿主，并具有肠道感染形式（绦虫病）[262]。带绦虫的个体会将虫体和卵排泄到环境中，如果被摄入，它们会导致猪或人类感染囊尾蚴病。摄入后，卵孵化并释放出六钩蚴，穿透肠壁进入血流。随后转移到骨骼肌并发育成囊尾蚴（幼虫形式）[299]。囊尾蚴也可在人类的皮下组织、眼睛和大脑中发育[299]。肠道载体的卵可在同一宿主（自身感染）或其他个体中引起囊尾蚴病[299]。由于囊尾蚴病是通过摄入猪带绦虫病患者粪便中的卵而发生的，因此它可以发生在不吃猪肉的人（如某些宗教团体、素食者）身上。

临床疾病 · 临床表现因囊尾蚴形成的解剖位置而异。神经囊尾蚴病是最严重的疾病，表现为癫痫（最常见）、头痛、失明、脑膜炎和痴呆[261,300]。脑室囊尾蚴可导致脑脊液阻塞和脑积水。当发生在蛛网膜下腔时，可能发生一种增生性感染（也称为葡萄状囊虫病）。治疗的主要重点是处理可能危及生命的神经系统症状。可能需要使用抗惊厥药物、皮质类固醇和放置颅内分流管来治疗脑积水[260,263,299]。阿苯达唑可以杀死活的包囊，但可能引起额外的炎症反应，因此通常使用皮质类固醇[47]。

实验室诊断 · 囊尾蚴病的诊断通常采用血清学结合临床表现、接触史和放射学检查。CT 和磁共振图像对于评估疑似神经囊尾蚴病患者特别有用，若观察到头节则具有临床意义[300]。最终的诊断是通过鉴别组织中的囊尾蚴来完成的，但不适用于中枢神经系统的感染。粪便检查有助于诊断感染了成虫绦虫的患者，但对仅感染囊尾蚴的患者无效[299]。

抗体检测：EIA 通常用于检测血清或 CSF 中针对猪带绦虫的 IgG 类抗体。由于与其他绦虫如棘球绦虫的潜在交叉反应，需要蛋白免疫印迹法复核阳性结果[303]。使用纯化的猪带绦虫 CDC 抗原免疫印迹法被广泛认为是诊断的首选免疫诊断试验。当存在两个或多个包囊时，CSF 和血清的灵敏度分别为 95% 和 100%[99]。然而，灵敏度因疾病的阶段和程度而异，并且在患有无活力的钙化包囊（～75%）或仅一个囊肿（50%～70%）的患者中显著降低[299,304]。

其他：偶尔在组织活检中检出囊尾蚴，并将其送至微生物学或组织病理学实验室进行鉴定。囊尾蚴呈卵圆形，透明，充满液体的囊，含有单个内陷的头节（图 7.78A 和 B）。[10, 299, 305] 囊尾蚴通常最大尺寸为 0.5～2 cm，但增殖性蛛网膜下腔病变中可达到 10 cm 或更大的尺寸[299]。后者通常表现为类似于"葡萄簇"的分叶状肿块。

棘球绦虫（棘球蚴病、包虫病）

人棘球蚴病是由棘球绦虫属中的几种绦虫引起的人畜共患疾病。细粒棘球蚴病引起囊性包虫病，并且是人类最常见的病因[306]。多房棘球蚴引起肺泡棘球蚴病，是一种更具侵略性的感染，幸运的是感染人数较少。较不常见的感染原因包括伏氏棘球绦虫（多囊包虫病）和少节棘球绦虫。囊性棘球蚴病主要在狗、绵羊或其他家畜（如马、牛、猪、山羊、骆驼）之间循环，而肺泡棘球蚴病则在狐狸和小型哺乳动物（如啮齿动物）之间的野外动物中循环[307]。

流行病学·细粒棘球绦虫全球分布广泛，在欧洲东部和南部、非洲北部、中亚和南美洲南部都有高度流行的地区[261]。据报道，在狗以动物内脏为食的农村养羊区，病例数最多[306]。相比之下，多房棘球蚴主要分布在欧洲、亚洲和北美地区的北部，而少节棘球绦虫和伏氏棘球绦虫则分布在南美洲和中美洲[306]。

据 WHO 估计，全球有超过 100 万人感染棘球绦虫，并将棘球蚴病列为 17 种热带疾病之一[261]。棘球蚴病在北美很少见，大多数病例来自阿拉斯加、美国西南部的养羊区、加拿大西部的养羊省和加拿大的北极圈地区[306, 308]。对 1990—2007 年国家死亡证明数据的审查发现，美国有 41 例与棘球蚴病相关的死亡，大多数病例发生在棘球绦虫流行地区的外国出生个体中[308]。

生活史·棘球绦虫的生命周期如图 7.77 所示。人类通过无意中摄入狗粪中的虫卵而感染[306]。卵在宿主的肠道孵化，并释放出一个六钩蚴，穿透肠壁，进入肝、肺和其他器官，形成囊性病变。细粒棘球绦虫通常在肝脏内形成单个包囊，而在肺中不常见。囊肿在脑、骨、脾和其他器官中很少形成。当囊肿生长时，它产生含有原头节（未成熟绦虫）的孵化囊。较小的子囊肿也可能在较大的囊肿内形成（图 7.78C 和 D）。相比之下，多房棘球蚴形成包囊入侵和包裹邻近组织的肿瘤样生长。尽管感染可能通过血液和淋巴管传播到其他器官，病变几乎总是位于肝脏[307]。

临床疾病·囊性和肺泡棘球蚴病的特点是无症状的潜伏期，在潜伏期内缓慢生长的病变达到一定

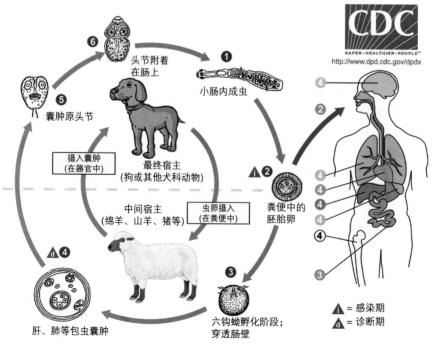

图7.77 细粒棘球绦虫的生活史。自然生命周期包括一个确定的犬科宿主和一个中间宿主（如绵羊、山羊、猪、马、骆驼）。小型（长 3～6 mm）成虫（1）寄生在犬科宿主的小肠中，并将感染性卵（1）释放到粪便（2）中。卵污染环境，可被合适的中间宿主摄入。摄入后，一个六钩幼（3）孵化并穿透肠壁。然后通过门静脉血移行到肝脏，形成一个缓慢生长的棘球蚴囊（4 d）。不太常见的是，包囊会转移到肺部或其他器官。随着囊肿的扩大，形成了原头节和子囊（5 d）。犬科动物捕食携带包囊的中间宿主而感染。囊肿内的原头节发育成头节（6），附着在犬肠上，发育为成虫。人类是偶然的"最终"中间宿主，当不小心食入狗粪便中的卵时会被感染。囊肿随后在肝脏（主要）、肺和其他器官中发育。诊断通常是通过血清学，但也可以通过对包囊的检查（d）。（由 CDC DPDx 提供，http://www.cdc.gov/dpdx/）

图中标注：

① 小肠内成虫
② 粪便中的胚胎卵
③ 六钩蚴孵化阶段；穿透肠壁
④ 肝、肺等包虫囊肿
⑤ 囊肿原头节
⑥ 头节附着在肠上

头节附着在肠上
摄入囊肿（在器官中）
最终宿主（狗或其他犬科动物）
中间宿主（绵羊、山羊、猪等）
虫卵摄入（在粪便中）

▲ = 感染期
d▲ = 诊断期

http://www.dpd.cdc.gov/dpdx

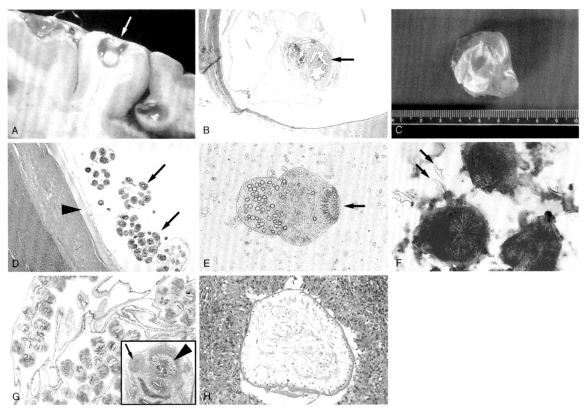

图7.78 绦虫组织切片。A, 脑囊尾蚴病皮质中的单个囊尾蚴（箭头）。B, 猪带绦虫囊尾蚴的组织切片显示在充满液体的腔内有一个内陷的未成熟的头节（原头节，箭头），周围为宿主脑实质（H&E, 20×）。C, 细粒棘球绦虫切除的包虫囊肿内部子囊。D, 细粒棘球绦虫在肝脏中的包虫囊肿的横截面显示外层夹层（大箭头）和内部育雏囊（箭头），其内为原头蚴（H&E, 20×）。注意有一个厚纤维包膜，将包虫囊肿与肝实质分离。E, 细粒棘球绦虫原头节的未染色湿片上显示外翻的一排钩子（箭头，1 000×）。小钩有助于吸附到犬科动物终宿主的肠壁。F, 灌洗液中包囊的吉姆萨染色显示3个部分退化的原头蚴和几个游离钩（箭头，1 000×），被称为棘球蚴沙。G, 多头蚴病包囊结构内的多个原头节。与猪带绦虫相似，每个原头蚴带有吸盘（箭头）和一排钩子（大箭头）。H, 迭宫绦虫属的裂头蚴引起宿主周围肉芽肿反应。注意，没有看到吸盘或钩子。裂头蚴由疏松的结缔组织和厚的外部角质层组成。（A、E、H经许可引自：Fritsche TR, Pritt BS. Medical parasitology. In: Henry's Clinical Diagnosis and Management by Laboratory Methods. 23rd ed. Philadelphia: Elsevier; 2016。C 和 D 由 CDC Public Health Images Library 提供）

大小，从而引起临床症状[307]。这可能需要很多年，尽管骨骼、大脑和其他空间有限区域的病变可能会更早地引起症状。肝脏受累通常与腹痛、恶心和呕吐有关，而肺部受累可能表现为咳嗽、呼吸短促和胸痛[307]。包囊破裂极少导致死亡发生。由于肺泡棘球蚴病的侵袭性更强，患者可能会出现其他症状，如体重减轻、不适、胆道梗阻，最终导致肝功能衰竭。如果不治疗，泡状棘球蚴是致命的[307]。治疗取决于感染物种、解剖位置和疾病阶段。细粒棘球绦虫的简单囊肿通常使用 PAIR 程序（经皮穿刺，注射杀螨剂和再吸入）与阿苯达唑给药一起进行治疗[263]。手术通常适用于大的或多个多房棘球蚴包囊。由于肺泡包虫囊肿的侵袭性，阿苯达唑或其他苯并咪唑药物通常连续给药至少2年[47]。

实验室诊断・通常通过血清学检查，结合临床症状、接触史和影像学结果诊断棘球蚴病[306]。通过鉴定灌洗或切除的包囊中的原头节和游离钩来完成最终诊断。如果进行灌洗，必须采取预防措施，防止液体泄漏引起的二次复发或过敏反应[306]。

显微镜检查：可在未染色的湿片上或使用三色或吉姆萨染色制剂检查标本。原头蚴长（100～110）μm×（120～150）μm，并且可能有倒钩或外钩（图7.78E 和 F）。游离的钩子也是常见的。原头节和游离钩子通常被称为"棘球蚴沙"。

抗体检测：细粒棘球蚴的血清学检测算法通常采用 EIA、IFA 或间接血凝试验进行初步筛选，用免疫印迹或凝胶扩散试验鉴定棘球绦虫弧菌5型。敏感性随包囊的位置和状态而变化。肝脏和骨骼中的囊肿比脾脏、肺和大脑中的囊肿更容易引起可检测的抗体反应[306]。高达 25% 的神经囊尾蚴病患者出现假阳性结果，但这些结果通常可以根据临床特征加以区分[306]。尽管特异性免疫测定可提供更高的特异性，但大多数多房棘球绦虫感染患者使用细粒棘球绦虫的血清学检测试验仍可呈阳性反应。

其他：棘球蚴病有时可在组织病理学检查中被诊断出来，特别是在最初没有怀疑诊断的情况下。外周膜与含有原头节的包囊的存在与细粒棘球绦虫感染一致（图 7.78C 和 D）。相比之下，多房棘球蚴病显示出一种浸润性生长模式，形成紧密的包囊，外部没有厚包囊壁[309]。同时，多房棘球蚴病感染中通常不存在原头蚴。

带绦虫属（多头蚴病）

多头蚴病是一种以犬绦虫、多头绦虫和锯齿状绦虫的幼虫（共尾幼虫）感染而引起的人畜共患病[310]。虽然大多数病例来自非洲，但感染遍布全球[310]。狗和其他犬科动物是最终宿主，它们将粪便中的感染性虫卵排入环境中，在那里它们可被中间宿主（如兔、牛、马、绵羊、山羊、啮齿动物）摄取[310]。与囊尾蚴病和棘球蚴病一样，人类也通过摄入虫卵获得感染并充当中间宿主。摄入后，虫卵孵化并释放六钩蚴，穿透肠壁进入循环。六钩蚴在中间宿主的各种组织中发育成多头蚴，并且可以随后通过捕食或食腐被最终宿主摄取[310]。临床表现因涉及的解剖部位而异。皮下感染通常呈现无痛结节，但是多头蚴也可能感染眼睛和中枢神经系统，导致更严重和可能致命的疾病[310]。通常使用手术切除来完成诊断和治疗[310]。吡喹酮也可以与手术结合使用[47]。在宏观上，切除的多头蚴最大尺寸可达 10 cm，由薄壁棕褐色囊状结构组成，具有整体球形或多头形状[310]。多头蚴在组织学上类似于囊尾蚴，但可以通过存在多个内陷的头节（原头蚴）而不是单个头节来区分（图 7.78G）[310]。

迭宫绦虫属（裂头蚴病）

裂头蚴病是由迭宫绦虫属的几个成员引起的人畜共患感染，包括曼氏迭宫绦虫、拟曼森（氏）迭宫绦虫、拉纳姆迭宫绦虫、猬叠迭宫绦虫和芽殖裂头蚴迭宫绦虫[311]。迭宫绦虫属大多数病例发生在东亚，但由于饮食和药物治疗方法的原因，它们遍布世界各地。迭宫绦虫属与裂头属有着密切的关系，

并且有着相似的生活史，区别是人类是迭宫绦虫属的中间或第二中间宿主，而不是最终宿主[311]。狗和猫是最终的宿主，在它们的粪便中排出未发育的卵。卵在水中发育并释放出活动的钩球蚴，这些钩球蚴被桡足类吞食（第一中间宿主）。桡足类可以被鱼类、两栖动物和爬行动物摄取（第二中间宿主）。当狗或猫食入感染的第二中间宿主时，生命周期继续。人类通过摄入受感染的桡足类或第二中间宿主的肉而感染[311]。感染也可以通过直接接触受感染宿主的肉而发生（如通过在眼睛或伤口上涂抹生青蛙膏）。裂头蚴病通常表现为静止或迁移性皮下或眼部肿胀[311, 312]，也可能发生神经系统受累[311]。通常采用手术切除进行诊断和治疗，虫体呈细长灰白色，长度为几毫米到几厘米。组织学切片显示一个厚的无细胞角质层，周围是疏松的结缔组织，有明显的平滑肌束和钙质微粒（图 7.78H）。与囊尾蚴病不同，没有吸盘，小钩或外囊壁[311]。

▪ 吸虫

并殖吸虫（并殖吸虫病，肺吸虫感染）

据报道，并殖吸虫属中超过 10 种吸虫可以引起人类肺吸虫病，其中东方肺吸虫卫氏并殖吸虫是最常见的原因。在世界某些地区，肺吸虫是人类和动物（如猪、猫、狗）感染的常见原因。

流行病学·在非洲、美洲和东南亚发现了并殖吸虫属。卫氏并殖吸虫、异盘并殖吸虫、菲律宾并殖吸虫出现在亚洲地区，非洲肺吸虫和双侧宫并殖吸虫出现在非洲西部和中部地区，而在北美地区发现了猫肺并殖吸虫[261, 313]。肺吸虫病是一种食源性吸虫病，是 WHO 认可的 NTD 之一[3]。人类主要是通过摄入未煮熟的甲壳类动物，包括螃蟹和小龙虾感染。潜在感染性食物的例子包括腌制、风干、生或未煮熟的甲壳类动物[261]。感染最常见于经常食用这些食物的地方[314]。据 WHO 估计，2010 年有 139 238 人感染，其中 250 人死亡，造成 1 048 937 DALY[125]。

生活史·并殖吸虫的生命周期与肠吸虫、布氏姜片虫的生命周期相似（图 7.69），但有两点不同。首先，人类通过摄入受感染的鱼而不是水生植物中的囊蚴而感染。第二种情况是，在十二指肠排出后，吸虫离开肠道，穿过腹腔及横膈膜，最终进入肺部，在那里被包裹并发育成成虫[314]。偶尔也会发生异

位转移到中枢神经系统和其他器官。感染后 65～90 天内，成虫开始产卵。虫卵随痰排出，或经吞咽随粪便排出[314]。成年吸虫可能在人类体内存活 20 年。

临床疾病·临床表现因感染阶段而异。在吸虫从肠道转移到肺部的急性阶段，患者可能出现腹泻、腹痛、肝脾肿大、荨麻疹、咳嗽、胸痛、发热和嗜酸性粒细胞增多[314]。一旦发生肺部感染，患者通常会出现咳嗽、咳痰、胸片异常。胸腔积液和气胸是潜在的并发症[261]。肺外移行通常导致严重的症状，特别是中枢神经系统受累[315]。治疗选用吡喹酮[47, 261]。也可以使用三氯苯达唑，但在美国不可商购，仅可通过 CDC 在研究用途方案下获得。

实验室诊断·通常通过显微镜鉴定痰、粪便中的特征性卵，偶尔进行胸膜液和组织活检诊断[314, 316, 317]。血清学检测也可能有用，特别是当高度怀疑但在临床标本中未发现卵时。肺吸虫病与结核病的地理分布重叠，并可能出现类似的影像学表现；因此，对于未能改善抗结核治疗的个体，应考虑肺吸虫病[318]。

显微镜检查：并殖吸虫卵为卵圆形，长 80～120 μm，宽 45～70 μm，具有厚的黄棕色壳和肩鞘（图 7.48 和图 7.51C）[314]。腹膜末端通常变厚，但不存在凸起。区分不同的肺吸虫属必须依靠它们的卵。重要的是测量卵的大小，以帮助区分并殖吸虫卵和其他大的有盖卵（如阔节裂头绦虫、姜片吸虫）。

抗体检测：正如本章前面所提到的，在没有发现虫卵时，如在轻度或早期感染中，血清学检测特别有用[314]。它也有助于诊断异位感染和评估治疗效果。标准血清学方法是补体结合试验，尽管 EIA 和免疫印迹试验也可以使用并有良好的灵敏度（> 95%）。血吸虫病患者可能会出现一些交叉反应。可能需要特定的测定方法来检测不同的并殖吸虫属[319]。

其他（包括组织病理学）：在细胞学和组织学制片中，有时会发现成虫或卵[316]。成虫通常成对出现在直径 1～3 cm 的囊腔中。成虫的身长可达 1.2 cm，有"柠檬"或"咖啡豆"的形状[314]。卵通常出现在坏死或实变区，其形态与痰和粪便内相似，有肩盖[316]。

血吸虫属（血吸虫病，血吸虫感染）

人血吸虫病，也称为血吸虫病，是由血吸虫属中的几种物种引起的。人类疾病的主要原因是曼氏血吸虫、日本血吸虫和埃及血吸虫，而湄公河血吸虫和刚果血吸虫是部分地区中较少数例的原因[261, 320]。

偶尔，人类可能会短暂感染鸟类或其他哺乳动物的血吸虫，导致自限性皮肤感染，称为尾蚴性皮炎（"游泳者痒"或"蛤蜊病"）[321, 322]。尾蚴可穿透人体皮肤，但不能发育成熟，最终死亡。

流行病学·血吸虫病可以说是世界上最重要的寄生虫感染之一。它遍布全球热带和亚热带地区。曼氏血吸虫的地理分布最广，分布于非洲、中东、南美洲和加勒比地区，而埃及血吸虫只存在于非洲和中东部分地区，而远东地区则是日本血吸虫，刚果血吸虫和湄公河血吸虫分别位于西非中部和东南亚地区[320]。WHO 已将血吸虫病确定为一种被忽视的热带感染，估计全世界近 2.4 亿人感染血吸虫病，撒哈拉以南非洲的感染死亡人数超过 200 000 人[261]。遗憾的是，人类活动有时会增加螺类中间宿主的适宜栖息地（如建立灌溉系统），从而导致疾病负担加重[323]。

由于非人类血吸虫引起的尾蚴性皮炎可以在淡水和微咸水中发生[322]。除了南极洲，世界各地都报道了病例[322]。在美国，五大湖地区常有病例报道[322]。

生活史·与本章讨论的其他吸虫相比，人类血吸虫的生命周期明显不同。血吸虫不是通过摄入受污染的食物，而是通过直接经皮肤感染宿主，因此在这方面更像是钩虫和圆线虫病（图 7.79）[320]。当宿主在受污染的水中洗澡或游泳，或使用受污染的水做家务时，自由游动的尾蚴穿透皮肤，就会发生感染。一旦进入人体，尾蚴就会失去尾巴，变成血吸虫，并通过包括肝脏在内的几个组织进行迁移，在那里它们成熟为成虫[320]。与其他吸虫不同，血吸虫不是雌雄同体，而是具有独立的雄雌性别。雌性尺寸为 0.7～2 cm，而雄性则稍小[320]。两者特征性配对，在这种配对中，纤细的雌性栖息在较宽雄性的抱雌沟内。成对的血吸虫根据感染的种类迁移到不同位置的小静脉（图 7.79）。之后在粪便或尿液中发现虫卵[320]。如果含有虫卵的尿液或粪便进入存在第一中间宿主（螺类）的淡水源，则生命周期将继续。

临床疾病·受感染的个体通常无症状。然而，

血吸虫病

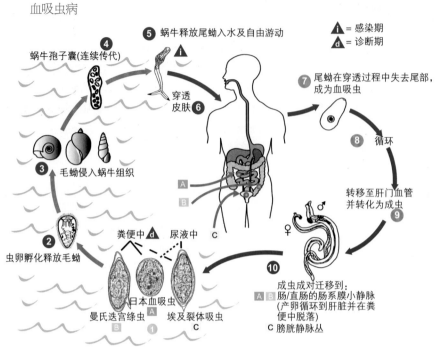

图7.79 血吸虫属的生活史。大的卵随受感染的人（1, d）的尿液或粪便中排出，在水中孵化，释放活动的毛蚴（2）。毛蚴穿透第一中间螺类宿主（3）的组织并通过一系列连续传代（4）形成孢子囊。然后自由游动的尾蚴（i）从螺类释放到水中（5），并且可以穿透完整的人体皮肤（6）。穿透后不久，尾蚴失去尾巴（7）并进入循环（8）以迁移至肺部，最终迁移至肝脏（9）。寄生虫成熟为肝脏中的雄性和雌性成虫并配对，然后迁移至小静脉（10）排出肠道（曼氏血吸虫和日本血吸虫；A，B）或膀胱（埃及血吸虫；C）。在肠系膜静脉中也发现了刚果血吸虫和湄公河血吸虫（此处未描述）。妊娠雌性将卵释放到门静脉和膀胱周围系统，并滞留在邻近器官（如肝脏、肠道和膀胱）的壁上。卵通过组织迁移，然后随粪便或尿液排出。保留在组织中的卵是与血吸虫病相关的大部分病理的原因。（由CDC DPDx提供，http://www.cdc.gov/dpdx/）

已报道一些重要的物种和阶段特异性症状。有些人，特别是第一次感染的游客和移民，在穿刺时可能会出现斑丘疹[324]。它比非人类血吸虫引起游泳者的瘙痒症状要轻。随后，个体可能出现Katayama综合征，一种与虫体产卵相关的血吸虫病急性表现[324]。这种综合征由卵抗原形成的免疫复合物介导，并与发热、疲劳、肌痛、干咳、腹泻、肝脾肿大和嗜酸性粒细胞增多有关[324]。与最初的皮疹一样，这种综合征最常见于以前没有接触过感染的人（如旅行者），尽管也有以前感染过日本血吸虫的患者报道这种综合征[324]。

最严重的感染症状发生在慢性感染阶段，这是由宿主对组织中残留卵的炎症反应所致。卵引起肉芽肿反应，卵从组织中进入膀胱和肠腔，但也引起明显的局部炎症和纤维化[324]。在肠内，这可能导致结肠息肉病、溃疡、上皮增生和微脓肿的形成。患者通常会出现便血、腹泻、便秘和腹痛。肠系膜静脉中的吸虫产生的卵也通常栓塞到肝脏，引起窦前炎症和门静脉（"管-茎"）纤维化[324]。持续损害可能导致门静脉高压[324]。埃及血吸虫释放到泌尿生殖系统的卵可能导致血尿、排尿困难、膀胱钙化、输尿管阻塞、肾盂肾炎和肾衰竭[324]。持续的尿路

上皮损伤导致鳞状上皮化生，随后可能发展为鳞状细胞癌，从而使埃及血吸虫成为本章讨论的第三种引起癌症的寄生虫（其他的是华支睾吸虫和间日疟原虫）[324]。最后，由埃及血吸虫和其他血吸虫属引起的生殖道感染，可导致不孕、异位妊娠、血精症，以及获得和传播性病的风险增加[325, 326]。

成虫异位迁移到其他部位产卵病例很少。中枢神经系统感染最为严重，可能导致运动功能障碍、癫痫发作、视力障碍、谵妄和弛缓性截瘫[324]。

吡喹酮是血吸虫病的首选药物[47, 320]。它仅对成虫具有活性，因此应在暴露后至少6～8周施用，使药物充分作用于成虫[320]。偶尔需要重复治疗。治疗后1～2个月重复粪便或尿液检查，可用于确认治愈成功[320]。

由非人类血吸虫引起的尾蚴性皮炎与斑丘疹和强烈的荨麻疹有关[321]。在反复暴露的个体中现通常更严重，并且可能包括发热、淋巴结病和水肿。感染是自限性的，通常在1～2周内消退。尽管可以使用皮质类固醇或抗组胺药来减轻症状和缩短病程，但通常不会进行治疗。

实验室诊断·优选的诊断方式随感染阶段而变化。显微镜检查粪便或尿液中的卵通常用于诊

断[320]。然而，在感染2个月内，卵通常不会出现在粪便或尿液中，因此血清学检测在早期疾病更适用。在轻度感染中，当尿液和粪便检查呈阴性时，膀胱或直肠活检可检出虫卵[320,324]。

显微镜检查：当怀疑感染曼氏血吸虫、日本血吸虫、湄公河血吸虫或刚果血吸虫感染时应检查粪便，而当怀疑感染埃及血吸虫感染时应检查尿液[324]。也可偶尔在粪便中发现埃及血吸虫卵[320]。血吸虫卵很大并且具有特征性的刺（图7.9、图7.48和图7.51D～F）。产卵检出率较低，因此建议检查多个样本并使用浓缩程序。由于采用浮选法不能很好地检出大型虫卵，因此，最好采用沉淀法将血吸虫卵浓缩在粪便标本中[19]。通过离心和检查沉淀物，或通过核孔膜过滤尿液（图7.9），可以提高检出率。卵孵化试验可用于确定卵的活力或检测轻度感染，尽管这种方法很少用于非流行地区境。将粪便与蒸馏水混合并置于容器中，使用箔纸避光包裹容器，仅留容器口在外。然后将明亮的光源放置在未包裹区域附近。如果标本中存在活的虫卵，它们就会孵化，纤毛状的毛蚴就会游向光线，在那里可以用手持透镜观察到它们[19]。

抗体检测：抗体检测主要用于检测旅行者初次感染的早期[324]，也用于流行病学研究。可以使用多种商品化试剂盒，并且大多数使用EIA、免疫荧光或间接细胞凝集法检测可溶性蠕虫或卵抗原的IgM、IgG或IgE类抗体。报道的敏感度在测试中差异很大；一般而言，血清学检测不如对多个粪便或尿液标本的显微镜检查敏感[324]。已发现与其他蠕虫的明显交叉反应[324]。CDC使用一种以曼氏血吸虫成虫微粒体抗原为靶点的EIA，据报道曼氏血吸虫和埃及血吸虫的敏感性大于95%，而日本血吸虫感染的敏感性小于50%[320]。特定种类的免疫印迹也被用来提高检测灵敏度[320]。

其他：在组织活检中可以看到卵，少见成虫。卵通常塌陷并被肉芽肿性炎症反应包围，但偶尔可见到特征性的棘突（图7.80）。

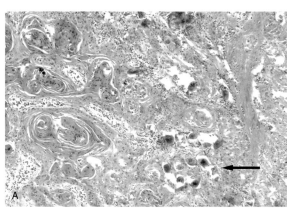
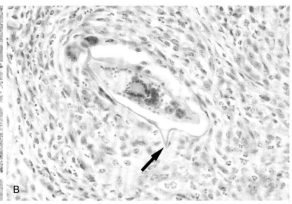

图7.80　组织中的血吸虫卵。A，膀胱鳞癌伴埃及血管内虫卵（箭头所指）（H&E，40×）。B，曼氏血吸虫卵，具有特征性的侧刺伴围绕肉芽肿性炎症和中性粒细胞，图中显示的是典型性脊柱侧棘（箭头所指）（H&E，1 000×）。（B经允许引自：Fritsche TR, Pritt BS. Medical parasitology. In: Henry's Clinical Diagnosis and Management by Laboratory Methods. 23rd ed. Philadelphia: Elsevier; 2016）

医学上重要的节肢动物

节肢动物种类繁多，具有重要的临床和公共卫生意义[83-321]。有些节肢动物可通过入侵组织、注射毒液或引起失血对宿主造成直接伤害。而另一些节肢动物则可通过刺激引起的过敏反应或传播具有传染性的细菌、寄生虫和病毒使宿主间接患上疾病。表7.4展示了主要的节肢动物分类，而表7.15列出了由节肢动物传播的最常见的病原体。医学上重要的节肢动物可以在每个组中找到，其中六足纲（属于昆虫类）和蛛形纲（属于蛛形类）在全世界具有最重要的公共卫生意义。昆虫中的蚊子被视为地球上最致命的动物，这是因为它具有传播传染性病原体的能力，可引起疟疾、登革热、基孔肯亚热、黄

表7.15 医学上重要的节肢动物传播的微生物 *

节肢动物	微生物
蚊	
按蚊属	疟原虫属、布氏丝虫属、恶丝虫属、吴策线虫
伊蚊属	布氏丝虫属、加利福尼亚脑炎病毒、登革热病毒、恶丝虫属、曲棍脑炎、吴策线虫、黄热病病毒
库蚊属	东方马脑炎病毒、恶丝虫属、圣路易斯脑炎病毒、西尼罗病毒、布氏丝虫属、西方马脑炎病毒、吴策线虫
曼蚊属	布氏丝虫属、恶丝虫属、吴策线虫
坏血蚊属	委内瑞拉马脑炎
白蛉	
Lutzomia spp.（新大陆）	杆菌状巴尔通体、利什曼原虫属
Phlebotomus spp. 白蛉属（欧洲）	利什曼原虫属、白蛉热西西里病毒
蚤	
栉头蚤属	巴尔通体、立克次体
鼠疫蚤	斑疹伤寒立克次体、鼠疫耶尔森杆菌
虱	
人虱	五日热巴尔通体、回归热（疏）螺旋体、普氏立克次体
蚋科（蚋属）	恶丝虫病、曼森线虫属、旋盘尾丝虫
斑虻	罗阿丝虫
采采蝇（舌蝇属）	罗德西亚布锥虫、冈比亚布锥虫
苍蝇（厕蝇属、家蝇属）	吸吮线虫属
蠓（库蠓属）	曼森线虫属
三甲胺虫（锥猎蝽属、红猎蝽属、锥猎蝽属）	锥虫
硬蜱	
钝眼蜱属	沙费埃里希体、埃里希体属、土拉热弗朗西斯菌、康氏立克次体、帕克立克次体、STARI
革蜱属	科罗拉多壁虱热病毒、土拉热弗朗西斯菌、立克次体属立克次体族、西伯利亚立克次体、*Rickettsia slovaca*
血蜱属	夸赛纳森林病病毒、康氏立克次体
璃眼蜱属	克里米亚-刚果出血热、西伯利亚立克次体
蝇蜱属	嗜吞噬细胞、巴贝虫属、伯氏疏螺旋体、*Borrelia mayonii*、*Borrelia miyamotoi*、网脊埃利希体、Powassan病毒、蜱传脑炎病毒
血红扇头蜱	立克次体属、康氏立克次体
软蜱	
钝缘蜱属	回归热、疏螺旋体
螨	
纤维纤恙螨属（恙螨）	恙虫热立克次体

注：* 未全部纳入。本表修改自：Mathison BA, Pritt BS. Laboratory identification of arthropod ectoparasites. Clin Microbiol Rev 2014; 27: 48-67; Mathison B, Pritt BS. Arthropod Benchtop Reference Guide. Northfield, IL: College of American Pathologists; 2016

热病、日本脑炎及其他多种疾病。

本节将介绍一种评估节肢动物的临床实验室方法，然后对每种生物做一简要描述。关于医学上重要的节肢动物的更多详细信息，读者可以参考相关的专著和指南[327-330]。

■ 一般特征

节肢动物是双边对称的无脊椎动物，有连接的附属肢体和壳多糖外骨骼（角质层），其会在生长过程中不断蜕皮（图7.81）[330]。节肢动物的发育各有不同，发育可以通过不完全或完全的变态或蜕变发

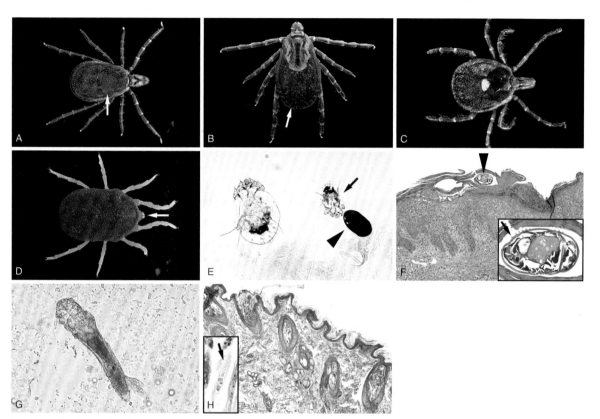

图 7.81　医学上重要的螨类（扁虱和螨）。A，成年雌性硬蜱属。注意，盾刺（箭头所示）只覆盖背部表面的前部。B，成年雌性变异革蜱。注意带有褐色斑纹（具饰纹）的盾刺。革蜱属和钝眼蜱属的身体后部都有称为花状突起（箭头所示）的脊。C，成年雌性美洲钝眼蜱，其在背板上有特征性斑点（斑）。D，成年雄性软蜱（钝缘蜱属）。箭头指向嘴部，从背侧表面看不清楚。这是区分硬蜱和软蜱的一个有用的特性。E，疥螨成虫（左）、若虫（箭头所示）、卵（箭头所示）（未染色，100×）。F，疥螨属组织学断面，其显示表皮内有单个螨（箭头所示）（H&E，100×）。插图（400×）显示了螨虫的横截面细节，包括角质层脊（箭头所示）。G，毛囊蠕形螨成虫（未染色，400×）。H. 毛囊组织学切片蠕形螨（H&E，100×，插图 1 000×）。[A、B 和 D 由 Graham Snodgrass，Army Public Health Center 提供（暂定）。C 由 CDC Public Health Image Library 提供。G 经允许引自：Fritsche TR, Pritt BS. Medical parasitology. In: Henry's Clinical Diagnosis and Management by Laboratory Methods. 23rd ed. Philadelphia: Elsevier; 2016]

生。不完全变态的特征是指逐步发育的阶段（如卵、若虫、成虫），其中未成熟形态与成虫具有相似的外观和生态特点。如蜱虫、螨虫、虱子、锥虫和蟑螂。相比之下，经历完全蜕变的生物体，其未成熟阶段看起来与成体非常不同，具有多种多样的不同生态学特点。在经历完全变态的重要的节肢动物中，有苍蝇、蚊子、跳蚤、蜜蜂、黄蜂和蚂蚁。特别是这些节肢动物的蠕虫状的幼虫阶段，在实验室中鉴定可能比较困难，如果临床医务人员需要进行全面鉴定，应向医学昆虫学家咨询。

■ 损伤机制

节肢动物可以多种方式对人类造成损害。一些节肢动物，包括虱子、跳蚤、蜱、恙螨和疥虫，都是体外寄生虫，依靠吸食人类的血液或其他组织成分为生。其他节肢动物是皮下或内脏寄生虫，如致蝇蛆病的苍蝇幼虫（蛆虫）、穿皮浅蚤、沙蚤和舌形虫幼虫[327]。一般来说，"侵染"（infestation）一词指的是外寄生，而"感染"（infection）一词指的是深层组织的侵入，尽管有时这些术语可以互换使用[83]。体外寄生虫可引起局部皮炎、小疱疹、疼痛和组织损伤[327]。类似的表现也可能是由刺痛或咬伤（如苍蝇、蚊虫、禽螨、臭虫、蚂蚁、蝎子），偶然接触（如蜇人的毛虫、马陆、斑蝥），以及吸入性变应原（如尘螨、蟑螂）引起。重要的是，一些蝎子、蜘蛛和蜈蚣等生物的毒液会明显导致较高的人类发病率和死亡率[327]。美国劳工统计局（Bureau of Labor Statistics）报道称，从 1992 年至 1997 年，昆虫和蛛形纲动物造成 36 100 起非致命性工作场所伤害，占与动物相关的工作场所疾病和伤害总数的近 50%[331]。

或许更值得关注的是，节肢动物传播传染病的能力。一些节肢动物是致病生物的生物学媒介物，包括病毒（如登革热、基孔肯亚热、寨卡病毒）、细菌（立克次体属、巴尔通体属、嗜吞噬细胞无行体、伯氏疏螺旋体）和寄生虫（疟原虫属、利什曼原虫属、锥虫属）[327]。其他节肢动物是机械性传媒，可能被动转移病原体（如志贺菌属、沙眼衣原体）到食物或黏膜上。最后，节肢动物可能充当几种蠕虫和棘突寄生虫的中间宿主，如犬复殖孔绦虫、膜壳绦虫属、念珠棘虫属，如果摄入，可将感染转移到人类身上。

最后，一些人会因昆虫恐惧症（对节肢动物的过度恐惧）或妄想型寄生虫病而出现虚弱症状。这将在后面的"妄想型寄生虫病"中进一步讨论。

常见节肢动物的实验室鉴定

通常将节肢动物送交到实验室，期望能够完全识别他们。遗憾的是，大多数临床微生物学家没有接受过医学昆虫学的培训，对非寄生节肢动物的各种外观熟悉的人就更少了。要求临床微生物学家能够识别所有可能送检的节肢动物虽然并不合适，然而他们应该要能够熟悉最常见的人类寄生虫，并能将它们与非寄生节肢动物区别开来。有一些文献和辨识要点可达到此目的[8, 327, 329, 330]。根据患者的需要和实验室的专门知识，最终由实验室主任负责确定鉴定的程度。如果鉴定超出了实验室的范围或能力，则应将标本转交给能够提供所需鉴定水平的医学昆虫学家或公共卫生部门。一般而言，将非寄生节肢动物确定为属或物种是没有用的，因为这对患者的处理并不重要，而且有可能造成患者的临床状况与报道的生物体之间的虚假的联系[327]。

可提交的样本类型包括完整的节肢动物、节肢动物的一部分、皮肤碎屑（参见本章前面的"实验室方法"）和其他相关物品，如衣物、被褥、粮食、粉尘或残屑等。节肢动物在厕水中并不常见，它们送检是为了识别可能的寄生虫。这些通常是自由生活的昆虫，不会引起人类感染[327]。

完整的节肢动物和节肢动物的部分应该放置在 70%～90% 的乙醇中运输到实验室，也可以使用福尔马林液。小型的节肢动物，如螨虫、跳蚤、虱子和幼蜱等可直接固定在载玻片上进行运输和鉴定。有翼昆虫几乎从不提交到临床实验室进行鉴定，但可以收集起来用于研究或流行病学调查。最好将它们暴露在氯仿或乙酸乙酯气体中杀死，然后以干燥的状态保存起来[328, 329, 332]。

蛛形类

医学上重要的蛛形纲生物包括扁虱、螨虫、蜘蛛和蝎子。这些通常是提交给临床实验室最常见的节肢动物，尽管它们的类型可能因实验室的地理位置不同而有很大的差异。在美国和欧洲的一些地方硬蜱很常见，特别是在基于蜱虫传播疾病很常见的区域。这个群体都没有翅膀、触角和下颚，在幼虫和成虫阶段中有 8 条腿。而蜱和螨的幼虫只有 6 条腿，这有助于对它们的识别鉴定。蜱和螨虫属于螨属类，只有一个身体节段，而蜘蛛和蝎子有两个节段（头胸部和腹部）。

蝎子·蝎子在蛛形纲动物中是独一无二的，因为它们有钳样爪和带后刺器官的分节段尾部。尾部可用于向猎物注射毒液，也用于防御。遗憾的是，它们的毒液对人类也是有毒的，因此，在热带和亚热带资源贫乏的国家，蝎子是一个主要的公共卫生问题[333]。蝎子蜇伤的症状包括注射部位的疼痛和炎症、过敏、抽搐、言语不清、腹痛和呼吸衰竭。每年被蝎子蜇伤的人估计有 120 万人，导致 3 000 多人死亡[333]。墨西哥是报告死亡率最高的国家，每年有多达 1 000 人因蝎子蜇伤而死亡[333]。大多数死亡是由于心血管或呼吸衰竭，特别是老年人和儿童。

蜘蛛·和蝎子一样，蜘蛛也是有毒的捕食者。它们用类似尖牙的螯角将毒液注入宿主体内。大多数蜘蛛以昆虫为食，但如果受到挑衅，它们可能会咬人。咬伤通常会引起短暂的疼痛和刺激，但某些蜘蛛的毒液会导致较高的人类发病率和死亡率[331]。世界范围内医学上最重要的两种蜘蛛属分别是寡妇盗蛛（widow spiders）（毒蛛属）和棕色隐斜蛛（violin spiders）（斜蛛属）[331]。在美国发现了 5 种毒蛛属，其中黑寡妇（*L. mactans*）分布最广，尤其是在南部和西部各州[331]。雌性黑寡妇蜘蛛有一个光滑的黑色身体，腹部有红橙色沙漏状标记是其特征。黑寡妇蜘蛛更喜欢生活在有保护的环境中，可以在棚屋和地下室找到它们[331]。人类在碰触黑寡妇的蜘蛛网时通常会被叮咬。它们的毒液中含有一种神经毒素，可导致肌痛、虚弱、抽搐、瘫痪，但很少会导致死亡。褐皮花蛛（brown recluse spider），或叫锡皮斜蛛（*Loxosceles reclusa*），也被称为棕色隐斜蛛，是美国另一种医学上重要的蜘蛛。它最常见于中西部和南部各州，也更喜欢僻静的栖息地。它体长 1～2 cm，有一个棕色的身体，其头胸部有一个典型深色的小提琴形状的图案。它的毒液含有多种细胞毒素和溶血酶，可导致一种严重的称为坏死性蜘蛛中毒（即棕斜蛛咬中毒）的严重情况[331]。咬伤的最初状态通常是无痛的，但几个小时后，咬伤部位会出现疼痛和肿胀，随后几天会出现皮肤坏死和皮肤脱落。由此产生的损伤可能涉及 40 cm 或更大的面积，可能需要皮肤植皮[331]。

蜱·蜱是世界范围内人类和动物重要的专性吸血寄生虫。它们的摄食活动可导致严重的组织损伤和失血，特别是在家畜中，还有可能导致许多细菌、病毒和原生动物病原体的传播。一种罕见但可能致命的症状叫做蜱性麻痹，也可能由于一些蜱虫唾液中的神经毒素引起。蜱性麻痹的症状通常发生在蜱虫附着后 2～6 天内，包括上行性弛缓性麻痹和毒血症，因此类似于食物中毒、脊髓灰质炎和吉兰-巴雷综合征。移除蜱虫后症状迅速消失[334]。

蜱类与螨属于螨类。蜱和螨都经历卵、幼虫、若虫和成虫的发育阶段；幼虫有 6 条腿，而若虫和成虫有 8 条腿[330]。虽然蜱和螨的外表相似，但蜱通常更大（0.1～3 cm 长），并且可以通过牙齿垂唇（用于附着和进食）和哈氏器（感觉性的）的存在来明确区分。根据他们体表特征（外覆盖物）、口器及有无背盾情况，蜱可以进一步分为硬蜱（硬蜱科）和软蜱（软蜱科）[330]。硬蜱在人类身上很常见，因此通常可将其送往临床实验室。相比较而言，软蜱通常进食时间很短（不足 30 min），而且通常在夜间，所以它们不会被宿主发现，因此不太容易采集送至临床实验室[327]。

硬蜱：硬蜱是节肢动物中最重要的医学类群之一，是许多已确认和新出现的病原体的传播媒介，其中仅在美国就有几种新描述的病原体[335-339]。大多数以人类为宿主的硬蜱有一个三宿主的生命周期，它们先吸血，然后在生命周期开始前离开宿主。它们有向前定向的口器（从背部表面可以清楚地看到）和一个称为盾刺的硬化背板的坚固身体[327]。毛囊

覆盖了雄性的整个背表面，但只覆盖了雌性背表面的前部（图 7.81A～C）。表 7.15 列出了由蜱虫传播的最常见的病毒、细菌和寄生虫。北美硬蜱最重要的种类是肩板硬蜱、太平洋硬蜱、变异革蜱、巨头革蜱、血红扇头蜱和美洲钝眼蜱[14,340]。下一节将更详细地描述这些蜱及其医学意义。读者可参考用于实验室鉴定的特异的种属方法。

肩板硬蜱也被称为黑脚蜱或鹿蜱，是引起美国莱姆病的伯氏疏螺旋体的主要媒介。在北半球的温带地区，莱姆病是最常见的媒介传播疾病，据估计，在美国每年约 300 000 例暴发[341]。肩板硬蜱也被证明是一个能够传播梅罗尼螺旋体的媒介，这也是最新发现在美国中西部北部地区引起莱姆病的一个原因[339, 342]。在美国由这种硬蜱传播的其他重要病原体包括嗜吞噬细胞无形体、微小巴贝虫、埃立克体属、波瓦桑病毒（Powassan virus 谱系 Ⅱ，鹿蜱病毒）和疏螺旋体。太平洋硬蜱属，一种西部的黑脚扁蜱，能传播伯氏疏螺旋体和巴贝虫属[340]。正如其名称所示，它能够在美国沿太平洋海岸区域找到[340]。硬蜱属和 *I. marxi* 很少叮咬人类，会潜在的传播波瓦桑病毒（谱系 Ⅰ）[340]。硬蜱属有一个朴素的（无装饰的）盾刺和光滑的无缘垛的背部（图7.81A）。不像其他硬蜱，它有一个倒立的 U 形肛沟。在莱姆病流行的地区，最好能从种的水平来确定蜱虫的种类，因为其他非肩突/太平洋蜱虫可能会偶尔在人类身上发现，而且已知它们不会传播伯氏疏螺旋体[343]。这可以使用硬蜱属的特点进行鉴别[344]。雌性肩板硬蜱是莱姆病的主要的带菌者，因为雄性不会长期附着于人体，因此不太可能传播伯氏疏螺旋体[345]。由此可见，蜱虫的性别也有助于传播媒介的鉴定。

革蜱属（*Dermacentor* spp.）遍及美国大部分地区，变异革蜱（美国狗蜱）分布在太平洋沿岸和落基山脉以东，*D. andersoni* 分布在落基山脉各州[340]。这两种蜱可分别传播立克次体和土拉热弗朗西斯菌，以及落基山斑疹热因子和兔热病的病原体。*D. andersoni* 可传播科罗拉多蜱热病毒[14, 327, 340]。与硬蜱属相比，革蜱属有一个纹饰的（装饰过的）盾刺和称为缘垛的背侧"驼峰"（图7.81B）。与颚体（头部部分的基部）比较，他们的口器比较短，并且有一个"杯状"肛沟。雌性蜱虫最可能叮咬人类。区

域分布的特点可用于种的层次的鉴定[344, 346]。

美洲钝眼蜱俗称孤星蜱虫，遍及美国整个东部和东南部[340]。它传播查菲埃立克体和伊氏埃立克体，他们均是埃立克体病的病原体，与土拉热弗朗西斯菌及一种未知的可导致 STARI（南方与蜱虫相关的皮疹疾病）的病原体[340]。这些扁虱是具有攻击性的咬人昆虫，其中若虫和成虫认为是造成大多数由扁虱传播致人类感染的媒介。一种相关蜱，斑点钝眼蜱（也称海湾蜱）也会叮咬人类，并可能传播帕氏立克次体，是引起潮汐斑点热的原因[340]。类似革蜱属，美洲钝眼蜱也有华丽的盾刺和缘垛。雌蜱盾刺上有一个巨大的黄白色斑点（又称"孤星"），这是其被称为花蜱的原因（图 7.81C）。与革蜱属相比，它的口器与颚体较长。它也有一个"杯状"的肛沟，就像所有的非硬蜱属一样。区域分布的特点可用于进行种一级层次的鉴定[344, 347, 348]。

血红扇头蜱也称褐色犬蜱，在世界范围内分布并遍及美国[340]。主要认为它是一种讨厌的咬人动物，但在美国西南部，是一种传播立克次体的一个重要媒介[340]。它有缘垛和一个杯状的肛沟，但是，还有一个普通的（没有装饰的）盾刺[330]。另一个重要特征是它具有棱角状的颚体（头部区域的基部）[344]。

软蜱：软蜱属隐喙蜱科[327, 330]。它们在北美的重要性在于它们是钝缘蜱属的成员，能够传播引起蜱传回归热的包柔疏螺旋体[327, 330]。人们通常会在乡村鼠患猖獗的小屋中睡觉时接触到这些软蜱。与硬蜱不同的是，它们有一个柔软的似皮革般的身体，没有盾刺，并且有着不容易从背侧面看到（或看不见）的口器（图 7.81D）。软蜱体长 0.2～0.5 cm，但随着进食而明显增大。重要的是，不要把吃饱的硬蜱误认为软蜱，因为它们有着相似的外观。

蜱·与蜱类一样，蜱也是脾螨亚纲的节肢动物[327, 330]。全世界有许多种类的蜱，但相对而言，很少对医学有重要意义。其中最重要的是疥螨、蠕形螨属，以及动物源性传播的禽类和啮齿类携带的螨和恙螨。这些是最有可能提交给实验室鉴定的螨类[327]。此外，有些人对皮肤吞噬体，即尘螨科的排泄物、分泌物和身体碎片产生轻度至重度过敏。这些螨虫通常大量存在于环境中，但一般不会送到实验室。常规过敏试验可用于评估感

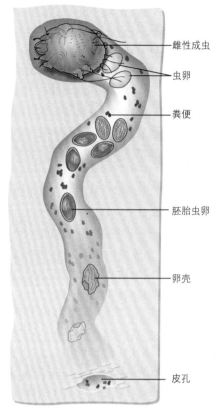

图7.82　在皮肤洞穴内显示疥螨成虫、虫卵、胚胎虫卵、粪便、空卵壳和皮孔。（经允许引自：McPherson RA, Pincus MR, Henry JB. Henry's Clinical Diagnosis and Management by Laboratory Methods. 21st ed. McPherson RA, Pincus MR. editors. Philadelphia: Saunders Elsevier; 2007）

染的患者[327]。

疥疮：疥螨属，人类的疥螨，引起称为疥疮的皮肤感染。疥疮是世界上最常见的皮肤感染之一，每年有多达 3 亿人感染[349, 35]。通过人与人直接接触，通常为性传播，并可能在医院和其他机构暴发[186, 350]。螨虫在皮肤上或皮肤内完成它们的整个生命周期，包括交配、繁殖和成熟。这发生在由成年雌虫在表皮上层形成的锯齿状洞穴内（图 7.82）[327, 330]。雌螨每天能在皮肤上推进约 2 mm，并每天产卵 2～3 个[350]。这些卵将在几天后孵化，每个卵释放出一个六条腿的幼虫。幼虫经过一系列的蜕皮，直到成年。成虫然后离开洞穴，在皮肤上交配，重复整个生命周期[350]。由此产生的感染会引起强烈的瘙痒，通常在晚上会更严重。身体检查时，这些洞穴通常呈凸起的红线，长度为 2～15 mm。成人中常见的受影响部位有手指网、手腕屈肌、臀部、脚踝、腹股沟和脐周皮肤，而儿童的面部和手掌或许也会受

影响[154]。

结痂性疥疮（挪威的）是一种严重的疾病，常见于免疫功能低下、虚弱或营养不良的宿主，包括那些患有 HTLV-1 感染、艾滋病、麻风病或长期全身使用糖皮质激素的患者[186]。这些患者感染了数以百万计的螨虫，对其他人极具传染性[351]。患者通常在身体的任何部位都有厚厚的鳞状斑块，而不是那些分散的洞。如果不治疗，这些病变可能形成皮肤裂口，并存在继发性细菌感染的风险。局部应用扑灭司林或克罗米通乳霜是治疗常见疥疮的首选，而口服伊维菌素也被推荐用于结痂性疥疮的局部治疗[47]。床上用品和衣物也必须在高温下清洗和干燥，或至少在脱衣后 72 h 内不要接触这些衣物（因为螨虫在不与人体皮肤接触的情况下会在 24～48 h 内死亡）[186]。疥疮可通过本章前面"实验室方法"部分描述的皮肤擦伤检查进行诊断。对成虫、若虫、幼虫、卵或粪球（硬粪块）的识别是可用于诊断（图 7.81E）[8]。疥螨的身体呈椭圆形，口器朝前，腿呈三角形。成年雌虫可达到 450 μm 长，而雄性虫和若虫较小[327,330]。疥螨也可在皮肤活检的标本准备时看到，通常出现在角质层的横断面上（见图 7.81F）[8]。常见的角质层的脊骨，是一种有用的形态学特征[10]。

蠕形螨属：人类通常感染蠕形螨，即滤泡螨。毛囊蠕形螨通常生活在毛囊内，而短毛螨通常生活在皮肤皮脂腺内。这些螨虫被认为很少引起症状，但与一些患者呈现的酒渣鼻、毛囊炎、脂溢性皮炎和睑缘炎有关[327,330]。偶尔可见于皮肤刮屑（图 7.81G）和皮肤活检（图 7.81H）中，必须与疥疮螨鉴别。

人畜共患螨：多种禽类和啮齿类螨虫可能偶尔会叮咬人类，尤其是当它们的首选宿主不可能接触到时。这些螨虫通常很容易与疥疮和滤泡螨虫进行分辨，因为它们有较长的腿和大量的刺突。恙螨科幼虫恙螨也可咬人，并可引起发炎和剧烈瘙痒。虽然它们主要是咬人昆虫，但在亚洲和澳大利亚的部分地区，可以传播一种以恙虫病东方体/立克次体为病原体的恙虫病。

昆虫

与蛛形纲不同的是，昆虫的身体由 3 部分组成，成熟时有六条腿，许多能够飞行。几个医学上重要的群体可通过卵、幼虫、蛹和成虫形式进行一个完整的变态过程。

虱·吸吮虱是无翅、吸血、背腹扁平的，有着用于吸附头发或衣物的典型爪子的昆虫（图 7.83A 和 B）[327,330]。阴虱和人虱是人类寄生虱的主要种类。医学上重要的医学种群是以它们的主要附着部位命名的，虽然有时候不同种群的感染部位有一些重叠。头虱是人类头上的虱，而与此形态相同的体虱却主要感染人体。任何一个亚种感染都称为虱病。有趣的是，最近的分子生物学的证据表明，这两种生物实际上是生态型的，而不是亚种，它们之间不断发生进化[352]。但也存在一些明显的生物学差异；具体来说，只有人的体虱传播传染性病原体（表 7.15），而头虱在其自然环境中不传播任何已知的病原体。体虱有细长的身体，体长约 4 mm，并在毛干（头虱）或衣服（体虱）上产卵（称为幼虱）。卵长约 1 mm，有一个典型的盖，若虫便是从此盖中出来（图 7.83）。头虱在世界各地都很常见，尤其是在学龄儿童中，很容易在幼儿园和学校传播。相比之下，体虱主要发现在拥挤和不卫生的生活条件，通常在战争、无家可归或贫困的环境中及那些没有热水洗衣服的地方[352]。在监狱等收容场所也可以看到与它们相关的疾病暴发流行。

阴虱或称"毛虱"，生活在毛发中，并产卵附着在毛干上。它喜欢生长在生殖器较粗的毛发中，但也可以在面部、胸部和腋窝的毛发上发现。它比体虱的身体更短、更圆，更像螃蟹状的身体，而且第一对腿比其他的腿更细、更小（图 7.83B）。卵也像人头虱的卵一样粘在毛干上，但可以通过其较高的卵盖来加以区分（图 7.83 3D）。耻骨虱感染（体虱病或阴虱病）被认为是一种性传播感染，通常用含有氯菊酯或除虫菊酯的外用药膏治疗[186]，但其对这些药物的耐药性正在增加，因此局部使用马拉硫磷或口服伊维菌素也可以。

尽管严重的感染会导致大量的失血和来自虱唾液的中毒，但虱感染主要是社会问题而不是医疗问题[186,327]。

臭虫·臭虫是臭虫科专性吸血昆虫。以人类为食的两种主要物种是臭虫和热带臭虫。前者分布于全世界，而后者主要分布在热带地区[327,330]。最近，臭虫在全球范围内再度增多，它们可能出现在房

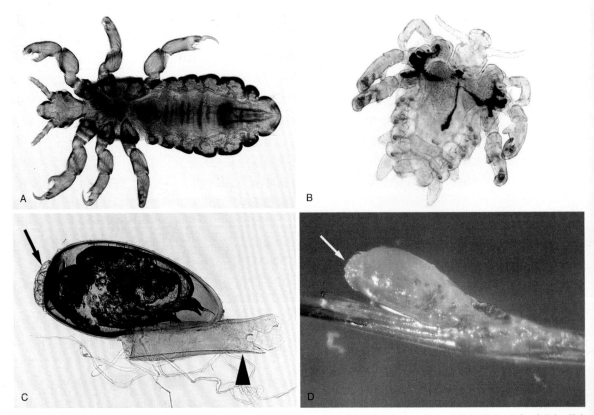

图7.83 与人类虱相比较。A，体虱（头虱和体虱），成虫（未渲染，40×）。B，阴虱（毛虱）（未渲染，40×）。C，人类头虱的卵。注意：卵盖由一排扁平的细胞（如箭头所示）和由卵所吸附的发干上（如箭头的头所示）的蜕皮构成。发育中的若虫能在卵中可见（未渲染，100×）。D，阴虱卵。注意：卵盖（箭头所示）由比在体虱卵中可见的还要高的细胞堆构成。（B 经允许引自：Fritsche TR, Pritt BS.Medical parasitology. In: Henry's Clinical Diagnosis and Management by Laboratory Methods. 23rded. Philadelphia: Elsevier; 2016）

屋、医院和酒店里。臭虫是隐遁的，通常位于隐蔽的地方，如床垫和地毯下。当它们不进食时，也会躲在相框和地板后面／下面。已知臭虫不会传播任何人类病原体，但它们的叮咬会导致疼痛的伤口和大疱，尤其是对敏感的个体。针对人类的臭虫是一种棕红色、背部甚至是扁平的无翅昆虫，不吃东西时可长至 5 mm（图 7.84A）[327, 330]。它们有一对分节的触角、一对眼睛、短而无用的翅膀，以及一个不使用时在身体下折叠的狭长的喙。它们还有一个侧面展开的前掌叶，被称为刚毛的毛发状结构所覆盖[327, 330]。这些刚毛比眼睛的宽度还短。针对鸟类和蝙蝠的臭虫也会偶尔污染房屋和叮咬人类，有时可能会送到实验室进行鉴定。它们的外表与针对人类的臭虫相似，但刚毛比眼睛的宽度还长[327, 330]。由于对引起人类和人畜共患病的臭虫的灭绝方法可能不同，对不同臭虫的区分是很重要的。

吻虫（锥猎蝽亚科虫）·吻虫（猎蝽科，锥猎蝽亚科）是一种吸血昆虫，传播克氏锥虫，这是一种南美和中美洲美洲锥虫病的病原体。它们广泛分布于美洲，包括北美地区，但据认为它们在美国不存在传播美洲锥虫病的重大风险[354]。3 种传播美洲锥虫病的属有：锥猎蝽属、锥蝽属和长红猎蝽属。吻虫有一个锥形的头部、窄脖子和一个狭长的喙，当不使用的时候，它的喙会折叠在身体下面[327, 330]。它们的身体是黑色或棕色的，体长可达 3 cm，腹部中间宽大，翅膀能用。有些品种有明显的橙色和黑色斑纹[327, 330]。在北美发现的最常见的物种是锥猎蝽属的成员。这些锥猎蝽亚科可提交实验室鉴定，必须与外观相似的昆虫加以鉴别。可能需要医学昆虫学家的检查来确认提交的节肢动物的种类。

蟑螂·蟑螂非常适合居住在人类的住所或附近，是许多建筑物中最常见的节肢动物害虫之一[83]。它们不但是令人讨厌的害虫，也有可能成为各种粪便

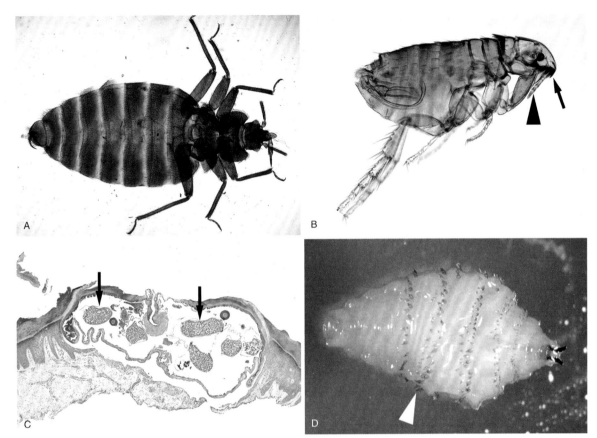

图 7.84　多种医学上重要的节肢动物。A，温带臭虫（臭虫，未染，20×）。B，栉头蚤属（犬和猫蚤，未染色，40×）。注意颊栉（箭头所示）和刺穿嘴的部分（箭头所示）。C，组织学切片上的成年雌性穿皮潜蚤（H&E，20×）。身体嵌入表皮和真皮层。注意跳蚤体内存在发育的卵（箭头所示）。D，人肤皮蝇，人皮蝇的一种。注意棘的圆周环（箭头的头部所示）。（D 经允许引自：Fritsche TR, Pritt BS. Medical parasitology. In: Henry's Clinical Diagnosis and Management by Laboratory Methods. 23rd ed. Philadelphia: Elsevier; 2016）

病原体的载体，包括肠道致病菌、肝炎和脊髓灰质炎病毒、肠道线虫（如溶组织内阿米巴）和一些小肠线虫。有些人还会对蟑螂及其相关抗原产生过敏反应，包括哮喘[355]。

　　跳蚤·跳蚤是鸟类和哺乳动物体外专性吸血的寄生虫。它们分布在世界各地，是家畜和宠物的常见害虫。许多跳蚤是令人讨厌的害虫，当接近或接触受感染的动物时可叮咬人。跳蚤在人类卫生中扮演着重要的角色，可能通过传播致病菌（如鼠疫耶尔森菌）影响人类健康，也是作为犬绦虫属和膜壳绦虫属的中间宿主（表 7.15）[327, 330]。从公共卫生的角度来看，最重要的物跳蚤种群是犬蚤（犬栉头首蚤）、猫蚤（猫栉首蚤）、人类跳蚤（致痒蚤）和东方鼠蚤（印鼠客蚤）[327, 330]。沙蚤或恙螨及穿皮潜蚤，也能引起一种侵入性的皮肤感染，称为潜蚤病或"沙蚤病"。主要见于非洲和拉丁美洲的热带地区[327, 330]。

　　跳蚤经过卵、幼虫、蛹和成虫阶段的完全变态[327, 330]。蠕虫样幼虫通常生活在宿主附近，以毛皮、皮屑和粪便为食。因此，根除它们可能需要清洁和熏蒸地毯、家具和受影响宠物的床上用品。成虫体型小（1～2 mm），无翅，身体两侧扁平，后腿强壮用于跳跃（图 7.84B）。不同的叮咬人和动物的跳蚤具有相似的形态学特征，因此对属或种级别的识别最好请教受过训练的昆虫学家。

　　穿皮潜蚤在跳蚤中是独一无二的，因为雌跳蚤在脚趾和脚趾甲之间的区域进食和产卵时会将自己嵌入表皮。由于寄生的雌蚤是嵌在皮肤内的，所以，它们通常不能完整地提交给临床微生物学实验室进行鉴定。相反，鉴定通常是通过皮肤活检组织或（图 7.84C）挤压的卵检查，需结合典型的临床发现[327, 330]。

苍蝇、蚊和蠓 · 在所有节肢动物中，这个群体是引起全世界人类疾病最重要的媒介。这些吸血昆虫的叮咬通常会在叮咬部位产生局部刺激，并可能在某些个体中引起全身或心理反应。更重要的是，一些物种能够生物性或机械性地传播传染病。蚊子被称为"地球上最致命的动物"，因为它们能够传播疟原虫属（疟疾的病原体）。蚊子还可以传播疟疾病原体及淋巴丝虫病和虫媒病毒性脑炎。这类昆虫传播的其他疾病包括利什曼病（白蛉）、盘尾丝虫病（黑蝇）、罗阿丝虫病（鹿蝇）、非洲锥虫病（采采蝇）和杆菌性胃肠炎（家蝇）。

某些苍蝇的幼虫（蛆）也有能力侵入组织，导致蝇蛆病[327, 330]。蝇蛆病主要有 3 种类型：强制性，即蝇蛆能够以活组织为食；兼性的，即幼虫寄生于伤口并以死亡组织为食；偶然性，即自由生活或食腐蝇的幼虫会在人体内定植[327, 330]。最常见的累及皮肤和皮下组织，尽管蝇蛆病也可累及口、鼻、眼、耳，很少累及肠道和泌尿道[327, 330]。

强制性蝇蛆病可能由几种不同的苍蝇引起[327, 330]。人皮蝇也称为人类肤蝇，发现于中美洲和南美洲，可引起非迁移性的沸水烫伤样皮下病变（疖性蝇蛆病）。它通过携带卵的蚊子等吸血昆虫传播给宿主。幼虫的外观很有特色，角质层棘环突出（图 7.84D）。图姆布蝇，又称噬人瘤蝇，也会引起伴有非迁移性疖肿样的蝇蛆病。它发现于撒哈拉以南非洲。图姆布蝇在所晾衣服的污染物上进行产卵，当与皮肤接触时，卵孵化得很快。最严重的强制性蝇蛆病是由新世界旋丽蝇中的人耳蜗螺旋蝇和旧世界旋丽蝇中的蛆症金蝇引起的。这两种苍蝇的幼虫都能以活组织为食并在活组织中移动，造成大范围的损害。这些苍蝇直接在寄主身上产卵，通常是在已有的伤口上，或者在鼻孔和眼睛附近产卵[327, 330]。

许多其他苍蝇可以引起兼性和偶然性的蝇蛆病，包括家蝇属的普通家蝇。移除幼虫是有疗效的。鉴定提取的幼虫需要检查几个形态学特征，包括整体体型、有无角质层棘和气孔板的特征。鉴别还应考虑临床表现和患者的旅行史[327, 330]。

次要的昆虫 · 许多其他昆虫有医学上的重要性，但这里没有详细描述。它们包括叮人的蜜蜂、黄蜂和蚂蚁，咬人和导致糜烂的甲虫、蛾子和蝴蝶幼虫，以及产生有毒分泌物的有毒蜈蚣和千足虫。甲虫也可以作为微小膜壳绦虫 H. nana 和 H. diminut 的中间宿主。

介虫

医学上重要的甲壳类动物主要是各种蠕虫寄生虫的中间宿主。桡足类是一种微小的甲壳类动物，广泛存在于淡水和海水中。这些作为线虫类（麦地那龙线虫和棘颚口线虫）和绦虫属（裂头绦虫和迭宫绦虫）的中间宿主。小龙虾和螃蟹的几个属也是并殖吸虫的中间宿主。

五口虫属 / 舌形虫属

五口虫，通常被称为"舌形虫"，是不确定分类学位置的寄生节肢动物[8, 356, 357]。蠕虫样成虫通常生活在爬行动物、鸟类和哺乳动物的上呼吸道内，而螨虫样的幼虫则生活在食草动物、鱼类和啮齿动物的内脏中。成虫的卵脱落在寄主的呼吸道分泌物或粪便中，然后可能被中间寄主摄取。然后卵在肠道中孵化并释放幼虫，这些幼虫会迁移到不同的器官中。人类可作为最终宿主和中间宿主，并分别伴有鼻咽和内脏感染。

人类内脏的舌形虫病最常见的病变涉及腹腔、肝脏、脾脏、肠壁和腹腔淋巴结，而肺部、眼睛、心脏和其他器官受影响较小。据报道，中东（由于锯齿状舌形虫感染）、西非、中非和马来西亚（由于洞头虫感染）是人类内脏舌形虫病发病率最高的地区[356]。大多数感染是无症状的，仅在尸检或放射学研究中发现。发病时，症状可能包括腹痛、夜间盗汗和肺炎[356]。在极少数情况下，由于严重结肠炎、继发性脓毒症，或肺炎，可能发生死亡。在食用生的绵羊或山羊的肝脏和淋巴结中的第三阶段幼虫后，人类也会作为锯齿状舌形虫病的最终宿主[357]。在这种形式的感染中，成年舌形虫栖息于鼻咽部，并引起急性自限性鼻咽炎。在中东，这种情况被称为片吸虫病，而在苏丹，它被称为马拉拉病，这是以一种由生绵羊、山羊或骆驼内脏组成的美味佳肴而命名[357]。鼻咽感染的患者通常有大量的流泪和鼻分泌物、吞咽困难、声音嘶哑、呼吸困难和严重的前额头痛[357]，但很少发生严重的病症。症状通常几天后就会消失。通过对上述寄生虫的分离和鉴定来可以做出内脏和口咽疾病的诊断[357]。

妄想型寄生虫病

妄想型寄生虫病是一种潜在的使人衰弱的精神疾病，患者有一个固定的错误观念，即认为自己感染了寄生虫，尽管客观证据与之相反[358]。患者可能会经历各种各样的非特定症状，包括爬行、瘙痒和咬伤皮肤的感觉，并可能表现出大量的自我伤害行为（如抓挠、捕捉），为的是试图去除自己所感知的寄生虫。患有妄想型寄生虫病的患者通常遭受巨大的个人、社会和经济困难，包括失业、离婚、隔离、反复使用农药服务和更换住所。他们可能多次拜访卫生保健医师，却没有找到缓解的办法，并经常将标本送交给实验室进行寄生虫评估，包括绒线、地毯纤维、头发、皮肤、黏液、粪便及其他有机和无机物。实验室有责任仔细检查这些材料，以排除真正的感染，因为患者的症状可能是由于可治疗的疾病，如疥疮或人畜共患螨虫感染引起。一旦这些原因排除，医师可以尝试用抗精神病药物治疗患者的妄想症。遗憾的是，患者并非总能接受这种治疗，因为他们不承认自己患有妄想症。与妄想症患者建立信任和建立治疗性的融洽关系的策略和方法已有描述，并取得了一些成功[359]。

（宁永忠　李刚　田瑞卿　单玉璋　时黎明　何宁　白露 译）

第8章 · 病毒学

Blake W. Buchan, Neil W. Anderson

背景

病毒性疾病的临床表现多样，从局部到全身，几乎影响到每个器官系统。感染本身可为无症状、急性或慢性。引起这些症状的病毒种类众多，但不相关的病毒可以引起临床上无法辨识的疾病。综合起来，这些因素决定了建立快速而准确的实验室诊断方法的重要性，以便进行有效的患者管理。

内容

本章讨论应用定性和定量的核酸扩增及检测方法进行病毒性感染的诊断和监测。本章也为那些不适宜采用分子技术诊断的综合征提供了替代诊断方法。本章涵盖的具体内容包括：呼吸道病毒感染、免疫缺陷人群的病毒性疾病、中枢神经系统感染、性传播病毒疾病、病毒性肝炎、病毒性出血热及疫苗可预防的病毒感染的诊断。导致每一种临床综合征的关键微生物的流行病学将被强调，同时影响实验室诊断和结果解释的因素也将被讨论。此外，还会列举一些例子，包括最佳标本类型、标准化检测的可获得性、定性结果与定量结果相比之下的实用性、多重检测策略，以及当前诊断方法的潜在缺点。

前言和历史回顾

病毒是与人类疾病相关的最常见并且最具潜在破坏性的病原体之一。非特异性的症状、无症状携带及通过气溶胶或体液接触易于传播的特性，使病毒能够在地方性暴露或流行性暴发期间感染数百万人。全球大流行，如1918—1919年的流感夺去了5 000万至1亿人的生命，而流感的流行每年引起数以千计的住院治疗并持续给健康保健系统带来沉重的负担[1,2]。目前HIV大流行仍然是发展中国家人口的首要死因，并且需要昂贵的终身抑制性治疗。乙型肝炎、丙型肝炎或人乳头瘤病毒引起的慢性病毒感染影响全球数以百万计的人口，而且这些感染都与人类肿瘤的发生密切相关。至于最隐蔽的病毒性病原体当属疱疹病毒和多瘤病毒等在内的那些在人类宿主体内建立终身潜伏的病毒病原体。这些潜伏感染大部分没有症状，但是可在免疫缺陷的宿主中再激活并导致致命性疾病。

传统上，病毒培养法曾被用来诊断急性和慢性病毒感染。这些方法不敏感且需要专门技术，而且由于耗时长，其结果对于指导早期治疗的效用有限。此外，许多重要的病毒病原体缺乏体外模型，无法用标准方法进行有效培养。这方面的主要例子包括：引起社区获得性和健康医疗相关胃肠炎的主要病原体——诺如病毒，以及在发展中国家急性肝炎的常见病原体——甲型和戊型肝炎病毒。尽管存在这些局限，保留病毒培养的能力对于抗病毒耐药的表型评估和新型病毒病原体的检测仍然具有价值；然而，该技术主要集中在地区参比实验室、公共卫生或政府实验室。直接抗原检测方法的出现，提供了一种更加快捷的报告结果及原位检测无法培养病毒的手段，但这些方法往往缺乏敏感性，且对于大多数的病毒感染无可用检测方法。

在过去的10年中，临床病毒学在利用分子诊断方向上经历了重大转变。这一转变由以下两个因素同时推动：对病患医疗的裨益及美国FDA准入的分子检测日益增加。这些检测通过自动化及检测参数（包括样品类型、提取方法和热循环条件）的标准化来提高精密度、准确度和分子检测结果之间的互通性。此外，定量检测通常包括内部和外部标准以便校准或转换结果至用于定量的国际标准。这对于一些慢性病毒感染的管理尤为重要，如人类免疫缺陷病毒（HIV）或巨细胞病毒（CMV）。

在美国，越来越多易于使用且被临床实验室改进修正案（CLIA）指定为"豁免"和（或）"中度复杂"的检测相继出现，从而将分子诊断进一步推广至非专业的或"接近床旁检测（POC）"的实验室。这些检测不需要专业技能或结果解释，其周转时间从 15 min 到 3 h 不等，使早期患者管理决策成为可能。最近，大型多重"症候组合"（即同时检测与某一特定疾病综合征相关的许多病原体的分子检测）的开发，使得能够检测与某一特定临床综合征（如呼吸道和胃肠道感染）相关的多种病毒病原体（以及细菌、寄生虫和真菌病原体）。这些检测尽管简化了医师的检验开单流程并且合并实验室检测平台，但是增加了每次检测的成本，而且，当在标本中检测到未预料到的病毒或多种病原体时，结果的解释可能会变得复杂[3]。

至于目前现有的定性和定量的核酸扩增和检测方法在病毒性疾病患者诊断和管理上的应用，将在后面讨论。本章还会讨论针对分子技术不能给出最佳诊断的感染的替代诊断方法，同时凸显出这些疾病对实验室诊断的持续挑战。

呼吸道病毒感染

呼吸道病毒是能够在上呼吸道或下呼吸道引起疾病的一组病原体。这组病毒包括流感病毒、副流感病毒（PIV）、呼吸道合胞病毒（RSV）、人偏肺病毒（hMPV）、腺病毒、冠状病毒、鼻病毒、肠病毒及其他不常见的病毒。涉及上呼吸道系统的感染通常表现为鼻炎、鼻窦炎或咽炎，而涉及下呼吸道系统的感染通常有支气管炎和肺炎。在北美，流感病毒和 RSV 的流行率在冬季月份最高，包括晚秋和早春[4-7]。与之相反，肠病毒感染表现出相反的季节性，主要发生在夏季月份[8]。副流感主要发生在秋季月份，唯一的例外是发生在夏季的副流感病毒3 型[9]。腺病毒和鼻病毒是全年呼吸道感染的常见原因[10]。

呼吸道病毒感染是相对常见的，甚至在免疫功能正常的患者中也是如此。在免疫功能正常的宿主中，流感常常引起发热和上呼吸道症状，偶尔引起下呼吸道症状。在 2014—2015 年度流感流行期间，该病毒导致每 10 万人中有 65.5 人次的住院治疗，其中老年患者居多[11]。约 6% 的门诊患者因为流感就诊于内科诊室，在 2～17 岁的儿童中发病率最高[12]。RSV 通常引起细支气管炎，这是一种下呼吸道感染，伴随着发热、咳嗽和喘息，在小儿人群中最常见。在美国，每年估计有 57 000～100 000 名儿童受到严重感染，需要住院治疗，估计费用高达 3 亿美元[13,14]。该病毒在 5 岁以下儿童的相关死亡率超过流感病毒[15]。PIV 是这一人群另一种重要的呼吸道病毒。每年每 1 000 名 5 岁以下儿童中，约有 1.1 人因 PIV 引起的细支气管炎、咳嗽和肺炎住院[16]。最后，虽然不如流感病毒和 RSV 严重，但由鼻病毒、冠状病毒和肠病毒引起的轻度上呼吸道感染对免疫功能正常的人群有重大影响。这些感染的经济负担令人震惊，估计每年约 400 亿美元[17]。在这些看似轻微的感染中，半数以上是由鼻病毒引起的，鼻病毒与哮喘加剧、囊性纤维化加重、慢性阻塞性肺疾病和其他呼吸道并发症有关[18]。

在免疫抑制患者中，由呼吸道病毒引起的疾病通常更为严重。例如，流感在这一人群中更有可能引起重症、继发性并发症和持续的排毒[19]。免疫抑制患者感染的临床指征也较少，使诊断变得困难。据报道，RSV 可在实体器官和骨髓移植患者中引起严重肺炎，死亡率高达 70%[20,21]。hMPV 似乎也倾向影响免疫抑制患者。具体来讲，在肺移植患者中，hMPV 被发现是最常见的引起症状的呼吸道病毒[22]。最近的数据表明，这种病毒也是儿童和成年重症患者的重要病原体[23,24]。同样，在免疫抑制宿主中腺病毒感染可以是极其严重的，可导致肺炎、急性呼吸窘迫综合征，甚至是死亡。腺病毒被发现在干细胞移植患者中的感染率为 4.9%～29%，常常导致严重的下呼吸道感染[25]。在肺移植患者中，腺病毒与明显增高的排斥率、闭塞性细支气管炎和总死亡率增加有关[26,27]。

流感病毒

流感病毒的培养和抗原检测

从历史上来讲，病毒培养过去通常用于流感病毒感染的诊断。该方法具有中等的灵敏度，优点在于可同时检测其他呼吸道病毒。这种方法的一个显著缺点是结果的鉴定需要经过受过训练的掌握细胞病变效应的技术专家。细胞病变效应是指在培养的细胞系中，由病毒感染而引起的细胞病变。这种变化对未受过训练的人来说可能是微小的甚至难以察觉的。当细胞病变效应出现时，其通常指示阳性结果，特定的形态学特征可以提示一种特定的病毒病原体。平均需要 4 天才能获得阳性结果，而血细胞凝集或免疫染色等其他步骤对病毒的确认和最终鉴定也是必要的。使用壳瓶的快速细胞培养方法已被报道可以在 1～3 天内进行病毒鉴定；然而，这些方法仍然费时费力，而且需要技术专长。

基于抗原的流感检测解决了与病毒培养相关的许多缺点。这些检测有多种形式，从基于微孔的酶联免疫吸附试验（ELISA）到侧流免疫分析（IA）。这些检测最新研发出的样式在几分钟内就能提供答案，通常被称为快速流感诊断检测（RIDT）。易于操作的特性使许多这类检测成为指定的 CLIA "豁免" 性检测，从而用于床旁检测。鉴于 RIDT 的快速性和简便性，它们在美国各地被广泛使用。2009 年 H1N1 流感暴发后，一项对社区医院实验室的调查显示，约 84% 的实验室使用 RIDT[28]。尽管 RIDT 使用广泛，但其局限性很大。最值得注意的是，它的低灵敏度，尽管这取决于流感病毒株，但与核酸扩增检测（NAAT）相比，RIDT 灵敏度可能只有 50%～80%[29,30]。

几个因素导致 RIDT 的敏感性相对较差。首先，这些检测高度依赖于有足够数量的病毒抗原进行检测。因此，它们在感染过程中病毒复制水平较高的个体（即儿童）中的表现要好于病毒负荷较低的个体（即成人）[31]。需要足够的抗原就要求适当的标本收集。鼻咽拭子可对感染细胞进行充分取样，因此，与鼻拭子等标本相比具有更高的敏感性。这些检测的有效性也高度依赖于流感病毒在特定年份的抗原性构成。在 2009 年 H1N1 流感流行期间，据估计，RIDT 的敏感度低至 40%[32]。尽管敏感度参差不齐，但 RIDT 通常用于决定是否为流感样疾病患者提供治疗。据估计，在 2009 年 H1N1 流感期间，大约 88% 的 RIDT 阴性但症状表明为流感的患者未接受治疗[33]。这促使 FDA 以 RIDT 上市前强制性最低性能标准的形式进行干预，并将其从 I 类体外器械（IVD）重新归类为带有特殊质控的 II 类 IVD[34]。在临床试验中，RIDT 的分析性能特征现在必须与培养或分子方法进行比较。与培养方法相比，甲型和乙型流感的敏感度必须分别至少为 90% 和 80%。与分子方法相比，甲型和乙型流感的敏感度最低应为 80%。此外，必须每年重新评估检测性能，以便能够检测出目前正在流行的毒株。

流感病毒和 RSV 的 NAAT 检测

分子检测技术的采用是流感诊断的一个重大突破（更多的讨论参见第 2 章）。许多可用的分子检测具有与培养相媲美的敏感性，并具有当天提供结果的更多优势[35]。流感诊断所采用的主要分子技术是实时 PCR（RT-PCR）。由于该病毒带有分段的 RNA 基因组，每次 RT-PCR 检测必须包括一个反转录步骤，以产生互补 DNA（cDNA）模板，然后再进行靶标的扩增和检测。关于 FDA 批准的流感分子诊断的综合清单，详见相关网站[36]。截至本文撰写期间，已有 28 项流感的分子检测获得 FDA 准入状态。这些检测有不同的样式并且影响着实验室工作流程及检测的实用性。设计用于检测但不鉴别甲型和乙型流感病毒的单重检测阻碍了适当的抗病毒治疗的选择，因为乙型流感通常对金刚烷胺和金刚乙胺等抗病毒药耐药[37,38]。不能鉴别甲型流感的亚型也会限制这些检测的实用性。这在 2009 年 H1N1 流感流行期间得到了最好的说明，当时季节性 H1N1 病毒中有很大一部分被发现对奥司他韦耐药，而 2009 年 H1N1 毒株的易感性保持在 99% 以上[39]。使用多重 PCR 检测，如 Cepheid Xpert Flu 和 Prodesse ProFlu+ 检测，能够鉴别甲型与乙型流感病毒并对甲型流感进行有限的亚型分类[40]。

对最近开发的流感分子检测的一个重要改进是同时检测 RSV，该病毒与流感具有相似的季节性和症状模式。尽管 RSV 在历史上主要与幼儿有关，但该病毒现在被认为是老年人呼吸道疾病的一个重要原因（美国每年有 177 000 人住院，

14 000 人死亡）[14]。Simplexa Flu A/B&RSV 检测和 Cepheid Xpert Flu/RSV XC 检测均采用多重 PCR 同时检测和鉴别流感病毒和 RSV，同时对每个靶标保持高敏感性[41-43]。最近，诊断平台的简化使得 CLIA 豁免的并且接近床边检测的分子流感检测得以开发，如 Roche Cobas Liat Influenza A/B 和 Alere I Influenza A&B 检测。Liat Influenza A/B 在一个封闭的系统中进行，在 20 min 内提供结果，与以前既有的分子方法相比，该方法的灵敏度为 99.2%[44]。Alere I Influenza A&B 是一种类似的分子检测，设计用于接近床旁检测，与现有的分子检测方法相比，其灵敏度和特异度分别高于 95% 和 100%[45]。这些检测的吸引力在于集合了 RIDT 的快速和易用性与分子方法的敏感性。这样的检测可能以 POC 的方式使用，使得患者在一次就诊周期的时间段内获得准确的结果。

记忆要点 流感诊断概述

· 大多数流感快速抗原检测缺乏敏感性，特别是在成人中。

· 流感病毒培养是敏感和特异的，但费时，且对技术要求高。

· 流感分子检测具有高灵敏度和特异度。

· 流感病毒和 RSV 是健康人群中严重呼吸道疾病最常见的病因。

其他常见呼吸道病毒的诊断试验

培养历来被认为是诊断其他呼吸道病毒的金标准，与以前讨论过的流感培养的许多优、缺点相似[46-48]。与流感病毒和 RSV 相似，分子方法由于不断提高的周转时间和高灵敏度，而被更频繁地用来鉴别其他呼吸道病毒。与流感病毒和 RSV 形成对比，用于检测其他呼吸道病毒的商业检测更为有限[49]。因此，许多检测一种或几种这类病原体的实验室开发检测（LDT）已被描述。这些检验通常多重化以同时检测鼻病毒、副流感病毒、人偏肺病毒和多种其他呼吸道病毒[50-52]。此类检测的开发和持续使用会具有挑战性。引物和探针设计及核酸提取技术上的不同，都会极大地影响检测的灵敏度[49]。此外，虽然许多 FDA 准入的检测被设计

成"中等复杂程度"的"样本至结果"的检验，但 LDT 通常需要分离的提取、扩增和检测步骤。实施和使用实验室开发的分子检测还需要一定程度的专业技术，故不是每个临床实验室都具备的。

FDA 准入的高度多重的分子检测的出现，使得临床实验室更容易进行常见及不常见呼吸道病原体的检测。目前，已有 4 个检测平台获得 FDA 准入，用于检测和鉴别 10 种以上呼吸道病毒病原体[36]。这些检验以不同形式出现，需要不同的工作流程。Luminex xTAG RVP 多重检测使用初始多重 PCR 扩增许多病毒靶标，然后用流式细胞术分选的荧光标记的珠子阵列进行靶标的鉴定[53-55]。Luminex xTAG RVP Fast 作为具有更快周转时间的最新版检测，不能检测副流感病毒或鉴别 RSV[56]。与 Luminex xTAG RVP 相类似，Genmark eSensor RVP 也首先采用多重 PCR 扩增许多病毒靶标。然后使用耦合到二茂铁标签的捕获探针和信号探针及排列在微阵列中的金电极对靶标进行分类和识别。当电流施加到每个电极上时，用伏安法检测靶标[57-59]。这两种检测的一个潜在缺点是，需要使用单独的仪器进行初始的"离线" PCR 步骤，然后手动将扩增产物转移到第二台仪器进行靶标检测。这种方法增加了必需的手动操作时间，也增加了扩增产物污染的可能。NxTag RVP 作为 Luminex 平台的更新版本通过无须操纵扩增 DNA 的"样本到结果"的处理解决了这些顾虑。此检测于 2015 年被 FDA 批准用于鼻咽拭子检测，在撰写本文时，性能数据有限。

Biofire FilmArray 和 Nanosphere Verigene 系统也都被设计为"样本到结果"式检测，无须对扩增 DNA 产物进行操作。FilmArray 将核酸提取、巢式 PCR 和使用 Syber Green 荧光的靶标检测整合到一个一次性封闭的检测袋中[41,58,60]。靶标特异性引物被分离到微孔阵列中，以便识别特定靶标。同样地，Verigene 系统使用多重 PCR 进行靶标扩增，但使用标准的含有固定捕获探针的基于微阵列的方法来检测靶标扩增产物。通过使用金纳米颗粒偶联检测探针进行信号放大以使灵敏度最大化，从而允许通过单独的自动阵列读取器实现可视化[61,62]。目前已有几项研究比较所有四个系统的准确性和有效性[58,62,63]。对 eSensor、FilmArray 和 xTAG 系统

进行的一项大型比较研究表明对于单个靶标不同的灵敏度，尤其以甲型和乙型流感病毒及腺病毒最为显著[64]。

大型多重检测组合的一个显著优点是能够同时检测具有重叠症状的多种不同病毒。由此允许医师对出现呼吸症状的患者开出一个单一的检验申请单，这一过程被称为"症候检测"。由于医师不必对每一种特定病原体单独下检验申请单，故更有可能检测到之前没有怀疑的病原体。这对处于广泛病原体所致严重呼吸道感染高风险之中的免疫抑制患者会很有助益。检测到意料之外的病原体会是一把双刃剑。如果对某一特定诊断的预试验的概率很低，假阳性结果将导致很差的阳性预测值，从而会分散医师对患者更急性病理过程的注意力。此外，由于药物治疗只适用于少数呼吸道病毒，针对多重组合中的许多靶标临床上尚无进一步治疗举措。鉴于多重检测的高价格，尚无严重疾病风险的患者接受症状管理/支持治疗更为适宜，而非昂贵的诊断检测。一种潜在可行的方法是为处于感染几种呼吸道病毒更高风险的免疫抑制患者或出现急性呼吸窘迫的免疫正常患者预留症候检测。这种方法需要检测的灵活性，这一点正被一些现有的多重检测纳入其中。FDA批准的 Verigene RP Flex 检测作为最新版的 Nanosphere Verigene 检测，允许有选择地下单检测及报道一组16种呼吸道病原体。截至撰稿，尚无关于这一检测性能的数据[65]。

■ 新发呼吸道病毒的诊断检测

在过去10年中，鉴于其导致疾病的严重性及其流行和大流行传播的潜力，几种呼吸道病毒作为重大公共卫生隐忧被发现。对操作感染疑似高致病性呼吸道病毒的患者标本，需格外谨慎。一般而言，不应试图培养这些病毒，而应将检测工作委托给具有适当处理生物控制设施的专门实验室。因此，在需要对以下任何病原体进行检测时，应咨询地方和国家参比实验室。

甲型禽流感H5N1作为一种潜在的致死性人类病原体最早出现于1997年[66]。当时，由家禽传播的病毒在中国香港导致18人感染、6人死亡[37]。自那时起，在非洲、亚洲、欧洲和中东报道了散发的人感染病例，这些病例往往与来自鸟类的动物传染有关[67, 68]。2013年，另一株甲型禽流感病毒H7N9在中国被发现为人类感染的原因[69]。自这些初次报告以来，已有超过600例病例主要发生在中国东部[70-72]。用于检测的首选标本是鼻咽拭子或抽吸物[73]。多项研究表明，RIDT检测甲型禽流感H5N1和H7N9的分析灵敏度很低，至少需要大于10^4半数组织培养感染剂量（$TCID_{50}$）才能阳性[74, 75]。传统使用的FDA批准的流感分子诊断方法，在用于检测甲型禽流感H5N1或H7N9还没有被彻底评估。虽然这些分子检测中的一些可能无法检测到病毒，但另一些可以将这些病毒鉴定为甲型流感（不可分型）[76]。

冠状病毒科成员也已作为高致病性人类病毒出现。2003年，一种冠状病毒被发现是严重急性呼吸综合征（SARS）患者国际暴发的罪魁祸首[77]。所牵涉的病毒，现称为SARS相关冠状病毒，是人类从马蹄蝠蝙蝠身上获得的[78]。第二种冠状病毒MERS冠状病毒（与中东呼吸综合征相关）于2012年在沙特阿拉伯出现[79]。这两种病毒均可引起严重的呼吸道疾病，相关死亡率为30%～40%。来自上呼吸道和下呼吸道的多种标本应同时送检，以提高诊断敏感性。美国CDC已经开发了一种RT-PCR检测，目前在多数州立实验室已开展[79, 80]。

2014年，来自美国中西部的一群儿童感染了一种病毒，导致严重的呼吸道症状，包括喘息和呼吸急促[81]。这种病毒最终被鉴定为一种在1962年早已被描述的肠病毒：肠病毒D68（EV-D68）。EV-D68曾被报道与世界各地零星暴发的呼吸道疾病有

记忆要点 呼吸道病毒

· 单重或有限的多重分子检测（即检测2～3个目标）对流感的敏感性往往高于多重症候组合。

· 呼吸道病毒培养耗时长，技术要求高，不再普遍使用。

· 流感快速抗原检测灵敏度差，不应用来排除感染。

· 分子检测主要用于诊断呼吸道病原体，范围从单重的到大规模的多重（＞20个靶标）检测。

· 对包括MERS冠状病毒和大流行性流感在内的高致病性新发呼吸道病毒的检测，应与地方和国家参比实验室协调合作。

关[82,83]。2014年在美国暴发的疫情持续了4个月，影响到49个州大约1 152人[84]。除了严重的呼吸症状，后来有一小部分受影响的患者出现了神经后遗症，如类似小儿麻痹症的弛缓性麻痹[85]。虽然EV-D68未经任何商业检测被鉴定亚型，但受影响的患者使用BioFire FilmArray呼吸道病原体组合检测发现"鼻病毒/肠病毒"呈明显阳性[86]。检测的首选标本是鼻咽、口咽或其他上呼吸道标本[87]。

免疫缺陷人群的病毒感染

病毒性疾病可能是最常见的传染病。在免疫功能正常的人群中，绝大多数的病毒感染是自限性的或无症状的，不需要医疗干预。相反地，这些病原体在免疫缺陷人群中可引起毁灭性疾病，这些免疫缺陷可以是由遗传病、HIV等的感染、血液系统恶性肿瘤或造血或实体器官移植后接受免疫抑制疗法等引起。与免疫缺陷患者的严重疾病相关的一些最常见的病毒是那些在最初感染后建立终身潜伏的病毒，特别是疱疹病毒和多瘤病毒。这些潜伏病毒的再激活可能包括经体液间歇性的和无症状的病毒排出或有症状的疾病，包括从轻微发热和皮疹到浅表损伤到重症多器官或全身性疾病。临床表现和病程会受到宿主的免疫状态和病毒潜伏部位的影响。因此，当考虑免疫抑制治疗或评估潜在的移植候选时，几种诊断方法对于活动性或潜伏感染状态的鉴别、疾病进展的监测及重症风险的分级都是很有必要的。

疱疹病毒

巨细胞病毒

人巨细胞病毒（CMV）又称人疱疹病毒5型（HHV-5），是β疱疹病毒科的一员。CMV的血清阳性率随年龄增长而增加，据报道，到中年时为50%～80%，但在特定人群可达100%，包括低社会经济状况人群和发展中国家的居民[88,89]。CMV能够在广泛的组织和细胞类型感染和复制，包括分化的上皮细胞、内皮细胞、实质细胞、平滑肌细胞、淋巴样细胞和髓系细胞及未分化的造血细胞[90-94]。在初次感染后，CMV以潜伏病毒的形式与宿主建立了终身的联系，在主要为髓系的未分化细胞中以游离的循环基因组存在[90,95]。潜伏期由于病毒的再激活而中断，无症状的病毒排出几乎出现于所有体液（如血液、尿液、唾液、粪便、精液及母乳）中[90]。具体地说，报道称CMV的间歇性排毒见于1%～2%的无症状免疫正常成年人及高达46%的无症状HIV阳性患者[96,97]。此外，CMV可在子宫内传播，引起可致死的及立即或进行性听力、视觉和智力缺陷的先天性巨细胞病毒病[98,99]。

大多数CMV感染在免疫功能正常宿主中症状轻微，可以自我清除，并且不被注意或不被报道[100]。相反，在免疫缺陷的宿主中，初次感染或潜伏病毒的再激活可能会导致毁灭性的疾病。具体的症状包括肺炎、结肠炎、视网膜炎、脑膜炎和全身性病毒性败血症。在晚期HIV/AIDS患者和接受实体器官移植（SOT）或造血干细胞移植（HSCT）后接受免疫抑制治疗的患者中，CMV病的风险最高。SOT或HSCT后的发生率可达8%～41%，以心脏和肺移植患者的发生率最高[101-103]。在机会性感染中，CMV病的存在与否是决定移植成败和存活的主要因素[104]。

CMV的血清学试验·在成人患者中，血清学检测在诊断或监测急性CMV疾病中的作用有限。抗CMV IgG的滴度与活动性疾病无关，抗CMV IgM的存在常与无症状的再激活和排毒阶段有关[88]。CMV血清学的主要用途是确定两个特定人群的血清状态：一是妇女，作为产前筛查的一部分；二是SOT或HSCT之前的潜在供体和受体。CMV特异性IgG和IgM的检测采用酶免疫检测（EIA）、化学发光免疫检测（CIA）或间接免疫荧光检测（IFA）。对于移植患者，检测血清状态有助于划分潜在CMV疾病的风险和严重程度，并指导移植后抗病毒治疗的剂量和疗程[105]。在一项研究中，供体阳性/受体阴性（D+/R-）移植后发生巨细胞病毒病的风险为19%～31%，而供体阴性/受体阴性（D-/R-）移植的风险仅为2%～3%[106]。在D+/R-器官受体中延长预防性抗病毒疗程可减少迟发性巨细胞病毒病的发病率[107]。

对孕妇来说，鉴别近期和既往感染可用于推测先天性巨细胞病毒患病的风险。IgG阳性的妇女可接受抗体亲和力试验，以鉴别原发感染和既往感染。高亲和力 IgG 的存在提示原发感染发生在检测前 18～20 周，也就是既往感染[108]。高亲和力的结果与先天性巨细胞病毒感染 1%～2% 的风险有关，而低亲和力 IgG 抗体阳性妇女的风险高达 12%～75%，提示初次感染是在妊娠期间发生的[108, 109]。与之类似地，IgG 亲和性也被用来作为判断移植后患者预后的手段。在这一组中，初次感染后没有产生高亲和力抗体可能与严重 CMV 感染或器官排斥反应的风险增加有关[110, 111]。目前没有获得 FDA 准入的抗 CMV 亲和力检测；但是，这种检测可以在独立验证的参比实验室中进行。检测的具体选择通常取决于实验室的自动化水平和样品通量，以满足检测需求和工作流程。

CMV 的定性 NAAT·定性 NAAT 通常用于检测除血液或血清以外的标本中 CMV 的存在，包括组织活检、支气管肺泡灌洗液（BALF）、脑脊液（CSF）和玻璃体。这些样本的 CMV 检测是重要的，因为 20%～50% 的胃肠道或肺"终末器官疾病"患者的血液 CMV NAAT 检测可能为阴性[112-114]。由于其高敏感性和高阴性预测值（NPV），定性 NAAT 作为一种相对非侵入性的方法被用于排除疑似 CMV 肺炎患者的活动性 CMV 感染[115, 116]。更重要的是，标本的异质性妨碍了任何用以鉴别无症状排毒与终末器官疾病的定量阈值的开发。因此，定性 NAAT

对 CMV 病具有较低的特异性和阳性预测价值，所有阳性结果应通过组织学检查等更具特异性的方法加以证实[115, 116]。

目前还没有 FDA 批准的 CMV 定性 NAAT，但有几种商品化检测可作为分析物专用试剂（ASR）或已获得欧盟认证（CE-MARK），以便在欧盟使用（表 8.1）。一项对其中 5 种 NAAT 和 1 种实验室开发检测（LDT）进行的评估使用 200 份前瞻性采集的临床标本（包括呼吸道、尿液、脑脊液、活检组织和其他临床标本）。全部 6 种检测的检测下限范围在 10^2～10^3 拷贝 /mL[117]。6 种检测中有 5 种方法的临床灵敏度为 100%，其中 1 种方法对检测临床标本中 CMV 的灵敏度仅为 89%（41/46）。这些数据支持定性 NAAT 可高度灵敏地检测不同标本类型中的 CMV。

CMV 的定量 NAAT·预测和监测 CMV 病的一个重要因素是血液或血浆病毒载量（VL）的变化。VL 的快速变化对疾病风险分级和症状严重程度具有预后评估价值[118, 119]。VL 检测结果也会影响启动或停止抗病毒治疗的决策，并有助于对抗病毒耐药的早期识别[120-122]。因此，一些国家和国际指南推荐使用定量 NAAT 作为患者管理的一个重要组成部分[104, 121]。在监测血液或血浆中 VL 时，VL 的显著或快速变化是比单个数值更好的预测预后的指标，特别是当 VL 相对较低（10^2～10^3 拷贝 /mL）

表8.1　CMV 直接检测法的特点

	靶　　标	周转时间	检测平台	灵敏度（%）	特异度（%）	参考文献
培养	CMV		常规、壳瓶	8～48	99～100	114, 541
抗原血症	pp65 被膜蛋白	2～6 h	无	38～100	55～99	114, 128, 542–544
定性 NAAT						
白细胞			LDT	94	50	544
CSF、尿液、组织、BALF、咽拭子	因检测不同而各异	1～3 h	ASR 或欧盟认证；EraGen Multicode、Focus Simplexa、Elitech MGB Alert、Roche CMV ASR、Abbott CMV	89～100	97～100	117
定量 NAAT						
全血	主要立即早期基因（MIE）	1～3 h	COBAS、LDT	79～97	92～99	125, 128
血浆	主要立即早期基因（MIE）或 DNA 聚合酶（UL54）	1～3 h	COBAS、Artus、LDT	＞99	90.5	125, 厂家说明书

注：TAT，周转时间；CSF，脑脊液；BALF，支气管肺泡灌洗液；LDT，实验室开发检测；ASR，检测特异试剂

时[114,118,119]。因此，每个实验室应通过反复检测分析性样本以确立精密度，该样本中已知 VL 值应接近可报告范围的上限和下限。标准化的 IVD 检测可获得 0.1 log$_{10}$ 拷贝 /mL 以内的精密度，这可能比在慢性感染过程中所观察到的来自生物的变异小[123]。基于这些原因，大于 0.5～1.0 log$_{10}$ 拷贝 /mL 的 VL 变化通常被认为具有临床意义。更重要的是，血清 CMV 病毒载量检测频率应低于每 5～7 天 1 次，因为血液中 CMV DNA 的半衰期为 3～8 天[124]。

被检标本的类型可以显著影响 CMV 拷贝数，并可能影响结果的解释。由于潜伏的与细胞相关的病毒存在，一般认为，利用全血或白细胞的检测比对血浆中 CMV DNA 定量的 NAAT 在预测 CMV 病方面具有更高的敏感度，但特异性较差。全血 VL 值比匹配血浆高 0.8～1.2 log$_{10}$ 拷贝 /mL[125,126]；但决定系数（r^2 值）在这些比较中在 0.19～0.79 波动，证实较差的相关性[125-127]。随后一些针对可检测到的 VL 与有症状的 CMV 病之间相关性的研究，没有证实检测全血的 NAAT 高敏感性与预测预后优势之间具有相关性[126,128]。具体来讲，病毒学复发率在以下两组患者中相似：在匹配的全血和血浆标本中未检测到 VL 的患者（23.6%）与在全血中检测到 VL 但血浆 CMV 阴性的患者（23.1%）[126]。

提高定量 NAAT 的分析灵敏度已使全血或血浆基质中检出阈值降至 70～150 拷贝 /mL[125]。因此，潜伏的细胞相关的病毒存在可能有助于抗病毒治疗后患者中 VL 的持续检出，这可使结果的解释变得复杂，无论其标本类型。这一点被以下研究所支持：在无症状患者的全血（大约 70%）和血浆（48%～59%）中均可检测到 VL[123,126]。这些及其他数据表明，即使使用血浆，低 VL 也不表示有患 CMV 病的风险。而且，如果使用"治疗为阴性"的模式，无法获得检测不到的 VL 可导致不必要的抗病毒治疗并增加耐药风险[104,129]。出于这些原因，研究人员提出了 1 000～10 000 拷贝 /mL 的 VL 阈值作为启动或终止抗病毒治疗的指标[119,128]。不幸的是，采用不同的标本类型（如全血、血浆）和不同的检测系统，限制了单一阈值在所有检测平台中的应用。

2010 年，WHO 推出并提供了一项国际标准物，这是向 CMV VL 检测标准化迈出的重要一步。此参考物允许所有实验室将 VL 校准至国际单位（IU）标准，这有助于不同机构间病毒血症数值的比较。标准化的一个主要好处是能够进行纵向研究，以建立一个与向有症状的 CMV 疾病进展相关的共识阈值[104]。更重要的是，使用 IU 将不允许对从不同标本类型（如全血和血浆）获得数值之间进行可互换的比较。对校准至 IU 标准的 FDA 准入的检测的评估证实，5 个检测地点之间的 95% 置信区间（CI）为 0.14～0.17 log$_{10}$ 拷贝 /mL[130]。与之相反，当使用未校准到 IU 标准的检测时，所测 95% CI 为 0.5～1.5 log$_{10}$ 拷贝 /mL。IU 标准的成功使用还取决于是否有高质量的校准物。对使用 3 种不同的 NAAT 的三家制造商提供的二级 IU 标准进行评价证实，这三种标准的测量值和标称值之间的差异最高可达 1.6 log$_{10}$ 拷贝 /mL[131]。这些数据再次凸显，在进行跨机构研究或在 VL 测量的基础上建立共识管理指南时，需要对检测、定量标准和标本类型进行标准化。

已获得 IVD 用途监管状态的现有检测包括 Qiagen artus CMV RGQ MDx 和罗氏 COBAS Ampliprep/COBAS TaqMan 检测。这两种分析方法都按照 IU 标准进行了校准，并且仅用于血浆样品。每个系统包括自动核酸提取、RT-PCR 扩增和靶 DNA 检测。检测下限为 77～91 IU/mL，线性范围为 10^2～10^7 IU/mL。这种标准化有助于报告定量 VL 结果时保持一致性；然而，为进入卫生医疗保健系统或收到来自不同实验室 VL 结果的患者，建立基线 VL 仍然很重要。

记忆要点 病毒载量监测的考量

- 连续病毒载量测量中的显著变化（大于 0.5～1.0 log$_{10}$ 拷贝或 IU/mL）比单个病毒载荷值更具有预后评估价值。

- 连续病毒载量测量频率不应超过每 5～7 天 1 次。病毒 DNA 在血液中的半衰期为 3～8 天。

- 在追踪病毒载量趋势时，请确保使用相同的检测和样本类型获得结果。检测间变异范围为 0.5～1.5 log$_{10}$ 拷贝 /mL。

- 全血病毒载量比对应血浆高 0.8～1.2 log$_{10}$ 拷贝 /mL。

水痘-带状疱疹病毒

水痘-带状疱疹病毒（VZV）的原发感染表现为播散性综合征，涉及淋巴组织和皮肤组织中的病毒复制。这导致了与水痘相关的发热和疱疹的典型症状。初次感染后，VZV 主要在三叉神经和背根感觉神经节内潜伏下来[132]。潜伏病毒的再激活导致继发性水痘疾病，即所谓的带状疱疹（HZ），常表现为相关皮肤病的水疱性皮疹。VZV 是具有高度传染性，可通过呼吸道分泌物气溶胶或与水疱病变直接接触传播。据报道，到了青春期，VZV 的血清阳性率为 90%～100%，甚至在 1995 年 VZV 疫苗推广和使用之前也是如此[133,134]。

在免疫缺陷宿主中，水痘病毒的初次感染或再激活可引起严重疾病，包括高热、脑膜炎、脑炎、肺炎、肝炎、视网膜坏死或播散性内脏疾病[132,135-137]。视网膜坏死在进展或无法控制的艾滋病个体中很常见，并且高达 75% 的病例伴有中枢神经系统受累[138,139]。在免疫缺陷患者，内脏 HZ 是一种直接威胁生命的与发热、多器官受累和弥散性血管内凝血（DIC）有关的疾病[137]。更重要的是，这些症状可能在没有与 HZ（带状疱疹）相关的典型水疱时出现，这会妨碍临床诊断[136,137]。患 HZ 的最高危人群是患有血液系统恶性肿瘤、晚期 HIV/AIDS，或接受 SOT 或骨髓移植（BMT）后接受免疫抑制治疗的人[132,135,138]。估计在 SOT 的 4 年内患 HZ 的风险总体上为 8%～11%，60 岁以上的患者患病风险显著高于这一数据[135]。此外，移植时血清阴性的患者移植后发生 HZ 的风险是移植时的 3.4 倍[135]。因此，确定血清状态对于风险分级和确定哪些患者在移植前接种 HZ 疫苗很重要[140]。

VZV 血清学试验 · 原发性水痘的血清学诊断不是例行的，因为它需要急性和恢复期双份血清的比较，这将诊断延迟 10～14 天。然而，水痘血清状态的建立有利于对医护人员的筛查和对没有接种疫苗或自然水痘感染史记录的个人的移植前评估。检测血清状态的常用方法包括乳胶凝集试验（LA）、酶联免疫吸附试验（ELISA）、膜抗原荧光抗体（FAMA）和 CIA（表 8.2）。FAMA 试验是在培养的病毒中检测水痘包膜特异性抗体的基础上进行的[141]。FAMA 被认为是建立血清状态的金标准，因为它具有很高的灵敏度和与保护性免

表 8.2　确定水痘带状疱疹病毒血清学状态的血清学检测

类型 / 名字	灵敏度（%）	特异度（%）	参考文献
胶乳凝集法			
	97.6～98.0*	90.0～97.2*	142, 143
	89.1～90.9†	76.4～97.5†	147
酶联免疫吸附实验			
全抗原	75.0～98.5‡	87.6～100‡	142, 147
	72.7～83.0†	94.4～100†	146, 147
糖蛋白	86.9～100†	89.4～100†	145, 146

注：* 与酶联免疫吸附法相比。† 与膜抗原荧光抗体法相比。‡ 与胶乳凝集法相比

相关；然而，该检测在技术上要求很高，而且费时。这些因素阻止了这种方法在临床实验室中的广泛应用。LA 检测法费用低廉，不需要额外的设备，操作简单，可以在 10～15 min 内完成。LA 试验的敏感性（89%～98%）与 FAMA 相当或优于传统 ELISA，但特异性较 FAMA 低[142-144]。这可能与 LA 检测结果需要主观判断有关。以纯化包膜糖蛋白为基础的较新的 ELISA 和 CIA 试验（gpELISA）的敏感性（87%～100%）高于传统的 ELISA 试验（72%～98%）[145,146]。ELISA 和 CIA 检测的其他好处包括结果的客观性和自动化检测的能力，从而能够满足高通量地筛选血清。

在接受免疫的个体中建立血清状态可能是困难的，因为对 vOka 的抗体反应比对自然感染的反应低 10 倍。此外，疫苗诱导的抗体在接种后 5～15 年内开始下降并可能在 5%～30% 的人中检测不到，导致免疫人群中 FAMA 和 LA 的敏感性为 61%～85%[141,144,147]。新的 gpELISA 试验在检测免疫后血清学转换方面显示出更好的性能（敏感性 87%～99%），但尚未进行长期随访研究，以确定尽管抗体浓度下降，但敏感性是否仍然很高[141,145,146]。

用于 VZV 的 NAAT · NAAT 是实验室诊断急性原发性水痘和继发性 HZ 的首选方法，与培养或直接检测方法（如直接荧光抗体法）相比，NAAT 方法具有更快的速度和更高的敏感性。大多数 VZV NAAT 是定性 LDT，使用市售的分析物特异性试剂或已发表的引物序列检测但不鉴别野生型病毒和 vOka 病毒（表 8.3）。vOka 的鉴别是通过额外的引

表8.3　VZV 的分子检测

厂家	监管状态	靶标	样本	仪器	定性或定量（AMR）	参考文献
Quidel Lyra 直接 HSV+VZV	美国食品药品监督局-体外诊断、欧盟认证-体外诊断	不可获得	疱疹损伤、拭子	ABI7500Fast DX、SmartCycler 2.0	定性	厂家产品说明书
Roche	欧盟认证-体外诊断	不可获得	脑脊液、疱疹渗出液（提取的核酸）	LightCycler 2.0	定性	厂家产品说明书
Cepheid Benelux（Affigene VZV）	欧盟认证-体外诊断	ORF 62	脑脊液、疱疹拭子、全血/血浆、呼吸道、眼拭子、组织（提取的核酸）	RoterGene、ABI、iCycler	定性：检测下限 9.3 拷贝	150
BioFire FilmArray ME	美国食品药品监督局-体外诊断、欧盟认证-体外诊断	不可获得	脑脊液	FilmArray	定量：检测下限 ~10^3 拷贝	361
实验室开发检测	不适用	ORF 28、29	脑脊液、水泡拭子、全血/血浆、呼吸道标本、眼拭子、组织（提取的核酸）	开放系统	定性：检测下限 16.0 拷贝	149、150
实验室开发检测	不适用	ORF 62	疱疹损伤或硬皮	ABI Prism 7700	定性：检测下限 13.0 拷贝	148、149
实验室开发检测	不适用	ORF 29	全血、血浆、血清	Perkin-Elmer 9600	定量：全血 80～10^6 拷贝/mL；血浆 20～10^6 拷贝/mL	164、165

物来实现的，这些引物针对 ORF62 中的一个特定多态性[148]。在评估最近接种疫苗的个人损伤时，这可能是有益的。多重的并包括 HSV-1 和 HSV-2 的 VZV NAAT 是有价值的，鉴于这些病毒的损伤外观相似[148,149]。

由于包括培养在内的"金标准"参考方法的灵敏度明显低于 NAAT，因此很难评估 NAAT 对各种标本中 VZV 的绝对敏感性。分析研究通常报道的检测下限（LOD）为 10～200 拷贝/mL；然而，由于 LDT 之间方法缺乏标准化，很难对检测进行临床比较。例如，与培养、直接免疫荧光检测（DFA）和血清学的复合方法相比，VZV LDT 的初步描述报道了 94% 的敏感性[149]。随后一项研究报道说，与市售 VZV NAAT 相比，该 LDT 只有大约 60% 的灵敏度[150]。这凸显了标准化检测方法的重要性，以及在审查分子检测的性能或比较性能时所选择的金标准参考物的影响。

定性 NAAT：定性 NAAT 在检测无菌样本中的 VZV 是个敏感的方法，如 CSF、BALF 或玻璃体，在这些样本中任何数量病毒的存在都可能是有原因的。定性检测在皮肤标本分析中也很有用，因为 VZV 损伤的临床表现是非特异性的，可以与其他感染性疾病混淆[151,152]。培养或 DFA 的敏感性随着疱疹损伤的进展和活病毒数量的减少而降低。在与 HZ 符合的皮疹患者的研究中，与 NAAT 相比，培养的敏感性为 20%～53%，DFA 的敏感性为 82%[148,149]。

侵袭性局部水痘或 HZ 需要分析各种标本类型。肺水痘或 HZ 在成人中可以病情很重，如果不治疗，死亡率高达 30%。支持性的治疗和早期应用阿昔洛韦可以大大降低死亡率[153-155]，但 VZV 肺炎的临床诊断是困难的，因为体格检查和影像学表现是非特异性的[153,155,156]。使用 NAAT 对 BALF 进行直接分析，可以在肺炎病例中快速、明确地检测出 VZV，从而及早进行适当的治疗，以改善患者的预后[156,157]。同样地，坏死性视网膜炎的临床症状在通常与这种情况有关的各种疱疹病毒（VZV、CMV、HSV）中是非特异性的[158,159]。VZV NAAT 已成功地用于分析玻璃体标本，并提供了快速和确定的诊断[159-162]。使用房水而不是玻璃体样本，侵入性较小，所需液体仅为 10～20 μL，而且似乎也可用于病毒性视网膜炎的实验室诊断[159]。

定量 NAAT：系统性或无疹性内脏 HZ 的诊断可能比局部器官疾病更具挑战性，并需要使用血液或血浆标本。定量 NAAT 被认为是一种预测系统性疾病和监测治疗反应的方法[163]。血液或血清的使用证实检测 VZV 的敏感性和特异性相似，两者均与活动性水痘或播散性 HZ 有关[164, 165]。VZV NAAT 以 20～80 拷贝/mL 为阈值，在皮疹出现后 2 天内的敏感性为 81%～86%，对原发性水痘的敏感性提高到 100%，对皮疹 1 周内 HZ 的敏感性为 89%[165]。在无疹性内脏带状疱疹的病例中，VL 也有助于将 VZV 推断为致病因子[164]。在所有研究中，服用阿昔洛韦后 VL 急剧下降，这表明定量分析在监测临床无反应患者对抗病毒治疗的反应方面可能具有价值[163-165]。

唾液标本中 VZV 的定量分析作为非侵入性方法被提出，可辅助诊断播散性 HZ、HZ 伴 CNS 受累和无皮疹面瘫。在皮疹和临床诊断为 HZ 的患者中，唾液中 VZV 检测的敏感性为 72%～100%[166, 167]。病毒载量在 $10^1 \sim 10^7$ 拷贝/mL，并与主观疼痛评分相关[167]。更重要的是，唾液中检测到 VZV 并不一定提表示急性 HZ。在没有检测到血液 VL 或急性疾病的情况下，环境或医学应激可导致唾液中 VZV 的亚临床再激活和排出[168, 169]。根据这些数据，在确认皮疹患者的 VZV 或调查 HZ 的非典型表现时，使用唾液作为标本可能具有非侵入性的优点。然而，结果的解释应在其他临床发现的背景下进行。

人类疱疹病毒 6 型

人类疱疹病毒 6 型（HHV-6）是 β 疱疹病毒亚科的一员，包括变种 HHV-6A 和 HHV-6B。这些变种在血清学上难以鉴别；然而，核酸分析表明，95% 以上的有症状感染是由 HHV-6B 引起的[170, 171]。HHV-6 感染相关的主要症状为玫瑰花环病（第六种疾病）。这几乎完全是一种儿童疾病，占 2 岁以下儿童急诊科就诊人数的 10%～30%[172]。与所有疱疹病毒一样，HHV-6 能够在初次感染后建立终身潜伏，这被认为主要是在单个核细胞内[173]。潜伏是通过将病毒基因组整合到宿主染色体上来维持的，在疱疹病毒中这是 HHV-6 所特有的特征[174, 175]。HHV-6 的血清阳性率在不同地区和不同人群中可能存在差异，但在成年人中通常超过 90%[171, 173]。

在免疫缺陷的宿主中，潜伏病毒可引起严重疾病，包括肺炎、中枢神经系统疾病、迟发型骨髓植入或移植物抗宿主病（GVHD）[173, 176, 177]。HHV-6 在 SOT 或 BMT 患者再激活发生率为 0%～80%（平均 30%～50%），且略偏好于 BMT[173, 178]。与 VZV 不同，HHV-6 再激活通常发生在移植后的第一个月[176, 178]。

HHV-6 的 NAAT·通过使用各种靶标和方法，定性和定量 NAAT 均已被用以检测临床标本中的 HHV-6（表 8.4）。目前还没有 FDA 准入的 NAAT 来检测血清中的 HHV-6，但一些商品化或参考实验室提供定量或定性检测。一种用于脑脊液中 HHV-6 定性检测的多重组合最近已被 FDA 准入用于 IVD（见本章脑膜炎部分）。感染的具体症状或部位决定了最适合用 NAAT 分析的标本类型。这些包

表8.4 用于血浆中 HHV-6 检测的核酸扩增法

扩增方法	检测法	靶标	样本	定性或定量	检测下限或分析检测范围	参考文献
巢式 PCR	凝胶电泳	*Orf57*	血浆	定性	$10^0 \sim 10^1$ 拷贝/mL	181, 545
环介导等温扩增技术	反应浊度	*Orf31*	血浆	定性	$10^1 \sim 10^3$ 拷贝/mL	181, 546
终点 PCR	捕获酶免疫分析法	*Orf89*	血浆	定性	10^0 拷贝/mL	181
实时 PCR	荧光探针	*Orf67*	血浆、组织	定量	检测下限 $10^0 \sim 10^1$ 拷贝/mL 分析检测范围 $10^2 \sim 10^6$	547
实时 PCR	荧光探针	*Orf67*	血浆、血清、脑脊液	定量	检测下限 $10^0 \sim 10^1$ 拷贝/mL 分析检测范围 $10^3 \sim 10^7$	548
实时 PCR	荧光探针	*Orf31*	血浆、全血	定量	检测下限 $10^1 \sim 10^2$ 拷贝/mL 分析检测范围未报道	549
实时 PCR	荧光探针	未报道	血浆	定量	检测下限 $10^2 \sim 10^3$ 拷贝/mL 分析检测范围未报道	181

注：NR，未报道；LoD，检测下限；AMR，分析测量范围

括脑脊液、BALF 和血液/血清（当怀疑有播散性疾病时）。

定量 NAAT 是移植后或其他高危人群 HHV-6 再激活疾病实验室诊断的首选方法。全血、分离的外周血单核细胞（PBMC）或血清可用于监测 HHV-6 VL，但这些标本的结果不能进行比较，因为全血或 PBMC 标本中细胞相关病毒的 VL 值比无细胞血清的 VL 值高[179]。在细胞相关的潜伏病毒引起症状出现之前，HHV-6 在 $10 \sim 100$ 拷贝/10^6 PBMC 的水平被测出。在症状出现后 $0 \sim 14$ 天，VL 迅速升高至 $10^5 \sim 10^6$ 拷贝/10^6 PBMC[178, 180]。VL 的延迟升高阻碍了该方法用于预测移植后 HHV-6 再激活疾病的可能性。然而，当其他病毒病因（CMV、VZV）也需要做鉴别时，VL 对于确认牵涉 HHV-6 是有用的。此外，VL 可作为预后指标，因为高 VL 与推迟的组织移植有关，抗病毒治疗后 VL 降低[178]。

检测标准化及国际校准物的缺乏使定性 VL 结果的解释变得复杂，妨碍了具有临床意义的通用阈值的建立。据报道，在定量的上端，HHV-6 检测之间的变异大于 15 倍；对于含有大约 3 $\log_{10}$ 拷贝/mL 的参考标本，VL 结果的变异大于 200 倍。因此，建议在监测 HHV-6 VL 时使用相同的检测和实验室，应该重视 VL 的变化而不是绝对值。

染色体整合型 HHV-6·分子诊断的一个特殊挑战来自 HHV-6 在潜伏期内的染色体整合（ciHHV-6）。生殖细胞的潜伏感染为 HHV-6 的遗传性传播提供了可能，而这随之导致个体体内的每一个细胞都携带完整的 HHV-6 基因组[182]。由于 HHV-6 感染的普遍性，遗传的 ciHHV-6 影响了高达 1% 的人口[174, 182]。结果，从这些个体采集的血液或其他组织标本将有极高的 VL（血浆中 > 5 $\log_{10}$ 拷贝/mL，全血中 > 7 $\log_{10}$ 拷贝/mL），却与 HHV-6 疾病无关[179]。这可能导致对罹患其他传染性或非传染性疾病患者的误诊或漏诊。因此，血浆中 HHV-6 VL 大于 4 $\log_{10}$ 拷贝/mL 或全血中 > 6 $\log_{10}$ 拷贝/mL 的患者应进一步评估以鉴别遗传性 ciHHV-6 与急性 HHV-6 感染。

数字 PCR：数字 PCR 是将某一特定样品中的核酸模板稀释至单个孔或油滴（乳液法），以使每个孔或液滴中含有一个或零个拷贝模板的方法。在标准终点 PCR 后，对扩增产物阳性的孔数进行计数，这个数直接对应于原始标本中模板的拷贝数[183]。这种拷贝数的精确计数允许将 HHV-6 拷贝数与宿主细胞目标拷贝数进行直接和准确的比较。由于 HHV-6 基因组通常以单拷贝整合，比值为 1 意味 ciHHV-6，而比值高于或低于 1 意味存在非整合的主动复制的 HHV-6。这一理论已经得到验证，在 ciHHV-6 患者中观察到的比值为 $0.96 \sim 1.02$，变异系数（CV）为 3%[184]。

人类疱疹病毒 8 型

人类疱疹病毒 8 型（HHV-8）可引起急性、再激活或无症状的潜伏感染[185]。HHV-8 的血清阳性率通常较低，在美国、欧洲和亚洲为 1% ~ 15%，但在撒哈拉以南非洲可能高达 36% ~ 90%[185]。HHV-8 的传播可能发生在经多种体液（包括唾液）排毒的间歇期[186, 187]。导致获得 HHV-8 的具体危险因素包括孕妇血清阳性、毒品注射和高危性行为[185, 188-190]。

健康成人原发性 HHV-8 感染无症状或伴随轻微症状，如皮疹、腹泻和疲劳[191]。病毒在感染或医源性免疫抑制后再激活，导致通常由 HHV-8 引起的临床症状。其中包括 Kaposi 肉瘤（KS）、原发性渗出性淋巴瘤（PEL）和多中心性 Castleman 病（MCD）。HHV-8 潜伏相关核抗原（LANA）的表达通过与 p53 和 E2F 的相互作用抑制抑癌作用，导致血管（肿瘤梭形细胞）的异常增殖[192]。这在轻度疾病中引起位于上皮部位特征性的棕色至红色斑块或结节，但在严重或播散性疾病中也会出现在口腔、淋巴结或内脏。

HIV 感染是 KS 发展的最大危险因素，感染 HIV 人群的概率是一般人群的 5 000 ~ 20 000 倍[193, 194]。HIV 和 HHV-8 均阳性的患者在 10 年内有 50% 的概率发展为 KS[189]。其症状可为轻度，仅限于皮肤受累；但是，也有报道严重的并发症，包括全血细胞减少、肝炎和内脏受累，可导致患者死亡[195, 196]。更重要的是，如果通过有效的抗反转录病毒治疗或减少免疫抑制剂来减轻免疫抑制状态，KS 相关症状可以缓解[192]。因此，对 HHV-8 进行准确的实验室诊断有助于患者的管理。

HHV-8 血清学试验·在现有的 HHV-8 检测模式中，ELISA 相对简单，最适合于临床实验室的常规使用。这些试验可以由单个纯化的抗原（K8.1、 orf73、orf65）组成，也可以使用完整的 HHV-8 培养裂解液。依所使用的抗原靶点和阈值的不同，灵敏度范围从 70% 至 90% 不等，但特异度通常大于 95%[197]。ELISA 在典型 KS（80%～100%）或艾滋病相关 KS（67%～91%）患者中的性能最高，但在健康、无症状对照组中较低。对使用不同的检测方法和流程的 8 个实验室的 HHV-8 血清学结果进行的比较证实，KS 患者之间的吻合度为 100%，来自健康献血员的样本之间的吻合度为 89%[198]。这使得在评估移植前患者发生 HHV-8 再激活疾病的风险时，血清学检测的使用欠佳。

HHV-8 直接抗原和 NAAT 检测·病变组织活检中 HHV-8 的免疫染色是基于对潜伏相关核抗原（LANA）（Orf73）的检测，该抗原在所有潜伏感染 HHV-8 的细胞中表达[199]。约 10% 的处于早期 KS 斑块病变的细胞 LANA 染色阳性；但此比例在结节性病变中增加到 90% 以上[200]。对染色组织切片的手动显微镜检查可能造成主观臆断，并可能导致灵敏度的变异，特别是在组织活检中的一小部分细胞对某一特定标志物呈阳性的情况下。此外，活检本质上是侵入性检查，而且组织切片的准备、染色和阅读既费时又费力。因此，简化的且主观性低的用于 HHV-8 实验室诊断的方法才是人们的兴趣所在。

可用于 HHV-8 检测的 NAAT 主要包括依赖于裂解期和潜伏期遗传靶标的 LDT[201]。定性 NAAT 已被用于确认组织活检中 HHV-8 的存在，并被证实其灵敏度大于 90%[186,202]。内脏 KS、PEL 和 MCD 由于其存在于内部、有时是弥漫性或多灶性的位置特点而难以诊断和监测。从外周血单个核细胞或血清中提取的 DNA 定量分析表明，在临床加重期（包括体温升高、C 反应蛋白升高和肝酶的急剧升高），VL 增加了 2～3 $\log_{10}$ 拷贝 /mL[203,204]。血液成分的定量分析虽然有趣，但并不被广泛地用于这些疾病的诊断，而且需要进一步研究以确立其临床意义。而且，实验室开发的定量 NAAT 方法缺乏标准化，这一问题使实验室之间结果的比较变得复杂。

■ **多瘤病毒**

多瘤病毒是在人类和其他非人类灵长类动物中发现的具有遗传上多样、无包膜的 DNA 病毒。感染这些病毒在很大程度上是无症状的，这导致了它们相对较新的发现及其与临床疾病的关联性。最早发现的人类多瘤病毒 JC 和 BK 是在 20 世纪 70 年代早期。这两种病毒的基因组同源性约为 75%，且与免疫缺陷患者疾病的进展性和严重的临床综合征相关联[205]。自 2007 年以来，另外 9 种人类多瘤病毒在临床标本（包括鼻咽组织、皮肤、尿液、粪便和血液）中也被发现。多瘤病毒在人类群体中明显普遍存在，加之病毒无症状排出的倾向和病毒的环境稳定性，很可能导致了这些病毒血清阳性率波动在 25%～92%[206]。

BK 病毒

暴露于 BK 病毒很可能发生在生命早期，初次感染主要是无症状的。流行病学研究报道，到青春期早期，全世界血清阳性率为 60%～100%[207]。BK 病毒已从包括肺、扁桃体、脾脏和淋巴结在内的许多组织和器官中分离到，但潜伏的主要部位是泌尿道上皮细胞，包括肾小管[207,208]。散发性无症状排出病毒在尿液中很常见，经尿道排毒的频率从 20～30 岁的大约 15% 增加到 80～89 岁的 40% 以上[209]。

与 BK 病毒相关最常见的严重综合征，包括多瘤病毒相关性肾病（PVAN）和出血性膀胱炎（HC）[207,210]。这些症状仅见于免疫缺陷患者。PVAN 的最高风险患者是那些接受过肾移植的患者，其中 1%～10% 的患者会发展成疾病。在造血干细胞移植后的患者中，出血性膀胱炎更为常见，可能影响 5%～15% 的患者。在这两种情况下，发病通常较晚，并在病毒尿和病毒血症之后。PVAN 或 HC 的成功治疗在很大程度上依赖于减轻免疫抑制状态，如果在疾病早期实施会更有效[207,210]。因此，在高危患者中敏感、准确和及早发现 BK 病毒是改善预后的关键。

疑似 BK 病毒感染的诊断方法·组织活检的组织学评估被认为是诊断 BK 病毒相关性肾病的金标准，但由于肾脏病理的局部特性，如果只采集一份标本，活检的灵敏度可能只有 63%～75%[211]。

核酸扩增和检测方法是诊断 BK 病毒相关性肾病和膀胱炎最广泛使用的方法，仅需要微创或非侵入性标本类型（表 8.5）。尿液分析具有非侵入性的优点。此外，病毒可能会在发病几周前被检测到，其病毒载量（2～10 $\log_{10}$ 拷贝 /mL）比血浆中观测到的要高得多[212,213]。总之，这些因素使得尿

表8.5 用于多瘤病毒检测的 NAAT 特征

病毒	遗传靶标	样本	与临床疾病相关的病毒载量	评 论
BK 病毒	病毒衣壳抗原（VP1）、大 T 抗原（LT）	尿液	$\geq 10^6 \sim 10^7$ 拷贝 /mL 的阈值对 PVAN 的特异度是 78%～85%	无症状的 BK 病毒经尿排出见于 7%～40% 的病毒载量是 $10^3 \sim 10^4$ 拷贝 /mL 的个体
		血浆	$\geq 10^4$ 拷贝 /mL 的阈值对 PVAN 的特异性是 92%～94%	无症状的 BK 病毒经血浆排出见于 < 1% 的个体
JC 病毒	小 T 抗原、非编码调控区	CSF	CSF 中检出任何病毒载量的 JC 病毒应被视为有临床意义。持续 CSF 病毒载量 > $10^3 \sim 10^4$ 拷贝 /mL 与 PML 的快速进展相关	尿液中（常见）或血浆中（少见）检测到 JC 病毒与 PML 无关

注：PVAN，多瘤病毒相关性肾病；PML，进行性多灶性白质脑病；CSF，脑脊液；VL，病毒载量

NAAT 检测成为一种用于筛查高危患者病毒再激活早期迹象的实用方法。该方法尽管敏感，用于肾脏疾病病毒尿的特异性随着经尿排毒频率高（占无症状患者的 7%～27%）而降低，通常可达 3～4 $\log_{10}$ 拷贝 /mL[214]。研究表明，超过 7 $\log_{10}$ 拷贝 /mL 的病毒尿对活检证实的 PVAN 灵敏度为 100%，特异度为 78%～85%[213, 215]。

血清提供具有更加特异诊断 PVAN 潜力的微创样本。与尿液不同，无症状的再激活和排毒在血流中是罕见的[209, 214]。与尿液中所观测的相比，血浆样品中的 VL 趋向较低且处于较窄的范围内（3～7 $\log_{10}$ 拷贝 /mL）[213, 215]。临床相关性研究证实，对于预测活检证实的 PVAN，超过 4 $\log_{10}$ 拷贝 /mL 的血浆阈值的灵敏度是 100%，特异度在 87%～96%[213, 215]。虽然比病毒尿症更具特异性，但在预测高危患者的 PVAN 时，没有单一的病毒血症阈值是 100% 敏感和特异的。因此，与单一标本数值相比，无论是尿液或血浆，监测病毒血症随时间的显著变化情况或证实持续的高病毒血症可能是更好的 PVAN 预测指标[212]。

美国移植学会（ATS）指南建议进行常规的病毒尿症监测，直到检测到 7 $\log_{10}$ 拷贝 /mL 的阈值，此时应以持续的阈值 4 $\log_{10}$ 拷贝 /mL 监测血清病毒血症以预测 PVAN[210]。另有人建议 4～6 $\log_{10}$ 拷贝 /mL 作为更加保守的病毒尿症阈值以用来指示启动血清检测或调整免疫抑制治疗[213]。该指标被一些数据所支持，该数据证实，超过 6 $\log_{10}$ 拷贝 /mL 的病毒尿对预测 4 $\log_{10}$ 拷贝 /mL 以上的病毒血症（具有临床意义的血浆阈值）的灵敏度为 100%，特异度为 92%～94%[212, 215]。更重要的是，病毒尿症或病毒血症的水平与组织受累的程度没有很好的相关性，因此，必须进行肾活检以准确地确定存在的器官受累的程度[216]。

定量 BK 病毒 NAAT 的开发和验证过程中的挑战，建立对 PVAN 高度特异而又敏感的绝对病毒尿症或血症的 VL 阈值，由于分析（检测特异的）和生物学（病毒亚型）等因素而变得复杂，这些因素影响检测的变异性。BK NAAT 的靶基因序列包括 287 bp 的分型区，病毒衣壳蛋白 VP1、VP2 或 VP3 基因，以及大 T 抗原（LT）基因[209, 212, 213, 217, 218]。

BK 病毒 4～6 亚型间相当高的遗传多样性会导致检测敏感性上的差异。被检靶标中的引物或探针结合位点的单核苷酸多态性（SNP）在高达 27%～82% 的已测序的毒株中存在，并有可能影响分析性能[217, 218]。此外，最近发现的新型多瘤病毒有可能与被检靶标序列发生以前未被识别的交叉反应。

目前还没有 FDA 准入的针对 BK 病毒的 NAAT；临床实验室不得不独立开发和验证定量 PCR 检测。这随之导致分析前样品处理、提取和引物 / 探针靶标缺乏标准化。利用 251 份尿液标本对 7 种 BK 病毒定量检测的比较证实，被研究的检测方法在分析参考物时存在 1～2 $\log_{10}$ 拷贝 /mL 的变异；在分析临床标本时，存在高达 7 $\log_{10}$ 拷贝 /mL 的变异[218]。

JC 病毒

JC 病毒呈全球分布，其人群平均血清阳性率为 60%～80%[214, 219]。尽管 70% 以上的 JC 病毒感染发生于 20 岁之前，但该病毒的血清阳性率会随年龄增长而递增[214, 219]。初始感染无临床症状，随后在肾脏、骨骼、淋巴结、脾及脑组织转为病毒潜伏期[220]。JC 病毒经尿液排毒频率高于 BK 病毒，在 40 岁以上人群高达 58%～72%[209]。尿液中测得绝对病毒载量值也很高，在无症状排毒期可达 5～6

log_{10} 拷贝 /mL[214]。尽管如此，重症几乎全部与 CNS 症状相关。然而，高水平的尿液排毒为该病毒向未感染宿主传染提供可能机制。

与 JC 病毒有关的最严重的症状是进行性多灶性白质脑病（PML）。该综合征多见于基础免疫抑制的患者，包含恶性血液病、AIDS 或经多克隆抗体治疗的多发性硬化症（MS）或其他自身免疫患者[205]。破坏性的病毒复制导致脑白质脱髓鞘，其表现为渐进性意识模糊、共济失调、轻度瘫痪，若未经治疗，甚至导致死亡。PML 主要治疗手段是通过调整免疫调节治疗或者坚持抗反转录病毒治疗以降低免疫抑制，从而可提高 1 年生存率 5 倍[205]。

疑似 JC 病毒感染的诊断方法·检测血清状况有助于鉴别存在发展为 PML 高风险患者。具体来讲，那他珠单抗（natalizumab）治疗候选者可能受益于血清学评估，因为该治疗与升高的 PML 风险相关[221]。在 JC 病毒血清学检测阳性的患者中，随着对那他珠单抗的暴露及之前使用的其他免疫抑制剂的疗程长短，PML 发病率为每千人 0.56 例至 11.1 例不等[222]。STRATIFY JCV 试验（Focus Diagnostics）是利用固定的 VP1 衣壳蛋白作为靶标以检测血清抗体的商品化酶联免疫吸附试验。辣根过氧化酶标记的抗人 IgG 被用来检测结合抗体，但同时也与其他抗体类型发生交叉反应。该试验已报道的用于鉴定血清学阳性患者的灵敏度高于 97%，特异度高于 90%[223]。Plavina 及其同事评估该试验并报道基于试验指数值的进一步风险分级，发现当数值高于 1.5 时发展为 PML 风险升高超过 10 倍以上[224]。根据以上结果，JC 病毒血清学筛查可能有助于为 MS 或克隆病患者选择治疗方案（如缩短疗程或者替代免疫调节药物）。

由于潜伏病毒存在于健康人脑组织中，利用核酸扩增检测从脑或其他组织检测 JC 病毒缺乏灵敏度和特异度[220]。对于组织标本中活跃 PML 潜在的更佳标记物是 VP1 或 LT。无论 HIV 状态，83%～96% 的 PML 患者被检测到单一或两种标志物同时存在，而这一比例在无 PML 患者仅为 0～6%[220]。尽管该方法更准确，但其需要对疑似疾病患者的脑组织进行侵入性取样。

急性 PML 的实验室诊断通常通过 NAAT 完成（表 8.5）。潜在非侵入性或者最低限度的侵入性样本包括尿液、血液或者脑脊液。如上所述，JC 病毒常自尿液检出，但尿液排毒的频率与病毒血症或者 PML 的发展无相关性[214,225]。JC 病毒 DNA 未从健康献血者血浆样品中检出，且仅见于 0.3% 的存在风险的服用那他珠单抗治疗 MS 的患者，但无一例发展为 PML[214,225]。鉴于以上发现，血浆或者尿液似乎都不足以作为 PML 准确实验室诊断的替代样本。因此，脑脊液是疑似 PML 病例的诊断的首选样本。

不同于 BK 病毒的分子试验需要高精密度以监测病毒载量，当评估临床样本中 JC 病毒时，其精密度不那么关键。一项关于 61 例已经组织学确认 PML 的 HIV 患者的研究证实，在神经学病学症状发作时脑脊液病毒载量为检测不到至超过 7 log_{10} 拷贝 /mL[226]。脑脊液检出 JC 病毒对于 PML 特异度达 100%，意味着脑脊液样本中任何含量的病毒存在都应该视作具有临床意义。目前尚无 FDA 准入的用于 JC 病毒检测的试验，但是商业实验室开发的核酸扩增检测，如 ViraCor 实验室（Lee's Summit）和美国国立卫生研究院（NIH）报道检测下限为 1～2 log_{10} 拷贝 /mL[225,227]。两者对脑脊液样本 JC 病毒的灵敏度都约为 95%[227]。相比之下，报道检测下限为 2～3 log_{10} 拷贝 /mL 的检测显示其在活检证实的 PML 病例的灵敏度为 76%[226]。因此，低检测下限对于 PML 的准确实验室检测十分重要。

腺病毒

人类腺病毒（AdV）是遗传学和血清学多样的无包膜的 DNA 病毒。7 个亚群（A～G）包括至少 67 种已知血清型或者基因型，每一种具有独特的嗜组织性和疾病相关性[228,229]。病毒传播通过直接暴露于呼吸道微滴或者体液（尿液、粪便）或者接触污染物发生，病毒在其上可存活几天至几周。因此，最高传染风险的人群包括人口密集人员，如军营、托儿所、宿舍和健康保健场所。

在免疫正常宿主，依病毒血清型和感染途径，腺病毒感染导致呼吸道、胃肠道或结膜症状[228]。这些感染通常呈自限性或者无症状，故无须医学干预。相反，免疫缺陷宿主的原发感染可导致严重或者迁延不愈的下呼吸道或者胃肠道症状，并且与高病死率相关（参见本章中呼吸道和病毒性胃肠炎部分）。原发感染之后，一些腺病毒亚群（最重要的是 C 亚群，AdV-C）在腺样体和其他淋巴组织中聚集的 T 淋巴细胞内建立潜伏状态[230]。尽管某些腺病毒血清型的特定潜伏部位已确立，但其他尚不明确[229,231]。

严重腺病毒病的最高危人群包括 SOT 和 HSCT 受体。在这些群体中的发病率为 3%～47% 不等，但最多见于 HSCT 之后和儿童，且通常发生于移植的 100 天之内[232]。潜伏病毒的再激活经常以局部疾病开始，导致肺炎、肝炎、胃肠炎和泌尿症状，包括肾炎和出血性膀胱炎（HC）[228,232]。以多器官受累和病毒血症为主要特征的播散性疾病见于 10%～30% 的患者，其病死率超过 70%～80%[228,232]。在 SOT 和 HSCT 受体中，C 亚群腺病毒（AdV-C）似乎是最常见的致病亚群，尽管 A 和 B 亚群相关的严重感染并不少见[228,232]。具体来讲，B 亚群中血清型 7、11、34 和 35 与 HC 呈现非常强的相关性[228,230]。病毒潜伏除了作为再激活疾病的重要病毒库，还与间歇性无症状排毒有关，这使得解释非无菌样本如粪便或呼吸道分泌物中的阳性结果变得复杂。

对疑似 AdV 病患者的诊断方法

使用定量 NAAT 是目前检测和监测移植后人群 AdV 复制的最佳实践。NAAT 通常被设计为靶向检测 AdV 的 EIA 或 hexon 基因，这些靶标在亚群和血清型之间保守。更重要的是，用于检测所有 AdV 亚群和血清型的"通用"引物应定期进行电脑评估，以确保它们适用于新描述的 AdV。从包括尿液、粪便和血清在内的标本中测定 AdV VL 已被作为严重疾病和（或）播散性疾病的诊断和预后指标加以研究。虽然目前尚无 FDA 准入的检测，但是已有参比实验室开展检测。这些实验室基于独立的检验验证可能有不同的样品、运输和接受标准。

NAAT 在筛查 AdV 感染中的作用

呼吸道和胃肠道（GI）淋巴组织中的病毒潜伏，导致在亚临床期或无症状再激活期内间歇性排毒[233]。这可以在健康人的粪便标本中通过敏感的 NAAT 检测到，但它也被提议作为一种非侵入性标本去筛查和预测免疫缺陷宿主的侵入性疾病[234,235]。在一项 182 例 HSCT 患者的研究中，16/18（88.9%）的播散性 AdV 感染患者在全血样本阳性前的 42 天（中位数）从粪便中被检测到 AdV（平均病毒载量 5 $\log_{10}$ 拷贝 /g；范围 4～12 $\log_{10}$ 拷贝 /g）[234]。更

重要的是，这些患者中有 5 人（24%）使用粪便抗原检测方法持续检测为阴性，意味着抗原检测作为筛查方法的作用减弱。这些数据与 Lion 及其同事的观点一致，他们提出粪便 6 $\log_{10}$ 拷贝 /g 的 VL 阈值作为侵袭性疾病的预后指标，其阳性预测值（PPV）约为 70%[235]。与此形成对比的是，其他人发现粪便筛查的效果较差，26 例患者仅有 10 例（38%）在 AdV 病毒血症前在粪便中检测出 AdV[236]。考虑到这些不一致的数据，不管其他标本类型的结果如何，都应对所有疑似 AdV 病的有症状患者进行全血定量 NAAT 检测。

NAAT 在 AdV 感染诊断中的作用

由 AdV 引起的疾病可以局限于特定的身体部位或器官，也可以播散。在这两种情况下，可使用快速诊断以启动抗病毒治疗和（或）修改免疫抑制治疗方案。局部疾病更多见于 SOT 之后，其常在移植器官内引发[229]。接受肾脏移植的患者患 HC 风险最高，但 HSCT 之后肾脏受累时有发生[230,232,237]。对于这些病例，从尿液标本检测的 AdV 对 HC 高度特异，并早于病毒血症 14 天[237,238]。在一项研究中，从全部 17 例（100%）有症状的肾移植患者收集的尿液中检测出 AdV；至于与之相比的血液样本，21 例中只有 9 例（43%）被检出[237]。

播散性 AdV 病的死亡率可高达 80%[233]。定量 VL 值及其变化与疾病的严重程度及治疗反应相关联[237,239]。因此，全血样本的分析对存在 AdV 病风险患者的诊断和管理是至关重要的。虽然 70% 以上的高全血或血浆 VL（> 6 $\log_{10}$ 拷贝 /mL）患者发展为播散性疾病，但是，已经在尚未发生 AdV 病的移植后患者中检测到短暂低水平的病毒血症（2～3 $\log_{10}$ 拷贝 /mL）[233,236]。这种低水平的无症状病毒血症常见于成人，影响到 6%～8% 的 SOT 受体[240]。相反，低水平无症状病毒血症在儿科患者中并不常见，导致的播散性疾病死亡率很高[239]。基于这些发现，较为理想的是与播散性疾病相关或能够预测预后的全血 VL 临床阈值。

HSCT 后血液 VL 的常规监测在播散性疾病的预测及严重并发症的风险分级方面显示出一定的实用性。几项研究表明，在全血或血浆中可测的 VL 早于侵袭性或播散性疾病 15～21 天[233,236]。在这些病例中，3 $\log_{10}$ 拷贝 /mL 或更高的 VL 阈值对预

测侵袭性疾病的灵敏度和特异度约为90%，但这些患者的最大VL范围为3～9 log₁₀拷贝/mL。值得注意的是，对于最大VL值高于6 log₁₀拷贝/mL或者在7～21天内迅速上升超过1 log₁₀拷贝/mL的患者，其发生严重并发症的风险增加，包括死亡[233, 236, 241]。这些数据支持对高危患者全血或血浆VL监测的实践，或确认存在相关症状患者的AdV诊断。然而，鉴于结果难以解释及利用低水平病毒血症预测侵袭性疾病的PPV较差，应避免对低风险或者无症状患者的AdV VL常规监测[242]。

虽然已经提出了具有临床意义的粪便（>6 log₁₀拷贝/g）和全血（>3～4 log₁₀拷贝/mL）的阈值[229, 234-236, 241, 242]，但这些阈值还没有通过实验室间比较进行严格的测试。这些比较受困于缺乏国际标准（IU）和FDA准入的或其他标准化的定量分析——这些问题可以导致实验室间的变异。因此，检测的精度及对有症状患者的连续监测用于发现VL的重大改变，比单一的VL测量更具有临床价值。

性传播感染

■ 单纯疱疹病毒

单纯疱疹病毒（HSV）是性传播感染的常见病因。在美国，据估计，HSV-2在14～49岁人群的血清阳性率为15.7%，而这一人群中HSV-1的血清阳性率为53.9%[243]。这两种病毒都能引起生殖器疱疹，其特征是生殖器黏膜表面受累并反复出现疼痛的水疱和溃疡。病毒在感觉神经节内进入休眠的能力阻止了感染的清除，并导致症状反复发作[244]。长期以来，HSV-1与口唇部感染有关，而HSV-2与生殖器感染有关。然而，近年来发现HSV-1生殖器感染有所增加[245]。这种流行趋势的转变如此明显以致2013年的一项大规模研究实际上发现年轻女性中HSV-1生殖器感染的比例高于HSV-2[246]。HSV-1和HSV-2生殖器感染的临床表现相似，两者不能单纯通过临床特征加以鉴别[244, 246]。这两种病毒都能引起一种更严重的生殖器感染的并发症——新生儿感染。新生儿HSV感染通常是在阴道分娩过程中新生儿在产道内暴露于病毒后获得的，从而导致从局部皮肤损伤到严重的全身性播散性疾病。有证据表明，在新生儿感染的传播中HSV-1比HSV-2更为常见[247, 248]。

HSV诊断的血清学方法

血清学评估对表现为生殖器损伤的患者诊断没有帮助，它主要用于产前筛查或确定潜在血清型不一致夫妇的血清状态。最早的血清学检测是Western印迹试验，其被设计为利用电泳分离的全抗原制剂检测血清抗体[249]。HSV-1和HSV-2的鉴别是基于独特的带型。这些检测已发展为更快速、更便于操作且更廉价的现代ELISA。

最初的ELISA使用粗制的HSV抗原制剂，不能进行HSV分型[250, 251]。鉴于抗原制剂未经加工，检测灵敏度和特异性较低。目前的HSV血清学检测使用纯化的HSV-1和HSV-2糖蛋白G（gG-1和gG-2）制剂[252, 253]。这种抗原在HSV-1和HSV-2之间有显著的差异，使型特异性IgG血清结果成为可能。如今，快速衍变的型特异性ELISA不断出现，它们可用于POC抗体检测并具有与实验室检测相媲美的灵敏度和特异性[254-256]。HSV血清学检测的一个重要考虑因素是高背景的血清阳性率。对HSV-1而言，其范围从发达国家的70%到发展中国家的接近 100%[257,258]。这一事实对血清学的阳性预测值有消极影响，使得结果难以解释。一个潜在的解决方案是使用基于 IgM 的血清学作为活动性感染的标志物。然而，IgM 的阳性结果也很难解释，因为 IgM 已被证明在急性感染后持续存在，并可在再激活后再次出现。HSV IgM 检测对生殖器疱疹的诊断敏感性相对较低，约为 73.9%[259]。总之，鉴于 HSV 血清学检测的局限性，结果应始终在其他检测和患者病史的背景下进行解释。

HSV 诊断的直接检测方法

传统的培养技术包括将患者标本接种到易感细胞系上并观察细胞病变效应。后续 HSV 的分型是利用单克隆抗体完成的[260,261]。培养技术的一个优点是能够同时检测其他病毒，包括临床上与 HSV 类似的水痘-带状疱疹病毒。培养的一个显著缺点是延长的 TAT 和需要专门的技术。虽然 HSV 生长快速，但细胞病变效应的出现可能仍然需要 2～5 天[262]。壳瓶培养法是一种快速培养方法，它利用离心将病毒富集到含有易感细胞的盖玻片上。24～48 h 的孵育后盖玻片经荧光标记的单克隆抗体染色，并进行显微镜检查[263-265]。另一种类似的方法，酶连接的病毒诱导系统（ELVIS）可 24 h 后进行检测，其使用细胞系以便检测表达 β-半乳糖苷酶的感染 HSV 的细胞[263-266]。值得注意的是，所有基于培养方法的敏感性都受到损伤新老程度的影响，其中以对水疱期损伤的敏感性最高[267]。

分子方法的出现使其已经成为诊断原发性或复发性 HSV 所致损伤的主导方法。早期的 LDT 针对 HSV 的高度保守区域扩增 HSV-1 和 HSV-2，但对两者无鉴别能力[268]。新方法利用了 HSV-1 和 HSV-2 之间的遗传多样性，使得熔解曲线分析等方法可以进行类型鉴别[269-271]。多重分子检测法也被设计用于同时检测可能临床上类似 HSV 病变的其他病原体（如梅毒螺旋体、VZV）[272,273]。几乎所有的 LDT 检测 HSV 的一个共同点是灵敏度高，通常比培养的灵敏度更高[269,271,274]。增加 NAAT 的敏感度和无需活病毒降低了 VL、标本采集和运转对检测性能的影响。然而，尽管在没有损伤的情况下也能发生排毒，但通过拭子擦无顶水疱性损伤可获得最大的敏感性[275]。

最近出现的 FDA 准入的"中等复杂"分子 HSV 检测已经解决了分子方法对专门技术的要求。这些检测的灵敏度和特异性接近或高于同类型 LDT。当前版本的这些检测为 FDA 准入且仅限于皮肤和黏膜与皮肤损伤中 HSV-1 和 HSV-2 的检测，唯一例外是可用于 CSF 中 HSV 检测的 Focus Simplexa HSV 1/2 Direct 和 FilmArray ME 检测（参见本章脑膜炎部分）。尽管 Simplexa、Lyra Direct HSV 1+2/VZV（Quidel）和许多 FDA 批准的 HSV 分子检测使用 RT-PCR，但其他使用的是解旋酶依赖的扩增（HDA）和环介导的扩增（LAMP）方法[276,277]。这些过程允许分子靶标的等温扩增，从而消除了对热循环的需要，使得它们既快速又容易执行。

■ 人乳头状瘤病毒

人乳头状瘤病毒（HPV）具有环状双链 DNA 基因组，根据序列变异可分为 200 多种不同的基因型。HPV 在世界各地的人群中很常见，通常通过性接触获得。一项对 2 011 例性活跃女性的前瞻性研究估计，获得 HPV 的累积风险为 44%[278]。近期的两项研究表明，针对最常见的两个基因型的疫苗的引入，导致 HPV-16 和 HPV-18 的流行率下降 5%～10%[279,280]。在没有接种疫苗的高危人群中，发病率仍然很高，而且远远超过其他性传播感染[281,282]。

HPV 引起皮肤和黏膜表面感染的基底上皮细胞过度增殖，导致尖锐湿疣（生殖器疣）形成。这些损伤非炎性，通常在没有干预的情况下会消退，但它们可能会毁容或导致更严重的情感抑郁[283,284]。与皮肤的损伤形成对比，发生在子宫颈或肛门黏膜内的损伤通常无症状。这使得对受感染个体的鉴定变得困难，也极大地促进了感染的传播。上皮损伤消退后，病毒进入潜伏期，可在患者的整个生命周期内引起尖锐湿疣的再次发作。持续感染最严重的后果是宫颈癌的发展，这是与所谓的"致癌"或"高危"基因型相关[285]。其中，HPV-16 和 HPV-18 与子宫颈癌的风险最大，在感染后 10 年内为 15%～20%[285,286]。HPV 引起的癌症通常是子宫颈的鳞状细胞癌，尽管此病毒也与宫颈腺癌、直肠鳞状细胞癌和头颈部的鳞状细胞癌有密切关系[287-289]。

HPV 的细胞学诊断方法

检测 HPV 的目的是早期发现以帮助预防 HPV 相关的恶性肿瘤。自 1941 年引进以来，宫颈细胞学仍然是 HPV 筛查的主要方法。在宫颈细胞学检查时，在宫颈的过渡区使用刷子采样，然后检查脱落细胞是否有细胞学异常。该方法的灵敏度高度依赖于来自最常受 HPV 影响的宫颈区的刷子采样[290]。细胞学结果的解释使用 Bethesda 分类系统，其中不典型细胞被归类为"低度鳞状上皮内病变"（LSIL）和"高度鳞状上皮内病变"（HSIL）[291-293]。缺乏归类为 LSIL 或 HSIL 必要特征的不典型细胞，可归类为无确定意义的不典型鳞状细胞（ASC-US）或不典型鳞状细胞但不除外 HSIL（ASC-H）。如果根据细胞学怀疑有高度病变，通常会进行宫颈活检。在宫颈活检中观察到的异型性使用不同的标准化分类系统进行分类：宫颈上皮增生（CIN）1～3。当存在典型的病毒细胞病变效应时，会做出 CIN1 的诊断，这是与 LSIL 相关的发现。CIN2 对应局限于基底 2/3 的上皮异常增生，而 CIN3 为全厚异常增生（原位癌）。如果观察到不非典型细胞的深部浸润，则诊断为浸润性癌症。美国阴道镜和宫颈病理学会（ASCCP）发布了关于进一步管理不同细胞学和活检结果患者的最新指南[294]。

用于筛查和诊断侵袭性 HPV 的 NAAT

HPV 的分子检测已经作为一种增强患者细胞学筛查的方法出现，用以发现 HPV 相关恶性肿瘤的风险。根据检测到的核酸（DNA 或 RNA）以及检测和鉴定的特定 HPV 基因型，分子检测存在很大差异。目前 FDA 准入的检测 DNA 的 HPV 检测包括 Cervista HPV-16/18 和 HR 检测（Hologic）、Digene HC2 HPV DNA 检测（Qiagen）和 Cobas HPV 检测（罗氏）。这些测试使用不同的化学反应来检测 DNA，包括入侵者、杂交捕捉和 RT-PCR。它们提供的关于 HPV 基因型的信息也有所不同。Cervista HR 检测可以发现到 14 种不同的高危类型而不进行鉴别，而 Cervista 16/18 检测只能鉴定和鉴别 HPV-16 和 HPV-18。HC2 检测可发现 18 种类型，并鉴别高危和低危基因型，但它不能特异鉴定 HPV-16 和 HPV-18。Cobas HPV 检测可发现 14 种不同高危 HPV 基因型，同时鉴别 HPV-16 和 HPV-18。比较这些检测的研究显示它们性能相当[295-297]。

第 4 种 FDA 准入的检测显著不同：Aptima HPV（AHPV）检测（Hologic）可发现感染 HPV 的细胞中的 E6E7 mRNA。它能够检测 14 种不同的高危 HPV 类型，包括 16 型和 18 型，尽管该法不能鉴别它们。第 2 种现有检测方法是 Aptima HPV-16、18/45 基因型检测，它可以对阳性标本进行检测以明确鉴定 HPV-16 和 HPV-18/45（不能鉴别）。因为在潜伏期不存在大量 RNA，Aptima 通过检测 RNA 而不是 DNA，有潜力更特异地鉴定活跃感染。最近几项对 Aptima 与其他基于 DNA 的商业化检测比较支持这一假说[298, 299]。

HPV 的细胞学、活检和分子检测的使用在过去几年里有了很大的发展。ASCCP 提供了关于如何在不同年龄组使用这些检测的正式指南，并在 2012 年正式更新了该指南以解决如何将常用的分子检测整合入宫颈癌筛查流程中[300]。这些指南建议 21～65 岁每 3 年进行一次细胞学检查以作为可接受的实践。然而，从 30 岁到 65 岁，最佳的筛选方法是同时使用细胞学和分子方法的"联合检测"。如果这一策略被采用，筛查可以减少到每 5 年一次。这一建议是基于 Meta 数据做出的，这些数据支持 HPV 分子检测对宫颈癌早期发现的高敏感性[301]。

"联合检测"的一个结果是，分子检测为高危 HPV 阳性而细胞学检查为阴性的患者人数增加。虽然 ASCCP 指南规定，这些妇女只需一年后重新进行检测，但研究人员已经表明，根据 HPV 的基因分型对这些患者进行进一步风险分级是可能的。ATHENA（"满足对先进的 HPV 诊断的需要"）研究证实，HPV-16 和 / 或 HPV-18 的阳性携带者罹患 CIN2 病变的风险几乎是其他高危 HPV 类型的 2 倍或更高（11.4% vs. 6.1%）[302, 303]。这项试验的另一个重要发现是，不同实验室间的细胞学异常率存在相当大的差异，表明此方法的主观性可能对患者的结果有显著影响[304]。与其相反，不同地点的分子阳性率没有显著差异，表明分子方法受偏倚的影响较小，可能更适合作为初始筛选方法。使用分子方法作为首要的 HPV 筛查仍然是一个激烈讨论的领域，尽管专家和监管机构正开始支持这种方法[305]。2014 年，Cobas HPV 检测成为首个 FDA 批准的用于 25 岁及以上女性初次 HPV 筛查的分子检测。检视该方法的初步研究表明，分子筛查与细胞学相比具有更高的灵敏度和准确性[306]。

■ 人类免疫缺陷病毒

人类免疫缺陷病毒（HIV）是获得性免疫缺陷综合征（AIDS）的病原体。HIV 有两个不同的种——HIV-1 和 HIV-2，以及几个亚型。HIV-2 在世界大多数地区并不常见，主要局限于非洲大陆。与此不同的是，HIV-1 病毒在世界各地都有发现，并导致了目前 AIDS 大流行。这两种病毒都可以通过性传播，尽管它们也可以通过血液等体液传播。虽然感染 HIV-2 患者的疾病严重程度和总体死亡率显著较低，但两种病毒都能够导致长期的感染，从而引起严重的免疫抑制、机会性感染并最终死亡[307, 308]。HIV 的急性感染可在 40%～90% 的患者中出现显著症状，包括发热、身体不适、皮疹、头痛和淋巴结病[309]。这些症状非特异并短暂，常常导致最初的感染被忽视或误诊。在感染期间，病毒在 CD4+T 淋巴细胞内复制，感染数天后出现最初的复制高峰，随后是持续数年的稳态复制的平台期。在此期间，CD4+T 淋巴细胞的数量逐渐减少，最终将患者置于危及生命的机会性感染的风险中。患者在整个感染的过程中都具有传染性，但在急性期尤其具有传染性，期间 VL 可超过 6 $\log_{10}$ 拷贝 /mL。因此，急性 HIV 感染及早诊断对减少疾病的传播是至关重要的。CDC 近期的评估显示，在美国平均有 120 万人携带 HIV，大约 12.8% 尚未确诊[310]。世界范围内大约有 3 690 万人携带 HIV，其中撒哈拉以南非洲地区约有 70% 的感染者。

HIV 诊断的血清学和分子方法

HIV 的实验室诊断通常是通过血清学检测完成的。血清学检测在这些年里有了很大的发展，通常被称为第一至四代检测。这些检测尽管存在一些关键性的差异，但是全部基于 ELISA。第一代 ELISA 检测 IgG 抗体，该抗体与源自病毒裂解物的粗制 HIV 抗原发生反应。因此，这些检测缺乏敏感性和特异性，并且只使用了较短时间[311, 312]。第二代 ELISA 用纯化的病毒蛋白替代病毒裂解物，这一变化使检测空窗期从感染后大约 56 天减少到 42 天[312, 313]。第三代检测使同时检测 IgG 和 IgM 成为可能，进一步将检测窗口期缩短至 14～21 天。自 20 世纪 90 年代早期出现以来，第三代 HIV 检测一直是世界范围内使用的主要检测方法。一部分第三代和第二代检测已经被改进为侧流形式以便快速 POC 检测。这些快速 HIV 检测可在紧急情况下以及在有限检测能力的低收入地区进行，从而极大地拓展了筛查能力[314]。最近一项在 HIV 检测方面的改进是第四代 ELISA 的引入，该技术在 IgG 和 IgM 之外添加检测 p24 抗原能力，从而对先前检测加以改进。因为 p24 抗原出现在 HIV 特异抗体之前，所以这些检测在现有的 ELISA 中具有最短的检测窗口期，使得在感染后大约 15 天内检测到 HIV 成为可能[315, 316]。

由于没有一项目前可用的 ELISA 是 100% 特异，所以在 HIV 诊断发出之前需要进行验证性检测。传统上，验证是通过 HIV 的 Western 印迹试验（WB）完成，用以检测患者是否存在针对特定 HIV 蛋白的抗体。根据反应的模式，患者被分为阴性、阳性或不确定。Western 印迹试验阳性的窗口期是可变的，通常在暴露后几周到几个月。不确定的 Western 印迹试验结果可能意味着 ELISA 筛查中存在交叉反应性抗体或真实感染（可在长达 6 个月后重复检测中被揭示）[317]。如此长期的诊断不确定性会给患者带来巨大的情绪抑郁。

2014 年，CDC 推荐了新的 HIV 诊断流程，通常被称为"第四代流程"[316]。与使用第三代 ELISA 的筛查不同，这一流程将更敏感的第四代 ELISA 整合入筛查之中，使急性 HIV 感染的早期检测成为可能。另一个改进是取消作为主要验证性试验的 Western 印迹试验。取而代之的是使用能够鉴别 HIV-1 和 HIV-2 抗体的第二代检测。这种方法有几个优点。使用鉴别试验可以更好地检测和鉴定先前 Western 印迹试验可能漏诊的 HIV-2 感染[318]。此外，鉴别试验比 Western 印迹试验更容易解释且更快，可以在最初筛查结果 24 h 内得到确认结果[319]。HIV-1/HIV-2 验证性鉴别试验是第二代免疫试验，而抗原 / 抗体筛选是第四代试验。因此，在急性 HIV 感染的情况下，患者有可能在筛查试验中呈阳性，但通过验证性试验呈阴性。因此，这种检测模式的患者需要 FDA 准入的 HIV 核酸扩增试验进行额外的确认性检测[316]。在急性 HIV-1 感染情况下，核酸可以早于第四代抗原 / 抗体筛查检测而被检出，并可用于作出明确诊断。因为目前没有一种 FDA 准入的 NAAT 检测 HIV-2，所以具有 HIV-2 危险因素的患者（如前往流行地区）需要经过一段时间的血清转换加以证明，或使用 HIV-2 特异性 NAAT 进行确认。检视第四代流程性能的研究证实，对不同人群 HIV-1 诊断的灵敏度和特异度接近 100%[320, 321]。

尽管这种流程具有很强的诊断性能，但在某些情况下可能会使用其他替代方法对患者进行测试。HIV 快速检测是一种被设计为 POC 设备的简单易行的筛查检测。其中大多数是利用测流化学的第三代免疫检测。这些检测的一个优点是速度快，便于向患者交流筛选结果，通常在单一接触中就可进行。这种速度在需要紧急决定的情况下也是很有帮助的（如在紧急分娩时决定是否适用抗病毒药物）。这些检测的易用性还允许在临床实验室之外的环境中实施，从而提高了 HIV 诊断的可获得性。这些检测一个显著缺点是，与抗原/抗体筛选检测相比，它们在敏感性和特异性方面的性能普遍较差[322,323]。因此，CDC 的建议是所有阳性的快速抗体检测都应使用抗原/抗体检测来确认。如果为阳性，则根据第四代流程进行进一步检测。如果第四代免疫检测呈阴性，则不需要额外检测[316]。

记忆要点 HIV 第四代诊断流程

· 初步诊断筛查是通过第四代抗原/抗体免疫试验完成。

· 反应性筛查由 HIV-1/HIV-2 抗体鉴别免疫试验证实。

· 抗原/抗体检测阳性但鉴别检测阴性的患者通过分子检测进行确认。

用于监测和管理 HIV 患者的分子方法

在临床潜伏期，伴随 VL 增加，CD4$^+$T 细胞计数逐渐减少。早期研究检验了这些靶点作为疾病进展的标志物的实用性。CD4$^+$T 细胞计数是诊断时一个很好的免疫状态的指标，传达了开始治疗的紧迫性；而 VL 是疾病进展的预后指标，是监测抗病毒治疗反应的一个标志物[324-326]。因此，HIV 患者现在定期接受 VL 检测，美国卫生与公众服务部（DHHS）提供了使用这些数据的指南[324]。其主要目的是通过 24 周的治疗实现和保持不可检测的 VL。该终点依使用的检测方法而不同。

检测和定量病毒 RNA 的方法使用多种化学方法。早期的检测包括使用终点 PCR 的 Cobas Amplicor 检测（罗氏）、利用分支 DNA 进行靶标捕获和信号放大的 Verant HIV-1 RNA 检测（Bayer，Leverkusen，德国）以及使用类似于转录介导扩增的化学反应的 NucliSens HIV-QT 检测。这些检测的原始版本的分析灵敏度范围在 75~400 拷贝/mL。化学和设计上的差异阻止不同检测之间进行特定 HIV 亚型 VL 及其敏感性变量的比较[327]。这些限制促使具有更高分析灵敏度的第二代 HIV VL 检测的出现。目前有两种检测方法获得 FDA 批准：Cobas AmpliPrep/Cobas Taqman HIV-1 检测（罗氏）和 RealTime Taqman HIV-1 检测（Abbott，Abbott Park，伊利诺伊州）。这些方法都利用 RT-PCR 和不受耐药突变影响的保守靶基因区域。这些检测方法能够检测和定量极低的 VL（20~40 拷贝/mL），证实其与早期版本相比具有更好的检测间相关联性[328,329]。可接受的检测间 VL 变异约为 0.5 log$_{10}$ 拷贝/mL[324]。提高分析灵敏度的一个意想不到的结果是检出之前无法检测到 VL 的 HIV 患者。这导致不必要的修改治疗方案、额外成本和更多困扰[330,331]。低 VL 值很可能代表"病毒载量波动"，目前在 DHHS VL 检测指南中有说明[324]。病毒载量波动被定义为小于 400 拷贝/mL 的短暂的可被检出的 VL，应该被认为无临床意义。目前，关于持续低水平 VL 的临床意义的数据存在冲突[332,333]。

抗病毒治疗的耐药性是由特异性药物靶点的突变介导的。这些突变的分型通常被称为 HIV 基因分型。大多数耐药性突变发生在病毒蛋白酶和反转录酶的编码基因中，因为这些是抗病毒治疗最常见的靶点。目前有一种 FDA 批准的基因分型试剂盒：ViroSeq HIV-1 基因分型系统（Abbott）[334,335]。此实验扩增蛋白酶和反转录酶基因，然后用传统的 Sanger 测序方法进行测序。得到的序列数据与典型的抗病毒耐药突变的参考文库进行比较。虽然有好几个文库，但斯坦福大学的 HIV 耐药性数据库是最完整和最常用的。这种方法的一个重要的局限性是，它只检测针对蛋白酶和反转录酶基因的抗病毒药物的耐药性。新药物种类的引入，如整合酶抑制剂，带来了检测替代基因突变的需要。基于此，几种整合酶抑制剂基因型的检测方法已被开发，但没有一种得到 FDA 准入[336,337]。第二个该检测的局限是无法检测混合病毒群体中存在的低水平突变。Sanger 测序要求突变至少占到 25%~30% 的混合体物才能被检测出[338]。下一代测序技术非常适合解决这一挑战。该技术已被用于检测混合群体中低至 1% 的突变频率[339,340]。

当基因分型不能为观察到的耐药性发现遗传学基础或难以确定病毒的趋向性时，可以使用表型耐药试验。表型分析是一个复杂的分离和扩增病毒 RNA，然后将产物克隆到含有报告基因（如荧光素酶）的 HIV 载体中的过程。然后在各种抗病毒药物的存在下对病毒的体外生长进行量化。结果与野生型病毒的结果进行比较，然后报道抑制 50% 和 90% 的病毒生长的抗病毒药物浓度。在美国，这些测试只在两个参比实验室进行：Virco Lab, Inc.（Bridgewater，新泽西州）和 Monogram Biosciences（旧金山，加州）。共受体趋向性检测共享类似的方法学[341]。这些方法通过检测克隆病毒感染含某一种共受体的细胞的能力来检测患者的病毒是嗜 CXCR4 型还是嗜 CXCR5 型。马拉韦罗（miravaroc）是一种 CXCR5 拮抗物，仅对嗜 CXCR5 病毒体的患者有效。

表型和基因型方法学的一个重要局限对于抗药性评估是需要一定阈值数量的病毒（通常为 500～2 000 拷贝 /mL）以便成功测序或克隆。新的利用前病毒 DNA（而非 RNA）的检测方法已经被开发出来；然而，使用前病毒 DNA 获得的结果可能与基于 RNA 的结果不相关[342,343]。

> **记忆要点** 性传播病毒
>
> · 鉴于 HSV-1 和 HSV-2 的高血清阳性率，HSV 血清学会很难解释。
> · HSV 的诊断最好通过高灵敏度和特异性的分子检测技术完成。
> · 针对 HPV 高危基因型的分子方法以及对 16 和 18 基因型的特异性鉴定的引入，使癌症高危患者的鉴定成为可能。
> · HIV 通常用血清学，偶尔用分子方法诊断，而 HIV 的进展是通过定量病毒载量检测来监测的。
> · 目前推荐的第四代 HIV 筛查流程不再依赖 Western 印迹试验进行确认。

中枢神经系统的病毒感染

中枢神经系统（CNS）的感染可归因于细菌、真菌、病毒和原生动物病原体。症状较广，包括从轻度发热和头痛到严重的衰弱性头痛、畏光、脊背僵硬、发热、精神状态改变，甚至死亡。病毒性病因是感染性脑膜炎最常见的病因，这些感染通常没有细菌性或真菌性脑膜炎严重。大多数病毒性脑膜炎感染是轻微和短暂的，在 7～10 天内自行消退。医药治疗并不需要，而且通常无法确定特定的病原体。综合起来，这些感染统称为"无菌性脑膜炎"。一般情况下，病毒性脑膜炎会呈现 CSF 特征，包括正常的葡萄糖（40～85 mg/dL；2.2～4.7 mmol/L），中度升高的蛋白（50～150 mg/dL），以及以淋巴细胞为主的轻度白细胞增多 [（50～250）× 10^6/L][344,345]。更重要的是，中性粒细胞占优势在病毒性脑膜炎早期很常见，并不排除病毒病因[345]。

以下三组病毒引起大多数的病毒性脑膜炎和脑炎病例：疱疹病毒、虫媒病毒和肠病毒（表 8.6）。这些病毒群所致病毒性脑膜炎之间的流行病学、传播和的危险因素各不相同，但都能在具有免疫正常的宿主中引起症状性疾病。

肠病毒

肠病毒（EV）和相关人副肠孤病毒（HPeV）的感染极为常见，每年在美国影响超过 1 000 万人[346]。感染大多无症状，但也可能表现为发热、皮疹、呼吸道疾病、水疱性损伤或 CNS 疾病（如脑膜炎、急性弛缓性麻痹和脑炎）。肠病毒感染是儿童脑膜炎的主要原因，50%～90% 的感染影响 5 岁以下的儿童[346,347]。病毒培养方法对 CSF 标本缺乏敏感性，不能在对临床有用的时间段内提供结果。使用 NAAT 快速准确的鉴别 CSF 标本（特别是儿童）中的 EV 和 HPeV 可以减少住院时间，并且防止不必要的抗生素治疗[348-350]。具体来说，当 EV NAAT 的结果在 24 h 内得到时，不必要的抗生素使用平均减少了 20 h，每个患者的总医疗费用减少了近 3 000 美元。如果将 EV NAAT 用于所有有症状的婴儿，这些节省的费用可占到医院总医疗费用的 10%～20%。

疑似 EV 或 HPeV 中枢神经系统感染的诊断方法用于 EV 检测的 NAAT 在 20 世纪 90 年代早

表8.6　部分入选的疱疹病毒和肠病毒引起的 CNS 感染的特征和诊断方法

病毒	CSF 特征	培　养	血　清　学	分子生物学
疱疹病毒				
HSV-1、HSV-2	蛋白质浓度 700～1 500 mg/L；白细胞计数（0.2～0.5）×10^9/L	由于灵敏度差（<20%）导致实用性有限，并且报告结果时间被延长（2～14 天）	对于急性 HSV 中枢神经系统疾病诊断的实用性有限。1～4 周后脑脊液才能达到诊断所需水平	首选方法。有实验室开发和 FDA 准入的检测可用。灵敏度为 75%～100%，检测下限 10^3～10^4 拷贝/mL。病毒 DNA 在出现症状后 1～3 天内可能检测不到
VZV	蛋白质浓度 500～2 600 mg/L；白细胞计数（0.005～0.45）×10^9/L	由于灵敏度差导致实用性有限，并且报告结果时间被延长（2～14 天）	由于 >90% 的血清阳性率，检测血液中的 IgG 无任何实用性。检测血液中的 IgM 可能提示急性感染或病毒再激活。检测 CSF 中的 IgG 或 IgM 与 VZV 脑膜炎一致，但这也可能是由于无症状的再激活或穿越血脑屏障。比较抗体滴度（CSF 对比血清）是有用的	首选方法。有实验室开发和 FDA 准入的检测可用。灵敏度 95%～100%。检测下限 10^0～10^1 拷贝/反应。定量检测可用于预测样本中病毒载量为 >10^4 拷贝/mL 的更严重的疾病
EBV		不能用常规方法培养	由于高血清阳性率，其实用性有限	定性和定量 NAAT 已被评估。定性 NAAT 证实 75%～100% 的灵敏度，但由于淋巴细胞对 CSF 的浸润中存在潜伏病毒，特异度仅为 66%～80%。如果基于 10^4 拷贝/mL 的阈值，定量 NAAT 可用于提高特异性至 >95%
肠病毒	蛋白质浓度 100～875 mg/L；白细胞计数（0～1.3）×10^9/L	由于灵敏度差（35%～75%）导致实用性有限，并且报告结果时间被延长（5～14 天）	在无症状再激活过程中，由于高血清阳性率和潜在阳性，其实用性有限	首选方法。有实验室开发和 FDA 准入的检测可用。EV 基因组的保守 5′UTR 靶被用来检测大多数血清型（柯萨奇病毒、肠病毒、呼肠孤病毒）。敏感度 >95%，检测下限 <50 拷贝/mL，2～6 h 得到结果。可能与鼻病毒发生交叉反应。血清中检测不到 VL 并不排除 CNS 受累

期首次发表，其检测靶标是病毒基因组 5′ 未翻译区（5′ UTR）[351]。这个靶标序列在不同 EV 病毒种间非常保守，能够对大多数临床相关 EV 进行广泛检测。CSF 是在疑似中枢神经系统受累患者 EV 或 HPeV 实验室诊断的首选标本。在脑膜炎患儿中，CSF 中 EV 的 VL 范围在 10^2～10^3 拷贝/mL；更重要的是，只有 55% 的患者在匹配的血清样本中检测到 VL[352]。因此，血清分析不能用来排除中枢神经系统受累。相反，低水平的 EV 常常从患有 EV 败血症的儿童 CSF 中被检出，同时并无中枢神经系统受累的临床或影像学证据。这可能是由于少量病毒 RNA 从血液中泄漏到中枢神经系统腔室的结果，VL 在病毒败血症期间可能高达 10^5～10^6 拷贝/mL。在这些病例中，CSF 单核细胞增多症可能有助于支持或反驳中枢神经系统受累[352]。

NAAT 的一个优点是与培养相比，提高了分析灵敏度（100～500 拷贝/mL）[353,354]。这是一个关键特征，鉴于与中枢神经系统感染相关的相对较低的 VL 和通常提交分析的低标本量。第二个优势是

快速的 TAT，如果按需运行，它可以短至 1 h，而病毒培养则需要 4～14 天[355,356]。这些因素综合考虑，可以对出现脑膜炎症状和体征的儿童患者的临床管理和护理成本产生显著影响（上文已讨论）。

基于终点检测或 RT-PCR 的定性 NAAT 证明，与病毒培养相比，其灵敏度为 94%～100%，另外从 8%～29% 的培养阴性标本可鉴定 EV[354-356]。也有发表的实时定量 PCR（qPCR）检测，其测量范围跨 5 $\log_{10}$ 拷贝/mL[353,357]。与定性检测类似，qPCR 的临床敏感性优于病毒培养，在另外 12% 的有症状患者中检测出 EV[357]。更重要的是，在无症状对照的 CSF 中没有检测到 EV，这支持了这些额外阳性样本的临床相关性。

EV NAAT 的一个潜在缺陷是报道的与鼻病毒的交叉反应[358]；然而，在分析 CSF 时，这可能不是一个主要的混杂因素，因为鼻病毒与脑膜炎无关。而且，正如在 EV NAAT 评估时所进行的分析特异性研究所表明的那样，并不是所有的鼻病毒血清型都存在交叉反应[354,357,359]。交叉反应可能是多因素

的，这取决于特定的靶标序列、使用的检测阈值或极限，以及样本中存在的特定的鼻病毒血清型。

CSF 中 EV 的分子检测仍主要通过使用独立开发和验证的高复杂性 LDT 进行。最近，有两种检测 CSF 中 EV 的分子方法已经获得 FDA 准入并被描述为 "中等复杂度"：Xpert EV（Cepheid）和 FilmArray ME（BioFire）。这些测试是完全自动化的、从样本到答案、只需要 1～2.5 h 就可以得到结果。Xpert EV 检测是专为 60 多种 EV 血清型的特异性检测而设计的，包括柯萨奇病毒、呼肠孤病毒和肠病毒，其检测下限为 10^{-3}～10^2 $TCID_{50}$/mL [358]。它已被充分评估并证明与复合金标准（培养、替代 NAAT 和临床表现）相比，具有 95%～100% 的灵敏度和 100% 的特异度 [358-360]。相比之下，病毒培养在平行评估中被发现灵敏度只有约 35% [360]。目前，Xpert EV 检测仅被准入用于 CSF 中 EV 的定性检测，可能遭受与之前讨论的 LDT 中鼻病毒交叉反应性相同的影响 [358,360]。FilmArray ME 是一种能够从 CSF 标本中检测 8 种与中枢神经系统感染相关的病毒（另外还有 6 种细菌和 2 种真菌病原体）的大型多重检测 [361]。使用贮存的 CSF 标本进行的对 FilmArray ME 独立临床评估证实，与单重的实验室开发的 NAAT 相比，该多重组合检测的病毒靶标的灵敏度为 57%～100%，特异性为 84%～100%。这包括 97.4%（38 例中有 37 例）的对 EV 检测的灵敏度 [361]。

疱疹病毒

一些人类疱疹病毒与原发性感染或病毒再激活后的 CNS 表现有关。疱疹病毒临床症状无特异性，与其他病毒性 CNS 感染症状相似；因此实验室在鉴别中发挥重要作用。

单纯疱疹病毒

复发性无菌性脑膜炎（Mollaret 综合征）是年轻人中最常见的与 HSV-2 相关的中枢神经系统并发症，在女性中居多，约占 1.7:1 [362-364]。这是一种典型的影响免疫正常个体的自限性脑膜炎，目前尚未确立最佳治疗方案。出现中枢神经系统症状时，与 HSV 相关的生殖器损伤可有可无 [365,366]。HSV-1 是免疫正常个体散发脑炎的最常见原因，也经常影响那些存在基础免疫抑制或未受控制 HIV 感染的个体 [367,368]。HSV 脑炎是一种严重的且威胁生命的疾病，需要立即进行医疗干预。即使得到有效治疗，HSV-1 脑炎的死亡率仍可接近 20%，并且 95% 以上的患者将出现长期的神经功能缺损 [368]。

从有症状患者的 CSF 中培养 HSV 的产率较低（4%～20% 敏感），不应用于排除 HSV 感染 [365,369]。CSF 的血清学评估在诊断急性 HSV 脑膜炎或脑炎方面也作用有限。CSF 中的抗体水平初次感染后可能需要 1～4 周才能被检测到；即使在没有中枢神经系统受累史的个体中，抗体水平也会维持在较低水平 [365,369]。

NAAT 是检测 CSF 中 HSV-1 和 HSV-2 首选的方法，因为其既提高了灵敏度，又缩短了出结果时间。有症状的中枢神经系统感染中 HSV 的 VL 是可变的，但它范围通常在 10^2～10^4 拷贝 /mL [370,371]。由 HSV-1 或 HSV-2 引起的中枢神经系统感染在 VL 上无统计学差异，HSV 脑膜炎中的 VL 与脑炎中观测到的相似。更重要的是，在急性症状发作后的 1～3 天内，CSF 中可能检测不到病毒 DNA，因此，对于发作 3～7 天后带有相关症状的患者，可能需要考虑第二次检测 [367]。低 VL 和有限的 CSF 样本量综合在一起要求 HSV NAAT 证明具有极低的检测下限。

RT-PCR 和巢式 PCR 检测已被开发与评估。理论上，巢式 PCR 应该具有更好的灵敏度，因为其在两阶段 "嵌套" 方法中初始靶标得到了富集。然而，两种方法的分析比较显示，RT-PCR 在低 VL（< 3 $\log_{10}$ 拷贝 /mL）标本中的灵敏度更高（57% vs. 13%）[371]。这一发现被分析前瞻患者样本的研究所支持，其中 RT-PCR 比巢式 PCR 在多出 13% 的 CSF 样本中检出 HSV。更重要的是，所有额外检出的 RT-PCR 阳性标本均代表 HSV 脑膜炎复发阶段，其 VL 明显低于原发性感染 [371]。其他研究证实，使用基于 RT-PCR 的用以检测 CSF 标本中 HSV 的 LDT 具有相似的检测下限（10^3～10^4）和灵敏度（70%～100%）[367,371,373]。HSV 特异性 NAAT（simplexa HSV-1/2 Direct，Focus Diagnostics）和多重 NAAT（FilmArray ME 组合，BioFire Diagnostics）均获得 FDA 准入，目前可用于 CSF 标本。Simplexa 检测需要 50 μL 的 CSF，是完全自动化的，它简化了工作流程，比前面讨论的 LDT 提供更好的重复

性。在最初的评估中，Simplexa 检测对检出 CSF 中 HSV 的灵敏度为 97.9%，特异度为 96.2%[117]。如前所述，FilmArray ME 是一种高度多重的"样本到答案"的检测，用于检测与脑膜炎相关的多种病原体。此检测需要 200 μL CSF 并证实其鉴定临床标本 HSV-1 和 HSV-2 的灵敏度为 93%～100%，以及超过 98% 的特异度[361]。

CSF VL 测定的影响仍有待进一步研究。一些研究已证实 VL 与症状的严重程度和预后有关，而另一些研究未能确定两者之间的重要关联[373, 374]。

记忆要点 HSV 脑膜炎和脑炎

· HSV 是导致年轻人复发性无菌性脑膜炎的首要原因，在免疫缺陷的个体可能危及生命。

· 从有症状患者的 CSF 中培养出 HSV 的灵敏度为 4%～20%，不应用于排除 HSV。

· 由于检测时间的延长（1～4 周）以及在无症状激活期间倾向检测 IgM，CSF 的血清学评估的实用性有限。

· 定量评估 CSF 中 HSV 病毒载量对诊断是不必要的，检测是否有病毒 DNA 异常。

水痘-带状疱疹病毒

原发性感染后，水痘-带状疱疹病毒（VZV）在三叉神经和背根感觉神经节内进入潜伏期[132]。原发性感染或潜伏病毒在免疫抑制期间的再激活可表现为小脑共济失调、中重度脑膜炎或脑炎[375]。这些中枢神经系统并发症的发生率为 4 000～10 000 例中发生 1 例[154]。只有 42% 确诊的 VZV 中枢神经系统疾病患者出现皮疹[375]。VZV 疫苗的引入大大减少了严重 VZV 感染的数量，但 VZV 仍然是某些地区与中枢神经系统疾病相关的最常见的疱疹病毒[376]。而且，疫苗的覆盖率并不普遍，15%～20% 的人可能对单一剂量的疫苗没有足够的免疫反应。最后，尽管罕见，但是已有与疫苗相关的疾病的报道，包括中枢神经系统临床表现[375]。

NAAT 已成为诊断中枢神经系统感染的首选手段。除了增加灵敏度和同一天 TAT，降低的成本和市售的分析物专用试剂和检测试剂盒，使分子检测与病毒培养价格相当或更廉价[154]。

大部分的 VZV NAAT 由各自试验室开发与验证，包括定性和定量检测。这些试验需要核酸提取或其他处理来灭活或去除 CSF 中的抑制物质，以获得最佳的敏感性[377]。据报道，单重 VZV NAAT 对 CSF 的灵敏度为 96%～100%，检测下限为 10^0～10^1 拷贝 / 反应[149, 150, 378]。由于病毒性脑膜炎临床表现的相似性，对几种潜在病原体的多重检测方法已被评估。其中一种 LDT 包含在同一反应同时检测 5 种疱疹病毒的引物。尽管其设计更为复杂，但 CSF 中 VZV 的检测下限被证实约为 50 个基因组 / 反应，与单重检测基本相当[379]。最近，一种 FDA 准入的多重检测（FilmArray ME）被引入，其用途是鉴定脑膜炎的 14 种细菌、病毒和真菌病原。与单重 PCR 和序列分析相比，VZV 检测的灵敏度为 100%[361]。CSF 标本中 VZV 的定性发现与相符症状背景下的病因通常具有相关性。然而，在免疫受损患者中，由于无症状病毒再激活或 VZV 病毒血症的渗入，低水平的 VZV DNA 可能存在于 CSF 中。

CSF 的定量 PCR 分析已被作为一种用于鉴别中枢神经系统综合征及预测疾病严重程度的方法加以探索。两项独立研究发现，脑炎患者 CSF VL 均值明显高于（～1 $\log_{10}$ 拷贝 /mL）脑膜炎患者[380, 381]。更重要的是，与每种综合征相关的绝对 VL 值在不同的研究中是不同的，这可能是由于使用的具体检测之间未标准化造成的。一项相反的研究发现，脑炎或脑膜炎患者之间没有明显差异；然而，这两种综合征都比颅神经疾病、脑病或脑血管疾病具有更高的 VL[376]。所有研究发现在 CSF 中 VZV VL 有高度的可变性，范围为 10^2～10^8 拷贝 /mL[376, 380, 381]。鉴于这些数据，可能很难指定一个明确的 VL 阈值来鉴别具体的中枢神经系统症状。相反，CSF 中 VZV 的检测应与临床调查、影像学研究和（或）组织学分析相关联。作为一种预后手段，CSF VL 可能是有用的，鉴于发现 10^4 拷贝 /mL 或更少的患者更可能存活及需要重症监护的可能性更小[380, 381]。

EB 病毒

EB 病毒（EBV）与免疫正常个体的 20%～100% 伯基特淋巴瘤、40% 的霍奇金淋巴瘤及 10% 的弥漫性大 B 细胞淋巴瘤有关[382]。发生这些恶性肿瘤的风险在免疫缺陷患者中增加，包括那些异体移植后接受免疫抑制药物治疗或未受控制的 HIV 感染患者[382, 383]。具体来说，近 100% 的原发性中枢神经系统淋巴瘤（PCNSL）呈 EBV 阳性[382]。明确诊断常常需要组织学检查中枢神经系统组织，此侵入性的方法不可能在所有情况下都可行。

利用 PCR 对 CSF 标本进行分子检测已被提出作为一种诊断 EBV 引起的 CNS 淋巴瘤的微创方法。研究已证实，PCR 对患有经组织学证实的 CNS 淋巴瘤的 HIV 阳性患者的 EBV 检测灵敏度为 75%～100%[384-388]。然而，在 12%～22% 的无 CNS 淋巴瘤患者中也检测到 EBV，其阳性预测值为 29%[384, 386, 387, 389]。此外，当与那些 CSF 未检出 EBV 的患者相比较，CSF 中 EBV 的存在并不与 CNS 淋巴瘤的高风险具有相关性[387]。这些"假阳性"EBV 结果可能是因为检测到原发脑膜炎（如弓形体病、HIV 脑炎、隐球菌脑膜炎）患者浸润淋巴细胞中潜伏的 EBV[389]。因此，CSF 中 EBV 的定性检测必须谨慎解释，因为它既缺乏对当前 CNS 淋巴瘤的特异性，也缺乏对未来疾病发展的预后价值。

测定 CSF 和血浆中 EBV VL 的定量 NAAT 解决了定性检测的不足。EBV DNA 可从大致相同（27%～31%）比例的患有 PCNSL 的 HIV 患者和对照组获得的血浆样本中被检出[384]。然而，高达 10^4～10^6 拷贝 /mL 的 CSF VL 或增加的 CSF：血浆 VL 比例与 PCNSL 密切相关[384, 390]。使用 CSF VL 10^4 拷贝 /mL 的阈值可将 NAAT 的特异性从定性 NAAT 时的 66% 提高到 96%[391]。VL 阈值的广泛使用尽管是有前途的，但仍取决可重复的、准确的及前后一致的 VL 定量。

目前，尚无 FDA 准入的 CSF 或其他标本中 EBV 的定性或定量检测。一些欧盟认证（CE 认证）或利用市售的分析特异性试剂（ASR）（Cepheid、Qiagen、罗氏诊断、Analitica）的 LDT 已被报道。这些检测的靶标是 EBV 基因组保守区域，并证实检测下限制接近 10^2 拷贝 /mL，定量范围为 10^2～10^7 拷贝 /mL[392-394]。商品化检测或 ASR 的使用确保了试剂的质量；其他变量，包括核酸提取方法、样本收集和加入量，以及检测校准等仍取决于各自实验室并且会成为变异的重要来源[394]。这些因素目前限制了通用 VL 阈值在 EBV 相关中枢神经系统病理明

确诊断上的应用。

人类疱疹病毒 6

高度灵敏的定性 NAAT 最合适分析无菌液体，包括 CSF，因为活跃的中枢神经系统疾病可能在非常低的病毒浓度下发生，而且 CSF 中任何 HHV-6 的存在通常提示疾病的发生[395]。基于巢式 PCR 或联合 PCR-EIA 方法的 NAAT 是非常敏感的，检测 HHV-6 的样本含量仅仅相当于 4 个基因组当量 /mL[181]。最近，FilmArray ME 获得 FDA 准入用于 CSF 样本的 IVD 用途。该多重 NAAT 检测但不鉴别 HHV-6 亚型 A 和 B（HHV-6A 和 HHV-6B），并且已证实在临床标本中 94.7% 的灵敏度和 100% 的特异度[361]。HHV-6A 和 HHV-6B 均在 CSF 标本中检测；然而，HHV-6B 在原发性 HHV-6 脑膜炎病例中占 99% 以上[170, 396]。呈显著比例（～40%）的这些患者的 PBMC 和唾液中含有可检测的 HHV-6B[170]。HHV-6A 在有症状患者 CSF 中很少被检测到，在中枢神经系统以外的其他标本类型中也未检测到[170, 396]。此外，HHV-6A 已被证实具有神经趋向性，并可持续存在于无症状患者的 CSF 中[170, 395]。因此，鉴别 HHV-6A 或 6B 的 NAAT 在解释 CSF 阳性结果时是有帮助的。HHV-6A 或 6B 在中枢神经系统中的再激活会导致在无病毒血症的情况下可检测到 CSF VL，但它也可能代表潜伏或者染色体整合病毒（ciHHV-6）[170, 396]。在这些情况下，血清与 CSF 的定量比较可有助于鉴别潜伏病毒或 ciHHV-6 与预示中枢神经系统疾病的活跃病毒复制[396]。

CSF 血清学评价与 NAAT 结果之间的关系是可变的；NAAT 与 IgG 结果的相关性有统计学意义（$P=0.03$），然而，NAAT 与 IgM 的相关性不显著（$P=0.69$）[395]。这可能由于其他病毒性脑膜炎发作期间浸润淋巴细胞中潜伏的 HHV-6 被检出、NAAT 对病毒 DNA 更早的检出，或者两种方法在敏感性上的差异。无论如何，这些数据建议阳性结果应该在其他临床和实验室发现的背景下进行解释。

■ 虫媒病毒

虫媒病毒一词是指导致虫媒疾病的，主要属于披膜病毒科、布尼亚病毒科和黄病毒科的一个大而多样的病原病毒群。虫媒病毒群中的许多种是地方

性或流行性急性中枢神经系统疾病的重要病原体。虫媒病毒群中特定种的流行病学取决于病毒自然宿主和媒介的地理和季节性分布[397, 398]。与神经侵袭性疾病相关的虫媒病毒的主要特点见表8.7。准确的诊断对于排除其他可能有特定治疗方法的潜在细菌或病毒病原体及流行病学目的是非常重要的。

表8.7 与 CNS 感染相关虫媒病毒的特征

分类学	报道的 CNS 感染 / 年（美国）	传染源	主要媒介	范围	临床表现	诊断方法
黄病毒科						
西尼罗病毒	1 200～1 500 例	几种鸟类，包括松鸡、鸭子、乌鸦	库蚊类蚊子	北美、欧洲、非洲、亚洲	80% 的感染无症状。脑膜炎和脑炎见于小于 1% 的感染，重症见于成年人和老年人且死亡率达 5%～10%	CSF 中的 IgM。可能与其他黄病毒科发生交叉反应
圣路易斯脑炎病毒	10～15 例	几种鸟类，包括麻雀、松鸡、鸽子	库蚊类蚊子	北美、南美	脑炎见于成人，鲜少致命	CSF 中的 IgM。可能与其他黄病毒科发生交叉反应，特别是日本脑炎病毒和西尼罗病毒
日本脑炎病毒	罕见；＜1 例/100 万流行区旅行者	猪、水禽（苍鹭、白鹭）	库蚊类蚊子	东南亚	普遍无症状，流行区血清阳性率达 70%。有症状感染（脑炎）的病例不到 1%，但可能是重症且儿童死亡率达 30%。现有疫苗可用	感染后 4 天和 7 天分别可从 CSF 和血清中检测到 IgM。IgM 可能与流行区的西尼罗病毒、登革热或其他黄病毒科发生交叉反应。噬菌斑减少中和抗体试验已确定病因
墨累河谷脑炎病毒	在澳大利亚每年 0～15 例	水禽	库蚊类蚊子	澳大利亚、巴布亚新几内亚	（1∶150）～（1∶1 000）的感染为有症状性感染。有症状 CNS 感染的死亡率 15%～30%	CSF 中的 IgM。中和抗体交叉中和日本脑炎病毒
玻瓦桑病毒	10～15 例	土拨鼠、松鼠、白足鼠	硬蜱	美国东北部和中北部	感染主要为无症状。发展为严重脑炎的病例死亡率为 10%	CSF IgM 用于诊断急性感染。血清 IgG 升高 4 倍可以回顾性确诊
蜱传脑炎病毒	全球每年报道 1 000 例	小型啮齿动物，包括老鼠和地松鼠	硬蜱	欧洲、俄罗斯、亚洲、北美	70%～80% 的感染为无症状或轻度发热性疾病。严重 / 侵袭性 CNS 疾病占感染的 20%～30%，导致 1%～20% 的死亡率	CSF IgM 用于诊断急性感染。血清 IgG 升高 4 倍可以回顾性确诊
布尼亚病毒科						
拉克罗斯病毒	70～100 例	金花鼠、地松鼠	三列伊蚊（林蚊）	美国东南部和大湖地区、加拿大南部和中部地区	严重的脑炎。多数（＞90%）病例见于儿童。病死率为 0.5%～5%	CSF IgM 用于急性感染诊断。血清 IgG 升高 4 倍可以回顾性确诊
詹姆斯敦峡谷病毒	5～10 例	鹿	各种蚊属，包括伊蚊、库蚊、轲蚊	温带气候区，包括美国东北部和中北部、加拿大	脑炎和脑膜炎。影响年轻人和老年人呈双峰分布。很少致命	CSF IgM 用于急性感染诊断。可与其他加利福尼亚群脑炎病毒群发生交叉反应
加利福尼亚脑炎病毒	10～20 例	金花鼠、地松鼠	三列伊蚊（林蚊）	美国东南部和大湖地区、加拿大南部和中部地区	80% 感染无症状或症状较轻。严重的 CNS 感染在 20% 患者中导致脑膜炎和癫痫，死亡率＜1%	CSF IgM 用于急性感染诊断。可与其他加利福尼亚群脑炎病毒群发生交叉反应
披膜病毒科						
东方马脑炎病毒	5～10 例	雀形目鸟类	黑尾赛蚊	北美、中美和南美	脑炎和脑膜炎影响所有年龄段，死亡率大于 25%	CSF IgM 用于急性感染诊断。脑活组织检查进行抗原检测。血清 IgG 升高 4 倍可以回顾性确诊

（续表）

分类学	报道的CNS感染/年（美国）	传染源	主要媒介	范　围	临床表现	诊断方法
西方马脑炎病毒	5～10例	雀形目鸟类	跗斑库蚊	主要在北美大陆。罕见的人类病例报道自南美	脑炎和脑膜炎。老年人和婴儿出现严重疾病。死亡率＜5%	CSF IgM用于急性感染诊断。脑活组织检查进行抗原检测
委内瑞拉马脑炎病毒	在美国非常罕见；暴发相关	马	各种蚊属，包括伊蚊和鳞蚊。可能传播途径为接触或对马尿和其他体液的气溶胶暴露	主要在中美洲和南美洲。暴发相关。每次流行可能会影响多达10万人	脑炎和脑膜炎。儿童比成人更常患严重疾病。儿童死亡率为20%～35%	CSF IgM用于急性感染诊断。脑活组织检查进行抗原检测。血清IgG升高4倍可以回顾性确诊

与脑膜炎或脑炎最相关的黄病毒科成员包括：西尼罗病毒（WNV）、圣路易斯脑炎病毒（SLE）、日本脑炎病毒（JEV）、玻瓦桑病毒（POW）、蜱传脑炎病毒（TBE）和墨累河谷脑炎病毒（MVE）[399]。WNV呈全球分布，是美国虫媒病毒感染的主要原因。大约80%的感染是无症状的，小于1%导致神经侵袭性疾病；然而，由于传染源和媒介的普遍存在，WNV牵涉到每年1 200～1 500例的脑膜炎和脑炎病例。成年人和老年人遭受95%以上的严重感染，死亡率为5%～10%[397, 400]。JEV是东南亚虫媒病毒性脑炎的主要病因，该地区成人血清阳性率高于70%[401]。其多数感染是无症状的，但发病率可达每10万名儿童中5～50例，死亡率高达30%。

通常与神经侵入疾病相关的布尼亚病毒科包括拉克罗斯（LCV）、詹姆斯敦峡谷（JCV）和加利福尼亚脑炎。自1960年首次发现以来，LCV在美国已涉及1 000例以上神经侵袭性疾病；其中有76例出现在2014年[397, 402]。这些病例中的大多数（79%）与儿童重度脑炎相关，95%以上需要住院治疗[397]。自2001年首次报道以来，JCV逐渐被认为是引起神经侵袭性疾病的原因，现在美国每年被报道的病例为15～20例[397, 398]。症状趋向低于LCV，需要住院治疗案例在48%～64%，没有死亡报道[397, 398]。

与神经侵袭性疾病相关的披膜病毒包括东方马脑炎病毒（EEEV）、西方马脑炎病毒（WEEV）和委内瑞拉马脑炎病毒（VEEV）[399, 400]。EEEV和WEEV在雀型目鸟中得以维持，并且通过蚊子传播给人类。EEEV流行区域包括北美和南美，在这些地区散发的马病已有报道，其死亡率超过90%[400]。人类暴露可能很常见，但美国每年报道的神经侵袭性EEEV疾病有2～10例，死亡率为25%或更高。WEEV主要在北美大陆被报道。感染没有EEEV严重，暴发期间马的死亡率为20%～50%，人的死亡率低于5%[400]。不像WEEV和EEEV，VEEV保持在自然宿主马群中，尽管高VL，但是马的感染通常保持无症状[400, 403]。基于佛罗里达州南部居民的血清学证据表明，人类感染是常见的，但严重的有症状感染是罕见的，并且死亡率不到1%[403, 404]。

疑似虫媒病毒的中枢神经系统感染的诊断方法

对疑似虫媒病毒的脑膜炎或脑炎患者的诊断方法主要依赖血清学检测。感染后，病毒在血液中复制并产生低水平的病毒血症。这段时期早于中枢神经系统症状发展5～8天，可能是无症状或伴有全身症状的发烧和皮疹。在此期间，患者血清IgM和IgG抗体检测呈阴性，但病毒核酸可能在血液样本中可用PCR被检测到[405, 406]。中枢神经系统症状出现时，初始病毒血症已经被升高的IgM浓度所中和；因此，血液样本的PCR分析不被推荐用于诊断虫媒病毒的神经侵袭性疾病[367, 405]。

不同虫媒病毒的血清学检测，包括ELISA、免疫荧光检测和抗体中和试验。病毒IgM和IgG分别可在感染后7天和11天左右的血清中被检测到，可用于协助特异性诊断[405]。更重要的是，IgG抗体可以维持在一定水平并持续存在很多年，而在17%～58%的个体在原发WNV感染后IgM被发现维持1年以上[407-409]。因此，测定鞘内IgM产量的CSF血清学检测为急性虫媒病毒性脑膜炎提供最准确的评估。

依赖血清学诊断的缺点是同一个病毒科或属内的种之间存在潜在的交叉反应。这在导致相似临床表现的多种病毒共同传播的区域尤其是个问题。对市售用于检测 JEV IgM 的 ELISA 的评估已证实其灵敏度超过 90%，但由于与登革热病毒阳性血清的交叉反应性，其特异度在 56% 至 99% 不等[410]。相似地，布尼亚病毒科的 ELISA 检测已证明其与加利福尼亚血清群（拉克罗斯病毒、詹姆斯敦峡谷病毒、加利福尼亚脑炎病毒）的 IgM 交叉反应性[398, 411]。一项涉及一组 10 个样本（包括 WNV 和其他黄病毒的阳性抗血清或虫媒病毒抗体的阴性抗血清）的国际质量保证研究证实，19 个实验室仅对 73% 的 IgM 准确分类及 95% 的 IgG 分类[412]。明确鉴定可以通过证明急性与恢复期血清之间抗病毒 IgG 的 4 倍升高或通过体外噬斑减少中和试验（PRNT）实现[367]。尽管在中和抗体（NAb）中也可观察到交叉反应性，但真正的病原体应显示出比其他潜在交叉反应病毒显著增高的 NAb 滴度[398, 411]。

利用 NAAT 检测 CSF 中的病毒核酸也已被探索，但证实其灵敏度与病毒特异 IgM 的血清学检测相比较差[405]。具体而言，基于 PCR 的 CSF 中 WNV 检测在少于 60% 病例中呈阳性[367]。这些检测也难以设计与优化，因为多种病毒科病毒之间的遗传多样性和可变的核苷酸组成[413]。尽管有这些

缺点，NAAT 的一个特别优势是对个别病毒的鉴定和鉴别具有高度的特异性，这是血清学试验所不具备的。鉴于这些原因，NAAT 在虫媒病毒疾病中的主要用途是对宿主或传染源物种获得的标本进行流行病学调查，并在流行期间筛查献血单位。

记忆要点 中枢神经系统病毒感染

· 中枢神经系统病毒感染最常见的病原体包括疱疹病毒、肠病毒和虫媒病毒组。

· CSF 病毒培养产量低，不应常规用于中枢神经系统感染的诊断。

· NAAT 是检测由肠病毒或疱疹病毒引起的中枢神经系统感染的敏感方法，但对虫媒病毒感染检测的敏感性差。

· CSF 标本中病毒载量的准确定量检测对于患者管理是非必要的。任何可检出含量的病毒存在通常表明活动性疾病。

· 血清学方法是诊断虫媒病毒性中枢神经系统感染的首选方法；然而，特定病毒的明确鉴定受到抗体交叉反应的阻碍。

病毒性胃肠炎

在美国，每年急性胃肠炎（AGE）发病数约有 1.79 亿例，其中病原体被鉴定的发病数约为 940 万例（占比 5.3%）[414, 415]。包括诺如病毒、腺病毒、轮状病毒、星状病毒和札幌病毒等在内的病毒是 AGE 最常见的病原体，并可引起从无症状到严重程度不等的感染。

诺如病毒是引起健康成人腹泻的最常见病原体，约 50% 腹泻暴发流行由其所致[416]。诺如病毒暴发常发生于人群密集的地点，如游轮、大学公寓或军营，其特点是出现呕吐和腹泻，通常可在 1~2 天内缓解[417]。此后，患者常常在数周内无症状地排泄病毒[418]。加之该病毒的低传染剂量和高环境稳定性，这给诺如病毒院舍暴发的管理带来挑战[419]。

轮状病毒是引起健康儿童病毒性胃肠炎的主要病因，每年造成全球约 200 万例患儿入院[420]。4~23 月龄幼儿患严重感染性疾病的风险最高，表

现为严重脱水、休克，偶尔致死。在美国，免疫接种已极大降低其感染发生率[421]，但该病毒仍然是导致全世界范围内婴儿发病和死亡的重要原因，每年造成约 19.7 万例患儿死亡。

最后，肠道腺病毒（血清型 40 和 41 型）在世界范围内与免疫功能正常患者的自限性腹泻具有相关性[422, 423]。更为重要的是，免疫抑制群体的这些病毒感染更加严重，病程迁延，并且与小肠结肠炎致死病例相关[424]。

■ 基于培养和抗原检测的诊断方法

由于 TAT 延长及方法敏感性差，用于诊断病毒性胃肠炎的培养方法已经基本被弃用。许多情况下，有症状患者在获得检测结果前已得到缓解。此外，许多重要的病毒病原体难以进行培养。特别是诺如病毒——人病毒性胃肠炎的最常见原因——无法通过常规使用的细胞系进行培养[425, 426]。

基于抗原的检测方法曾被描述用于多种病毒性胃肠炎病原体的检测。可用的检测包括用于基于高通量实验室检测的半自动酶免疫检测及用于快速检测的随选的免疫层析检测。一项2015年的研究将现有的7种轮状病毒免疫层析测试和PCR进行对比，发现所有方法对有症状患者具有良好的诊断准确度，尽管对于无症状病毒排毒患者检测结果常为阴性[427]。抗原测试通常也被用于腺病毒检测并证实与轮状病毒抗原检测具有相似的性能。用于诺如病毒、星状病毒和札幌病毒的抗原检测性能过差以致无法用于常规诊断使用。

病毒性胃肠炎实验室诊断的分子方法

鉴于培养和抗原检测的局限性，病毒性胃肠炎越来越多地通过分子方法得到诊断，其与培养或抗原检测相比敏感性更高，并且经常使当天完成实验室诊断成为可能。几种单一和多重LDT已被描述用于最常见的病毒病原体检测。这些检测很大程度上依靠核酸扩增，随即使用诸如凝胶电泳或免疫测定等技术进行扩增子的终点检测，并已经应用于新鲜粪便样品中诺如病毒和轮状病毒的检测[428-431]。随着分子检测的发展，多重检测已成为趋势，其能够同时检测多种病毒性胃肠炎的病原体。用于检测诺如病毒、札幌病毒、星状病毒和腺病毒的多重检测证实其灵敏度优于抗原检测[432,433]。一种设计用于检测10种不同导致腹泻病毒的高度多重LDT从235份采自腹泻婴儿和儿童的粪便样本中的111份（47%）鉴定出病毒病原体[434]。

近年来，一些FDA准入的多重胃肠道检测已被商品化，使简化地运行粪便样本的多重检测成为可能。这类测试使用不同的多重技术来检测和鉴别4～20种以上AGE相关的病毒、细菌和寄生虫病原体[435]。Luminex xTag胃肠道病原组合可检测15种细菌、寄生虫和病毒病原体，包括40/41型腺病毒、诺如病毒和轮状病毒。该测试使用多重PCR对病原体特异的靶标进行扩增，随后使用液体阵列流式细胞术检测扩增子。该测试证实其对腺病毒、轮状病毒和诺如病毒的敏感性比基于抗原的检测方法更高，并且和其他用以检测上述病原体的分子检测具有相当的敏感性[436-438]。该测试的局限性在于需要将扩增的核酸转移至流式细胞仪中进行后续分类，因此存在一个额外的操作步骤和扩增子污染的潜在

风险。BioFire FilmArray胃肠道病原组合可检出超过20种病原体，包括40/41型腺病毒、诺如病毒、轮状病毒、札幌病毒和星状病毒。该测试为"样本到结果"的检测，操作属于"中度复杂性"分类，包含提取、两阶段巢式PCR和利用Syber Green荧光的扩增子检测。第二阶段PCR在一个包含多个独立微孔的阵列中进行，微孔中含有靶标特异性引物用以鉴别阳性靶标。与Luminex xTag测试相似，BioFire FilmArray胃肠道病原组合证实其对病毒靶标的敏感性和其他分子方法相当[439]。第三种多重胃肠道病原组合是Verigene EP，可检测9种肠道病原体，包括诺如病毒和轮状病毒。Verigene EP同样依靠多重PCR对病原体特异性靶标序列进行扩增，但使用固定于载玻片表面的捕获探针阵列完成检测。和FilmArray测试一样，Verigene为"样本到结果、中度复杂"的分子检测，其TAT小于2 h。

使用大型多重组合的显著优势在于对患有某一特定综合征（胃肠炎）患者进行单一检测，此概念被称为"症候检测"。这种检测能够检出原本可能未曾打算检测的病原体，并且可对患有严重疾病的患者和广泛的临床鉴别极为有益，如免疫抑制或危重症患者。然而，该方法对患有不复杂AGE的相对健康患者的益处却未必那么大。这类人群的病毒性胃肠炎通常呈自限性，临床上无须采取治疗，从而招致对昂贵的多重PCR的实用性的质疑。而且，健康个体无症状携带的肠道病原体可能会造成诊断上的困扰。一项2014年的研究比较了两种商品化的胃肠道多重组合，发现用于诊断胃肠炎的送检粪便标本中竟然有21.1%含有多种潜在的病原体[440]。尽管具有潜在益处，混合的检出结果也会带来诊断上的困扰。这些结果随着多重检测更加广泛的使用也变得更加多见，而这些发现的临床意义仍需深入研究来加以阐释。

记忆要点 病毒性胃肠炎

· 诺如病毒是引起健康成人腹泻的最常见病原体。

· 基于抗原的检测方法广泛用于轮状病毒和腺病毒的诊断，尽管其对于诺如病毒诊断的效果较差。

· 分子检测已成为大部分胃肠病毒主导的诊断方法，且涵盖广泛，从单一到大型多重（超过20个靶标）检测。

病毒性肝炎

乙型肝炎病毒

乙型肝炎病毒（HBV）是嗜肝 DNA 病毒科成员，是导致急性和慢性肝炎的病原体。该病毒通过接触血液、精液或其他体液传播。在幼年时（通常在出生后获得）感染病毒的患者倾向于发展为慢性肝炎。这种情况常常发生在 HBV 高度流行的地区，如东南亚和非洲部分地区，该地区 HBV 流行率超过总人口的 8%[441]。成年期感染病毒倾向于导致急性肝炎和感染清除。急性肝炎在临床上表现为恶心和腹痛，偶尔伴有急性肝功能衰竭征象，包括黄疸和凝血功能障碍。进展为慢性肝炎的患者会发展为广泛的肝纤维化，并由此导致肝硬化征象。据估计 2013 年在美国共有 19 764 例新发病例获得 HBV[442]。最常见的传播途径似乎是毒品注射，随后是性接触[442]。

用于 HBV 感染诊断的血清抗体和抗原检测

HBV 表面抗原（HBsAg）检测是急性感染诊断的灵敏手段。其高灵敏度是由于感染性病毒体上存在 HBsAg 及感染期间释放的亚病毒颗粒。

商品化的 HBsAg 检测试验是基于几种类型的抗体捕捉，并且被设计在自动化平台进行高通量检测。针对野生型病毒，这类检测的分析敏感度基本相当，其范围在 $0.011 \sim 0.095$ IU/mL[443]。HBsAg 抗原决定簇的突变可显著影响检测灵敏度并导致假阴性结果（发生率为 $0.7\% \sim 1\%$）[443-445]。由于存在非特异性交叉反应，这些检测也可偶尔产生假阳性结果。为提高特异性，检测流程通常需要获得一式两份的阳性结果及在阳性结果报告前通过抗体中和

进行确认。近年来，针对 HBsAg 检测，为床边检测（POC）设计的免疫色谱装置已问世。尽管这些测试使高危人群接受 HBV 检测更加便捷，但近期一项对可用的 HBsAg 床边检测装置进行的荟萃分析显示，不同市售检测的灵敏度差异很大，从 43.5% 至 99.8% 不等[446]。

针对 HBV 不同成分抗体存在情况的血清学检测，在鉴别急性和既往感染及确定免疫状态等方面发挥着重要作用。抗 HBsAg 的检出表明既往暴露于野生型病毒或接种过 HBV 疫苗。无论是通过自然感染还是接种疫苗获得，足量抗 HBsAg 的存在将对未来的感染具有保护作用。检测抗 HBsAg 的试验使用的化学方法与 HBsAg 检测相似，也同样具有定性和定量检测形式。抗 HBsAg 定量能够用于确定免疫力，并能够用于必要时指导后续疫苗接种。10 IU/mL 的抗 HBsAg 含量为 CDC 和 WHO 共同认可的免疫所需水平。乙型肝炎核心抗体（抗 HBc）仅在感染时获得，不存在于免疫接种个体中。商品化测试可检测抗 HBc IgM 或总抗 HBc 抗体，大致假阳性率为 $3\% \sim 9\%$[447]。HBsAg、抗 HBsAg、总抗 HBc 抗体和抗 HBc IgM 的组合结果可用于确定个体的感染状况（表 8.8）。在发展为慢性感染的急性感染中，HBsAg 和总抗 HBc 抗体保持阳性。在已痊愈的 HBV 病例中，总抗 HBc 抗体仍为阳性，伴随着抗 HBsAg 的出现，HBsAg 将无法检出。鉴于这一转换之间的时期被称为窗口期，该时期以 HBsAg 和抗 HBsAg 同时消失为标志，在此窗口期，抗 HBc IgM 是唯一的感染血清学标志物。

表8.8 乙型肝炎典型血清学检测结果解释

临 床 状 态	HBsAg	抗 HBsAg	总抗 HBcAg	抗 HBcAg IgM	HBeAg	抗 HBeAg
接种疫苗	−	+	−	−	−	−
急性感染	+	−	+/−	+/−	+/−	+/−
急性感染痊愈中（窗口期）	−	−	+	+	−	+
感染已痊愈	−	+	+	−	−	+
慢性感染	+	−	+	−	+/−	+/−

注：HBsAg，乙型肝炎病毒表面抗原；抗 HBsAg，乙型肝炎病毒表面抗原抗体；抗 HBcAg，乙型肝炎病毒核心抗原抗体；HBeAg，乙型肝炎病毒 E 抗原；抗 HBeAg，乙型肝炎病毒 E 抗原抗体

用于监测 HBV 感染患者的血清学和 NAAT 检测

除诊断外，血清学标志物也是慢性 HBV 治疗的重要组成部分。NIH 共识指南认为慢性 HBV 感染有 3 个主要阶段：免疫耐受、免疫活跃和非活动性携带阶段[448]，表 8.9 对这些阶段进行总结。免疫耐受阶段以高病毒复制、最低宿主反应为特征。在免疫活跃阶段，宿主产生强烈的免疫反应引起肝脏炎症和瘢痕形成，如果慢性感染且未经治疗，患者会处于罹患肝细胞癌的风险中。非活动性携带阶段的特征是病毒载量、肝损伤和肝细胞癌的风险大大降低。这种转换作为患者的一种积极预后指标，通常可中止治疗。这种转变可以通过检测患者的乙型肝炎 E 抗原（HBeAg）和抗 HBeAg 抗体进行监测。免疫活跃阶段患者通常 HBeAg 阳性且抗 HBeAg 阴性，而患者进展为非活动性携带阶段时两者结果则相反。

另一种监测 HBV 感染进展的方法是监测病毒载量。病毒载量大于 1 000 拷贝 /mL（2 000 IU/mL）是进展为肝细胞癌的强力预测因子[449]。这种风险已被证明与 HBeAg 状态无关，病毒载量大于 6 $\log_{10}$ 拷贝 /mL 的患者进展为癌症的相对风险为 6.5[450]。

Hybrid Capture 2 测试（Qiagen）和 Versant HBV DNA 3.0 测试（Siemens）利用信号放大方法（分别为杂交捕获和 bDNA）而不是 PCR 方法来测定病毒载量。尽管这两种方法证实在 HBeAg 阴性患者的检出率都很低，其检测结果之间存在较强的相关性[451]。近期开发的使用 RT-PCR 的测试使检测下限值降低，包括 Cobas Taqman HBV v2.0（Roche），RealTime HBV PCR（Abbott）及 Artus HBV PCR（Qiagen）。这些测试报告结果的单位为 IU/mL 而不是拷贝 /mL，而后者允许将结果转换到 WHO 国际标准。所有这些测试的敏感度非常高，检测下限为 9～54 IU/mL，并且所有检测之间的一致性较好[452-454]。

2015 年，WHO 颁布了 HBV 管理和治疗指南。这些指南推荐每年应使用 HBsAg、HBeAg 和 HBV 病毒载量对患者进行监测[455]。肝硬化患者，及 30 岁以上谷丙转氨酶（ALT）值异常且 HBV 病毒载量超过 20 000 IU/mL 的患者应接受针对 HBV 的治疗。后者无论 HBeAg 状态如何，都应接受治疗。表现为 HBeAg 消失，ALT 持续正常，并且持续检测不到 HBV DNA 含量的无肝硬化的患者可停止治疗。此类患者仍需要长期监测疾病复发情况。任何一致的再激活征象，包括 HBeAg 阳性、HBsAg 阳性、ALT 值增高，或出现可检出的 HBV DNA 等都需要进行再治疗。

特殊诊断注意事项和 HBV 基因分型

HBV 检测期间需要特殊考虑可能出现的多种情况。首先是发生表面逃逸突变。当病毒的表面抗原蛋白发生突变，使其无法被免疫系统识别时，就会发生这种情况[456]。这可能导致疫苗免疫失败和商品化 HBsAg 测试得到假阴性结果[457]。表面抗原蛋白中的特定突变也与肝细胞癌发生的高风险相关。HBsAg 阴性和高 HBV 病毒载量患者应怀疑表面抗原逃逸突变。HBV 检测结果解释的另一个挑战是存在核心和前核心突变体。这些突变导致 HBeAg 表达缺失或显著减少。正因为如此，具有这些突变的患者可能被错误地归类为已转入非活动性携带阶段。与 HBsAg 逃逸突变类似，某些前核心和核心突变也与肝细胞癌的高风险相关[458]。通过各种商品化检测和 LDT 的应用，可以鉴定表面逃逸突变、前核心突变体和核心突变体。这些突变的检测通常被认为是乙型肝炎基因分型的一个组成部分。

多种技术被用于 HBV 基因分型，范围包括从利用终点 PCR 对硝酸纤维素条带上的寡核苷酸杂交进行扩增子检测的 Inno-LiPA 检测（Innogenetics），到使用传统测序方法的 Trugene HBV 基因分型检测（Siemens）。其他技术包括多重 PCR、血清学分型、

表8.9 慢性 HBV 感染各阶段的临床和实验室特征

慢性 HBV 感染阶段	病毒载量	HBeAg	抗 HBeAg	炎 症	肿瘤风险
免疫耐受	高	+	−	低	低
免疫活跃	中等	+	−	高	高
非活动性携带	低 / 检测不到	−	+	低	低

注：HBV，乙型肝炎病毒；HBeAg，乙型肝炎病毒 E 抗原；抗 HBeAg，乙型肝炎病毒 E 抗原抗体

寡核苷酸微阵列芯片、侵染检测和 RT-PCR[459]。尽管这些检测的能力不同，但大多数可用于鉴定先前描述的 HBV 突变体。它们还可用于确定种系发育基因型和导致耐药的突变。种系发育基因分型可用于预测疾病转归。有证据表明基因型 C 和 D 感染患者的肝硬化发生率较高，基因型 A 和 B 对干扰素的反应较好[460]。然而，有关对现有核苷 / 核苷酸类似物的基因型依赖性治疗反应的数据表明基因型在这些药物反应中所起作用比较有限[461]。

■ 丙型肝炎病毒

丙型肝炎病毒（HCV）是黄病毒科的一员，是全球范围引起慢性肝病的常见病因。病毒传播最常通过血液暴露（如静脉注射毒品）或通过性接触。感染 HCV 的患者可具有与急性肝炎一致的初始症状，如黄疸或腹痛，尽管大多数急性感染是无症状的。大约 75% 的急性感染者无法清除病毒并发展成慢性感染。尽管潜在的并发症包括肝硬化和肝细胞癌，但大多数慢性感染患者仍无症状。据估计，美国大约有 460 万 HCV 感染者，其中 350 万人为活动性感染[462]。在活动性感染的人群中，约 17% 患者会进展为肝硬化[463]。这给国家造成了巨大的疾病负担，并产生了惊人的社会后果。一项对 2009 年诊断的 407 786 名 HCV 患者的研究估计 Medicare 单独为这些患者管理所支付的总费用达 27 亿美元[464]。

诊断 HCV 感染的血清学检测

鉴于有症状和无症状疾病的共同之处，有效的 HCV 筛查方法至关重要。自首次实施以来，检测抗 HCV IgG 抗体的血清学方法已经有了很大的发展。第一代 EIA 利用非结构抗原（NS4），其在感染后平均需要 22 周才变为阳性[465]。第二代测定添加了额外的抗原（核心和 NS3 区域），允许在感染后约 10 周进行检测[466]。第三代测定引入了重新配置的核心和 NS3 抗原及 NS5 抗原，较第二代测定检出时间提前 2～3 周，并且总体灵敏度增加[467]。大多数目前使用的第三代 EIA 都是在自动免疫分析仪上进行的，无需复杂操作即可完成高通量检测[468-470]。最新进展是可用于 POC 检测装置的快速免疫测定问世。这些检测的灵敏度很高（86.8%～99.3%），有些允许同时检测 HIV，如 Combiquic HIV/HCV 检测（QualPro Diagnostics，印度）和 Multiplo 快速 HIV/HCV 抗体检测（MedMira Laboratories）[471, 472]。

关于 HCV 血清学检测的一个重要考虑因素是它们被设计用于筛选试验，因此需要确证试验。这的确需要，尽管与第一代和第二代测试相比，所观察的第三代测定的特异性有所提高（> 99%）[473]。

虽然这些检测在高发人群中发挥良好作用，但它们对低流行人群中的阳性预测值较低[474]。传统上使用称为 RIBA 的重组免疫印迹测定进行确证试验。该试验检测针对特定 HCV 抗原抗体的存在或缺失，并且被解释为阴性、阳性或不确定。尽管最初由 CDC 推荐用于确认阳性血清学结果，但 RIBA 已无法在市场上获得[475]。再一次应用血清学测试重复检测相对截止比信号低的血清学阳性标本是一种从假阳性中辨别真阳性的策略。无论如何，目前 CDC 指南推荐所有 HCV 阳性血清学检测患者接受分子检测以确定为真正感染[475]。

用于监测 HCV 感染患者的 NAAT

现有的 HCV 分子检测包括定性和定量形式。定性检测使用 PCR 或转录介导的扩增（TMA）。这些检测的特异性使它们适用于血清学阳性患者感染的确证。这些检测还被设计具有较高的分析灵敏度，检测下限小于 50 IU/mL[476]。这使得它们适用于急性感染的诊断，在此期间 HCV RNA 可在抗体出现前 1 个月被检出[477]。在感染自然痊愈或经治疗后，一些患者可能持续存在极低水平的病毒血症。因此，分子检测结果阴性时应在排除感染前 6～12 个月重新复查。免疫缺陷可导致血清学假阴性，或由于母体抗体造成围产期血清学检测的不可靠，针对这些情况也可使用定性分子检测。

一旦 HCV 的诊断确立，定量分子检测可在患者管理中发挥重要作用。在抗病毒治疗开始时检测病毒载量，并在整个治疗过程中不同时间点复查。快速病毒学应答（RVR）定义为在开始治疗后 4 周内检测不到病毒载量。早期病毒学应答（EVR）定义为在开始治疗后 12 周内病毒载量降低 2 $\log_{10}$ 拷贝 / mL。持续病毒学应答（SVR）是治疗的目标，定义为治疗结束后 6 个月未检出病毒。能够在每个时间点准确评估患者取决于所使用的技术。市售的定量 HCV 检测使用 bDNA、RT-PCR 或实时 RT-PCR 技术。使用 bDNA 的信号放大具有宽泛的动态范围，并且易于操作；然而其分析灵敏度低于核酸扩增方法，检测下限为 615 IU/mL。基于实时 RT-PCR 的检测与商品化定性检测的检测下限类似（12～15 IU/mL），无需多种检测来诊断和监测感染患者[478, 479]。现有两种经 FDA 准入的实时 RT-PCR 测试，包括 RealTime HCV（Abbott）和 Cobas Ampliprep /Cobas TaqMan（Roche）。这些平台相比，每个测试的动态范围内性能表现相近。与标准 RT-PCR 测试相比，在整个治疗过程中使用的两种实时检测对 SVR 的预测都更加显著、有效[479]。

记忆要点 HCV 诊断

· 最初应使用血清学方法筛查患者 HCV。

· 如果怀疑有免疫缺陷或急性感染，应通过随访 RNA 或血清学检测对阴性血清学结果进行确证。

· 应通过随访 RNA 检测对阳性血清学结果进行确证。

· 如果阳性血清学结果未通过 RNA 检测确证并仍然怀疑 HCV 感染，则应考虑使用不同的 HCV 抗体检测或在 6 个月内重复进行分子检测。

HCV 基因分型

HCV 管理的一个重要部分是基因分型，在此过程患者的病毒被指定为某一种系统发育基因型（1～6）。传统的金标准是双向测序，通常是针对病毒基因组的 5′ 非翻译区（5′ UTR）。尽管准确度高，但测序方法仅能够测定占病毒总体至少 20%～25% 的病毒突变体[480]。作为一种不同的测定法，Versant HCV 基因型检测（LiPA）2.0 使用扩增的 DNA 与固定在硝酸纤维素条带上的寡核苷酸探针进行反向杂交来测定 HCV 基因型。与测序相比，该方法能够检测混合病毒群中含量较低的变体。使用基于 RT-PCR 的方法也可获得 HCV 基因分型，包括 Abbott RealTime HCV 基因型 Ⅱ 测试。该测试经 FDA 准入用于基因型 1～5 的定性鉴定，并鉴别 1a/1b 亚型。对 Versant LiPA 2.0 线性探针测试和 Abbott RealTime HCV 基因型（GT）Ⅱ 测试的直接比较显示 225 个样品中的一致率为 99.2%[481]。

应在诊断和可能新发感染时进行基因分型。病毒基因分型联合病毒载量动力学有助于确定所需治疗的持续时间和获得 SVR 的可能性。在美国，大多

数（71.5%）HCV 感染由基因型 1A 导致[482]。通常识别基因型 1 所致的感染很重要，因为其对利巴韦林和聚乙二醇干扰素 α-2a 治疗的反应较差，因此需要的疗程比基因型 2 或 3 更长[483, 484]。

直接作用抗病毒药物（DAA）的引入改变了基因 1 型 HCV 造成的临床影响。这些药物直接作用于 HCV 相关蛋白，其包括 RNA 聚合酶抑制剂、蛋白酶抑制剂、非结构蛋白抑制剂和 NS5A 抑制剂。使用核苷酸聚合酶抑制剂索非布韦和 HCV NS5A 抑制剂雷迪帕韦的无干扰素治疗在基因型 1 HCV 患者中的治愈率大于 90%[485]。虽然药物反应变异在不同基因型中持续存在，DAA 的使用还派生了对于靶向抗病毒耐药性测试的需要，以检测这些药效降低的特定突变。具体来讲，Q80K 突变的存在导致对西咪匹韦（NS3/4a 蛋白酶抑制剂）的耐药性，并且更常见于基因型 1a HCV 感染[486]。市售的 HCV Genosure NS3/4A（Monogram Biosciences）测试用于鉴定 NS3/NS4A 区域内的 Q80K 突变和其他突变。

类似的测试已开发用于检测 NS5B 和 NS5A 区域内的突变。不同基因型的 HCV 耐药性测试的作用目前尚不清楚，尽管随着直接作用药物经验的积累，其作用可能会更加明确。

甲型肝炎与戊型肝炎

甲型肝炎病毒（HAV）和戊型肝炎病毒（HEV）都是主要通过粪-口途径传播的导致急性肝炎的病原体。感染任何一种病毒所致的疾病通常会引起发热并伴有腹痛和厌食。患者通常有急性肝炎的实验室特征，包括胆红素、ALT 和谷草转氨酶 AST 水平增高。虽然通常为自限性的，但在某些高危人群中这些病毒会导致更严重并危及生命的疾病。尽管美国 HAV 感染的实际发病率多年来有所下降（6/10 万至 0.4/10 万），但因其感染引起的住院率从 7.3% 上升至 24.5%[487]。这种增加主要归因于部分 HAV 感染患者病情较为严重，同时还伴有患慢性肝病（包括 HBV 和 HCV）。HEV 的血清阳性率在全球范围内变化，从美国的约 6% 到埃及的 67.7% 不等[488-490]。与 HAV 相似，HEV 有可能引起肝脏疾病患者发生严重疾病[491]。HEV 也与孕妇的严重疾病密切相关。最近的一项研究表明，在孟加拉国 7 年期间孕妇死亡数的近 10% 和 HEV 相关[492]。

HAV 和 HEV 的诊断方法

血清学方法在 HAV 的诊断中具有重要作用。HAV IgG 的诊断效用有限，尽管它可用于在疫苗接种后建立免疫力。HAV IgM 是一种近期感染的标志物，通常可通过检测 HAV IgM 来诊断 HAV 感染。检测方法包括从为大型临床实验室设计的高通量自动化免疫分析，到为少量样本快速检测而设计的基于 ELISA 的设备检测。对这类检测进行的直接比较，证实其具有相似的性能和较强的总体一致性[493-495]。使用这些检测时需要重点考虑的是受检测患者的检验前概率。当对症状与 HAV 不相符患者进行这些检测时，结果可能难以解释。据报道，自身免疫性疾病和其他病毒感染患者曾出现假阳性结果[496]。因为已证实 HAV IgM 在感染后长达 420 天仍存在于血清中，阳性结果也可能代表既往感染，并且不能解释患者所患急性疾病[497]。因此，对 HAV IgM 阳性结果的解释应始终基于患者整体临床表现的背景下。2013 年的一项研究表明，在完成 10 735 次检测后发现 35 名 HAV IgM 阳性患者中有 10 人具有不同的已确立的肝病原因[498]。

目前推荐将 HEV 检测作为诊断"药物诱导肝损伤"的一部分，因此 HEV 检测更加普遍。与 HAV 类似，通常通过血清学进行 HEV 诊断。与 HAV 相比，用于 HEV 抗体检测的测定效能较差。瑞典的一项研究表明，只有 70% 的受试患者能够获得一致的 IgG 和 IgM 检测结果[499]。基于 HEV IgM 的检测总体特异性较低，与其他病毒（包括 EBV 和 CMV）具有较强的交叉反应性[500]。用于提高诊断性能的策略已有描述。一种方法是始终同时检测 HEV IgG 和 IgM。因为真正的急性感染中这两种免疫球蛋白通常共存，该方法的特异性有所增加[501]。第二种方法是采用 HEV 分子检测来确认急性感染病例[502]。尽管目前没有商品化的检测方法，几种敏感和特异的鉴定 HEV 的 LDT 已被描述。这种方法的一个优势是免疫缺陷患者检测敏感性增高，这些患者可能无法测得免疫反应。

■ 病毒性出血热

病毒性出血热（VHF）综合征通常以发热、头痛和不适等非特异性前驱期为特征。部分感染者会进展出现严重呕吐、腹泻，以及口、眼、鼻、胃肠道或阴道特征性出血等症状。该症状通常伴有血小

记忆要点 病毒性肝炎

· HBV 感染的诊断和分期（急性、慢性或已痊愈）通过抗原和抗体联合检测来完成。

· 通过病毒载量联合 HBeAg、HBeAb 检测监测乙型肝炎感染的进展。

· HCV 感染通常由抗体筛查和分子检测确证进行诊断。

· 在治疗期间特定时间应用病毒载量定量检测来监测 HCV 感染进展，以评估治疗相关指标，包括 RVR（4 周出现反应）和 EVR（12 周出现反应）。

· 目前，分子检测可用于检测 HCV 对新抗病毒药的耐药性。

板减少症和低血压，最终导致多器官衰竭和死亡。尽管临床表现存在显著共性，但多种无相关性的病毒科和病毒种可引起 VHF 综合征。其中最值得注意的是沙粒病毒科（拉沙热病毒）、黄病毒科（黄热病病毒、登革热病毒）、丝状病毒科（埃博拉病毒和马尔堡病毒）和布尼亚病毒科（克里米亚-刚果出血热病毒、裂谷热病毒和汉坦病毒）的成员（表 8.10）。

症状的严重程度和与感染相关的死亡率在每种特定病毒之间差异较大，发生包括 VHF 在内的严重症状的比率为 20% ～ 95%，总体死亡率从小于 1% 到大于 90% 不等[503-505]。VHF 的流行病学也随每种病原体不同而变化，并且主要取决于每种特定病毒的天然宿主或媒介的地理分布范围和感染途径。

综合起来，这些因素可导致地方性传播或流行病暴发。鉴于患有发热和不适早期症状的患者存在广泛的差异，对居住在流行地区或从流行地区返回，或存在与患 VHF 病毒感染个体有密切接触史的患者排除 VHF 病原体至关重要。早期识别及特定或支持性照护可以降低与这些感染相关的死亡率。此外，早期识别可以进行适当的感染控制和流行病学研究，以减少潜在流行病的影响。

病毒性出血热的实验室诊断

VHF 相关病原体的诊断方法必须考虑实验室工

表8.10　与病毒性出血热相关的病毒

分类学	全球负担	传染源	传播途径	流行范围、地区	临床表现、严重疾病发病率
沙粒病毒科					
拉沙热病毒	在西非，地方病传播每年600～1 000人。罕见欧洲和美国的输入病例	包括乳鼠属在内的啮齿动物是无症状的携带者。病毒经尿液和粪便中排出	摄入啮齿动物排泄物污染的食物或水。直接接触受感染人体的血液或体液。不太可能经空气传播	西非	有症状感染约占20%，有症状感染者死亡率约为15%
黄病毒科					
黄热病病毒	全球估计每年有80 000～200 000例有症状感染者	人类和非人类灵长类动物	由伊蚊或趋血蚊属的蚊子传播	非洲和南美洲的热带和亚热带地区	15%感染会由急性轻度有症状阶段进展至严重阶段，症状包括高热、黄疸和出血。如果不治疗，有严重症状的患者死亡率高达50%
登革热病毒	估计每年有5 000万～1亿例感染者	急性感染人类患者（有症状或无症状者）	由伊蚊属的蚊子传播，最常见的是埃及伊蚊	非洲、南美洲和中美洲、亚洲和南欧国家的热带和亚热带地区。经该地区的地方病传播超过100个国家	约25%有症状的感染病例出现严重症状，约50万例/年，所致死亡率为2.5%～5.0%。影响儿童的严重疾病和致死不成比例
丝状病毒科					
埃博拉病毒	暴发相关。通常累及100人以内，但有可能导致累及超过10 000人的大规模暴发	果蝠可能是天然传染源、无症状携带者。在流行期间，人类是传播的重要传染源	直接接触受感染动物或人体的血液或体液。不太可能经空气传播	非洲中部和西部的热带地区	近100%为有症状性感染。发热、严重腹泻、出血和多器官衰竭。报道的个别流行暴发的个案死亡率为25%～90%
马尔堡病毒	暴发相关。通常累及50人以内。迄今未报道大规模暴发	果蝠可能是天然传染源、无症状携带者。在流行期间，人类是传播的重要传染源	果蝠可能是天然传染源、无症状携带者。在流行期间，人类是传播的重要传染源	非洲中部和西部的热带地区	近100%为有症状性感染。发热、严重腹泻、出血和多器官衰竭。报道的个别流行暴发的死亡率为25%～90%
布尼亚病毒科					
克里米亚–刚果出血热病毒（奈罗病毒属）	估计每年有500～1 000例严重感染者	天然传染源包括牛、绵羊和山羊，它们是无症状的携带者。人类也可能在暴发期间充当传染源	可通过蜱（璃眼蜱属蜱）为媒介传播，或接触受感染的家畜和人的血液或体液	中东、巴尔干半岛、东亚、非洲的国家和印度	约20%的病例为有症状感染。非特异性发热性疾病进展为精神状态改变、畏光、肝炎和出血。死亡率为30%～40%
裂谷热病毒（白蛉病毒属）	暴发相关。通常累及10～100例病例，较大规模暴发已有报道	天然传染源包括牛、绵羊和山羊，它们易受感染，死亡率为10%～90%。人类不作为传染源	可通过蚊子（伊蚊属）为媒介传播，或接触受感染的家畜和人的血液或体液。人与人之间的传播	撒哈拉以南非洲和中东国家	大多数人类感染是无症状的或伴有轻微的发热和肌痛。包括脑膜脑炎和出血热在内的严重症状很少见。总体死亡率<1%，但患严重疾病的患者可能>50%
汉坦、汉城、普马拉和多布拉伐病毒（汉坦病毒属）	据估计全球每年有15 000例汉坦病毒感染导致出血热	小型哺乳动物，包括小鼠、大鼠和田鼠，作为传染源，是无症状携带者	吸入受感染的啮齿动物尿液或粪便的气雾，或开放性伤口直接与这些物质接触	东亚如中国、韩国、俄罗斯	主要症状包括头痛和视力损害。严重症状包括低血压、肾衰竭和出血。死亡率为5%～15%。在北美，其他类型的汉坦病毒引起严重的肺综合征

作人员和医护人员的安全。包括血液、尿液和粪便等标本的病毒培养，可能产生大量病毒；然而，高滴度的病毒增殖和过度操作培养物会增加实验室获得性感染的风险。许多与VHF有关的病毒，包括埃博拉病毒、马尔堡病毒、拉沙热病毒、克里米亚–刚果出血热病毒、裂谷热病毒和其他等被CDC指定为A类病原微生物，不应在生物安全级别4（BSL-4）之外的实验室处理。此外，病毒培养使确诊时间显著延长。由于这些原因，病毒培养并未广泛用于VHF诊断，也不鼓励使用。VHF实验室诊断的最常

用方法包括 RT-PCR、血清学和抗原检测试验。

病毒性出血热的血清学和抗原检测·血清学方法是评估与 VHF 一致的症状或暴露的患者最广泛使用的方法。这些包括设计用于检测病毒特异性 IgG 和（或）IgM 抗体的 ELISA 或 IFA。当使用血清学方法作为主要诊断方法时，考虑窗口期（暴露和可检测抗体的发展之间的时间）和给定病毒的检测特异性尤为重要。例如，与肾综合征出血热（HFRS）相关的汉坦病毒的血清学诊断可用于检测 IgM 或 IgG 类抗体，并且通常靶点为核衣壳蛋白。在症状出现后 2～8 天可检测到两类抗体；然而，IgM 在汉坦病毒种间具有 23%～64% 的交叉反应性，而 IgG 在早期可能只有 6%～11% 交叉反应性[506]。相反，IgM 检测在感染后 2～5 个月显著减弱，此时在汉坦病毒中 IgG 的交叉反应性增加至大于 68%。类似的交叉反应性在引起 VHF 的其他病毒家族中很常见（如丝状病毒、布尼亚病毒），并且包括与 VHF 无关的病毒种，如主要与无菌性脑膜炎相关的病毒种（参见脑膜炎部分）。因此，在解释血清学结果时，考虑患者在流行地区的旅行或居住史是十分重要的。

使用血清学方法时的另一个考虑因素是居住在流行地区的有症状个体近期和既往感染之间的鉴别。这在登革热的诊断中最为明显，登革热每年造成数百万人感染，但通常为无症状或仅引起轻微病症。在流行地区，登革热的血清阳性率可达 35% 或更高[507,508]。市售的 IgM 捕获 ELISA（MAC-ELISA）在症状出现后 5 天或更长时间内使用，其敏感性具有 96%～99%，并可检测所有 4 种血清型登革热病毒[509,510]。这些测试作为有症状患者的重要初始筛查。然而，在原发感染后 IgM 持续存在达 3 个月，并与黄病毒科的其他成员具有交叉反应性[505]。因此，在流行地区的居民或长期访客中，应首选更特异性的检测方法。针对登革病毒非结构蛋白 1（NS1）的抗原检测试验已显示出这一潜力；NS1 是登革病毒特异性的，可在血液中早于 IgM 被检出，并且仅存在于急性感染和急性感染后期阶段（症状出现后 1～10 天）。市售的 NS1 靶向 ELISA 在急性期显示出 60%～96% 的敏感性，与其他黄病毒几乎没有交叉反应性，从而提供更早和更特异的诊断[509,511]。更重要的是，一项研究发现，类风湿因子的存在是造成幼年患者假阳性结果的重要原因。

病毒性出血热的 NAAT·包括 RT-PCR 和反转录酶 PCR 在内的分子方法有可能为急性疾病患者提供早期、敏感和更特异的病毒种鉴定。感染之后，导致病毒血症的活跃病毒复制与症状的发生相一致，并且通常发生在抗体应答发生之前。因此，敏感的 NAAT 可以在血清学阳性 1～5 天前频繁地检出病毒核酸[512,513]。除了早期检测，NAAT 还可提供快速结果。这使得能够对埃博拉病毒和马尔堡病毒等高传染性和致病性病毒实施适当的感染控制措施[514,515]。在乌干达大规模暴发期间获得的 1000 多份血液样本的分析中，使用针对埃博拉病毒的 RT-PCR 分析显示出 98.4% 的敏感性和 99.7% 的特异性[514]。这包括 246 个（20.3%）样本中所含有的 50 个阳性结果，这些样本抗原检测呈阴性。这些数据代表早期感染，随后的抗原检测为阳性，恢复期样本 IgM 和（或）IgG 阳性。NAAT 还可用于诊断登革热、汉坦病毒、拉沙热病毒、裂谷热病毒和克里米亚-刚果出血热病毒的急性感染，在急性期样本中报告敏感性为 90%～100%，特异性为 99%～100%[512,513,515-518]。更重要的是，敏感性可以在症状出现后 3 天内迅速从接近 100% 降至症状出现后 5 天或更长时间的 20%～50%[512,513]。由于血清病毒载量在康复期间急剧下降，因此 NAAT 已被用作痊愈测试并发现具有传播潜力的病毒持续存在的部位。在一些埃博拉感染病例中，NAAT 已被用于识别包括精液在内的身体排泄物中潜在的传染性病毒，这些病毒可能在症状消失后持续存在长达 1 年[519,520]。

这些 NAAT 中的大多数是 LDT，其设计用于单个靶标的定性检测。然而，已经开发用于登革病毒血清型 1～4 和四种特定种类的汉坦病毒的特异性鉴定和鉴别的多重检测，同时保持 1～100 PFU/mL 的检测下限[513,518,521]。由于引起 VHF 的病毒具有高度传染性，许多性能数据是基于对含有减毒病毒或病毒序列的分析性"掺入"样本，或有限数量的回顾性冻存临床标本得到的。

一项多中心质量保证研究表明，其所涉及 24 个实验室在检测含有埃博拉病毒、马尔堡病毒或拉沙病毒制备样本时的能力不一致[412]。78%～93% 的实验室在含有 4 $\log_{10}$ 拷贝/mL 或更高的样本中检出这些病毒。对于含有少于 4 log$_{10}$ 拷贝 /mL 的样本，实验室检出率降低至 50%。这些数据强调了对疑似 VHF 患者进行 NAAT 和血清学评估的重要性，并在排除这些病因时与旅行或暴露史相关联。

已开发的多重 NAAT（FilmArray BT，Biofire）用于检测 16 种生物威胁因子，包括埃博拉病毒和马尔堡病毒。该测试于 2014 年 10 月由 FDA 批准用于紧急使用（EUA），以帮助快速检测有埃博拉病毒感染风险并出现症状的人。使用掺有灭活病毒的血液样品及归档的临床样品对该检测和 CDC 开发的 RT-PCR 检测的性能进行比较，结果表明两种测试之间的性能相似，检测下限接近 2 log$_{10}$ TCID$_{50}$/mL[522]。

记忆要点 病毒性出血热

· VHF 由丝状病毒科、黄病毒科、布尼亚病毒科和沙粒病毒科的成员引起。

· 由于存在实验室获得性感染的风险，VHF 的病原体不得常规培养。许多被认为是潜在的生物威胁因子。

· 超过 20 亿人生活在登革热病毒传播地区。

· 在 VHF 相关的病毒种和 VHF 无关的相同病毒家族之间存在血清学试验交叉反应。

· NAAT 为与 VHF 相关病毒的实验室诊断提供了最敏感和特异的方法，但是没有被广泛使用。

重新接种疫苗可预防的病毒性疾病

疫苗在降低许多病毒性疾病发病率和死亡率方面发挥重要作用。例如，1980 年消除天花病毒和几乎消灭脊髓灰质炎病毒，后者在 20 世纪 40 年代每年引起美国超过 40 000 病例，目前全球每年报道病例小于 70 例[523]。其他疫苗可预防的疾病如麻疹和腮腺炎在被认为没有这些疾病的国家出现点状暴发和患病率增高，其已经引起人们重新重视[524]。这些疫情暴发可能是疫苗所赋予的不完全保护性免疫力，以及一些毫无根据的报道称免疫接种与自闭症发病相关而导致儿童期疫苗接种率下降共同造成的[524,525]。

■ 麻疹

麻疹病毒是一种 RNA 病毒，属于副黏病毒科、麻疹病毒属。自 20 世纪 60 年代初期以来，发达国家广泛的儿童疫苗接种工作使麻疹感染减少了 99.99% 以上；然而，麻疹仍然造成巨大的全球负担，每年造成 2 000 万人感染[523,524]。往返于流行地区的国际旅行是持续将病毒引入非流行地区的重要途径。这通常导致麻疹病例的点状暴发，将有 10～100 名暴露个体受到影响[524,526,527]。在这些暴发期间感染的大多数人没有接种疫苗或疫苗接种状态未知；然而，有报道疫苗接种失败的案例[524,528,529]。麻疹病毒具有高度传染性，可通过气溶胶传播，与感染患者密切接触的未接种疫苗的个体患病率大于 99%。发热、咳嗽、鼻炎和结膜炎等非特异性症状，加上发达国家病例的缺乏，共同造成麻疹病毒病例的发现延误。因此，快速准确的实验室诊断对于个人管理和感染控制都至关重要。

使用直接或间接 ELISA 检测临床症状相符患者的血清麻疹抗体 IgM，目前被认为是急性麻疹感染实验室诊断的"金标准"。对 5 种市售测试的比较表明总体敏感性为 82.8%～92.2%；然而，血清采集时间对检测性能有显著影响[530]。在急性期早期（症状发作后 0～3 天）收集的标本，IgM 检测的灵敏度仅为 57%～80%，而在恢复期（症状出现后 6～14 天）收集的标本其敏感性为 92%～100%。每种检测的特异性不同，范围是 86%～99%，并且在血清样本中最常发现与细小病毒、风疹病毒和 EB 病毒存在交叉反应性[530]。

NAAT 可能对近期接种过疫苗的患者（即 IgM 阳性，IgG 阴性）或近期暴露的患者（可能处于急性期早期，血清学结果阴性）有用。呼吸道（咽）和尿液样本都被评估用于麻疹 NAAT 的无创性标本。在一项对 165 例确诊病例的研究中，136 例（82.4%）血清学 IgM 和 PCR 均为阳性，而另外 27 例（16.4%）仅为 PCR 阳性。大多数 PCR 阳性 IgM 阴性病例（27 例中的 19 例，70.4%）是在皮疹发作后 1～3 天进行测试。咽标本的 PCR 敏感性（96.2%）高于尿标本（77.7%）[531]。更重要的是，在皮疹发作后尿液和咽标本的 PCR 敏感性均会降低，如果症状发作时间距离测试时大于

7～14 天则没有用处[532]。目前还没有 FDA 批准的用于检测麻疹的分子检测方法，很少有临床实验室开发出检测方法。在美国如果怀疑有麻疹感染，应立即通知当地公共卫生部门，并将样本送到州或地区实验室进行明确性鉴定和分型[524]。

■ 腮腺炎

腮腺炎病毒是副黏病毒科的成员，与副流感病毒密切相关。起病后，50%～70% 的病例会出现非特异性上呼吸道症状或轻度发热；只有 60%～70% 的病例会出现一侧或双侧腮腺肿大的腮腺炎特征[533]。临床上经常根据这些症状并且结合患者到流行地区的旅行史或与表现出类似症状的人密切接触史进行诊断。腮腺炎病毒感染的有症状的患者引发严重并发症的概率为 1%～25%，包括胰腺炎、脑膜炎／脑炎、睾丸炎及卵巢炎[533,534]。尽管这些并发症发病率很高，但是腮腺炎病毒感染的总体死亡率低于 0.1%[523,533]。腮腺炎通过暴露于污染物上的呼吸道分泌物或飞沫传播，具有高度传染性，未经免疫个体的罹患率是 80%～90%。在 1968 年美国引进腮腺炎病毒疫苗之前，每年报道有 16 万例腮腺炎感染病例。在发达国家，儿童免疫接种（两剂接种）减少了 96%～99% 腮腺炎感染病例[523,533]。人是腮腺炎病毒的唯一宿主和传染源，因此未接种疫苗个体或疫苗接种失败可成为点状暴发的来源[535,536]。据报道按照建议的两剂次方案接种的疫苗效力为 79%～95%，推测这种可变性与疫苗对非基因型 A（疫苗）菌株效果不佳有关[534,535]。

在未接种疫苗的个体中，腮腺炎的血清学诊断相对简单，即腮腺炎病毒抗体 IgM 阳性、IgG 阴性。对于原发性、未接种免疫的感染者，临床症状出现 3 天后用标准 ELISA 方法可检测到 IgM，随后持续存在 1～2 个月[537]。ELISA 或 IFA 检测 IgM 的灵敏度总体上为 80%～90%，但症状出现后 3 天内采集血液的灵敏度降低至 40%～50%[538]。对于严格接种疫苗的人群，急性感染的诊断比较复杂。接种疫苗的个体 IgM 反应可能微弱或缺失。市售的 IgM ELISA 检测灵敏度降低（9%～47%）反映出这个问题[538]。由 CDC 开发的 IgM 捕获测定法表现出稍高的灵敏度，对于接种疫苗者灵敏度为 46%～71%，但其还是仍然偏低，不足以排除急性感染。此外，对近期接种疫苗儿童的 IgM 阳性结果

进行解释时必须谨慎小心。70% 及以上接种者中，由疫苗导致 IgM 结果可能为阳性，并且可以持续长达 1 年，最终导致假阳性结果[539]。对于接种或未接种疫苗人群，唾液标本培养是一种直接明确诊断腮腺炎的方法，并且不容易出现假阳性结果，但是必须在腮腺炎发病 2 天前采集样本才能获得最大灵敏度[540]。当出现可察觉症状时，培养灵敏度可能仅有 50%～80%。

分子方法被认为是诊断急性腮腺炎感染更为直接的方法。无论疫苗接种情况如何，这些方法对腮腺炎病毒的检测能力相同[538]。进行 PCR 分析首选标本是通过口腔拭子采集的唾液。在腮腺炎症状开始前、后各 3 天内唾液中有病毒排出，发病后 1～2 天病毒载量达到峰值[540]。腮腺炎发病 2 天内采集样本，PCR 的灵敏度可高达 90%，而到第 3 天迅速降低至 20%～50%[538]；因此，及时采集标本对于最佳灵敏度的保证至关重要。腮腺炎分子检测的另一个优点是对接种疫苗和未接种疫苗人群的检测能

> ### 记忆要点　急性腮腺炎诊断
>
> · 未接种疫苗的个人如果在症状出现 3～5 天以上采集样本，腮腺炎病毒抗体 IgM 血清学检测的敏感度为 80%～90%。
>
> · 接种腮腺炎疫苗的个人，腮腺炎病毒抗体 IgM 血清学检测的敏感度低至 9%～47%。
>
> · 如果在症状出现 2 天内采集样本，NAAT 检测唾液中腮腺炎病毒 DNA 的灵敏度在 90% 以上。
>
> · 所有体征和症状相符患者建议同时采集血液（血清学）和口颊拭子（NAAT）以明确诊断。

> ### 记忆要点　复燃的疫苗可预防病毒性疾病
>
> · 日益全球化为将疫苗可预防的疾病持续引入低流行地方创造机会，导致误诊。
>
> · 发达国家的高疫苗接种率使血清学结果的解释复杂化。
>
> · 麻疹和腮腺炎病毒的核酸扩增试验可用于免疫人群的急性感染诊断，但其在恢复期间敏感性迅速降低。

力相当。一项研究显示，未接种疫苗人群及接种疫苗（一剂次或两剂次）人群的 RT-PCR 检测敏感度均大于 90%。CDC 建议同时采集血液和口颊拭子标本以诊断腮腺炎。目前没有 FDA 批准的分子检测方法检测腮腺炎病毒，很少有医院实验室开发或验证的 PCR 检测。如果怀疑有腮腺炎感染，应立即通知当地公共卫生部门，标本应被送至州或地区实验室进行鉴定。

归纳与总结

病毒性疾病仍然是工业化国家和发展中国家发病和死亡的主要原因。尽管通过当地或全球的疫苗接种计划减少了引起历史上重大病毒性疾病如脊髓灰质炎、天花、麻疹和腮腺炎等的流行，但其他病毒仍然在疫苗接种地区或呈逐年流行的复发趋势，如流行性感冒。由于接受 HSCT 和 SOT 的患恶性肿瘤受者使用更先进的免疫调节疗法需求增多，使由疱疹病毒和多瘤病毒引起的潜伏疾病再激活导致的先前罕见和严重系统性疾病的发病增多。这些治疗方法还导致引发呼吸和胃肠道症状的常见病毒造成更严重的原发感染。随着更多特定疗法问世并用于这些病原体的治疗，及时准确的诊断检测对于适当的患者管理越来越重要。

过去 20 年来，分子诊断技术的大量问世和标准化，通过提高检测的灵敏度、特异性和准确定量临床标本中的病毒病原体，对病毒性疾病的诊断产生了惊人的影响；然而，更先进的技术正着手扩展现有能力。快速、床边（POC）的分子诊断如 Liat 和 Alere i 平台开始改变流感诊断和治疗的工作流程，其灵敏度可与基于实验室的传统 RT-PCR 方法相媲美，且 TAT 小于 20 min。这些平台可以有效地将临床和分子实验室的集中检测转向更加靠近患者。这些相对简单的测试的体积缩小可有助于释放资源以开发更复杂的定量或多重检测，这将是实验室分子诊断的基础。

引进简单易用的多重"综合征组合"的检测方法可同时检测与特定症状相关的多种病毒、细菌、真菌和寄生虫，简化了医师对就诊的呼吸道、胃肠道或中枢神经系统症状患者的检验申请。然而，当遇到意外发现时，结果可能难以解释甚至具有误导性。此外，"综合征组合"可能不适合作为所有患者的一线方案，或具有成本效益。具体而言，就诊于门诊的患有上呼吸道疾病的原本健康患者可以从快速流感测试中获得更多益处。相反，多重"综合征组合"可能更适合出现非特异性症状的急性病、免疫缺陷或儿科患者以达到快速诊断。

随着测试模式、测试菜单和结果解释的复杂性不断增加，实验室将在向初级患者护理提供者提供技术和临床专业知识方面发挥核心作用。实验室、提供者和药房之间的密切关系对于选择适当的测试以提供最大的临床效用、成本控制和患者护理水平至关重要。

（刘宝明　黄尔　周柯 译）

第9章 · Tietz 寄生虫图集：Bobbi Pritt 的收藏

Bobbi Pritt[*]

自由生活阿米巴：棘阿米巴属 / 狒狒巴拉姆希阿米巴

例 ①

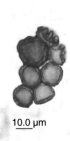
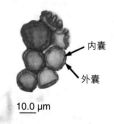

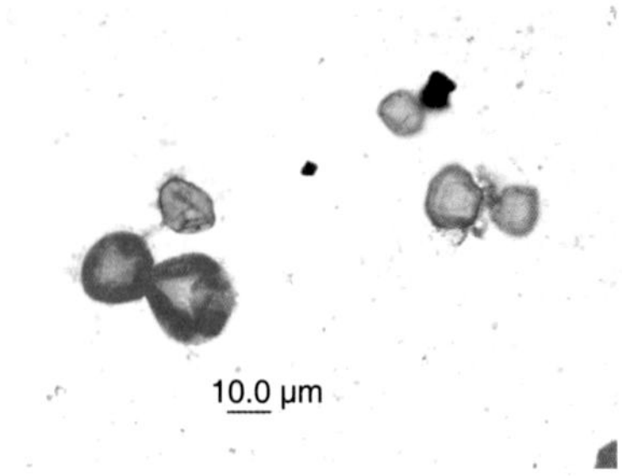

内囊

外囊

图 9.1　棘阿米巴包囊，分离培养物，400×　　图 9.2　棘阿米巴包囊，分离培养物，1 000×　　图 9.3　棘阿米巴包囊，1 000×，分离培养物，注释为内壁（内囊）和外壁（外囊）

例 ②

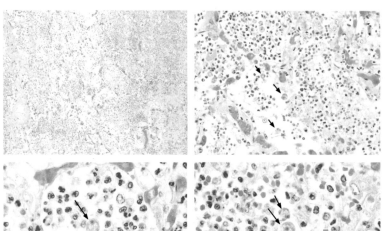

图 9.4（左）　棘阿米巴 / 狒狒巴拉姆希阿米巴，阿米巴性肺炎，肺，H&E，100×

图 9.5（右）　棘阿米巴 / 狒狒巴拉姆希阿米巴，阿米巴性肺炎，肺，H&E，200×

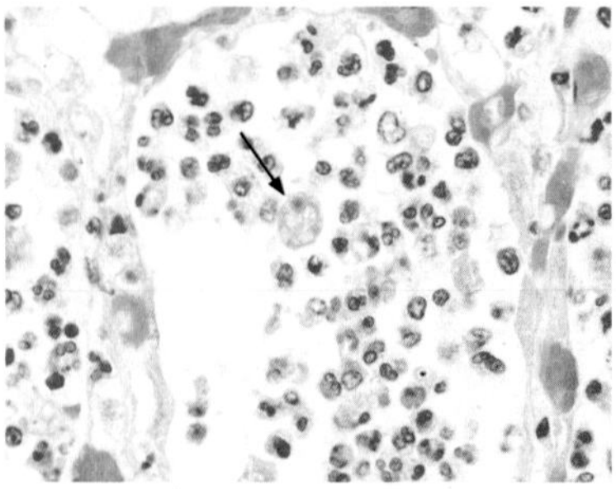

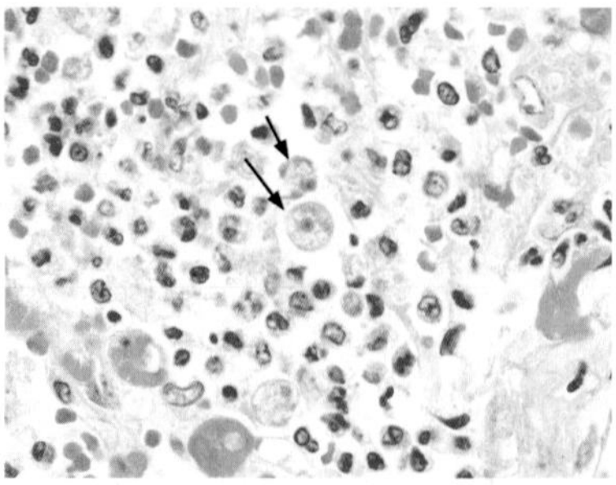

图 9.6（左）　棘阿米巴 / 狒狒巴拉姆希阿米巴滋养体（箭头处），阿米巴性肺炎，肺，H&E，1 000×

图 9.7（右）　棘阿米巴 / 狒狒巴拉姆希阿米巴滋养体（箭头处），阿米巴性肺炎，肺，H&E，1 000×

* Bobbi Pritt博士是梅奥诊所寄生虫和医学实验室的教授，她主管临床寄生虫实验室，同时负责媒介传播疾病的检测服务。她在佛蒙特大学（UVM）医学院获得硕士学位，随后在 UVM 医学中心临床病原学和解剖学实习，之后成为位于明尼苏达州罗切斯特的梅奥诊所医学微生物的研究员。她还获得伦敦卫生与热带医学院医学寄生虫专业的硕士学位和伦敦皇家内科医师学会的热带医学和卫生专业的毕业证书。Pritt博士长期对寄生虫疾病着迷，每周在博客上分享病例，名为《恐怖可怕又奇妙的寄生虫》。

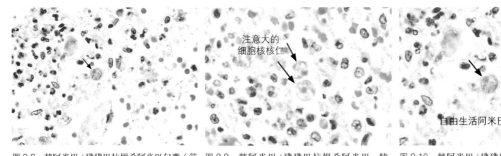
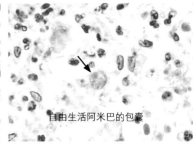

图 9.8　棘阿米巴／狒狒巴拉姆希阿米巴包囊（箭头处），阿米巴性肺炎，肺，H&E，1 000×

图 9.9　棘阿米巴／狒狒巴拉姆希阿米巴，肺，H&E，1 000×

图 9.10　棘阿米巴／狒狒巴拉姆希阿米巴，肺，H&E，1 000×

例 3

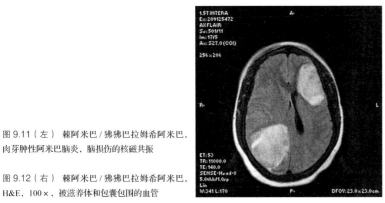
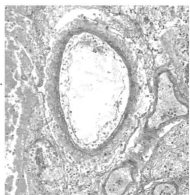

图 9.11（左）　棘阿米巴／狒狒巴拉姆希阿米巴，肉芽肿性阿米巴脑炎，脑损伤的核磁共振

图 9.12（右）　棘阿米巴／狒狒巴拉姆希阿米巴，H&E，100×，被滋养体和包囊包围的血管

图 9.13（左）　棘阿米巴／狒狒巴拉姆希阿米巴，H&E，400×，被滋养体和包囊包围的血管

图 9.14（右）　棘阿米巴／狒狒巴拉姆希阿米巴，H&E，1 000×，滋养体和包囊（箭头所指）

棘头类

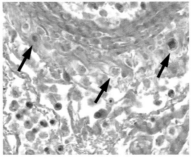
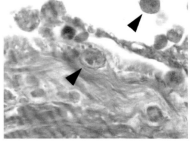

2.0 mm

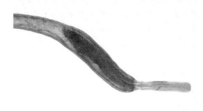
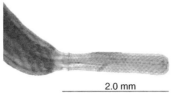
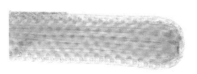

图 9.15　棘头虫（头上有刺），洋红染色，100×

图 9.16　棘头虫（头上有刺），洋红染色，200×

图 9.17　棘头虫（头上有刺），洋红染色，400×，展示"刺"吻

似蚓蛔线虫（人蛔虫）

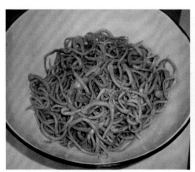 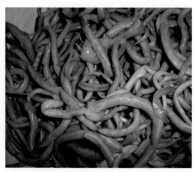

图 9.18（左） 似蚓蛔线虫，成虫

图 9.19（右） 似蚓蛔线虫，成虫

巴贝虫

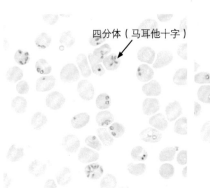

四分体（马耳他十字）

图 9.20 巴贝虫，MO-1株（*B. divergens*-like），外周血膜，吉姆萨，1 000×，注释为四分体形成时的形态学特征

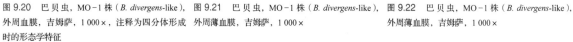

图 9.21 巴贝虫，MO-1株（*B. divergens*-like），外周薄血膜，吉姆萨，1 000×

图 9.22 巴贝虫，MO-1株（*B. divergens*-like），外周薄血膜，吉姆萨，1 000×

图 9.23 巴贝虫，MO-1株（*B. divergens*-like），外周薄血膜，吉姆萨，1 000×

图 9.24 巴贝虫，MO-1株（*B. divergens*-like），外周薄血膜，吉姆萨，1 000×

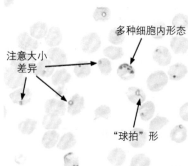

多种细胞内形态

注意大小差异

"球拍"形

图 9.25 巴贝虫，MO-1株（*B. divergens*-like），外周薄血膜，吉姆萨，1 000×

结肠小袋纤毛虫

例 ①

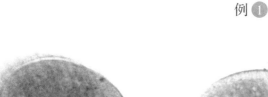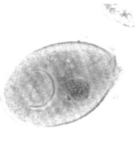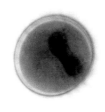

图 9.26 结肠小袋纤毛虫滋养体，未染色，1 000 ×   图 9.27 结肠小袋纤毛虫滋养体，未染色，1 000 ×   图 9.28 结肠小袋纤毛虫包囊，吉姆萨，1 000 ×

例 ②

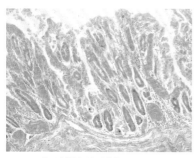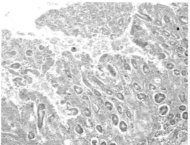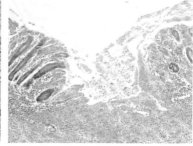

图 9.29 结肠小袋纤毛虫滋养体，肠，H&E，200 ×   图 9.30 结肠小袋纤毛虫滋养体，肠，H&E，200 ×   图 9.31 结肠小袋纤毛虫滋养体，肠，H&E，200 ×

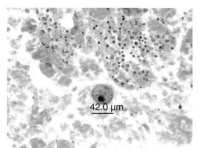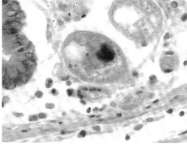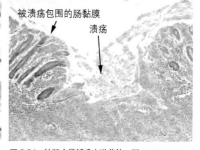

图 9.32 结肠小袋纤毛虫滋养体，肠，H&E，400 ×   图 9.33 结肠小袋纤毛虫滋养体，肠，H&E，1 000 ×   图 9.34 结肠小袋纤毛虫滋养体，肠，H&E，200 ×

图 9.35（左） 结肠小袋纤毛虫滋养体，肠，H&E，400 ×

图 9.36（右） 结肠小袋纤毛虫滋养体，肠，H&E，1 000 ×

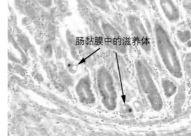

被溃疡包围的肠黏膜
溃疡

肠黏膜中的滋养体

折叠的"芸豆"状细胞核
纤毛

人芽囊原虫

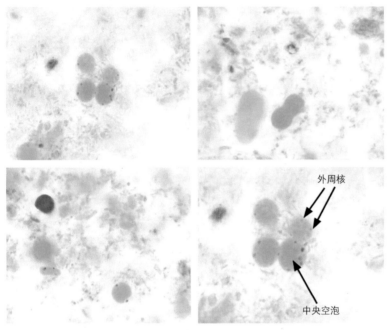

图 9.37（左） 人芽囊原虫，粪便，三色染色，1 000×

图 9.38（右） 人芽囊原虫，分裂状态，粪便，三色染色，1 000×

图 9.39（左） 人芽囊原虫，粪便，三色染色，1 000×

图 9.40（右） 人芽囊原虫，粪便，三色染色，1 000×

马来布氏丝虫

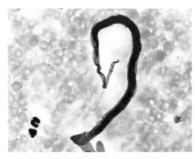
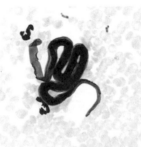
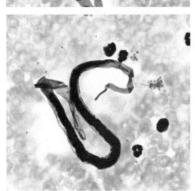
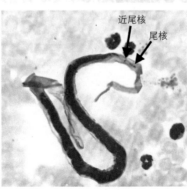

图 9.41（左） 马来布氏丝虫，微丝蚴，外周血，薄片，吉姆萨，400×

图 9.42（右） 马来布氏丝虫，微丝蚴，外周血，薄片，吉姆萨，400×

图 9.43（左） 马来布氏丝虫，微丝蚴，外周血，薄片，吉姆萨，400×

图 9.44（右） 马来布氏丝虫，微丝蚴，外周血，薄片，吉姆萨，400×。注意特征性粉色鞘膜

毛细线虫属

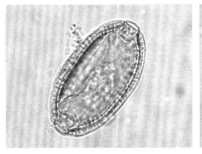
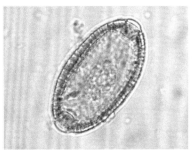

图 9.45（左）　毛细线虫，卵，粪便，未染色，1 000×

图 9.46（右）　毛细线虫，卵，粪便，未染色，1 000×

非寄生虫粪便标本

例 ❶

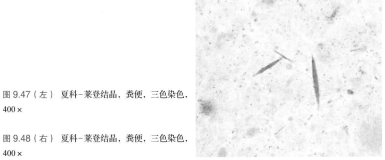
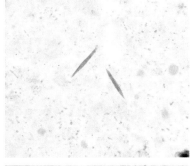

图 9.47（左）　夏科-莱登结晶，粪便，三色染色，400×

图 9.48（右）　夏科-莱登结晶，粪便，三色染色，400×

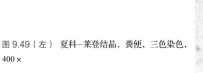
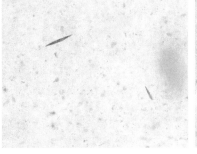

图 9.49（左）　夏科-莱登结晶，粪便，三色染色，400×

图 9.50（右）　夏科-莱登结晶，粪便，三色染色，1 000×

例 ❷

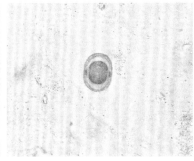
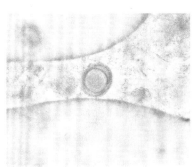

图 9.51　花粉，未染色，浓缩粪便样本，400×　　图 9.52　花粉，未染色，浓缩粪便样本，1 000×　　图 9.53　花粉，未染色，浓缩粪便样本，1 000×

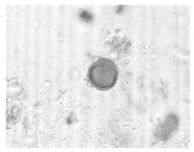 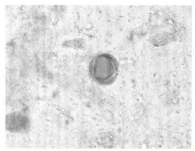

图 9.54（左） 花粉，未染色，浓缩粪便样本，1 000×

图 9.55（右） 花粉，未染色，浓缩粪便样本，1 000×

华支睾吸虫

例 1

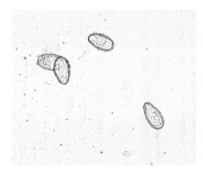 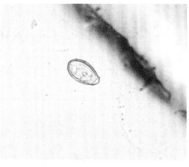

图 9.56（左） 华支睾吸虫卵，粪便，未染色，1 000×

图 9.57（右） 华支睾吸虫卵，1 000×

例 2

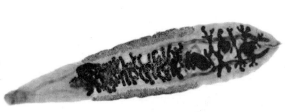 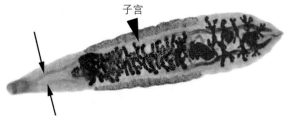

子宫

两支肠分支

图 9.58 华支睾吸虫，成虫，洋红染色，40×　　图 9.59 华支睾吸虫，成虫，洋红染色，40×

环孢子虫

 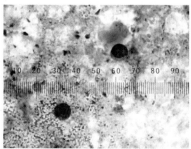

图 9.60（左） 环孢子虫，卵囊，粪便，改良抗酸快速染色，400×

图 9.61（右） 环孢子虫，卵囊，粪便，改良抗酸快速染色，1 000×

蠕形螨

图 9.62 毛囊蠕形螨，皮屑，未染色，400×

图 9.63 毛囊蠕形螨，皮屑，未染色，400×

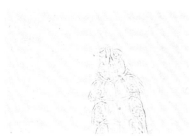

图 9.64 毛囊蠕形螨，口器，皮屑，未染色，1 000×

马 蝇

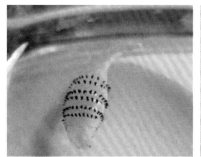

图 9.65 人皮蝇，人马蝇

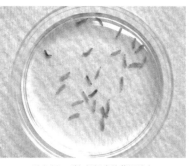

图 9.66 引起蝇蛆病的苍蝇幼虫

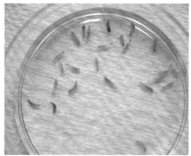

图 9.67 引起蝇蛆病的苍蝇幼虫

图 9.68（左） 引起蝇蛆病的苍蝇幼虫

图 9.69（右） 引起蝇蛆病的苍蝇幼虫

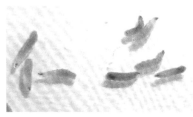

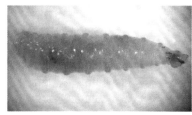

裂头绦虫种

例 ①

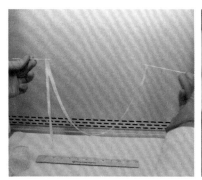

图 9.70 裂头绦虫，节片

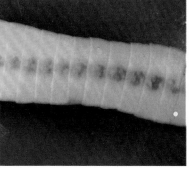

图 9.71 裂头绦虫，节片

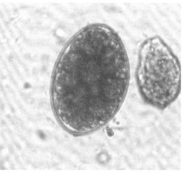

图 9.72 裂头绦虫，成节排出的卵

例 ❷

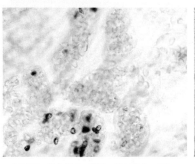

玫瑰花形子宫

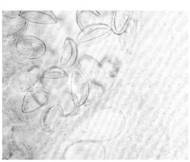

图 9.73（左）裂头绦虫，节片

图 9.74（右）裂头绦虫，节片，洋红染色，100×

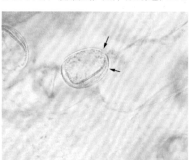

图 9.75　裂头绦虫，节片，洋红染色，200×　　图 9.76　裂头绦虫，节片，洋红染色，400×　　图 9.77　裂头绦虫，节片，洋红染色，1 000×

犬复孔绦虫

例 ❶

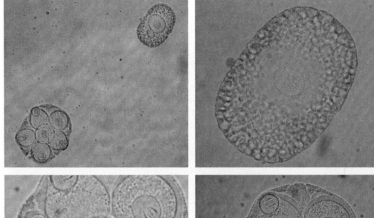

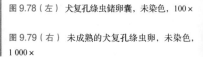

图 9.78（左）犬复孔绦虫储卵囊，未染色，100×

图 9.79（右）未成熟的犬复孔绦虫卵，未染色，1 000×

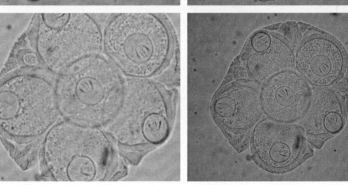

图 9.80（左）犬复孔绦虫储卵囊，未染色，400×

图 9.81（右）犬复孔绦虫储卵囊，未染色，200×

例 ②

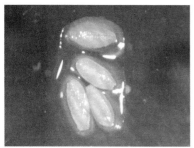

图 9.82 犬复孔绦虫节片

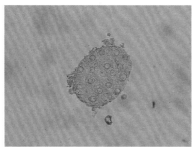

图 9.83 犬复孔绦虫未成熟卵，从节片中排出

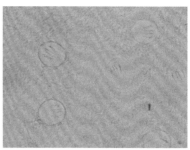

图 9.84 犬复孔绦虫未成熟卵，从节片中排出

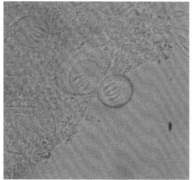

图 9.85 犬复孔绦虫未成熟卵，从节片中排出

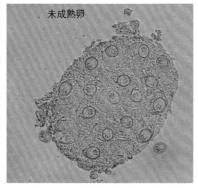

未成熟卵

图 9.86 犬复孔绦虫未成熟卵，从节片中排出

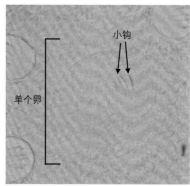

小钩

单个卵

图 9.87 犬复孔绦虫未成熟卵，从节片中排出

例 ③

图 9.88（左）犬复孔绦虫，节片

图 9.89（右）犬复孔绦虫，节片

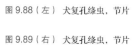

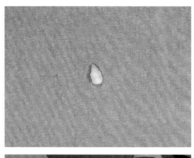

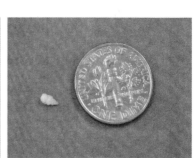

图 9.90（左）犬复孔绦虫，节片，解剖使储卵囊排出

图 9.91（右）犬复孔绦虫，储卵囊特征

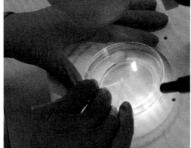

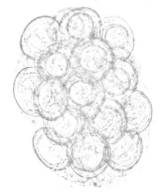

棘球蚴种

例 1

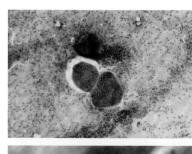 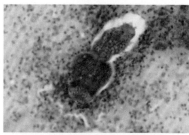

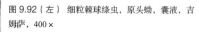

图 9.92（左）　细粒棘球绦虫，原头蚴，囊液，吉姆萨，400×

图 9.93（右）　细粒棘球绦虫，原头蚴，囊液，吉姆萨，400×

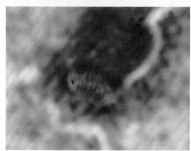 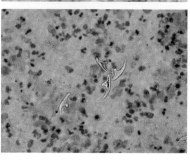

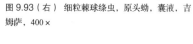

图 9.94（左）　细粒棘球绦虫，原头蚴，囊液，吉姆萨，600×

图 9.95（右）　细粒棘球绦虫，自由钩，囊液，吉姆萨，600×

例 2

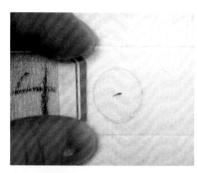 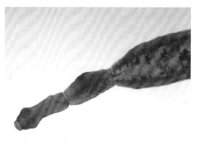 

图 9.96　棘球蚴，成虫（来源狗肠道），洋红染色

图 9.97　棘球蚴，成虫（来源狗肠道），洋红染色，400×

图 9.98　棘球蚴，成虫（来源狗肠道），洋红染色，1 000×

例 3

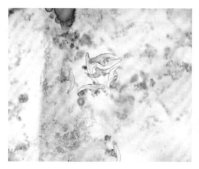 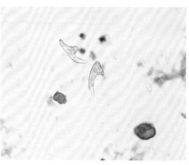

图 9.99（左）　细粒棘球绦虫，囊液中的自由钩，H&E，1 000×

图 9.100（右）　细粒棘球绦虫，囊液中的自由钩，H&E，1 000×

结肠内阿米巴

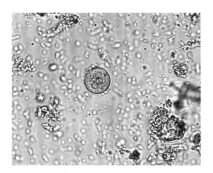

图 9.101 结肠内阿米巴包囊，粪便，未染色的湿涂片

溶组织内阿米巴 / 迪斯帕内阿米巴

例 1

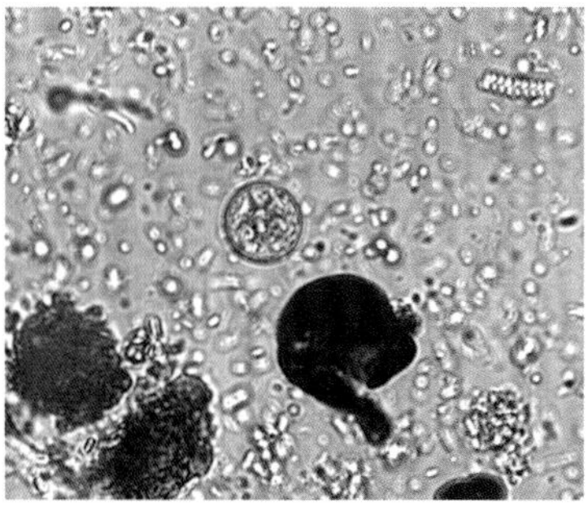

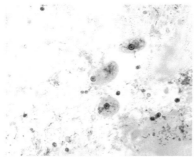

例 2

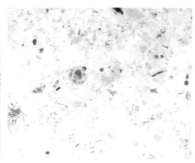

图 9.102 溶组织内阿米巴 / 迪斯帕内阿米巴，包囊，粪便，未染色，1 000×

图 9.103 溶组织内阿米巴 / 迪斯帕内阿米巴，滋养体，三色染色的粪便样本，1 000×

图 9.104 溶组织内阿米巴 / 迪斯帕内阿米巴，滋养体，三色染色的粪便样本，1 000×

蠕形住肠线虫（蛲虫）

例 1

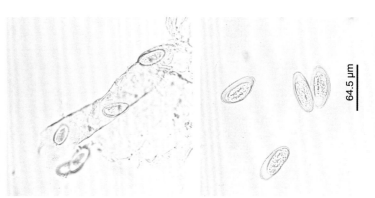

图 9.105（左） 蠕形住肠线虫（蛲虫），卵，胶带采样，未染色，200×

图 9.106（右） 蠕形住肠线虫（蛲虫），卵，胶带采样，未染色，400×

例

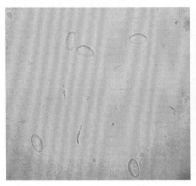
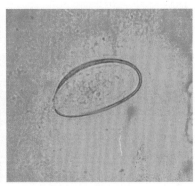

图 9.107（左） 蛲形住肠线虫（蛲虫），卵，胶带采样，未染色，100×

图 9.108（右） 蛲形住肠线虫（蛲虫），卵，胶带采样，未染色，1 000×

肝片形吸虫

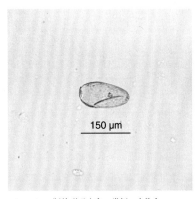

150 μm

图 9.109 肝片形吸虫卵，粪便，未染色，400×

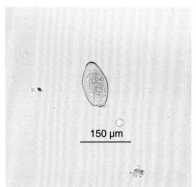

150 μm

图 9.110 肝片形吸虫卵，粪便，未染色，400×

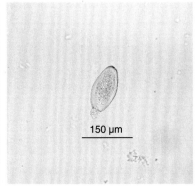

150 μm

图 9.111 肝片形吸虫卵，粪便，未染色，400×

十二指肠贾第鞭毛虫（蓝氏贾第鞭毛虫）

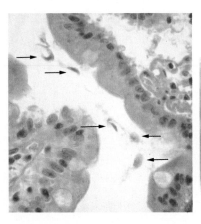
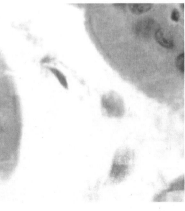

图 9.112（左） 十二指肠贾第鞭毛虫，肠道组织切片，滋养体（箭头处），H&E，500×

图 9.113（右） 十二指肠贾第鞭毛虫，肠道组织切片，H&E，1 000×

铁线虫

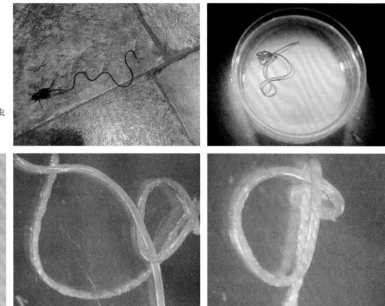

图 9.114（左）　来自蟋蟀的铁线虫

图 9.115（右）　铁线虫

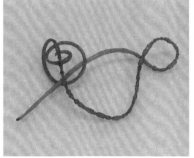

图 9.116　铁线虫

图 9.117　铁线虫

图 9.118　铁线虫

硬 蜱

例 ①

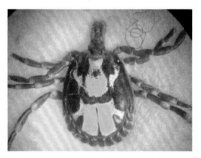

图 9.119　硬蜱，彩饰花蜱，雄虫

例 ②

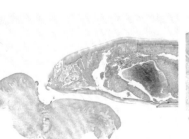

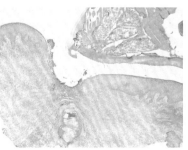

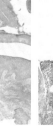

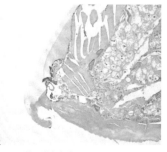

图 9.120　硬蜱，嵌在皮肤里，H&E，100×

图 9.121　硬蜱，嵌在皮肤里，H&E，200×（嵌入部位）

图 9.122　硬蜱，嵌在皮肤里，H&E，400×（口器）

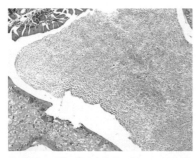
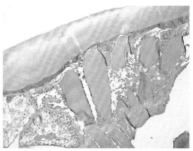
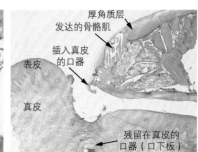

图 9.123　硬蜱，嵌在皮肤里，H&E，400×（内脏内容物）

图 9.124　硬蜱，嵌在皮肤里，H&E，400×（蜱的横纹肌）

图 9.125　硬蜱，嵌在皮肤里，H&E，200×

例 ❸

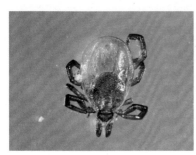
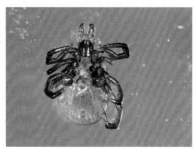

图 9.126（左）　肩突硬蜱，成年雌虫，背面

图 9.127（右）　肩突硬蜱，成年雌虫，腹面

钩　虫

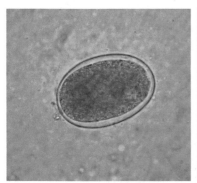
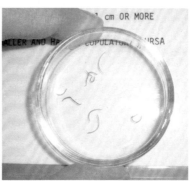
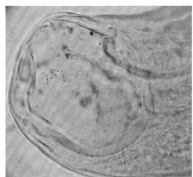

图 9.128　钩虫卵，粪便，未染色，1 000×

图 9.129　钩虫（美洲板口线虫），肉眼

图 9.130　钩虫（美洲板口线虫），口囊

豪焦小体

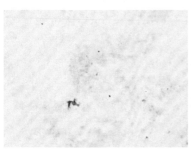
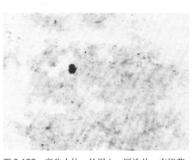
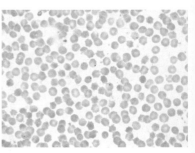

图 9.131　豪焦小体，外周血，厚涂片，吉姆萨，1 000×

图 9.132　豪焦小体，外周血，厚涂片，吉姆萨，1 000×

图 9.133　豪焦小体，外周血，薄涂片，吉姆萨，1 000×

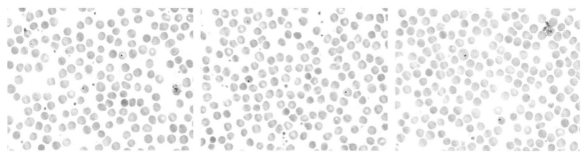

图 9.134 豪焦小体，外周血，薄涂片，吉姆萨，1 000 ×　　图 9.135 豪焦小体，外周血，薄涂片，吉姆萨，1 000 ×　　图 9.136 豪焦小体，外周血，薄涂片，吉姆萨，1 000 ×

微小膜壳绦虫

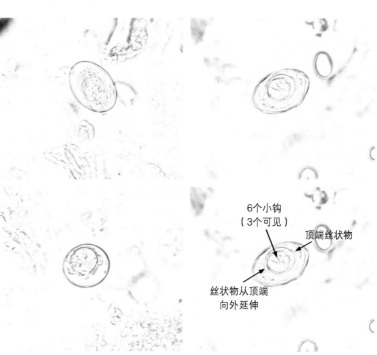

图 9.137（左） 微小膜壳绦虫，粪便，未染色湿样本，400 ×

图 9.138（右） 微小膜壳绦虫，粪便，未染色湿样本，400 ×

图 9.139（左） 微小膜壳绦虫，粪便，未染色湿样本，400 ×

图 9.140（右） 微小膜壳绦虫，粪便，未染色湿样本，400 ×，注释显示内部小钩和两端丝状物

6个小钩（3个可见）
顶端丝状物
丝状物从顶端向外延伸

布氏嗜碘阿米巴

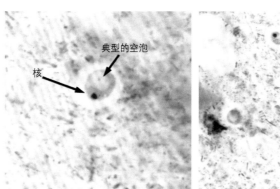

典型的空泡
核

图 9.141（左） 布氏嗜碘阿米巴，卵，粪便，铁苏木素染色，1 000 ×，注释为有大核仁的胞核和典型的细胞质空泡

图 9.142（右） 布氏嗜碘阿米巴，卵，粪便，铁苏木素染色，500 ×

利什曼原虫

例 ❶

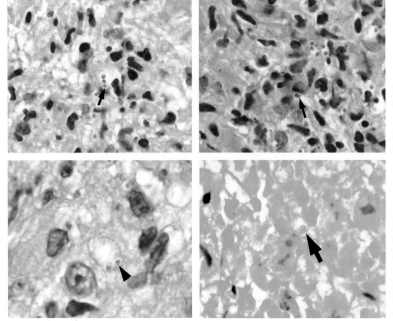

图 9.143（左）　利什曼原虫无鞭毛体（箭头处），皮肤活组织切片，H&E，1 000×

图 9.144（右）　利什曼原虫无鞭毛体（箭头处），皮肤活组织切片，H&E，1 000×

图 9.145（左）　夹膜组织胞浆酵母（箭头处），皮肤活组织切片，H&E，1 000×，注意与利什曼原虫无鞭毛体的比较

图 9.146（右）　利什曼原虫无鞭毛体（箭头处），皮肤活组织，GMS 嗜银染色，1 000×，显示未染色

例 ❷

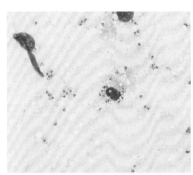

图 9.147　利什曼原虫无鞭毛体，脾穿刺液，吉姆萨，1 000×

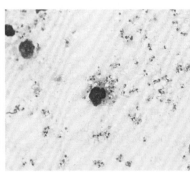

图 9.148　利什曼原虫无鞭毛体，脾穿刺液，吉姆萨，1 000×

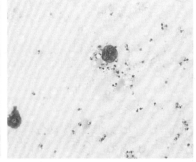

图 9.149　利什曼原虫无鞭毛体，脾穿刺液，吉姆萨，1 000×

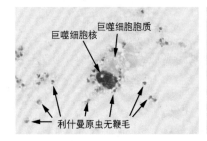

巨噬细胞核　巨噬细胞胞质

利什曼原虫无鞭毛

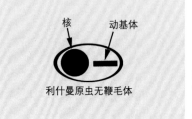

核　动基体

利什曼原虫无鞭毛体

图 9.150（左）　利什曼原虫无鞭毛体，脾穿刺液，吉姆萨，1 000×

图 9.151（右）　利什曼原虫无鞭毛体示意图

微孢子虫

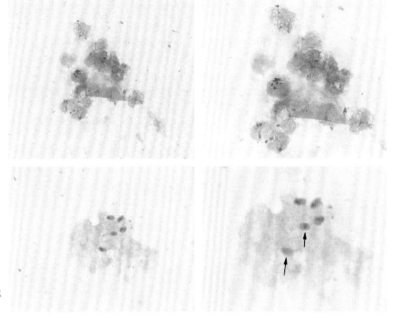

图 9.152（左） 微孢子虫孢子，脑炎微孢子虫，粪便，改良（强）三色染色，200×

图 9.153（右） 微孢子虫孢子，脑炎微孢子虫，粪便，改良（强）三色染色，400×

图 9.154（左） 微孢子虫孢子，脑炎微孢子虫，粪便，改良（强）三色染色，1 000×

图 9.155（右） 微孢子虫孢子，脑炎微孢子虫，粪便，改良（强）三色染色，2 000×，标注为孢子的中间带状结构（箭头处）

蚊 子

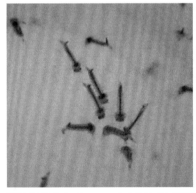
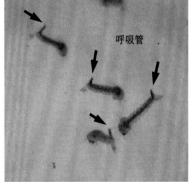

图 9.156（左） 蚊子幼虫（库蚊），未染色，400×

图 9.157（右） 蚊子幼虫（库蚊），未染色，400×

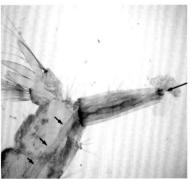
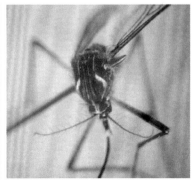

图 9.158（左） 蚊子幼虫（库蚊），注释为呼吸管（箭头处），未染色，1 000×

图 9.159（右） 蚊子、埃及伊蚊

旋盘尾丝虫

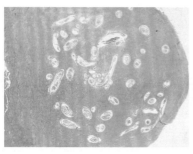

图 9.160　盘尾丝虫病结节，切除物，H&E，40×

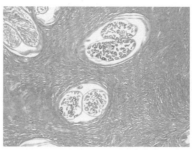

图 9.161　盘尾丝虫病结节，切除物，H&E，200×

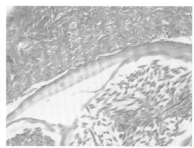

图 9.162　盘尾丝虫病结节，切除物，H&E，400×

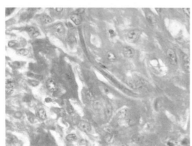

图 9.163　盘尾丝虫病结节，切除物，H&E，1 000×

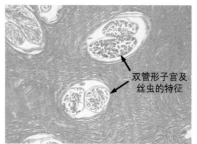

双管形子宫及丝虫的特征

图 9.164　盘尾丝虫病结节，切除物，H&E，200×

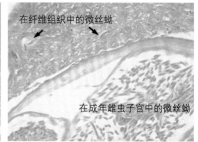

在纤维组织中的微丝蚴

在成年雌虫子宫中的微丝蚴

图 9.165　盘尾丝虫病结节，切除物，H&E，400×，注释为子宫内和刚释放到周围宿主组织中的微丝蚴

并殖吸虫

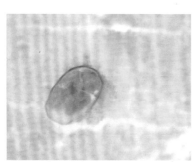

图 9.166　卫氏并殖吸虫，卵，脑（异位感染），H&E，1 000×

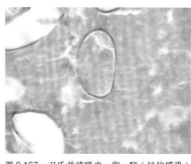

图 9.167　卫氏并殖吸虫，卵，脑（异位感染），H&E，1 000×

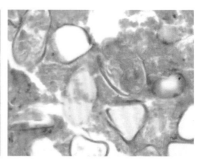

图 9.168　卫氏并殖吸虫，卵，脑（异位感染），H&E，1 000×

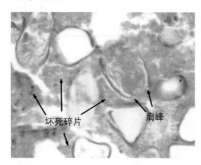

坏死碎片

肩峰

图 9.169　卫氏并殖吸虫，卵，脑（异位感染），H&E，1 000×，注释为肩峰（箭头处）

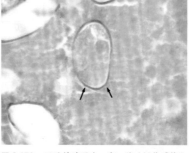

图 9.170　卫氏并殖吸虫，卵，脑（异位感染），H&E，1 000×，注释为肩峰（箭头处）

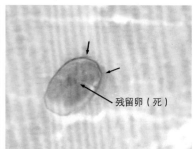

残留卵（死）

图 9.171　卫氏并殖吸虫，卵，脑（异位感染），H&E，1 000×，注释为肩峰（箭头处）

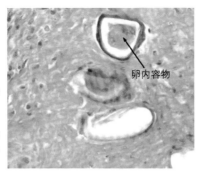

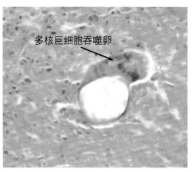

图 9.172（左） 卫氏并殖吸虫，卵，脑（异位感染），H&E，1 000×，注释为内部残留的卵内容物

图 9.173（右） 卫氏并殖吸虫，卵，脑（异位感染），H&E，1 000×，注释为一个卵正在被一个多核巨细胞吞噬（箭头处）

人 虱

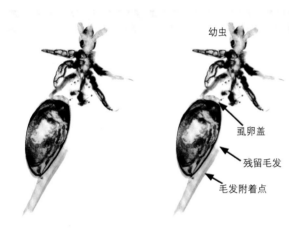

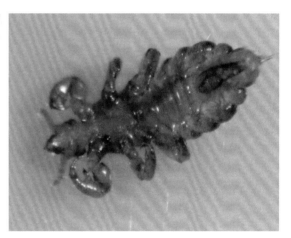

图 9.174 人虱，人头虱，卵和若虫，未染色 图 9.175 人虱，人头虱，卵和若虫，未染色

图 9.176 人虱，人头虱，未染色

疟原虫（疟疾）

例 ①

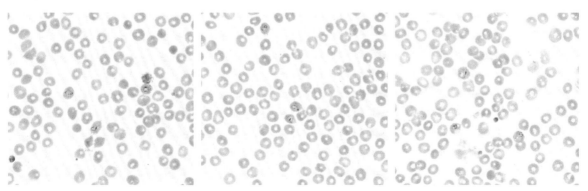

图 9.177 恶性疟原虫，早期滋养体，外周血，吉姆萨，1 000×

图 9.178 恶性疟原虫，早期滋养体，外周血，吉姆萨，1 000×

图 9.179 恶性疟原虫，早期滋养体，外周血，吉姆萨，1 000×

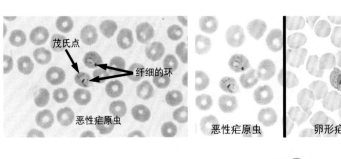

图 9.180（左） 恶性疟原虫，早期滋养体，外周血，吉姆萨，2 000×，标注的是形态学特征，包括茂氏点

图 9.181（右） 比较茂氏点（恶性疟原虫）和薛氏点（卵形疟原虫和间日疟原虫）

例 ②

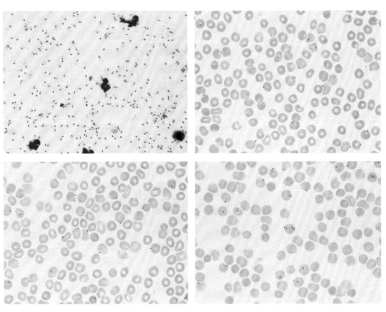

图 9.182（左） 恶性疟原虫，外周血，厚涂片，吉姆萨，1 000×

图 9.183（右） 恶性疟原虫，外周血，薄涂片，吉姆萨，1 000×

图 9.184（左） 恶性疟原虫，外周血，薄涂片，吉姆萨，1 000×

图 9.185（右） 恶性疟原虫，外周血，薄涂片，吉姆萨，1 000×

例 ③

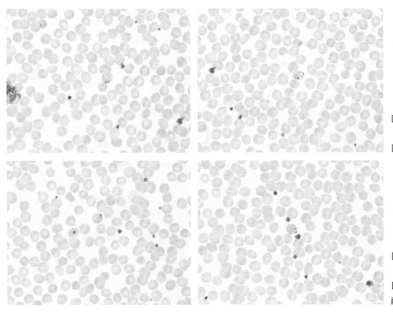

图 9.186（左） 恶性疟原虫，薄血膜涂片，吉姆萨

图 9.187（右） 恶性疟原虫，薄血膜涂片，吉姆萨

图 9.188（左） 恶性疟原虫，薄血膜涂片，吉姆萨

图 9.189（右） 恶性疟原虫，薄血膜涂片，吉姆萨，1 000×

例④

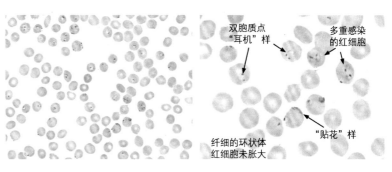

图9.190（左） 恶性疟原虫，滋养体，外周血，薄片，吉姆萨，1 000×

图9.191（右） 恶性疟原虫，滋养体，外周血，薄片，吉姆萨，2 000×，注释为诊断特征

双胞质点"耳机"样

多重感染的红细胞

"贴花"样

纤细的环状体红细胞未胀大

例⑤

图9.192（左） 三日疟原虫早期滋养体，外周血，薄片，吉姆萨，1 000×

图9.193（右） 三日疟原虫晚期滋养体（带状），外周血，薄片，吉姆萨，1 000×

图9.194（左） 三日疟原虫晚期滋养体（篮子状），外周血，薄片，吉姆萨，1 000×

图9.195（右） 三日疟原虫裂殖体，外周血，薄片，吉姆萨，1 000×

例⑥

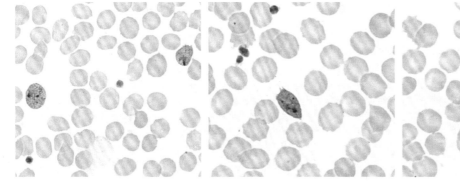
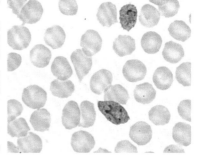

图9.196 卵形疟原虫滋养体，外周血薄膜涂片，吉姆萨，1 000×

图9.197 卵形疟原虫滋养体，外周血薄膜涂片，吉姆萨，1 000×

图9.198 卵形疟原虫滋养体，外周血薄膜涂片，吉姆萨，1 000×

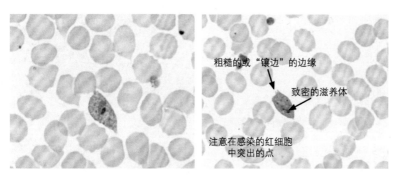

粗糙的或"镶边"的边缘
致密的滋养体
注意在感染的红细胞中突出的点

图 9.199（左） 卵形疟原虫滋养体，外周血薄膜涂片，吉姆萨，1 000×

图 9.200（右） 卵形疟原虫滋养体，外周血薄膜涂片，吉姆萨，1 000×，注释为形态学特征

例 ⑦

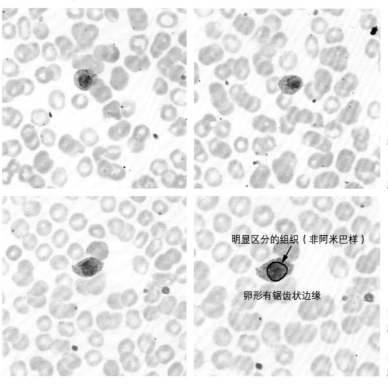

图 9.201（左） 卵形疟原虫，晚期滋养体，薄血膜涂片，吉姆萨，1 000×

图 9.202（右） 卵形疟原虫，晚期滋养体，薄血膜涂片，吉姆萨，1 000×

明显区分的组织（非阿米巴样）
卵形有锯齿状边缘

图 9.203（左） 卵形疟原虫，晚期滋养体，薄血膜涂片，吉姆萨，1 000×

图 9.204（右） 卵形疟原虫，晚期滋养体，薄血膜涂片，吉姆萨，1 000×，注释为致密的滋养体

例 ⑧

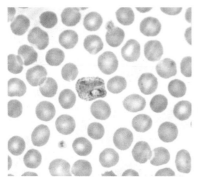
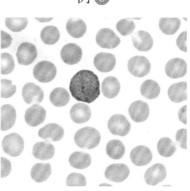
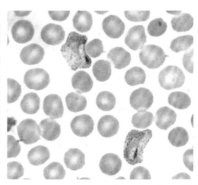

图 9.205 间日疟原虫，晚期（阿米巴样）滋养体，外周血，吉姆萨，1 000×

图 9.206 间日疟原虫，配子体，外周血，吉姆萨，1 000×

图 9.207 间日疟原虫，晚期（阿米巴样）滋养体，外周血，吉姆萨，1 000×

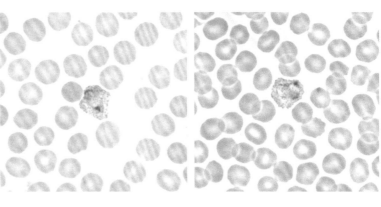

图 9.208（左） 间日疟原虫，晚期（阿米巴样）滋养体，外周血，吉姆萨，1 000×

图 9.209（右） 间日疟原虫，晚期（阿米巴样）滋养体，外周血，吉姆萨，1 000×

例 ⑨

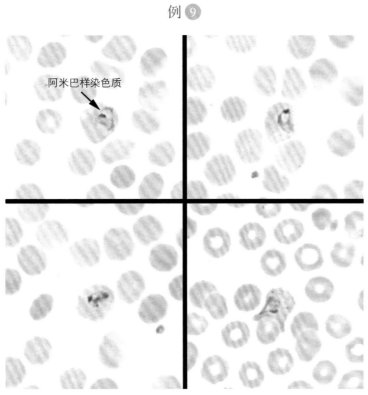

阿米巴样染色质

图 9.210 间日疟原虫，分格显示阿米巴样滋养体

耻阴虱（阴虱）

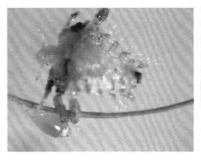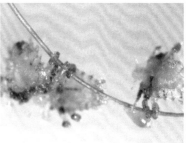

图 9.211（左） 耻阴虱，阴虱，成虫和若虫

图 9.212（右） 耻阴虱，阴虱，在一根毛发上

肉孢子虫

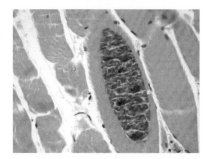

图 9.213 肉孢子虫，肉孢子囊在肌肉中，H&E，400×

人疥螨

例 ①

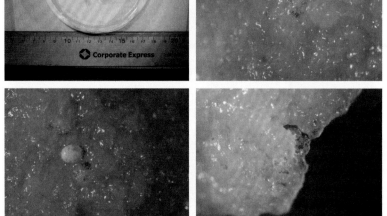

图 9.214（左） 人疥螨，结痂的疥疮，皮肤痂

图 9.215（右） 人疥螨，结痂的疥疮，皮肤痂

图 9.216（左） 人疥螨，结痂的疥疮，皮肤痂

图 9.217（右） 人疥螨，结痂的疥疮，皮肤痂

例 ②

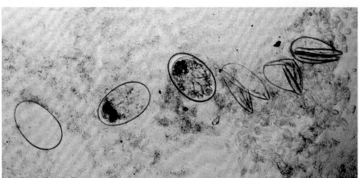

图 9.218 人疥螨，卵

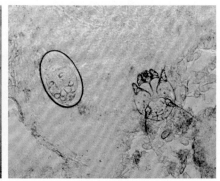

图 9.219 人疥螨，卵和幼虫

例 ③

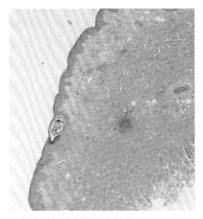

图 9.220 人疥螨，皮肤活检，H&E，40×

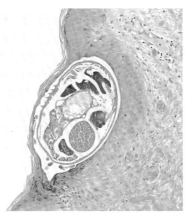

图 9.221 人疥螨，皮肤活检，H&E，400×

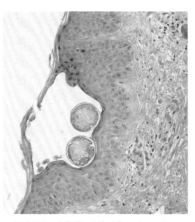

图 9.222 人疥螨，皮肤活检，H&E，400×

图 9.223（左） 人疥螨，皮肤活检，H&E，400×，注释为形态学特征

图 9.224（右） 人疥螨，皮肤活检，H&E，400×，注释为形态学特征

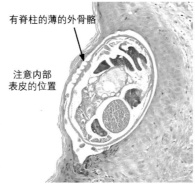

有脊柱的薄的外骨骼

注意内部表皮的位置

正在发育成幼虫的卵

血吸虫

例 ①

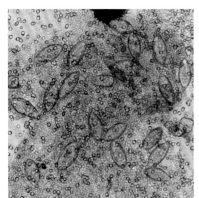

图 9.225 埃及血吸虫卵在核孔膜上，尿液，40×

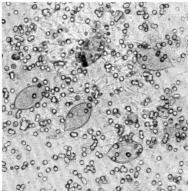

图 9.226 埃及血吸虫卵在核孔膜上，尿液，100×

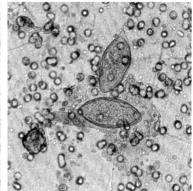

图 9.227 埃及血吸虫卵在核孔膜上，尿液，200×

例 2

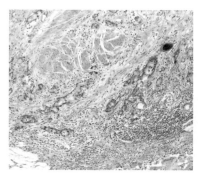

图9.228　埃及血吸虫卵，膀胱，H&E，200×

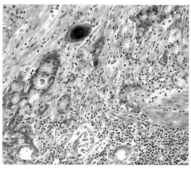

图9.229　埃及血吸虫卵，膀胱，H&E，400×

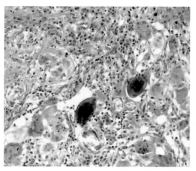

图9.230　埃及血吸虫卵，膀胱，H&E，400×

例 3

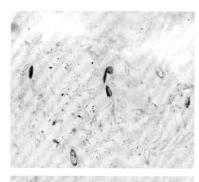

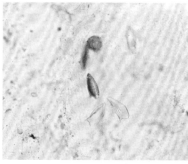

图9.231（左）　曼氏血吸虫，卵，未染色直肠压片，100×

图9.232（右）　曼氏血吸虫，卵，未染色直肠压片，200×

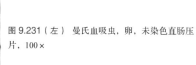

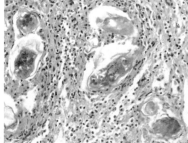

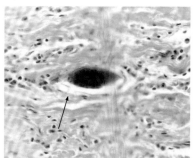

图9.233　曼氏血吸虫，卵，未染色直肠压片，200×

图9.234　曼氏血吸虫，卵，H&E，400×

图9.235　曼氏血吸虫，卵，H&E，400×，显示一个特征性的侧脊柱（箭头处）

例 4

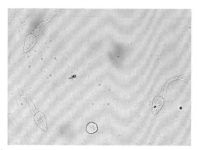

图9.236　血吸虫，尾蚴，未染色，400×

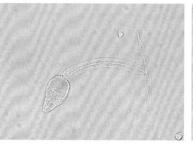

图9.237　血吸虫，尾蚴，未染色，1 000×

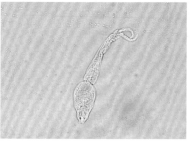

图9.238　血吸虫，尾蚴，未染色，1 000×

例 ⑤

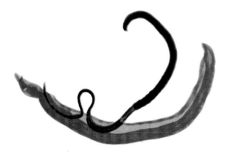

图 9.239　血吸虫，成年雄性和雌性吸虫，洋红染色，100×

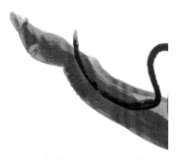

图 9.240　血吸虫，成年雄性和雌性吸虫，洋红染色，200×

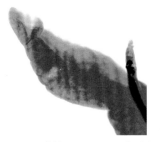

图 9.241　血吸虫，成年雄性和雌性吸虫，洋红染色，400×

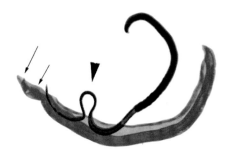

图 9.242　血吸虫，成年雄性和雌性吸虫，洋红染色，100×，注意雌虫（箭头处）躺在雄虫的抱雌沟里。箭标注处为成虫的口腹部吸盘

粪类圆线虫

例 ①

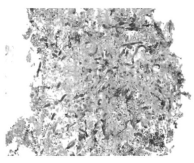

图 9.243　粪类圆线虫，幼虫，来自一例致死性粪圆线虫病的坏死性小肠活检标本，H&E，100×

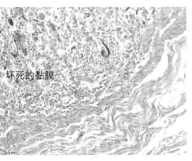

坏死的黏膜

图 9.244　粪类圆线虫，幼虫，来自一例致死性粪圆线虫病的坏死性小肠活检标本，H&E，200×

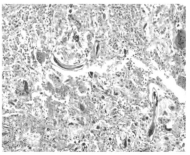

图 9.245　粪类圆线虫，幼虫，来自一例致死性粪圆线虫病的坏死性小肠活检标本，H&E，400×

图 9.246（左）　粪类圆线虫，幼虫，来自一例致死性粪圆线虫病的坏死性小肠活检标本，H&E，1 000×

图 9.247（右）　粪类圆线虫，幼虫，来自一例致死性粪圆线虫病的坏死性小肠活检标本，H&E，1 000×

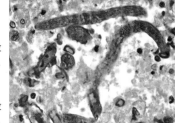

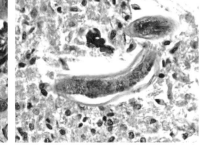

例

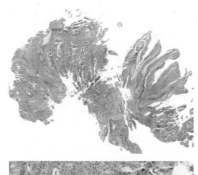

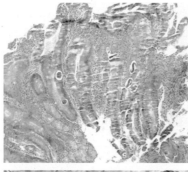

图 9.248（左） 粪类圆线虫，小肠活检，H&E，40×

图 9.249（右） 粪类圆线虫，小肠活检，H&E，100×

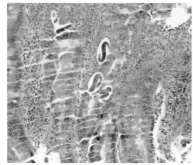

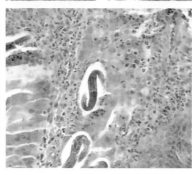

图 9.250（左） 粪类圆线虫，小肠活检，H&E，200×

图 9.251（右） 粪类圆线虫，小肠活检，H&E，400×

带绦虫

例 ①

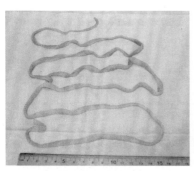

图 9.252 肥胖带绦虫，节片

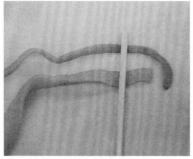

图 9.253 肥胖带绦虫，节片

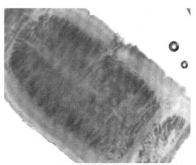

图 9.254 肥胖带绦虫，印度墨汁注射后的节片

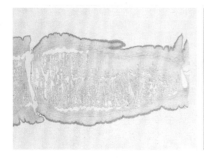

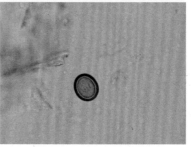

图 9.255（左） 肥胖带绦虫，节片，切片用 H&E 染色，40×

图 9.256（右） 肥胖带绦虫，卵

例 ❷

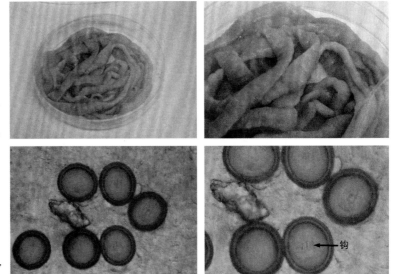

图 9.257（左） 带绦虫的成虫，节片部分

图 9.258（右） 带绦虫的成虫，节片部分

图 9.259（左） 带绦虫卵，未染色，400×

图 9.260（右） 带绦虫卵，未染色，1 000×，
注释为内部小钩

钩

弓首蛔虫

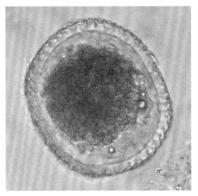
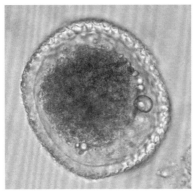
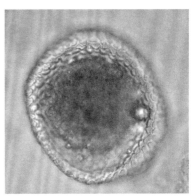

图 9.261 弓首蛔虫卵，未染色，1 000×（不同
平面展示厚壁的坑面）

图 9.262 弓首蛔虫卵，未染色，1 000×（不同
平面展示厚壁的坑面）

图 9.263 弓首蛔虫卵，未染色，1 000×（不同
平面展示厚壁的坑面）

刚地弓形虫

例 ❶

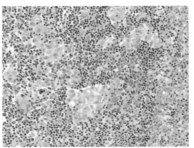
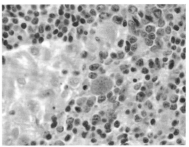

图 9.264（左） 刚地弓形虫，淋巴结炎，包含缓
殖子的可见囊肿，H&E，200×

图 9.265（右） 刚地弓形虫，淋巴结炎，包含缓
殖子的可见囊肿，H&E，600×

例 2

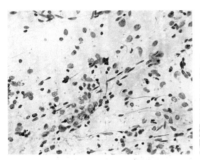

图 9.266 刚地弓形虫，速殖子，脑组织压片，吉姆萨，500×

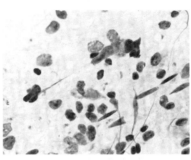

图 9.267 刚地弓形虫，速殖子，脑组织压片，吉姆萨，1 000×

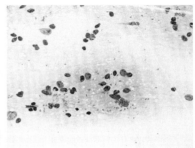

图 9.268 刚地弓形虫，速殖子，脑组织压片，吉姆萨，500×

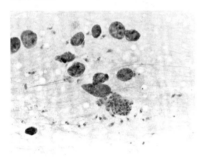

图 9.269 刚地弓形虫，速殖子，脑组织压片，吉姆萨，1 000×

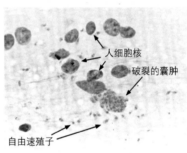

人细胞核
破裂的囊肿
自由速殖子

图 9.270 刚地弓形虫，速殖子，脑组织压片，吉姆萨，1 000×

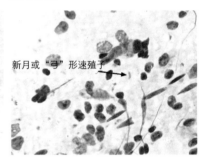

新月或"弓"形速殖子

图 9.271 刚地弓形虫，速殖子，脑组织压片，吉姆萨，1 000×

旋毛虫

例 1

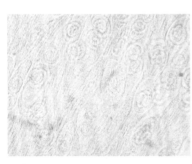

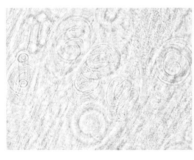

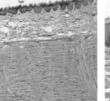

图 9.272（左） 旋毛虫幼虫，肌肉组织压片，未染色，100×

图 9.273（右） 旋毛虫幼虫，肌肉组织压片，未染色，200×

例 2

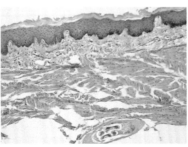

图 9.274 旋毛虫幼虫，舌头，H&E，100×

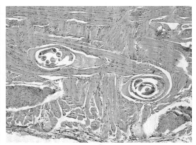

图 9.275 旋毛虫幼虫，舌头，H&E，200×

图 9.276 旋毛虫幼虫，舌头，H&E，200×

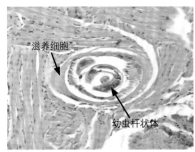

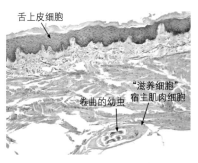

图 9.277（左） 旋毛虫幼虫，舌头，H&E，200×

图 9.278（右） 旋毛虫幼虫，舌头，H&E，200×

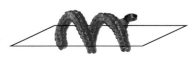

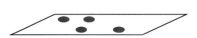

图 9.279（左） 旋毛虫幼虫，舌头，未染色

图 9.280（右） 旋毛虫幼虫示意图展示虫体在二维组织结构中

毛首鞭形线虫（鞭虫）

例 ❶

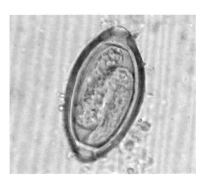

图 9.281 毛首鞭形线虫，鞭虫卵，有胚的，粪便，未染色，1 000×

例 ❷

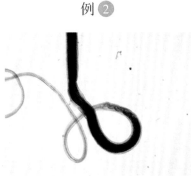

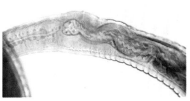

图 9.282 毛首鞭形线虫，鞭虫，成年雌虫，未染色，20×

图 9.283 毛首鞭形线虫，鞭虫，成年雌虫，未染色，20×

图 9.284 毛首鞭形线虫，鞭虫，成年雌虫，未染色，100×

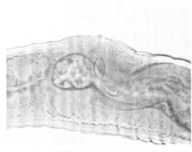

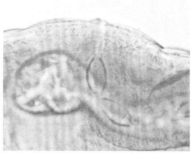

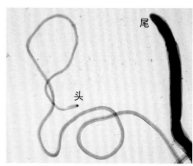

图 9.285　毛首鞭形线虫，鞭虫，成年雌虫，未染色，200×

图 9.286　毛首鞭形线虫，鞭虫，成年雌虫，未染色，400×

图 9.287　毛首鞭形线虫，鞭虫，成年雌虫，未染色，20×

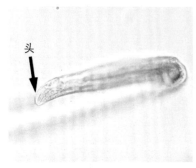

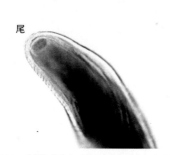

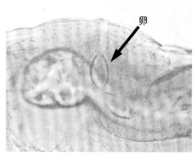

图 9.288　毛首鞭形线虫，鞭虫，成年雌虫，未染色，200×

图 9.289　毛首鞭形线虫，鞭虫，成年雌虫，未染色，200×

图 9.290　毛首鞭形线虫，鞭虫，成年雌虫，未染色，400×，有卵的子宫（箭头处）

例 ❸

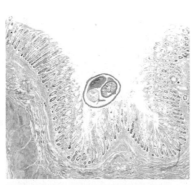

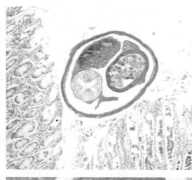

图 9.291（左）　毛首鞭形线虫，鞭虫，大肠，H&E，100×

图 9.292（右）　毛首鞭形线虫，鞭虫，大肠，H&E，200×

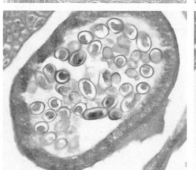

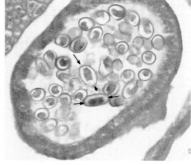

图 9.293（左）　毛首鞭形线虫，鞭虫，大肠，H&E，400×

图 9.294（右）　毛首鞭形线虫，鞭虫，大肠，H&E，400×，注释显示子宫内的卵两端有盖塞（箭头处）

锥 虫

例 ①

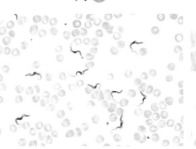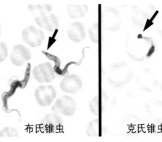

布氏锥虫　克氏锥虫

图 9.295（左） 布氏锥虫，锥鞭毛体，外周血，薄片，吉姆萨，1 000×

图 9.296（右） 布氏锥虫和克氏锥虫的锥鞭毛体，比较图，外周血，薄片，吉姆萨，1 000×

例 ②

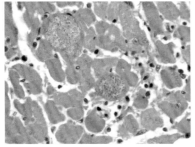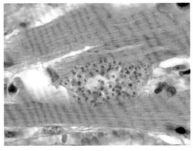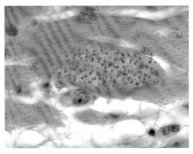

图 9.297 克氏锥虫，假囊肿中的无鞭毛体，H&E，200×

图 9.298 克氏锥虫，假囊肿中的无鞭毛体，H&E，400×

图 9.299 克氏锥虫，假囊肿中的无鞭毛体，H&E，400×

例 ③

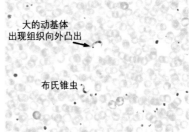

大的动基体出现组织向外凸出

布氏锥虫

图 9.300（左） 克氏锥虫，薄血片，吉姆萨，1 000×

图 9.301（右） 克氏锥虫，薄血片，吉姆萨，1 000×

钻潜蚤

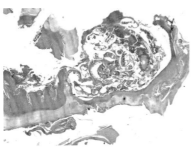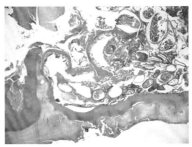

图 9.302（左） 钻潜蚤，"沙蚤"或"沙滩"跳蚤，H&E，100×

图 9.303（右） 钻潜蚤，"沙蚤"或"沙滩"跳蚤，H&E，200×

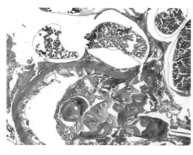
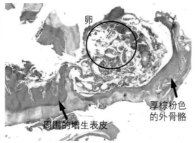

图 9.304（左） 钻潜蚤，"沙蚤"或"沙滩"跳蚤，H&E，400×

图 9.305（右） 钻潜蚤，"沙蚤"或"沙滩"跳蚤，H&E，100×，注释为在表皮里的跳蚤

班氏吴策丝虫

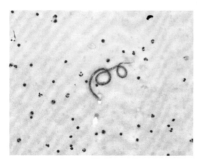
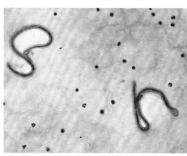
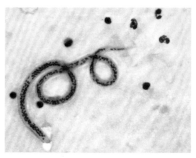

图 9.306 班氏吴策丝虫，微丝蚴，外周血，厚片，400×

图 9.307 班氏吴策丝虫，微丝蚴，外周血，厚片，400×

图 9.308 班氏吴策丝虫，微丝蚴，外周血，厚片，1 000×

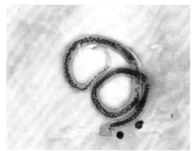
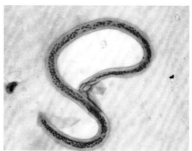
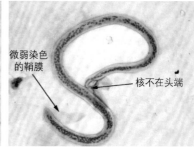

图 9.309 班氏吴策丝虫，微丝蚴，外周血，厚片，1 000×

图 9.310 班氏吴策丝虫，微丝蚴，外周血，厚片，1 000×，注释为鞘膜和内部体核

图 9.311 班氏吴策丝虫，微丝蚴，外周血，厚片，1 000×，注释为内部体核

人畜共患螨

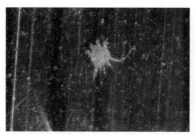
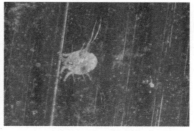
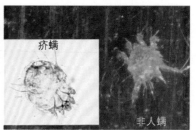

图 9.312 人畜共患螨

图 9.313 人畜共患螨

图 9.314 人畜共患螨与疥螨的比较

（罗芸 许星星 译）

第10章 · Bobbi Pritt 寄生虫学难题

Bobbi Pritt

Bobbi Pritt

问题 ①

难度等级：中级

以下哪项叙述适用于旋毛虫病？

A. 在美国，最常见的是通过摄取未煮熟的猪肉获得的。

B. 摄取的幼虫发育成雌性或雄性成虫，然后在肠道中交配，可能会引起自限性肠炎。

C. 摄入受污染的肉后，幼虫在胃酸的作用下从肉中释放出来，并穿透肠壁感染肌肉。

D. 它涉及食肉动物和食草动物之间的生命周期。

E. 它是通过食用受污染的肉类中的虫卵传播的。

■ 答案和解析

答案：B

· 旋毛虫病是由各种毛线虫属感染引起的疾病，其中以旋毛虫最为常见。感染的特征是这种线虫以幼虫的形式侵入骨骼肌。然而，旋毛虫病实际上开始于人类宿主，人类食入未熟的肉而摄入幼虫，然后在人的胃肠道中成熟为雌性或雄性的蠕虫，在这里，成虫侵入肠黏膜并可能引起自限性肠炎，然后雌性会释放幼虫进入血液并侵入骨骼肌，成虫不久后死亡并随粪便排出。

· 在全球范围内，感染旋毛虫病最常见的途径是摄入未煮熟的猪肉。然而，由于美国对养猪场卫生的严格控制及美国农业部对猪肉产品的检查，在美国情况并非如此。相反，在美国，人们往往通过摄食野生野味（如熊、野猪）和野猪而患上旋毛虫病。

· 旋毛虫具有食肉动物到食肉动物的生命周期。传播是严格通过摄食受感染的肉类方式进行的。人类是典型的终端宿主，只是因为我们通常不会被另一个捕食者吃掉。

问题 ②

难度等级：初级

背景：将多根毛发提交给实验室进行显微镜检查。解剖显微镜下可见：

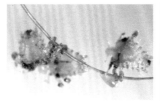 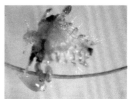

鉴定结果是什么？

A. 人疥螨

B. 耻阴虱

C. 人虱

D. 螨虫，不是人类病原体

E. 美洲花蜱

■ 答案和解析

答案：B

· 此图中显示了三只成年蟹虱，以及粘在头发上的一个典型卵。请注意成虱典型的蟹形爪。这些用于抓住生殖器区域的粗毛、眉毛和睫毛。人体虱和人头虱有相似的外形，但爪较小。阴虱的卵有一个凸起的鳃盖（即"逃生舱"），使其能够与体虱和头虱更平坦的鳃盖区分开来。

· 关于蟹虱的一些鲜为人知的事实如下：① 它是一种专性寄生虫，仅寄生于人类且仅以人类为食；② 每天需要4～5次血餐；③ 与之密切相关的体虱进食更频繁，并且可能导致严重感染者贫血。从历史上看，由虱子引起贫血的儿童看起来脸色苍白而且身体不适——这就是"糟糕（lousy）"这个词的来源；④ 阴虱最常栖息在生殖器区域，但也可以栖息在腋下的毛发、眉毛和睫毛上。后者可能在儿童身上看到，并不一定表示受到性虐待；感染可以通过偶然接触从一个孩子传给另一个孩子。

问题 ③

难度等级：中级

背景：在上消化道内镜检查时，从小肠中取出蠕虫。当时，内镜医师注意到周围黏膜有几处点状出血，并且立即得出结论，这些是蠕虫先前的附着部位。将这些蠕虫送至临床微生物学实验室进行鉴定。它们宏观外观图和口囊的近视图如下图所示。

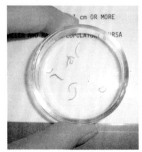 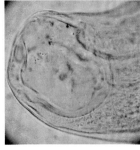

对蠕虫进行鉴定。从小肠中取出蠕虫（宏观） 　　　　近观口囊

鉴定结果是什么？

A. 钩虫（美洲钩虫）

B. 鞭虫（毛首鞭形线虫）

C. 粪类圆线虫

D. 钩虫（十二指肠钩虫）

E. 蛲虫（蠕形住肠蛲虫）

■ 答案和解析

答案：A

·美洲钩虫可以通过切割板而不是牙齿来区别于其他十二指肠钩虫。

·请注意，此问题中口囊的特写视图显示了该视野中的单个切割板。

问题 ④

难度等级：中级

背景：以下是小肠常规 H&E 染色的组织切片。患者出现水样腹泻。

鉴定结果是什么？

A. 隐孢子虫

B. 十二指肠贾第鞭毛虫（蓝氏贾第鞭毛虫，肠胃贾第鞭毛虫的同义词）

C. 人五毛滴虫（原人毛滴虫）

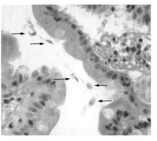 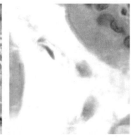

放大 500 倍　　　　　　　　放大 1 000 倍

D. 溶组织内阿米巴

E. 环孢子虫

■ 答案和解析

答案：B

·十二指肠贾第鞭毛虫滋养体。请注意，生物体被切割成不同的平面，因此很少见到具有两个核的典型梨形或梨状生物。

问题 ⑤

难度等级：初级

以下哪一种是蓝氏贾第鞭毛虫（鞭毛虫）最常见的传播途径？

A. 摄入未煮熟的鱼

B. 食入由因不良卫生习惯而感染的厨师制作的含有虫卵的食物

C. 赤足行走时感染性幼虫通过皮肤渗透

D. 饮用未经过滤的溪水

E. 被受感染的昆虫叮咬

■ 答案和解析

答案：D

·贾第虫病的典型传播途径是徒步旅行者和露营者摄入未经过滤和氯化的水。贾第虫病也常见于日托所和机构，以及男男发生性关系者。

·其他答案不正确。虽然贾第鞭毛虫可以通过摄入受污染的食物和水中的贾第虫孢囊来传播，但摄入未煮熟的鱼并不是典型的感染途径。相反，食入未煮熟或生鱼（如寿司、生鱼片、酸橘汁腌鱼）与包括华支睾吸虫和阔节裂头绦虫在内的多种其他寄生虫的传播有关。食用来自患病厨师所制作食物中的虫卵与各种蠕虫感染有关，包括许多经土壤传播的线虫和一些绦虫（如似蚓蛔线虫、毛首鞭形线虫和猪带绦虫）。赤足行走时感染性幼虫通过皮肤渗透与钩虫和粪类圆线虫感染有关。最后，受感染昆虫的叮咬可能传播许多原生动物和丝虫寄生虫（以及许多病毒和一些细菌），包括疟原虫（疟疾的病原虫）、利什曼原虫和锥虫，甚至是引起蝇蛆病的蝇幼虫（如人皮蝇）。

问题 6

难度等级：初级

疟疾诊断中厚血膜的主要目的是：

A. 血液寄生虫的筛查

B. 疟原虫种类鉴定

C. 寄生虫血症百分比的计算

D. 配子体的鉴定

E. 确认寄生虫相似物，如染色质小体

■ 答案和解析

答案：A

· 厚血膜的血量比单个薄血膜多 10～20 倍，因此是全血标本筛查疟疾最灵敏的方法。

· 物种鉴定、寄生虫血症百分比和某些特征形式的鉴定（如恶性疟原虫的配子）也可以在厚血膜上确定，但薄血膜对于这些鉴定更准确。

问题 7

难度等级：高级

背景：对一位在美国以外没有旅行史的免疫功能低下的老年妇女进行尸检。坏死大肠和坏死肠腔内的物质切片如下图所示。

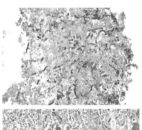
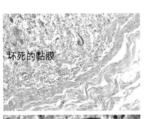
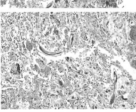
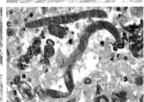
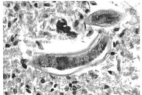

分别 100×、200×、400×、1 000× 和 1 000×，H&E 染色

诊断是什么？

A. 小袋虫病

B. 阿米巴病

C. 粪类圆线虫病

D. 钩虫感染

E. 蛔虫病

■ 答案和解析

答案：C

· 图像显示粪类圆线虫幼虫侵犯黏膜。可见明显的肠黏膜坏死和高幼虫负荷。其他感染是原生动物感染（小袋虫病和阿米巴病）或与幼虫对肠黏膜的侵袭无关（钩虫和蛔虫病）。

· 当蠕虫负担很高时（如过度感染综合征），粪类圆线虫病是一种具有高死亡率的严重感染。在正常免疫活性宿主中，免疫系统可以控制感染，并且通常仅发生低水平的自身感染。自体感染可以使寄生虫在人体宿主中存活数十年。风险是当患者免疫功能低下时（如癌症化疗）免疫系统不再能够控制感染，并可能发生过度感染（扩大的自身感染）。在过度感染中，L3 幼虫大量侵入肠黏膜（如此处所见）并进入肺部，导致腹痛、血性腹泻和呼吸窘迫。蠕虫也可能最终出现在中枢神经系统等非典型位置。蠕虫经常携带肠道菌群，因此革兰阴性菌败血症和脑膜炎是常见的表现。应立即用伊维菌素或其他适当药物治疗。

· 值得注意的是，该案例描述了一位无美国以外旅行史的女性。对于医师和实验室人员来说，了解在美国一些缺乏适当卫生设施的贫困农村地区（如西弗吉尼亚州和肯塔基州的阿巴拉契亚），仍然有粪类圆线虫病的存在是非常重要的。

问题 8

难度等级：初级

识别以下虫卵：

A. 毛首鞭形线虫

B. 菲律宾毛线虫

C. 钩虫

D. 微小膜壳绦虫

E. 人蛔虫

■ 答案和解析

答案：A

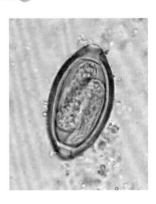

·这是毛首鞭形线虫或鞭虫卵一个很好的例子。注意这是一个成熟的标本；卵已经胚胎化了，现在里面有一个很容易看到的幼虫。因为虫卵通常在土壤中成熟，所以处于这种高级发育状态下的虫卵是不常见的。

·这个病例来自一个在福尔马林中浸泡了几个月的临床标本。虫卵的厚壁保护着内部的幼虫，甚至让它在福尔马林里成熟。

·这应该提醒我们要小心处理所有新鲜和保存的标本，因为它们具有潜在的传染性。

问题 ⑨

难度等级：高级

鉴定以下膀胱活组织检查中显示的对象：

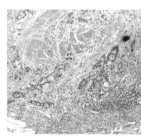
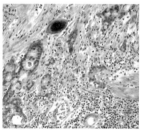
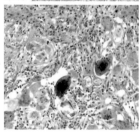

H&E 染色，分别 200×、400× 和 400×

A. 良性钙化

B. 肾膨结线虫卵

C. 蛲虫卵

D. 人蛔虫卵

E. 埃及血吸虫卵

■ 答案和解析

答案：E

·这些是埃及血吸虫的卵，是引起尿血吸虫病的吸虫。请注意，可以看到其中一个部分钙化的卵的末端棘，证明这是埃及血吸虫。

·虽然许多卵会随着时间的推移而钙化，但在本例中，仍有几个卵可以被鉴定为寄生虫。

问题 ⑩

难度等级：初级

确定以下节肢动物：

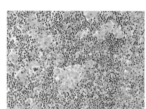

A. 硬蜱

B. 软蜱

C. 螨

D. 甲虫

E. 跳蚤

■ 答案和解析

答案：A

·蜱虫是蛛形纲动物而不是昆虫，成熟期有 8 条腿。有趣的是，这是一种雄性彩饰钝眼蜱，也被称为热带非洲斑点蜱。它出现在热带和亚热带地区，包括加勒比海的一些岛屿。

·请注意图像中，它有很长的嘴部。正因如此，它往往会留下巨大（而疼痛）的咬伤。

·它是引起家畜疾病（如心水病）的多种生物的载体，也是非洲立克次体和克里米亚-刚果出血热病毒的媒介。它还可能携带其他病毒，如道格比病毒、托高土病毒、班杰病毒和乔斯病毒。

·在美国，一种与之相关的蜱——美洲花蜱，传播埃立克体病。

问题 ⑪

难度等级：高级

背景：以下淋巴结活检标本取自一名患有急性发热和淋巴结炎的男孩。

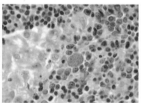

H&E，分别 200× 和 600×

诊断是什么？

A. 美洲锥虫病

B. 利什曼病

C. 弓形虫病

D. 组织胞浆菌病

E. 传染性单核细胞增多症

答案和解析

答案：C

· 弓形虫病是由刚地弓形虫引起的。这是一个罕见的案例，即在受影响的淋巴结中看到囊肿。通常，病理学家必须依赖于典型的病理特征（如淋巴结结构和炎症细胞的模式）提示弓形虫病的诊断，然后将其与临床特征和血清学检查相结合。

· 弓形虫病在美国比较常见，在某些地区有多达25% 的人感染。在急性期，弓形虫病类似于传染性单核细胞增多症（即"单核细胞增多症"），因此，需要与其鉴别。

· 在这个问题中，明确的弓形虫囊肿的存在否定了单核细胞增多症的诊断。克氏假性囊肿和具有无鞭毛体利什曼原虫的巨噬细胞或荚膜组织胞浆菌酵母，可能看起来与弓形虫囊肿相似，但它们会有不同的表现形式，克氏假性囊肿通常见于心肌，而利什曼原虫无鞭毛体和荚膜梭菌酵母常见于淋巴结或其他相关器官的多个组织细胞。

· 当对诊断有疑问时，甲氧麻黄碱银（GMS）染色可能有助于明确诊断，因为它会使组织胞浆的酵母染色，而其他选项的寄生虫形态不会被染色。

问题 ⑫

难度等级：初级

背景：以下物体是从一个南美洲旅行者的手臂上摘下来的。

鉴定结果是什么？

A. 钻潜蚤

B. 盘尾丝虫瘤

C. 蜱虫

D. 引起蝇蛆病的蝇幼虫

E. 猪囊尾蚴（幼虫绦虫）

答案和解析

答案：D

· Stedman 的医学词典将蝇蛆症定义为"由双翅目昆虫的幼虫侵入身体组织或体腔引起的任何感染"。具体而言，这种幼虫是人皮蝇，发现于南美洲部分地区。这种苍蝇的成虫不会将卵产在它自己皮肤上，而是将卵产在其他飞虫如蚊子上。宿主蝇在吸血时，会不知情地将卵沉积在叮咬伤口处。卵几乎立即孵化，与皮肤接触和钻入宿主皮肤，生长成为这个案例中看到的幼虫。

· 人皮蝇具有独特的形状，尤其在较成熟时，具有较窄的前端（看起来有点像梨或葫芦）和仅位于幼虫中部和后部的刺环。

问题 ⑬

难度等级：初级

背景：以下是从大的肝囊肿吸出的液体中观察到的。将材料离心并嵌入组织块中用于 H&E 染色切片（放大 1 000 倍显示）。

这种传染病叫什么名字？

A. 囊尾蚴病

B. 阿米巴病

C. 裂头蚴病

D. 毛细线虫病

E. 棘球蚴病

答案和解析

答案：E

· 图中是棘球绦虫。原头蚴（棘球绦虫的幼虫形式）退化，释放游离钩和细胞碎片进入囊液是常见现象。该材料包括吸入囊肿内容物中的"包虫砂"或砂砾状物质。注意钩子的特征形状和折射性质。

· 鉴别诊断包括来自囊尾蚴（猪带绦虫幼虫形式）的小钩，其外观与棘球绦虫的钩非常相似。然而，囊尾蚴仅包含一种幼虫，通常不会退化和释放其小钩。此外，囊尾蚴囊肿的大小远小于棘球绦虫，并且含有非常少的液体，无法进行抽吸。

问题 ⑭

难度等级：初级

背景：这些虫卵的长度为 50～60 μm。

鉴定结果是什么？

A. 蛲虫

B. 钩虫

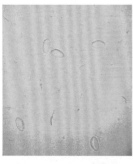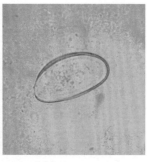

分别 100×、1 000×，未染色

C. 人蛔虫

D. 缩小膜壳绦虫

E. 毛圆线虫属虫种

■ 答案和解析

答案：A

· 这些是蛲虫的卵。虽然偶尔可以在粪便样本中看到它们，但识别它们的最佳方法是将透明（无磨砂）玻璃纸胶带的黏性面涂在肛门区域，将胶带贴在玻璃显微镜载玻片上，然后在显微镜下检查。这是此处图示的准备过程。

· 虫卵很有特色：透明，椭圆形，长 50～60 μm，一侧较平。虽然列出的其他虫卵有相似的大小范围，但每种卵的形态特征与蛲虫卵明显不同。

问题 15

难度等级：高级

背景：这种成虫只有 6 mm 长。兽医在给一只狗注射伊维菌素后，在狗的粪便中发现了它。随后，它被送往临床寄生虫学实验室，以协助鉴定。鉴定结果是什么？

A. 缩小膜壳绦虫

B. 裂体吸虫

C. 棘球绦虫

D. 犬复孔绦虫

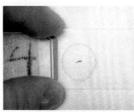

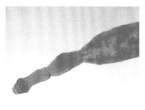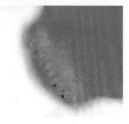

E. 微小膜壳绦虫

■ 答案和解析

答案：C

· 这种小型成虫绦虫存在于犬科动物肠道中，但从未在人类身上发现过。这些卵随狗的粪便一起被释放到环境中，并污染环境。

· 通常情况下，当食草动物，如绵羊（细粒棘球绦虫）和啮齿动物（多房棘球绦虫），在摄取受污染的草或植物时被感染。当人类不幸摄取这些虫卵时，它们会在肝脏（最常见）和其他器官中发育成寄生虫的囊性幼虫。

· 幼虫阶段感染被称为包虫病，当囊肿破裂或撞击邻近结构时，会危及生命。即使是小的囊肿破裂也会在人体血液中释放出大量过敏反应诱导的抗原，导致潜在的致命反应。

问题 16

难度等级：高级

背景：以下是一位刚从马来西亚回来的游客的肌肉活检，他曾去过刁曼岛。表现为弥漫性、严重的肌肉疼痛和外周血嗜酸性粒细胞增多症。他的旅行团中其他几个人也有类似的症状。

诊断是什么？

A. 旋毛虫病

B. 肉孢子虫病

C. 囊尾蚴病

D. 刚地弓形虫病

E. 裂头蚴病

■ 答案和解析

答案：B

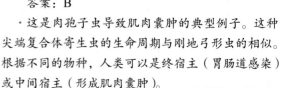

· 这是肉孢子虫导致肌肉囊肿的典型例子。这种尖端复合体寄生虫的生命周期与刚地弓形虫的相似。根据不同的物种，人类可以是终宿主（胃肠道感染）或中间宿主（形成肌肉囊肿）。

· 肉孢子虫的囊肿比刚地弓形虫的囊肿大得多，并与该问题中作为选择列出的其他寄生虫具有明显不同的外观。

问题 17

难度等级：初级

背景：在碘染色的粪便湿制剂中观察到以下

囊肿。囊肿的直径为
16 μm，有 8 个核（这
个聚焦平面上只清楚
地显示了 5 个核）。

鉴定结果是什么？

A. 布氏嗜碘阿米巴

B. 溶组织阿米巴／迪斯帕内阿米巴

C. 微小内蜒阿米巴

D. 结肠内阿米巴

E. 人芽囊原虫

■ 答案和解析

答案：D

· 这种囊肿的显著特征是具有较大的尺寸
（>15 μm，虽然可以看到较小的未成熟形态）和囊肿
内的细胞核数量（>4）。

· 结肠内阿米巴不是人类病原体，而是一种共生
的非致病生物。然而，在粪便中发现这种生物体表
明患者可能暴露于受到污染的食物或水（因为这是
感染途径），因此，在这种情况下，患者也可能有感
染其他病原体的风险。因此，通常的做法是在卵和
寄生虫（粪便寄生虫检查）报告中，报告所有粪便
寄生虫的存在，如果患者仍有症状，医师知道寻找
其他感染原因。

· 本问题中作为选项列出的其他囊肿具有不同的
形态学表现。所有阿米巴属均可见到阿米巴核。并
由外周凝聚的染色质边缘和一个小的中心或偏心核
组成（所谓的点和环外观）。因为所有的内阿米巴都
具有这种核外观，所以其他特征如大小、细胞核数
量和细胞质特征被用来区分不同物种。如图所示，
结肠内阿米巴是感染人类的最大的内阿米巴物种，
其孢囊直径通常超过 15 μm。这使得结肠内阿米巴
与该问题中其中一个选项溶组织内阿米巴区分开来。
另外，值得注意的是，结肠内阿米巴包囊是唯一具
有 8 个细胞核的原生动物包囊。其他原生动物物种
具有 4 个或更少的包囊核。

· 核特征的差异可用于区分来自内阿米巴属其他
肠道原生动物。布氏嗜碘阿米巴和微小内蜒阿米巴
均有一个大的深色核体，周围没有染色质边缘，呈
球窝状外观。而人芽囊原虫的细胞核很小，数量多，
通常位于生物体的周围。

问题 18

难度等级：高级

背景：以下组织学切片是在解剖一名癌症患者
的大脑（大脑皮质）时取下的。磁共振成像显示大
脑皮层有两个大的病变，如下图所示。在 H&E 染
色下，血管被炎症细胞包围（a，100×）。在更高的
放大倍数（b，500×）下，血管壁周围有许多异物
（最明显的已用箭头标记）。在更高放大倍数的油镜
下（1 000×），很好地展示了生物体从 10～15 μm
范围的两种不同形态（用箭头标记）。

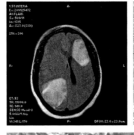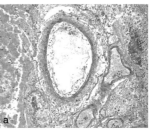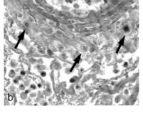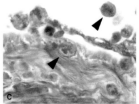

致病生物体是什么？

A. 福氏耐格里阿米巴原虫

B. 广州管圆线虫

C. 棘阿米巴／狒狒巴拉姆希阿米巴

D. 溶组织内阿米巴

E. 猪带绦虫

■ 答案和解析

答案：C

· 棘阿米巴／狒狒巴拉姆希阿米巴脑炎是一种亚
急性疾病，主要发生在免疫功能低下的患者身上。

· 可以在两个较高分辨率的 H&E 染色图片中，
通过识别棘阿米巴科／巴拉姆希阿米巴典型的包囊
和滋养体来进行诊断，这种自由生活阿米巴很少引
起人类中枢神经系统疾病。它们通常被发现聚集在
血管周围，与进入大脑的血行感染途径一致。

· 请注意，这些双壁包囊是棘阿米巴／巴拉姆希
阿米巴的典型特征，具有褶皱或星状外囊壁，内囊

壁光滑或略微不规则。自由生活的福氏耐格里阿米巴变形虫也可以引起人类疾病。

· 与前面提到的两种阿米巴不同，福氏耐格里阿米巴原虫在先前健康的个体中常常引起暴发性和致命性脑膜炎。

· 典型的患者是一个最近接触过温暖的淡水湖泊的儿童。通往大脑的途径不是血行性的；相反，阿米巴通过污水进入鼻腔，并直接穿透筛板。

· 福氏耐格里阿米巴原虫感染未见包囊；相反，在软脑膜中只看到滋养体。

· 最后，溶组织内阿米巴很少能从肠道传播到大脑，导致脓肿和坏死。没有看到包囊，阿米巴滋养体具有明显的核外观，使它们能够与自由生活阿米巴区分。

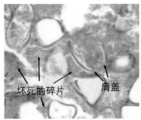
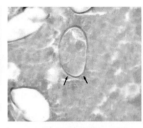
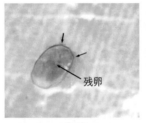
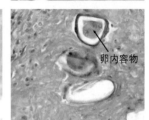
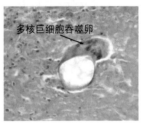

问题 19

难度等级：高级

背景：从切除的脑肿块中发现以下卵。它们的长度约为 90 μm。

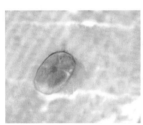
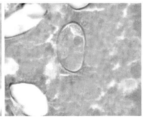
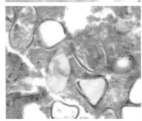

H&E 染色，1 000×

鉴定结果是什么？

A. 华支睾吸虫

B. 卫氏并殖吸虫

C. 日本血吸虫

D. 人蛔虫

E. 广州管圆线虫

■ 答案和解析

答案：B

· 尽管肺是该寄生虫的典型寄生部位，但据报道中

枢神经系统可存在异位感染。识别特征如上图所示。

· 识别这些卵的关键是卵的尺寸大并有肩盖。每个图像中至少有一个卵上有盖（箭头所示）。

· 肝片吸虫和各种姜片虫的卵也有一个卵盖，但它没有肩，并且很难在组织切片中识别。这些卵大于 90 μm，最大尺寸可达 150 μm。

· 值得注意的是，日本血吸虫卵没有卵盖，尽管它们也可能存在于大脑和脊髓中，因此必须在鉴别诊断中加以考虑。

问题 20

难度等级：初级

背景：下面的卵是在人类粪便中发现的。它的长度约为 60 μm。

以下哪项是最有可能的诊断？

A. 人蛔虫

B. 犬复孔绦虫

C. 微小膜壳绦虫

D. 缩小膜壳绦虫

E. 十二指肠钩虫

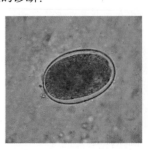

■ 答案和解析

答案：E

· 十二指肠钩虫是人类钩虫之一。另一种人类钩虫——美洲钩虫的卵与十二指肠钩虫的卵并无明显区别，也可作为鉴别诊断。这两种钩虫可以通过成虫的口囊来区分。

· 这个卵的特征是薄壳、大小 50～60 μm 和内部胚块。胚块通常处于 4～8 个细胞阶段（早期卵裂阶段），尽管在本例中，它处于晚期阶段并且更难以制备单个细胞。

· 其他寄生虫的虫卵也有相似的外观，如毛圆线虫、结节线虫、小圆线虫和粪类圆线虫。然而，可以通过它们的大小、它们在粪便中发现的可能性及宿主的旅行史来区分。

· 最难区分的是结节线虫卵，因为这些虫卵与人类钩虫卵没有什么区别。最常见的物种，猴结节线虫，发现于非洲，在那里美洲钩虫也非常普遍。需要依靠培养将两者区分开来。

· 值得注意的是，粪类圆线虫卵与钩虫卵也没有什么区别，但它们几乎从未在粪便中被发现，因为它们在肠道中孵化。

· 其他诊断考虑因素包括植物性物质和去皮的蛔虫卵。前者通常具有坚硬的矩形壁，而后者具有比钩虫卵更厚的壳。

问题 ㉑

难度等级：中级

背景：以下图片取自尸检时心脏切片，并用 H&E 染色。

最可能的诊断是什么？

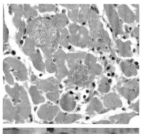
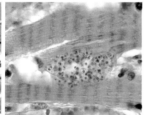
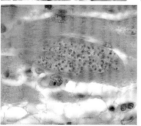

H&E 染色，分别 200×、1 000× 和 1 000×

A. 南美锥虫病

B. 利什曼病

C. 弓形虫病

D. 非洲锥虫病

E. 囊虫病

■ 答案和解析

答案：A

· 南美锥虫病是由克氏锥虫无鞭毛体引起的。克氏锥虫无鞭毛体在细胞内聚集被称为假性囊肿，因为它们不被真正的囊肿壁包裹。

· 部位（心肌）有助于诊断，因为这是人体中克氏锥虫侵犯的典型部位，但重要的是，要记住假性囊肿可以在其他器官和骨骼肌中形成。

· 基于这种形态学表现的主要鉴别诊断包括荚膜组织浆细胞酵母和利什曼原虫。然而，它们并没有形成假性囊肿，而是同时存在于巨噬细胞内，而且受感染的细胞更容易扩散，广泛分布于整个组织中。值得注意的是，克氏锥虫有许多特点：C型（指血液中锥鞭体的典型形态）、心脏组织、中美洲和南美洲、美洲锥虫病、眼睛附近的脸颊肿胀（Romaña 的标志）、慢性感染很常见、结肠感染（巨结肠）。

问题 ㉒

难度等级：中级

背景：以下生物体可在后院找到，如在一个装满水的花盆或水池中。

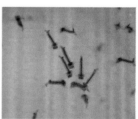

它们是哪个生物体生命周期中的一个阶段？

A. 蟑螂

B. 血吸虫

C. 黑蝇（蚋属）

D. 桡足类

E. 蚊子

■ 答案和解析

答案：E

· 这些幼虫属于库蚊亚科，包括库蚊、伊蚊和曼索尼亚蚊。

· 它们的共同点是都有呼吸管，这让他们在倒挂的时候可以从水面上呼吸。

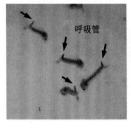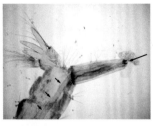

呼吸管

· 这就是它们与按蚊的区别所在，按蚊没有呼吸管，并与水面平行。

· 右边的图像显示了呼吸管的更多细节及它与呼吸器官（箭头）连接方式。

问题 ㉓

难度等级：初级

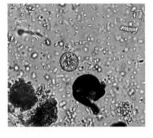

背景：以下是用福尔马林固定的浓缩粪便制成的碘染色湿片标本。图中所示物体的直径约为 12 μm，该生物体的所有例子都具有 4 个或更少的细胞核。

最可能的诊断是什么？

A. 溶组织内阿米巴 / 迪斯帕内阿米巴

B. 波列基内阿米巴

C. 哈氏阿米巴

D. 结肠内阿米巴

E. 微小内蜒阿米巴

■ 答案和解析

答案：A

· 这两个物种在形态上是相同的，只能通过聚合酶链式反应（PCR）或同工酶分析在粪便标本中进行鉴别。

· 在粪便标本中很少见到滋养体与摄入的红细胞一起出现（红细胞吞噬作用），这些最有可能是溶组织内阿米巴的营养物质。除非见到这种罕见的情况，否则报告应指出可以看到溶组织内阿米巴 / 迪斯帕内阿米巴，并且不能在形态上区分。

· 在最终的寄生虫学报告中加以说明"如果需要鉴定分离的物种，可以进行抗原检测或 PCR"。这可能会起到重要作用。抗原检测在商业上可以灵敏地鉴定粪便中的溶组织内阿米巴，尽管有些并不

能将溶组织内阿米巴与迪斯帕内阿米巴区分开来。PCR 目前仅限于专业的参比中心和研究设施。

· 其他两种内阿米巴也可以感染人类，并且在形态上与溶组织内阿米巴和迪斯帕内阿米巴相同，它们是莫斯科内阿米巴和孟加拉阿米巴。尽管如此，只有溶组织内阿米巴是一种经过证实的病原体，对莫斯科内阿米巴和孟加拉阿米巴的致病性知之甚少。

问题 ㉔

难度等级：中级

背景：这个虫卵的长度约为 55 μm，上下聚焦突出了重要的结构特征。请注意，这两张图片显示了这个虫卵在不同的聚焦平面。

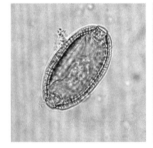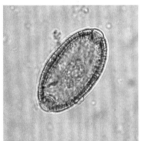

鉴定结果是什么？

A. 毛首鞭形线虫

B. 钩虫

C. 带绦虫

D. 毛细线虫

E. 弓蛔虫

■ 答案和解析

答案：D

· 鞭虫卵具有毛细线虫卵的表面外观，但没有条纹外壳，虫卵两端的塞状物更加突出。

· 图中显示的是肝毛细线虫的卵，这种卵在人类中并不常见，然而，在人类粪便标本中可以看到菲律宾毛细线虫的卵，并且具有与肝毛细线虫的卵相似的外观，具有纹状壁，两端有塞状物。总的来说，它们的形状往往更像花生。

问题 ㉕

难度等级：高级

背景：在社区中心附近的土壤中发现了以下

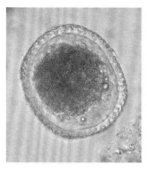
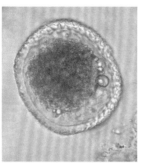
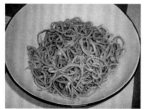

卵，向上和向下聚焦表明卵有一个厚厚的凹陷壳。注意，图片中显示的是这个卵不同的焦点平面。

鉴定结果是什么？

A. 带绦虫

B. 人蛔虫

C. 缩小膜壳绦虫

D. 犬钩虫

E. 弓首蛔虫

■ 答案和解析

答案：E

· 这是猫或犬弓首蛔虫卵的典型外观。最终的宿主是猫或狗，它们将这些卵随着粪便排出体外。卵进入土壤可能被人类，通常是儿童意外摄入。摄入后会导致一种叫内脏幼虫游走的病症。在这种感染中，蠕虫不能在人体内成熟为成虫，而是保持在幼虫阶段，并在身体周围徘徊，可能对宿主造成显著损害。

· 请注意，只有幼虫存在于人体中，并且通过血清学检查确诊感染，人类粪便中从未发现过这种卵。

问题 26

难度等级：初级

背景：用阿苯达唑和哌嗪治疗后，这些蠕虫被逐出患者体内，其中，最长的达 40 cm。

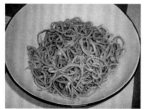
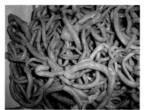

鉴定结果是什么？

A. 人蛔虫

B. 异尖线虫

C. 蛲虫

D. 钩虫

E. 带绦虫

■ 答案和解析

答案：A

· 如果不能更仔细地检查蠕虫，仍然可以根据蠕虫的大小和形状进行初步诊断。人蛔虫是寄生于人类的最大蛔虫（线虫）。

· 纯粹的数字也与诊断一致。蛔虫成虫在受感染的个体中可达数百甚至数千只。他们寄居在小肠中，并且严重感染时可能发生肠梗阻。

· 通过摄入虫卵污染的食物和水而感染。

· 作为这个问题的选项列出来的其他线虫（异尖线虫、蛲虫和钩虫），比蛔虫成虫小很多，因此，可以通过大小来区分。

· 偶尔异尖线虫和拟地新线虫会被误认为是不成熟的、较小的蛔虫。在这种情况下，检查异尖线虫蠕虫的口囊和尾端（露出尖尖的突起）可以识别。带绦虫也被列为选项之一，但这是一种扁虫（特别是绦虫幼虫），并且具有多条节片的典型长体，这是绦虫的特征。

问题 27

难度等级：中级

背景：以下是 H&E 染色的皮肤活检标本，取自一名刚刚从中东返回的传教士。他的身上出现了一个 5 cm 的不愈合的溃疡。活组织检查显示，巨噬细胞内有许多小的（2~3 μm）物体。箭头指向生物体的一个决定性特征（要注意的是，这些生物体数量稀少，即使在 1 000× 油镜下也难以看到），它们不能被吉姆萨染色。

鉴定结果是什么？

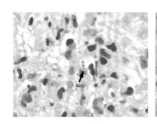
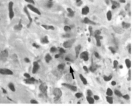

A. 刚地弓形虫速殖子

B. 杜氏利什曼无鞭毛体

C. 克氏锥虫无鞭毛体

D. 荚膜组织胞浆菌酵母

E. 坏死的碎片

■ 答案和解析

答案：B

· 无鞭毛体存在于巨噬细胞内，最大尺寸范围为 2～5 μm。因此，鉴别诊断包括其他小的胞内酵母，如荚膜组织胞浆菌酵母。刚地弓形虫速殖子及克氏锥虫的无鞭毛体也需要进行鉴别，尽管两者在该部位都不常见。

· 区分利什曼无鞭毛体、酵母菌和刚地弓形虫速殖子的最好方法是，除了单个细胞核，还要识别每个无鞭毛体内的杆状动基体。图像中的箭头指的很可能是一个动基体。请注意，在福尔马林固定的石蜡包埋部分很难看到。观察特征形态的最佳方法是制成印片，使其风干，然后用吉姆萨染色。

· 克氏锥虫也会以成簇的细胞内带有动基体的无鞭毛体的形式出现。然而，克氏锥虫会感染任何有核细胞，通常主要存在于平滑肌细胞和心肌细胞中。在这些细胞中，无鞭毛体占据了一个界限不清的假性囊肿，这通常比感染巨噬细胞中的利什曼原虫无鞭毛体小集合要大得多。

· 其他一些有用的提示：① 荚膜组织胞浆菌有一个假包膜（被视为每个酵母菌周围的空隙），没有动基体（a，箭头）（油镜下，1 000×）。② 弓形虫常存在于脑组织中（通常在急性病程中出现坏死），并且很少发现淋巴结，这些生物在印片中具有典型的弧形形状，而不是无鞭毛体的椭圆形状。

· 如果没有风干的印片，那么在福尔马林固定组织片上区分荚膜组织胞浆菌和杜氏利什曼无鞭毛体（以及克氏锥虫无鞭毛体和弓形虫速殖子）的最佳方法是什么？答案是真菌的银染（如 GMS）。在列出的生物中，只有荚膜组织胞浆菌（和其他酵母菌）才会被 GMS 染色呈阳性，b 图显示在这种情况下进行的银染，箭头指向单个无鞭毛体，显然未被 GMS 染色（1 000×，油镜）。

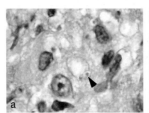

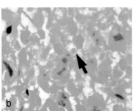

问题 28

难度等级：中级

以下哪项是通过摄入受感染的肉类而获得的感染？

A. 囊尾蚴病（有钩绦虫）

B. 钩虫感染（美洲钩虫和十二指肠钩虫）

C. 蛔虫病（人蛔虫）

D. 肉孢子虫病（人肉孢子虫和人猪肉孢子虫）

E. 蛲虫病（蠕形住肠蛲虫）

■ 答案和解析

答案：D

· 人肉孢子虫和人猪肉孢子虫分别通过摄入未煮熟的牛肉和猪肉传播。

· 感染可能与这两种物种的水样腹泻有关，由其他肉包子虫感染所致的肌肉性肉囊肿并不常见。

· 马来西亚两起在旅行者中暴发的疫情以及血清学和尸检研究显示，20% 或更多的马来西亚人被感染。

问题 29

难度等级：高级

背景：以下生物体是从一名刚从墨西哥度假回来的游客的大脚趾中取出的。度假期间，他赤脚在沙滩上走了很长时间。

鉴定结果是什么？

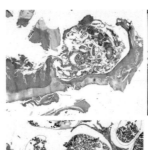

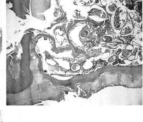

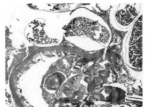

H&E，分别 100×、200× 和 400×

A. 人疥螨

B. 钻潜蚤

C. 蠕形螨

D. 体虱

E. 引起蝇蛆病的蝇幼虫

答案和解析

答案：B

· 这种生物可以通过皮肤中嵌入的大量外来生物结合赤脚在海滩行走史来识别。只要对它的形态学特征有初步的了解（即未经昆虫学训练），就能很容易地对该有机体做出诊断。复杂内部结构的存在表明这是节肢动物而不是诸如碎片的异物（如刺）。很大程度上排除了疥疮的诊断。

· 有用的特征包括厚棕粉色的外骨骼和横截面上的卵（见下图），其他可能感染足部并具有类似接触史的寄生虫是皮肤蝇蛆病（蝇幼虫感染）、蝉口部和皮肤幼虫移行症。然而，它们的组织学外观都与钻潜蚤存在明显的差异。

· 潜蚤病也被称为"跳蚤病"，是一种由受精雌性跳蚤（或"沙蚤"）感染引起的疾病。这是唯一钻入人体皮肤的跳蚤，它首先埋头，然后以真皮毛细血管的血液为食，它的后端仍然暴露在外，以便它可以释放它的卵，最终，它可能会长到豌豆那么大，表皮和真皮中存在异物导致脓肿形成，并且经常导致继发性细菌感染。

· 潜蚤病在撒哈拉以南非洲、中美洲和南美洲及加勒比海地区——包括一些受欢迎的度假胜地，非常普遍。赤脚走在沙滩上时钻潜蚤会渗入皮肤，因此需要防护鞋来预防，感染通常发生在脚指甲周围，但其他部位包括大腿、臀部、腹部和手也可发生。治疗方法是无菌切除病变部位。

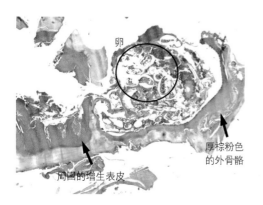

周围的增生表皮

厚棕粉色
的外骨骼

卵

问题 30

难度等级：中级

这里显示的两种密切相关的寄生虫的是什么？较大的寄生虫长度为 5 mm。

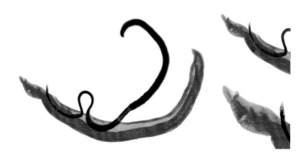

A. 血吸虫

B. 蛲虫

C. 毛首鞭形线虫

D. 缩小膜壳绦虫

E. 钩虫

答案和解析

答案：A

· 这里显示的是一对雄性和雌性血吸虫的经典状态——雌雄合抱，雌虫寄居在雄虫的抱雌沟里。

· 血吸虫是唯一具有两性分离的人类寄生吸虫，其他的（如片形吸虫、支睾吸虫、并殖吸虫和姜片虫）是雌雄同体（一种生物具有两种性别）。

· 右图显示的是雌性吸虫（箭头）和雄性吸虫。注意口腹部吸盘（双箭头），在雄性吸虫身上很容易看到。

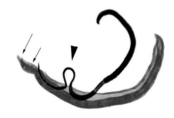

问题 31

难度等级：中级

背景：对以下节片进行检查。先将节片进行吉姆萨染色，然后压在两个载玻片之间，以检查其内部结构。节片中卵的长度约为 60 μm。

鉴定结果是什么？

A. 带绦虫

B. 微小膜壳绦虫

C. 犬复孔绦虫

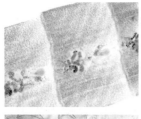
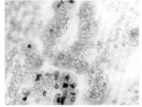
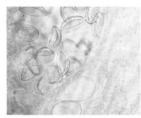
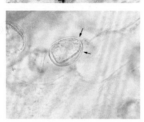

D. 阔节裂头绦虫

E. 长膜壳绦虫

■ 答案和解析

答案：D

· 阔节裂头绦虫是一种宽大的鱼带绦虫，这种蠕虫之所以有这个绰号，是因为它的节片宽度比它们的长度还要宽，而且是通过食用未煮熟的鱼获得的感染。注意在低倍镜下它的子宫以典型的玫瑰状存在。

· 这是在人类身上发现的最长的绦虫，成虫体长可达 10 m（>30 英尺）以上，超过 3 000 个节片。

· 因为卵在子宫内，所以这些卵在粪便压片中看不到，但卵盖在一些照片中是可见的（箭头），并且大小与这个生物体的卵一致。

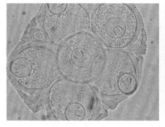
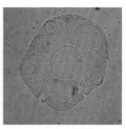

鉴定结果是什么？

A. 植物性物质

B. 花粉

C. 膜壳绦虫卵

D. 犬复孔绦虫卵

E. 绦虫卵

■ 答案和解析

答案：D

· 这是犬复孔绦虫卵的典型外观：多个带有内部小钩的薄壳卵；这些卵通常 8～15 个被包裹在一起或单独存在。此处显示包裹着的虫卵较少，可能反映了它们从节片中过早地被取出。

· 关于卵中含有小钩的一点提示是：这些最有可能是绦虫卵，感染人类的常见线虫和吸虫卵不含小钩，相反，并非所有能够感染人类的绦虫的卵都含有小钩（如宽鱼绦虫和阔叶绦虫的卵不含有小钩）。

· 犬复孔绦虫通常在儿童身上发现，并且通过摄入受感染的跳蚤获得，如狗或猫跳蚤（分别为犬栉首蚤和猫栉首蚤）。

问题 ㉜

难度等级：初级

背景：在一名 1 岁儿童的尿布中发现类似一粒米的白色的小物体（约 1 cm 长），用木制涂抹棒操纵物体（即用木棒戳一下），显微镜下发现了以下物体（每个圆形物体的直径为 25～40 μm）。

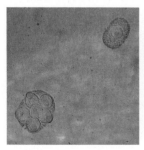
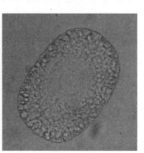

问题 ㉝

难度等级：高级

背景：从可能患有疥疮患者的皮肤刮屑中，发现了以下微小生物（长度为 10 μm）。

鉴定结果是什么？

A. 人疥螨

B. 体虱

C. 蠕形螨

D. 耻阴虱

E. 锐缘蜱属

■ 答案和解析

答案：C

· 蠕形螨，也称为毛囊螨或睫毛螨。这些螨虫很少出现在其皮肤毛囊及相关皮脂腺的栖息地之外，但可能在皮肤刮屑中看到，并被误认为是人疥螨。它们也常见于常规 H&E 染色的皮肤活组织检查中。

· 毛囊蠕形螨和脂蠕形螨是在人类身上发现的最常见的物种。它们常见于人体皮肤上，尤其是面部，很少引起任何症状。

· 随着人们年龄的增长，感染率会增加，70 岁以上携带这些螨虫的人多达 95%。虽然有一些与易感人群的酒渣鼻和过敏症状有关，但感染通常无症状。

问题 34

难度等级：中级

背景：在非洲马拉维湖的水中发现了以下微生物。它们的长度在 100～150 μm，许多在这个湖泊中洗澡和喝水的居民腹部都会变大。

鉴定结果是什么？

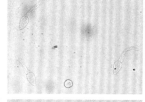

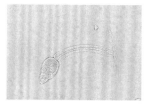
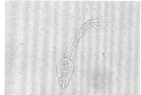

A. 蝌蚪

B. 桡足动物

C. 水蚤属

D. 蚊幼虫

E. 尾蚴

■ 答案和解析

答案：E

· 当地人的腹部肿大表明，这些很可能是曼氏血

吸虫的尾蚴，会导致肝脏变大，最终会出现纤维化和肝硬化。

· 用这些水洗衣服，或在水里洗澡和游泳时，尾蚴会直接穿透人体皮肤。

· 成虫生活在肠系膜血管中，雌虫释放数百至数千个卵到血液中，这些卵通常最终会进入肝脏和肠壁，只有部分卵真正地通过肠壁进入粪便。

· 当粪便落在含有蜗牛（中间宿主）的淡水中时，感染生命周期延续。

· 对人类来说，大多数的损害是由于卵嵌入结肠和肝脏，从而引起宿主的炎症和纤维化反应。

问题 35

难度等级：中级

背景：在进行内镜检查时，从胆总管中取出以下物体。它的长度约为 20 mm。

鉴定结果是什么？

A. 华支睾吸虫

B. 人蛔虫

C. 蛲虫

D. 肝片形吸虫

E. 布氏姜片虫

■ 答案和解析

答案：A

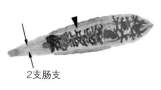

· 识别这种吸虫的关键特征是它的尺寸小（长 10～25 mm）、特有的肠分支（右图中的双箭头），以及子宫内鉴定出 30 μm 大小的卵（箭头所示；在这个放大倍数下看不到）。

· 在此部位，也可以排除肝片形吸虫，它们也可能在人肝内胆管中被发现。这种吸虫（长 30 mm）比华支睾吸虫大，具有更复杂的肠道分支系统，它的卵也要大得多。

问题 36

难度等级：中级

背景：浓缩粪便在铁-苏木精染色下，显示出带有特征性原生动物包囊。

鉴定结果是什么？

A. 人芽囊原虫

B. 溶组织内阿米巴

C. 结肠小袋纤毛虫

D. 十二指肠贾第鞭毛虫

E. 布氏嗜碘阿米巴

■ 答案和解析

答案：E

·识别这种阿米巴的关键是存在大而暗的核细胞团和特征性的细胞质空泡。这种空泡经常会被碘深染。

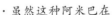

典型的空泡

核

·虽然这种阿米巴在人体中是非致病性的，但它的存在表明患者已经暴露于受到污染的食物或水中。因此，如果符合临床表现，则不应排除寄生虫感染引起，并应获取额外的粪便样本进行检查。

问题 37

难度等级：初级

微小巴贝虫通过以下哪种蜱媒传播？

A. 肩突硬蜱

B. 变异革蜱

C. 美洲钝眼蜱

D. 锐缘蜱

E. 扇头蜱

■ 答案和解析

答案：A

·肩突硬蜱，也称为鹿蜱或黑腿蜱。此蜱还传播伯氏疏螺旋体，是莱姆病和嗜吞噬细胞无浆体的病原体。

问题 38

难度等级：高级

背景：一名 60 岁的男子向他的医师展示他的腰部有一处疼痛的皮赘。医师将其切除并送至病理科进行常规组织学处理和 H&E 染色。

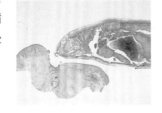

鉴定结果是什么？

A. 软垂疣

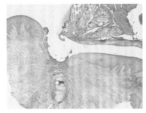
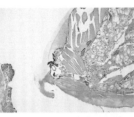
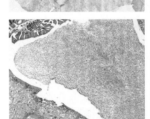
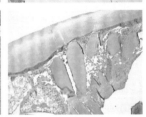

B. 钻潜蚤

C. 人疥螨

D. 硬蜱

E. 马蝇幼虫

■ 答案和解析

答案：D

·这是一个具有挑战性的问题，因为在组织切片中通常不会出现蜱。然而，有时，当临床上误认为皮赘（软垂疣或纤维上皮息肉）时，可能会进行手术切除。下面描述可识别此案例的特征。

·首先，请注意，该生物体主要位于皮肤外部，仅在一端（嘴部位置）插入，这是蜱虫的典型表现，从而排除了主要插入皮肤的马蝇幼虫。这也使我们能够排除疥螨，因为螨虫体积小得多，而且很明显仅在表皮的角质层中出现。此外，还有一些识别蜱的有用的组织学特征，如下图所示，包括厚的硬化角质层和口部附近发达的骨骼肌。这使得我们能够将这个生物鉴定为节肢动物。钻潜蚤也需要进行鉴别，但这是一种钻入皮肤并主要位于真皮中的跳蚤。

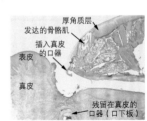

厚角质层

发达的骨骼肌

插入真皮的口器

表皮

真皮

残留在真皮的口器（口下板）

问题 39

难度等级：初级

背景：以下薄的吉姆萨染色血涂片来自一名刚刚从坦桑尼亚回来的传教士。

鉴定结果是什么？

A. 卵形疟原虫

B. 间日疟原虫

C. 恶性疟原虫

D. 诺氏疟原虫

E. 三日疟原虫

■ 答案和解析

答案：C

· 恶性疟原虫的关键识别特征是：①受感染的红细胞（RBC）未扩大（与卵圆形疟原虫和间日疟原虫感染的扩大的红细胞相比）。②寄生虫环小而纤细，约占 RBC 直径的 1/3。③以 appliqué 或者 accolé 形式存在。这些环似乎"卡在"RBC 的边缘。④存在茂氏裂缝或茂氏点。这些是疟原虫的细胞质结构，它们的外观与卵形疟原虫和间日疟原虫感染时看到的斑点相似，但是这些斑点更少且更大。要看到毛勒的裂缝，必须让疟疾缓冲液处于适当的酸碱度下，即 pH 7.2。这个案例中受感染的细胞存在一些可见的茂氏裂缝。

· 茂氏裂缝和茂氏点不见于三日疟原虫感染。

问题 40

难度等级：中级

背景：下列蚊子是登革热的传播媒介。

鉴定结果是什么？

A. 埃及伊蚊

B. 尖音库蚊

C. 冈比亚按蚊

D. 致倦库蚊

E. 大劣按蚊

■ 答案和解析

答案：A

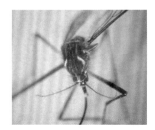

· 这是最易辨识的蚊子之一，由于它黑暗的身体和独特的白色斑纹。

· 它与另一种人类疾病媒介——白纹伊蚊（亚洲虎蚊）非常相似，只是后者其背侧胸部有一条直的白色条纹而非横向弯曲条纹。

· 埃及伊蚊是登革热、黄热病和基孔肯雅病毒感染的传播媒介。前两种病毒可能在南美洲被发现，它们可能导致严重的发病率和死亡率。

· 白纹伊蚊喜欢在含有静水的小容器中繁殖，因此可以在旧轮胎、鸟浴、浅水池和废弃罐/垃圾桶的水中发现它。

· 控制登革热涉及控制蚊子栖息地，包括清理社区和住宅周围的垃圾和水容器。

问题 41

难度等级：初级

背景：以下外周血涂片来自委内瑞拉一名 42 岁女性。

鉴定结果是什么？

A. 布氏锥虫

B. 盘尾丝虫

C. 班氏吴策丝虫

D. 常现曼森氏线虫

E. 克氏锥虫

■ 答案和解析

答案：E

· 在筛查血涂片检查红细胞内疟疾寄生虫时，不要忘记这些细胞外的寄生虫。这张图片显示了运动的克氏锥虫。

· 请注意，这些生物的长度为 2～3 个红细胞（RBC）的直径，并含有细胞核和动基体（下图中的箭头所示）。相反，微丝蚴的长度约为 20 个或更多个红细胞的直径，因此可以很容易地与锥虫的锥鞭毛体区分开。

· 通过动基体的大小，克氏锥虫的锥鞭毛体是最容易与布氏锥虫的锥鞭毛体区分开的；前者更大，且出现组织向外凸出。

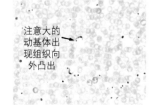

注意大的动基体出现组织向外凸出

· 锥鞭毛体也是典型的 C 形，但这是一个不太可靠的特征，因为并非所有的都是 C 形（如这个病例可以证明），而且，一些布氏锥虫的锥鞭毛体也可能是 C 形。

· 有趣的是，与预期相反，动基体位于生物体的后端，鞭毛位于前端。锥鞭毛体在它们的前面随着它们的鞭毛移动。

问题 42

难度等级：中级

背景：检查两个玻片之间压制的未染色肌肉活检样本，结果如下：

这里显示的是哪种幼虫？

A. 刚地弓形虫

B. 猪带绦虫（囊尾蚴病）

C. 旋毛虫

D. 毛首鞭虫

E. 钩虫

■ 答案和解析

答案：C

· 旋毛虫是世界上感染人类最常见的物种，而其他物种很少感染人类。

· 与组织切片相对的二维性质不同，压片可以看见宿主肌肉滋养细胞内盘绕幼虫的三维性质。

· 为了制作此处所示的制剂，在两个玻片之间或在旋转镜的厚玻璃板之间按压肌肉。

· 这种线虫（圆虫）可以通过其在肌肉滋养细胞中的特征位置、大小和盘绕外观来识别。

· 通过组织学检查，其他形态学特征可用于识别蠕虫（此处未详述）。

· 值得注意的是，滋养细胞可以维持幼虫一段时间，因此，当感染宿主被食肉动物吃掉时，增加了幼虫存活的可能性（从而允许寄生虫的生命周期继续）。

· 其他被列为这个问题选项的寄生虫都没有这种典型的盘绕外观。

问题 43

难度等级：初级

背景：在患者的粪便中发现了以下原生动物滋养体，这些患者出现腹痛、血性腹泻及近期有前往墨西哥的旅行史。生物体的最大尺寸约为 15 μm。

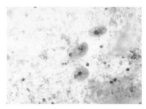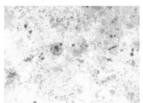

鉴定结果是什么？

A. 结肠小袋纤毛虫

B. 溶组织内阿米巴 / 痢疾阿米巴

C. 纳豆线虫

D. 肠贾第虫（蓝［伯］氏鞭毛虫属）

E. 结肠内阿米巴

■ 答案和解析

答案：B

· 请注意，两种不同的原生动物寄生虫被列在一起，用斜线分隔。除非在滋养体中看到摄入的红细胞，这强烈提示是溶组织内阿米巴，否则不可能通过形态学区分这两种生物体。

· 由于这些图像中没有呈现滋养体摄入红细胞，因此该样本应报告为溶组织内阿米巴 / 痢疾阿米巴，建议结合临床表现和其他相关实验室检测，如血清学检查、粪便抗原检测和（或）粪便聚合酶链式反应予以鉴别。

· 临床上，溶组织内阿米巴是一种已知的，可以导致血性腹泻和播散性疾病的病原体，以上情况最符合这个病例的表现。另外，痢疾阿米巴被认为不会致病。

· 由于痢疾阿米巴比溶组织内阿米巴更普遍，所以进行额外的试验，以便准确地鉴定物种是非常重要的。

· 在粪便准备上，诊断为溶组织内阿米巴 / 痢疾阿米巴是在包囊和滋养体形式的经典外观上进行的，特别要注意内阿米巴属的环状核染色质和点状核染色质模式。尺寸对于进行准确诊断也非常重要，因为其他内阿米巴看起来非常相似，但尺寸不同。

问题 ④4

难度等级：初级

背景：最近从菲律宾返回的一名患者出现反复发热、寒战和出汗。外周血涂片显示如下（1 000×，吉姆萨染色涂片，油浸）。

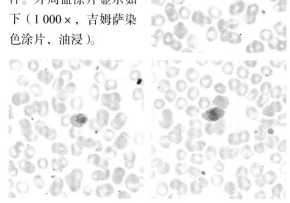

鉴定结果是什么？

A. 间日疟原虫

B. 三日疟原虫

C. 恶性疟原虫

D. 诺氏疟原虫

E. 卵形疟原虫

■ 答案和解析

答案：E

· 这是一个有点棘手的问题，因为间日疟原虫和卵形疟原虫可以具有相似的形态外观。在这两种感染中，寄生虫都会侵入幼稚的红细胞中，因此受感染的红细胞比邻近的红细胞大，并且细胞质呈点状突起（薛氏点）。差异主要在于染色质模式。

· 在间日疟原虫中，染色质被称为变形虫。相比之下，卵形疟原虫的染色质较少，而且通常更紧凑。感染卵形疟原虫的红细胞也具有典型的锯齿状或流苏边缘的椭圆形状，尽管这不太可靠（椭圆形状仅存在于大约 1/3 的感染细胞中）。

· 最后，间日疟原虫的裂殖体含有 12～24 个

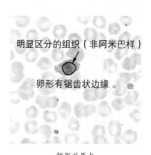

明显区分的组织（非阿米巴样）

卵形有锯齿状边缘

卵形疟原虫

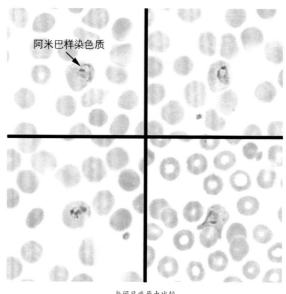

阿米巴样染色质

与间日疟原虫比较

裂殖子，而卵形疟原虫的裂殖体仅含有 6～12 个裂殖子。上图展示了其中一些主要差异。

· 最后，患者的旅行史对于支持形态学诊断非常重要。这名患者曾前往菲律宾，这是众所周知的卵形疟原虫的流行区。卵形疟原虫也存在于撒哈拉以南非洲、巴布亚新几内亚和东南亚部分地区。

问题 ④5

难度等级：高级

背景：以下蠕虫是人类罕见的肠道病原体。它将刺状长鼻嵌入小肠黏膜，通常会导致严重的痉挛和腹痛。其他症状包括发热、恶心、呕吐、厌食、体重减轻、腹泻、便秘或血便。成虫的典型形态鉴定为？

A. 棘颚口线虫

B. 棘头虫

C. 钩虫

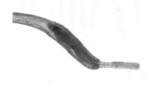

20×

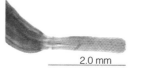

2.0 mm

40×

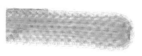

100×

D. 哥斯达黎加管圆线虫

E. 菲律宾毛线虫

■ 答案和解析

答案：B

· 这种寄生虫具有引人注目的外观，因为刺头很明显。棘头虫是鱼类的寄生虫，但它们也是其他脊椎动物的寄生虫，包括猪、大鼠和人类（少见）。

· 寄生于人类最常见的棘头虫是念珠棘头虫和猪巨吻棘头虫。人类通过摄入各种甲虫和蟑螂等这些寄生虫的中间宿主而被感染。

问题 46

难度等级：初级

背景：以下蠕虫是从一名来自菲律宾患者常规结肠镜检筛查中偶然发现。它嵌入结肠壁，取出后送至实验室鉴定。它长约 4 cm，固定在载玻片上，可以更好地观察其内部结构。遗憾的是，整个蠕虫无法在低倍镜（20×）的单个视野中观察。

鉴定结果是什么？

A. 毛首鞭虫

B. 人蛔虫

C. 蛲虫

D. 钩虫

E. 带绦虫属

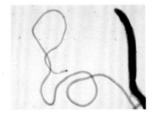

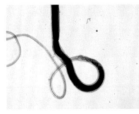
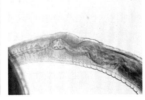

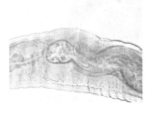
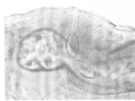

■ 答案和解析

答案：A

· 因其形状像鞭子而被称为鞭虫。请注意，本例是一条妊娠雌虫，其子宫内有清晰可识别的卵。

· 有趣的是，身体的鞭状部分（细长部分）是头部而不是尾部。大多数人都弄错了，因为他们倾向于认为蠕虫体的直径是减小而不是增加。但是，如果你了解雌性成虫的生命周期，会发现这是有道理的。

· 它的头部穿入肠道的黏膜，使蠕虫以组织分泌物为食（最好通过细长的头部完成）。后末端较大，因为它含有妊娠子宫，里面装满了卵。

· 雌性成虫每天产生 2 000～20 000 个卵。请注意，尾部开口足够宽，可以轻松调节这些卵的释放。下图显示了它的头部和尾部。

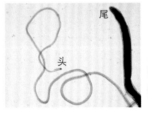
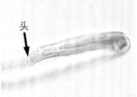

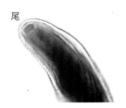
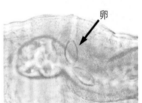

问题 47

难度等级：初级

背景：以下是在一名 60 岁女性的头皮上发现的。

鉴定结果是什么？

A. 人疥螨

B. 人虱

C. 耻阴虱

D. 肩突硬蜱

E. 臭虫

■ 答案和解析

答案：B

· 人虱，人体头部或身体的虱子。鉴于在患者的头皮上发现该节肢动物，它最有可能是头虱而不是体虱。因为后者生活在衣服上而不是人身上。但是，这应该结合临床表现进行确认。

· 识别粘在头发上的头虱的卵有助于确诊。因为体虱在衣服的缝隙产卵，而不是人的头发上。

问题 48

难度等级：初级

背景：通过细针头将下列物体，连同缓慢生长的囊性肺肿块中的液体一起吸出，并用巴氏染色法染色。

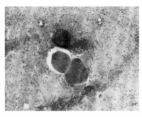
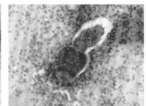
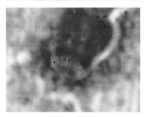
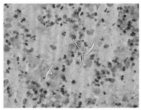

鉴定结果是什么？

A. 卫氏并殖吸虫

B. 有钩绦虫

C. 迭宫绦虫属

D. 棘球绦虫属

E. 粪类圆线虫

■ 答案和解析

答案：D

· 请注意，图中显示了原头蚴和小钩，这是该生物体的特征。感染人类最常见的两种物种是细粒棘球绦虫和多房棘球绦虫。

· 事实上，这是一个单一的囊性肿块，并存在原头蚴，表明这是细粒棘球绦虫，而不是多房棘球绦虫，但结合临床和影像学检查是确诊物种鉴定所必需的。

· 细粒棘球绦虫通常产生单个、缓慢生长的囊肿，最终可能包含一个或多个子囊肿——每个包囊都含有原头蚴（所谓的囊肿内的囊肿），而多房棘球绦虫通常产生多个快速生长的囊肿，这些囊肿以侵入性方式扩张，不受外囊壁的限制。

· 另一个提示这是细粒棘球绦虫而不是多房棘球绦虫的特征是，后者的囊肿在人类中很少含有原头蚴。

问题 49

难度等级：初级

背景：从浓缩的粪便湿压片中鉴定出以下卵。患者最初来自中国，有肝硬化病史。注意虫卵的大小。

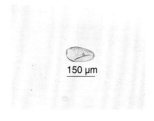

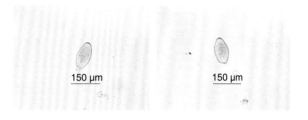

基于卵的形态和患者的临床表现，最可能的鉴定是什么？

A. 华支睾吸虫

B. 阔节裂头绦虫

C. 卫氏并殖吸虫

D. 肝片形吸虫

E. 布氏姜片虫

■ 答案和解析

答案：D

· 为了识别这种寄生虫，首先必须认识到薄壁卵是有鳃盖的。请注意，在某些图片中，鳃盖略微偏移或缺失，这有助于对带有鳃盖虫卵的鉴别。

· 一个鳃盖的存在使鉴别诊断缩小到只有几个卵，包括（越来越大的）华支睾吸虫 / 后睾吸虫属、阔节裂头绦虫、卫氏并殖吸虫和肝片形吸虫 / 布氏姜片虫。

· 最后两个卵在形态上难以区分，尽管它们来自两种寄生部位不同的吸虫。

· 在这个案例中，患者患有肝硬化这一事实暗示是对肝片形吸虫感染的反应，而不是布氏姜片虫，后者感染结肠并导致腹泻和吸收不良。然而，临床表现和影像学相关检查和（或）肝组织活检有助于确诊。

· 6 个卵之间存在细微的差异，但它们之间很容易相互混淆。这就是为什么用目镜测微尺测量卵是做出准确的辨别必不可少的方法。

·有趣的是，前面提到的 5 种具有鳃盖的卵的寄生虫包括 4 个吸虫和 1 个绦虫。这只表明寄生虫的不同门之间存在形态上的重叠；并非所有有鳃盖的卵都来自吸虫。

问题 50

难度等级：初级

背景：在一个墨西哥移民的粪便中看到以下物体并带到实验室进行鉴定。从该物体提取的液体中含有如图所示的卵。

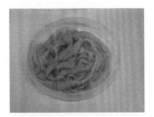

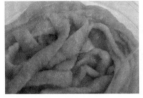

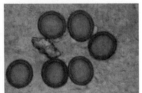

鉴定结果是什么？

A. 犬复孔绦虫

B. 阔节裂头绦虫

C. 带绦虫属

D. 微小膜壳绦虫

E. 长膜壳绦虫

■ 答案和解析

答案：C

·这里显示的是链状带绦虫的一个长片段，由多个节片组成。为了确认诊断，从节片中提取液体，并提供确认诊断的特征性肥胖绦虫卵。注意，典型的绦虫卵具有粗条纹的外壁和内钩。如果在蠕虫卵内看到小钩，则它是一个绦虫卵。

·诊断性虫卵的存在允许识别到属级。然而，猪带绦虫和肥胖绦虫之间的区别需要检查成熟的妊娠节段内的子宫分支（如通过印度墨水注射）或检查头节（如果发现）。本案例标本用福尔马林浸泡的，这干扰了印度墨水注入子宫分支的能力。由于未发现头节，因此无法进行准确的物种鉴定。

·值得注意的是，所有带绦虫卵和节片都必须小心处理，因为猪带绦虫卵对人类有感染性。人类作为绦虫的中间宿主，意外摄入猪带绦虫卵可导致囊尾蚴病，这是一种比成虫绦虫肠道感染更严重的疾病。即使在乙醇或福尔马林等固定剂中，卵也能保持数月的传染性。因此，在处理绦虫节片时必须戴上手套，操作后认真洗手。

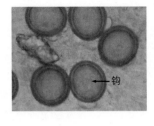

←钩

问题 51

难度等级：初级

背景：以下照片来自一名红眼疼痛患者的角膜刮片，对其进行吉姆萨染色。

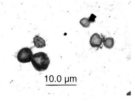

A. 角膜上皮细胞

B. 巴氏阿米巴包囊

C. 绦虫卵

D. 棘阿米巴包囊

E. 真菌（酵母菌）

■ 答案和解析

答案：D

·棘阿米巴包囊，相关疾病是阿米巴角膜炎。棘阿米巴原虫是一种自由生活的阿米巴原虫，广泛分布于各种环境中，如淡水池、土壤、灰尘，甚至是氯化的自来水中。角膜炎通常发生在戴隐形眼镜的患者身上，因为镜片造成刺激和感染的病灶。典型的病史是患者戴隐形眼镜并用自制的盐水冲洗或储存。然而，鉴于商业盐水溶液的广泛可用性，如今这种情况可能不太常见。相反，如今的主要风险因素是接触非无菌的水源（如在自来水下冲洗镜片，在不移除隐形眼镜的情况下游泳，在戴隐形眼镜时淋浴）。

·诊断是通过识别典型包囊和（或）角膜刮片或活组织检查样本中的滋养体（组织病理学、细胞病理学或微生物制剂）。棘阿米巴属也可以在培养基中生长或使用荧光和分子方法检测。滋养体的大小为 15～45 μm，并在培养过程中产生许多类似脊柱的过程（棘足类）。它们与溶组织内阿米巴滋养体的区别在于它具有一个小核，一个大的核糖体位于正中，无外周染色质。包囊的直径通常为 10～25 μm，并且具有典型的双壁形态。外壁（外囊）通常是起皱的，内壁（内囊）是六角形、球形或星形的。像滋养体一样，包囊含有一个核。

·棘阿米巴属感染的一种更致命的表现是肉芽肿性阿米巴脑炎（GAE），这是一种慢性进行性的炎症，致命性的感染通常见于免疫功能低下的患者。疾病通常从原发性皮肤或肺源传播，因此可首先在皮肤病变和肺部及其他器官中发现囊肿。另一种自由生活阿米巴——狒狒巴拉姆希阿米巴，也可引起肉芽肿性阿米巴脑炎。

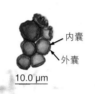

内囊
外囊
10.0 μm

问题 52

难度等级：高级

背景：一位养猪农民出现血性腹泻和腹部绞痛。内镜检查发现多处溃疡，并获得活检样本，显示以下内容：

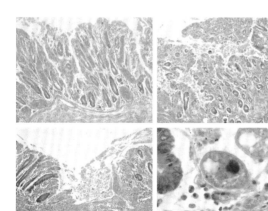

H&E，200×

鉴定结果是什么？
A. 结肠小袋纤毛虫
B. 溶组织内阿米巴
C. 粪类圆线虫
D. 人芽囊原虫
E. 孟加拉阿米巴

■ 答案和解析

答案：A

·这种寄生虫在两个方面是独一无二的：它是最大的原生动物寄生虫和感染人类的唯一纤毛寄生虫。

·像阿米巴病一样，感染部位通常是大肠，可引起侵袭性疾病、血性腹泻、发热和腹痛。该病例是黏膜溃疡侵袭性疾病的一个很好的例子，类似于在阿米巴病中看到的溃疡。

·在溃疡和肠黏膜内，可以看到大的纤毛虫滋养体。

·滋养体很大（通常 >50 μm），具有空泡化的细胞质和典型的"芸豆"状大核。这些特征使得滋养体与溶组织内阿米巴（阿米巴病的致病因子）区别开来，溶组织内阿米巴较小（20 μm）并且具有较小的、不太明显的细胞核。在下面的图像中，只能看到滋养体的部分横截面，因此不能看到完整的直径。滋养体被模糊层包围，模糊层代表纤毛。

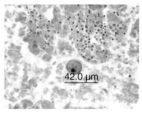

42.0 μm

肠黏膜中的滋养体

H&E，1 000×

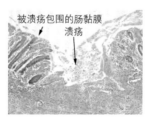

被溃疡包围的肠黏膜溃疡

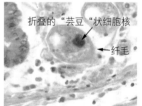

折叠的"芸豆"状细胞核
纤毛

问题 53

难度等级：高级

背景：以下是从一名非洲男性的腹部皮肤上取出的无痛结节的 H&E 染色切片。他说，他的下肢皮肤干燥，局部脱色，极度发痒。

鉴定结果是什么？
A. 旋毛虫
B. 班氏吴策丝虫
C. 猪肉绦虫
D. 人肉孢子虫

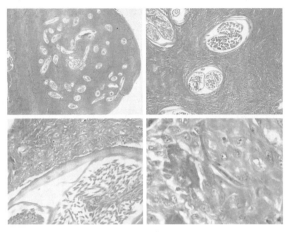

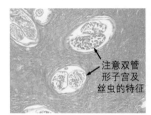
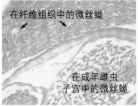

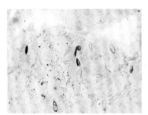

H&E, 100× 到 1 000×

E. 盘尾丝虫

■ 答案和解析

答案：E

盘尾丝虫导致盘尾丝虫病，是一种微丝蚴感染，可以导致瘙痒性皮炎和失明。

· 此处显示的结节称为盘尾丝虫结节，其定义由盘尾丝虫的成虫引起的皮下结节样肿块而来。

· 注意观察成虫的线圈周围的纤维组织和蠕虫横截面中典型双管形子宫内的微丝蚴。在蠕虫周围的组织中也可以看到微丝蚴。

· 感染人类的所有雌性丝虫成虫都有一个典型的双管形子宫，横截面最好观察。

· 盘尾丝虫病的症状几乎完全是由雌性成虫释放到周围皮肤的微丝蚴引起的，可引起极度发痒的皮炎。然而，最严重的损害是由微丝蚴通过眼室和视网膜迁移引起的，导致永久性瘢痕形成和失明。因此，盘尾丝虫病的常见名称是河盲症。

· 盘尾丝虫瘤通常无痛，并且症状很少。在这种情况下，鉴别诊断包括其他成虫丝虫，如淋巴丝虫病（即班氏吴策丝虫和布氏丝虫）。

· 这些成虫不会出现像盘尾丝虫病这样的皮下结节，而是在淋巴管和淋巴结内。

· 淋巴丝虫病的症状通常包括淋巴管炎症（淋巴管炎）、淋巴管阻塞，最终形成瘢痕和水肿（象皮病）。

· 与盘尾丝虫病不同，淋巴丝虫病主要由成虫的存在引起。微丝蚴被释放到淋巴管中很少引起相关症状。

问题 54

难度等级：初级

背景：以下图片是未染色的新鲜直肠黏膜压片。组织中看到的卵的最大尺寸约为 180 μm。

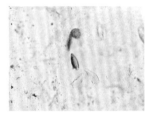

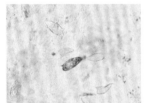

鉴定结果是什么？

A. 布氏姜片虫

B. 曼氏血吸虫

C. 埃及血吸虫

D. 人蛔虫

E. 蛲虫

■ 答案和解析

答案：B

· 此处显示的卵符合曼氏血吸虫卵的特征，具有较大的尺寸（最大尺寸 >150 μm）和典型的侧脊柱。当怀疑曼氏血吸虫感染时，通常剪切直肠组织进行压片制备。

· 这在非流行区域是一种罕见手术，但在流行区域通常可见。重要的是将新鲜组织送到实验室，因为固定的组织不容易挤压，从而不能提供良好的制片。如果组织已经放入福尔马林中，最好将标本提交给病理科进行常规组织学处理。不幸的是，在组织学处理过程中会发生大量的固定伪影，并且卵会变得非常扭曲，如下图所示。

· 仔细观察时，可能会找到可靠的侧脊柱（箭

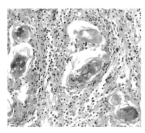
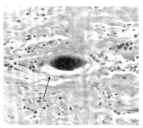

头）。然而，许多卵会折叠成角，这可能会让人误以为是一种脊柱。因此，在组织学制片中识别棘突时必须谨慎。这是一个说明曼氏血吸虫的侧脊柱在固定、脱水和切片后仍能存活得很好的例子。

问题 55

难度等级：初级

背景：从居住在明尼苏达州的患者体内获得以下外周血膜。他是一名户外运动员，在过去的一年里，他经常旅行，并访问了非洲和亚洲的许多地方。他在 2 周前从撒哈拉以南非洲回来，后来在他的花园里度过了一段时间，带着他的狗在附近的树林里散步。他回忆起在他身上看到了几只虱子，但不确定是否被咬。

这里显示的是哪种红细胞内寄生虫？

A. 巴贝虫

B. 恶性疟原虫

C. 三日疟原虫

D. 间日疟原虫

E. 卵形疟原虫

■ 答案和解析

答案：A

· 这是一个具有挑战性的案例，因为患者患有巴贝虫病和疟疾的风险因素。特别是巴贝虫和恶性疟原虫在形态特征有许多共同之处，因此两者的差异都应该考虑。具体而言，这两种生物都可以表现出高百分比的寄生虫血症，多重感染的红细胞和外周血涂片上有细小的环。此外，两种感染主要以环形为特征。然而，有经验的镜检专家可以使用几种形态特征来区分这两种生物。

（1）巴贝虫具有常见的胞外形态，而恶性疟原虫仅偶尔具有罕见的胞外形态。

（2）巴贝虫属环形的大小变异经常是显著的。

（3）巴贝虫环通常不典型，包括纺锤形、椭圆形、圆形和双环形。在不典型形式中，类似于网球拍的那些，具有从手环出来的"手柄"。

（4）最后，很少见到的四分体或"马耳他十字"是诊断巴贝虫病的依据。这是四分体的一个很好的例子。

· 在美国人体内，最常报道的物种是微小巴贝虫，尽管在美国已经鉴定出 *B. duncani* 和一种称为巴贝虫 MO-1 的未命名株。

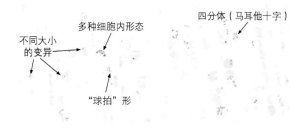

问题 56

难度等级：高级

背景：一位复发性高度恶性淋巴瘤患者在接受广泛的化疗方案时出现呼吸短促，X 线显示肺实变。抗生素治疗失败，患者去世。肺部尸检显示 H&E 染色如下。

在以下选择中，哪个是最可能的致病因素？

A. 溶组织内阿米巴

B. 结肠小袋纤毛虫

H&E, 100×

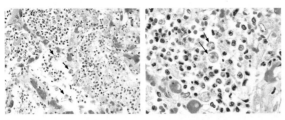

H&E, 200×   H&E, 1 000×

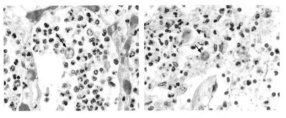

H&E, 1 000×   H&E, 1 000×

C. 棘阿米巴

D. 粪类圆线虫

E. 卫氏并殖吸虫

■ 答案和解析

答案：C

· 自由生活阿米巴所致阿米巴性肺炎在临床上很罕见。棘阿米巴引起阿米巴角膜炎更常见，通常见于隐形眼镜佩戴者。然而，这种生物体和狒狒巴拉姆希阿米巴很少能够进入免疫受损（有时是免疫活性）个体的体循环并前往大脑，在那里它会导致肉芽肿性阿米巴脑炎。

· 肺和皮肤被认为是进入体内的主要部位（如本例所示）。

· 通过小核中的大核仁，可以将自由生活阿米巴与溶组织内阿米巴区分开来。此外，棘阿米巴和狒狒巴拉姆希阿米巴在组织中形成特征性囊肿。

· 相比之下，溶组织内阿米巴具有更大的核，具有外周染色质的浓缩边缘和小的点状核体。它不会在组织中形成囊肿。溶组织内阿米巴可以在许多不同的组织类型中形成脓肿，尽管肝脏是迄今为止最常见的组织。

· 以下图像展示了此案例的关键形态特征。

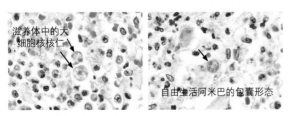

滋养体中的大细胞核核仁　　　　自由生活阿米巴的包囊形态

问题 57

难度等级：初级

背景：从粪便湿片中识别以下卵。它们的最大尺寸约为 30 μm。

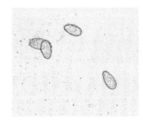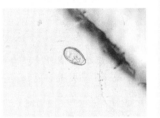

鉴定结果是什么？

A. 肝片形吸虫

B. 布氏姜片虫

C. 卫氏并殖吸虫

D. 阔节裂头绦虫

E. 华支睾吸虫 / 后睾吸虫属

■ 答案和解析

答案：E

· 华支睾吸虫和阿片吸虫属卵很难区分，通常归属为同一类。

· 这些是有鳃盖的卵中最小的卵（其他的在此问题中被列为选项）；因此，尺寸测量对于区分各种卵是非常重要的。

问题 58

难度等级：中级

背景：此病例是一个包含有异物的结肠活检样本。

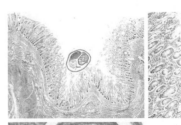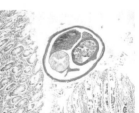

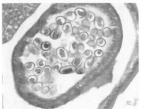

分别 100×、200× 和 1 000×

鉴定结果是什么？

A. 蛲虫

B. 毛首鞭虫

C. 人蛔虫

D. 钩虫

E. 粪类圆线虫

■ 答案和解析

答案：B

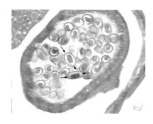

· 蠕虫的位置（结肠腔中携带卵的部分）和两端具有塞状突起的特征性宫内卵对这种生物体是诊断性的。

· 虽然在本例中未见，但原位蠕虫的横切面也会显示嵌入结肠黏膜的蠕虫细长的头端。

问题 59

难度等级：初级

背景：下图中的卵是在一名患腹部隐痛的 2 岁男孩的粪便制剂中看到的。它们的最大尺寸约为 50 μm。

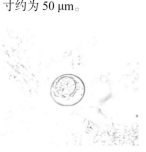

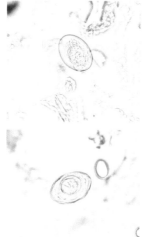

鉴定结果是什么？

A. 带绦虫属

B. 人蛔虫

C. 犬复孔绦虫

D. 微小膜壳绦虫

E. 缩小膜壳绦虫

■ 答案和解析

答案：D

· 这些是薄壁微小膜壳绦虫卵的典型例子，中央有 6 个小钩，4～8 根顶端丝状物从胚胎周围的包膜的厚层向外延伸。

· 卵的直径通常为 30～50 μm。

· 微小膜壳绦虫卵，也被称为矮绦虫，最常感染于儿童，通过摄入卵或受感染的甲虫（中间宿主）而被感染。

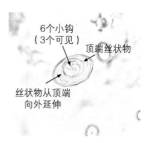

6个小钩（3个可见）

顶端丝状物

丝状物从顶端向外延伸

· 通常的权威宿主是啮齿动物。

问题 60

难度等级：初级

背景：以下是来自一名刚刚从尼日利亚返回的传教士（出现发热）的吉姆萨染色的外周血涂片。

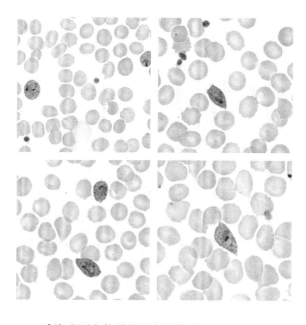

感染疟原虫物种的鉴定是什么？

A. 卵形疟原虫

B. 间日疟原虫

C. 三日疟原虫

D. 诺氏疟原虫

E. 恶性疟原虫

■ 答案和解析

答案：A

· 该案例显示的是卵形疟原虫滋养体外周血薄涂片的典型外观。与间日疟原虫一样，卵形疟原虫具有突出的斑点（薛氏点）以及受感染的红细胞会增大，但滋养体形式比间日疟原虫更致密，且许多受感染的红细胞（约 1/3）呈细长或椭圆形（因此称为卵圆形）。

·此外，被感染细胞的一个边缘通常是粗糙的（即有"镶边"的边缘）。特征如右图所示。

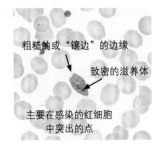

粗糙的或"镶边"的边缘
致密的滋养体
主要在感染的红细胞中突出的点

问题 61

难度等级：初级

背景：下面吉姆萨染色的外周血涂片来自一位刚从肯尼亚旅行回来的 20 岁女性。

鉴定为哪种疟原虫感染？

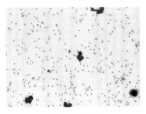

1 000×，厚血膜

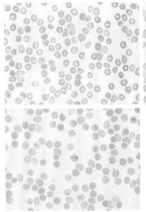

1 000×，薄血膜

A. 卵形疟原虫

B. 间日疟原虫

C. 三日疟原虫

D. 诺氏疟原虫

E. 恶性疟原虫

■ 答案和解析

答案：E

·此病例具有恶性疟原虫感染的典型特征，包括多重感染的红细胞，未扩大的红细胞中出现纤细的环状体及大量的嵌花体。

·寄生虫血症也很高，厚涂片尤其令人印象深刻。在这种情况下，寄生虫血症百分比的计算尤其重要，因为可能需要输血。

问题 62

难度等级：初级

背景：以下图像取自吉姆萨染色的外周血涂片。所示生物体的不同阶段代表单一物种，并且每个阶段都是该物种的特征。

感染性疟原虫的物种鉴定是什么？

A. 卵形疟原虫

B. 间日疟原虫

C. 三日疟原虫

D. 诺氏疟原虫

E. 恶性疟原虫

■ 答案和解析

答案：C

·在对这个病例诊断之前，首先要注意感染的红细胞的大小与未感染的邻近细胞相比没有增大（实际上一些受感染的红细胞比正常情况要小）。这立即将感染归为三日疟原虫或恶性疟原虫（还有诺氏疟原虫，虽然这种感染非常罕见，仅见于前往东南亚某些森林地区的患者）。

·还要注意，没有斑点存在，这有助于得出结论：这不是卵形疟原虫或间日疟原虫的感染。

·一旦鉴别诊断范围缩小到三日疟原虫和恶性疟原虫感染，即可以使用两种物种的各种形态学特征来区分他们。

·在这个案例中，存在典型的三日疟原虫阶段，包括表现出鸟眼外观的早期滋养体（环形）（因为在环内染色质点看起来像眼睛一样），具有带状外观的晚期滋养体，呈现篮状外观的晚期滋养体，成熟的裂殖体表现出玫瑰花环或"雏菊头"外观（因为6～10个裂殖子围绕着一个颗粒状棕黄色色素的中心球排列，如花上的花瓣）。

问题 63

难度等级：中级

背景：在未染色的浓缩粪便湿压片中观察到以下情况。没有可用的历史记录。

鉴定结果是什么？

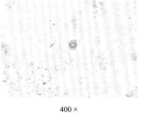

400×

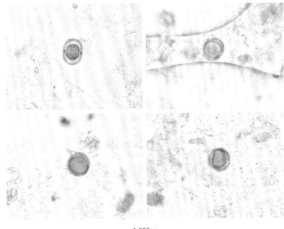

1 000×

A. 弓形虫卵

B. 人蛔虫卵

C. 带绦虫卵

D. 花粉粒

E. 小膜壳绦虫卵

答案和解析

答案：D

· 认识到这些不是虫卵的关键是外观的变化，物体外层孔隙的存在，以及它们不是任何已知的寄生虫卵的特征。

· 花粉粒在粪便标本中很常见。

问题 64

难度等级：初级

背景：从一个患者的耳朵中取出以下物质，它们似乎以与大肿瘤相关的坏死组织为食。

这最有可能代表什么情况？

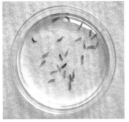
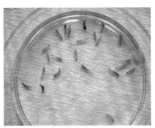
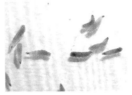
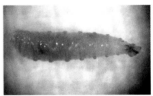

A. 蝇蛆病

B. 皮肤幼虫移行症

C. 内脏幼虫移行症

D. 舌形虫病

E. 人虱病

答案和解析

答案：A

· 尽管图片没有提供足够的细节来明确地将幼虫鉴定到属和种水平，但很明显它们是蝇幼虫。

· 当宿主虚弱或卫生条件差时，蝇幼虫在坏死组织区域，特别是在身体的受保护区域（如耳朵或鼻内位置）和（或）蝇蛆幼虫偶然感染人类的情况并不少见。

· 蝇蛆病被定义为以宿主的坏死或活组织为食的双翅蝇幼虫。有趣的是，myia 是希腊语飞行的意思。

问题 65

难度等级：中级

背景：用吉姆萨染色以下风干的大脑压片，并用油浸法观察。

鉴定是什么寄生虫感染？

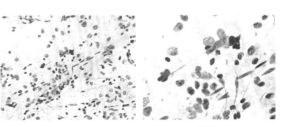

500×   1 000×

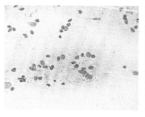 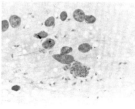

500 ×   1 000 ×

A. 利什曼原虫属

B. 克氏锥虫

C. 刚地弓形虫

D. 广州管圆线虫

E. 猪带绦虫

■ 答案和解析

答案：C

·本例的图像显示了一个破裂的囊肿和多个带有大的偏心核的自由新月形的速殖子。

·速殖子的最大尺寸约为 4 μm。以下带注释的图像中突出显示了这些特征。

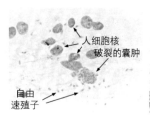 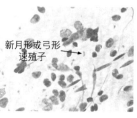

人细胞核
破裂的囊肿

新月形或弓形
速殖子

自由
速殖子

问题 66

难度等级：中级

背景：在一名 1 岁女童的尿布中发现了以下物体。它的最大尺寸约为 12 mm。母亲发现它时，它正在移动。

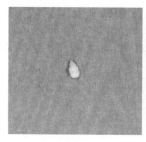 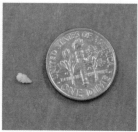

最可能的鉴定是什么？

A. 蝇幼虫

B. 犬复孔绦虫节片

C. 带绦虫属节片

D. 食品材料

E. 口香糖

■ 答案和解析

答案：B

·犬复孔绦虫节片，也称双孔犬绦虫，通常见于幼儿，并通过摄入感染的节肢动物如甲虫获得。它的节片被通俗地比作稻谷或黄瓜种子。

·它们往往是运动的，这肯定会引起看护人员的注意。

·在实验室中，可以通过使用镊子或涂药棒来轻轻操作节片，根据其特征性的卵来确认鉴定，如下所示。

·实验处理后，可以用显微镜检查周围的液体。在该案例中，可以看到以下的卵，它们是犬复孔绦虫的特征。

·请注意，在卵囊中可以看到卵，并且此图中许多卵中都可以看到内部小沟。

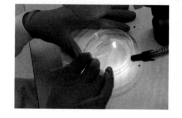 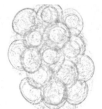

问题 67

难度等级：中级

背景：以下是在脾脏抽吸物中观察到的，图像放大了 1 000 倍。小细胞内和游离物体的直径为 2～4 μm。

鉴定结果是什么？

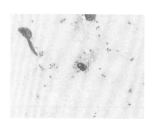

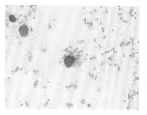 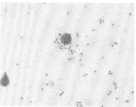

A. 刚地弓形虫速殖子

B. 克氏锥虫无鞭毛体

C. 利什曼原虫无鞭毛体

D. 荚膜组织胞浆菌酵母

E. 胞内菌

■ 答案和解析

答案：C

· 小尺寸（2～4 μm）、椭圆形、存在于巨噬细胞内外及靠近细胞核的典型杆状动基体是该生物体的特征。这些功能如图所示。

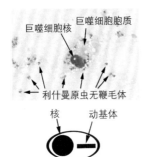

· 脾吸引术是诊断内脏利什曼病一种很好的方法。然而，该手术存在脾破裂的风险，并且只能由熟练的专业人员进行。诊断内脏利什曼病的另一种方法是骨髓活检。

· 内脏利什曼病在印度和非洲、地中海和南美洲的一些地区很普遍。

问题 68

难度等级：高级

背景：在 EDTA 抗凝全血制成的吉姆萨染色的厚血膜上观察到以下情况。

这里显示的微丝蚴的鉴定是什么？

A. 马来布氏丝虫

B. 班氏吴策丝虫

C. 盘尾丝虫

D. 常现曼森线虫

E. 奥氏曼森线虫

■ 答案和解析

答案：B

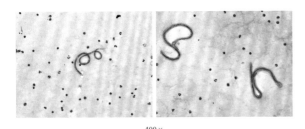

400 ×

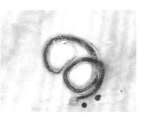

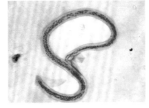

1 000 ×

· 支持诊断的主要特征是：① 鞘膜存在轻微着色，而不是像马来布氏丝虫的鞘，吉姆萨染色常呈亮粉色；② 核不延伸到尾部尖端。

· 以下图片突出显示了这些功能：值得注意的是，班氏吴策丝虫的鞘通常根本不着色，而是呈阴性的轮廓。但是，本例中它是淡紫色的。这强调了鞘膜染色特征可能是不可靠的，不应该被用作微丝蚴鉴定的一个决定性特征。细胞核的特征及其在尾部的位置更重要。

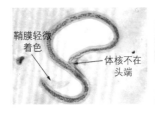

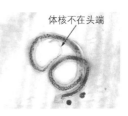

问题 69

难度等级：中级

背景：三色染色的粪便卵和寄生虫检查中观察到以下结构。

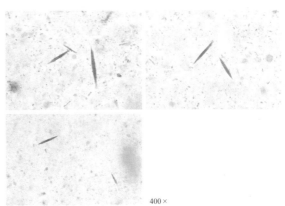

400 ×

鉴定结果是什么?

A. 植物性制品

B. 肉纤维

C. 夏科-莱登晶体

D. Hamazaki-
Wesenberg bodies

E. 节肢动物的一部分

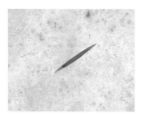

1 000×

■ 答案和解析

答案:C

· 这些引人注目的细长晶体具有独特的形状,被描述为一对六角形金字塔,底部连接,两端尖尖的。它们通常是无色的,但采用改良三色染色剂染色时呈现一种醒目的橘粉色,该试剂通常用于粪便制剂的永久着色。晶体的大小也各不相同,最大可长达 50 μm。

· 夏科-莱登晶体由溶血磷脂酶组成,溶血磷脂酶是一种由嗜酸性粒细胞合成的酶。它们是由这些细胞分解产生的,因此在嗜酸性粒细胞普遍存在的条件下可见,如过敏性疾病或组织侵入性蠕虫。

问题 70

难度等级:中级

背景:以下是在吉姆萨染色的外周血涂片中观察到的。没有病史记录。

鉴定结果是什么?

A. 带有 EDTA 伪影的疟原虫属

B. 带有 EDTA 伪影的巴贝西虫

C. 含铁小体

D. 豪焦小体

E. 治疗有效的疟原虫

■ 答案和解析

答案:D

· 豪焦小体是红细胞挤出细胞核时产生的嗜碱性

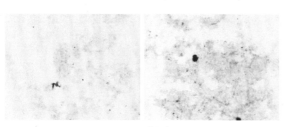

1 000×,厚血膜

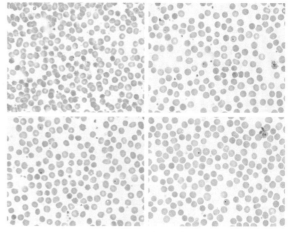

1 000×,薄血膜

核残留物。通常这些都是由脾脏清除的,因此豪焦小体最常见于无脾患者。

· 它们与疟原虫和巴贝虫环状体(滋养体)相仿,尤其是在厚的涂片上。

· 然而,大多数情况下,只有环上的点存在而细胞质环的部分不存在,才能做出诊断。

问题 71

难度等级:中级

背景:以下是在一名 4 岁男孩剪下的头发中看到的。

这种寄生虫的鉴定是什么?

A. 耻阴虱

B. 人头虱

C. 人疥螨

D. 硬蜱

E. 软蜱

■ 答案和解析

答案:B

· 这里显示的是特征性卵和一个罕见的第一龄若虫。

· 若虫刚孵出另一个卵(未显示)。

· 请注意,图像中的卵仍然包含未孵化的幼虫。

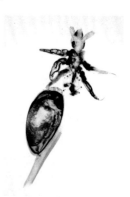

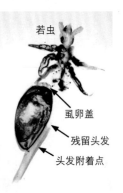

若虫

虱卵盖

残留头发

头发附着点

问题 72

难度等级：高级

背景：以下是尸检时偶然发现的。图中为苏木精–伊红染色的人类舌头切片（100×）。

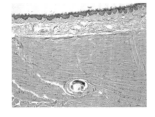

图中寄生虫的鉴定是什么？

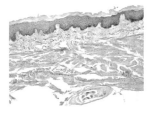
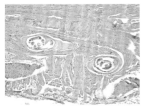

A. 类毛体线虫属

B. 旋毛虫属

C. 猪带绦虫（囊尾蚴病）

D. 人蛔虫（内脏幼虫移行症）

E. 棘颚口线虫

答案和解析

答案：B

· 虽然旋毛虫是美国最常见的感染人类的物种，但通常不可能根据形态特征进行鉴定，其他几种旋毛虫也可能感染人类。

· 唯一可以确定并具有一定可信度的旋毛虫是伪旋毛虫，其幼虫未被包裹，不像旋毛虫、本地毛形线虫、尼尔森旋毛虫、布氏旋毛虫和米氏旋毛虫那样，是有囊包的幼虫。

· 全球最常见的感染源是家猪。然而，在美国，野外游戏是人类感染旋毛虫最常见的感染源。根据美国 CDC 的一份出版物（Roy et al. Trichinellosis Surveillance: United States—1997–2001. Atlanta: Centers for Disease Control and Prevention），由于加强了对养猪业和猪肉加工的监管，旋毛虫病在美国一直稳步下降。他们说：尽管历史上旋毛虫病与食用家养的旋毛虫感染的猪肉有关，但在 1997—2001 年，野生野味是最常见的感染源。在这 5 年中，向 CDC 报道了 72 例病例。其中，31 例（43%）与食用野生动物有关：29 例与熊肉有关，1 例与美洲狮肉有关，

1 例与野猪肉有关。相比之下，只有 12 例（17%）病例与食用商业猪肉制品有关，包括 4 例追查到国外来源的病例，而在美国商业猪肉生产行业标准和法规不适用的情况下，有 9 例（13%）病例与食用来自家养或直接来自农场的非商业猪肉有关。

· 以下是有关旋毛虫病优质图像的信息来源：http://www.trichinella.org/index_synopsis.htm。

· 为了在组织切片上诊断旋毛虫病，人们需要认识到组织内的卷曲幼虫（通常是骨骼肌）的典型外观。下面 a 图很好地展示了幼虫，营养细胞（由宿主衍生）和杆状体（大矩形细胞柱）。H&E 染色的组织切片，200×。

· 请注意，在这个病例中，幼虫位于舌头的骨骼肌中，就在舌头上皮的下方（b 图，H&E 染色的组织切片，100×）。

· 通过在两个载玻片之间按压未固定的感染肌肉并在显微镜下检查组织，最容易了解幼虫的盘绕特性。c 图是另一个案例的图片，它演示了压片的制备过程。

d 图展示了一个三维螺旋虫是如何在组织切片中被视为一系列圆形和椭圆形的。顶部的图片显示了一个螺旋形的蠕虫，在做幻灯片的时候沿着它的纵轴被切割。底部的图片显示了如果你只看被切下来并放在切片上的部分，蠕虫会如何出现。

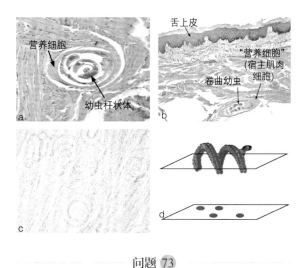

问题 73

难度等级：初级

背景：肾移植受者出现血清肌酐水平升高和呼吸急促。在 Ryan 三色蓝染色的尿液中观察到以下

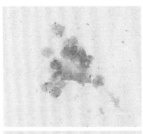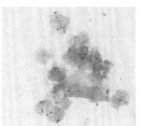

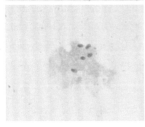

分别 200×、400×、1 000×

长度为 2～3 μm 的物体。

鉴定结果是什么？

　A. 隐孢子虫属

　B. 环孢子虫

　C. 贝氏囊孢子虫（原贝氏等孢子球虫）

　D. 微孢子虫

　E. 荚膜组织胞浆菌

　■ 答案和解析

　　答案：D

　·这些物体具有微孢子虫孢子的特征，包括体积小（通常长 1～4 μm），亮红–粉红染色，强三色（即 Ryan 三色蓝染色）以及微孢子虫孢子中央偶尔出现的带状结构，垂直于长轴运行。

　·值得注意的是，微孢子虫不再被认为是寄生虫，而是根据基因组数据被分为真菌类。

　·微孢子虫可以感染多个器官，包括肠道、泌尿道和胆管。从历史上看，感染最常见于艾滋病患者。该患者最终出现肾脏受累（通过肾活检诊断）和肺受累（通过支气管肺泡灌洗诊断）。通过实验室建立的 PCR 检测，支气管肺泡灌洗液和尿液中孢子虫阳性。肾活检标本的电子显微镜检查也证实了这一点。

　　这与该物种的感染一致，该物种通常引起泌尿和呼吸道疾病。因此，患者肌酐升高和呼吸道症状可归因于单一的感染造成的。

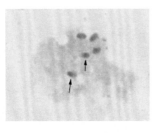

问题 74

难度等级：初级

背景：以下是生活在冈比亚的一名 5 岁男孩的吉姆萨染色薄血片（1 000×）。

鉴定结果是什么？

　A. 恶性疟原虫

　B. 三日疟原虫

　C. 分歧巴贝虫

　D. 卵形疟原虫

　E. 间日疟原虫

　■ 答案和解析

　　答案：A

　·鉴定基于多种特征，包括高百分比寄生虫血症、多重感染细胞、"贴花"样、双染色质点（形成所谓的耳机形式）、正常大小的感染红细胞，以及缺乏薛氏点。

　·右图突出显示了重要的诊断特征。

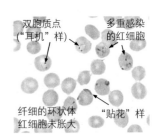

双胞质点（"耳机"样）　多重感染的红细胞

纤细的环状体红细胞未胀大　"贴花"样

问题 75

难度等级：初级

背景：在三色染色的粪便制剂中发现以下物质。患者是一名 42 岁的旅行者，腹部隐痛，痉挛。这些物体的直径从 5～10 μm 不等。

鉴定结果是什么？

　A. 溶组织内阿米巴

　B. 人芽囊原虫

　C. 微小内蜒阿米巴

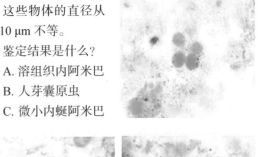

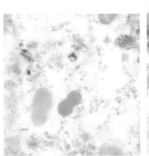

D. 脆双核阿米巴

E. 结肠小袋纤毛虫

■ 答案和解析

答案：B

· 在粪便标本中通过囊胚的特征性形态，即中央空泡和外周核来发现囊胚。

· 这种厚壁囊肿被认为是传播给他人的有机体的形式。然而，关于囊胚还有许多未知之处，包括其生命周期和致病能力。

· 最近的系统发育研究已将这种生物置于非正式群体中，即原生藻菌包括水霉、硅藻和褐藻。

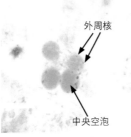

外周核

中央空泡

问题 76

难度等级：初级

背景：以下是在一名 50 岁患有血性腹泻的农民的粪便寄生虫检查中发现的。

鉴定结果是什么？

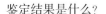

未染色，湿片；物体长度约为 100 μm

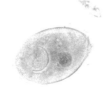

未染色，湿法；物体长度约为 100 μm

三色染色；物体直径约为 70 μm

■ 答案和解析

答案：结肠小袋纤毛虫滋养体和包囊。

· 这种巨型原生动物似乎以其大小和独有的特征激发了世界各地的寄生虫学家的灵感。

· 梅奥诊所的前寄生虫学家 John Thompson 博士过去称这种生物为"粪便船队的航空母舰"。

· 注意滋养体外表面有纤毛。

· 结肠小袋纤毛虫常见于猪的身上，因此养猪户是这种寄生虫的典型宿主。

问题 77

难度等级：初级

背景：以下是一名前往过东非野生动物公园的患者的外周血涂片。

鉴定结果是什么？

A. 班氏吴策丝虫

B. 布鲁菌属

C. 布氏锥虫

D. 克氏锥虫

E. 盘尾丝虫

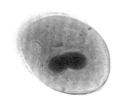

■ 答案和解析

答案：C

· 这里显示的是布氏锥虫的锥虫期；这是在人类宿主中看到的形式。请注意，布氏锥虫的大小为 2～3 个红细胞的长度，因此很容易从作为这个问题选项的其他大得多的微丝蚴中区分出来。

· 鉴于这名患者来自东非，该生物体最有可能是罗得西亚布氏锥虫，其分布仅限于非洲大陆东部。了解患者的地理暴露对于确定最可能的致病亚种非常重要，因为目前两种亚种之间没有地理上的重叠。乌干达是唯一发现这两个亚种的国家，它们目前在该国的不同地区都有分布。

· 临床上，与冈比亚布氏锥虫感染相比，罗得西亚布氏锥虫感染的毒性更强，治疗方法也不同。遗憾的是，布氏锥虫的两个亚种——罗得西亚布氏锥虫和冈比亚布氏锥虫，不能仅凭形态学来区分，如果地理暴露不明确或未知，则需要用分子方法来进行鉴别。

· 根据血涂片中寄生虫的形态，一个相似的锥虫，克氏锥虫，也应该考虑在内。克氏锥虫是在南美洲和中美洲被发现的，并且会导致美国锥虫病（查加斯病）。

· 鉴别布氏锥虫和克氏锥虫（活血期形态）的最可靠方法是通过动基体的大小（见下面的箭头）。布氏锥虫有一个相对较小的动基体，而克氏锥虫有的动基体相对较大。克氏锥虫也通常呈 C 形，虽然这是一个

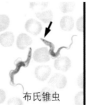

布氏锥虫

克氏锥虫

不太可靠的特征。

· 最后，克氏锥虫可能在各种组织中作为一种不能动的无鞭毛体形式被发现，而布氏锥虫只在人体中以锥鞭毛体形式被发现。

哈勒的器官，而螨虫没有这些。

· 这个问题列出的其他选项代表的是昆虫而不是蛛形纲动物。它们都不会引起这种临床表现。

问题 78

难度等级：中级

背景：在实验室从一名80岁男子身上取得以下组织块（标记为皮肤），没有更详细的病史记录，经过仔细研究，它们似乎是易碎的结痂。用解剖镜（40×）检查显示以下内容：

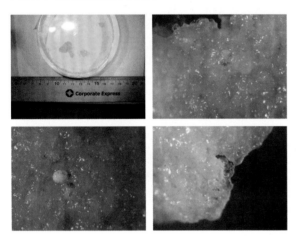

鉴定结果是什么？

A. 人畜共患螨

B. 人虱

C. 耻阴虱

D. 人疥螨

E. 硬蜱幼虫

■ 答案和解析

答案：D

· 这是一个很引人注意的案例，因为螨虫数量如此之多，当它们被送到实验室时，它们仍然活着。这种寄生程度与结痂或挪威疥疮一致，偶尔见于老年人和免疫系统受损或受抑制的个体。结痂性疥疮的患者通常表现出含有数千螨虫的厚皮痂。这张照片只是其中一个外壳。

· 螨是蜱螨亚纲的蛛形纲动物。它们与蜱类有相似之处（蜱类也是蜱螨亚纲的蛛形纲动物），但可以根据它们的大小进行区分（蜱类通常更大，尽管蜱类幼虫和螨虫的大小范围相同），蜱类有牙齿实体和

问题 79

难度等级：高级

背景：以下小肠活检样本取自一位患有咳嗽、腹痛和腹泻的70岁女性。她最初来自菲律宾，成年后移居美国。在她进行胰腺癌化疗后不久就出了这些症状。

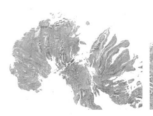

H&E, 40×　　　　　H&E, 100×

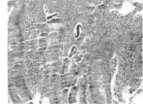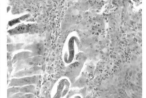

H&E, 200×　　　　　H&E, 400×

鉴定结果是什么？

A. 蛲虫病

B. 毛细线虫病

C. 鞭虫病

D. 钩虫感染

E. 粪类圆线虫病

■ 答案和解析

答案：E

· 这是一种潜在的严重感染，可导致免疫缺陷宿主的过度感染和死亡。它在世界上人类粪便污染土壤的地区流行，包括美国东南部一些卫生和废物处理不足的地区。当土壤中有传染性的L3幼虫穿透人体完整的皮肤，并进入循环系统最终到达肠道时，就会被感染。

· 菲律宾毛线虫感染也具有相似的表现。但是，这种感染可以通过粪便中出现特征性虫卵进行鉴别。在粪类圆线虫病中，虫卵不会随粪便排出体外，相

反，它们在肠道黏膜中产卵，并在那里孵化，释放L1幼虫。L1和L3幼虫可随粪便中排出体外，以此诊断感染。

· 在本例中，第二幅图中显示了嵌入黏膜中的粪类圆线虫卵。它们呈椭圆形，与钩虫卵非常相似。其他被列为这个问题选项的寄生虫不侵入肠壁，因此不会出现这种组织学图片。

问题 80

难度等级：初级

背景：患者是一位40岁的教授，最近他带着15名学生去巴西旅行。在旅途中，他和他的学生服用了口服疟疾预防药物，睡觉时使用了杀虫剂处理过的蚊帐，白天暴露在外的皮肤使用了避蚊胺。然而，15名学生中有1名感染了疟疾。这个教授随后出现盗汗（但没有发热），这位富有经验的医生进行外周血寄生虫检查。以下是血涂片的代表性图片。

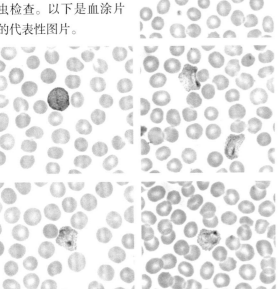

鉴定结果是什么？

A. 间日疟原虫

B. 三日疟原虫

C. 诺氏疟原虫

D. 卵形疟原虫

E. 恶性疟原虫

答案和解析

答案：A

· 在疟疾病例中，确定感染物种并估计寄生虫血症百分比非常重要。为了识别寄生虫，可以遵循以下简单步骤：首先，与未感染的相邻细胞相比，显微镜人员可以根据感染的红细胞的大小区别两类中的一种。如果受感染的细胞一直增大，感染可能是由间日疟原虫或卵形疟原虫引起的。这里看到的薛氏点的存在有助于鉴别。相反，小的或正常大小的红细胞表明为恶性疟原虫或三日疟原虫感染（以及仅在东南亚某些森林地区可见的诺氏疟原虫感染）。值得注意的是，间日疟原虫和卵形疟原虫感染的早期阶段也可能有正常大小的红细胞；因此，在进行尺寸确定前，应进行多种形式的检查。

· 一旦差异缩小到卵形疟原虫和间日疟原虫，可其根据特征形态进行区分。间日疟原虫具有典型的变形虫滋养体，而卵形疟原虫具有更致密的滋养体。另外，在卵形疟原虫感染中，大约1/3受感染的红细胞具有椭圆形外观，通常具有锯齿状或流苏状边缘。相比之下，间日疟原虫感染的红细胞通常是圆形的（尽管偶尔会看椭圆形细胞），并且受感染的细胞通常会影响邻近正常的细胞。这被认为是由于间日疟原虫感染引起的红细胞膜的变化。在这个案例中，大部分细胞质被填补来扩大变形形态，许多受感染的细胞会影响到邻近的细胞，这对应的是间日疟原虫感染。

· 在这种情况下，尚不清楚患者为什么感染了疟疾，通常未能完全遵守疟疾预防措施是游客患疟疾的最常见原因之一。

在排除该患者G-6-PD后，间日疟原虫患者应该用氯喹（或类似药物）和伯氨喹治疗。伯氨喹会杀死在肝脏中处于休眠状态的休眠子，从而防止随后由于催眠状态的激活而复发。在给患者服用伯氨喹之前，检查遗传性疾病G-6-PD是很重要的，因为它可能导致这些患者出现严重甚至致命的溶血性贫血。

问题 81

难度等级：高级

背景：以下切片来自瘙痒胁腹皮疹的皮肤活检（H&E染色，400×）。

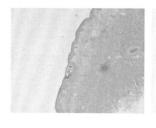
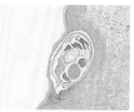
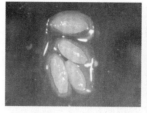
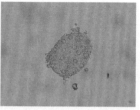

100×

鉴定结果是什么？

A. 钻潜蚤

B. 蝇幼虫所致的蝇蛆病

C. 蠕形螨

D. 人疥螨

E. 异物，无传染性

400×

C. 食物原料

D. 膜壳绦虫属

E. 布氏姜片虫

■ 答案和解析

答案：D

·这种螨虫钻入表皮的表层，并沉积卵和粪便颗粒（疥虫硬化的排泄物）。该病例的诊断特征如下：① 位于表皮内；② 螨虫的大小及其薄外骨骼上有脊柱；③ 成虫和卵形。

·诊断疥疮的最佳方法是使用皮肤刮屑（而不是活组织检查）。为了获得皮肤刮屑，可以将矿物油涂在被检测的皮肤上，然后用无菌手术刀片或载玻片用力刮擦。获得的材料应放在载玻片上，并检查是否存在螨虫、幼虫和粪便颗粒。

■ 答案和解析

答案：B

这里显示的是节片和类似于一粒米的卵包的典型外观和大小。请注意，这些卵包看起来不成熟，因为它们是由节片表达的，而不是自然释放的。

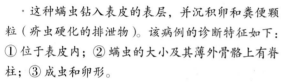

有脊柱的薄外骨骼

注意表皮内位置

正在发育的幼虫的卵

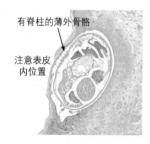
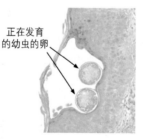

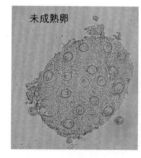
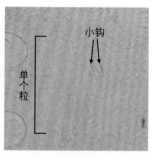

未成熟卵

小钩

单个粒

问题 82

问题 83

难度等级：中级

背景：在一个 18 月龄孩子的衣服中发现了以下物体。它们的长度约为 3 mm。通过用木制涂抹棒操作这些物体，显示内容如下。

鉴定结果是什么？

A. 带绦虫

B. 犬复孔绦虫

难度等级：高级

背景：下面的蠕虫从一只蟋蟀身上钻出来的。

鉴定结果是什么？

A. 蚯蚓

B. 铁线虫

C. 人畜共患旋毛虫病

D. 不是蠕虫

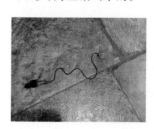

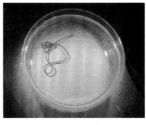 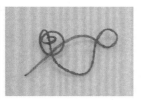

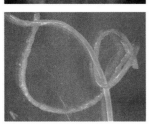 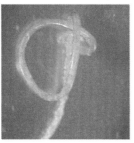

■ 答案和解析

答案：B

· 铁线虫，又称马毛虫，属于线虫纲。线虫纲中已经记录了 300 多个种类。它们寄生在各种昆虫和甲壳类动物的幼虫阶段，并在生长成能独立生存的成虫后脱离宿主（如本例所示）。

· 成虫通常生活在水附近或水中，它们会扭动成复杂的绳结（类似于戈尔迪之结），如图所示。

· 这些蠕虫表面上类似于线虫，通常不会被送至临床微生物学实验室进行鉴定；然而，它们不是人类或其他哺乳动物的寄生虫。

问题 84

难度等级：中等

背景：在吉姆萨染色的外周血涂片上观察到以下情况。所示物体的长度约为 220 μm。

鉴定结果是什么？

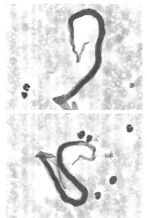

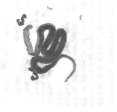

分别 1 000×

A. 班氏吴策丝虫

B. 盘尾丝虫

C. 马来布氏丝虫

D. 盘尾丝虫

E. 曼森氏线虫

■ 答案和解析

答案：C

· 马来布氏丝虫微丝蚴。这个案例的特征包括常规吉姆萨染色的亮粉色鞘，体积较小，以及终末核和亚终末核（见图）。

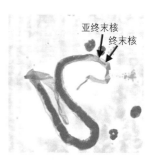

问题 85

背景：以下是在一个无症状患者的粪便中提取的。使用 Euparal 处理样本具有代表性的部分，并压在两个玻片之间，显示内容如下。最后，从新鲜的标本中获取如下虫卵。

鉴定结果是什么？

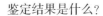

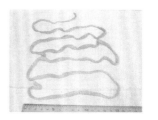

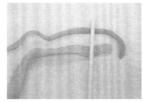 

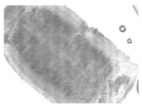 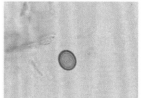

H&E，40×

A. 阔节裂头绦虫

B. 微小膜壳绦虫

C. 肥胖绦虫

D. 猪带绦虫

E. 缩小膜壳绦虫

■ 答案和解析

答案：C

· 本病例显示了带绦虫的许多特征，包括妊娠节片长度大于宽度（阔节裂头绦虫节片宽度大于长度），子宫外侧分支来自子宫干，以及带有内钩和径向壁条纹的圆形至椭圆形卵。

· 肥胖绦虫及猪带绦虫的卵和节片外形几乎没有区别。相反，人类绦虫通过以下方式进行区分：① 检查头节的特征（通常不存在于标本中，除非在用抗寄生虫药后获得）；② 检查妊娠节片中原发性子宫侧分支数。猪带绦虫分支数少于13条，肥胖绦虫分支数超过13～15个。

· 传统上用乳酸酚、油派胶或另一种化学品，和（或）注入印度墨水处理节片，以便确定分支数。然后从子宫干的单根（不是两边）开始计算分支数。这里显示的是用油派胶精华处理的妊娠节片，处理后的节片放在两个载玻片之间进行简单的按压，然后用油派胶进行封固。

· 除了在两个载玻片之间按压节片，还准备了一个用于组织学切片的节前节片，其很好地突出了超过15个原发性子宫侧支的存在。

· 说明一下，在这种情况下也应该考虑亚洲带绦虫。因为它具有与肥胖绦虫相同数量的原发性侧子宫分支。只有通过对头节的分子分析或检查，才能将两者区分开来。亚洲带绦虫的分布仅限于亚洲，主要见于泰国、韩国、中国、印度尼西亚。

问题 86

难度等级：高级

背景：以下图片在送入寄生虫鉴定的塑胶袋内看到的，其源头标为"皮屑"。下面的物体尺寸约为 1 mm，其中许多仍然在移动。袋子里没有明显的皮屑。

鉴定结果是什么？

A. 人畜共患螨

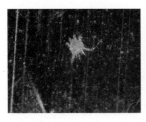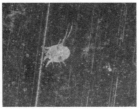

B. 人疥螨

C. 蠕形螨

D. 人虱

E. 钻潜蚤

■ 答案和解析

答案：A

· 虽然这种螨虫的外表与人类疥疮螨虫非常相似，但细微的差异使其能够与人疥螨区分开来，区别如下：① 这种螨有更明显的刺或毛；② 附属物更长；③ 尺寸略大（长约 1 mm）。

· 右图显示了两种螨之间的形态差异（螨没有按比例显示）

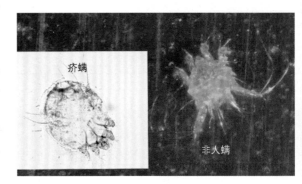

问题 87

难度等级：初级

背景：以下是来自津巴布韦一名 2 岁被收养者的吉姆萨染色的外周血涂片。

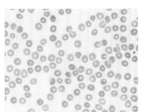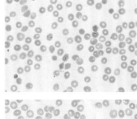

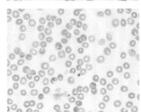

鉴定结果是什么？

A. 间日疟原虫

B. 卵形疟原虫

C. 三日疟原虫

D. 诺氏疟原虫

E. 恶性疟原虫

答案和解析

答案：E

·图中是早期恶性疟原虫的滋养体（环）和茂氏点。虽然一些受感染的红细胞边缘参差不齐，可能被误认为卵形疟原虫感染的细胞。与周围细胞相比，红细胞的大小是正常的，细胞质点（称为茂氏点）很少而且很大（与卵形疟原虫／间日疟原虫中许多小点相比），并且滋养体形态很纤细。三个特征支持是恶性疟原虫而不是卵形疟原虫的诊断。

·下图突出显示了这些特性。下图为恶性疟原虫和卵形疟原虫同时感染红细胞的并排图像。请注意，恶性疟原虫茂氏点的大小和数量相比卵形疟原虫大且少。另外，注意卵形疟原虫中受感染的红细胞体积较大，环状物较厚。

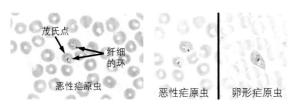

恶性疟原虫 ｜ 卵形疟原虫

问题 88

难度等级：初级

背景：以下是一名 4 岁儿童粪便寄生虫检查（O&P）中看到的。没有美国境外的旅行记录。

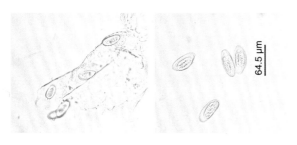

这些卵的鉴定是什么？

A. 蛲虫

B. 人蛔虫

C. 钩虫

D. 缩小膜壳绦虫

E. 微小膜壳绦虫

答案和解析

答案：A

·通过卵的大小（长度在 50～60 μm）、薄壳和一侧扁平来识别。

·虽然在粪便寄生虫检查中可以看到蛲虫卵。但检测这种寄生虫的最佳方法是使用玻璃纸胶带法，也称为胶带法或透明胶带法。这个过程是在患者的肛门区域贴上透明（非磨砂）的黏性玻璃纸胶带，收集虫卵。然后将其压在显微镜载玻片上进行观察。收集时应该在早晨、患者沐浴或排便之前进行。

·或者，使用商用 SWUBE 设备（如试管中的棉签）代替玻璃纸胶带。该装置使用的技术与玻璃纸带方法基本相同，因为透明表面（在本例中为塑料桨）具有黏性侧，将其放到肛门周围皮肤以捕获虫卵和（或）雌性成虫。桨叶具有手柄，可让收集虫卵的人以最小的皮肤接触方式来取样本。然后将桨叶放入传输管中并送到实验室，在那里它可以直接放在显微镜下进行检查。父母或护理人员使用该装置比使用玻璃纸胶带更容易，并且不需要玻璃胶片。

问题 89

难度等级：中级

背景：临床寄生虫学实验室收到以下硬蜱以进行鉴定。该患者是一名来自罗德岛的 60 岁男子，他很担心，因为蜱虫已经附着在他的大腿上大约 6 h 了。

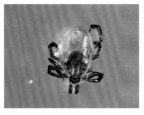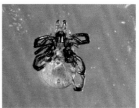

最可能的鉴定是什么？

A. 变异革蜱

B. 美洲花蜱

C. 安氏革蜱

D. 肩突硬蜱

E. 扇头蜱属

答案和解析

答案：D

·肩突硬蜱（鹿扁蜱，黑腿扁蜱），雌性，未充血，口下板部分缺失。U 形肛门沟的存在使得肩突硬蜱从该问题列出的选项中区别开来。这种蜱虫可能传播莱姆病，因此问题就出现了，患者是否应该接受这种感染的预防性治疗。

· 以下是美国感染病学会（IDSA）的指南（2006年沃姆瑟及其同事），指出，"为预防被蜱虫叮咬后的莱姆病，不建议常规使用抗菌预防措施或血清学检测"。相反，在某些情况下可给予单剂量强力霉素预防；应遵守以下标准：① 患者年龄在8岁或以下；② 所附蜱鉴定为肩突硬蜱（因此实验室的鉴别是有用的）；③ 蜱虫附着时间估计为36 h或更长时间（根据充血程度或患者暴露史）；④ 蜱虫被清除后72 h内可以开始预防；⑤ 生态学资料表明，这些蜱虫局部感染莱姆病螺旋体的概率为20%或更高；⑥ 强力霉素不是其他蜱传疾病（如无浆菌病、巴贝虫病）的禁忌预防措施，但不推荐；⑦ 在该病例中，蜱虫显然没有吃饱，据报道只附着了6 h。因此，不建议对莱姆病进行预防，但应建议患者注意蜱传疾病的症状和体征，如果出现皮疹、肌痛、头痛和发热等这些情况，应去看医师。

问题 90

难度等级：中级

背景：对患有瘙痒性皮疹的患者进行皮肤刮擦。在刮屑中识别出以下椭圆形物体，长度为0.15 mm。

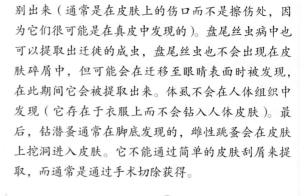

图中显示的有机体是什么？

A. 盘尾丝虫

B. 人疥螨

C. 盘尾丝虫

D. 体虱

E. 钻潜蚤

■ 答案和解析

答案：B

· 图中所示是典型的疥螨虫卵，即引起疥疮的痒螨，以及新孵化的幼虫（注意，它只有6条腿，而若虫和成虫有8条腿）。也可以在一些虫卵中看到成熟的幼虫。

· 本题选项列出的生物中只有疥螨会在皮肤中有虫卵和幼虫。在盘尾丝虫病中，迁移性幼虫会被识别出来（通常是在皮肤上的伤口而不是擦伤处，因为它们很可能是在真皮中发现的）。盘尾丝虫病中也可以提取出迁徙的成虫，盘尾丝虫也不会出现在皮肤碎屑中，但可能会在迁移至眼睛表面时被发现，在此期间它会被提取出来。体虱不会在人体组织中发现（它存在于衣服上而不会钻入人体皮肤）。最后，钻潜蚤通常在脚底发现的，雌性跳蚤会在皮肤上挖洞进入皮肤。它不能通过简单的皮肤刮屑来提取，而通常是通过手术切除获得的。

问题 91

难度等级：初级

背景：在患有水样腹泻的男性的改良酸性快速染色的粪便标本中观察到以下物体。物体直径为8～10 µm。

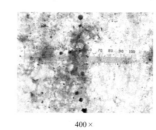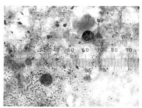

400 ×   1 000 ×

鉴定结果是什么？

A. 微孢子虫孢子

B. 隐孢子虫卵囊

C. 环孢子虫卵囊

D. 贝氏囊孢子虫（前贝氏等孢球虫）卵囊

E. 肉孢子虫卵囊

■ 答案和解析

答案：C

· 本例中要区分隐孢子虫卵囊和环孢子虫卵囊的不同，两者都会被改良抗酸染色剂染成鲜红色，外观呈圆形。因此，测量卵囊的大小是区分它们的关键。

· 隐孢子虫卵囊的直径为4～6 µm，而环孢子虫卵囊的直径为8～10 µm。

问题 92

难度等级：初级

背景：在一名尼日利亚移民的尿液中发现了以下物体。先用核孔滤纸过滤尿液，然后用显微镜观察滤纸。注意背景中分散的小孔；这些是过滤器的

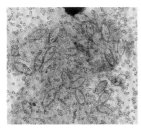

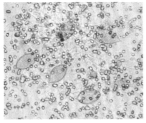

小孔。这些物体的长度为 110～170 μm。

鉴定结果是什么？

A. 尿酸盐晶体

B. 蛲虫卵

C. 肾膨结线虫卵

D. 埃及血吸虫卵

E. 人蛔虫

答案和解析

答案：D

· 注意这些卵的特征性终末棘，这是埃及血吸虫卵的特点。卵尺寸的大小也是其特征之一，它们是人类身上发现的最大蠕虫卵。

· 尿酸盐晶体和其他蠕虫卵也可能偶尔在尿液中被发现，被列为这个问题的备选项。然而，尿酸盐晶体通常指向两端（与仅指向一端的埃及血吸虫卵不同），列出的其他虫卵都有很明显不同于图中所示的外观。

问题 93

难度等级：初级

背景：图所示内容送到寄生虫实验室进行检测。患者是一名来自密歇根州的 50 岁女性。将蠕虫携带的液体离心，显微镜下观察沉淀物，发现如下物体。它的最大尺寸约为 60 μm。

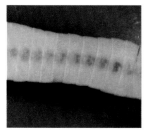

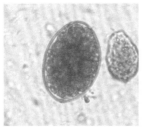

鉴定结果是什么？

A. 带绦虫属

B. 犬复孔绦虫

C. 微小膜壳绦虫

D. 裂头绦虫

E. 迭宫绦虫

答案和解析

答案：D

· 在世界范围内阔节裂头绦虫是人类中最常报道的物种。然而，其他种类的绦虫已经被证实会感染人类（尽管发生不频繁），包括心形裂头绦虫、太平洋裂头绦虫、熊裂头绦虫、矛尖形绦虫、树状形绦虫。

· 阔节裂头绦虫的节片很容易被识别，因为它们的宽度比长度更长（因此称为宽鱼绦虫），并且它们含有一个典型的玫瑰花状子宫。

· 图中显示的卵也是阔节裂头绦虫的特征，具有无肩峰的卵盖和皱襞结节。由于形态上的相似而难以从形态学上进行区分，因此必须对它们进行测量。

· 阔节裂头绦虫的长度约为 60 μm，对于经过处理的卵来说，它们处于中等大小范围内。下面列出了其他带有卵盖的寄生虫及其卵的大小：① 华支睾吸虫 / 后睾吸虫（长 30 μm）；② 肺吸虫属（长 90 μm）；③ 肝片形吸虫 / 布氏姜片吸虫（长 150 μm）。

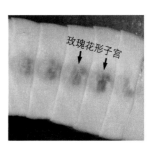

玫瑰花形子宫

问题 94

难度等级：初级

背景：虽然新鲜血液是疟疾涂片的首选（即床边制备），但这种方法并非总是可行，特别是在非感染流行环境中。当不能立即制作血涂片时，应将血液抽到含有抗凝血剂的试管并送至实验室。

以下哪种抗凝血剂是首选的？

A. 柠檬酸钠

B. 肝素钠

C. 乙二胺四乙酸

D. 氟化钠 / 草酸钾

E. 肝素锂

■ 答案和解析

答案：C

·其他抗凝剂会使红细胞和寄生虫变形，从而使鉴定和物种形成更具挑战性。

·应注意的是，用乙二胺四乙酸长时间保存寄生虫后也会对寄生虫的形态产生负面影响，因此，血液应尽快运至实验室。

问题 95

难度等级：中级

饮用受污染的水可能会感染以下哪种寄生虫？

A. 美洲钩虫

B. 粪类圆线虫

C. 华支睾吸虫

D. 麦地那龙线虫

E. 肝片形吸虫

■ 答案和解析

答案：D

·这种寄生虫是通过饮用被感染的桡足类动物（中间宿主）污染的水而获得的。用一块研磨布简单地过滤水足以去除桡足类，这是一种简单而有效的预防感染的方法。目前世界范围内正在开展一项活动：通过水过滤和使受感染的人远离水源来消灭麦地那龙线虫。这项活动非常成功，以至于这种寄生虫有望在未来10年内被消灭。

·在人类中，麦地那龙线虫表现为一种皮下感染，其中雌性成虫位于皮肤下方，仅伸出尾部进行产卵。它通常出现在下肢，尽管也有报道称手臂感染。在它后端出现的部位形成一个水疱，最终水疱破裂让虫卵释放出来。水疱会引起疼痛和灼烧感，受感染的人想要将感染的肢体（通常是脚）侵入水中。一旦侵入水中，这些虫卵就会被释放出来，并感染桡足类动物以延续它们的生命周期。

·值得注意的是，雌性蠕虫非常长，长达 3 m，非常脆弱，因此使手术切除不切实际。此外，手术切除可能非常危险，因为蠕虫在宿主体内的死亡或损伤可能导致脓肿的形成。因此，最好的去除方法是慢慢地将暴露在外的后端绕在一根小木棍（如火柴棍）周围。用这种方法可以慢慢地除掉虫子，通常每天几英寸。虽然与这种感染相关的发病率很低，但这种新出现的蠕虫引起的疼痛可能会使人感到非常痛苦和虚弱。少数情况下可能会发生继发性细菌感染。

问题 96

难度等级：初级

以下哪一种是蛲虫感染较为常见的并发症？

A. 侵入肠黏膜引起出血和炎症

B. 血液传播到肝脏和其他器官，导致脓肿形成

C. 阑尾的阻塞和炎症，导致临床阑尾炎

D. 肠黏膜的恶性转化继发于宿主对寄生虫的炎症反应

E. 过敏反应或对蠕虫抗原的过敏

■ 答案和解析

答案：C

·阑尾的阻塞和炎症导致临床阑尾炎，是蛲虫感染最常见的并发症。蛲虫不会主动侵入肠黏膜，尽管它们可能进入肠憩室导致肠壁形成脓肿。已经证实了少数案例中会出现肠系膜淋巴结受损及血管扩张。本问题中列出的其他两个选项，即恶性转化和过敏反应，还没有被证实。

（许星星　罗芸 译）